古今药酒大全（第二版）

主编 罗兴洪 赵 霞 蔡宝昌

中国健康传媒集团
中国医药科技出版社

内 容 简 介

　　本书较为详细地介绍了中国药酒的产生、分类、制法、服用注意事项以及古代有关酒的诗词歌赋等药酒文化，并按补益类药酒、内科用药酒、风湿痹症用药酒、骨科用药酒、外科用药酒、皮肤科用药酒、五官科用药酒、妇科用药酒、儿科用药酒、美容类药酒、不孕不育及性功能障碍用药酒及常用醒酒方，收载了2100余首古今常用药酒验方。每个酒方按处方、制法、功能主治、用法用量、处方来源为序排列，特殊情况还附有附记，各处方剂量均换算成现代重量和容量单位，配制方法一般按家庭配制法介绍，以利广大读者制作，用以防病治病、保健强身，同时也可适用于医疗、科研和药酒生产者作参考。

图书在版编目（CIP）数据

　　古今药酒大全/罗兴洪，赵霞，蔡宝昌主编. —2版. —北京：中国医药科技出版社，2015.8
　　ISBN 978 - 7 - 5067 - 7607 - 3

　　Ⅰ. 古⋯　Ⅱ. ①罗⋯　②赵⋯　③蔡⋯　Ⅲ. ①药酒 - 验方　Ⅳ. R289. 5

　　中国版本图书馆 CIP 数据核字（2015）第 127905 号

美术编辑　陈君杞
版式设计　郭小平

出版　**中国健康传媒集团** | 中国医药科技出版社
地址　北京市海淀区文慧园北路甲 22 号
邮编　100082
电话　发行：010 - 62227427　邮购：010 - 62236938
网址　www. cmstp. com
规格　710×1000mm $^1/_{16}$
印张　37 $^3/_4$
字数　778 千字
版次　2015 年 8 月第 2 版
印次　2024 年 4 月第 4 次印刷
印刷　三河市万龙印装有限公司
经销　全国各地新华书店
书号　ISBN 978 - 7 - 5067 - 7607 - 3
定价　98. 00 元

编 委 会

酒香飘千年， 药酒治百病

"酒为药之王"，《汉书·食货志》讲："酒，百药之长"，说明了酒从某种角度说其实就是药，是"药中之冠，药中之长，药中之王"。现代研究表明，酒不仅能解乏，还有兴奋、消毒、麻醉等功效，其性温，味甘、苦、辛，入心、肝、肺、胃经；具有舒筋活血，通脉解毒，温中散寒，兴奋提神，宣导药势的作用；适用于风寒痹痛，筋脉挛急，心腹冷痛，胸痹，劳伤等症。

酒可以用于治病，但更多的是作为溶剂，将中药或药物置白酒中浸泡一定时间后制成澄清透明的液体制剂药酒，药酒既可内服也可以外用，并具有如下特点。

（1）酒有协同作用，可以提高疗效。药酒是一种加入中药的酒，而酒本身就有一定的保健作用，它能促进人体胃肠分泌，帮助消化吸收，增强血液循环，促进组织代谢，增加细胞活力作用；所以中医认为其性热，走而不守，既有调和气血、贯通络脉之功，又有振阳除寒、祛湿散风之效。

（2）有利于有效成分的溶出。酒是一种良好的有机溶剂，其主要成分是乙醇，有良好的穿透性，易于进入药材组织细胞中，可以把药材里的大部分水溶性成分以及水不能溶解、需用非极性溶剂溶解的有机物质溶解出来，能更好地发挥中药原有的综合作用，服用后又可借酒的宣行药势之力，促进药物疗效最大程度地迅速发挥。

（3）适应范围广。可按不同的中药配方，制成各种药酒来治疗不同的病症，临床各科200余种常见病、多发病和部分疑难病症均可疗之。此外，药酒既可治病防病，又可养生保健、美容润肤，还可作病后调养和日常饮用而延年益寿。

（4）口感好，人们乐于接受。药酒本身就是一种可口的饮料。一杯口

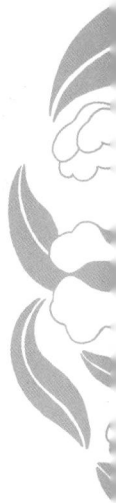

味醇正、香气浓郁的药酒，既没有古人所说的"良药苦口"的烦恼，也没有现代人打针、输液的痛苦，给人们带来的是一种佳酿美酒的享受，所以人们乐意接受。

（5）吸收迅速，起效快。饮用药酒后，吸收迅速，可及早发挥药效。因为人体对酒的吸收较快，药物之性（药力）通过酒的吸收而进入血液循环，周流全身，能较快地发挥治疗作用。

（6）剂量小，便于服用。药酒方中，虽然药味庞杂众多，但制成药酒后，其药物中有效成分均溶于酒中，剂量较之汤剂、丸剂明显缩小，服用起来也很方便。

（7）制作方便。药酒制作方便，只需要有能密封的合适容器，将药浸泡在酒中密封最短 7～15 天即可制成，一般家庭均可以制作。

（8）稳定性好。由于酒有防腐、消毒作用，可以防止细菌的滋生，提高药酒的稳定性。当药酒含乙醇 40% 以上时，可延缓许多药物的水解，增强其稳定性。

用酒浸药，不仅能将药物的有效成分溶解出来，使人易于吸收，而且由于酒性善行，能宣通血脉，还能借引导药物的效能到达需要治疗的部位，从而提高药效。另外，药物酒渍不易腐坏，便于保存，可以随时饮用，因此药酒为历代医家和患者所喜爱。

《五十二病方》用到酒的药方不下于 35 首，其中至少有 5 方可认为是酒剂配方，用以治疗蛇伤、疽、疥瘙等疾病。其中有内服药酒，也有供外用的。

中国医学典籍《黄帝内经》中的《素问·汤液醪醴论》专篇曾指出："自古圣人之作汤液醪醴，以为备耳"。这就说古人之所以酿造醪酒，是专为药而备用的。《史记·扁鹊仓公列传》中"其在肠胃，酒醪之所及也"，记载了扁鹊认为可用酒醪治疗肠胃疾病的看法。

酒不仅用于内服药，还用作麻醉药，华佗发现醉汉治伤时，没有痛苦感，由此得到启发，从而研制出"麻沸散"用酒冲服。

在汉代成书的《神农本草经》中论述："药性有宜丸者，宜散者，宜水煮者，宜酒渍者。"用酒浸渍，一方面可使药材中的一些药用成分的溶解度提高，另一方面，酒行药势，疗效也可提高。汉代名医张仲景的《金匮要略》一书中，就有多例浸渍法和煎煮法制药酒的实例。"鳖甲煎丸方"，以鳖甲等二十多味药为末，取煅灶下灰一斗，清酒一斛五斗，浸灰，候酒尽一半，着鳖甲于中，煮令泛烂如胶漆，绞取汁，内诸药，煎为丸。

南朝齐梁时期的著名本草学家陶弘景，在《本草经集注》中提出了一套冷浸法制药酒的常规："凡渍药酒，皆须细切，生绢袋盛之，乃入酒密封，随寒暑日数，视其浓烈，便可浸出，不必待至酒尽也。滓可暴燥微捣，更渍饮之，亦可散服。"这段话讲述了药材的粉碎度、浸渍时间及浸渍时的气温对于浸出速度、浸出效果的影响；并提出了多次浸渍，以充分浸出药材中的有效成分，从而弥补了冷浸法本身的缺陷，如药用成分浸出不彻底，药渣本身吸收酒液而造成的浪费。

唐、宋时期，药酒的酿造较为盛行。这期间的一些医药巨著如《备急千金要方》《外台秘要》《太平圣惠方》《圣济总录》都收录了大量的药酒配方及制法。《千金翼方》卷十六设"诸酒"专节，《外台秘要》卷三十一设"古今诸家酒方"专节。

宋代《太平圣惠方》所设的药酒专节多达六处。除了这些专节外，还有大量的散方见于其他章节中。唐宋时期，由于饮酒风气浓厚，社会上酗酒者较多，故在一些医学著作中，解酒、戒酒方应运而生。

元、明、清时期，随着经济的发展，文化的进步，医药学有了新的发展。在整理前人药酒经验、创制新配方、发展配制法等方面都取得了新的成就，使药酒的制备达到了较高的水平。

明代朱橚等人的《普济方》、方贤的《奇效良方》、王肯堂的《证治准绳》等著作中辑录了大量前人的药酒配方。李时珍的《本草纲目》收集了大量前人和当代人的药酒配方，卷 25 酒条下，他本着"辑其简要者，以备参考"设有"附诸药酒方"的专目。

清代孙伟的《良朋汇集经验神方》、项友清的《同寿录》、王孟英的《随息居饮食谱》等都记载着不少明清时期出现的新方。这些新方有两个值得肯定的特点：①补益性药酒显著增多，史国公药酒、八珍酒、长生固本酒、延寿酒、长春酒、红颜酒等都是这段时间出现的配伍较好的补益性药酒。②慎用性热燥烈之药，唐宋时期的药酒，常用一些温热燥烈的药物，往往会伤及阴血。明清的很多药酒配方采用平和的药物以及补肾养阴药物组成，这样就可以适用于不同病情和机体状况，使药酒可以在更为广泛的领域中发挥作用。

新中国成立后，政府十分重视中医药事业的发展，也使药酒的研制工作呈现出新的局面。药酒酿制不仅继承了传统制作经验，还吸取了现代科学技术，使药酒生产趋于现代化、标准化。为了加强质量管理，还把药酒规范收入《中华人民共和国药典》。尤其是近十多年来，中医药工作者和药酒研究生产人员对中国药酒的发展历史、中国药酒的特点和应用、工艺及质量等方面作了较为全面的归纳和总结，出版了不少专著，其中《古今药酒大全》自 2010 年出版发行以来，多次印刷，成为中医药专著中的一本畅销书。近年众多药酒专著的出版发行，不仅推动了药酒事业的发展，出现了椰岛鹿龟酒、参蓉健腰酒、健脾壮腰药酒、海马酒、鹿茸酒等一批质量可靠、疗效显著、深受患者和群众欢迎的药酒产品，在药酒的工艺研究、质量检测、毒理研究、药效学研究等方面也取得了较大的发展。药酒为我国古代人民防病治病、养生保健和中华民族的繁衍生息作出了巨大贡献。近些年又逐步进入国际市场，赢得了国际友人的喜爱。我相信，在不久的将来，历史悠久、具有中华民族特色、又符合现代科技水平的中国药酒，必将为人类的养生保健、健康事业作出新的贡献。

《古今药酒大全》系统地论述了酒的起源、药酒的发展、药酒的制备方法、药酒的使用及其注意事项，本书收载了古今药酒方 2100 余首，是目前已出版专著中收载药酒方最多、最全面的药酒专著。

欣闻《古今药酒大全》再版，为了更好地继承和发扬中医药文化，为了让药酒造福更广大公众，为了促进健康事业的进一步发展，为了鼓励更多的后来者多学习、多思考、多总结，特作此文为之序，并期待作者有更多的佳作问世。

原卫生部　副部长

原国家食品药品监督管理局　局　长

二〇一五年三月

再版说明

　　漫漫医海传药酒，铸就名家英雄。青囊瓦罐转头空，古籍依旧在，经方代代红。疑难杂症罕见病，岐黄尽显神通。一壶药酒常饮用，曾经多少病，治愈酒坛中。

　　一首《临江仙·药酒》道出了药酒在防病治病中的独特作用。药酒是最古老的剂型，大约有五千年的历史，药酒具有"配制方便、贮存方便、服用方便、有效成分易于浸出而疗效好、酒精具有防腐作用而贮存久"等特点，因而千百年来，深受医患的喜爱。《古今药酒大全》于2009年10月出版发行后，立即得到广大读者朋友们的喜爱，长期荣登畅销书排行榜榜首。

　　本书自出版发行后，我常常收到热心读者的来信、来电或来邮，除对本书进行充分肯定之外，也有不少读者是为了咨询问题、交流用药酒心得、探讨药酒防病治病前景或者是质疑书中的一些问题。每当读者来电后，我都认真对待，详细记录，不断收集整理，以求本书再版时，能改进提高，尽量减少错误，让本书能更好地指导读者防病治病。

　　从2013年开始，我们组织了南京中医药大学、中国药科大学、江苏省中医院、海南省中医院、先声药业有限公司、南京海昌中药集团有限公司、辽宁奥达制药有限公司的一批富有临床、教学、科研经验的专家和学者，着手进行本书的修订和改版工作。本版与第1版相比，作了如下修改。

　　（1）分类更为规范合理，根据药酒的功能主治，将以前一些分类不合理的药酒，进行了重新调整，分类更趋合理，编排亦做了相应的改进。

　　（2）考虑到风湿痹症、不孕不育、性功能障碍的发病率高，且难以治疗，给患者带来很大的痛苦，故将风湿痹症用药酒和不孕不育及性功能障碍用药酒各单列一章，便于读者阅读使用。

　　（3）对以前的一些错误进行了修改，如剂量单位、制法、药味等原版中错误或遗漏处进行了修改。

　　（4）在原书的基础上，增加了300多首有效的药酒方，使得本书的处方达到2100

余首，充分体现了大全之意，内容更为丰富。

（5）为了尊重原作者，同时也是为了读者查阅方便，每个药酒方均标明处方来源，对指导读者配制、生产和正确应用药酒具有重要意义。

（6）根据读者的反馈意见，结合临床用药经验，对原版中一些内容进行了修改、补充和完善，使得一些内容更加简练、精准、新颖。

（7）由于存在同名异方情况，为了便于区别，用Ⅰ、Ⅱ、Ⅲ、Ⅳ、Ⅴ将同名异方进行了区分。

修订后，本书共分两篇。上篇为酒文化，简要介绍药酒的起源与发展、命名与分类、适用范围与禁忌、使用与服用方法、制备工艺与贮存要求等；下篇介绍了内科、儿科、妇科、骨伤科、外科、皮肤科、风湿痹症科、五官科等常见病和部分疑难病证的药酒治疗经验以及补益、祛病强身、延年益寿、乌须生发、祛斑灭痕和养颜嫩肤等保健美容药酒。全书精选药酒配方多为现代药酒良方或民间广为流传、历代沿用至今，且经验证疗效显著者。每方均按处方、制法、功能主治、用法用量、处方来源、附记等依次介绍。

本书适于各级医务人员、医药院校师生、药酒生产研制人员和广大群众阅读参考，也是馈赠亲朋好友的健康礼品。但由于时间有限，书中疏漏和不当之处在所难免，敬请广大读者朋友批评指正。

三乐堂堂主　罗兴洪
二〇一五年春于南京仙林

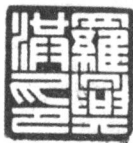

原序言

　　人之"生、老、病、死"犹如自然界的"生、长、收、藏",是一客观规律,谁也不能回避。在远古时期,自然科学还不发达,人们对"生、老、病、死"这一自然现象不了解,对医学更不了解,当人有病痛时,往往求助于巫术,故繁体字的**"醫"**最早下面是"巫"。随着经济的发展和社会的进步,人们发明了酒。酒不仅能解乏,还有兴奋、消毒、麻醉等功效,更为主要的是,酒是良好的溶剂,能将中药中的水溶性成分和脂溶性成分溶出,使中药更好的发挥治疗的作用,因而后来将"医"写作**"醫"**,而有"医源于酒"之说。**"醫"**的下面为"酉",本为酒器与酒意通,表示酒是内服药;故《说文》云:**"醫**之性然得酒而使""酒所以治病也",《汉书·食货志》也讲:"酒,百药之长"。

　　酒可以用于治病,但更多的是作为溶剂,与药一起制成药酒,使用于临床。从古到今,有许多医学典籍中都有药酒的记载,如《黄帝内经》《金匮要略》《伤寒论》《齐民要术》《本草经集注》《备急千金要方》《太平圣惠方》《新修本草》《本草纲目》《本草纲目拾遗》《景岳全书》《普济方》等等;现代有关药酒的专著也不少,如《药酒汇编》《大众药酒》《家庭常用药酒选编》《药酒验方选》《中国药酒配方大全》《百病中医药疗法》《中国药酒学》《药酒养生与酒文化》《酒文化与养生药酒》《常用药酒》《中国药酒大全》《中国药酒精粹》等等。这些书籍所收载的药酒处方大约有数千种之多,在不同的历史时期,为我国人民的防病、治病、繁衍生息做出了不可磨灭的贡献。但由于受历史条件、认知程度以及从医经历等的限制,这些书中所收载各方存在度量衡不统一、格式不规范、对药物的要求存在偏差等等问题,较难以适用于大众之用,特别是一些内服药竟然使用生川乌、生草乌,那是非常危险的。为了

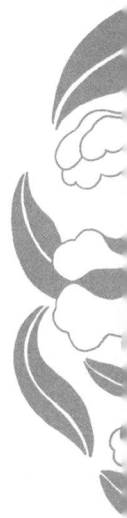

使药酒能安全、有效地使用，特别是适用于家庭使用，我们特编著了《古今药酒大全》以飨读者。我们在编著过程中，特别注意到如下几点。

1. 规范炮制品的使用。中医的一个比较大的特点就是使用中药炮制品，中药通过炮制，可以起到：①增强疗效；②降低毒性和不良反应；③改变药性；④有利于有效成分溶出；⑤方便临床使用等作用。比如，生川乌和生草乌，是用于治疗风湿的良药，但其毒性剧大，服用少许就能置人于死地，只有通过炮制以后，降低其毒性，才能内服。而在许多药酒书中，竟然内服药酒的川乌、草乌没有注明使用炮制品，更有甚者使用生品，如果不懂药性的人按此方制作药酒，则会有生命危险。南星、半夏、附子如果内服生用毒性也是很大，只有经过炮制降低毒性后才能用于内服药酒。此外，如何首乌，如果不使用炮制品，相当于使用大黄，具有泻下作用，只有炮制后才能起到补肾壮阳、乌须发的作用。其他如杜仲、香附也需要经过炮制才能使用于临床。本书中，对诸如此类的问题，一一进行了纠正。

2. 统一度量衡。中国的历代医学书籍中，关于用药计量单位的名称，虽然大体相同，但其具体的换算比例，往往随着各个朝代的变迁和制度的改革而各异。一般来说，古制小于今制，且有的度量单位早已不用，如石、升、方寸匕、钱匕、刀圭、字、斛等等，因此，如直接使用原古籍中的度量单位，大部分读者往往难以理解，无所适从。我们在编著此书时，根据不同历史时期度量单位的换算比例，结合临床用药经验，将各方中的计量单位均换算成了现代的国际通用单位，如重量用克（g），容量用毫升（ml）或升（L）等，便于读者理解使用。

3. 规范处方格式。即使是现代出版的有关药酒的书籍，对于一个药酒方的格式也存在排序不统一的现象，我们根据国家药品说明书的最新要求，对药酒方的格式进行了统一，即按【处方】【制法】【功能主治】【用法用量】进行排序，其中"功能主治"而不是"功能与主治"，"用法用量"而不是"用法与用量"等也按法规作了统一，更为科学、严谨。

4. 明确科学用酒。药酒是将药与酒放在一起，采用一定的方法制备而成的，但在一些现代出版的有关药酒的书籍中，有的别出心裁不是用酒作溶剂，而是用"醇"用作溶剂。酒，是可以饮用的一种饮料，其主要成分过去称为酒精，现在科学研究表明是"乙醇"，虽然酒的主要成分是乙醇，但我们不能将酒与乙醇混为一谈，更不能将"酒"与"醇"等同。现代科学所讲的"醇"是指烃类分子中饱和碳原子上的氢被羟基（—OH）取代生成的化合物。根据所含羟基的多少，可分为一元醇、二元醇、三元醇等等，根据烃基的种类，又可分为甲醇、乙醇、丙醇、丁醇……。而在生产乙醇时，会有许多副反应，因而在制得的醇中会有很多小分子杂质，根据其所含杂质的不同，其用途也各异，故可进一步分为工业用乙醇、化学用乙醇、分析用乙醇、医用乙醇和食用乙醇。其中，只有食用乙醇才能食用，而其他醇是不可以食用的。特别是甲醇的毒性较大，服用少许就可以导致中毒失明。20 世纪 90 年代初期，随着市场经济的发展和人们对科学的进一步认识，有人了解到酒的主要成分是乙醇后，就想当然地以为酒就是醇、醇就是酒。一些知名的酒厂也将自己的酒命名为某某醇，其误导的结果是一些不法之徒就去买工业乙醇来勾兑酒，牟取暴利，更有甚者直接买价格稍低的甲醇来勾兑成"酒"去市场上销售，让数以万计的人服用后中毒、失明，这一教训不可谓不深，因此，在制备药酒时，千万不可以"醇"作溶剂。而对于一些外用药酒，从节约成本的角度出发，可以采用医用乙醇（酒精）来配制药酒，内服则一定要使用酒为溶剂制作。

本书将所有内服的药酒均更正为酒来制作，酒以好酒为宜，根据个人酒量的大小，所选用的酒的度数也可作适当调整，一般而言，以 38° 至 60° 为宜，外用药酒度数可以偏高一些，用 65°、70° 的均可，度数高有利于有效成分穿透进入人体发挥作用。

5. 明确适宜的制备酒方法。制备药酒的方法有很多，如发酵法、回流提取法、渗漉法、煎煮法、冷浸法等等，古籍中所载的一些药酒，制好后，还有埋在地下七七四十九天去火毒之说，这些方法也许都有一定的道理，但对于家庭制作药酒来说，却有点麻烦。根据作者的经验，家庭制作药酒，采用浸泡法即可。将炮制好的药材、洗净，放入准备好的瓶或罐中，加入 8~10 倍量的酒，密封浸泡 7 天以上，即可取出服用。所用药材如能切成薄片最好，如果没有切片，直接放入，浸泡的时间稍微长一些就可以了，如浸泡半个月或 1 个月，再粗大的药材，其有效成分也基本可以浸出来了。

6. 药酒的处方也可用水煎煮服用。常有人问：我不会喝酒，怎么办呢？其实，制作药酒，一方面是有利于有效成分的浸出，提高疗效；另一方面则是为了使用方便。如果不能喝酒，则可按处方将药配齐后，直接用水煎煮服用，一样能达到治病防病的效果。

7. 查阅更为方便。在以往出版的药酒书籍中，几乎所有的书排序没有一定的规律，本书在编写过程中，根据适应症分类，如内科用药酒、妇科用药酒、儿科用药酒、保健药酒、外用药酒、五官科用药酒、皮肤科用药酒等等，每一类再细分，如内科用药酒又分为呼吸系统、消化系统常见疾病用药酒等等，在呼吸系统用药酒又进一步分为感冒、咳嗽、哮喘用药酒等等，对于每一细小的分类，又按酒方的笔画顺序进行排序，这样纲目并举，有利于查阅使用。

通过我们的努力，希望《古今药酒大全》能去粗取精，去伪存真，能更好地为广大人民群众的防病治病服好务，同时也希望能对临床教学、药酒制作、新药研究选方有所帮助。由于受知识面和写作水平的限制，时间也较为仓促，错误和遗漏之处在所难免，恳请广大读者斧正；并诚挚感谢各参考文献的作者和与本书有关的研究人员。

兴洪于仙林香樟园不已斋

戊子乙丑壬寅

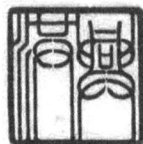

目 录

上篇　酒文化

下篇　各类药酒

目
录

目
录

目
录

第六章 内科用药酒 ·············· 129

目
录

**目
录**

目
录

目
录

目
录

目 录

目
录

目
录

目
录

目
录

目
录

目
录

目
录

目
录

目
录

目
录

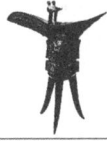

上篇　酒文化

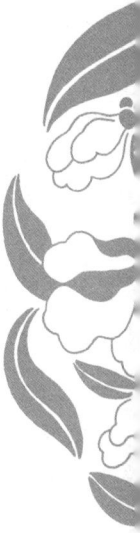

第一章
总　论

　　"医源于酒"，这从汉字"医"字可以证实，医本作"醫"。"醫"，示外部创作，"殳"示按摩热敷、针刺以治病，"酉"本为酒器与酒意通，表示酒是内服药。故《说文》云："醫之性然得酒而使""酒所以治病也"。据《汉书·食货志》载："酒，百药之长"。早在《神农本草经》中明确记载用酒制药材以治病。酒最早用作麻醉剂，华佗用的"麻沸散"，即用酒冲服，在现代外科医学中，酒也占有重要地位，如碘酒、牙痛水、痱子水、虫咬水等。适量饮酒对健康长寿有益。古代现代医学均主张老年人适量饮酒，中外大量的记载证明了此论有理。前西德《百岁老人》中记载：高寿老人都爱喝点酒。中国历史上唐人的"九老会"、宋代的"五老图"，与会者无一不是酒仙，历史名人孔子76岁，荀子82岁，贺知章86岁，刘禹锡71岁，白居易74岁，陆游86岁，考其生平，都喜喝酒。

　　"酒为百药之长"一说，出自《汉书·食货志》，这是古人对酒在医药上应用的高度评价。酒在医学上的应用，是中国医药学的一大发明。"醫"字从"酉"（酒），即是由于酒能治病演化而来。酒问世之前，人们得了病要求"巫"治疗，故最早的"医"写作"毉"。由于酒的酿造，我们的祖先在饮酒的过程中，发现了酒能"通血脉，散湿气""行药势，杀百邪恶毒气""除风下气"，"开胃下食""温肠胃，御风寒""止腰膝疼痛"等作用。加之用酒入药还能促进药效的发挥，于是，"巫"在医疗中的作用便被"酒"逐渐取而代之。这是古人认识上的一次飞跃。

　　在古代，用酒治病，特别是制成药酒来防治疾病的现象十分普遍，因而古人视"酒为百药之长"。例如，用酒泡大黄、白术、桂枝、桔梗、防风等制成的屠苏酒，是古代除夕男女老幼必用之品。端午节饮艾叶酒，重阳节饮菊花酒以避瘟疫。《千金方》载："一人饮，一家无疫，一家饮，一里无疫。"可见药酒在古代预防疾病的重要性。

　　西医学研究表明，用酒浸药，不仅能将药物的有效成分溶解出来，使人易于吸收，由于酒性善行，能宣通血脉，还能借以引导药物的效能到达需要治疗的部位，从而提高药效。另外，药物酒渍不易腐坏，便于保存，可以随时饮用。这就是药酒受到历代医家重视和广大群众欢迎的原因。

　　药酒还有延年益寿之效。这一点在历代的医疗实践中已得到了证实。如对老年人具有补益作用的寿星酒；补肾强阳、乌须黑发的回春酒。李时珍在《本草纲目》

列举了有69种不同功效的药酒。如五加皮酒可以"去一切风湿痿痹,壮筋骨,填精髓";当归酒"和血脉,壮筋骨,止诸痛,调经";人参酒"补中益气,通治诸虚";黄精酒"壮筋骨,益精髓,褒白发"等。

其实,用酒治病在外国也很流行。乔姆希立科在他的《临床医药的酒饮料》著作中是这样介绍的:在发明激素很久以前,酒饮料是糖尿病患者的药物;即使在能够使用激素以后,酒饮料仍没有被放弃。在欧洲,许多医生将酒饮料特别是烈性佐餐葡萄酒作为糖尿病患者饮食的重要一部分。经试验和研究表明,糖尿病患者一天饮用一杯左右的烈性佐餐葡萄酒,血液中的糖分基本不上升。又如以酒治疗心绞痛,早在几个世纪以前就被应用了,时至今日,许多医生仍认为酒比硝酸盐更为出色。心绞痛是因冠状动脉硬化而引起的阵阵剧痛,在发作时饮用1~2小杯不经稀释的蒸馏酒(威士忌、白兰地、烧酒等),一般在2~3分钟内就可使剧痛缓解。

第一节　药酒的起源与发展

酒与中药相配制,方称药酒。故在研究药酒前,先了解酒的源流与发展,很有必要。酒的发明,在中国已具有相当悠久的历史,是世界上酿酒最早的国家之一,对世界酿酒技术的发展做出了巨大的贡献。

一、酒的起源

中国酒的历史,可以追溯到上古时期。其中《史记·殷本纪》关于纣王"以酒为池,悬肉为林""为长夜之饮"的记载,以及《诗经》中"十月获稻、为此春酒"和"为此春酒,以介眉寿"的诗句等,都表明中国酒之兴起,已有五千年的历史了。

据考古学家证明,在近现代出土的新石器时代的陶器制品中,已有了专用的酒器,说明在原始社会,中国酿酒已很盛行。以后经过夏、商两代,饮酒的器具也越来越多。在出土的商殷文物中,青铜酒器占相当大的比重,说明当时饮酒的风气确实很盛。对于酒的起源有如下几种。

(一) 上天造酒说

素有"诗仙"之称的李白,在《月下独酌·其二》一诗中有"天若不爱酒,酒星不在天"的诗句;东汉末年以"座上客常满,樽中酒不空"自诩的孔融,在《与曹操论酒禁书》中有"天垂酒星之耀,地列酒泉之郡"之说;经常喝得大醉,被誉为"鬼才"的诗人李贺,在《秦王饮酒》一诗中也有"龙头泻酒邀酒星"的诗句。此外,如"吾爱李太白,身是酒星魂""酒泉不照九泉下""仰酒旗之景曜""拟酒旗于元象""囚酒星于天岳"等等,都经常有"酒星"或"酒旗"这样的词句。窦苹所撰《酒谱》中,也有酒"酒星之作也"的话,意思是自古以来,中国祖先就有酒是天上"酒星"所造的说法。

《晋书》中也有关于酒旗星座的记载:"轩辕右角南三星曰酒旗,酒官之旗也,主宴飨饮食"。轩辕,中国古星名,共十七颗星,其中十二颗属狮子星座。酒旗三星,即狮子座的 ψ、ε 和 ⌒ 三星。这三颗星,呈"1"形排列,南边紧傍二十八宿的柳宿八颗星。柳宿八颗星，即长蛇座δ、σ、η、P、ε、3、W、⊙八星。明朗的夜晚，对照星图仔细在天空中搜寻，狮子座中的轩辕十四和长蛇座的二十八宿中的星宿，很明亮，很容易找到，酒旗三星，因亮度太小或太遥远，则肉眼很难辨认。

酒旗星的发现，最早见《周礼》一书中，据今已有近3000年的历史。二十八宿的说法，始于殷代而确立于周代，是中国古代天文学的伟大创造之一。在当时科学仪器极其简陋的情况下，我们的祖先能在浩淼的星汉中观察到这几颗并不怎样明亮的"酒旗星"，并留下关于酒旗星的种种记载，这不能不说是一种奇迹。至于因何而命名为"酒旗星"，可能因为认为它"主宴飨饮食"，那不仅说明我们的祖先有丰富的想象力，而且也证明酒在当时的社会活动与日常生活中，确实占有相当重要的位置。

（二）猿猴造酒说

酒是一种发酵食品，它是由一种叫酵母菌的微生物分解糖类产生的。酵母菌是一种分布极其广泛的菌类，在广袤的大自然原野中，尤其在一些含糖分较高的水果中，这种酵母菌更容易繁衍滋长。含糖的水果，是猿猴的重要食品。当成熟的野果坠落下来后，由于受到果皮上或空气中酵母菌的作用而生成酒，是一种自然现象。就是我们的日常生活中，在腐烂的水果摊位附近，在垃圾堆里，都能常常嗅到由于水果腐烂而散发出来的阵阵酒味。猿猴在水果成熟的季节，收贮大量水果于"石洼中"，堆积的水果受自然界中酵母菌的作用而发酵，在石洼中将"酒"的液体析出，这样的结果，一是并未影响水果的食用，而且析出的液体——"酒"，还有一种特别的香味供享用，习以为常，猿猴居然能在不自觉中"造"出酒来，这是既合乎逻辑又合乎情理的事情。

唐人李肇所撰《国史补》一书，对人类如何捕捉聪明伶俐的猿猴，有一段极精彩之记载。猿猴是十分机敏的动物，它们居于深山野林中，在巉岩林木间跳跃攀援，出没无常，很难活捉到它们。经过细致的观察，人们发现并掌握了猿猴的一个致命弱点，那就是"嗜酒"。于是，人们在猿猴出没的地方，摆几缸香甜浓郁的美酒。猿猴闻香而至，先是在酒缸前踌躇不前，接着便小心翼翼地用指蘸酒吮尝，时间一久，没有发现什么可疑之处，终于经受不住香甜美酒的诱惑，开怀畅饮起来，直到酩酊大醉，乖乖地被人捉住。这种捕捉猿猴的方法并非中国独有，东南亚一带的人们和非洲的土著民族捕捉猿猴或大猩猩，也都采用类似的方法。这说明猿猴是经常和酒联系在一起的。

猿猴不仅嗜酒，而且还会"造酒"，这在中国的许多典籍中都有记载。早在明朝时期，这类的猿猴"造"酒的传说就有过记载。明代文人李日华在他的著述中记载："黄山多猿猱，春夏采杂花果于石洼中，酝酿成酒，香气溢发，闻数百步。野樵深入者或得偷饮之，不可多，多即减酒痕，觉之，众猱伺得人，必嬲死之"。清代文人李调元在他的著作中记叙道："琼州（今海南岛）多猿……尝于石岩深处得猿酒，盖猿以稻米杂百花所造，一石中辄有五六升许，味最辣，然极难得"。清代的另一种笔记小说中也说："粤西平乐（今广西壮族自治区东部，西江支流桂江中游）等府，山中多猿，善采百花酿酒。樵子入山，得其巢穴者，其酒多至数石。饮之，香美异常，名曰猿酒"。这些不同时代、不同人的记载，起码可以证明这样的事实，即在猿猴的聚居处，多有类似"酒"的东西发现。

（三）仪狄造酒说

相传夏禹时期的仪狄发明了酿酒。公元前2世纪史书《吕氏春秋》云："仪狄作酒"。汉代刘向编辑的《战国策》则进一步说明："昔者，帝女令仪狄作酒而美，进之禹，禹饮而甘之，曰：'后世必有饮酒而亡国者'。遂疏仪狄而绝旨酒（禹乃夏朝帝王）"。

史籍中有多处提到仪狄"作酒而美""始作酒醪"的记载，似乎仪狄乃制酒之始祖。一种说法叫"仪狄作酒醪，杜康作秫酒"。这里并无时代先后之分，似乎是讲他们作的是不同的酒。"醪"，是一种糯米经过发酵工而成的"醪糟儿"。性温软，其味甜，多产于江浙一带。现在的不少家庭中，仍自制醪糟儿。醪糟儿洁白细腻，稠状的糟糊可当主食，上面的清亮汁液颇近于酒。"秫"，高粱的别称。杜康作秫酒，指的是杜康造酒所使用的原料是高粱。如果硬要将仪狄或杜康确定为酒的创始人的话，只能说仪狄是黄酒的创始人，而杜康则是高粱酒创始人。

一种说法叫"酒之所兴，肇自上皇，成于仪狄"。意思是说，自上古三皇五帝的时候，就有各种各样造酒的方法流行于民间，是仪狄将这些造酒的方法归纳总结出来，使之流传于后世。能进行这种总结推广工作的，当然不是一般平民，所以有的书中认定仪狄是司掌造酒的官员，这恐怕也不是没有道理的。有书载仪狄作酒之后，禹曾经"绝旨酒而疏仪狄"，也证明仪狄是很接近禹的"官员"。

（四）杜康造酒说

还有一种说法是杜康"有饭不尽，委之空桑，郁结成味，久蓄气芳，本出于代，不由奇方"。是说杜康将未吃完的剩饭，放置在桑园的树洞里，剩饭在洞中发酵后，有芳香的气味传出。这就是酒的做法，并无什么奇异的办法。由一点生活中的偶尔的机会作契机，启发创造发明之灵感，这是很合乎一些发明创造的规律的，这段记载在后世流传，杜康便成了很能够留心周围的小事，并能及时启动创作灵感

之发明家了。

魏武帝乐府曰："何以解忧，唯有杜康"。自此之后，认为酒就是杜康所创的说法似乎更多了。历史上杜康确有其人。古籍中如《世本》《吕氏春秋》《战国策》《说文解字》等书，对杜康都有记载自不必论。清乾隆十九年重修的《白水县志》中，对杜康也有过较详的记载。"杜康，字仲宁，相传为县康家卫人，善造酒"。

（五）历史形成说

以上4种造酒说有的源于神话，有的源于零星的历史记载，在古代，往往将酿酒的起源归于某某人的发明，把这些人说成是酿酒的祖宗，由于影响非常大，以致成了正统的观点。对于这些观点，宋代《酒谱》曾提出过质疑，认为"皆不足以考据，而多其赘说也"。一般认为酒的产生是在自然状况下偶然形成，并经过漫长的历史演变而形成的。

人类社会进入旧石器时代后期已能打制出许多用于获取自然物的石头工具，对于食物的好恶也就有了选择的可能性。据有关史料记载：大约在采集经济时代，那时的农业尚未兴起，野果和蜂蜜则成了可供人类酿酒的理想而又容易得到的原料。我们聪明的祖先在劳动过程中就注意到野果和蜜中含有发酵性的糖分，一旦接触了空气中的霉菌和酵母就会发酵成酒。由于经自然发酵的野果好吃而受到了启发，并产生了极大兴趣，于是他们开始有目的地将野果采摘并贮存起来，让其在适宜条件下自然发酵成酒，这可以说是最原始的，也是最早的酿酒了。大约在原始社会的末期，人类进入农业社会后，我们的祖先贮存谷物，由于保存的方法原始，条件较差，谷物容易受潮发芽霉变。这些长霉的谷物就成了天然的曲蘖，遇水后便开始发酵成酒。正如原始人用水果酿酒一样，我们的祖先在品尝了由谷物变成酒后很喜

爱，于是就有目的地利用曲蘖来酿酒，这样谷物酿酒也就应运而生了。甲骨文中，酒写作"凸"，意即粮食与水在缸中发酵后变成了酒。《尚书》记有商王武丁"若作酒醴，尔为曲蘖"之说。汉朝淮南王刘安在其所著的《淮南子》中也认为，谷物酿酒的起源几乎是和农业同时开始的。

劳动人民在经年累月的劳动实践中，积累了制造酒的方法，经过有知识、有远见的"智者"归纳总结，后代人按照先祖传下来的办法一代一代地相袭相循，流传至今。这个说法是比较接近实际，也合乎唯物主义的认识论。

（六）饮酒的器具

古代风雅之士，在饮酒时很讲究酒具，喝什么酒，便用什么酒杯。如喝汾酒当用玉杯，因唐有诗云："玉碗盛来琥珀光"，可见玉碗玉杯，能增酒色。白酒，酒味好，只可惜少了一股芳冽之气，最好是用犀角杯盛之而饮，就会醇美无比，因为玉杯增酒之色，犀角杯增酒之香。至于饮葡萄美酒，当然要用夜光杯了，古人诗云："葡萄美酒夜光杯，欲饮琵琶马上催"，要知葡萄美酒作艳红之色，须眉男儿饮之，未免豪气不足，盛入夜光杯之后，酒色便与鲜血一般无异，饮酒如饮血，岳飞满江红唱道："壮志饥餐胡虏肉，笑谈渴饮匈奴血"，何等壮哉。高粱酒，乃是最古之酒，为夏禹时仪狄所作，饮用时须用青铜酒爵，始有古意。至于米酒，其味虽美，失之于甘，略稍淡薄，当用大斗饮之，方显气概。百草美酒，乃采集百草，浸入酒中，故酒气清香，如行春郊，令人未饮先醇。饮这百草酒须用古藤杯，百年古藤雕而成杯，以饮百草酒则大增芳香之气。饮绍兴状元红须用古瓷杯，最好是北宋瓷杯，南宋瓷杯勉强可用，但已有衰败气象，至于元瓷，则不免粗俗。饮梨花酒，那须用翡翠杯，饮玉露酒，当用琉璃杯，玉露酒中有如珠细泡，盛在透明的

琉璃杯中而饮，方可见其佳处。这是古之风雅之士或豪富之人方可罗列如此美酒及器皿，今之饮用酒者，多用玻璃杯，只是形状上有所考究或精致有别也，或镶以金边，用以饮酒，未尝不可。

二、药酒的发展

早在新石器时代晚期的龙山文化遗址中，就曾发现过很多陶制酒器，关于造酒，最早的文字记载见于《战国策·魏策二》："昔者帝女令仪狄作酒而美，进之禹，禹饮而甘之"。此外，《世本》亦讲到："少康作秫酒"。少康即杜康，是夏朝第五代国君。这些记载说明，在4000多年前的夏代，酿酒业已发展到一定水平，所以后世有"仪狄造酒"及"何以解忧？唯有杜康"（曹操《短歌行》）之说。这里杜康已成了酒的代名词。

商殷时代，酿酒业更加普遍。当时已掌握了曲蘖酿酒的技术，如《尚书·说命篇》中有商王武丁所说"若作酒醴，尔维曲蘖"的论述。在殷墟河南安阳小屯村出土了商朝武丁时期（公元前1200多年前）的墓葬，在近200件青铜礼器中，各种酒器约占70%。出土文物中就有大量的饮酒用具和盛酒容器，可见当时饮酒之风相当盛。从甲骨文的记载可以看出，商朝对酒极为珍重，把酒作为重要的祭祀品。值得注意的是在罗振玉考证的《殷墟书契前论》甲骨文中有"鬯其酒"的记载，对照汉代班固《白虎通义·考黜》曾释"鬯者，以百草之香，郁金合而酿之成为鬯"表明在商代已有药酒出现。

周代，饮酒越来越普遍，已设有专门管理酿酒的官员，称"酒正"，酿酒的技术已日臻完善。《周礼》记载着酿酒的六要诀：秫稻必齐（原料要精选），曲蘖必时（发酵要限时），湛炽必洁（淘洗蒸者要洁净），水泉必香（水质要甘醇），陶器必良（用以发酵的窖池、瓷缸要精

良），火齐必得（酿酒时蒸烤的火候要得当），把酿酒应注意之点都说到了。西周时期，已有较好的医学分科和医事制度，设"食医中士二人，掌和王之六食、六饮、六膳……之齐（剂）"。其中食医，即掌管饮食营养的医生。六饮，即水、浆、醴（酒）、凉、酱、酏。由此可见，周朝已把酒列入医疗保健之中进行管理。汉代许慎在《说文解字》中，更明确提出：酒，所以治病也，《周礼》有"医酒"。说明药酒在周代的运用确也相当普遍。

中国最古的药酒酿制方，是在1973年马王堆出土的帛书《养生方》和《杂疗方》中。从《养生方》的现存文字中，可以辨识的药酒方共有6个。①用麦冬（即颠棘）配合秫米等酿制的药酒（原题："以颠棘为浆方"治"老不起"）。②用黍米、稻米等制成的药酒（"为醴方"治"老不起"）。③用美酒和麦冬等制成的药酒。④用石膏、藁本、牛膝等药酿制的药酒。⑤用漆和乌喙（乌头）等药物酿制的药酒。⑥用漆、节（玉竹）、黍、稻、乌喙等酿制的药酒。《杂疗方》中酿制的药酒只有一方，即用智（不详何物）和薜荔根等药放入甑（古代一种炊事用蒸器）内制成醴酒。其中大多数资料已不齐，比较完整的是《养生方》"醪利中"的第二方。该方包括了整个药酒制作过程，服用方法，功能主治等内容，是酿制药酒工艺的最早的完整记载，也是中国药学史上重要史料。

先秦时期，中医的发展已达到了可观的程度，这一时期的医学代表著作《黄帝内经》，对酒在医学上的作用，做过专题论述。在《素问·汤液醪醴论》中，首先讲述醪醴的制作，"必以稻米、炊之稻薪、稻米者完、稻薪者坚"，即用完整的稻米做原料，坚劲的稻秆做燃料酿造而成，醪是浊酒，醴是甜酒。"自古圣人之作汤液醪醴者，以为备耳……中古之世，

道德稍衰，邪气时至，服之万全"，说明古人对用酒类治病是非常重视的。《史记·扁鹊仓公列传》中"其在肠胃，酒醪之所及也"，记载了扁鹊认为可用酒醪治疗肠胃疾病的看法。

汉代，随着中药方剂的发展，药酒便渐渐成为其中的一个部分，其表现是临床应用的针对性大大加强，所以其疗效也进一步得到提高，如《史记·扁鹊仓公列传》收载了西汉名医淳于意的25个医案，这是中国目前所见最早的医案记载，其中列举了两例以药酒治病的医案：一个是济北王患"风蹶胸满"病，服了淳于意配的三石药酒，得到治愈；另一个是苗川有个王美人患难产，淳于意用莨菪酒治愈，并产下一婴孩。东汉张仲景《伤寒杂病论》中，则载有"妇人六十二种风，腹中血气刺痛，红兰花酒主之"。红兰花功能行血活血，用酒煎更加强药效，使气血通畅，则腹痛自止。此外，瓜蒌薤白白酒汤等，也是药酒的一种剂型，借酒气轻扬，能引药上行，达到通阳散结，豁痰逐饮的目的，以治疗胸痹。至于他在书中记载以酒煎药或服药的方例，则更为普遍。

隋唐时期，是药酒使用较为广泛的时期，记载最丰富的数孙思邈的《千金方》，共有药酒方80余首，涉及补益强身，内、外、妇科等几个方面。《千金要方·风毒脚气》中专有"酒醴"一节，共载酒16首，《千金翼方·诸酒》载酒方20首，是中国现存医著中，最早对药酒的专题综述。

此外，《千金方》对酒及酒剂的毒副作用，已有一定认识，认为"酒性酷热，物无以加，积久饮酒，酣兴不解，遂使三焦猛热，五脏干燥""未有不成消渴"。因此，针对当时一些嗜酒纵欲所致的种种病状，研制了不少相应的解酒方剂，如治饮酒头痛方，治饮酒中毒方，治酒醉不醒方等等。

宋元时期，由于科学技术的发展，制酒事业也有所发展，朱翼中在政和年间撰著了《酒经》，又名《北山酒经》，它是继北魏《齐民要术》后一部关于制曲和酿酒的专著。该书上卷是论酒，中卷论曲，下卷论酿酒之法，可见当时对制曲原料的处理和操作技术都有了新的进步。"煮酒"一节谈加热杀菌以存酒液的方法，比欧洲要早数百年，为中国首创。

此时，由于雕版印刷的发明，使当时中医临床和理论得到了发展。因此，对药酒的功效，也渐渐从临床上升到理论。如《太平圣惠方·药酒序》认为"夫酒者，谷蘗之精，和养神气，性惟剽悍，功甚变通，能宣利胃肠，善导引药势"。《圣济总录·治法·汤醴》认为"邪之伤人有浅深，药之攻邪有轻重，病之始起，当以汤液治其微。病既日久，乃以醪醴攻其甚。又有形数惊恐，经络不通，病生于不仁者，酒以醪药，以此见受邪既深，经脉闭滞，非醪药散发邪气，宣道血脉，安能必愈。酒性酷热，立行药势，所以病人素有血虚气滞，陈寒痼冷，偏枯不遂，拘挛痹厥之类，悉宜常服，皆取其渐渍之力也，又古法服药，多以酒者，非特宣通血气而已，亦以养阳也"。药酒的治病范围也相对集中，朝保健养生方面发展，如"治一切风通用浸酒药二十二道""治风腰脚疼痛通用浸酒药十四道"。另在药酒专门方中，出现了较多的养生延年、美容保健剂。当时，以药材制曲的风气已开始盛行，单在《叫北山酒经》中就记载了十三种药曲。如香桂曲，配用了木香、官桂、防风、杏仁等药品。瑶泉曲，配用了防风、白附子、槟榔、胡椒、桂花、丁香、人参、天南星、茯苓、香白芷、川芎、肉豆蔻等药物，并认为做药酒以东阳酒最佳"用制诸药良"，其酒自古擅名，清香远达，色复金色，饮之至醉，不头痛，不口干，不作泻，其水称之重于他水，邻邑所造俱不然，皆水土之美也。李时珍解说：东阳酒即金华酒，古兰陵也，李太白诗所谓："兰陵美酒郁金香"即此，常饮入药俱良。

随着酿酒工艺的不断发展和提高，有些药酒不但具有强身保健、治疗疾病的优点，而且口味醇正，成为风行一时的名酒，并成为宫廷御酒。元代建都于北京，是当时世界各国最繁华的都城。国内各地和欧亚各国的商客川流不息，国内外名酒荟萃，更成为元代宫廷的特色。羌族的枸杞酒、地黄酒；大漠南北各地的鹿角酒、羊羔酒。另有一些人们自酿自饮的酒，如正月的椒柏酒、端午的菖蒲酒、中秋桂花酒、重阳的菊花酒，都成为人们常酿的传统节令酒类，其中有不少就是药酒。

清代乾隆初年，就以"酒品之多，京师为最"了，当时出现了一类为药酒店用"烧酒以蒸成"的各色药酒，因以花果所酿，故此类酒多以"露"名之，如玫瑰露、茵陈露、山楂露、五加皮、莲花白等等，其中不少药酒具有"保元固本、益寿延龄"之功，故多为士子所嗜饮。清《燕京杂咏》中赞其"长连遥接短连墙，紫禁沧州列两厢，催取四时花酿酒，七层吹过竹风香"。烧酒是元代，也许更早一点，由波斯、阿拉伯传入中国的。当时名阿剌吉酒，明代又名火酒，后逐步用制作药酒。"烧酒以蒸成"的药酒大量出现，表明清代用白酒作溶剂的工艺已逐渐普及。当时在清宫佳酿中，也有一定数量的药酒，如夜合枝酒，即为清宫御制之一大药酒。夜合枝即合欢树枝，酒之药物组成除了合欢枝外，还有柏枝、槐枝、桑枝、石榴枝、糯米、黑豆和细曲等，可治中风挛缩之症。

民国时期，由于战乱频繁，药酒研制工作和其他行业一样，也受到一定影响，进展不大。

新中国成立以后，政府对中医、中药

事业的发展十分重视，建立了不少中医医院、中医药院校、开办药厂，发展中药事业，使药酒的研制工作呈现出新的局面。药酒酿制，不仅继承了传统制作经验还吸取了现代科学技术，使药酒生产趋向于标准化。为了加强质量管理，还把药酒规范列为国家药典的重要内容。由于药酒生产单位与医疗部门进行科研协作，保证了临床疗效的可靠性。

药酒的发展，不仅逐渐满足了人民群众的需要，并且打入了国际市场，博得了国际友人的欢迎。我们相信，在不久的将来，具有中华民族特色和历史悠久的、又符合现代科学水平的中国药酒，必然和整个中医、中药的发展一样，为人类的健康长寿，做出新的贡献。

第二节　药酒的命名、分类和特点

一、药酒的命名

2000多年前，孔老夫子就说过："名不正则言不顺，言不顺则事不成"。后人也就对"名"特别重视。古人讲究"人过留名"，办事讲究"师出有名"，现代强调"知名度"。然而最古的药酒方与其他中药方剂一样是没有名称的，在马王堆出土的帛书中，所记载的药酒方，就没有具体的方名。这种情况在唐代方书中仍保留不少，如《千金要方·脾脏下》"治下痢绞痛肠滑不可差方"。《外台秘要》卷十五的"疗风痹瘾疹方"等。直到先秦及汉代才出现了最早的药酒命名，如《内经》中的"鸡矢醴"，《金匮要略》中的"红蓝花酒"及《伤寒杂病论》中的"麻黄醇酒汤"等，这类命名方法多以单味药或一方中主药的药酒作为药酒名称，这方法成为后世药酒命名的重要方法。汉代以后，药酒命名的方法逐渐增多，传统命名的方法，归纳有以下几种：

（1）单味药配制的酒，以药名作为酒名，如鹿茸酒。

（2）二味药制成的药酒，大都二药联名，如五倍子白矾酒。

（3）多味药制成的酒用一个或两个主药命名，如羌独活酒；或用概要易记的方法命名，如五蛇酒、五精酒、五枝酒、二藤酒。

（4）以人名为药酒名称，如仓公酒、史国公酒、北地太守酒等，以示纪念。为了区别，有时也用人名与药名或功效联名的，如崔氏地黄酒、周公百岁酒等等。

（5）以功能主治命名，如安胎当归酒、愈风酒、红颜酒、腰痛酒。这一命名方法，在传统命名方法中也占相当比重。

（6）以中药方剂的名称直接作为药酒名称，如八珍酒、十全大补酒等。

此外，还有一些从其他各种角度来命名的药酒，如白药酒、玉液酒、紫酒、仙酒、青囊酒等等。

二、药酒的分类

中国的中药资源十分丰富，而且还有很多这类资源尚在发掘研究之中，这就直接决定了中国药酒资源的种类繁多。目前中国药酒种类到底有多少种，这是很难统计的。药酒的功效主要由中药处方来决定，但与酒的性质也有一定关系。就酒这种对中药有着良好溶解性的溶剂而言也不限于白酒，还可以使用米酒、黄酒和果酒。药酒如何分类，目前仍没有一个统一的规定，一般有如下几种分类法：

（一）按给药途径分类

中国药酒按给药途径主要可分为内服和外用两大类。

1. 内服药酒 指口服后起全身保健或治疗作用的药酒。内服药酒数量大，工业化生产品种和数量均高，是中药药酒的主要产品。

2. 外用药酒 指主要作用于皮肤、穴道、黏膜或敷、揉患处，产生局部药理效应和治疗作用的药酒。

（二）按功能分类

中药药酒按功能可分为以下几种，这类分类法较为常用。

1. 滋补保健药酒 这类药酒的主要作用是对人体的阴、阳、气、血偏虚起到滋补保健作用，使人体各个器官保持正常、协调运行，促进身体健康，提高对疾病的抵抗力，精力充沛并减缓机体衰老，达到益寿延年的目的，如补气养血酒、补肝肾强筋骨药酒等。

2. 治疗性药酒 这类药酒以治疗某些疾病为主要目的，如风湿痹症药酒、消化器官疾病药酒、皮肤病药酒等。治疗类药酒又可根据其适用范围不同，分为内科用药酒、外科用药酒、妇科用药酒、骨伤科用药酒、儿科用药酒、皮肤科用药酒、五官科用药酒等。

3. 美容类药酒 这类药酒主要有美容润肤、乌发防脱、生发、除黄褐斑等功效，如乌发酒、红颜润肤酒等。

（三）按使用基酒分类

中药药酒按制作药酒时使用的原料酒（基酒）的不同，可分为白酒类及其他酒类，包括黄酒类、米酒类、果酒类等。

1. 白酒类药酒 使用蒸馏酒为基酒制备的药酒，所用白酒要符合原卫生部关于蒸馏酒质量标准的规定。蒸馏酒的浓度依据各品种要求而定，内服酒剂应以谷类酒为原料。药典收载的中药药酒，均用白酒制备。

2. 其他酒类 采用黄酒、米酒、果酒等含醇量较低的酒作基酒制成的药酒。由于其醇含量较低，适于不善饮酒者饮用，这类酒较之白酒含有葡萄糖、氨基酸、微量元素等多种营养成分，常用以制备保健酒和美容酒。

（四）按制作方法分类

1. 浸提类药酒 采用浸提方法制备的药酒，依浸提温度不同，可分为冷浸法和热浸法，依使用工艺手段的不同，有一般传统制药酒浸制法和工业化生产的浸制法制药酒，如循环法浸渍法、罐组式逆流循环提取法、热回流法以及渗漉法制药酒等均可归入浸提法制的药酒类。

2. 酿制类药酒 系将药物或药汁配合造酒原料、酒曲等，发酵酿制而成。

3. 配制类药酒 药材经提取得到提取物，加基酒和其他添加剂配制而成的药酒。

（五）按外观形态分类

1. 液体酒 指外观形状为液体的药酒，这是常用的药酒。

2. 固体酒 指固体状态的药酒，为便于携带，采用环糊精或其他辅料作基料。环糊精能使酒中有用物质全部吸收，可被加工成粉末，饮用时只需把粉末用凉开水溶解即可，其色、香、味均可保持原汁酒的特点。这类酒还不多，但已逐步成为治疗药酒开发的一种方向。

三、药酒的特点

中国药酒的应用延绵数千年，有不少宝贵的经验和方剂虽已失传，但它的应用至今不衰，这是与药酒的特殊功效分不开的。

1. 口感好，便于服用 药酒本身就是一种可口的饮料。一杯口味醇正、香气浓郁的药酒，既没有古人所说的"良药苦口"的烦恼，也没有现代人打针输液的痛苦，给人们带来的是一种佳酿美酒的享受，所以人们乐意接受。

2. 酒有协同作用，可以提高疗效
药酒是一种加入中药的酒，而酒本身就有一定的保健作用，它能促进人体胃肠分泌，帮助消化吸收，增强血液循环，促进组织代谢，增加细胞活力作用。所以中医认为其性热，走而不守，既有调和气血、贯通络脉之功，又有振阳除寒，祛湿散风之效，故《汉书·食货志》赞之为"百药之长"。

3. 有利于有效成分的溶出　酒是一种良好的有机溶剂，其主要成分是乙醇，有良好的穿透性，易于进入药材组织细胞中，可以把中药里的大部分水及醇溶性物质以及水不能溶解、需用非极性溶剂溶解的有机物质溶解出来，能更好地发挥生药原有的作用，服用后又可借酒的宣行药势之力，促进药物疗效最大限度地迅速发挥，并可按不同的中药配方，制成各种药酒来治疗各种不同的病症。

4. 适应范围广　由于药酒具有以上所讲的这些优点，所以其治疗范围几乎涉及临床所有科室。

5. 稳定性好　由于酒有防腐、消毒作用，可以防止细菌的滋生，提高药酒的稳定性。当药酒含乙醇 40% 以上时，可延缓许多药物的水解，增强其稳定性。

第二章
药酒的服用

第一节 药酒的适用范围与禁忌

一、药酒的适用范围

因为药酒具有"药食同用"的特点，接受的人群广泛，因此药酒的适用范围日益增加。概而言之，其主要适用于以下几点：

（1）能治疗疾病。药酒能治疗的疾病甚多，囊括内科、妇科、儿科、外科、骨伤科、皮肤科、眼科和耳鼻喉科，各科中190多种常见多发病和部分疑难病症均可治疗，无论急性疾病及慢性疾病均能适用，且疗效显著，受到广大患者的欢迎。

（2）能预防疾病。由于药酒中，酒与中药材本身就有补益健身之功，而两者混合后更能增强疗效，发挥药物的最大功效，使人体的免疫功能和抗病能力增强，防止病邪对人体的侵害，预防疾病而免于发病。

（3）能养生保健，益寿延年。坚持服用适量的保健药酒，能保持人精力旺盛，延长人的寿命，使之达到最高极限。对年老体弱者尤为适用。

（4）能作病后调养和辅助治疗，药酒能促进血液循环，加之酒中的药物成分，能更快地促进病体早日康复。

（5）能美容润肤，使人面色红润，皮肤有光泽，从而保护人体的外在美观。

二、药酒的禁忌

药酒不是万能疗法，根据中医基础理论，事物都存在两面性，既有它的适用范围，又有它的禁忌一面。古谓："水能载舟，亦能覆舟"便是这个道理。酒和药酒与健康的关系，也是这个道理。适量的饮之则受益，反之则受害，适量饮用者受益，过量饮用者则受害。因此应当切记。

酒从某种角度说本身就是药，也可以治病，与药同用，药借酒势，酒助药力，其效尤著，而且使适用范围不断扩大。因为药酒既有防病治病之效，又有养生保健、延年益寿之功，因而深受民众欢迎。但常人有云"是药三分毒"，药酒也不例外。如果不宜饮用或饮用不当，也会适得其反。因此注意药酒的各种禁忌和有节制地饮酒就显得尤为重要。

（一）适量而止

饮用时不宜过多，应适量饮用。凡服

用药酒或饮用酒，要根据人的耐受力，要合理、适宜，不可多饮滥服，以免引起头晕、呕吐、心悸等不良反应。即使是补性药酒也不宜多服，如过量饮用含人参的补酒，可造成胸腹胀闷、不思饮食；多服了含鹿茸的补酒则可引起发热、烦躁、甚至鼻衄（即鼻出血）等症状。

（二）因人而异

不宜饮酒的人，不能饮。凡是药酒或饮用酒，不是任何人都适用的，不适用的，就要禁饮。如对酒精过敏的人群，还有孕妇、乳母和儿童等人就不宜饮用药酒，也不宜服用饮用。年老体弱者，因新陈代谢功能相对缓慢，饮酒时也应适当减量，避免给身体造成过重的负担。

（三）辨证而饮

要根据病情选用药酒，不能乱饮。每一种药酒，都有适应范围，超过范围不但不能达到治病或强身健体的疗效，相反还可能加重病情甚至引起中毒等不良反应，所以不能见药酒就饮。例如遇有感冒、发热、呕吐、腹泻等病症的人，要选用适应药酒，不宜乱饮用滋补类药酒。

（四）辨证而饮

不宜饮酒的病证，不能饮酒。对于慢性肾炎、慢性肾功能不全、慢性结肠炎和肝炎、肝硬化、消化系统溃疡、浸润性或空洞型肺结核、癫痫、心脏功能不全、高血压等患者来说，禁饮酒，即使药酒也是不适宜的，以免加重病情。不过，也不是绝对的，有的病证服用针对性的低度药酒，不仅无碍，反而有益。但也应当慎用。此外，对酒过敏的人或某些皮肤病患者也要禁用或慎用药酒。

（五）外用药酒，不能内服

凡规定外用的药酒，则禁内服。若内服的话，会引起头晕、呕吐，严重甚至会引起休克等不良反应。

（六）其他禁忌

此外，在饮用时除注意"药酒禁忌"外，亦必须注意以下饮酒禁忌。

1. 忌与酒共服或交叉服用者

（1）巴比妥类中枢神经抑制药：大量饮酒并服用巴比妥类中枢抑制药会引起严重的中枢抑制。当饮用了中等量的酒并同时服用镇静剂量的巴比妥类药物时就引起明显的中枢抑制，使病人的反应能力低下，判断及分析能力下降，出现明显的镇静和催眠效果，如再加大用量可导致昏迷意外。

（2）精神安定药和抗过敏药物：精神安定药氯丙嗪、异丙嗪、奋乃静、地西泮、氯氮䓬和抗过敏药物氯苯那敏、赛庚啶、苯海拉明等如与酒同用，对中枢神经亦有协同作用，轻则使人昏昏欲睡；重则使人血压降低，产生昏迷，甚至出现呼吸抑制而死亡。

（3）单胺氧化酶抑制药：在服用单胺氧化酶抑制药时，人体内多种酶的活性会因此而受到抑制。此时饮酒会因其分解乙醇的酶一同受抑制而使血液中的乙醛浓度增加，导致乙醛中毒，出现恶心、呕吐、头痛、血压下降等反应。

（4）抗凝血药：乙醇对凝血因子有抑制作用，会使末梢血管扩张，还有诱导增加药物分解酶的作用，可使抗凝血药的作用时间缩短。所以，酒与抗凝血药不宜同时服用。

（5）利福平、苯妥英钠、氨基比林：乙醇的药酶诱导作用可使利福平分解加快，对肝脏的毒性增强；还可使苯妥英钠、氨基比林等药物的分解加快，从而降低了药物的作用。

（6）降血糖药物：糖尿病病人服药期间宜戒酒，因为少量的酒即可使药酶分泌增多，使降血糖药物胰岛素、格列本脲等药物的疗效降低，以致达不到治疗效果。如果大量饮用酒会抑制肝脏中的药酶的分泌，使降糖药的作用增强，导致严重的低血糖反应，甚至昏迷死亡。

（7）阿司匹林：乙醇和阿司匹林都能抑制胃黏膜分泌，增加上皮细胞脱落，并破坏胃黏膜对酸的屏障作用，阻断维生素K在肝脏的作用，阻止凝血酶原在肝脏中的形成，引起出血性胃炎，促使胃出血加剧或导致胃穿孔等严重后果。

（8）降压药和利尿药：高血压患者如果既饮酒又服用胍乙啶、肼苯达嗪等降压药或呋塞米、依他尼酸（利尿酸）、氯噻酮等利尿药，则会引起体位性低血压；服用帕吉林时则反应更为严重，会出现恶心、呕吐、胸闷、呼吸困难等，甚至会出现高血压危象。

（9）硝酸甘油：服用硝酸甘油的患者，如果大量饮酒会引起肠胃不适、血压下降，甚至会发生昏厥。

（10）磺胺类药物：酒与磺胺类药物同用会增强乙醇的精神毒性。而灰黄霉素与酒同用则易出现情绪异常及神经症状。酒与地高辛等洋地黄制剂同用，可因乙醇降低血钾浓度的作用，使机体对洋地黄药物的敏感性增强而导致中毒。

（11）其他：酗酒会增加和诱发多种药物的不良反应。酗酒者会发生乙醇性肝炎，如再服用甲氨蝶呤会干扰胆碱合成，加重肝损伤，使谷丙转氨酶升高，引起肝昏迷和呼吸抑制。

2. 忌饮酒过多者

（1）肝病患者：因为肝炎病人的肝功能不健全，解毒能力降低，饮酒会使酒精在肝脏内积聚，使肝细胞受损伤而进一步失去解毒能力，加重病情。慢性肝炎患者继续饮酒会导致慢性酒精中毒和肝硬化，酗酒者中约有10%会出现肝病。女性酗酒，即饮酒量少于男子，但发生肝硬化的时间却早于男子，危害更严重。饮酒者比不饮酒者的肝癌发生率高12倍以上。酒精还是胃蛋白酶的抑制剂，妨碍人体对蛋白质的摄取，影响消化吸收。肝炎病人饮酒可导致营养不良性肝硬化。无症状乙

型肝炎者可不出现肝炎症状，肝功能检查也正常，但携带有乙型肝炎病毒表面抗原。科学家发现：这些人大多有不同程度的肝脏病变。国外科学家曾对296名无症状的澳抗阳性者进行试验，当受试者每天饮入酒精低于60g时，大多数澳抗阳性者出现了肝功能异常，而澳抗阴性的健康者在每天饮入酒精量大于80g时仅少数人出现轻微的肝功能异常。当每日饮入酒精量在60~80g时，澳抗阳性者的肝功能会出现明显的损害，而澳抗阴性的健康的肝功能没有出现变化。长期饮酒者一旦出现类似肝炎的症状，如肝区疼痛、上腹部不适、疲乏无力、消化不良、贫血、蜘蛛痣、肝掌、神经炎、睾丸萎缩等，应首先考虑为酒精性肝病。目前，尚无特殊疗法，应彻底戒酒，适当休息，注意饮食，并服用保肝药物。

（2）高血压患者：研究人员发现，收缩压和舒张压均随着饮酒量的增多而逐步升高，血压升高愈大，患者心、脾、肾等重要器官的并发症也愈多，其寿命愈短。大量饮酒者的血压明显高于不饮酒者，如停止饮酒可使血压回降，重新饮酒则血压回升。长期饮用含大量酒精的饮料对高血压及并发症起着重要作用。饮酒引起的高血压并发症中尤以脑血管疾病最为常见，其死亡率是不常饮酒者的3倍。长期饮酒者实际上处于一种间歇性酒精戒断状态，停止饮酒后伴有血液肾上腺素和去甲肾上腺素等儿茶酚胺类物质的浓度升高，正是这类物质可使血压升高。在对饮酒的和不饮酒的高血压患者给予同样治疗后，饮酒者的舒张压不易控制，而不饮酒的人的高血压症状容易控制，因此高血压患者宜戒酒，服用治疗药酒也应适量。

（3）冠心病患者：大量饮酒会减少脂肪作为热能的消耗，使低密度脂蛋白和甘油三酯的血浓度增加，同时却阻碍了高密度脂蛋白的合成，增加了胆固醇在血管

壁上的沉着。体内对极低密度脂蛋白的处理主要依靠脂蛋白脂肪酶的作用，大量饮酒会使酶的活性受抑制，从而增加了动脉粥样硬化的发病率。但每天规律性地少量饮酒，能使冠心病患者的冠状动脉狭窄的程度有所减轻，血液中高密度脂蛋白的含量略升高，冠心病症状缓解。故冠心病患者饮酒应以少饮为宜。

（4）脑卒中（中风）患者：酒精有直接导致心律失常的作用，可引起心律失常或心肌病，以心房颤动为多见。酒精引起的心房颤动和心肌病可使心脏输出的血量减少，造成附壁血栓形成，引起心源性脑栓塞。酒精还可引起强烈的血管反应，造成血压变化无常。酗酒引起的血管麻痹，使其舒缩功能障碍、导致血压急剧变动，如果血压下降过多过快，容易造成心脏和脑部供血不足，加上酒后定向力障碍和步态蹒跚，容易晕倒造成颅外伤，使得脑血管破裂。酗酒也会使交感神经兴奋，可使新陈代谢增强，心跳加快，血压升高，容易引起血管破裂。酗酒后的急性酒精中毒还可使体内凝血机制激活，促进血小板聚集而使血液黏度增高，血流速度减缓，容易诱发血栓形成。如果饮酒者同时伴有高血压动脉硬化，糖尿病等病证以及吸烟这一危险因子存在，则中风发生率将会提高，而且发病也比不饮酒者为早。因此节制饮酒则可降低中风的危险性。而卒中后遗症，适宜饮用药酒，又可促使病情早日康复。如果饮酒者同时伴有高血压动脉硬化、糖尿病等及吸烟这些危险因素存在，则中风发生率将会提高，而且发病也比不饮酒者早。因此节制饮酒可降低中风的危险性。而卒中后遗症患者适宜饮用药酒，又可促使患者早日康复。

（5）骨折患者：有些人认为，骨折后大量饮白酒或药酒活血，可以起到活血作用，有利康复。其实这是一种误解。因为骨折后饮酒过多，会损害骨骼组织的新陈代谢，使其丧失生长发育和修复损伤的能力。同时，乙醇还能影响药物的作用。因而骨折后不能饮酒过多，否则对骨折的愈合是十分不利的。但少量饮用药酒，则有助于骨折的早日愈合。

（6）育龄夫妇：适量饮酒使人感觉松弛，去除焦虑，行为放荡，并引起性兴奋；过量饮酒进入麻醉期后则破坏性行为，并抑制性功能。急性酒精中毒会抑制性功能，而慢性酒精中毒也可影响性欲，并伴有内分泌紊乱，在男性方面表现为血中睾酮水平降低，引起性欲减退，精子畸形和阳痿，这是因为酒精严重损害了睾丸的间隙细胞，使其不能正常地分泌雄激素和产生精子。如这种受酒精损伤的精子与卵子结合，所发育成形的胎儿出生后智力迟钝、发育不良、愚顽，且容易生病。孕妇饮酒对胎儿影响更大，即使微量的酒精也可直接透过胎盘屏障进入胎儿体内，影响胎儿发育，妊娠饮酒可导致胎儿酒精综合征的发生，患儿80%以上为小儿畸形，并常有易怒、震颤、听觉过敏和吸吮反应低下等表现。胎儿酒精综合征在产前产后皆发育不良，严重者可导致流产或死胎。调查表明：孕妇妊娠初期饮酒的危害更大，极易引起胎儿酒精综合征。即使怀孕前一周内适量饮酒也会抑制胎儿的生长，使新生儿体重显著减轻。所以，育龄夫妇不宜多饮酒，只有患了不孕症和不育症的育龄夫妇可以考虑服用对症的药酒进行治疗。

3. 忌饮酒成癖 适量饮酒是人生一种乐趣，但嗜酒成癖则是由于长期或大量饮酒所致的一种精神障碍。一次大量饮酒可引起精神紊乱，失去控制力等，在临床上称之为急性酒精中毒。而慢性酒精中毒则是由于长期饮酒引起的一种中枢神经系统的严重中毒，表现出人格改变和智能衰退逐渐加重、自私孤僻、不修边幅、对人漠不关心、精神不稳、记忆力减退、性功能下降、震颤等征象。科学试验证明：当人体中的酒精浓度达到 0.03% ~ 0.05% 时即可表现出欣快和动作增多；达到 0.06% ~ 0.1% 时兴奋加重，称之为轻度醉酒；达到 0.2% 时为中度醉酒，表现出步行困难，言语含糊；达到 0.3% ~ 0.5% 时可出现共济失调、知觉障碍、昏迷或死亡。酒精中毒者容易继发肝性脑病和烟酸缺乏性脑病等。酒精中毒的发生不仅会严重损害个人健康，而且困扰人的精神活动。酗酒可以使体内淋巴细胞减少，还直接抑制自然杀伤细胞的活力，并通过干扰巨噬细胞的应激性和吞噬能力而减弱单核 – 吞噬细胞系统的功能，从而使机体出现免疫障碍，显著增加感染性疾病的发病机会。

第二节　药酒的使用方法

药酒的使用方法，一般可分为内服和外用两种。药酒中，多数是内服或外用，但有的药酒，既可内服，也可外用。外用法，一般按要求使用即可，但内服法，尤宜注意。

一、服用量要适度

服用药酒，要根据本人的耐受力，适量饮用，一般每次饮用 10 ~ 30ml 即可。每日 2 次，早晚各饮 1 次。或根据病情及所用药物的性质和浓度而做适当调整。总之，饮用不宜过多不能滥饮，要按要求而定。平时习惯饮酒的人服用药酒的量可稍高于一般人，但也要掌握好分寸，不能过度。少饮酒或不习惯饮酒的人服用药酒时则应从小剂量开始，循序渐进，逐步过渡到需要服用的量，也可以用冷开水稀释后服用。

二、注意年龄和生理特点

就年龄而言，年老体弱者因新陈代谢较为缓慢，服用药酒的量应适当减少；而青壮年的新陈代谢相对旺盛，服用药酒的量可相对多一些。对于女性来说，在妊娠期和哺乳期一般不宜饮用药酒；在行经期，如果月经正常也不宜服用活血功能较强的药酒，若饮用过量会引起出血等症状。对于儿童来说，过多饮用药酒会影响儿童的生长发育，因其大脑皮质生理功能尚不完善，身体各器官又均处于生长发育过程中，且过多饮用还可能引起酒精中毒，年龄越小的幼儿，酒精中毒的机会越大。酒精可对儿童组织器官产生损害，可导致急性胃溃疡或胃炎，还会引起肝部损伤，导致肝硬化。酒精对脑组织的损害更为明显，使儿童记忆力减退，智力发育迟缓，长期饮用酒或药酒的儿童反应比一般儿童要慢，且记忆力也较差，生长发育较差。因此，儿童一般不宜服用药酒，如病情需要，也应注意适量，或尽量采用外用法。

三、掌握服用时间

通常应在饭前或不佐膳饮用，以便药物更快地被吸收，最大限度地发挥药酒的治疗作用。有人讲药酒最好温热后服用，这样才能更好地发挥药性的温通补益作用，迅速发挥药效，促进血液运行。但因酒性热，最好还是常温饮用为宜。

四、要中病即止

用于治疗的药酒，在饮用过程中，应病愈即止，不宜长久服用，避免长期服用而造成对酒精的依赖性；补性药酒，也要根据自己的身体状况，适宜少饮，不可过量，以避免过量饮用而造成对身体的不必要的负担，未补却伤身。

五、防止药物的相互作用

饮用药酒时，应避免不同治疗作用的药酒交叉使用，以免影响治疗效果。若交叉使用还可能造成药物之间的混合产生毒性，引起中毒的现象。

第三节　服用药酒的注意事项

在饮用药酒时，除注意"药酒禁忌"外，还必须注意以下几点。

一、饮量适度

这一点是至关重要的。古今关于饮酒利害之所以有较多的争议，问题的关键即在于饮量的多少。少饮有益，多饮有害。宋代邵雍诗曰："人不善饮酒，唯喜饮之多；人或善饮酒，难喜饮之和。饮多成酩酊，酩酊身遂疴；饮和成醺酣，醺酣颜遂酡。"这里的"和"即是适度。无太过，亦无不及。太过伤损身体，不及等于无饮，起不到养生作用。

二、饮酒时间

一般认为，酒不可夜饮。《本草纲目》有载："人知戒早饮，而不知夜饮更甚。既醉且饱，睡而就枕，热壅伤心伤目。夜气收敛，酒以发之，乱其清明，劳其脾胃，停湿生疮，动火助欲，因而致病者多矣。"由此可见，之所以戒夜饮，主要因为夜气收敛，一方面所饮之酒不能发散，热壅于里，有伤心伤目之弊；另一方面酒本为发散走窜之物，又扰乱夜间人气的收敛和平静，伤人之和。此外，在关于饮酒的节令问题上，也存在两种不同看法。一些人从季节温度高低而论，认为冬季严寒，宜于饮酒，以温阳散寒。

三、饮酒温度

在这个问题上，一些人主张冷饮，而也有一些人主张温饮。主张冷饮的人认为，酒性本热，如果热饮，其热更甚，易于损胃。如果冷饮，则以冷制热，无过热之害。元代医学家朱震亨说：酒"理直冷饮，有三益焉。过于肺入于胃，然后微温，肺先得温中之寒，可以补气；次得寒中之温，可以养胃。冷酒行迟，传化以渐，人不得恣饮也。"但清人徐文弼则提倡温饮，他说酒"最宜温服""热饮伤肺""冷饮伤脾"。热饮是古代低度的米酒，现代白酒性热，最好是常温饮用。

四、辨证选酒

根据中医理论，饮酒养生较适宜于年老者、气血运行迟缓者、阳气不振者，以及体内有寒气、有痹阻、有瘀滞者。这是就单纯的酒而言，不是指药酒。药酒随所用药物的不同而具有不同的性能，用补者有补血、滋阴、温阳、益气的不同，用攻者有化痰、燥湿、理气、行血、消积等的区别，因而不可一概用之。体虚者用补酒，血脉不通者则用行气活血通络的药酒；有寒者用酒宜温，而有热者用酒宜清。有意行药酒养生者最好在医生的指导下作选择。

五、坚持饮用

任何养身方法的实践都要持之以恒，久之乃可受益，饮酒养生亦然。古人认为坚持饮酒才可以使酒气相接。唐代大医学家孙思邈说："凡服药酒，欲得使酒气相接，无得断绝，绝则不得药力。多少皆以和为度，不可令醉及吐，则大损人也。"当然，孙思邈不是指成年累月、坚持终生地饮用，他可能是指在一段时间里要持之以恒。

六、适合病情

服治疗药酒一定要适合病情，有针对性服用，不可几种治疗作用不同的药酒同时或交叉服用，以免影响疗效或引起不良反应。服补性药酒，也要适合自己的身体状况，要有针对性，不可乱饮，否则会适得其反，有碍健康。

七、辅助治疗

用药酒治病，可单用，必要时也可用中药汤剂或其他外治法配合治疗；有时药酒仅作为辅助疗法之用，不可偏执。此外，服用药酒后，不宜再服用白酒，也不宜与白酒同饮。

第三章
药酒的制备工艺

第一节　药酒配制前的准备

药酒,除专业厂家制作外,许多民间家庭,在购选成品药酒的同时,还喜欢自己动手配制药酒,并且保持着每年配制自行饮用的习惯。自行配制药酒的优点,除较为经济实惠外,还可以根据个人的体质情况、病证特点来选用药物,更有针对性,疗效更显著,不过,若是对药物的性质、剂量不清楚,又不懂药酒的配制常识,最好在中医师的指导下开方配药,不可自己盲目配制饮用药酒。总之,无论是专业厂家或家庭配制药酒,在制作前,都必须做好以下几点准备工作。

一、保持环境清洁,严格设施卫生

配制药酒的厂房或个人设施内,都应做到"三无""三适宜"。"三无"即无灰尘,无污染,无沉淀物,"三适宜"即空气、光线、温度都要适合药酒的配制要求。同时,配制药酒的技术人员或家庭个人也要保持器具的清洁和双手的卫生,而且除配制人员以外闲杂人等一律不能进入场内,以免引入灰尘,影响正常操作。

二、根据自身条件,配制适宜药酒

每一种药酒,它都有各自不同的配方工艺和制作要求,所以并不是每个专业厂家,更不是每个家庭都能配制的,它需要根据自身的生产条件和配制技术而定。比如,家庭自制药酒,首先需要选择适合家庭制作的药酒配方,并不是所有的药酒配方都能适宜家庭的制作;例如有毒副作用的中药材,在制作前需要经过严格的炮制以后才能使用。

三、准备好基质用酒

目前,用于配制药酒的酒类,除白酒外,还有医用酒精(忌用工业乙醇)、黄酒、葡萄酒、米酒和果露酒等多种。在配制药酒的过程中,具体选用哪种性质的酒,应按配方的需要和疾病的性质而定。家庭配制药酒以优质白酒为宜,一般药酒以 40°～60° 为宜。

四、正确选取配制药酒的材料

在选取配制药酒的材料时,切忌选用假酒伪药,应选取正宗纯品,以免引起不良后果，并妨碍人体健康或影响治疗效果的目的。配制药酒，通常选用优质的高度白酒（有时选用中低度白酒或其他酒类，按配制需要而定）。不过，由于目前时常出售的白酒中往往会掺杂部分的假冒伪劣产品，应当引起人们的注意和重视。因为假酒中的甲醇含量一般过高，导致人们误服中毒的概率也就更大。所以人们在购买白酒的同时，也应该正确认识到假酒的危害。甲醇绝对不是什么甲等好酒，它的分子是由一个甲基与一个羟基化合而成，具有很强的毒性；它的蒸气可随呼吸道的吸收进入人体，即使是外用皮肤的接触，也可少量吸收；如果经口误服之后，它可以被消化道吸收，并产生中毒反应。甲醇对人体的危害，主要表现在对神经系统的刺激和麻痹作用；甲醇在人体内先后氧化成甲醛和甲酸，而且这两种氧化产物对人体的毒性更强，毒性比甲醇大 30 倍及 6 倍。所以，人一旦饮用甲醇含量过高的酒后，就会引起急性中毒反应，一般经 8～36 个小时左右，人体即会出现不同级别的中毒症状。其中，若出现头晕、头痛、呕吐等症状的，属于轻度中毒；一旦出现眼珠疼痛、视力模糊、复视、眼睛闪光等视力障碍相关症状的，属于严重性中毒，还可能进一步导致视力的急剧减退以至出现双目失明。因为甲醇使视网膜细胞发生变性，造成视神经萎缩，以致双眼失明。另外，甲醇还具有蓄积性，即使是饮用了少量工业酒精兑制的酒，由于"少量多次"的递增，往往也会造成中毒，目前尚无特效的治疗方法，应及时送往医院进行抢救。因此，在选用白酒作配制药酒的过程中，一定要辨清真伪优劣，切忌用假酒劣酒来进行配制。

五、选取适宜的容器和器材

在配制药酒前，应准备好所有配制所需的容器和加工器材，以及封容器口等的一切材料，容器大小要按配制量而定。家庭制备药酒的容器以密封性良好的 5L 左右的玻璃瓶为宜。

六、熟悉配制药酒技术

应掌握药酒的配制常识和制作工艺，如药材的净选、切制、颗粒的大小、加酒的纯度、加酒的量、浸泡时间、浸泡的温度、滤过的方法等等，只有采用科学合理的制备药酒的方法，才能制作出良好的药酒，达到治疗或保健作用。

第二节　药材的选料与加工

一、药材的选取

选取药材时，应按照药酒的配方而定，且一定要选用上等正宗中药材，切忌用假冒伪劣药材充当；对于集市贸易出售的中药材，要先确认准后再购买，不可轻信商贩之言。即使是自行采集的鲜药、生药往往也需要先行按规定的要求进行炮制加工。对于来源于民间验方中的中药，首先要弄清其品名、规格，要防止同物异名而造成用药的错误。对于有毒性及不良反应的中药材应进行严格的分类和鉴别，并按药材的性质差异进行不同程度，不同方法的炮制，以减轻药材的毒性从而提高药材的疗效。

二、药材的加工

药材的加工炮制也要十分讲究，早在

《千金要方》中，就提出：凡合药酒皆薄切药。薄切就是加工的一项要求。有的则应粉碎成粗颗粒，有些矿物及介类等药需粉碎成细粉，应煮的药材需切成短咀或薄片。适当地粉碎药材，可扩大药材与酒液的接触面，有利增加扩散、溶解。但不宜过细，过细使大量细胞破坏，使细胞内的不溶物质、黏液质进入酒液中，不但不利于扩散、溶解，还会使药酒浑浊。此外，对有些药物，还应根据需要，进行适当的炮制。既可减少某些药物的毒副作用，保证药用安全，又可增强或改变其药用效果。如附子生用有毒，经用辅料甘草和黑豆煎煮加工后，可祛除其毒性。生首乌有生津润燥、滑肠通便等作用，但经黑豆汁蒸煮后，却有补肝肾、益精血、乌须发的功能。各种不同药酒所取的药材不同又有各自不同的加工要求。如丁公藤药酒，在制作过程中，有些药厂用加热蒸制的方法，这不仅有利于药汁和有效成分的提取，而且对丁公藤还有去除毒性的作用。因丁公藤在初蒸时有一股腥臭气散发出来，这就是毒性的外泄，经蒸 1 小时后，逐渐转变为芳香，示毒性除尽，由此制成药酒使用，更为安全有效。至于《神农本草经》中提到："药性有宜酒渍者，亦有不可入汤酒者，并随药性，不得违越"。说明有些药物不宜入酒，此观点后世很少提及，还当作进一步研究。如中国医学科学院肿瘤研究所对 16 种药酒中致突变物质作了初步检测，其中 12 种药酒不含有致突变物质，但有 4 种药酒含有致突变物质，虽然这些致突变物质不是二甲基亚硝胺以及二乙基亚硝胺，但也应引起重视。致突变物质大多可能来自药材贮存中受到的污染，或制备工艺流程中混进了致突变物质（包括原料酒中的致突变物质），但也不排除对某些药材本身是否适于作为药酒成分。

上篇

酒文化

三、酒的选择

早在唐代，中国第一部药典《新修本草》就有明确规定："凡作酒醴须曲""诸酒醇醨不同，唯米酒入药"。由此可知，当时的药用酒是采用以曲酿造的米酒。宋至明代，仍是以曲酿造的米酒为药用酒。至清代渐渐普及用白酒（烧酒）作药用酒。2010 年版的《中国药典》则明文规定，酒剂系指药材用白酒浸提制成的澄清液体制剂，并明确指出，生产酒剂所用的白酒，应符合卫生部关于白酒的质量标准的规定。

早在 1982 年由国家标准管理局发布的白酒标准中（由卫生部提出），既包括用谷类原料制成的白酒，也包括用薯干为原料制得的白酒。两种白酒在检测"标准"上允许有一定的差异。以 60° 白酒为例（高于或低于 60° 者，按 60° 折算），在甲醇限量上，以谷类制得的白酒应 ≤ 0.04g/100ml，而薯类制得白酒，则允许 ≤ 0.12g/100ml。在氰化物方面，谷类白酒应 ≤ 2mg/L，薯干白酒允许 ≤ 5mg/L。在杂醇油项上，谷类白酒应 ≤ 0.20g/100ml；包括薯类在内的其他白酒则是 ≤ 0.15g/100ml。其余在铅、锰的限量上，两种白酒的标准是相同的，均为 ≤ 1mg/L。因此，两种不同原料制得的白酒，只要符合上述标准，均可用于药酒生产，除了严格遵守规定标准外，还须注意传统的质量标准，如高粱等谷类酿制的酒类，具有无色透明，不浑浊，无沉淀物，气香，口味纯正等特点，使制成的药酒香气浓郁悠久，最近，国内有人提出白酒和药酒应增加亚硝胺类成分检测一项，以加强质量控制，特别是生产出口产品单位更应注意。此外，还应当正确把握好原料酒的浓度和用量，一般来说，滋补类药酒所用的原料酒浓度低一些，祛风湿类药酒因祛风活血的需要，所用原料酒可以高一些。根据各种药酒的性能，把握好酒的浓度，十分重要。如酒的浓度过低，一些苦味质及杂质等易溶出，影响到药酒的气味。而且药料吸水多时，体积膨胀，难于去滓，损失较大；如酒的浓度过高，则药料中的少量水分被酒吸收，质变坚实，有效成分反难溶出，刺激性亦强，故宜掌握适度。至于因师徒承授不同，各个地区又有自己的风俗习惯，所制药酒都有各自的特色和风味，在此不作一一细述。

第三节　药酒的制作

按照传统中医的习惯，煎煮中药一般选用砂锅，这是有一定的科学道理的。一些金属器皿如铁、铜、锡之类，在煎煮药物时，很容易发生沉淀，降低溶解度，甚至一些器皿本身和药物及酒还会发生化学反应，而影响药性的正常发挥。所以在配制药酒时，要选用一些非金属器皿的容器，诸如砂锅、瓦坛、瓷瓮、玻璃器皿等。

而且，凡是用来配制或分装药酒的容器均应清洗干净，然后用开水煮烫消毒，方可盛酒贮存。当然，一些药酒的制作有其特殊的要求，那就应当另当别论了。

一、药酒的制作方法

（一）制作方法的来源及发展

药酒的制作方法，古书里早有记载，如《素问》中就有"上古圣人作汤液""邪气时至，服之万全"的论述，这是古人对药酒治病祛邪的较早记载。东汉·张仲景的《金匮要略》中收载的红蓝花酒、麻黄醇酒所采取的煮沸方法，与现代的热浸法极相似。唐代孙思邈的《备急千金要方》则较全面论述了药酒的制法，"凡合酒，皆薄切药，以绢袋盛药入酒中，密封头，春夏四五日，秋冬七八日，皆以味足为度……大诸冬宜服酒，至立春宜停"。《本草纲目》记载有烧酒的制作"用浓酒和糟入甑，蒸汽令上，用器承取露滴，凡酸之酒，皆可烧酒，和曲酿瓮中七日，以

甑蒸取，其清如水，味极浓烈盖酒露也"。此法与现在的制作方法形似。根据历代医药文献的记载，古人的药酒与现代的药酒具有不同的特点：①古代药酒多以酿制的药酒为主；②基质酒多以黄酒为主，黄酒酒性较白酒为缓和。现代药酒则多以白酒为溶液，所含乙醇量多在50%～60%的范围内，也有少数药酒使用黄酒为溶液，其乙醇含量在30%～50%，制作方法为浸提法，很少有用酿造的。

一般来讲，现代家庭药酒的制作中，对于药酒的基质酒选择，应根据个人身体情况来选。通常认为浸泡药酒多以50°～60°的米酒或优质白酒较合适，对于专业药厂的配制也多采用50%～60%的白酒。它的依据是：乙醇浓度若过低则不利于中药材中有效成分的析出，而乙醇浓度过高，则可能使水溶性成分难以溶出，且可能因乙醇浓度太高而服用困难。对于酒量较小的人或病情的原因，也可以采取低度白酒、黄酒、米酒或果酒为溶液，但浸出的时间要适当延长，或复出次数适当增加，以保证药物中有效成分的溶出。

制作药酒时，通常是将药材浸泡在酒中，经过一段时间后，药材中有效成分溶解在酒中，此时滤出渣后即可饮用。

（二）制作药酒的几种常用方法

根据中国古今医学文献资料和家传经验的介绍，配制方法甚多。概括起来，常用的药酒制备方法有以下几种。

1. 冷浸法 冷浸法最为简单，尤其适合家庭配制药酒。采用此法时可先将炮制后的中药材薄片（饮片）或粗碎颗粒，置于密封的容器中（或先以绢袋盛药再纳入容器中），加入适量的白酒（按配方比例加入），浸泡 7 ～ 14 天左右，并经常摇动，待有效成分溶解到酒中以后，即可滤出药液；药渣可压榨，再将浸出液与榨出液合并，静置数日后再过滤即成。或者将白酒分成两份，将药材浸泡两次，操作方法同前，合并两次浸出液和榨出液，静置数日过滤后，即得澄清的药酒。若所制的药酒需要加糖或蜜矫味时，可将白糖用等量的白酒温热溶解、过滤，再将药液和糖液混匀，过滤后即成药酒。也可不将制成的药酒滤过，随饮随泡，直至药味清淡，再加药材进行浸泡饮用。

酒的用量一般为药材的 8 ～ 12 倍。冷浸法适用于有效成分易于浸出且药材用量不多的情况，也适用于含挥发性成分较多的药材。

2. 热浸法 热浸法是一种古老而有效的制作药酒的方法。通常是将中药材与酒同煮一定时间，然后放冷贮存。此法既能加快浸取速度，又能使中药材中的有效成分更容易浸出。但煮酒时一定要注意安全，既要防止酒精燃烧，又要防止酒精挥发。因此也可采用隔水煮炖的间接加热方法（即水溶浴法）。此法也适宜于家庭制作药酒，其方法是：

（1）炖煮法，将中药材与酒先放在小砂锅内，或搪瓷罐等容器中，然后放在另一更大的盛水锅中炖煮，时间不宜过长，以免酒精挥发。此时一般可于药面出现泡沫时离火，趁热密封，静置半月后过滤去渣即得。

（2）温浸法，工业生产时，可将粗碎后的中药材用纱布包好，悬于白酒中，再放入密封的容器内，置水浴上用 40 ～ 50℃低温浸渍 3 ～ 7 天，也可浸渍两次，

合并浸液，放置数日后过滤即得。

（3）回流提取法，还可在实验室或生产车间中采用回流法提取，即在浸药的容器上方加上回流冷却器，使浸泡的药材和酒的混合物保持微沸，根据不同的中药材和不同的酒度，再确定回流时间。回流结束后即进行冷却，然后过滤即得。

热浸法适用于药料众多酒量优先或用冷浸法药材有效成分不易浸出的情况。热浸法操作简单，设备简单，对含树脂大量淀粉的药材尤为适用。

3. 渗漉法 将药材碎成粗粉，放在有盖容器内，再加入药材粗粉量 60% ～ 70% 的浸出溶剂均匀湿润后，密闭，放置 15 分钟至数小时，使药材充分膨胀后备用。另取脱脂棉一团，用浸出液湿润后，轻轻垫铺在渗漉筒（一种圆柱形或圆锥形漏斗，底部有流出口，以活塞控制液体流出）的底部，然后将已湿润膨胀的药粉分次装入渗漉筒中，每次投入后，均要压平。装完后，用滤纸或纱布将上面覆盖。向渗漉筒中缓缓加入溶剂时，应先打开渗漉筒流出口的活塞，排除筒内剩余空气，待溶液自出口流出时，关闭活塞。继续添加溶剂至高出药粉数厘米，加盖放置 24 ～ 48 小时，使溶剂充分渗透扩散。然后打开活塞，使漉液缓缓流出。如果要提高漉液的浓度，也可以将初次漉液再次用作新药粉的溶剂进行第二次或多次渗漉。收集渗漉液，静置，滤清，灌装即得。

渗漉法适用于专业药厂生产。先将中药材弄碎成粗末，加入适量白酒浸润 4 小时左右，使药材充分膨胀，分次均匀装入底部垫有脱脂棉的渗漉器中，装好后用木棒压紧。装完粉碎成粗颗粒的中药材用纱布覆盖，并压上一层干净的小石子，以免加入白酒后药粉上浮。然后打开渗滤器开关，再慢慢地从渗滤器上部加入白酒，在液体从下口流出时关闭上开关，从而使流出的液体倒入渗滤器内，继续加入白酒至

高出药粉面数厘米为止，再加盖，静置24～48小时，然后打开下开关，使渗滤液流出。按规定量收集滤液，再加入矫味剂拌匀，充分溶解后密封，放置数日后滤出药液，再添加白酒至规定量，配制工序至此完成。

使用渗滤法时应注意：药材切制加工不可过细；装药粉时，填装压力应均匀，不能过紧或过松；渗滤筒中药粉以装至容积的2/3为宜，不可装满；注入酒液以前，要先打开渗出口的阀栓，以排出气体；还要掌握适当的渗滤速度。一般滤液达到所需量的3/4时，便可停止渗滤，取药渣进行压榨，然后将压榨液与渗滤液合并静置，滤出上清液。

目前，有人认为浸渍法和渗滤法都存在药渣吸液的问题，若用压榨法提取效果较差。渗滤法的药渣吸液与浸渍法基本相同，但药物的有效成分，在药渣中的停留量随着渗滤操作的时间（速度）和条件的不同而不同。由于渗滤时间长，带来乙醇和芳香味的散失，对药酒的质量有影响，所以主张用浸渍－渗滤－洗涤－甩干的方法制备药酒，可以减少有效成分的损失，稳定药酒的质量。具体方法是：取药材粗末，用较高醇量的白酒（比成品规定含醇量高10%左右，用量为处方用药量的50%～60%）浸泡2～3周，浸液另器保存。药渣用与成品规定含醇量相同的白酒或糖酒液渗滤（用量为处方用量的40%～50%），滤液与前液合并。药渣以一定量的蒸馏水洗涤，洗液与前液合并。药渣置离心机内甩干，甩下来的药液与前液合并，过滤。滤液静置、澄清得成品。

4. 加药酿制法 是古代常用方法，近代较少用。这种方法宜米、曲加药，直接发酵成酒。根据处方备好适量的糯米或黄黏米、曲和药材，米以水浸泡，令吸水膨胀，然后再蒸煮成干粥状，再冷却至30℃或略高一些，然后再加入事先已加工好的药材，曲米，拌匀后置于缸内糖化发酵。发酵过程中，必须保持适当温度，如温度升高搅拌，使温度降下来，并可排出二氧化碳，供给酵母氧气，促进发酵。约7～14天，发酵即可完成，然后经压榨，过滤取澄清酒液，酒液盛入存储器后，应隔水加热至75～80℃，用以杀灭酵母及杂菌。保证质量和便于储存。加药酿制法，可制备低度药酒，自其制法和使用效果等方面均有研究效果。

5. 煎煮法 将原料碾成粗末后，全部放入砂锅。加水量高出药面10cm，浸泡1小时，加热煮沸1～2小时，过滤取汁。取滤液，加热浓缩成稠状清膏（比例为：生药5000g煎成清膏2000g）。待冷却后加入与清膏等量的酒，搅拌均匀，放入坛内，密封7天，过滤即得。本法用酒量少，服用时酒味不重，便于饮用，尤其对不善于饮酒的人尤为适宜。古代医家认为，酒能使药力尽快到达病所，徐徐发挥治疗作用，因而对一些急性病变，多半采用此法。煎煮法可视为酒剂的一种速成法。易挥发的芳香类物质受热后会加速挥发，因此芳香类药物不宜使用煎煮法。

无论用哪种方法制备药酒，其容器必须确保其不与药材和酒起化学反应，一般以陶瓷、玻璃、不锈钢等制品为宜，不宜使用含铅较多的锡合金器具，以免过多的铅溶进酒中危害健康，也不宜用铁和铝制品，以免发生化学反应，影响成品的色泽和内在质量。容器应有盖，既可防止酒的挥发，又可保持酒的清洁。

药酒在制备过程中，还可根据各品种的不同特点，加一定量的矫味着色剂，以方便患者服用，缓和药性，提高制剂质量。目前使用主要是食用糖（包括红糖、白糖、冰糖）和蜂蜜。另外，加入蛋清絮凝剂沉降药酒中的胶体微粒和大分子物质，可减少药酒中沉淀物的出现，从而提高药酒的澄明度。湖北蕲春地区用真菌竹黄（别名：竹花、竹三七）作药酒天然着色剂，色泽鲜艳而无任何不良反应及毒副作用，是一种发展方向。

二、药酒的贮存与保管

药酒的贮存和保管不当，不仅会影响到药酒的疗效，还可能造成药酒中有效成分的损失，甚至造成药酒的变质或污染而不能服用，因此，药酒的贮存与保管就显得尤为重要。

（1）盛装药酒的容器，一定要保证清洁干净，可以在盛装药酒前，用开水烫一烫，或用医用酒精（75%的酒精）进行消毒。

（2）当药酒配制完后，应放入有盖的坛罐、缸等容器或细口、长颈的玻璃瓶内密封。避免与其他物质接触，影响药酒的功效。

（3）储存药酒的位置，应选在阴凉处，温度在 10～25℃ 为宜，且放置位置的温度变化不应过大。同时，药酒不能与煤油、汽油及腥、臭等怪味较大，刺激味较浓和其他有毒物品放置在一起，避免药酒串味，影响服用；并注意防火，不要将药酒与蜡烛、油灯等物品放置一起。

（4）夏季贮存药酒时，要避免药酒与阳光的直接照射，因为药酒中有些成分遇到强光会发生分解。若与强烈的阳光直接对照，会造成药酒内有效成分的损失，使药物的功效降低。在冬季时，要避免药酒应受冻而变质，温度不应低于零下5℃。

（5）当药酒配制完后，应在其盛器上标上标签，写清楚药酒的名称、作用、配制时间、用量等内容，以免日后忘记而造成不易辨认，或与其他药品发生混淆，影响使用，甚至发生误服或错用，造成生命危险。

第四节 药酒的卫生要求

一、常用灭菌方法

随着健康事业的发展，对药酒生产的卫生要求也越来越高。因此，在整个药酒生产过程中的灭菌工艺也日益受到重视。常用的方法有：①原材料灭菌：先用"红外快速测水仪"测得原料粗粉的含水量，再根据含水量分别加入高浓度的白酒，使其浓度达到75%，达到灭菌的目的，也可将药材进行辐射灭菌，使其达到中药散剂的卫生要求，然后再按药酒工艺进行生产；②红外线灭菌法：将成品药酒置于装有红外灯的灭菌装置中，按要求温度保持一定时间进行灭菌；③回流灭菌：将灌装前的酒置于回流装置中，按要求的时间（15～30分钟）和温度（80～85℃）回流灭菌；④保温灭菌：将成品药酒放入灭菌锅内，加热并保温灭菌；⑤除菌板过滤灭菌法：将灌装前药酒，应用除菌膜，进行过滤灭菌。

药酒中加入苯甲酸及羟苯乙酯等抑菌剂，灭菌效果不理想，并且药酒变味，因此不提倡在药酒中加防腐剂。

二、酒类商品卫生标准

酒是饮用食品。以选用含糖或淀粉为原料，经过糖化发酵后，不经过蒸酒，其中包括白酒。由于选用的原料不同，水质洁净情况不同，酿造中的化学变化、设备的污染程度不同，酒内不同程度地存在着各种有害物质和细菌，若是人们喝了，会有不良后果。为了保证人们身体健康，国

上篇
酒文化

家就必须制定明确而具体的卫生标准，并责成有关部门对生产、销售环节严加管理。其中，对含有毒性，现在还不能完全避免的微量物质，规定得就更具体、更严格。国家对酒类的卫生标准分为两个，一个是蒸馏酒及配制酒卫生标准，其理化指标含有甲醇、油、氰化物、铅、锰等五项；一个是发酵酒卫生标准，其理化指标含有二氧化硫残留量、黄曲霉毒素、铅、N－二甲基亚硝胺等四项，其细菌指标含有细菌总数、大肠杆菌群等两项。

（一）甲醇

甲醇主要来源于含有果胶物质较多的原料。在发酵过程中，果胶水解，产生甲醇。甲醇是无色液体，有刺鼻的气味，能溶解于酒精和水。

甲醇毒性很大，危害人的神经系统，尤其是视神经系统，一旦进入人体，就不易排出。甲醇在人体内的代谢产物是甲酸和甲醛。甲酸的毒性比甲醇大 6 倍，甲醛的毒性比甲醇大 30 倍。所以服用 4～10g 甲醇，就能引起慢性中毒。它的毒性作用主要表现在损伤视力，使视力减退（不能矫正），视野缩小，以致双目失明，直到死亡。因而，在酿酒过程中应严格控制甲醇含量。甲醇的沸点为 64.7℃，在酒醅进行蒸馏时，应采取掐头的方法。国家卫生标准规定，以谷物为原料者 ≤0.04g/100ml；以薯干及代用品为原料者 ≤0.12g/100ml。

（二）杂醇油

杂醇油是一种高级醇的混合物。所谓高级醇，是指分子量比较大的醇类，也就是碳原子多于酒精的醇类。由于高级醇呈油状，所以称它为杂醇油。白酒中，杂醇油是这样产生的：酿酒原料中的蛋白质经水解生成氨基酸；氨基酸在酵母分泌的脱羧酶和脱氨基酶的作用下，就生成了相应的杂醇油。纯净的杂醇油为无色液体，具有刺鼻的气味和辛辣味，杂醇油的毒性比乙醇大。其中丙醇的毒性相当于乙醇的 8.5 倍，异丁醇为乙醇的 8 倍，异戊醇为乙醇的 19 倍。杂醇油能抑制神经中枢，饮后有头痛、头晕感觉。国家卫生标准规定，以异丁醇与异戊醇计，≤0.20g/100ml。

（三）氰化物

氰化物主要来源于酿酒的原料，如用木薯或代用品酿酒，由于原料中含有苦杏仁苷，苦杏仁苷经水解就产生有剧毒的氰化物，它能使饮者呕吐、腹泻、气促、呼吸困难、全身抽搐、昏迷及死亡。国家卫生标准规定，以木薯为原料者（以 HCN 计）≤5mg/L，以代用品为原料者 ≤2mg/L。

（四）铅

酒中的铅，主要来自酿酒的器具，为酿酒器具中的锡含铅量太高所致。白酒中的酸与酿酒容器中的铅相结合所生成的铅盐，就溶入白酒中。铅是一种毒性很强的金属，人体服用 0.04g，就会引起急性中毒，服用 20g，就会死亡。由食物引起的铅中毒，会引起急性中毒。铅在人体内就会出现中毒现象，使人头痛、头晕、记忆力减退、手握力减弱、睡眠不安、贫血，直至死亡。国家卫生标准规定，以 Pb 计，白酒为 ≤1mg/L；黄酒为 ≤0.5mg/L。

（五）锰

酒中的锰主要是在酿造过程中，使用高锰酸钾处理酒中杂色及异味时残留下来的。锰也是一种毒性很强的金属，会使饮者头痛、头晕、失眠、乏力、记忆力降低、性功能减退、四肢酸痛、易兴奋等。国家卫生标准规定，以 Mn 计，≤2mg/L。

（六）二氧化硫

二氧化硫主要是在酿造葡萄酒、果酒过程中为使醅液起到杀菌、澄清、溶解、增酸和抗氧作用而添加进去的。二氧化硫大部分在酿造过程中能消耗掉，只残留极少一部分。二氧化硫是有毒的无色气体，具有窒息性气味，使人呼吸困难，毒害肺部器官。国家卫生标准规定，以游离 SO_2 计，$\leqslant 0.05g/kg$。

（七）黄曲霉毒素

黄曲霉毒素主要是在酿造黄酒时，选用原料不慎，带进来的。谷物受潮所产生的黄曲霉，在酿造过程中遗留下了毒素。其黄曲霉毒素的毒性很大，是人的肝脏致癌物。国家卫生标准规定，黄曲霉毒素 B $\leqslant 5\mu g/kg$。

（八）N - 二甲基亚硝胺

N - 二甲基亚硝胺主要来自麦芽。大麦生芽后，进行烘干时，燃料在燃烧过程中产生氧化氮，氧化氮与麦芽中的氨基酸结合，就生成了亚硝胺。麦芽中含有的亚硝胺，在麦芽酿造成啤酒后，就被遗留下来了。N - 二甲基亚硝胺是有毒物质，也是人体的致癌物。国家卫生标准规定，$\leqslant 3\mu g/L$。

（九）细菌

细菌主要是在发酵酒酿造过程中，由于选用水质不干净，或在酿造过程中有污染，或过滤杀菌不彻底，或酒厂卫生设备差，给带进来的。人们饮用后易患肠胃病。国家卫生标准规定：

	细菌总数 （个/ml）	大肠菌群 （个/100ml）
生啤酒	$\leqslant 50$	$\leqslant 3$
熟啤酒	$\leqslant 50$	$\leqslant 3$
黄酒	$\leqslant 50$	$\leqslant 3$
葡萄酒	$\leqslant 50$	$\leqslant 3$

为了保证药酒质量，除了做色泽和澄清度的检查外，一般要求用气相色谱法测定多种药酒制剂的含醇量，并对若干药酒作制法和鉴别上的规定，在生产操作过程中各个药厂为了保证质量，还采取了各种方法对药酒中的药物含量作了具体的研究测定。有些单位对含糖药酒用无水乙醇除糖法，对药酒总固体量的测定，进行了探索，这对控制含糖药酒的质量也有一定的意义。

总之，为了提高药酒的质量，各种新的科学检测方法正在逐步充实、完善，它将成为药酒制备中的重要研究课题之一。

第四章
中华五千年的酒文化

中国的酒有5000年以上的悠久历史，形成了独特的风格。酒文化作为一种特殊的文化形式，在传统的中国文化中有其独特的地位。在几千年的文明史中，酒几乎渗透到社会生活中的各个领域。首先，中国是一个以农立国的国家，因此一切政治、经济活动都以农业发展为立足点。而中国的酒，绝大多数是以粮食酿造的，酒紧紧依附于农业，成为农业经济的一部分。粮食生产的丰歉是酒业兴衰的晴雨表，各朝代统治者根据粮食的收成情况，通过发布酒禁或开禁，来调节酒的生产，从而确保民食。反过来，酒业的兴衰也反映了农业生产的状况，也是了解历史上天灾人祸的线索之一。在一些局部地区，酒业的繁荣对当地社会生活水平的提高起到了积极作用。酒与社会经济活动是密切相关的。汉武帝时期实行国家对酒的专卖政策以来，从酿酒业收取的专卖费或酒的专税就成了国家财政收入的主要来源之一。酒税收入在历史上还与军费、战争有关，直接关系到国家的生死存亡。在有的朝代，酒税（或酒的专卖收入）还与徭役及其他税赋形式有关。酒的厚利往往又成为国家、商贾富豪及民众争夺的肥肉。酒的赐晡令的发布，往往又与朝代变化、帝王更替，及一些重大的皇室活动有关。中国古人将酒的作用归纳为三类：酒以治病，酒以养老，酒以成礼。几千年来，酒的作用不限于此三条，起码还包括：酒以成欢，酒以忘忧，酒以壮胆，酒也使人沉湎、堕落、伤身败体。历史上还有不少国君因沉湎于酒，引来亡国之祸。

总之，酒是社会文明的标志。研究社会的文明史，不可不研究酒文化史。中国酒文化中的丰富内涵，会给人们带来乐趣和启示。

古往今来，上至帝王将相，下到布衣百姓，很少是为了饮酒而饮酒，即便是形态层面的饮酒，表达的也多是精神层面的主旨。从某种层面上说，中国的酒文化实质上是一种社会文化。有客远至，无酒不足以表达深情厚谊；良辰佳节，无酒不足以显示欢快惬意；丧葬忌日，无酒不足以致其哀伤肠断；蹉跎困顿，无酒不足以消除寂寥忧伤；春风得意，无酒不足以抒发豪情得意。皇帝登基、天下太平要喝酒，将军凯旋、举子及第也要喝酒，老百姓丰收了粮食也要喝酒，奋斗时要喝酒，成功时要喝酒……酒真正成了人们表达感情，寄托理想，增进友谊，扩大交往，调节情绪等活动不可或缺的精神灵物。

第一节　酒的常识

一、酒的雅称

中国酿酒历史悠久，品种繁多，自产生之日开始，就受到先民欢迎。人们在饮酒赞酒的时候，总要给所饮的酒起个饶有风趣的雅号或别名。这些名字，大都由一些典故演绎而成，或者根据酒的味道、颜色、功能、作用、浓淡及酿造方法等等而定。酒的很多绰号在民间流传甚广，所以文在诗词、小说中常被用作酒的代名词。这也是中国酒俗文化的一个特色。

欢伯：因为酒能消忧解愁，能给人们带来欢乐，所以就被称之为欢伯。这个别号最早出在汉代焦延寿的《易林·坎之兑》，他说，"酒为欢伯，除忧来乐"。其后，许多人便以此为典，作诗撰文。如宋代杨万里在《和仲良春晚即事》诗之四中写道："贫难聘欢伯，病敢跨连钱"。又，金代元好问在《留月轩》诗中写道，"三人成邂逅，又复得欢伯；欢伯属我歌，蟾兔为动色。"

杯中物：因饮酒时，大都用杯盛着而得名。始于孔融名言，"座上客常满，樽（杯）中酒不空"。陶潜在《责子》诗中写道，"天运苟如此，且进杯中物"。杜甫在《戏题寄上汉中王》诗中写道，"忍断杯中物，眠看座右铭"。

金波：因酒色如金，在杯中浮动如波而得名。张养浩在《普天乐·大明湖泛舟》中写道，"杯斝的金波潋滟"。

秬鬯：这是古代用黑黍和香草酿造的酒，用于祭祀降神。据《诗经·大雅·江汉》记载，"秬鬯一卣"。[传]：黑黍也。鬯，香草也，筑煮合而郁之曰"鬯"。「笺」：秬鬯，黑黍酒也，谓之鬯者，芬香条畅也。王赐召虎，以鬯酒一尊，以祭其宗庙，告其先祖。

白堕：这是一个善酿者的名字。据北魏《洛阳伽蓝记·城西法云寺》中记载，"河东人刘白堕善能酿酒，季夏六月，时暑赫羲，以罂贮酒，暴于日中。经一旬，其酒不动，饮之香美而醉，经月不醒。京师朝贵多出郡登藩，远相饷馈，逾于千里。以其远至，号曰鹤觞，亦曰骑驴酒。永熙中，青州刺史毛鸿宾赍酒之藩，路逢盗贼，饮之即醉，皆被擒。时人语曰，'不畏张弓拔刀，唯畏白堕春醪'"。因此，后人便以"白堕"作为酒的代称。苏辙在《次韵子瞻病中大雪》诗中写道，"殷勤赋黄竹，自劝饮白堕"。

冻醪：即春酒。是寒冬酿造，以备春天饮用的酒。据《诗·豳风·七月》记载，"十月获稻，为此春酒，以介眉寿"。[传]：春酒，冻醪也。宋代朱翼中在《酒经》写道，"抱瓮冬醪，言冬月酿酒，令人抱瓮速成而味薄"。杜牧在《寄内兄和州崔员外十二韵》中写道，"雨侵寒牖梦，梅引冻醪倾"。

壶觞：本来是盛酒的器皿，后来亦用作酒的代称，陶潜在《归去来辞》中写道，"引壶觞以自酌，眄庭柯以怡颜"。白居易在《将至东都寄令孤留守》诗中写道，"东都添个狂宾客，先报壶觞风月知"。

壶中物：因酒大都盛于壶中而得名。张祜在《题上饶亭》诗中写道，"唯是壶中物，忧来且自斟"。

醇酎：是上等酒的代称。据《文选·左思〈魏都赋〉》记载，"醇酎中山，流湎千日"。张载在《酃酒赋》中写道，"中山冬启，醇酎秋发"。

酌：本意为斟酒、饮酒，后引申为酒的代称；如"便酌""小酌"。李白在

《月下独酌》一诗中写道，"花间一壶酒，独酌无相亲"。

酤：据《诗·商颂·烈祖》记载，"既载清酤，赉我思成"。[传]：酤，酒。

醨：本意为滤酒去滓，后用作美酒代称。李白在《送别》诗中写道，"借别倾壶醨，临分赠马鞭"。杨万里在《小蓬莱酌酒》诗中写道，"餐菊为粮露为醨"。

醍醐：特指美酒。白居易在《将归一绝》诗中写道，"更怜家酝迎春熟，一瓮醍醐迎我归"。

黄封：这是指皇帝所赐的酒，也叫宫酒。苏轼在《与欧育等六人饮酒》诗中写道，"苦战知君便白羽，倦游怜我忆黄封"。又据《书言故事·酒类》记载，"御赐酒曰黄封"。

清酌：古代称祭祀用的酒。据《礼·曲礼》记载，"凡祭宗庙之礼，……酒曰清酌"。

昔酒：这是指久酿的酒。据《周礼·天宫酒正》记载，"辨三酒之物，一曰事酒，二曰昔酒，三曰清酒"。贾公彦注释说："昔酒者，久酿乃孰，故以昔酒为名，酌无事之人饮之"。

缥酒：这是指绿色微白的酒。曹植在《七启》中写道，"乃有春清缥酒，康狄所营"。李善注：缥，绿色而微白也。

青州从事、平原督邮："青州从事"是美酒的隐语。"平原督邮"是坏酒的隐语。据南朝宋国刘义庆编的《世说新语·术解》记载，"桓公（桓温）有主簿善别酒，有酒辄令先尝，好者谓'青州从事'，恶者谓'平原督邮'。青州有齐郡，平原有鬲县。从事，言到脐；督邮，言在鬲上住"。"从事""督邮"，原为官名。宋代苏轼在《章质夫送酒六壶书至而酒不达戏作小诗问之》中，写有"岂意青州六从事，化为乌有一先生"的诗句。

曲生、曲秀才：这是酒的拟称。据郑棨在《开天传信记》中记载，"唐代道士叶法善，居玄真观。有朝客十余人来访，解带淹留，满座思酒。突有一少年傲睨直入，自称曲秀才，吭声谈论，一座皆惊。良久暂起，如风旋转。法善以为是妖魅，俟曲生复至，密以小剑击之，随手坠于阶下，化为瓶榼，美酒盈瓶。坐客大笑饮之，其味甚佳"。后来就以"曲生"或"曲秀才"作为酒的别称。明代清雪居士有"曲生真吾友，相伴素琴前"的诗句。清代北轩主人写有"春林剩有山和尚，旅馆难忘曲秀才"的诗句。蒲松龄在《聊斋志异·八大王》一节中，也写有"故曲生频来，则骚客之金兰友"的词句。

曲道士、曲居士：这是对酒的戏称。宋代陆游在《初夏幽居》诗中写道，"瓶竭重招曲道士，床空新聘竹夫人"。黄庭坚在《杂诗》之五中写道，"万事尽还曲居士，百年常在大槐宫"。

曲蘖：本意指酒母。据《尚书·说命》记载，"著作酒醴，尔惟曲蘖"。据《礼记·月令》记载，"乃命大酋，秫稻必齐，曲蘖必时"后来也作为酒的代称。杜甫在《归来》诗中写道，"凭谁给曲蘖，细酌老江干"。苏轼在《浊醪有妙理赋》中写道，"曲蘖有毒，安能发性"。

春：在《诗经·豳风·七月》中有"十月获稻，为此春酒，以介眉寿"的诗句，故人们常以"春"为酒的代称。杜甫在《拨闷》诗中写道，"闻道云安曲米春，才倾一盏即醺人"。苏轼在《洞庭春色》诗中写道，"今年洞庭春，玉色疑非酒"。

茅柴：这本来是对劣质酒的贬称。冯时化在《酒史·酒品》中指出了，"恶酒曰茅柴"，亦是对市沽薄酒的特称。吴聿在《观林诗话》中写道，"东坡'几思压茅柴，禁纲日夜急'，盖世号市沽为茅柴，以其易著易过"。在明代冯梦龙著的《警世通言》中，有"琉璃盏内茅柴酒，白玉盘中簇豆梅"的记载。

香蚁、浮蚁：酒的别名。因酒味芳香，浮糟如蚁而得名。韦庄在《冬日长安感志寄献虢州崔郎中二十韵》诗中写道，"闲招好客斟香蚁，闷对琼华咏散盐"。

绿蚁、碧蚁：酒面上的绿色泡沫，也被作为酒的代称。白居易在《同李十一醉忆元九》诗中写道，"绿蚁新醅酒，红泥小火炉"。谢朓在《在郡卧病呈沈尚书》中写道，"嘉鲂聊可荐，绿蚁方独持"。吴文英在《催雪》中写道，"歌丽泛碧蚁，放绣箔半钩"。

天禄：这是酒的别称。语出《汉书·食货志》下，"酒者，天子之美禄，帝王所以颐养天下，享祀祈福，扶衰养疾"。相传，隋朝末年，王世充曾对诸臣说，"酒能辅和气，宜封天禄大夫"。因此，酒就又被称为"天禄大夫"。

椒浆：即椒酒，是用椒浸制而成的酒。因酒又名浆，故称椒酒为椒浆。《楚辞·九歌·东皇太一》写道，"奠桂酒兮椒浆"。李嘉佑在《夜闻江南人家赛神》诗中写道，"雨过风清洲渚闲，椒浆醉尽迎神还"。浆本来是指淡酒而说的，后来亦作为酒的代称。据《周礼·天官·浆人》记载："掌共主之六饮：水、浆、醴、凉、医、酏，入于邀迨，又复得欢伯；欢伯属我歌，蟾兔为动色"。

忘忧物：因为酒可以使人忘掉忧愁，所以就借此意而取名。晋代陶潜在《饮酒》诗之七中，就有这样的称谓，"泛此忘忧物，远我遗世情；一觞虽犹进，杯尽壶自倾"。

扫愁帚、钓诗钩：宋代大文豪苏轼在《洞庭春色》诗中写道，"要当立名字，未用问升斗。应呼钓诗钩，亦号扫愁帚"。因酒能扫除忧愁，且能钩起诗兴，使人产生灵感，所以苏轼就这样称呼它。后来就以"扫愁帚""钓诗钩"作为酒的代称。元代乔吉在《金钱记》中也写道，"在了这扫愁帚、钓诗钩"。

狂药：因酒能乱性，饮后辄能使人狂放不羁而得名。唐代房玄龄在《晋书·裴楷传》有这样的记载，"长水校尉孙季舒尝与崇（石崇）酣宴，慢傲过度，崇欲表免之。楷闻之，谓崇曰，'足下饮人狂药，责人正礼，不亦乖乎?'崇乃止"。唐代李群玉在《索曲送酒》诗中也写到了"廉外春风正落梅，须求狂药解愁回"的涉及酒的诗句。

酒兵：因酒能解愁，就像兵能克敌一样而得名。唐代李延寿撰的《南史·陈庆之传》附《陈暄与兄子秀书》有此称谓，"故江谘议有言，'酒犹兵也。兵可千日而不用，不可一日而不备；酒可千日而不饮，不可一饮而不醉'"。唐代张彦谦在《无题》诗之八也有此称谓"忆别悠悠岁月长，酒兵无计敌愁肠"的诗句。

般若汤：这是和尚称呼酒的隐语。佛家禁止僧人饮酒，但有的僧人却偷饮，因避讳，才有这样的称谓。苏轼在《东坡志林·道释》中有"僧谓酒为般若汤"的记载。窦苹在《酒谱·异域九》中也有"天竺国谓酒为酥，今北僧多云般若汤，盖瘦词以避法禁尔，非释典所出"的记载。中国佛教协会主席赵朴初先生对甘肃皇台酒的题词"香醇般若汤"，可知其意。

清圣、浊贤：东汉末年，曹操主政，下令禁酒。在北宋时期李昉等撰写的《太平御览》引《魏略》中有这样的记载，"太祖（曹操）时禁酒而人窃饮之，故难言酒，以白酒为贤人，清酒为圣人"。晋代陈寿在《三国志·徐邈传》中也有这样的记载，"时科禁酒，而邈私饮，至于沉醉，校事赵达问以曹事，邈曰，'中圣人'……渡辽将军鲜于辅进曰，'平日醉客谓酒清者为圣人，浊者为贤人。邈性修慎，偶醉言耳'"。因此，后人就称白酒或浊酒为"贤人"，清酒为"圣人"。唐代季适在《罢相作》中写有"避贤初罢相，乐圣且衔杯"的诗句。宋代陆游在《溯溪》诗中写有"闲携清圣浊贤酒，重试朝南暮北风"的诗句。

二、评酒术语

酒好、酒坏，"味"最重要。在评酒记分时，"味"一般占总分的50%。苏东坡认为，评判酒的好坏，"以舌为权衡也。"确是行家至理⋯⋯

评酒术语是以准确、精炼的语句表达酒的品质的用语。这些用语因长期使用，既易为人们所理解，同时亦收到了言简意赅的效果。

评酒术语只是用来描绘各种酒质的常用语，很多是概念性的词语或比较性的形容词。这些术语的应用必须结合评酒者自身的实践和感受，并通过记忆和比较，才能达到恰如其分。

酒的品质是从外观、内质，即色、香、味、风格等方面体现的。评酒术语也必定是从这几个方面反映酒的特征。表达酒的品质的术语，有一些是酒类通用的，有一些则专用于一种酒。

（一）外观

描述外观的术语酒的颜色、透明度、是否有沉淀、含气现象、泡沫等外观，是品酒时通过眼睛直接观察、判别的象。

1. 酒的颜色　一般用眼直接观察判别。有的酒类常以自然物的颜色来表示。如橘子酒的橘红色、白葡萄酒有禾秆黄色、琥珀色等，红葡萄酒则有宝石红色、玫瑰红色、洋葱皮红色、石榴皮红色等。

色正（正色）：符合该种酒的正常色调称为色正。白酒一般是无色，少数是微黄色，则无色（绝大多数白酒）或微带黄色（有些浓香型酒）都是白酒的正色。果酒一般要求具有原果实的自然色泽或与之相近，即谓正色。

色不正：不符合该酒的正常色调。

复色：有的酒的颜色，用两种颜色来表示，应以后一种颜色为主色。如红曲黄酒为红黄色，则以黄色为主，黄中带有红色。

2. 透明度光泽　在正常光线下有光亮。

色暗或失光：酒色发暗，失去光泽。

略失光：光泽不强或亮度不够。透明：光线从酒液中通过，酒液明亮。

晶亮：如水晶体一样高度透明。

清亮：酒液中看不出纤细微粒。

不透明：酒液乌暗，光束不能通过。

浑浊：浑浊是评酒的重要指标。根据浑浊的程度不同，可判断为：有悬浮物、轻微浑浊、浑浊、极浑等。优良的酒都应具有澄清透明的液相。白酒和白兰地等蒸馏酒发浑是重大的质量问题，葡萄酒、苹果酒等酿造原汁酒发浑则是原料或工艺不良，是酒有缺点的象征。

3. 沉淀　由于温度、光照、微生物等因素的影响，原来溶解的物质，从酒液中离析出来。

沉淀物有各种形状：粒状、絮状、片状、块状，闪烁有光的晶形状；沉淀物还有多种不同的颜色：白酒的沉淀物有灰白色、棕色、蓝黑色，啤酒的沉淀物有白色、褐色等。

4. 含气现象　一些因发酵而产生二氧化碳的酒，如啤酒、香槟酒及人工充入二氧化碳的各种汽酒都属于含气的酒类，亦称起泡酒。含气现象自然成为品评的一个指标。常用的评语有：二氧化碳是否充足可描述为平静的、静的、不平静、起泡、多泡；气泡升起的现象可描述为气泡如珠、细微连续、持久、暂时泡涌、泡大不持久、形成晕圈（香槟酒）等。

5. 音响　含二氧化碳的酒，在酒瓶中形成一定的气压，开瓶时会产生响声。响声的大小反映出酒的含气程度。以"清脆""响亮"音响者为佳。

6. 泡沫　泡沫是啤酒独有的特点，

也是鉴定啤酒外观质量的指标之一。泡沫的形成和持续时间，与酒液中二氧化碳的含量以及麦芽汁的组成有关。泡沫以洁白、细腻、持久、挂杯等来描述。

7. 流动 黄酒、果酒、葡萄酒等含糖较高的酒，可从酒液流动的情况来判断酒是否正常。方法是举杯旋转观察，评语有：流动正常，浓的、稠的、黏的、黏滞的、油状的等。

（二）香气

描述香气的术语酒香是复杂的。各种酒类有不同的香气和要求，同一种酒香存在情况的表现也是千变万化的，所以品评时，一部分评语是形容酒香存在情况的表现，另一部分则是表示各种不同酒类香气的特点。

1. 表示香气的术语

无香气：香气淡弱到几乎难以嗅出。

微有香气：有微弱的香气。

香气不足：未达到该酒正常应有的香气。

清雅：香气不浓不淡，令人愉快又不粗俗。

细腻：香气纯净而细致、柔和。

纯正：纯净无杂气。

浓郁：香气浓厚馥郁。

暴香：香气强烈而粗猛。

放香：从酒中徐徐释放出的香气，亦可表示为酒的嗅香。

喷香：扑鼻的香气，如同从酒中喷射而出。

入口香：酒液入口后，感到的香气。

回香：酒液咽下后，才感到的香气。

余香：饮后余留的香气。

悠长、绵长、脉脉、绵绵：都是常用来表示酒的余香和回香的形容词。即香气虽不浓郁却持久不息。

谐调：酒中有多种香气成分，但又不突出一种而和谐一致。

完满：丰满无欠缺之感。

浮香：香气虽较浓郁却短促，使人感到香气不是自然出自酒中，而有外加调入之感觉。

芳香：香气悦人，如鲜花，香果放出的香气。

陈酒香：也谓老酒香。酒的长期贮存中形成的成熟香气，醇厚、柔和而不烈。

固有香气：该酒长期以来保持的独特香气。

焦香：似有轻微的焦煳气而令人愉快。

香韵：与同类酒大体相同，细辨又有使人感到独特的风韵。

异气：指异常的使人不愉快的气味。

刺激性气味：刺鼻或冲辣的感觉。

臭气：糊焦气、金属气、各种腐败气味以及酸气、木气、霉气等使人不愉快的气味。

2. 中国主要酒类的香气

（1）白酒的香气

清香型：又称汾香型，以山西省汾阳市杏花村的汾酒为典型代表，清香纯正，其主体香味成分是乙酸乙酯，不应有浓香或酱香及其他异香和邪杂气味。

浓香型：又称泸香型、窖香型，以四川泸州老窖特曲酒为典型代表，窖香浓郁，其主体香味成分是己酸乙酯。

凤香型以陕西凤翔的西凤酒为典型代表，清而不淡，浓而不酽，融清香、浓香优点于一体，其主体香味成分是乙酸乙酯，己酸乙酯和异戊醇为主。

酱香型：又称茅香型，以贵州省仁怀市的茅台酒为典型代表，酱香突出，优雅细腻，空杯留香，经久不散，幽雅持久，其主体香味成分至今尚无定论，初步认为是一组高沸点的物质。

米香型：以广西壮族自治区桂林市的三花酒为典型代表，蜜香清雅，具有令人愉快的药香，其主体香味成分是 β – 苯乙醇。

醇香：白酒的正常香气。

曲香：白酒酿造用的曲形成的特殊香气。

糟香：发酵糟醅带有的香气。

果香：似水果的香气。

其他香型除了以上6种主要香型的白酒外，采用独特工艺酿制而成的独特香味白酒，均称为其他香型。因为这种香型的酒品繁多，没有特定要求，只规定有共性要求，如酒质要无色，或微黄、透明，有舒适的独特香气，香味协调，醇和味长等。这种香型的酒品，目前又可分为以下5种。

董香型：又称药香型，以贵州遵义的董酒为典型代表，即有大曲酒的浓郁芳香，又有小曲酒的柔绵、醇和、回甜的特点，有愉快的药香，诸味协调，回味悠长。

豉香型：以广东佛山的豉味玉冰烧为典型代表，豉香纯正，诸味协调，入口醇和，余味甘爽。

芝麻香型：以山东省安丘市的特级景芝白干为典型代表，香气袭人，芝麻香味突出，余香悠长。

四特香型：又叫作特香型，以江西省樟树镇的四特酒为典型代表，闻香清雅。

老白干型：以中国北方一般白酒而言，芳香纯正。

（2）啤酒的香气

酒花香的香气新鲜，没有老化气味及生酒花气味。

麦芽的清香为淡色啤酒的香气。

麦芽的焦香为浓色啤酒的香气，因高温烘烤麦芽的香气。

（3）果酒和葡萄酒的香气

果香原料、果实本身带来的特有香气。如橘子酒的橘子香、苹果酒的苹果香。葡萄酒不仅应具有葡萄的芳香，而且不同葡萄品种酿造的酒还具有本品种独特的品种香。如玫瑰香葡萄酒有麝香香气，珊瑚珠葡萄酒有清爽的香气。果香在果酒特别是葡萄酒中是重要的品质指标，是葡萄酒典型风格的重要组成部分。

酒香在酿造过程中产生的酒香，不仅不同种果酒的酒香有区别外，即使同是葡萄酒，也因原料品种不同，酒香亦有差异。

（4）黄酒的香气

中国黄酒品种繁多，名黄酒都有悠久的历史和传统的固有香气。品种不同，香气要求也不同。

（三）味

味是体现酒质优劣的重要指标。味感是复杂的，酒类不同，味感要求也有区别。

酒的口感即酒的刺激性感觉，也称为劲头。与酒中的酒精度有密切的关系，亦并不完全与酒度成比例关系。酒精是酒的主要成分，无论何种酒，都要求酒精与酒中其他成分充分融和、谐调。同是60°的烈性酒，入口的口感有强烈的、温和的、绵软的区别。而酒精度低的果酒和葡萄酒（酒精度9°~20°），入口后仍可评出酒性烈、较烈、温和、绵软的口感。

（1）浓淡酒液入口后的感觉，一般给予浓厚、淡薄、清淡、平淡等评语：①醇和，入口和顺，不感到强烈的刺激；②醇厚，醇和而味长；③绵软，口感柔和、圆润；④清冽，口感爽适、纯净；⑤粗糙，口感糙烈、硬口；⑥燥辣，粗糙又有灼热感；⑦粗暴，酒性热而凶烈，饮后有上头感；⑧上口，进入口腔时的感觉，有入口醇正、入口绵甜、入口浓郁等；⑨落口，咽下酒液时，在舌根、软腭、喉头等部位的感受，有落口干净、落口淡薄、落口微苦、落口稍涩等用语；⑩后味酒在口腔中持久的感受。有后味怡畅、后味短（没有持久的味感）、后味干净、后味苦、后味回甜等用语。

（2）甜味用语：酒中都含有呈甜味

的物质，如糖、多元醇等，不同的酒有不同的甜味要求。常用的术语有：①无甜，味没有甜的感觉；②微甜，微有甜味感；③甜味，有糖分的酒；④浓甜，含糖分高，酒味甜而浓；⑤甜腻，糖分高而酸度低使人发腻；⑥回甜，回味中有甜的感觉；⑦甜净，味甜而纯净；⑧甜绵，（绵甜）甜而绵长；⑨醇甜，酒液醇和而有甜润感；⑩甘洌，甜而纯净；⑪甘润，甜而润滑；⑫甘爽，甜而爽适。

（3）酸味用语：酒中的酸主要是各种有机酸。酸是酒的主要呈味成分。酸味的存在对酒味和香气都有促进作用，并影响着酒的风格。酒无酸味则寡淡，后味短；酒的酸味过大，则显粗糙，甜味降低并失去回甜，甚至有尖酸味。

不同的酒对酸味的要求标准不同。白酒要求酸味不露头，黄酒和葡萄酒中有适当高的酸味给人清鲜、爽口的感觉。评语常有：

调和酸　与其他成分配比适宜，有酸味但不出头

微酸　能感到酸味但不突出。

有酸味　有酸味感。

酸重　酸味突出，以致压抑了其他的味觉。

（4）苦味用语：苦在酒类中并不尽是劣味。有的酒要求有微苦味或苦味，如啤酒、味美思和一些黄酒，但白酒不允许苦味出头。苦味的用语有：无苦味、微苦、有苦味、落口微苦、后苦、极苦、微苦涩、苦涩等。

（5）其他味用语

涩味因原料中含有单宁等生物碱而给酒带来的涩味。多数酒涩味露头，使人感到有不滑润的不快感，会降低酒质。而红葡萄酒则应有微涩的感觉。

酒味谐调指酒中酸、甜、苦、涩及酒精固有的辣味等诸味配合恰到好处，酒味全面，给人浑然一体的愉快感觉。或是葡萄酒、果酒中的酒、糖、酸三味配比适宜，品尝时有酒质肥硕、酒体柔美的快感。

邪味、异味酒液不应有的味感，如有油味，根据程度差异评为：有油臭、油腻味、哈喇味等不愉快的味感。

（四）描述术语

酒的风格也是典型性，每个酒都有其特有的风格。所谓风格是酒色、香、味的全面品质。酒的风格在酿造中形成，经消费者长期饮用，为消费者熟悉并享有一定的声誉。

评酒员必须熟悉各类酒的固有风格，然后给予"突出""显著""不突出""不明显"等评语。

酒体是与酒的风格有关的一个品评项目。酒精、水、挥发物、固形物合在一起，所构成一个整体谓之酒体。酒体是酒的物质基础，是酒的物质组成情况反映到酒的颜色、香气、口味各方面的表现。酒体的各种组成需用理化分析和气相色谱等分析手段来阐明。酒中的各种物质成分保持着一种平衡，这就是色、香味的平衡。若不平衡，酒的品质就不能给人愉快的感觉。各种名酒、优质酒都有一个丰满、完整的酒体。葡萄酒、果酒的酒体评语有：

（1）酒体完满：酒液色泽美观、组成成分完全、平衡。

（2）酒体优雅：酒液外观优美、香气和口味恰到好处。

（3）酒体肥硕：酒液浓稠、饱满、柔软。

（4）酒体滞重：酒液中干浸物很高，颜色深浓，酒质厚重，饮时缺乏高度的愉快感。

（5）酒体粗实：酒液中有充足的干浸出物，但不甚调和。

（6）酒体娇嫩：酒液中干浸出物少，使酒嫩而轻，但饮时还令人感到愉快和稍有稠性。

（7）酒体轻弱：酒液颜色浅淡，酒度不高，干浸出物量少，饮时感到轻弱乏味。

（8）酒体瘦弱：酒液中缺乏干浸出物，酸分和其他组成成分也不足。

（9）酒体粗劣：酒色深暗，味浓厚苦涩。

（10）浓淡适口：酒中组成成分调和，给人舒适愉快的感觉。

（11）有皮有肉：总体成分组成良好，饮时有肥硕的口感。酒体甘温酒度较高，但无刺激性和酒精味，饮时令人有愉快、温和的感觉。

三、宜酒时节

人们在传统习俗影响下，公认的适宜饮酒为良辰美景，据清代郎廷极在《胜饮篇》中记载的有：

颂椒：元旦饮椒柏酒，屠苏酒。

人日：时在农历正月初七，专找朋友共饮。今已扩大为初三至初七。

灯宴：时在农历正月十三日为上灯宴，十八日为落灯宴，此数日间家家多有宴饮。

探春宴：春时，人们把种的各种花摆在院子里，边喝酒边赏花，然后为花儿们评奖。

花朝：时在农历二月十五日，吃酒看花。

踏青：寒食前后，春游乐事，在郊外踩踩青草嗅嗅花。

社日：旧时祭祀土神的传统节日，时分别在立春、立秋后的第五个戊日。唐五驾《社日》诗中写道"桑拓影斜春社散，家家扶得醉人归"。

宴幄：春游碰到下雨怎么办？不忙跑，古人早有准备，撑起油布幕，照样吃喝。

访花：赏名贵花卉，常饮之。

庭花盛开：宴饮园庭花间。日期不定，巧妙留下玩乐余地。

修禊：三月第一个己日，出游临绿波、藉碧草、觅芒物、听嘤鸣娱情筋咏之中。其间有一些好玩的方式，但今天想玩就得掏钱。

听黄鹂声：春日携酒听鸟鸣。就算没鸟，酒也不浪费。

送春：怅望送春杯，高兴，酒；不高兴，酒！

新绿：树浓绿，蝶舞樽前映嫩黄。

泛蒲：端午饮菖蒲酒，先喝一次。

观音渡：端午观龙舟，水嬉之乐携酒饮之。又一次！在船上饮！同一天有两种理由快活！

避暑会：暑伏，林亭中酣饮。在亭中饮！古人不喜欢饭店。

竹筱饮：夏月暑饮竹林中。竹林？哇！

喜雨：暑天毒热，一雨生凉，昼以酒贺。什么事都有道理。

巧夕：农历七月初七，女饮。

迎秋宴：夏末宴饮迎秋。意料之中的事。

新涨：堤边观潮水，饮之乐。没潮可观的地方听消息，也乐！

中秋：团圆节设酌以饮。

登高：重阳不放杯。

红叶：月叶粲如花，流连筋似舟。名目繁多，像中国人开会。

好月：不拘何时，醉向月中。

暖寒会：冬寒会友饮酒。

守岁：除夕饮宴迎新春。对于好酒之士，没有什么日子、什么地方是不适宜饮酒的。

第二节　酒的礼俗

一、酒德和酒礼

历史上，儒家的学说被奉为治国安邦的正统观点，酒的习俗同样也受儒家酒文化观点的影响。儒家讲究"酒德"两字。

酒德两字，最早见于《尚书》和《诗经》，其含义是说饮酒者要有德行，不能像夏纣王那样，"颠覆厥德，荒湛于酒"，《尚书·酒诰》中集中体现了儒家的酒德，这就是："饮惟祀"（只有在祭祀时才能饮酒）；"无彝酒"（不要经常饮酒，平常少饮酒，以节约粮食，只有在有病时才宜饮酒）；"执群饮"（禁止民众聚众饮酒）；"禁沉湎"（禁止饮酒过度）。儒家并不反对饮酒，用酒祭祀敬神，养老奉宾，都是德行。

饮酒作为一种食的文化，在远古时代就形成了一些大家必须遵守的礼节。有时这种礼节还非常烦琐。但如果在一些重要的场合下不遵守，就有犯上作乱的嫌疑。又因为饮酒过量，便不能自制，容易生乱，制定饮酒礼节就很重要。明代的袁宏道，看到酒徒在饮酒时不遵守酒礼，深感长辈有责任，于是从古代的书籍中采集了大量的资料，专门写了一篇《觞政》。这虽然是为饮酒行令者写的，但对于一般的饮酒者也有一定的意义。中国古代饮酒有以下一些礼节：

主人和宾客一起饮酒时，要相互跪拜。晚辈在长辈面前饮酒，叫侍饮，通常要先行跪拜礼，然后坐入次席。长辈命晚辈饮酒，晚辈才可举杯；长辈酒杯中的酒尚未饮完，晚辈也不能先饮尽。

古代饮酒的礼仪约有四步：拜、祭、啐、卒爵。就是先做出拜的动作，表示敬意，接着把酒倒出一点在地上，祭谢大地生养之德；然后尝尝酒味，并加以赞扬令主人高兴；最后仰杯而尽。

在酒宴上，主人要向客人敬酒（叫酬），客人要回敬主人（叫酢），敬酒时还有说上几句敬酒辞。客人之间相互也可敬酒（叫旅酬）。有时还要依次向人敬酒（叫行酒）。敬酒时，敬酒的人和被敬酒的人都要"避席"，起立。普通敬酒以三杯为度。

二、古今酒令

酒令是古代沿袭至今的一种宴饮和郊游中助兴取乐的游戏，酒令除能助欢愉畅饮令气氛和增添融洽友谊外，还是古代礼仪教化的方式之一，因此盛行于各个朝代，形式多种多样。

（一）古时酒令

1. 春秋战国投壶令　最古老而又持久的酒令当首推投壶。投壶产生于春秋前，盛行于战国。《史记·滑稽列传》就载有投壶盛况。时至今日，在河南南阳卧龙岗汉画馆里就有一幅生动形象的投壶石刻图。

投壶之壶口广腹大、颈细长，内盛小豆因圆滑且极富弹性，使所投之矢往往弹出。矢的形态为一头齐一头尖，长度以"扶"（汉制，约相当于四寸）为单位，分五、七、九扶，光线愈暗距离愈远，则所用之矢愈长。投壶开始时，司射（酒令）确定壶之位置，然后演示告知"胜饮不胜者"，即胜方罚输方饮酒，并奏"狸首"乐。

投壶因其最具封建礼仪教仁意义，所以沿袭最久。在《礼记》中慎重地写着《投壶》专章。三国名士邯郸淳的《投壶赋》描绘最为出色："络绎联翩，爰爰兔发，翻翻隼隼，不盈不缩，应壶顺人"，可窥见当时盛况。

2. 魏晋流觞曲水令 魏晋时，文人雅士喜袭古风，整日饮酒作乐，纵情山水，清淡老庄，游心翰墨，作流觞曲水之举。这种有如"阳春白雪"的高雅酒令，不仅是一种罚酒手段，还因被罚作诗这种高逸雅致的精神活动的参与，使之不同凡响。

所谓"流觞曲水"，是选择一风雅静僻所在，文人墨客按秩序安坐于潺潺流波之曲水边，一人置盛满酒的杯子于上流使其顺流而下，酒杯止于某人面前即取而饮之，再乘微醉或啸吟或援翰，作出诗来。最著名的一次当数晋穆帝永和九年3月3日的兰亭修禊大会，大书法家王羲之与当朝名士41人于会稽山阴兰亭排遣感伤，舒展襟抱，诗篇荟萃成集由王羲之醉笔走龙蛇，写下了名传千古的《兰亭集序》。当然在民间亦将此简化成只饮酒不作诗的。

南北朝时期，除了"流觞曲水"此种酒令外，继而演化而来的吟诗应和，此酒令令文人墨客十分喜爱，流行较盛。南方的士大夫在酒席上吟诗应和，迟者受罚，已成风气。

3. 唐朝藏钩·射覆令 唐朝，唐人饮酒必为令为佐欢。《胜饮篇》中有："唐皇甫嵩手势酒令，五指与手掌节指有名，通吁五指为五峰，则知豁拳之戏由来已久。"白居易诗曰："花时同醉破春愁，醉折花枝当酒筹。"《梁书·王规传》记载："湘东王时为京尹，与朝士宴集，属视为酒令。"欧阳修《醉翁亭记》："觥筹交错起座而喧哗者，众宾欢也。"

当酒令繁衍到唐代时，形成多种多样，丰富多彩，当时较盛行为"藏钩""射覆"等几种。"藏钩"也称"送钩"，简便易行。即甲方将"钩"或藏于手中或匿于手外，握成拳状让乙方猜度，猜错

罚酒。这好似现在的"猜有无"一样。

"射覆"是先分队，也叫"分曹"，先让一方暗暗覆物于器皿下让另一方猜。射就是猜或度量之意，唐代诗人李商隐就精于此道，他在诗中写道："隔座送钩春酒暖，分曹射覆蜡灯红。"

4. 明清拧酒令 明清两朝流行的酒令当推"拧酒令儿"，即不倒翁。先拧着它旋转，一待停下后，不倒翁的脸朝着谁就罚谁饮酒，粤人称"酒令公仔"。

为此，俞平伯先生引《桐桥倚棹录》称其为"牙筹"。它是一种泥胎，苏州特产，一般为彩绘滑稽逗乐形象。《红楼梦》六十七回写薛蟠给薛姨妈和宝钗带的礼物中就有这种惟妙惟肖的酒令儿。

酒令发展到清代，其形式越来越丰富多彩。或投壶猜枚，或联诗对句，或拆字测签，或猜拳行令，经过一番"游戏"，最后由令官仲裁，输者或违令者必须"饮满一大杯"。

（二）现代酒令

饮酒行令，不但能助酒兴，而且也是文明饮酒的一种有效形式。古代酒令名目繁多，但多数已不适应现代。下面就现代酒令做一简单介绍。

1. 划拳，又称猜拳 两人相对各出手伸指，同时喊一数字，符合双方伸手数目之和者胜，负者罚饮。此令流行最广，但因行令时吆喝喧闹，显得不甚文雅。

2. 拇指令 两人同时出一个手指，拇指压食指，食指压中指，中指压无名指，无名指压小指，小指压拇指，如此循环，以决胜负。

3. 石头剪子布令 两人相对同时出手，或喊"石头"（出拳），或喊"剪子"（伸拇指、食指），或喊"布"（亮掌心）。论胜负，则石头磕剪子，剪子剪布，布裹石头。若喊"石头"而出手为"剪子"，或"布"，变负。

4. 棒棒棒鸡 用筷子边敲酒杯边说

棒棒棒鸡、棒棒棒棒、棒棒棒虫、棒棒棒虎等，棒打虎，虎吃鸡，鸡吃虫，虫吃棒，根据每人喊的不同而分胜负。

5. 汤匙令 着一汤匙于空盘中心，用手拨动匙柄使其转动，转动停止时匙柄所指之人饮酒。

6. 故事令 要求在席者或说典故，或讲笑话。应注意同席者的身份、职业等特点，所讲的笑话不要引起别人的误会，否则，说者无心，听者有意，以为你在讽刺他，就会造成不愉快。讲笑话，也是门"艺术"，不仅内容要有"笑料"，而且要具有演讲的技巧。

7. 急口令 也就是把绕口令作为酒令，每人较说，错者罚饮。如：牛郎恋刘娘。班长管班干部。

8. 混合令 是指综合以上各类内容的酒令，很难单一划类，故名之为"混合令"。

酒令，按形式可分为雅令、通令和筹令。雅令，是指文人的酒令，这类酒令按内容可分为字令、诗令、辞令和花鸟虫令。前者要求象形、会决心书兼有。形体结构随意增损离合变化殊多，或遣词造句，或意义通联，或妙语双关，或双声叠韵，或顶针回环……真是变化万千，趣味盎然，后者又要敏捷与智慧，心快、眼快、手快、嘴快四者缺一不可。

以诗人的"智力竞赛"为内容的雅令，虽然情趣古雅，然而一般人做不来，所以又有一类酒令应运而生，它不必劳神，几乎人人皆可为之，这种大众化的酒令被称作"通令"。凭投骰子、划酒拳的运气，当然不必动脑筋。只是此类两军对垒，"火药味"似乎太浓了点。击鼓传花，则是通令中较为雅致的形式了。

至于筹令，是以雅俗共赏的酒令，因是从筒中掣筹行令，故名。筹子用竹或木片制志，上刻饮法，典型的如"觥筹交错令"。

雅令、通令和筹令，可以分别进行，也可以结合在一起进行。考之历史，酒令实无定制，当筵者可以依据座中情况加以发挥。酒令若是制得巧，自然是宴乐无穷。

三、劝酒

（一）劝人饮酒的方式

中国人的好客，在酒席上发挥得淋漓尽致。人与人的感情交流往往在敬酒时得到升华。中国人敬酒时，往往都想对方多喝点酒，以表示自己尽到了主人之谊，客人喝得越多，主人就越高兴，说明客人看得起自己，如果客人不喝酒，主人就会觉得有失面子。有人总结到，劝人饮酒有如下几种方式："文敬""武敬""罚敬"。这些做法有其淳朴民风遗存的一面，也有一定的副作用。

1. 文敬 是传统酒德的一种体现，也即有礼有节地劝客人饮酒。

酒席开始，主人往往在讲上几句话后，便开始了第一次敬酒。这时，宾主都要起立，主人先将杯中的酒一饮而尽，并将空酒杯口朝下，说明自己已经喝完，以示对客人的尊重。客人一般也要喝完。在席间，主人往往还分别到各桌去敬酒。

2. 回敬 这是客人向主人敬酒。

3. 互敬 这是客人与客人之间的"敬酒"，为了使对方多饮酒，敬酒者会找出种种必须喝酒理由，若被敬酒者无法找出反驳的理由，就得喝酒。在这种双方寻找论据的同时，人与人的感情交流得到升华。

4. 代饮 即不失风度，又不使宾主扫兴地躲避敬酒的方式。本人不会饮酒，或饮酒太多，但是主人或客人又非得敬上以表达敬意，这时，就可请人代酒。代饮酒的人一般与他有特殊的关系。在婚礼上，男方和女方的伴郎和伴娘往往是代饮的首选人物，故酒量必须大。

（二）祝酒词

古代有描述喝酒场面和祝酒的，酒神酒仙，高朋满座；你来我往，举杯豪饮；觥筹交错，满座尽欢；酒色齐聚，且饮且赏；坐而论道，醉而忘忧；以文会友，以诗下酒，唯酒是务，焉知其余；豁然而醒，兀然再醉；醉里挑灯，灯下寻酒；酒中乾坤，杯中日月；酒清为圣，酒浊为贤；酒乱汝性，酒壮我胆；酒林高手，饮坛新秀；感情深厚，一口便蒙；感情不深，舌尖一舔；海吃海喝，牛饮驴饮；酒逢知己，千杯恨少；三巡已过，还有六圈；六圈结束，再来十坛。这样喝酒实在是爽。

现在为了让客人多喝酒，有许多祝酒词。如爱交朋友的也常喝酒，常常是"喝千杯酒，交天下友"，同时也劝别人"要交友，常喝酒"；在喝酒时，如果环境不好，菜也不多，那就只好"少喝酒，多吃菜，够不着，站起来，实在不行就耍赖"。为了让人"多喝酒，够朋友"而劝人"喝酒不喝醉，不如打瞌睡；你不醉，我不醉，谁在马路睡；你也醉，我也醉，才算喝到位（胃）"、"感情深，一口闷；感情浅，舔一舔；感情薄，喝不着；感情厚，喝不够；感情好，喝不饱；感情铁，喝出血"有的人喝多了自我安慰道"人在江湖走，不能离了酒；人在江湖飘，哪能不喝高"，而施行喝酒有五部曲："斟酒时斜风细雨，劝酒时甜言蜜语，喝酒时豪言壮语，喝多了胡言乱语，到最后倾盆大雨"。不过"革命小酒天天醉，喝坏了党风喝坏了胃，喝得老婆背靠背"也不好，如对联所言"上联：好酒喝，赖酒喝，是酒就喝，下联是：今天喝，明天喝，后天还喝，横批是：喝死拉倒"更是有失风雅，更有甚者把现代男人的标准当成了："喝酒，一瓶两瓶不醉。跳舞，三步四步都会。打麻将，五天六天不睡。做起工作尽打瞌睡！""一两二两不是酒，三两四两漱漱口，五两六两才是酒，七两八两扶墙走，九两十两墙走人不走。""早上喝酒不能多，今晚还有好几桌；中午喝酒不能醉，下午部门要开会；晚上喝酒不能倒，免得老婆到处找。"这酒啊"看起来像水，喝到嘴里辣嘴，喝到肚里闹鬼，走起路来绊腿，半夜起来找水，早上醒来后悔！"其实"只要感情好，不管喝多少；只要感情深，假的也当真；只要感情有，什么都是酒。"最好还是"饮酒量力最为高，喝了不醉乃英豪""喝酒不醉最为高，好色不乱乃英豪，不义之财君莫取，忍气饶人祸自消。"因此"酒逢知己千杯少，能喝多少是多少"的喝法应该是人类的一种进步。

酒仙的三个三原则：三不：酒杯不论大小，度数不论高低，颜色不论深浅。三无：无论官位大小，无论男女老少，无论高兴烦躁；三个字：一口闷。

四、酒歌

布依族人民在社交中很讲究礼仪，其特点是诚恳相待，注重精神文明。佳节与喜庆，亲友们互相走访，主人必先捧酒招待宾客，客人也尊敬主人，显得彬彬有礼。吃饭时还要用酒歌来表达宾主之间的相互询问与祝福。主人在歌中对宾客的来临表示热烈欢迎；客人也以歌相答，对主人的热情款待表示衷心感谢。歌词内容包含着团结互助、友好往来的精神，还带有一种农家淳厚、简朴、恬适的古风。较常唱的歌如《酒歌》《吃酒歌》《敬酒歌》《谢酒歌》《问酒歌》《祝贺》《要筷子歌》《敬老人歌》《客人来要请坐》《赞歌》《问姓歌》等。

例如在宴席迎客时，主人首先唱《酒

礼歌》："贵客到我家，如凤落荒坡，如龙游浅水，实在简慢多。"客人对主人家的热情款待表示感谢，便用歌声来表达自己的心情，唱道："喝酒唱酒歌，你唱我来和，祝愿老年人，寿比南山坡。祝福后生伙，下地勤做活。祝福姑娘家，织布勤丢梭。祝福主人家，年年丰收乐。"宴罢，客人还要唱歌，感谢主人全家用劳动获得的果实殷勤招待亲朋。客人告辞时，主人也唱起送客歌，再次为招待不周表示歉意，并祝客人一路平安，心情愉快，希望下次来。

由于布依族是一个喜饮酒、喜唱歌的民族，因此产生了劝酒歌、定亲歌、送亲歌、接亲歌、起房歌、老人歌等酒歌，这些酒歌，朴实大方，讲礼好客，以多姿多彩的艺术形式，生动而有力地反映了布依族人民的社会生活，反映了他们特有的生活方式、风俗习惯以及他们勤劳俭朴的高尚品德和美好的心灵。

伴酒歌敬酒，明确地唱出敬酒为加深情谊，是贵州少数民族地区酒礼酒俗的一大特色。如："这杯酒来清又清，美酒首先敬客人。世间贫富本是有，不讲贫富讲交情"（苗族）；"举起杯来好朋友，喝干这杯白米酒，别客气呀别拘束，干杯情谊多交流"（布依族）："你左我右手，各端一杯酒，我俩手拉手，喝下这杯酒，今后日长久，永记此时候，情意胜浓酒"（侗族）。水族宴宾敬酒时唱："酒不醇怪酿酒药，酒不香不敢多斟，敬一杯谨表心意，亲友啊请你畅饮，若不会也应接杯，不负我对你尊敬。"客举杯应对，度答酒歌："主人家待客殷勤，酒席上意重情深，你双手把酒劝敬，喝杯酒，祝你风云"。或推让地唱："端起这杯香米酒，我的心里好害羞，非怕醉后红我脸，如何把情来领受？"经主人再唱劝，客便唱酒歌谢饮：

"这是主家粮食蒸的酒，叫人闻到就心甜，叫人喝了就心醉。"饮后，用酒歌夸赞主人："这杯酒来黄又黄，主人修得好幢房，金色柱头银色梁。""米酒酿满缸，九排七间房。""酒杯斟酒酒杯青，笑在眉头喜在心，茅棚换成砖瓦屋，沙发靠椅样样新。酒杯斟酒酒杯杯黄，电灯下面缝衣裳，节日佩戴银装饰，平时穿的花的凉。"（苗族）主人得赞而举杯回敬："尽讲礼忘了喝酒，再饮酒请莫推让，酒醉了有茶漱口，酒菜差请你原谅，喝了酒情深意长。"一些民族村寨有文化的姑娘也以主人身份伴歌敬酒："大叔高龄见识广，敬你一杯表心肠；酒敬青年得对象，酒敬老人寿命长。"客人饮时答唱："虚度光阴几十年，从不出村见识浅，多谢姑娘敬我酒，祝你满意结良缘。"宾主碰杯而干。酒礼也有由亲友唱酒歌代主敬客，这时，宾客在饮前唱问缘："主家酒花亮铮铮，请让我来问一声，你是长辈是同庚？你为谁来把酒斟。"主人代表唱述后，客唱谢酒歌："一杯酒固是情分，半杯酒也是看承，接过酒来领了情，多谢老表和主人。"唱罢会意尽饮。

用精致酒器盛酒宴宾和客赞主人酒器以谢盛情，是饮酒礼俗中的重要内容。播州安抚使杨文以宋王朝赏赐的"凤樽""金盏"饮宴为荣。民族村寨殷实之家酒宴多使用美观的酒具，宾客完好饮时赞唱："马头酒壶亮锃锃，桂花米酒香喷喷"，或"酒壶像蝴蝶，顺着酒杯游"。"牛角盛酒敬客忙，牛角斟酒九两半，请君喝干别推让。"在这种热烈隆重的盛宴场合受敬牛角酒的客人，不会立即接酒来饮，而是以谦逊的酒歌相答："一只牛角一尺长，斟满美酒喷喷香，姑娘情义千钧重，我是蚂蚁怎敢当？"再敬而饮。寓酒礼于敬献、谦让与赞誉之中，佳酿、美器、酒歌、盛情相互糅合，"酒歌多醉了山坡，宾主情深溢出酒窝。"宾主饮醉之后，客人示意将返，主人用再劝酒方式以表留客之意："好酒九十九，才喝了九壶，还有九十壶，客人请别走。"客临行，主以歌相别并敬最后一杯送客酒："这杯酒来黄又黄，来得忙来去得忙，再敬贵客一杯酒，路上口渴得润肠。"或赠一瓶礼酒并唱："请你收下这瓶酒，把酒放到今秋后，五谷丰登禾满仓，那是欢庆的时候，待到再次奉举杯时，节令佳期再饮酒。"

五、酒的礼俗

在中国古代，酒被视为神圣的物质，酒的使用，更是庄严之事，非祀天地、祭宗庙、奉嘉宾而不用。形成远古酒事活动的俗尚和风格。随酿酒业的普遍兴起，酒逐渐成为人们日常生活的用物，酒事活动也随之广泛，并经人们思想文化意识的观照，使之程式化，形成较为系统的酒风俗习惯。这些风俗习惯内容涉及人们生产、生活的许多方面，其形式生动活泼、姿态万千……

（一）重大节日的饮酒习俗

中国人一年中的几个重大节日，都有相应的饮酒活动，如端午节饮"菖蒲酒"，重阳节饮"菊花酒"，除夕夜的"年酒"。在一些地方，如江西民间，春季插完禾苗后，要欢聚饮酒，庆贺丰收时更要饮酒，酒席散尽之时，往往是"家家扶得醉人归"。节日的全新解释是：必须选举一些日子让人们欢聚畅饮，于是便有了节日，而且节日很多，几乎月月都有。代代相传的举国共饮的节日有如下。

1. 春节 俗称过年。汉武帝时规定正月初一为元旦；辛亥革命后，正月初一改称为春节。春节期间要饮用屠苏酒、椒花酒（椒柏酒）；寓意吉祥、康宁、长寿。

"屠苏"原是草庵之名。相传古时有一人住在屠苏庵中，每年除夕夜里，他给邻里一包药，让人们将药放在水中浸泡，到元旦时，再用这井水对酒，合家欢饮，使全家人一年中都不会染上瘟疫。后人便将这草庵之名作为酒名。饮屠苏酒始于东汉。明代李时珍的《本草纲目》中有这样的记载："屠苏酒，陈延之《小品方》云，'此华佗方也'。元旦饮之，辟疫疠一切不正之气。"饮用方法也颇讲究，由"幼及长"。

"椒花酒"是用椒花浸泡制成的酒，它的饮用方法与屠苏酒一样。梁宗懔在《荆楚岁时记》中有这样的记载，"俗有岁首用椒酒，椒花芳香，故采花以贡樽。正月饮酒，先小者，以小者得岁，先酒贺之。老者失岁，故后与酒。"宋代王安石在《元旦》一诗中写道："爆竹声中一岁除，春风送暖入屠苏。千门万户曈曈日，总把新桃换旧符"。北周庾信在诗中写道："正朝辟恶酒，新年长命杯。柏吐随铭主，椒花逐颂来"。

2. 灯节 又称元宵节、上元节。这个节日始于唐代，因为时间在农历正月十五，是三官大帝的生日，所以过去人们都向天宫祈福，必用五牲、果品、酒供祭。祭礼后，撤供，家人团聚畅饮一番，以祝贺新春佳节结束。晚上观灯、看烟火、食元宵（汤圆）。

3. 中和节 又称春社日，时在农历二月一日，祭祀土神，祈求丰收，有饮中和酒、宜春酒的习俗，说是可以医治耳疾，因而人们又称之为"治聋酒"。宋代李在诗中写道："社翁今日没心情，为乏治聋酒一瓶。恼乱玉堂将欲通，依稀巡到等三厅"。据《广记》记载："村舍作中和酒，祭勾芒种，以祈年谷"。据清代陈梦雷纂的《古今图书集成·酒部》记载："中和节，民间里闾酿酒，谓宜春酒"。

4. 清明节　时间约在阳历4月5日前后。人们一般将寒食节与清明节合为一个节日，有扫墓、踏青的习俗。始于春秋时期的晋国。这个节日饮酒不受限制。据唐代段成式著的《酉阳杂俎》记载：在唐朝时，于清明节宫中设宴饮酒之后，宪宗李纯又赐给宰相李绛酴酒。清明节饮酒有两种原因：一是寒食节期间，不能生火吃热食，只能吃凉食，饮酒可以增加热量；二是借酒来平缓或暂时麻醉人们哀悼亲人的心情。古人对清明饮酒赋诗较多，唐代白居易在诗中写道："何处难忘酒，朱门美少年，春分花发后，寒食月明前"。杜牧在《清明》一诗中写道："清明时节雨纷纷，路上行人欲断魂；借问酒家何处有，牧童遥指杏花村。"

5. 端午节　又称端阳节、重午节、端五节、重五节、女儿节、天中节、地腊节。时在农历五月五日，大约形成于春秋战国之际。人们为了辟邪、除恶、解毒，有饮菖蒲酒、雄黄酒的习俗，同时还有为了壮阳增寿而饮蟾蜍酒和镇静安眠而饮夜合欢花酒的习俗。最为普遍及流传最广的是饮菖蒲酒。据文献记载：唐代光启年间（885～888年），即有饮"菖蒲酒"事例。唐代殷尧藩在诗中写道："少年佳节倍多情，老去谁知感慨生，不效艾符趋习俗，但祈蒲酒话升平"。后逐渐在民间广泛流传。历代文献都有所记载，如唐代《外台秘要》《千金方》宋代《太平圣惠方》，元代《元稗类钞》，明代《本草纲目》《普济方》及清代《清稗类钞》等古籍书中，均载有此酒的配方及服法。菖蒲酒是中国传统的时令饮料，而且历代帝王也将它列为御膳时令香醪。明代刘若愚在《明

宫史》中记载："初五日午时，饮朱砂、雄黄、菖蒲酒、吃粽子"。清代顾铁卿在《清嘉录》中也有记载："研雄黄末、屑蒲根，和酒以饮，谓之雄黄酒"。由于雄黄有毒，现在人们不再用雄黄兑制酒饮用了。对饮蟾蜍酒、夜合欢花酒，在《女红余志》、清代南沙三余氏撰的《南明野史》中有所记载。

6. 中秋节　又称仲秋节、团圆节，时在农历八月十五日。在这个节日里，无论家人团聚，还是挚友相会，人们都离不开赏月饮酒。文献诗词中对中秋节饮酒的反映比较多，《说林》记载："八月黍成，可为酎酒"。五代王仁裕著的《天宝遗事》记载，唐玄宗在宫中举行中秋夜文酒宴，并熄灭灯烛，月下进行"月饮"。韩愈在诗中写道："一年明月今宵多，人生由命非由他，有酒不饮奈明何？"到了清代，中秋节以饮桂花酒为习俗。据清代潘荣陛著的《帝京岁时记胜》记载，八月中秋，"时品"饮"桂花东酒"。

中国用桂花酿制露酒已有悠久历史，2300年前的战国时期，已酿有"桂酒"，在《楚辞》中有"奠桂酒兮椒浆"的记载。

汉代郭宪的《别国洞冥记》也有"桂醪"及"黄桂之酒"的记载。

唐代酿桂酒较为流行，有些文人也善酿此酒，宋代叶梦得在《避暑录话》有"刘禹锡传信方有桂浆法，善造者暑月极美、凡酒用药，未有不夺其味、沉桂之烈，楚人所谓桂酒椒浆者，要知其为美酒"的记载。

金代，北京在酿制"百花露名酒"中就酿制有桂花酒。

清代酿有"桂花东酒"，为京师传统节令酒，也是宫廷御酒。对此在文献中有"于八月桂花飘香时节，精选待放之花朵，

酿成酒，入坛密封三年，始成佳酿，酒香甜醇厚，有开胃、怡神之功……"的记载。直至今日也还有在中秋节饮桂花陈酒的习俗。

7. 重阳节 又称重九节、茱萸节，时在农历九月初九日，有登高饮酒的习俗。始于汉朝。宋代高承著的《事物纪原》记载："菊酒，《西京杂记》曰：'戚夫人待儿贾佩兰，后出为段儒妻，说在宫内时，九月九日佩茱萸，食蓬饵，饮菊花酒，云令人长寿'。登高，《续齐谐记》曰：'汉桓景随费长房游学'。谓曰：'九月九日，汝家当有灾厄，急令家人作绢囊，盛茱萸，悬臂登高山，饮菊花酒，祸乃可消'。景率家人登，夕还，鸡犬皆死。房曰，'此可以代人'。"自此以后，历代人们逢重九就要登高、赏菊、饮酒，延续至今不衰。

明代医学家李时珍在《本草纲目》一书中记载常饮菊花酒可"治头风，明耳目，去痿，消百病""令人好颜色不老""令头不白""轻身耐老延年"等。因而古人在食其根、茎、叶、花的同时，还用来酿制菊花酒。除饮菊花酒外，有的还饮用茱萸酒、茱菊酒、黄花酒、薏苡酒、桑落酒、桂酒等酒品。

历史上酿制菊花酒的方法不尽相同。晋代是"采菊花茎叶，杂秫米酿酒，至次年九月始熟，用之"，明代是用"甘菊花煎汁，同曲、米酿酒。或加地黄、当归、枸杞诸药亦佳"。清代则是用白酒浸渍药材，而后采用蒸馏提取的方法酿制。因此，从清代开始，所酿制的菊花酒，就称之为"菊花白酒"。

8. 除夕 俗称大年三十夜。时在一年最后一天的晚上。人们有别岁、守岁的习俗。即除夕夜通宵不寐，回顾过去，展望未来。始于南北朝时期。梁代徐君倩在《共内人夜坐守岁》一诗中写道："欢多情未及，赏至莫停杯。酒中喜桃子，粽里觅杨梅。帘开风入帐，烛尽炭成灰，勿疑鬓钗重，为待晓光催"。除夕守岁都是要饮酒的，唐代白居易在《客中守岁》一诗中写道："守岁樽无酒，思乡泪满巾"。孟浩然写有这样的诗句："续明催画烛，守岁接长宴"。宋代苏轼在《岁晚三首序》中写道："岁晚相馈问为'馈岁'，酒食相邀呼为'别岁'，至除夕夜达旦不眠为'守岁'"。

除夕饮用的酒品有"屠苏酒""椒柏酒"。这原是正月初一的饮用酒品，后来改为在除夕饮用。宋代苏轼在《除日》一诗中写道："年年最后饮屠苏，不觉来年七十岁"。明代袁凯在《客中除夕》一诗中写道："一杯柏叶酒，未敌泪千行"。唐代杜甫在《杜位宅守岁》一诗中写道："守岁阿戎家，椒盘已颂花"。

除夕午夜，全家聚餐又名为团圆酒，向长辈敬辞岁酒，这一习俗延续到今。

（二）酒与民俗

1. 生期酒 老人生日，子女必为其操办生期酒。届时，大摆酒宴，至爱亲朋，乡邻好友不请自来，携赠礼品以贺等。酒席间，要请民间艺人（花灯手）说唱表演。在贵州黔北地区，花灯手要分别装扮成铁拐李、吕洞宾、张果老、何仙姑等八个仙人，依次演唱，边唱边向寿星老献上自制的长生拐、长生扇、长生经、长生酒、长生草等物，献物既毕，要恭敬献酒一杯，"仙人"与寿星同饮。

2. 婚礼酒 提亲至定亲间的每一个环节中，酒是常备之物。打到话（提媒）、取同意、索取生辰八字，媒人每去姑娘家议事，都必须捎带礼品，其中，酒义必不可少。婚期定下，男家又酒肉面蛋糖果点心一应俱全，躬请姑娘的舅、姑、婆、姨，三亲四戚。成亲时，当花轿抬进男家大院，第一件事就要祭拜男家列祖列宗，烧酒、猪头、香烛摆上几案，新人双跪于下，主持先生口中念念有词，最后把猪头砍翻而将酒缓缓洒于新郎、新娘面前之后，过堂屋拜天地，拜毕，新人入洞房，共饮交杯酒，寄托白头相守、忠贞不贰的爱情。洞房仪式完毕，新人要双双向参加婚礼酒宴者敬酒表示致谢，此时，小伙们少不了向新婚夫妇劝酒，高兴起来，略有放肆，逗趣、玩笑自在其间，婚礼酒宴充满民间特有的欢乐情趣。

3. 月米酒 妇女分娩前几天，要煮米酒1坛，一是为分娩女子催奶，一是款待客。孩子满月，要办月米酒，少则三五桌，多则二三十桌，酒宴上烧酒管够，每人另有礼包1个，内装红蛋、泡粑等物。

4. 祭拜酒 涉及范围较宽，一般有两类，一是立房造屋、修桥铺路要行祭拜酒。凡破土动工，有犯山神地神，就要置办酒菜，在即将动工的地方祭拜山神和地神。鲁班是工匠的先师，为确保工程顺利，要祭拜鲁班。仪式要请有声望的工匠主持，备上酒菜纸钱，祭拜以求保佑。工程中，凡上梁、立门均有隆重仪式，其中酒为主体。二是逢年过节、遇灾有难时，要设祭拜酒。除夕夜，各家各户要准备丰盛酒菜，燃香点烛化纸钱，请祖宗亡灵回来饮酒过除夕，此间，家有以长幼次序磕头，随及肃穆立候于桌边，三五分钟后，家长将所敬之酒并于一杯，洒于餐桌四周，祭拜才算结束，全家方得起勺用餐。在民间，心有灾难病痛，认为是得罪了神灵祖先，于是，就要举行一系列的娱神活动，乞求宽免。其形式仍是置办水酒菜肴，请先生（也有请花灯头目）到家里唱念一番，以酒菜敬献。祭拜酒因袭于远古对祖先诸神的崇拜祭奠。在传统意识中，认为万物皆有神，若有扰神之事不祭拜，就不会清静。祭拜酒中的一些现象，因属糟粕一类，在民众中已逐渐消失。

（三）婚姻饮酒习俗

1. 女儿酒 南方的"女儿酒"，最早记载为晋人嵇含所著的《南方草木状》，说南方人生下女儿才数岁，便开始酿酒，酿成酒后，埋藏于池塘底部，待女儿出嫁之时才取出供宾客饮用。这种酒在绍兴得到继承，发展成为著名的"花雕酒"，其酒质与一般的绍兴酒并无显著差别，主要是装酒的坛子独特，这种酒坛还在土坯时，就雕上各种花卉图案，人物鸟兽，山水亭树，等到女儿出嫁时，取出酒坛，请画匠用油彩画出"百戏"，如"八仙过海""龙凤呈祥""嫦娥奔月"等，并配以吉祥如意，花好月圆的"彩头"。

2. 喜酒 "喜酒"，往往是婚礼的代名词，置办喜酒即办婚事，去喝喜酒，也就是去参加婚礼。

3. 交杯酒 "交杯酒"，这是中国婚礼程序中的一个传统礼节，在古代又称为"合卺"（卺的意思本来是一个瓠分成两个瓢），《礼记·昏义》有"合卺而醑"，孔颖达解释道"以一瓠分为二瓢谓之卺，婿之与妇各执一片以醑"（即以酒漱口），合卺又引申为结婚的意思。在唐代即有交杯酒这一名称，到了宋代，在礼仪上，盛行用彩丝将两只酒杯相连，并绾成同心结之类的彩结，夫妻互饮一盏，或夫妻传饮。这种风俗在中国非常普遍，如在绍兴地区喝交杯酒时，由男方亲属中，儿女双全，福气好的中年妇女主持，喝交杯酒前，先要给坐在床上的新郎新娘喂几颗小汤圆，然后，斟上两盅花雕酒，分别给新婚夫妇各饮一口，再把这两盅酒混合，又分为两盅，取"我中有你，你中有我"之意，让新郎新娘喝完后，并向门外撒大把的喜糖，让外面围观的人群争抢。

婚礼上的交臂酒：为表示夫妻相爱，在婚礼上夫妻各执一杯酒，手臂相交各饮一口。

满族人结婚时的"交杯酒"：入夜，洞房花烛齐亮，新郎给新娘揭下头盖后要坐在新娘左边，娶亲太太捧着酒杯，先请新郎抿一口；送亲太太捧着酒杯，先请新娘抿一口；然后两位太太将酒杯交换，请新郎新娘再各抿一口。

4. 谢亲席　满族人在举行婚礼前后的"谢亲席"：将烹制好的一桌酒席置于特制的礼盒中，由两人抬着送到女家，以表示对亲家养育了女儿给自家做媳妇的感谢之情。另外，还要做一桌"谢媒席"，用圆笼装上，由一人挑上送到媒人家，表示对媒人成全好事的感激之情。

5. 接风酒和出门酒　达斡尔族的"接风酒"和"出门酒"：送亲的人一到男家，新郎父母要斟满两盅酒，向送亲人敬"接风酒"，这也叫"进门盅"，来宾要全部饮尽，以示已是一家人。尔后，男家要摆三道席宴请来宾。婚礼后，女方家远者多在新郎家住一夜，次日才走，在送亲人返程时，新郎父母都恭候门旁内侧，向贵宾一一敬"出门酒"。

6. 会亲酒　"会亲酒"，订婚仪式时，要摆的酒席，喝了"会亲酒"，表示婚事已成定局，婚姻契约已经生效，此后男女双方不得随意退婚、赖婚。

7. 回门酒　"回门酒"，结婚的第二天，新婚夫妇要"回门"，即回到娘家探望长辈，娘家要置宴款待，俗称"回门酒"。回门酒只设午餐一顿，酒后夫妻双双回家。

（四）其他饮酒习俗

1. 满月酒或百日酒　中华各民族普遍的风俗之一，生了孩子，满月时，摆上几桌酒席，邀请亲朋好友共贺，亲朋好友一般都要带有礼物，也有的送上红包。

2. 寄名酒　旧时孩子出生后，如请人算出命中有克星，多厄难，就要把他送到附近的寺庙里，作寄名和尚或道士，大户人家则要举行隆重的寄名仪式，拜见法师之后，回到家中，就要大办酒席，祭祀神祖，并邀请亲朋好友，三亲六眷，痛饮一番。

3. 寿酒　中国人有给老人祝寿的习俗，一般在 50、60、70 岁等生日，称为大寿，一般由儿女或者孙子、孙女出面举办，邀请亲朋好友参加酒宴。

4. "上梁酒"和"进屋酒"　在中国农村，盖房是件大事，盖房过程中，上梁又是最重要的一道工序，故在上梁这天，要办上梁酒，有的地方还流行用酒浇梁的习俗。房子造好，举家迁入新居时，又要办进屋酒，一是庆贺新屋落成，并志乔迁之喜，一是祭祀神仙祖宗，以求保佑。

5. "开业酒"和"分红酒"　这是店铺作坊置办的喜庆酒。店铺开张，作坊开工之时，老板要置办酒席，以志喜庆贺；店铺或作坊年终按股份分配红利时，要办"分红酒"。

6. "壮行酒"，也叫"送行酒"　有朋友远行，为其举办酒宴，表达惜别之情。在战争年代，勇士们上战场执行重大且有很大生命危险的任务时，指挥官们都会为他们斟上一杯酒，用酒为勇士们壮胆送行。

第三节　酒的诗词歌赋

饮酒想起诗,赋诗想起酒。酒与诗好像是孪生兄弟,结下了不解之缘。《诗经》是中国最早的一部诗歌总集,我们从中闻到浓烈的酒香。从古至今,所有的文人都好酒,特别是在古代,几乎是无酒不成诗,无酒不成文,因为酒的催化作用,产生了许多脍炙人口的诗词歌赋。

一、先秦时期

小宛

宛彼鸣鸠,翰飞戾天。我心忧伤,念昔先人。明发不寐,有怀二人。人之齐圣,饮酒温克,彼昏不知,壹醉日富。各敬尔仪,天命不又。中原有菽,庶民采之。螟蛉有子,蜾蠃负之。教诲尔子,式穀似之。题彼脊令,载飞载鸣。我日斯迈,而月斯征。夙兴夜寐,毋忝尔所生。交交桑扈,率场啄粟。哀我填寡,宜岸宜狱?握粟出卜,自何能穀?温温恭人,如集于木。惴惴小心,如临于谷。战战兢兢,如履薄冰。

鹿鸣

呦呦鹿鸣,食野之苹。我有嘉宾,鼓瑟吹笙。吹笙鼓簧,承筐是将。人之好我,示我周行。呦呦鹿鸣,食野之蒿。我有嘉宾,德音孔昭。视民不恌,君子是则是效。我有旨酒,嘉宾式燕以敖。呦呦鹿鸣,食野之芩。我有嘉宾,鼓瑟鼓琴。鼓瑟鼓琴,和乐且湛。我有旨酒,以燕乐嘉宾之心。

女曰鸡鸣

女曰鸡鸣,士曰昧旦。子兴视夜,明星有烂。将翱将翔,弋凫与雁。弋言加

之,与子宜之。宜言饮酒,与子偕老,琴瑟在御,莫不静好。知子之来之,杂佩以赠之。知子之顺之,杂佩以问之,知子之好之,杂佩以报之。

卷耳

采采卷耳,不盈顷筐;嗟我怀人,寘彼周行。陟彼崔嵬,我马虺隤。我姑酌彼金罍,维以不永怀。陟彼高冈,我马玄黄,我姑酌彼兕觥,维以不永伤。陟彼砠矣,我马瘏矣。我仆痡矣,云何吁矣!

二、两汉时期

嘉会难再遇·李陵

嘉会难再遇,三载为千秋。
临河濯长缨,念子怅悠悠。
远望悲风至,对酒不能酬。
行人怀往路,何以慰我愁?
独有盈觞酒,与子结绸缪。

骨肉缘枝叶·苏武

骨肉缘枝叶,结交亦相因,四海皆兄弟,谁为行路人。况我连枝树,与子同一身。昔为鸳与鸯,今为参与辰。昔者长相近,邈若胡与秦。惟念当乖离,恩情日以新。鹿鸣思野草,可以喻嘉宾。我有一樽酒,欲以赠远人,愿子留斟酌,叙此平生亲……

驱车上东门

驱车上东门,遥望郭北墓。
白杨何萧萧,松柏夹广路。
下有陈死人,杳杳即长暮。
潜寐黄泉下,千载永不寤。
浩浩阴阳移,年命如朝露。

人生忽如寄，寿无金石固。
万岁更相送，圣贤莫能度。
服食求神仙，多为药所误。
不如饮美酒，被服纨与素。

羽林郎·辛延年

昔有霍家奴，姓冯名子都。依倚将军势，调笑酒家胡。胡姬年十五，春日独当垆。长裾连理带，广袖合欢襦。头上蓝田玉，耳后大秦珠。两鬟何窈窕，一世良所无。一鬟五百万，两鬟千万余。不意金吾子，娉婷过我庐。银鞍何煜爚，翠盖空踟蹰。就我求清酒，丝绳提玉壶。就我求珍肴，金盘脍鲤鱼。贻我青铜镜，结我红罗裾。不惜红罗裂，何论轻贱躯。男儿爱后妇，女子重前夫。人生有新故，贵贱不相逾。多谢金吾子，私爱徒区区。

白头吟

皑如山上雪，皎若云间月。
闻君有两意，故来相决绝。
今日斗酒会，明旦沟水头，
躞蹀御沟上，沟水东西流。
凄凄复凄凄，嫁娶不须啼。
愿得一心人，白头不相离。
竹竿何袅袅，鱼尾何簁簁。
男儿重意气，何用钱刀为！

今日良宴会

今日良宴会，欢乐难具陈。
弹筝奋逸响，新声妙入神。
令德唱高言，识曲听其真；
齐心同所愿，含意俱未申。
人生寄一世，奄忽若飙尘，
何不策高足，先据要路津？
无为守贫贱，轗轲长苦辛。

董娇饶·宋子候

洛阳城东路，桃李生路旁。花花自相对，叶叶自相当。春风南北起，花叶正低昂。不知谁家子，提笼行采桑，纤手折其枝，花落何飘飏。请谢彼姝子："何为见损伤？""高秋八九月，白露变为霜。终年会飘堕，安得久馨香？""秋时自零落，春月复芬芳。何如盛年去，欢爱永相忘？"吾欲竟此曲，此曲愁人肠。归来酌美酒，挟瑟上高堂。

陇西行

天上何所有，历历种白榆。桂树夹道生，青龙对道隅。凤凰鸣啾啾，一母将九雏。顾视世间人，为乐甚独殊。好妇出迎客，颜色正敷愉。伸腰再拜跪，问客平安不。请客北堂上，坐客毡氍毹，清白各异樽，酒上正华疏。酌酒持与客，客言主人持。却略再拜跪，然后持一杯。谈笑未及竟，左顾敕中厨。促令办粗饭，慎莫使稽留。废礼送客出，盈盈府中趋。送客亦不远，足不过门枢。取妇得如此，齐姜亦不如。健妇持门户，亦胜一丈夫。

三、魏晋南北朝

短歌行·曹操

对酒当歌，人生几何？譬如朝露，去日苦多。慨当以慷，幽思难忘。何以解忧？唯有杜康。青青子衿，悠悠我心。但为君故，沉吟至今。呦呦鹿鸣，食野之苹。我有嘉宾，鼓瑟吹笙。明明如月，何时可掇？忧从中来，不可断绝。越陌度阡，枉用相存。契阔谈䜩，心念旧恩。月明星稀，乌鹊南飞，绕树三匝，何枝可依？山不厌高，海不厌深，周公吐哺，天下归心。

箜篌引·曹植

置酒高殿上，亲交从我游。中厨办丰膳，烹羊宰肥牛。秦筝何慷慨，齐瑟和且柔。阳阿奏奇舞，京洛出名讴。乐饮过三爵，缓带倾庶羞，主称千金寿，宾奉万年酬。久要不可忘，薄终义所尤。谦谦君子德，磐折欲何求？惊风飘白日，光景驰西流。盛时不再来，百年忽我遒。生存华屋处，零落归山丘。先民谁不死，知命复何忧？

咏怀诗·阮籍

洪生资制度，被服正有常，
尊卑设次序，事物齐纪纲。
容饰整颜色，磐折执珪璋。
堂上置玄酒，室中盛稻粱，
外厉贞素谈，户内灭芬芳。
放口从衷出，复说道义方。
委曲周旋仪，姿态悉我肠。

北芒客舍诗·刘伶

泱漭望舒隐，黮黤玄夜阴。
寒饥思天曙，振翅吹长音。
蚊蚋归丰草，枯叶散萧林。
陈醢发悴颜，巴歈畅真心，
缊被终不晓，斯叹信难任。
何以除斯叹，付之与琴瑟，
长笛响中夕，闻此消胸襟。

对酒·张正见

当歌对玉酒，匡坐酌金罍。
竹叶三清泛，葡萄百味开。
风移兰气人，月逐桂香来。
独有刘将阮，忘情寄羽杯。

夜宿石门诗·谢灵运

朝搴苑中兰，畏彼霜下歇。
暝还云际宿，弄此石上月。
鸟鸣识夜栖，木落知风发。
异音同至听，殊响俱清越。
妙物莫为赏，芳醑谁与伐？
美人竟不来，阳阿徒晞发。

代结客少年场行·鲍照

骢马金络头，锦带佩吴钩。

失意杯酒间，白刃起相仇，
追兵一旦至，负剑远行游。
去乡三十载，复得还旧丘。
升高临四关，表里望皇州。
九涂平若水，双阙似云浮。
扶宫罗将相，夹道列王侯，
日中市朝满，车马苦川流。
击钟陈鼎食，方驾自求索。
今我独何为，坎壈怀百忧。

望荆山·江淹

奉义至江汉，始知楚塞长。
南关绕桐柏，西岳出鲁阳。
寒郊无留影，秋日悬清光。
悲风桡重林，云霞肃川涨。
岁宴君如何？零泪沾衣裳。
玉柱空掩露，金樽坐含霜。
一闻苦寒奏，再使艳歌伤。

四、唐代

夜别韦司士·高适

高馆张灯酒复清，夜钟残月雁有声。
只言啼鸟堪留侣，无那春风欲送行。
黄河曲里沙为岸，白马津边柳向城。
莫怨他乡暂别故，知君到处有逢迎。

春日忆李白·杜甫

白也诗无敌，飘然思不群。
清新庾开府，俊逸鲍参军。
渭北春天树，江东日暮云。
何时一樽酒，重与细论文。

凉州词·王翰

葡萄美酒夜光杯，欲饮琵琶马上催。
醉卧沙场君莫笑，古来征战几人回。

问刘十九·白居易

绿蚁新醅酒，红泥小火炉。
晚来天欲雪，能饮一杯无？

留卢秦卿·韩愈

知有前期在，难分此夜中。
无将故人酒，不及石尤风。

泊秦淮·杜牧

烟笼寒水月笼沙，夜泊秦淮近酒家。
商女不知亡国恨，隔江犹唱后庭花。

客中作·李白

兰陵美酒郁金香，玉碗盛来瑚珀光。
但使主人能醉客，不知何处是他乡。

送元二使安西·王维

渭城朝雨浥轻尘，客舍青青柳色新。
劝君更尽一杯酒，西出阳关无故人。

龙池·李商隐

龙池赐酒敞云屏，羯鼓声高众乐停。
夜半宴归宫漏永，薛王沉醉寿王醒。

自遣·罗隐

得即高歌失即休，多愁多恨亦悠悠。
今朝有酒今朝醉，明日愁来明日愁。

五、宋代

无题·晏殊

油壁香车不再逢，峡云无迹任西东。
梨花院落溶溶月，柳絮池塘淡淡风。
几日寂寥伤酒后，一番萧瑟禁烟中。
鱼书欲寄何由达，水远山长处处同。

行香子词·苏东坡

清夜无尘，月色如银。酒斟时、须满
十分。浮名浮利，虚苦劳神。叹隙中驹、
石中火、梦中身。虽抱文章，开口谁亲？
且陶陶、乐取天真。几时归去，作个闲
人。对一张琴、一壶酒、一溪云。

雨霖铃·柳永

寒蝉凄切，对长亭晚，骤雨初歇。都
门帐饮无绪，留恋处，兰舟催发。执手相
看泪眼，竟无语凝噎。念去去，千里烟
波，暮霭沉沉楚天阔。

多情自古伤离别，更那堪冷落清秋
节！今宵酒醒何处？杨柳岸晓风残月。此
去经年，应是良辰好景虚设。便纵有千种
风情，更与何人说？

浣溪沙·晏殊

一曲新词酒一杯，去年天气旧亭台，
夕阳西下几时回？
无可奈何花落去，似曾相识燕归来，
小园香径独徘徊。

如梦令·李清照

常记溪亭日暮，
沉醉不知归路。
兴尽晚回舟，
误入藕花深处。
争渡，争渡，
惊起一滩鸥鹭。

如梦令·李清照

昨夜雨疏风骤，
沉睡不消残酒。
试问卷帘人，
却道海棠依旧。
知否？知否？
应是绿肥红瘦。

声声慢·李清照

寻寻觅觅，冷冷清清，凄凄惨惨戚
戚。乍暖还寒时，最难将息。三杯两盏淡
酒，怎敌他、晚来风急？雁过也，正伤
心，却是旧时相识。

满地黄花堆积，憔悴损，如今有谁堪
摘？守着窗儿，独自怎生得黑！梧桐更兼

细雨，到黄昏，点点滴滴。这次第，怎一个愁字了得？

钗头凤·陆游

红酥手，黄藤酒。
满城春色宫墙柳。
东风恶，欢情薄。
一杯愁绪，几度离索。
错！错！错！
春如旧，人空瘦。
泪痕红浥鲛绡透。
桃花落，闲池阁。
山盟虽在，锦书难托。
莫！莫！莫！

野色·范仲淹

非烟亦非雾，幂幂映楼台。
白鸟忽点破，夕阳还照开。
肯随芳香歇，疑逐远帆来。
谁会山公意，登高醉始回。

正月末雪中有作·吕本中

柳着河冰雪着船，小桃应误取春怜。
床头有酒须君醉，又废蒲团一夜禅。

郊行即事·程颢

芳原绿野恣行时，春入遥山碧四围。
兴逐乱红穿柳巷，困临流水坐苔矶。
莫辞盏酒十分劝，只恐风花一片飞。
况是清明好天气，不妨游衍莫忘归。

北郭·文同

绕树垂萝荫曲堤，暖烟深处乱禽啼。
何人来此共携酒，可惜拒霜花一溪。

中秋·戴复古

把酒冰壶接胜游，今年喜不负中秋。
故人心是中秋月，肯为狂夫照白头。

春游·王令

春城儿女纵春游，醉倚层台笑上楼。

满眼落花多少意，若何无个解春愁。

梦中作·欧阳修

夜凉吹笛千山月，路暗迷人百种花。
棋罢不知人换世，酒阑无奈客思家。

西村·王令

远近皆僧剂，西村八九家。
得鱼无卖处，沽酒入芦花。

六、金元明时期

临江仙词·慎

滚滚长江东逝水，
浪花淘尽英雄。
是非成败转头空，
青山依旧在，
几度夕阳红？
白发渔樵江渚上，
惯看秋月春风。
一壶浊酒喜相逢，
古今多少事，
都付笑谈中。

盘山绝顶·戚继光

霜角一声草木哀，云头对起石门开。
朔风虏酒不成醉，落叶归鸦无数来。
但使玄戈销杀气，未妨自发老边才，
勒名峰上吾与谁？故李将军舞剑台。

西山亭留题·张昱

马头曾为使君回，北望新亭道路开，
于越地形缘海尽，勾吴山色过江来。
英雄有恨余湖水，天地忘怀入酒杯。
珍重谢家林下客，玉山何待情人推。

醉樵歌·张简

东吴市中逢醉樵，铁冠欹侧发飘萧，
两肩矻矻何所负？青松一枝悬酒瓢，
自言华盖峰头住，足迹踏遍人间路，

学剑学书总不成，惟有饮酒得真趣。
管乐本是王霸才，松乔自有烟霞具。
手持昆冈白玉斧，曾向月里斫桂树。
月里仙人不我嗔，特令下饮洞庭春。
兴来一吸海水尽，却把珊瑚樵作薪。
醒时邂逅逢王质，石上看棋黄鹄立。
斧柯烂尽不成仙，不如一醉三千日，
于今老去名空在，处处题诗偿酒债。
淋漓醉墨落人间，夜夜风雷起光怪。

峨眉亭·张以宁

碧酒双玉瓶，独酌峨眉亭。
不见李太白，唯见三山青。
秋色淮上来，苍然满云汀。
安得十五弦，弹与蛟龙听。

客中除夕·袁凯

今夕为何夕？他乡说故乡。
看人儿女大，为客岁月长。
戎马无休歇，关山正渺茫。
一杯柏叶酒，未敌泪千行。

游虎丘·郭麟孙

海峰何从来？平地涌高岭。去城不七
里，幻此幽绝境。芳游坐迟暮，无物惜余
景。树暗云岩深，花落春寺静。野草时有
香，风絮淡淡影。山行纷游人，金翠竞驰
骋。朝来有爽气，此意独谁领，我来极登
览，妙灵应自省。遥看青数尖，俯视绿万
顷。逃禅问顽石，试茗汲憨井。竟行忘步
滑，野坐怯衣冷。聊为无事饮，颇觉清昼
永。藉草方醉眠，松风忽吹醒。

苕溪·戴表元

六月苕溪路，人言似若邪。
渔罾挂棕树，酒舫出荷花。
碧水千塍共，青山一道斜。
人间无限事，不厌是桑麻。

明皇秉烛夜游图·高启

花萼楼头日初堕，紫衣催上宫门锁，

大家今夕宴西园，高爇银盘百枝火。海棠
欲睡不得成，红妆照见殊分明，满庭紫焰
作春雾，不知有月空中行。新谱《霓裳》
试初按，内使频呼烧烛换，如更官女报铜
签，歌舞休催夜方半。共言醉饮终此宵，
明日且免群臣朝。只愁风露渐欲冷，妃子
衣薄愁成娇。琵琶羯鼓相追逐，白日君心
欢不足。此时何暇化光明，去照逃亡小家
屋。姑苏台上长夜歌，江都宫里飞萤多。
一般行乐未知极，烽火忽至将如何？可怜
蜀道归来客，南内凄凉头尽白，孤灯不照
返魂人，梧桐夜雨秋萧瑟。

游黄华山·元好问

黄华水帘天下绝，我初闻之雪溪翁。
丹霞翠壁高欢宫，银河下催青芙蓉。
昨朝一游亦偶尔，更觉摹写难为功。
是时气节已三月，山木赤立无春容，
湍声汹汹转绝壑，雪气凛凛随阴风。
悬流千丈忽当眼，芥蒂一洗平生胸，
雷公怒击散飞雹，日脚倒射垂长虹。
骊珠百斛供一泻，海藏翻倒愁龙公，
轻明圆转不相碍，变见融结谁为雄？
归来心魄为动荡，晓梦月落春山空。
手中仙人九节杖，每恨胜景不得究，
携壶重来岩下宿，道人已约山樱红。

七、清代

圆圆曲·吴伟业

鼎湖当日弃人间，破敌收京下玉关。
恸哭六军俱缟素，冲冠一怒为红颜。红颜
流落非吾恋，逆贼天亡自荒宴。电扫黄巾
定黑山，哭罢君亲再相见。相见初经田窦
家，侯门歌舞出如花。许将戚里空侯伎，
等取将军油壁车。家本姑苏浣花里，圆圆
小字娇罗绮。梦向夫差苑里游，宫娥拥入
君王起。前身合是采莲人，门前一片横塘
水。横塘双桨去如飞，何处豪客强载归。
此际岂知非薄命，此时只有泪沾衣。熏天

意气连宫掖，明眸皓齿无人惜。夺归永巷闭良家，教就新声倾坐客。坐客飞觞红日暮，一曲哀弦向谁诉？白皙通侯最少年，拣取花枝屡回顾。早携娇鸟出樊笼，待得银河几时渡？恨杀军书底死催，苦留后约将人误。相约恩深相见难，一朝蚁贼满长安。可怜思妇楼头柳，认作天边粉絮看。遍索绿珠围内第，强呼绛树出雕阑。若非壮士全师胜，争得蛾眉匹马还？蛾眉马上传呼进，云鬟不整惊魂定。蜡炬迎来在战场，啼妆满奋残红印。专征萧鼓向秦川，金牛道上车千乘。斜谷云深起画楼，散关月落开妆镜。传来消息满江乡，乌桕红经十度霜。教曲妓师怜尚在，浣纱女伴忆同行。旧巢共是衔泥燕，飞上枝头变凤凰。长向尊前悲老大，有人夫婿擅侯王，当时只受声名累，贵戚名豪竞延致。一斛珠连万斛愁，关山漂泊腰肢细。错忆狂风飏落花，无边春色来天地。尝闻倾国与倾城，翻使周郎受重名。妻子岂应关大计，英雄无奈是多情。全家白骨成灰土，一代红妆照汗青。君不见馆娃初起鸳鸯宿，越女如花看不足，香径尘生鸟自啼，屧廊人去苔空绿。换羽移宫万里愁。珠歌翠舞古梁州。为君别唱吴宫曲，汉水东南日夜流！

村饮·黎简

村饮家家酿酒钱，竹枝篱外野塘边。
谷丝久倍灵常价，父老休谈少壮年。
细雨人归芳草晚，东风牛藉落花眠。
秧苗已长桑芽短，忙甚春分寒食天。

吴门春仲送李生还长安·钱谦益

阑风伏雨暗江城，扶病将愁起送行。
烟月扬州如梦寐，江山建业又清明。
夜乌啼断门前柳，春鸟衔残花外樱。
尊酒前期君莫忘，药囊我欲傍余生。

海上·顾炎武

海上雪深时，长空无一雁。

平生李少卿，持酒来相劝。

同欧阳令饮凤凰山下·宋琬

茅茨深处隔烟霞，鸡犬寥寥有数家。
寄语武陵仙吏道，莫将征税及桃花。

春尽日·郑珍

绿荷扶夏出，嫩立如婴儿。
春风欲舍去，尽日饱之吹。
对此伤我心，泪下如绠縻。
天岂欲我穷！天岂欲我穷！
日月自见多，大化谁能持？
阑边秃尾雀，搉老看众嘻。
微物亦有然，聊复酒一卮。

过湖北山家·施闰章

路回临石岸，树老出墙根。
野水合诸涧，桃花成一村。
呼鸡过篱栅，行酒尽儿孙。
老矣吾将隐，前峰恰对门。

田园杂诗（选一首）·钱谦益

春天不久晴，衣垢及时浣。
身上何所著？敝襦及骭短。
家人念我寒，一杯为斟满。
酒满不可多，农事不可缓。
奋身田野间，襟带忽以散。
乃知四体勤，无衣亦自暖。
君看狐貉温，转使腰肢懒。

清凉山赞佛诗·吴伟业

西北有高山，云是文殊台，台上明月池，千叶金莲开。花花相映发，叶叶同根栽。王母携双成，绿盖云中来，汉王坐汉宫，一见光徘徊。结以同心合，授以九子钗。翠装雕玉辇，丹髹沉香斋。扩置琉璃屏，立在文石阶。长恐乘风去，舍我归蓬莱，从猎往上林，小队城南隈。雪鹰异凡羽，果马殊群材。言过乐游苑，进及长杨街。张宴奏丝桐，新月穿宫槐。携手忽太息，乐极生微哀。千秋终寂寞，此日谁追陪。陛下寿万年，妾命如尘埃。愿共南山椁，长奉西宫杯。披香淖博士，侧听私惊猜：今日乐方乐，斯语胡为哉？待诏东方生，执戟前诙谐。熏炉拂黼帐，白露零苍台。吾王慎玉体，对酒毋伤怀。

溥杰先生与酒

昔时王谢珍家酿，辗转流传历百年。
仿膳品尝当日味，飞觞共醉尚方延。

八、近现代

菩萨蛮·黄鹤楼·毛泽东

茫茫九派流中国，
沉沉一线穿南北。
烟雨莽苍苍，
龟蛇锁大江。
黄鹤知何去？
剩有游人处。
把酒酹滔滔，
心潮逐浪高！

酒·艾青

她是可爱的，
具有火的性格，
水的外形；
她是欢乐的精灵，
哪儿有喜庆，
就有她光临。
她真是会逗，
能让你说真话，
掏出你的心。
她会使你，
忘掉痛苦，
喜气盈盈。
喝吧，为了胜利！
喝吧，为了友谊！
喝吧，为了爱情！
你可要当心，

在你高兴的时候，
她会偷走你的理性。
不要以为她是水，
能扑灭你的烦扰，
她是倒在火上的油。
会使聪明的更聪明，
会使愚蠢的更愚蠢。

劝世文·憨山大师

红尘白浪两茫茫，忍辱柔和是妙方。到处随缘延岁月，终身安分度时光。休将自己心田昧，莫把他人过失扬。谨慎应酬无懊恼，耐烦做事好商量。常言硬努弦先断，每见钢刀口易伤。惹祸只因闲口舌，招愆多为狠心肠。是非不必争人我，彼此何须论短长。世事由来多缺陷，幻想焉得免无常？吃些亏处原无碍，退让三分也无妨。春日才看杨柳绿，秋风又见菊花黄。荣华终是三更梦，富贵还同九月霜。老病生死谁替得，酸甜苦辣自承当。人从巧计夸伶俐，天自从容定主张。诌曲贪嗔堕地狱，公平正直即天堂。麝因香重身先死，蚕为丝多命早亡。一剂养神平胃散。两盅和气二陈汤。生前枉费心千万，死后空留手一双。悲欢离合朝朝闹，寿夭穷通日日忙。休得争强来斗胜，百年浑是戏文场。顷刻一声锣鼓歇，不知何处是家乡。

临江仙·药酒·罗兴洪

漫漫医海传药酒，
铸就名家英雄。
青囊瓦罐转头空，
古籍依旧在，
经方代代红。
疑难杂症罕见病，
岐黄尽显神通。
一壶药酒常饮用，
曾经多少病，
治愈酒坛中。

一壶浊酒喜相逢，古今多少事，都付笑谈中。人生在世，最乐处莫过于一醉也，为酒醉，为人醉，为事醉。任你山穷水也尽，任你柳暗花不明，只要有美酒醍醐灌顶而下，顺势直入心脾深处，大事小事便顿时化为乌有，天地万物即刻视作无物。但醉要有适度，过犹不及也，为人、处事、醉酒，达到"花看半开，酒喝微醺"可也。

古来圣贤皆寂寞，唯有饮者留其名！

上篇 酒文化

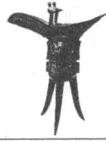

下篇　各类药酒

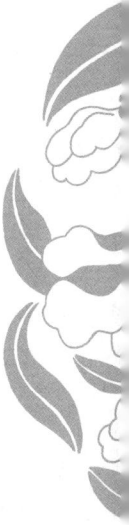

第五章
补益类药酒

一、补血类药酒

人体五脏六腑之血，莫不本乎于心、肝、脾之脏。心生血，肝藏血，脾统血；又脾胃为后天之本，气血生化之源，通过心"变化而赤，谓之血"，归肝所藏。故血虚证，皆责之于脾、心、肝。补血药酒，适用于禀赋不足，或脾胃素虚，气血生化不足；或各种急慢性出血；或思虑过度，暗耗营血；或瘀血阻络，新血不生等所表现的虚弱证候。血虚常见的临床表现为面色苍白而无华或萎黄，唇色淡白，爪甲苍白，头晕眼花，心悸气短，失眠，手足发麻，脉细，妇女经血量少色淡、延期、甚或闭经，舌淡苔白……常用药酒方有：

万寿药酒 I

【处方】

红枣 100g　石菖蒲 30g　川郁金 30g　五加皮 30g　陈皮 30g　茯神 30g　牛膝 30g　麦冬 30g　全当归 60g　红花 15g　白酒 12L

【制法】将前 10 味共制为粗末或切成薄片，入布袋，置容器中，加入烧酒，密封，隔水加热半小时，取出放凉，埋入土中数日以去火毒。取出开封即可取用。

【功能主治】养血宁心，健脾化湿，益肾柔肝。用于心血不足，湿浊内阻，精神不振，神志不宁；或肝肾不足，筋骨乏力等。

【用法用量】口服：每次服 20～40ml 或适量服，日服 2 次。

【处方来源】《百病中医药酒疗法》

归芪藤酒

【处方】

当归 30g　黄芪 30g　鸡血藤 30g　白酒 500ml

【制法】将前 3 味切成薄片，置容器中，加入白酒，密封，浸泡 10～15 天后，过滤去渣，即成。

【功能主治】益气，养血，活血。用于血虚诸症。

【用法用量】口服：每次服 10～20ml，日服 2～3 次。

【处方来源】《中国药酒配方大全》

归圆仙酒

【处方】

当归 50g　桂圆 50g　白酒 300ml

【制法】将前 2 味置容器中，加入白酒，密封，浸泡 7 天后即可取用。

【功能主治】养血活血。用于血虚诸症。

【用法用量】口服：不拘时，徐徐饮之。

【处方来源】《费氏食养三种》

归圆杞菊酒

【处方】

当归30g　龙眼肉40g　枸杞120g　杭菊花60g　白酒3.5L

【制法】将前4味共制为粗末或切成薄片，入布袋，置容器中，加入白酒，密封，浸泡月余后即可饮用。

【功能主治】补心肾，和气血，益精髓，壮筋骨，发五脏，旺精神，润肌肤，悦颜色。用于阴血不足、养生健身。

【用法用量】口服：不拘时，随意饮之。

【处方来源】明·《摄生秘剖》

地胡酒

【处方】

熟地250g　胡麻仁130g　薏苡仁30g　白酒1.5L

【制法】将胡麻仁蒸熟捣烂，薏苡仁捣碎，熟地切碎，共入布袋，置容器中，加入白酒，密封，放在阴凉处，浸泡15天后，开封，去掉药袋，沥干，再用细纱布过滤一遍，贮瓶备用。

【功能主治】养阴血，补肝肾，通血脉，祛风湿，强筋骨。用于精血亏损、肝肾不足之腰膝软弱、筋脉拘挛、屈伸不利等症。

【用法用量】口服：每次服10～30ml，每日早、晚各服1次。

【处方来源】《食医心鉴》

【附记】本药酒药性平和，是老年人的佳品，常服有利于健康。

地黄养血安神酒

【处方】

熟地黄50g　枸杞25g　当归25g　炒薏苡仁25g　制首乌25g　龙眼肉20g　沉香1.5g　白酒1.5L

【制法】将上药共研为粗末或切成薄片，纱布袋装，扎口，置容器中，加入白酒，密封浸泡。7日后取出药袋，压榨取液，将榨取液与药酒混合，静置，过滤即得。

【功能主治】养血安神。用于失眠健忘、心悸怔忡、须发早白、头晕目涩。

【用法用量】口服：每次服15～20ml，日服2次，温服。

【处方来源】清·《惠直堂经验方》

延寿酒Ⅰ

【处方】

黄精20g　苍术20g　天门冬15g　松叶30g　枸杞50g　白酒1L

【制法】将上药切成薄片，加入白酒，密封浸泡10～12天即可。

【功能主治】健脾胃，益精血，祛风湿，补肝肾。用于脾弱、精血不足，兼感受风湿，而出现的食少体倦、头晕、目暗、筋骨不利等症。

【用法用量】口服：每次服10ml，日服2～3次。

【注意事项】凡畏寒肢冷，下利水肿者忌服。

【处方来源】《中藏经》

【附记】①《普济方》方中枸杞用量减半，余同上，主治"疗百病"；②本药酒还可用于治疗须发早白、视物昏花、风湿痹证、四肢麻木、腰膝酸软等证，效果亦佳；③无病之人，体质偏于气阴不足者，常服有"强身健体、养生益寿"之作用。

延寿酒Ⅱ

【处方】

桂圆肉500g　桂花120g　白糖240g
白酒2L

【制法】将上药及白糖同浸入酒内，
酒坛封固，经年为佳，半月取用亦可。

【功能主治】益血气，祛痰化瘀，除
口臭。用于体质虚弱、血气亏虚诸症。

【用法用量】口服：不拘时，适量饮用。

【处方来源】明·《寿世保元》

【附记】本药酒一般人亦可饮用，有
营养保健作用。

补血调元酒

【处方】

鸡血藤50g　骨碎补100g　制首乌30g
黄芪30g　麦芽30g　女贞子15g　党参15g
佛手15g　白砂糖120g　白酒2L

【制法】将上药共研为粗末或切成薄
片，纱布袋装，扎口，置干净容器中，加
入白酒，密封浸泡14日后启封。去药渣，
加砂糖搅拌均匀，待溶解后，过滤取液，
再合并压榨药渣所得药液，装瓶备用。

【功能主治】健脾补肾，调补气血。
用于气血虚头晕，心悸，健忘，神疲纳
少，面色不华，气短喘促，肢体麻木，骨
质增生症。

【用法用量】口服：每次服10~
20ml，日服2次。

【注意事项】痰热内盛者慎用。

【处方来源】《民间百病良方》

补精益志酒Ⅰ

【处方】

熟地黄120g　全当归150g　川芎45g

杜仲45g　白茯苓45g　甘草30g　金樱子
30g　淫羊藿30g　石斛90g　白酒6L

【制法】将前9味共研为粗末或切成
薄片，入布袋，置容器中，加入白酒，密
封，浸泡7~14天后即可取用。

【功能主治】益肾活血，补精养老。
用于虚劳损伤、精血不足、形体消瘦、面
色苍老、饮食减少、肾阳虚痿、腰膝酸软
等症。

【用法用量】口服：每次空腹服1~2
杯（约30~50ml），每日早、晚各服
一次。

【处方来源】《百病中医药酒疗法》

鸡子阿胶酒Ⅰ

【处方】

鸡子黄4枚　阿胶40g　食盐适量
米酒500ml

【制法】将鸡蛋打破，按用量去蛋清
取蛋黄，备用。将米酒倒入坛中，置文火
上煮沸，下入阿胶，化尽后再下入鸡蛋黄
（先搅化），食盐拌匀。再煮数沸即离火，
待冷后，置入净器中，静置备用。

【功能主治】补血止血。用于体虚乏
力、血虚萎黄、虚劳咳嗽、吐血、便血、
崩漏、子宫出血等症。

【用法用量】口服：每次适量温饮，
约20~30ml每日早晚各服1次。

【处方来源】明·《永乐大典》

【附记】本方用于一般病后体虚的辅
助治疗，颇有疗效。

鸡血藤酒Ⅰ

【处方】

鸡血藤胶250g　鸡血藤片400g　白
酒10L

【制法】上药置于适当大小的瓶中，
用白酒浸之，封口，经7日开取。

【功能主治】补血活血，舒筋通络。用于体虚乏力、血虚萎黄等症。

【用法用量】口服：每次空腹温饮30ml，每日早、晚各一次。

【处方来源】《药酒验方选》

🍶 周公百岁酒

【处方】

黄芪60g　茯神60g　麦冬30g　肉桂18g　当归36g　生地36g　熟地36g　党参30g　白术30g　茯苓30g　陈皮30g　山萸肉30g　枸杞30g　川芎30g　防风30g　龟板胶30g　五味子24g　羌活24g　白酒5L

【制法】将前18味捣碎或切片，入布袋，置容器中，加入白酒（亦可加入冰糖100g，大枣适量），密封，再用热水隔坛（容器）加热，文火煮沸2小时（亦可不煮，静置半月浸泡即可），然后将坛取出，静置7天后即可开封，取用。

【功能主治】益气补血，健脾益肾。用于气血衰减、亡血失精的四肢无力、面色无华、食少消瘦、须发早白、头眩等症。对气血虚弱，又感受风湿的肢体麻木，活动不便的病证也有治疗作用。

【用法用量】口服：每次温服15～30ml，日服2次。

【注意事项】孕妇忌服。

【处方来源】《中国医学大辞典》

🍶 宫方定风酒

【处方】

天冬15g　麦冬15g　生地黄15g　熟地黄15g　川芎15g　五加皮15g　川牛膝15g　桂枝9g　汾酒10L　蜂蜜500g　赤砂糖500g　陈米醋500ml

【制法】将前8味捣碎或切成薄片，入布袋，置瓷坛内，加入汾酒和蜂蜜、赤砂糖，米醋，搅匀，封口密闭。放入锅中微火蒸2小时，取起，埋入土中7日以去火毒。取出即可服用。

【功能主治】滋阴，补血，熄风。凡患虚风病者均可用之。

【用法用量】口服：根据酒量午餐或晚餐饭时饮，以每次10～20ml为宜。

【处方来源】宋·《杨氏家藏方》

【附记】本药酒药性平和，年老体衰者频服，极有裨益而无流弊，真妙方也。

🍶 养生酒

【处方】

当归30g　杭菊30g　桂圆肉240g　枸杞120g　白酒5L

【制法】将当归切片与余下各药，入布袋，置容器中，加入烧酒和白酒浆，密封，浸泡1个月以上，便可饮用。

【功能主治】益精血，养肝肾，强身健体，养生防病。用于血虚精亏、面色不华、头晕目眩、视物昏花。睡眠不安、心悸、健忘等症。

【用法用量】口服：每次服10～20ml，日服2次。

【处方来源】清·《惠直堂经验方》

【附记】无病之人饮用，具有"补益强身，养生防病"的作用。因而古人称该酒"润肌肤、驻颜色"。白酒浆系指初酿，其色未变之酒，烧酒系蒸馏酒，白酒亦可。

🍶 养神汤

【处方】

熟地90g　枸杞60g　白茯苓60g　怀山药60g　当归60g　莲子肉60g　薏苡仁60g　酸枣仁60g　麦冬60g　川续断30g　广木香15g　大茴香15g　丁香6g　桂圆肉250g　白酒10L

【制法】将前 14 味，其中茯苓、山药、薏苡仁、莲肉制为细末；余药制成饮片，一起装入容器中，加入白酒，密封，静置 7～14 天后，过滤去渣，即成。

【功能主治】益精血，补心脾，安神定悸。用于心脾两虚、精血不足的神志不安、心悸失眠等症。平素气乏血弱者，亦可饮用。

【用法用量】口服：每次服 10～20ml，日服 2～3 次或不拘时，适量服之。

【处方来源】清·《同寿录》

圆肉补血酒

【处方】

桂圆肉 250g 制首乌 250g 鸡血藤 250g 米酒 5L

【制法】将前 3 味捣碎或切片，置容器中，加入水酒，密封，浸泡 10 天后，过滤去渣，即成。在浸泡过程中，每天振摇 1～2 次，以促使有效成分的浸出。

【功能主治】养血补心，益肝肾。用于血虚气弱所致的面色无华、头眩心悸、失眠、四肢乏力、须发早白等症。

【用法用量】口服：每次服 10～20ml，日服 1～2 次。

【处方来源】《药用果品》

黄精补酒

【处方】

黄精 100g 当归 100g 黄酒 2L

【制法】将上药切成薄片，纱布袋装，扎口。黄酒浸泡 1 小时后，将泡酒容器置锅内，隔水文火加热 1 小时，待凉后将其移至阴凉处，7 日后开封取出药袋，压榨取液，将榨取液和药酒混合，静置，过滤，即得。

【功能主治】益气养血，滋阴补虚。用于气血不足，面乏华色，短气懒言，头晕目眩，倦怠乏力，食欲缺乏，或心悸健忘。

【用法用量】口服：每次服 30ml，日服 2 次，温饮。

【处方来源】清宫秘方

雪花酒

【处方】

羊精膂肉 500g 龙脑冰片 10g 肾窠脂 30g 木香 10g 白酒 3L

【制法】将羊肉去筋膜，温水浸洗，切作薄片，用极好白酒 3L 煮令肉烂，细切研成膏，另用羊脊髓 90g，肾窠脂 30g，于铁锅内熔作油，去渣，兑入先研膏内，并研令匀；又入龙脑冰片伴和，倾入瓷瓶中，候冷。龙脑冰片等冷却后方加入，如无龙脑冰片，入木香少许拌和亦佳，二味各入少许尤佳。

【功能主治】益精血，强筋骨。用于精亏血少所致诸症。

【用法用量】口服：用时每取出适量（约 15～20g）切作薄片，入酒杯中，以温酒（白酒）浸饮之。适量饮用。

【处方来源】明·《永乐大典》

鹿血酒

【处方】

鹿茸内骨髓；鹿颈静脉内鲜血；宰鹿时取血可风干成紫棕色片状的固体均可，白酒适量。

【制法】将鹿茸内骨髓，浸入白酒中，制成 20% 的药酒；将鹿颈静脉血，加入白酒，制成 30% 的药酒；固体的血片研细，兑酒即成。

【功能主治】益精血，养心神。用于多种血液病，对慢性苯中毒造成的血液病也有较好的疗效，对老年人精枯血虚，心悸不安等症疗效颇佳。

【用法用量】口服：每次服 10ml，日服 3 次。

【注意事项】凡有虚热，实热者不宜取此酒；高血压，肝炎、肾炎等患者禁用。

【处方来源】宋·《证类本草》

二、益气类药酒

人体五脏六腑之气，为肺所主，来自中焦脾胃水谷之精气，由上焦宣发，输布全身，所以气虚多责之于肺、脾二脏。故补气药酒是为肺、脾气虚病症而设。适用于久病体虚、劳累、老年体弱等因素引起的脏腑组织功能减退所表现的症候。常见的主要表现为神疲乏力、声低（少气）、懒言、头晕、目眩、面色淡白、自汗怕风、大便滑泄，活动时诸症加剧，舌淡苔白，脉虚或虚大无力……常用药酒如下。

十全大补酒

【处方】

党参80g 炒白术80g 炒白芍80g 炙黄芪80g 白茯苓80g 当归120g 熟地黄120g 炙甘草40g 川芎40g 肉桂20g 蔗糖150g 白酒8L

【制法】将前 10 味粉碎成粉或切片，用白酒密封浸渍半月后，即可取之服用。

【功能主治】温补气血。用于气血两虚、面色苍白、气短心悸、头晕自汗、体倦乏力、四肢不温、月经量多等症。

【用法用量】口服：每次服 15 ~ 30ml，日服 2 次。

【处方来源】《药酒汇编》

【附记】《张八卦外科新编》十全大补酒，方中炙甘草、肉桂各用 30g，余药各用 80g，白酒 1500ml，去蔗糖。余同上。用治气血双虚，而偏于阳虚有寒的多种病证，如气血虚弱所致的食少乏力、头晕、心悸、妇女崩漏、疮疡溃而不敛、脓

水清稀等症。凡外感风寒、风热、阴虚阳亢者不宜服用此酒。

人参大补酒 I

【处方】

红参15g 茯苓15g 蜜炙黄芪30g 玉竹30g 炒白术10g 炙甘草10g 白酒1L

【制法】将上药共研为粗末或切片，纱布袋装，扎口，置容器中，白酒浸泡。14 日后即可取上清液饮用。

【功能主治】补气健脾。用于脾胃虚弱，精神疲倦，食欲缺乏，腹泻便溏。

【用法用量】口服：每次服 10 ~ 15ml，日服 2 ~ 3 次。

【处方来源】《临床验方集》

人参天麻药酒

【处方】

天麻210g 川牛膝210g 黄芪175g 穿山甲700g 红花28g 人参40g 蔗糖850g 52°左右白酒10L

【制法】将前 6 味切片，置容器中，加入白酒，密封，浸泡 30 ~ 40 天后，即可开封饮用，酒尽加酒，味淡即止。

【功能主治】益气活血，舒筋止痛。用于气血不足、关节痛、腰腿痛、四肢麻木等。

【用法用量】口服：每次服 10ml，日服 2 ~ 3 次。

【注意事项】孕妇忌服。

【处方来源】《药酒汇编》

人参天麻酒

【处方】

人参15g 牛膝15g 天麻15g 炙黄芪30g 白酒1L

【制法】将上药共研为粗末，纱布袋装，扎口，白酒浸泡 14 日后，取出药袋，压榨取液。将榨取液与药酒混合，静置，过滤后装瓶备用。

【功能主治】补气健脾，舒筋活络。用于气虚血少、肢体麻木、筋脉拘挛或病后体虚。

【用法用量】口服：每次服 10ml，日服 2~3 次。

【处方来源】《临床验方集》

【附记】如伴有风湿痹痛者，配方中酌加羌活、独活、桂枝各 10~15g。

人参地黄酒

【处方】

人参 15g　熟地 60g　蜂蜜 100g　白酒 1L

【制法】将上药切成薄片，一同置入干净容器中，白酒浸泡。容器密封，14 日后开封。开封后过滤去药渣，再加蜂蜜，搅拌均匀，即可取之饮用。

【功能主治】气血双补，扶羸益智。用于气血不足、面色不华、头晕目眩、神疲气短、心悸失眠、记忆力减退。

【用法用量】口服：每次服 15ml，日服 2 次。

【处方来源】明·《景岳全书》

人参百岁酒

【处方】

红参 10g　熟地黄 9g　玉竹 15g　制首乌 15g　红花 3g　炙甘草 3g　麦冬 6g　蔗糖 100g　白酒 500ml

【制法】上药用上好白酒作为溶剂，置坛内密封，浸渍 15 天，加入蔗糖，搅拌溶解后，静置即得。

【功能主治】补养气血，乌须黑发，宁神生津。用于头晕目眩、耳鸣健忘、心

悸不宁、失眠梦差、气短汗出、面色苍白、舌淡脉细弱者。

【用法用量】口服：每次服 15~30ml，日服 2 次。

【注意事项】高血压患者及孕妇慎饮此药酒。感冒时暂停取饮。

【处方来源】《浙江省药品标准》

人参茯苓酒

【处方】

人参 30g　生地黄 30g　白茯苓 30g　白术 30g　白芍 30g　当归 30g　川芎 15g　桂圆肉 120g　冰糖 250g　高粱酒 3L

【制法】将前 8 味共研为粗末或切片，入布袋，置容器中，加入白酒，密封，浸泡 4~7 日后，过滤去渣，取药液，加入冰糖，溶化后即可饮用。

【功能主治】气血双补，健脾养胃。用于气血亏损、脾胃虚弱、形体消瘦、面色萎黄。

【用法用量】口服：每次服 15~30ml，口服 2~3 次，或适量徐徐饮之，不拘时。

【处方来源】《百病中医药酒疗法》

人参首乌酒

【处方】

人参 30g　制首乌 60g　白酒 1L

【制法】将上药切碎或切片，装纱布袋中，扎口，置干净容器中，白酒浸泡。14 日后过滤去渣取液，装瓶备用。

【功能主治】补气养血，益肾填精。用于眩晕耳鸣、健忘心悸、神疲倦怠、失眠多梦、低血压、神经衰弱、脑动脉硬化等病而见有上述症状者均可用之。

【用法用量】口服：每次服 10ml，日服 3 次。

【处方来源】《临床验方集》

【附记】方中人参，一般偏阳虚者用红参，偏阴虚者用生晒参，效果更好。

人参酒

【处方】

①人参 30g　白酒 500ml　②人参 500g　糯米 500g　酒曲适量

【制法】①冷浸法：即将人参入白酒内，加盖密封，置阴凉处，浸泡 7 日后即可服用。酒尽添酒，味薄即止；②酿酒法：即将人参压末，米煮半熟，沥干，曲压细末，合一处拌匀，入坛内密封，周围用棉花或稻草保温，令其发酵，10 日后启封，即可启用。

【功能主治】补中益气，通治诸虚。用于面色萎黄、神疲乏力、气短懒言、音低、久病气虚、心慌、自汗、食欲不振、易感冒等症。

【用法用量】口服：每次服 20ml，每日早、晚各服 1 次。

【处方来源】明·《本草纲目》

【附记】酒服尽，参可食之。临床证明，本药酒还可用于治疗脾虚泄泻、气喘、失眠多梦、惊悸、健忘等症；效果亦佳。

八珍酒Ⅰ

【处方】

炒白术 90g　全当归 90g　人参 30g　川芎 30g　白茯苓 60g　白芍 60g　炙甘草 45g　五加皮 240g　小肥红枣 120g　生地黄 120g　核桃肉 120g　糯米酒 20L

【制法】将前 11 味切薄片，入布袋，置容器中，加入白糯米酒，密封，隔水文火加热约 1 小时后，取出，埋入土中 5 日以去火毒，取出静置 21 天后，过滤去渣，即可服用。现代简单做法，可将以上诸药切片后，加入酒中，密封静置浸泡一个月，即可取之服用。

【功能主治】气血双补，健脾利湿。用于食少乏力、易于疲劳、面色少华、头眩气短、月经量少、色淡、腰膝酸软等症。

【用法用量】口服：每次温服 10 ~ 20ml，日服 3 次。

【注意事项】如见热象，如口干、心烦、口舌生疮、舌赤者，不宜饮用此药酒。

【处方来源】明·《万病回春》

【附记】本方虽名八珍酒，但不同于八珍汤，而在八珍汤中加入五加皮、红枣、核桃肉。五加皮善祛风湿，壮筋骨。红枣健脾和胃，核桃肉温补肺肾，使本酒不但气血双补，并能祛风湿，除劳倦，强精神，悦颜色。

三圣酒Ⅰ

【处方】

人参 20g　怀山药 20g　白术 20g　白酒 500ml

【制法】将前 3 味加工捣碎或切片，入布袋，置砂锅内，加入白酒，盖好，放文火上煮沸，待冷，加盖密封，置阴凉处，3 日后开封，起药袋沥尽，再用细纱布过滤 1 遍，贮瓶备用。也可将以上 3 味药切片，加入白酒，密封浸泡半月，即可开封饮用。

【功能主治】大补元气，生津止渴，健脾和胃。用于体虚气弱、面黄肌瘦、气短、心慌、食欲不振等症。

【用法用量】口服：每次空腹温服10 ~ 20ml，每日早、中、晚各 1 次。

【注意事项】阴虚火旺者，慎服。

【处方来源】宋·《圣济总录》

【附记】凡属禀赋不足，或老年气虚而致脾胃虚弱者可常饮服。不善饮酒者，可用黄酒热浸。

大补药酒

【处方】

党参100g　黄芪（蜜制）100g　山药100g　白术（炒）100g　白芍（炒）80g　甘草（蜜制）40g　当归100g　茯苓100g　杜仲（盐制）100g　川芎40g　黄精（制）280g　玉竹（制）280g　蔗糖3.2kg　白酒32L

【制法】将前12味共制为粗末或切片，入布袋，置容器中，加入白酒，密封，浸泡10天后，加入蔗糖即可取用。

【功能主治】益气补血。用于气血两亏，倦怠乏力。

【用法用量】口服：每次温服10～15ml，每日2～3次。

【注意事项】孕妇忌服。

【处方来源】《新编中成药》

大黄芪酒

【处方】

黄芪90g　桂心90g　巴戟天90g　石斛90g　泽泻90g　茯苓90g　柏子仁90g　干姜90g　蜀椒90g　防风60g　独活60g　人参60g　天雄（制）30g　芍药30g　附子（制）30g　乌头（制）30g　茵陈30g　制半夏30g　细辛30g　白术30g　黄芩30g　栝楼根30g　山茱萸30g　白酒15L

【制法】将前23味共制为粗末或切片，入布袋，置容器中，加入白酒，密封，浸泡7～10天后即可取用。

【功能主治】益气助阳，健脾利湿，温经通络。用于内极虚寒为脾风。阴动伤寒、体重怠惰、四肢不欲举、关节疼痛、不嗜饮食、虚极所致。

【用法用量】口服：初服30ml，渐渐增加，微醉为度，日服2次。

【注意事项】忌食猪肉、桃、李、雀肉、生菜、生葱、炸物。

【处方来源】唐·《备急千金要方》

【附记】《外台秘要》方中防风、独活、人参各为30g，余同上。

万金药酒

【处方】

当归90g　白术90g　远志90g　白茯苓90g　紫草60g　白芍60g　生黄芪120g　川芎45g　甘草45g　生地黄150g　胡桃仁150g　红枣150g　龙眼肉150g　枸杞150g　潞党参150g　黄精210g　五加皮210g　白糖1500g　蜂蜜1500g　白酒20L

【制法】将以上各药切片，加入酒中，密封浸泡30天，加入白糖和蜂蜜，拌匀，即成。

【功能主治】益气健脾，温肾柔肝，活血通络。用于气血虚弱、肾阳不足所致的虚弱病证，如气短乏力、面色无华、食欲不振、头晕心悸、腰膝酸软无力等症。平素气血不足，偏于虚寒者，如无明显症状，也可饮用。

【用法用量】口服：根据个人酒量，每次服10～50ml，日服2～3次。或不拘时，适量饮用。

【处方来源】《元会医镜》

长生固本酒

【处方】

人参60g　枸杞60g　淮山药60g　五味子60g　天冬60g　门冬60g　生地60g　熟地60g　白酒5L

【制法】将前8味切碎，入布袋，置容器中，加入白酒，密封，置入锅中，隔水加热约半小时，取出，埋入土中数日以去火毒。取出，静置后，即可取用。也可将药加入白酒，密封半月，即可取出饮用。

【功能主治】益气滋阴。用于气阴两虚所致的四肢无力、易于疲劳、腰酸腿软、心烦口干、心悸多梦、头眩、须发早白等症。

【用法用量】口服：每次服 10ml，每日早、晚各服 1 次。

【处方来源】明·《寿世保元》

【附记】凡体质偏气阴不足者，无明显症状亦可服用此酒，有保健养生之作用。

长春酒

【处方】

炙黄芪9g　人参9g　白术9g　白茯苓9g　当归9g　川芎9g　姜半夏9g　熟地9g　官桂9g　橘红9g　制南星9g　白芍9g　姜厚朴9g　砂仁9g　草果仁9g　青皮9g　槟榔9g　苍术9g　丁香9g　木香9g　沉香9g　白豆蔻9g　藿香9g　木瓜9g　五味子9g　石斛9g　杜仲9g　薏苡仁9g　枇杷叶9g　炒神曲9g　炙桑白皮9g　炒麦芽9g　炙甘草9g　白酒10L

【制法】将前33味如常法炮制加工后，各按净量称准，混匀，等分为20包。每用1包，入布袋，置容器中，加入白酒10kg，密封，浸泡8～15天（按季节气温酌定）左右，即可服用。

【功能主治】益气养血，理气化痰，健脾和胃。用于气血不足、痰湿内盛、饮食不消所致的气短乏力、面色少华、食欲不振、胸闷痰多、呕逆、腹胀等症。

【用法用量】口服：每日服用 10ml，每日两次。

【注意事项】阴虚而有燥热表现者忌服。

【处方来源】明·《寿世保元》

【附记】无明显症状、素体气血怯弱、湿盛而偏寒的人可常服此酒。

乌鸡参归酒 I

【处方】

嫩乌鸡 1 只　党参 60g　当归 60g
白酒 1L

【制法】将嫩乌鸡褪毛，去肠杂等，再将参、归洗净，切碎，纳入鸡腔内，用白酒和水 1L，煎煮鸡和参归，约煮至半，取出鸡，贮药酒备用。

【功能主治】补虚养身。用于虚劳体弱羸瘦、气短乏力、脾肺俱虚、精神倦怠等症。

【用法用量】口服：每次服 50 ～ 100ml，兼食鸡肉，每日早、晚各服 1 次。

【处方来源】《民间百病良方》

双参酒 I

【处方】

党参 40g　人参 10g　白酒 500ml

【制法】将前 2 味切成小段（或不切），置容器中，加入白酒，密封，浸泡 7 天后，即可服用。

【功能主治】健脾益气。用于脾胃虚弱，食欲不振，疲倦乏力，肺虚气喘，血虚萎黄，津液不足等症。可用治疗慢性贫血、白血病、佝偻病等，年老体虚者亦可经常服用。

【用法用量】口服：每次空腹服 10 ～ 15ml，每日早、晚各服 1 次。须坚持常服。

【处方来源】《药酒汇编》

【附记】党参应选用老条党参为好。本方去人参，名党参酒，但疗效不如本方。

术苓忍冬酒

【处方】

白术 60g　白茯苓 60g　杭菊 60g　忍冬叶 40g　白酒 1500ml

下篇　各类药酒

【制法】将前4味共为粗末或切片，入布袋，置容器中，加入白酒，密封，浸泡7日后，开封，再添加冷开水1L，备用。

【功能主治】健脾燥湿、清热平肝。用于脾虚湿盛、脘腹痞满、心悸、目眩、腰脚沉重等症。

【用法用量】口服：每次空腹温服20～40ml，日服2次。

【处方来源】《百病中医药酒疗法》

龙眼酒

【处方】

龙眼肉200g　白酒1L

【制法】将上药置容器中，加入白酒，密封。浸泡15天后即可取用。

【功能主治】益气血，补心血，安神增智。用于思虑过度，劳伤心脾引起的惊悸、失眠、健忘、食少、体倦以及虚劳衰弱的气血不足症。

【用法用量】口服：每次服10～20ml，日服2次。

【处方来源】《民间百病良方》

百益长春酒 I

【处方】

党参90g　生地黄90g　茯苓90g　白术60g　白芍60g　当归60g　红曲60g　川芎30g　木樨花500g　桂圆肉240g　高粱酒12L　冰糖1500g

【制法】将前10味共研为粗末或切成薄片，入布袋，置容器中，加入高粱酒，密封，浸泡8～15天后，加入冰糖，溶化即成。

【功能主治】健脾益气，益精血，通经络。用于气血不足、心脾两虚之气少乏力、食少脘满、睡眠欠安、面色无华等

症。气虚血弱、筋脉失于濡养、肢体运动不遂者亦可取用。

【用法用量】口服：每次服25～50ml，日服2～3次，或视个人酒量大小适量饮用。

【处方来源】《中国医学大辞典》

虫草田七酒

【处方】

冬虫夏草5g　人参10g　三七10g　龙眼肉30g　白酒1L

【制法】先将前3味药研为粗末或切片，与龙眼肉共置入容器中（或装入纱布袋），注入白酒，密封浸泡7日以上，过滤即得。

【功能主治】补气养血，宁心安神。用于久病体虚，气血两亏，腰膝酸软，失眠等。

【用法用量】口服：每次服10～20ml，日服2次。

【处方来源】《民间百病良方》

【附记】屡用有效。同时对心脏有一定的保健作用，但不可贪杯多饮。

虫草补酒

【处方】

冬虫夏草5g　生晒参10g　龙眼肉30g　玉竹30g　淫羊藿15g　白酒500ml　黄酒500ml

【制法】将上药共研粗末或切成片，纱布袋装，扎口，置容器中，再将白酒、黄酒混合后浸泡上药14日，即得。

【功能主治】补气益肺，补肾纳气。用于气虚咳喘、腰膝酸软，日服2次。

【用法用量】口服：每次服20～30ml，日服2次。

【处方来源】《民间百病良方》

扶衰仙凤酒

【处方】

肥母鸡1只　大枣200g　生姜20g　白酒2500ml

【制法】将鸡褪毛，开肚去肠，清洗干净，切成数小块；将生姜切薄片；大枣裂缝去核。然后将鸡、姜、枣置于瓦锅内，将白酒全部倒入，用泥封固坛口。另用一大铁锅，倒入水，以能浸瓦坛一半为度。将药坛放入锅中，盖上锅盖。置火上，先用武火煮沸，后用文火煮约1小时，即取出药液，放凉水中拔去火毒，药酒即成、备用。

【功能主治】补虚，健身，益寿。用于劳伤虚损、瘦弱无力、女子赤白带下等症。

【用法用量】口服：每次用时，将鸡、姜、枣和酒，随意食之，每日早、晚各服1次。

【处方来源】明·《万病回春》

补气养血酒Ⅰ

【处方】

破故纸30g　熟地30g　生地30g　天冬30g　麦冬30g　人参30g　当归30g　川芎30g　白芍30g　云茯苓30g　柏子仁30g　砂仁30g　石菖蒲30g　远志30g　木香15g　白酒5L

【制法】上15味药，捣碎或切片，用白布袋贮，置于瓦器中，浸入好酒，放火上煮熟，去渣，候冷，收贮备用。也可将药放入酒中，密封浸泡半月以上，即可饮用。

【功能主治】补气血，养心肾，健脾胃，益老人。用于气血不足、心脾虚弱、怔忡健忘、头目昏花。

【用法用量】口服：每日不拘时温饮10～20ml。

【处方来源】《药酒验方选》

金樱子酒

【处方】

金樱子300g　制首乌120g　巴戟天90g　黄芪90g　党参60g　杜仲60g　鹿筋60g　黄精60g　枸杞30g　菟丝子30g　蛤蚧1对　三花酒（或白酒）8L

【制法】将上药加工成小块后，与白酒共置入容器中，密封浸泡15日后即可取用。

【功能主治】补肾固精，益气养血。用于气血两亏、身体羸弱、头晕目眩、倦怠乏力、遗精、早泄、小便频数而清长、遗尿等症状者。

【用法用量】口服：每次服20～30ml，每日早晚各服1次。

【注意事项】有外感发热者勿服。

【处方来源】《常用养身中药》

参芪酒Ⅰ

【处方】

黄芪30g　党参30g　怀山药20g　茯苓20g　扁豆20g　白术20g　甘草20g　大枣15枚　白酒1500ml

【制法】将前8味共研粗末或切片，入布袋，置容器中，加入白酒，密封，置阴凉干燥处，浸泡14天后，即可饮用。

【功能主治】益气健脾，兼补血。用于气虚乏力、不思饮食、面黄肌瘦、血虚萎黄等症。

【用法用量】口服：每次温服10～20ml，每日早、晚各服1次。

【处方来源】《药酒汇编》

参杞补酒

【处方】

人参15g　枸杞30g　熟地黄30g　白

酒 500ml

【制法】将以上各药置容器中，白酒浸泡。7 日后即可服用。

【功能主治】补气养血。用于气血不足，腰膝酸软，四肢无力，或视力模糊，头晕目眩。

【用法用量】口服：每次服 20ml，日服 2 次。

【处方来源】《民间百病良方》

参枣酒

【处方】

生晒参 30g　红枣 100g　蜂蜜 200g　白酒 2L

【制法】生晒参切成薄片，红枣洗净，晾干剖开去核，将二药置干净容器内，白酒浸泡，密闭容器。14 日后开启，滤去药渣后，再经滤液内加蜂蜜，调和均匀，装瓶密闭备用。过滤后的药渣可放原容器内，加少许白酒继续浸泡待用。

【功能主治】补中益气，养血安神。用于精神倦怠、面色萎黄、食欲缺乏、心悸气短、遇事善忘、失眠多梦、舌淡脉弱。

【用法用量】口服：每日早、晚空腹各服 1 次，每次服 10 ~ 20ml。红枣、参片可随意食用。

【注意事项】感冒时暂不服用。

【处方来源】《民间百病良方》

参味强身酒

【处方】

红参 15g　五味子 15g　白芍 30g　熟地 30g　川芎 20g　白酒 1L

【制法】将上药研为粗末或切片，纱布袋装，扎口，置入容器中，白酒浸泡。14 日后即可服用。

【功能主治】益气养血，强身健脑。

用于气血不足、面色不华、头晕目眩、健忘不寐、心悸气短、自汗恶风。

【用法用量】口服：每次服 15 ~ 20ml，日服 2 次。

【注意事项】感冒期间停用。

【处方来源】《民间百病良方》

参桂养荣酒 I

【处方】

生晒参 10g　糖参 30g　党参 30g　枸杞 30g　桂圆肉 30g　炒白术 15g　川芎 15g　白酒 500ml　黄酒 500ml

【制法】将上药共研为粗末，纱布袋装，扎口，置容器中，白酒、黄酒混合浸泡。14 日后取出药袋，压榨取液，将榨取液与药酒混合，静置，过滤后装瓶备用。

【功能主治】补气养血，健脾安神。用于气血不安、疲劳过度、身体虚弱、病后失调、虚烦失眠。

【用法用量】口服：每次服 20 ~ 30ml，日服 2 次。

【处方来源】《临床验方集》

参桂酒 I

【处方】

人参 30g　肉桂 6g　低度白酒 500ml

【制法】将前 2 味置容器中，加入白酒，密封，浸泡 7 天后即可。

【功能主治】补气益虚，温经通脉。用于中气不足、手足麻木、面黄肌瘦、精神萎靡等症。

【用法用量】口服：每次服 30 ~ 50ml，每日早、晚各服 1 次。

【处方来源】《民间百病良方》

【附记】临床屡用，证明肺脾气虚、阳虚身冷、便溏泄泻、纳呆神疲、肢软无力、手足麻木、腰膝冷痛等症有较好疗效，对脾肾阳虚的大便溏泄和常感身倦疲怠、昏昏欲眠者疗效亦颇佳。

益气健脾酒

【处方】

党参30g 炒白术20g 茯苓20g 炙甘草10g 白酒500ml

【制法】将上药共研为粗末或切片，纱布袋装，扎口，置容器中，白酒浸泡。7日后取出即可饮用。

【功用】健脾益气。用于虚劳体弱羸瘦、气短乏力、精神倦怠等症。

【用法用量】口服：每次服10～20ml，日服2次。

【注意事项】消化性溃疡病患忌服。

【处方来源】宋·《和剂局方》

【附记】本方原为汤剂，为气虚之祖方。今改用酒剂，验之临床，效果甚佳。对一般脾胃气虚的人，可以长期服用，有较好的保健作用。

福禄补酒

【处方】

红参10g 红花10g 鹿茸10g 炙黄芪15g 桑寄生15g 女贞子15g 金樱子15g 锁阳15g 淫羊藿15g 玉竹30g 薏苡仁30g 炙甘草6g 白酒2L

【制法】上药共研为粗末或切片，纱布袋装，扎口，置容器中，白酒浸泡14日后即可食用。

【功能主治】益气养血，补肾助阳，强筋壮骨。用于气血两亏、阳虚畏寒、腰膝酸软、阳痿早泄、肩背四肢关节疼痛。

【用法用量】口服：每次服10～20ml，日服2次。

【处方来源】《临床验方集》

【附记】屡用有效，久用效佳。

三、温阳类药酒

人身之阳气，归五脏所主，然肾为阳气之本，故补阳多指温补肾阳。阳虚证临床的主要表现为面色淡白，四肢不温，神疲乏力，腰膝酸软，畏寒怕冷，下肢萎弱，少腹拘急，阳痿遗精，小便清长，舌苔淡白，脉沉弱……常用药酒方有：

八味黄芪酒

【处方】

黄芪60g 五味子60g 萆薢45g 防风45g 川芎45g 川牛膝45g 独活30g 山茱萸30g 白酒4L

【制法】将前8味共研为粗末或切片，入纱布袋，置容器中，加入白酒密封，浸泡5～7天后，即可取之饮用。

【功能主治】益气活血，益肾助阳，祛风除湿。用于阳气虚弱、手足逆冷、腰膝疼痛。

【用法用量】口服：每次空腹温服10～20ml，日服1～2次。

【处方来源】宋·《圣济总录》

三物延年酒

【处方】

猪肾2具 杜仲60g 肉桂20g 白酒2L

【制法】先将猪肾洗净，用花椒盐水腌去腥味，切成小碎块；其余2味药共研为粗末，与猪肾同置容器中，加入白酒，密封，浸泡14日后，过滤去渣，即成。药渣再添酒浸，味薄即止。

【功能主治】补肾壮阳。用于肾虚遗精，腰膝疼痛，体倦神疲，行走无力，耳鸣等症。

【用法用量】口服：每次服10～15ml，日服2次。

巴戟牛膝酒

【处方】

巴戟天 300g　生牛膝 300g　白酒 6L

【制法】将前 2 味洗净，切碎，置容器中，加入白酒，密封，浸泡 20 ～ 30 日后，过滤去渣，即成。

【功能主治】补肾壮阳，强筋骨，祛风湿。用于体质虚羸，阳道不举，五劳七伤百病等。

【用法用量】口服：每次 20ml，日服 2 次。

【处方来源】《药酒汇编》

巴戟淫羊酒

【处方】

巴戟天 250g　淫羊藿 250g　白酒 5L

【制法】将上两味药切碎或切成薄片，与白酒一起置入容器中，密封浸泡 7 日后即可服用。

【功能主治】壮阳，祛风。用于神经衰弱、性欲减退、风湿痹痛、肢体瘫痪、末梢神经炎。

【用法用量】口服：每次服 20ml，每日早、晚各服 1 次。

【注意事项】凡阴虚火旺者（症见烦躁易怒，两颧潮红，盗汗，舌红而干等）忌服。

【处方来源】《药物与方剂》

巴戟熟地酒 I

【处方】

巴戟天 60g　杭菊 60g　熟地黄 45g
枸杞 30g　蜀椒 30g　制附子 20g　白酒 3L

【制法】将前 6 味捣碎或切片，置容器中，加入白酒，密封，浸泡 5 ～ 7 天后，

过滤去渣，即成。

【功能主治】温补肾阳，散寒除湿。用于肾阳久虚、遗精、阳衰早泄、腰膝酸软。

【用法用量】口服：每次温服 15 ～ 30ml，日服 2 次或不拘时，适量饮用，以瘥为度。

【处方来源】《药酒汇编》

东北三宝酒

【处方】

人参 30g　鹿茸 30g　貂鞭 1 具　白酒 1L

【制法】将人参、鹿茸切成薄片（切人参宜用竹刀或铜刀，不宜用铁刀，以免降低药效）与貂鞭白酒共入容器中，密封浸泡 15 日即成。服用 500ml 酒后，可再添入 500ml 白酒，如此添至药味淡薄为止。

【功能主治】补肾壮阳。用于肾阳衰微者，表现有肢冷畏寒，腰膝酸软，阳萎，滑精，精神萎靡，阴囊湿冷，小便清长等。

【用法用量】口服：每次 20ml，每日早、晚各 1 次。

【处方来源】《吉林省药品标准》

【附记】本药酒性温燥，非肾阳虚弱者不宜应用。如果作为保健延年药酒服用，应适当减少人参、鹿茸的分量。

白术酒 I

【处方】

白术 150g　地骨皮 150g　荆芥 150g
菊花 90g　糯米 600g　酒曲 30g

【制法】上前 4 味以水 1500ml，煎至减半，去渣，澄清取汁，酿米，扭曲拌匀，如常法酿酒，至酒熟。

【功能主治】温气散寒，祛风解毒。

用于心虚寒气，心手不随。

【用法用量】口服：随量饮之、常取半醉、勿令至吐。

【处方来源】唐·《备急千金要方》

白玉露药酒

【处方】

当归30g　陈皮30g　肉桂24g　零陵香15g　排草15g　木香6g　公丁香6g　佛手18g　冰糖1000g　白酒6L

【制法】将上药与白酒一起置入容器中，密封浸泡7日后，再隔水煮蒸1小时，待冷却后启封，加入冰糖溶化即成。

【功能主治】开胃顺气，温中祛寒。用于身体羸弱，食欲缺乏，食后易胀，面色淡白，胸腹胀闷不适。

【用法用量】口服：每次饭前15～30ml，每日早、晚各1次。

【注意事项】孕妇忌服。

【处方来源】《临床验方集》

仙灵二子酒

【处方】

淫羊藿30g　菟丝子30g　枸杞子30g　白酒500ml

【制法】将前3味捣碎，置容器中，加入白酒，密封，浸泡7天后，过滤去渣，即成。

【功能主治】补肾壮阳。用于肾虚阳痿、腰腿冷痛等症。

【用法用量】口服：每次服20～30ml，日服2次。

【处方来源】《民间百病良方》

仙灵木瓜酒

【处方】

淫羊藿15g　川木瓜12g　甘草9g

白酒500ml

【制法】将前3味切片，置容器中，加入白酒，密封，浸泡7天后，过滤去渣，即成。

【功能主治】益肝肾，壮阳。用于阳气不振、性功能减退。

【用法用量】口服：每次服15～20ml，日服3次。

【处方来源】《河南省秘验单方集锦》

仙灵固精酒

【处方】

淫羊藿（去毛边，羯羊油炒黑）200g　金樱子（去子）500g　牛膝50g　归身50g　川芎50g　巴戟天50g　菟丝子100g　小茴香（炒）50g　破故纸（炒）100g　官桂50g　杜仲（姜炒）50g　沉香20g　白酒20L

【制法】用好火酒绢袋盛药，悬胆煮三炷香，放土内埋3日，80小瓶以泥封口。

【功能主治】壮阳固精，健筋骨，补精髓，广嗣延年。用于中年以后血气不足者；并治下元癀冷，腰膝无力，阳道不举，梦泄遗精。

【用法用量】口服：每次服20～30ml，日服2次。或随性饮服。

【注意事项】阴虚火旺者慎用。

【处方来源】清·《奇方类编》

【附记】本方淫羊藿补肾壮阳为君，其他小茴香、破故纸、官桂等也可均为温补药，故适宜于下元虚冷，肾阳不足的体质。如平时咽干口燥，舌红脉数者为肾阴不足，则不宜用本方进补。

淫羊藿酒

【处方】

淫羊藿（切鹅脂30g炒）180g　陈橘

皮 15g　连皮大腹槟榔 30g　黑豆皮 30g
淡豆豉 30g　桂心 3g　生姜 2g　葱白 3 根
白酒 1200ml

【制法】将前 8 味细切，入布袋，置
容器中，密封，用糠灰火外煨 24 小时，
取出候冷。去渣，即成。

【功能主治】补肾益精，壮阳通络，
健脾利湿。用于肾虚精气不足遗症。

【用法用量】口服：每次空腹或夜卧
前各服 100ml。服此酒后，再用紫霄花散
浴药淋浴，壮阳气。

【处方来源】宋·《圣济总录》

仙灵橘皮酒

【处方】
淫羊藿（剉，鹅脂一两炒）300g　陈
橘皮（汤浸，去白，焙）25g　连皮大腹
（剉）20g　槟榔（剉）20g　黑豆皮 20g
官桂（去粗皮）6g　豆豉 10g　生姜 5g
葱白（切）20g　白酒 7L

【制法】上 9 味药，剉碎，用生绢袋
盛，好酒浸，挂药不使其到底，塘灰火外
煨一服时，取出候冷即可。

【功能主治】补精益气。用于身体虚
弱，饮食不振。

【用法用量】口服：早、晚各空腹
30～40ml。

【注意事项】服此酒后，紫霄花散煎
汤淋浴。

【处方来源】宋·《圣济总录》

仙茅助阳酒

【处方】
仙茅（用乌豆汁浸 3 日，九蒸九晒）
200g　白酒 1L

【制法】将上药切碎，置容器中，加
入白酒，密封，浸泡 7 天后，过滤去渣，
即成。

【功能主治】补肾壮阳，祛风除湿。
用于阳痿、精冷、畏寒、腰膝冷痛、女子
宫寒不孕等症。兼治老年人遗尿、小便余
沥等症。

【用法用量】口服：每次空腹服 10～
15ml，日服 2 次。

【注意事项】相火旺盛者忌服。

【处方来源】《药酒汇编》

仙茅益智酒 I

【处方】
仙茅 30g　怀山药 30g　益智仁 20g
米酒（或白酒）1L

【制法】将前 3 味共研为粗末，置容
器中，加入白酒，密封，浸泡 10 日后，
过滤去渣，即成。

【功能主治】补肾固涩，缩尿止遗。
用于肾虚遗尿。亦治老年人尿多、遗尿、
五更泻等症。

【用法用量】口服：每次服 15～
30ml，日服 2～3 次，或不拘时，适量
饮用。

【处方来源】《药酒汇编》

仙茅酒

【处方】
仙茅（米泔水浸）120g　淫羊藿
120g　五加皮 120g　龙眼肉 100g　白
酒 9L

【制法】将前 3 味切碎，与龙眼肉同
置容器中，加入白酒，密封，21 日后，
过滤去渣，即成。

【功能主治】补肾阳，益精血，祛风
湿，壮筋骨。用于阳痿而兼腰膝酸软，精
液清冷，小便清长，手足不温，或见食
少，睡眠不实等症。舌苔多白润，脉
沉迟。

【用法用量】口服：每次服 10～

15ml，每日早、晚各服1次。

【注意事项】五心烦热，小便黄赤，舌红少苔，脉细数是阴虚有热的表现，禁用此酒。

【处方来源】明·《妙一斋医学正印种子编》

西洋药酒方

【处方】

红豆蔻（去壳）30g 肉豆蔻（面裹煨，用粗纸包，压去油）30g 白豆蔻（去壳）30g 高良姜30g 甜肉桂30g 公丁香15g 淮山药5g 白糖120g 鸡子清2枚 烧酒500ml

【制法】先将前7味各研净细末，混匀备用；再将白糖霜加水1碗，入铜锅内煎化，再入鸡子清，煎10余沸，入干烧酒，离火，将药末入锅内拌匀，以火点着烧酒片刻，即盖锅，火灭，用纱罗滤去渣，入瓷瓶内，用冷水冰去火气即成。

【功能主治】温中散寒，理气止痛。用于脾胃虚寒、气滞脘满、进食不化、呕吐恶心、腹泻腹痛。

【用法用量】口服：每次温服15～30ml，日服2次，或不拘时，适量饮用，以瘥为度。

【处方来源】清·《冯氏锦囊秘录》

【附记】制法亦可改用：将前7味研末，待用；另将白糖霜加水1碗，入铜锅内煎化；再入鸡子清，煎10余沸，与药末同置容器中，加入烧酒，密封，浸泡7～14天后，过滤去渣，即可。

肉桂黄芪酒 I

【处方】

黄芪90g 肉桂90g 蜀椒90g 巴戟天90g 石斛90g 泽泻90g 白茯苓90g 柏子仁90g 炮姜80g 防风30g 独活

30g 党参30g 白芍30g 制附子30g 制川乌30g 茵陈30g 半夏30g 细辛30g 白术30g 炙甘草30g 栝楼根30g 山萸30g 白酒2L

【制法】将前22味共研为粗末，置容器中，加入白酒，密封，浸泡7天后，过滤去渣，即成。

【功能主治】温补脾肾，祛风除湿，温经通络。用于脾虚、肢体畏寒、倦怠乏力、四肢不欲举动、关节疼痛、不思饮食等症。

【用法用量】口服：初服30ml，渐加之，以微麻木为度，日服2～3次。

【处方来源】明·《普济方》

延寿瓮头春

【处方】

天门冬30g 破故纸30g 肉苁蓉30g 粉甘草30g 牛膝30g 杜仲30g 制附子15g 川椒30g 以上8味，制为末，待用。

淫羊藿（以羯羊脂500g拌炒）500g 红花500g 白芍30g 生地黄60g 苍术120g 熟地黄60g 白茯苓120g 甘菊花30g 五加皮120g 地骨皮120g 当归120g 以上11味，切开，用绢袋装好备用。

缩砂仁15g 白豆蔻15g 木香15g 丁香15g 以上4味，制为末，待用。

【制法】取糯米二斗淘净，浸24小时，再用水淘一次后，上锅蒸为糜，取出晾冷，用细末2kg及上述天门冬等8味药加入糯米糜中，调匀。

将上述装有淫羊藿等11味药的绢袋，置于缸底，再将已调好曲、药的糯米糜置于缸内，压住绢袋，拍实。

投入好酒20L，封固酒缸7日，榨出澄清酒精液，注于酒坛中。加入砂仁等4味药物，再封固酒坛，隔水加热1.5小时，取出，埋于土中 3 日后，即可使用。

【功能主治】温肾壮阳，滋阴养血，理气健脾，强筋壮骨。适用于肾阳虚损，气血不足引起的腰膝冷痛、痿弱无力、阳痿遗精、精液清冷、婚后无嗣、小便频数、妇女经血不调、带下清稀、周身疲乏、精神不振、食少腹胀、胃脘冷痛等症。

【用法用量】每日视个人情况，酌饮 1~2 杯。

【注意事项】阴虚有热，素体阳盛者忌服。另外应该注意附子含有乌头碱，有剧毒，应用制过的熟附子，并应掌握好用量，以保证用药安全。

【处方来源】明·《寿世保元》；《治疗与保健药酒》

【附记】本方是温补性药酒，对肾阳虚损、气血不足而致诸症有较好的治疗作用，对素体虚寒，气虚血弱者可作为一种保健酒适量服用。由于该酒的温补作用，饮用该酒可有浑身觉热，脐部发痒的感觉。

扶老强中酒

【处方】

神曲 100g　炒麦芽 50g　吴茱萸 25g　干姜 25g　白酒 1500ml

【制法】将上药共研成粗末，纱布袋装，扎口，置容器中，加入白酒浸泡。7 日后取出药袋，压榨取汁，将榨取液与药酒混合，静置，过滤后即可服用。

【功能主治】温中消食。用于脾胃虚寒，消化不良，食少腹胀。

【用法用量】口服：每次服 10~20ml，日服 2 次，饭前空腹服用。

【处方来源】《传信适用方》

【附记】本药酒对老年人脾胃阳虚，阴寒内盛所致的消化不良，食少腹胀或腹痛者尤宜。

助阳益寿酒

【处方】

老条党参 20g　熟地黄 20g　枸杞子 20g　沙苑子 15g　淫羊藿 15g　公丁香 15g　沉香 6g　远志肉 10g　荔枝肉 10g　白酒 1L

【制法】将前 9 味共制为粗末，入布袋，置容器中，加入白酒，密封，置阴凉干燥处，经 3 昼夜后，稍打开口盖，再置文火上煮百沸，取下稍冷后，加盖，再放入冻水中拔去火毒，密封后置干燥处，经 21 天后开封，去掉药袋，即可饮用。

【功能主治】补肾壮阳，益寿延年。用于肾虚阳痿、腰膝无力、头晕眼花、心悸、遗精、早泄、面色发白等症。

【用法用量】口服：每次空腹温服 10~20ml，每日早、晚各服 1 次。

【处方来源】《药酒汇编》

【附记】无明显症状，且体质偏阳虚者，常服之，有"益寿延年"之功。

灵脾血藤酒

【处方】

淫羊藿 100g　鸡血藤 80g　白酒（或米酒）1L

【制法】将前 2 味切碎，置容器中，加入白酒，密封，浸泡 10 天后，过滤去渣，即成。

【功能主治】温补肾阳，舒筋活络。用于肾阳不足的腰膝痛、筋骨疼痛。

【用法用量】口服：每次温服 10~20ml，日服 3 次。

【处方来源】《药酒汇编》

固本遐龄酒 I

【处方】

当归 30g　巴戟天 30g　肉苁蓉 30g

杜仲 30g　人参 30g　沉香 30g　小茴香 30g　破故纸 30g　熟地黄 30g　石菖蒲 30g　青盐 30g　木通 30g　山茱萸 30g　石斛 30g　天门冬 30g　陈皮 30g　狗脊 30g　菟丝子 30g　牛膝 30g　酸枣仁 30g　覆盆子 30g　枸杞子 60g　神曲 60g　川椒 21g　白豆蔻 9g　木香 9g　砂仁 15g　大茴香 15g　益智仁 15g　乳香 15g　狗胫骨 200g　淫羊藿 120g　糯米 1000g　大枣 500g　生姜 60g（捣汁）　鲜山药 120g（捣汁）　远志 30g　白酒 35L

【制法】将前 32 味和远志共制为粗末，糯米同大枣同蒸为黏饭，待温，加入姜汁、山药汁、药末和 120g 炼蜜，拌和令匀，分作 4 份，分别装入 4 个绢袋，各置酒坛中，每坛各注入白酒 1/4，密封，浸泡 21 天后，即可取用。

【功能主治】温肾阳，益气血，散寒邪，通经络。用于肾阳不足、气血不足、腰膝酸痛、筋骨无力、食少脘满、面色不华等症。

【用法用量】口服：每次温服 10 ~ 20ml，每日早、晚各服 1 次，以疲力度。

【处方来源】明·《万病回春》

【附记】本方中原用豹骨 120g，今以狗胫骨 200g 代之，用之临床，效果亦佳。

🌿 参茸补血酒

【处方】

人参 15g　三七 15g　炒白术 15g　茯苓 15g　炙甘草 15g　鹿茸 10g　黄芪 30g　党参 30g　熟地 30g　炒白芍 20g　当归 20g　川芎 20g　肉桂 5g　白酒 2L

【制法】将上药共研为粗末，纱布袋装，扎口，置容器中，加入白酒浸泡。14 日后取出药袋，压榨取液，将榨取液与药酒混合，静置，过滤即可服用。

【功能主治】补元气，壮肾阳，益精血，强筋骨。用于心肾阳虚、气血两亏、

腰膝酸软、精神不振、身倦乏力、头晕耳鸣、遗精滑精、盗汗自汗、子宫虚寒、崩漏带下等。

【用法用量】口服：每次 10 ~ 15ml，日服 2 ~ 3 次。

【注意事项】阴虚火旺者慎用；伤风感冒忌用；高血压者忌用。

【处方来源】《临床验方集》

🌿 参茸酒 I

【处方】

人参 60g　鹿茸 30g　防风 3g　鳖甲 3g　草薢 3g　羌活 3g　川牛膝 3g　独活 3g　杜仲 3g　白术 3g　玉竹 3g　当归 6g　秦艽 6g　红花 6g　枸杞 6g　丁香 2g　冰糖 120g　白酒 10L

【制法】用多年贮存的白酒 10L，将药料入酒内封固，存数年，将药料滤出，加入冰糖，白酒 1L，兑后使用。

【功能主治】温阳益气，育阴和血，祛风除湿。用于气血亏虚，四肢酸痛。

【用法用量】口服：每次 20ml，每日 1 ~ 2 次。

【处方来源】《清太医院配方》；《治疗与保健药酒》

🌿 参茸酒 II

【处方】

菟丝子 60g　牛膝 40g　熟地黄 40g　肉苁蓉 40g　鹿茸 20g　人参 20g　附子（制）20g　黄芪 20g　五味子 20g　茯苓 20g　山药 20g　当归 20g　龙骨 20g　远志（制）20g　红曲 10g　白糖 800g　白酒 8L

【制法】以上 15 味，鹿茸、人参粉碎成粗粉，备用。其余除红曲外，菟丝子等 12 味碎断，加白酒 8L、蔗糖 800g 与红曲及上述鹿茸等粗粉同置罐内，加盖隔水加

热炖至沸腾时倾入缸中密封，浸泡 30 天后滤取酒液，残渣压榨后药渣回收白酒，榨出液与回收酒液及滤取的酒液合并，滤过，制成 8L，灌装，即得。

【功能主治】滋补强壮，助气固精。用于气血亏损、腰酸腿痛、手足寒冷、梦遗滑精、妇女血亏、血寒、带下淋漓、四肢无力、行步艰难。

【用法用量】口服，一次 10～15ml，一日 2 次。

【处方来源】部颁标准中药成方制剂第十五册，海昌药业国药准字 Z32020260

海马酒

【处方】海马 1 对　白酒 500ml

【制法】①将海马洗净，放入酒罐内。②将白酒倒入酒罐中，盖好盖，浸泡 15 天即成。

【功能主治】补肾壮阳，活血化瘀。适用于肾阳虚衰引起的阳痿、腰酸膝软、夜尿多；尿频，也可用于各种肿块、肿痛、跌打损伤等。

【用法用量】可每日服 3 次，每次 9g。

参椒酒

【处方】

丹砂（细研后，用水飞过，另包）20g　人参 30g　白茯苓 30g　蜀椒（去目并闭口者，炒出汗）120g　白酒 1L

【制法】上药除丹砂外，其余共捣为粗末，与丹砂同置容器中，密封，浸泡 5～7 天后，过滤去渣，即成。

【功能主治】温补脾肾。用于脾肾阳虚、下无虚冷、耳目昏花、面容苍白。

【用法用量】口服：每次空腹温服 10ml，日服 3 次，勿间断。

【处方来源】《百病中医药酒疗法》

【附记】临床证明：本酒不仅适用上述诸症，脾肾阳虚所致诸症，用之亦有良效。

核桃酒

【处方】

核桃仁 30g　小茴香 5g　杜仲 15g　补骨脂 15g　白酒 500ml

【制法】将前 4 味切碎，置容器中，加入白酒，密封，浸泡 15 天后，过滤去渣，即成。

【功能主治】温阳补肾，固精。用于肾阳虚弱、腰膝酸软、阳痿滑精、小便频数等。

【用法用量】口服：每次服 20ml，日服 2 次。

【注意事项】凡阴虚火旺者忌服。

【处方来源】《药酒汇编》

健阳酒 I

【处方】

当归 9g　枸杞 9g　破故纸 9g　白酒 1L

【制法】上药切片，用净布袋装好，用好白酒浸泡，容器封固，隔水加热半小时，取出容器静置 24 小时，次日即可饮用。

【功能主治】补肾助阳，温益精血。用于肾阳虚及精血不足、腰痛、遗精、头晕、视力下降等症。

【用法用量】口服：早、晚各空腹温服 20～30ml，日服 2 次。

【处方来源】清·《同寿录》；《治疗与保健药酒》

【附记】破故纸补肾助阳，温中止泻，纳气平喘；当归补血活血；枸杞补肝肾、益精明目；酒可温通血脉。所以健阳酒是一种较为平和的温补药酒。

🌿 健步酒方

【处方】

生羊肠（洗净晾燥）1 具　龙眼肉 120g　沙苑蒺藜（隔纸微焙）120g　苡仁 120g　淫羊藿 120g　真仙茅 120g　滴花烧酒 1L

【制法】将前 6 味切碎，置容器中，加火烧酒，密封，浸泡 21 天后，过滤去渣，即成。

【功能主治】温肾补虚，散寒利湿。用于下部（焦）虚寒者宜之。

【用法用量】口服：频频饮之，常令酒气相续为妙。

【处方来源】清·《随息居饮食谱》

🌿 菊杞调元酒

【处方】

菊花 90g　枸杞 90g　巴戟天 90g　肉苁蓉 90g　白酒 2L

【制法】将上药共研成粗末，装入细纱布袋并扎紧袋口，放进酒坛中，加入白酒，密封浸泡 7 日后，启封过滤，兑入 1.5L 冷开水即成（也可不加冷开水）。

【功能主治】温肾壮阳，养肝明目。用于年老体弱，元气亏而致下元虚冷，小便清长，少腹失温，腰膝酸软，筋骨痛楚，听力失聪，视物不清等症。

【用法用量】口服：早、晚各空腹温服 20～30ml，日服 2 次。

【处方来源】《药酒验方选》

🌿 雪莲虫草酒

【处方】

雪莲花 100g　冬虫夏草 50g　白酒 1L

【制法】将雪莲花切碎，与冬虫夏草、白酒共置入容器中，密封浸泡 15 日

后即可服用。

【功能主治】补虚壮阳。用于性欲减退或阳痿，表现为阴茎痿弱不起，临房不举或举而不坚。

【用法用量】口服：每次 15ml，每日早、晚各 1 次。

【处方来源】《高原中草药治疗手册》

🌿 雀肉补骨脂酒

【处方】

麻雀 9 只　补骨脂 30g　远志 30g　蛇床子 30g　小茴香 30g　冰糖 90g　白酒 2L

【制法】将麻雀去毛爪及内脏，洗净备用；余前 4 味药捣碎，与麻雀同入布袋，置容器中，加入白酒，加盖，置文火上煮约 30 分钟，离火待冷，密封，浸泡 7 天后，过滤去渣，即成。

【功能主治】补肾阳，暖腰膝，壮身体。用于腰膝冷痛、小腹不温、阳痿、耳鸣、小便频数、精神不振等肾虚症状。

【用法用量】口服：每次空腹服 10～20ml，日服 2 次。

【处方来源】《药酒汇编》

🌿 麻雀酒 I

【处方】

麻雀 3 只　菟丝子 15g　肉苁蓉 30g　黄酒（或米酒）1L

【制法】将麻雀去毛及内脏；肉苁蓉切片，与菟丝子一齐置容器中，加入黄酒，密封，浸泡 15 日后，过滤去渣，即成。

【功能主治】补肾壮阳，益气固本。用于阳痿。

【用法用量】口服：每次 10～20ml，日服 2 次。

【处方来源】《补品补药与补益良方》

麻雀酒 II

【处方】

麻雀 12 只　当归 30g　菟丝子 30g　枸杞 30g　桂圆肉 30g　茯苓 15g　白酒 2L

【制法】将麻雀去羽毛，剖腹，去内脏，洗净，置炭火上烘干至有香味，与药、白酒共置入容器中，密封浸泡 3 个月后即可服用。

【功能主治】壮阳益精，滋肾补血。用于腰脊疼痛，头昏目眩，阳痿，小便频数而清长。

【用法用量】口服：每次 15 ～ 30ml，每日 2 次。

【注意事项】高血压病患者忌服。阴虚火旺者亦宜忌服。

【处方来源】《药酒汇编》

鹿茸虫草酒 I

【处方】

鹿茸 20g　冬虫夏草 90g　高粱酒 1500ml

【制法】将前 2 味切薄片，置容器中，加入白酒，密封，浸泡 10 天后，过滤去渣，即成。

【功能主治】补肾壮阳。用于肾阳虚衰、精血亏损所致的腰膝酸软无力、畏寒肢冷、男子阳痿不育等症。

【用法用量】口服：每次服 20 ～ 30ml，日服 2 次。

【注意事项】阴虚者禁用。

【处方来源】《河南省秘验单方集锦》

鹿茸酒

【处方】

鹿茸 10g　怀山药 30g　白酒 500ml

【制法】将鹿茸切成薄片，与山药同

置容器中，加入白酒，密封，浸泡 7 日后取用。酒尽添酒，味薄即止。

【功能主治】补肾壮阳。用于男子虚劳精衰、精血两亏、阳痿不举、腰膝酸痛、畏寒无力、崩漏神疲、遗尿、滑精、眩晕、耳聋、小儿发育不良、妇女宫冷不孕、崩漏带下等虚寒症状。

【用法用量】口服：每次空腹服 15 ～ 30ml，日服 3 次。

【处方来源】《古今图书集成》

鹿鞭酒

【处方】

鹿鞭 1 条　白酒 1L

【制法】将上药先用温水浸润，去内膜，切片，再置容器中，加入白酒，密封，浸泡 1 个月后即可取用。

【功能主治】补肾阳，益精血。用于肾阳不足、精血亏损、腰膝酸软、肢体乏力、畏寒怕冷、男子阳痿、妇女宫冷等症。

【用法用量】口服：每次服 10ml，日服 2 次。

【注意事项】凡阴虚火旺者忌服。

【处方来源】《民间百病良方》

清宫大补酒

【处方】

鹿茸 20g　制杜仲 30g　人参 20g　白酒（或糯米、酒曲）1L

【制法】本酒系采用清朝宫廷秘方，将以上 3 味药切成薄片，加入酒中，密封浸泡七天，即可食用。

【功能主治】滋肾壮阳，健脾和中。用于疲乏神倦、食欲不振、失眠、头晕目眩、耳鸣、腰酸、健忘、性功能减退等一切脾肾虚损之症。

【用法用量】口服：每次饭后服

20ml，日服 2 次。

【处方来源】中国中医研究院西苑医院

清宫换春酒

【处方】

巴戟天 15g　枸杞 30g　肉苁蓉 25g　人参 15g　白酒 2L

【制法】本酒是根据清代宫廷秘方，将以上 4 味药切成薄片，加入低度酒中，密封浸泡 7 天，即可食用。

【功能主治】壮肾阳，益精血。用于身体虚损、神疲健忘、腰膝酸软、阳痿、遗精、性功能减退等虚损之症。

【用法用量】口服：每次 20ml，日服（午、晚饭后）2 次，或作佐餐饮用。

【处方来源】中国中医研究院西苑医院

琼浆药酒

【处方】

人参 60g　鹿茸 30g　桂圆肉 30g　熟附片 120g　陈皮 90g　狗脊 120g　枸杞 120g　补骨脂 120g　黄精 60g　金樱子肉 40g　韭菜子 120g　淫羊藿 120g　冬虫夏草 60g　怀牛膝 120g　灵芝 120g　当归 60g　佛手 60g　驴肾 60g　雀脑 50g　红糖 3000g　红曲 240g　白蜜 500g

【制法】将药材放置洁净容器内，装入回流罐，另取 45° 白酒 50L，分次放入白酒 25L、15L、10L，加入红曲 240g 兑色，每次均加热至酒沸半小时后，放去药液，将残渣压榨，压榨出的酒液与 3 次浸出液合并，置罐内混匀，储存 1 个月，静置过滤即得。

【功能主治】益肾壮阳，滋补气血。适用于肾阳虚损、精血耗伤、气血虚弱出现的腰酸腿软、四肢乏力、手足不温、精

神不振、阳痿不举、阴囊湿冷、遗精早泄、腰酸寒冷、妇女白带清稀等症。

【用法用量】口服：每日 9 ~ 15g，每日 2 ~ 3 次。

【注意事项】该酒温而热，青年气盛及阴虚火旺者禁用。

【处方来源】《北京市中成药规范》

【附记】"华酌既陈，有琼浆些。"这是《楚辞·招魂》中的词句，所谓琼浆意为美酒。药酒称为琼浆是言其酒之珍美。本配方鹿茸、狗脊、补骨脂、淫羊藿、冬虫夏草、驴肾、雀脑温肾、助阳；熟附子温阳散寒；人参、黄精健脾益气；金樱子、韭菜子固涩精气；龙眼肉、当归、枸杞益精养血；陈皮、佛手理气开胃；灵芝补虚安神。使该酒成为一个助肾壮阳、滋补气血的配方。

硫黄酒 I

【处方】

老硫黄 30g　川椒 120g　诃子 72 粒　白酒 500ml

【制法】将前 3 味捣碎，置容器中，加入白酒，密封，浸泡 7 天后，过滤去渣，即成。

【功能主治】温肾壮阳。用于精虚百损皆妙。

【用法用量】口服：少量饮之（约 5 ~ 10ml），不必多杯也。

【处方来源】明·《普济方》

御龙酒

【处方】

人参 30g　鹿茸 20g　龙滨酒 500ml

【制法】将人参、鹿茸浸泡于龙滨酒内，10 日后即可饮用。

【功能主治】补益气血，活络祛湿，壮阳耐寒。用于疲乏神倦、气短懒言、食

欲不振、畏寒怕冷、腰酸腿软、健忘、失眠等虚损之症。

【用法用量】口服：每次服 20ml，日服 2～3 次，亦可作佐餐饮用。

【处方来源】《药酒汇编》

【附记】御龙酒是以哈尔滨龙滨酒厂酿制的龙滨酒为基酒，用科学方法酿制而成的高级低度补酒。常服效佳。

醉虾酒

【处方】

虾仁干 10g　鹿茸 10g　人参 10g　海马 10g　当归 20g　韭菜子 20g　玉竹 20g　狗鞭 10g　狗脊 20g　仙茅 15g　淫羊藿 12g　肉豆蔻 10g　丁香 8g　肉桂 8g　白酒 2L

【制法】依浸渍法制成酒剂。

【功能主治】补肾壮阳，生精益髓，益智延年。用于肾虚阳痿不举、遗精早泄、头晕耳鸣、心悸怔忡、失眠健忘、腰膝酸软、未老先衰、宫寒不孕等病证。

【用法用量】口服：每次服 15～30ml，日服 2 次。

【注意事项】凡阴虚火旺者忌饮；孕妇、心脏病、高血压病患者慎饮。

【处方来源】《福建省药品标准》

四、养阴类药酒

肾为水火之宅，总统一身之阴。又肝肾同源，五脏各有所属。故凡阴虚病证，以肾阴虚为主，但五脏各有阴虚之证。如心有阴虚表现为心悸，健忘，失眠多梦，舌质红嫩，苔少，脉细弱而数等症；肝阴虚表现为眩晕，头痛，耳鸣耳聋，麻木，震颤，夜盲，舌干红少津，苔少，脉弦细数等症；肺阴虚表现为咳嗽气逆，痰少质黏，痰中带血，午后低热，颧红，夜间盗汗，虚烦不眠，口中干燥或音哑，舌红少

苔，脉细数等症；肾阴虚表现为腰酸腿软，遗精，头昏耳鸣，睡眠不熟，健忘，口干，舌红少苔，脉细或细数等症。临床表现不同，所用药酒亦应选择。常用药酒方有：

二至益元酒

【处方】

女贞子 30g　旱莲草 30g　熟地黄 20g　桑葚子 20g　白酒 500ml　黄酒 1L

【制法】将上药共研为粗末，纱布袋装，扎口，置容器中，加入白酒、黄酒混合后密封浸泡上药。7 日后取出药袋，压榨取液，将榨液和药酒混合，静置，过滤即得。

【功能主治】滋养肝肾，益血培元。用于肝肾阴虚，腰膝酸痛，眩晕，失眠，须发早白，也可用于神经衰弱，血脂过高。

【用法用量】口服：每次服 20ml，日服 2 次。

【注意事项】脾胃虚寒，大便溏薄者慎用。

【处方来源】《中国药物大全》

二至桑葚酒

【处方】

女贞子 200g　旱莲草 200g　桑葚子 200g　白酒 4L

【制法】将旱莲草切碎，同女贞子、桑葚子用纱布袋盛之，扎口，置于干净容器中，入白酒浸泡，密封。7 日后开启，去药酒，过滤取液，装瓶备用。

【功能主治】补肝肾，滋阴血。用于肝肾阴虚，头晕目眩，耳鸣眼花、腰膝酸软，脱发，遗精，失眠多梦，妇女月经过多等症。

【用法用量】口服：每次服 20～

30ml，日服 1~2 次，空腹饮用。

【处方来源】明·《医便》

【附记】长期适度服用本药酒，可改善高血脂和血液高黏度，具有良好的保健、抗衰老作用。

山药酒 I

【处方】

怀山药 15g　山茱肉 15g　五味子 15g　灵芝 15g　白酒 1L

【制法】将前 4 味置容器中，加入白酒，密封，浸泡 1 个月后，过滤去渣，即成。

【功能主治】生津养阴，滋补肝肾。用于肺肾阴亏之虚劳咳痰、口干少津、腰膝酸软、骨蒸潮热、盗汗遗精等症。

【用法用量】口服：每次服 10ml，日服 2 次。

【处方来源】《药酒汇编》

天门冬酒 I

【处方】

天门冬 15kg　糯米 11kg　酒曲 5kg

【制法】将天门冬（去心）捣碎，以水 220L，煎至减半，糯米浸，沥干，蒸饭，候温，入酒曲（压碎）和药汁拌匀，入瓮密封，保温，如常法酿酒。酒熟，压去糟，收贮备用。

【功能主治】清肺降火，滋肾润燥。用于肺肾阴亏、虚劳潮热、热病伤津、燥咳无痰。

【用法用量】口服：每日临睡前服 20~30ml。

【注意事项】凡风寒咳嗽，脾胃虚寒和便溏者不宜服用。

【处方来源】明·《本草纲目》

天王补心酒

【处方】

人参 20g　玄参 20g　丹参 20g　茯苓 20g　远志 20g　桔梗 20g　五味子 20g　当归 40g　麦冬 40g　天冬 40g　柏子仁 40g　酸枣仁 40g　生地黄 100g　白酒 4L

【制法】将上药共研为粗末，纱布袋装，扎口，置入干净容器中，加入白酒，密封浸泡。7 日后开封，去药渣，过滤，装瓶备用。

【功能主治】滋阴清热，养心安神。用于阴血不足，心烦失眠，精神衰疲，健忘盗汗，大便干结。

【用法用量】口服：每日临睡前半小时服 20ml。

【注意事项】脾胃虚寒，湿痰多者慎用。

【处方来源】明·《摄生秘剖》

【附记】本药酒对心阴不足类型的神经衰弱尤为适宜。

长生酒

【处方】

枸杞子 18g　茯神 18g　生地 18g　熟地 18g　山茱肉 18g　牛膝 18g　远志 18g　五加皮 18g　石菖蒲 18g　地骨皮 18g　白酒 2L

【制法】将前 10 味共研为粉末，入布袋，置容器中，加入白酒密封，浸泡 2 周后即可取用。酒尽添酒，味薄即止。

【功能主治】滋补肝肾，养心安神。用于肝肾不足、腰膝乏力、心悸、健忘、须发早白等症。

【用法用量】口服：每日早晨服 10~20ml，不可过量。

【注意事项】忌食萝卜。

长生滋补酒

【处方】

熟地 15g 党参 15g 黄芪 15g 女贞子 15g 玉竹 10g 陈皮 10g 蜂蜜 50g 蔗糖（或白砂糖）50g 白酒 1L

【制法】上药研为粗末，纱布袋装，扎口，置容器中，加入白酒浸泡 7 日后去渣过滤取液。酒液中加入蜂蜜、蔗糖、搅拌溶解后过滤即制成药酒，每瓶 500ml。

【功能主治】滋阴补血，益气增智。用于面色萎黄、唇甲色淡、头目眩晕、心悸气短、健忘少寐、神疲乏力、舌质淡白、脉细无力。

【用法用量】口服，每次服 15 ~ 20ml，日服 2 次。

【注意事项】病证属实、属热者忌服。

【处方来源】《中国基本中成药》

巴戟天酒 I

【处方】

巴戟天 150g 牛膝 150g 枸杞根皮 100g 麦门冬 100g 地黄 100g 防风 100g 白酒 7L

【制法】上品均生用，如无，干品亦可。将前 6 味捣碎，置容器中，加入白酒，密封，浸泡 7 天后，过滤去渣即成。

【功能主治】滋肾助阳，祛风逐寒。用于虚羸、阳道不举、五劳七伤等病。能食下气。

【用法用量】口服：不拘时，随量温饮，常令酒气相及，勿至醉吐。

【处方来源】唐·《备急千金要方》

【附记】临床应用，宜随证加味，如患冷者加干姜、桂心各 500g；好忘加远志 500g；虚劳加黄芪 500g；大虚劳加五味子、肉苁蓉各 500g；阴下湿加五加根皮 500g。上方加石斛 500g、甘草 300g 佳。每加 500g 药材则加白酒 1000 ~ 1500ml。此酒每年九月中旬配制，十月上旬即服。药渣曝干研细末，随酒服之。慎生冷、猪、鱼、蒜及油腻。夏勿服。

禾花雀补酒

【处方】

禾花雀 12 只 当归 15g 菟丝子 15g 枸杞 15g 桂圆肉 20g 补骨脂 9g 白酒 1500ml

【制法】将禾花雀除去羽毛及内脏，用水冲洗净血迹，置炭火上烤干至有香味，与其余诸药、白酒共置入容器中，密封，3 ~ 6 个月即可。

【功能主治】滋补强壮，祛风湿，通经络。用于年老体弱，腰膝酸痛，倦怠乏力，头昏目眩，风湿关节疼痛。

【用法用量】口服：每次服 20 ~ 50ml，每日早、晚各服 1 次。

【注意事项】凡高血压病、心脏病患者忌服。

【处方来源】《广西药用动物》

【附记】禾花雀又名麦黄雀、寒雀、黄胸鸟。

地黄首乌酒 I

【处方】

肥生地 400g 何首乌 500g 黄米 2500g 酒曲 100g

【制法】将前 2 味加水煎，取浓汁，同曲、米如常法酿酒，密容器中，12 日后启封。中有绿汁，此真精英，宜先饮之。余滤汁收贮备用。

【功能主治】滋阴清热。用于阴虚内热、烦热口渴、须发早白、遗精、带下、腰膝酸疼、手足心热等症。

【用法用量】口服：每次服 10 ~ 20ml，日服 3 次。

【处方来源】《民间百病良方》

地黄酒 I

【处方】

生地黄汁 1200ml 杏仁 100g 大麻子 100g 糯米 1000g 酒曲 150g

【制法】先以生地黄汁渍曲，待发酵；糯米做饭，冷暖适宜，杏仁、大麻子研末，与米饭拌匀，共分 8 份。每取 1 份，投曲汁中和之候饭消；再取第 2 份，依法酿制，依此类推。如此，待酒沸定，封泥二十七日。取清液，备用。

【功能主治】滋阴充悦，益气明目。用于虚羸。

【用法用量】口服：每次温服 50 ~ 100ml，日服 2 次。

【处方来源】唐·《外台秘要》

【附记】服之令人充悦、益气力、轻身明目，久服去万病。妇人服之更佳，无子者，令人有子。

当归枸杞酒

【处方】

当归 30g 鸡血藤 30g 枸杞 30g 熟地黄 30g 白术 20g 川芎 20g 白酒 1500ml

【制法】上药洗净，晒干切细，装入纱布袋中，扎口，置入酒坛中，密封。30 日后启封，过滤，去渣，备用。

【功能主治】滋阴养血，调补肝肾。用于中老年人阴血不足，肝肾两虚，肢体麻木，腰腿酸软，步履困难，视物昏花，记忆力减退。

【用法用量】口服：每次 10 ~ 20ml，每日早、晚各服 1 次。

【处方来源】《临床验方集》

【附记】本药酒药性平和，滋阴补血，可长期服用。

杞菊酒

【处方】

枸杞子 50g 甘菊花 10g 麦门冬 30g 杜仲 15g 白酒 1500ml

【制法】将前 4 味捣碎为粗末，置容器中，加入白酒，密封，浸泡 21 天后，过滤去渣，即成。

【功能主治】养肝明目，补肾益精。用于腰背疼痛、足膝酸软、头晕目眩、阳痿遗精、肺燥咳嗽等症。

【用法用量】口服：每次服 15ml，日服 2 次。

【处方来源】《药酒汇编》

杞蓉补酒

【处方】

枸杞 30g 何首乌（制）30g 肉苁蓉 30g 麦门冬 30g 当归 20g 补骨脂 20g 淮牛膝 20g 红花 20g 神曲 20g 茯苓 20g 栀子 10g 冰糖 150g 白酒 2L

【制法】将上药共研为粗末，纱布袋装，扎口，置容器中，加入白酒浸泡 14 日，去渣过滤取液。再将冰糖打碎入药酒内，和匀，分装，备用。

【功能主治】补肝肾，益精血。用于腰膝酸软、头晕目眩、精神倦怠、健忘耳鸣、少寐多梦、自汗盗汗、舌淡白、脉沉细。

【用法用量】口服：每次服 10 ~ 15ml，日服 2 次。

【注意事项】孕妇忌服；感冒者暂时停服。

【处方来源】《宁夏药品标准》

【附记】眩晕健忘兼见腰膝酸软者，服之尤佳。

龟胶仙酒

【处方】

龟甲胶50g　金樱子30g　党参30g
女贞子30g　枸杞30g　当归30g　熟地黄
30g　白酒2.5L

【制法】将上药共研为粗末，入布袋，
扎口，置容器中，加入白酒密封，浸泡，
15～30日后，取液即成药酒，分装，备用。

【功能主治】滋补肝肾，益气养血。
用于头晕耳鸣、面色㿠白、疲乏健忘、腰
膝酸软、舌淡红苔少、脉虚弱。

【用法用量】口服：每次饭后服20～
30ml，日服2次。

【注意事项】脾虚便溏者忌服。

【处方来源】《湖南省药品标准》

补心酒 Ⅰ

【处方】

麦门冬60g　柏子仁30g　白茯苓30g
当归身30g　龙眼肉30g　生地黄45g　低
度白酒5L

【制法】将前6味切碎或捣碎，入布
袋，置容器中，加入白酒密封。浸泡7天
后即可取用。

【功能主治】补血滋阴，宁心安神。
用于阴血不足，心神失养所致的心烦、心
悸、睡眠不安、精神疲倦、健忘等症。

【用法用量】口服：每次服30～
50ml，日服2次，或适量饮用。

【处方来源】《验方新编》

补肾地黄酒

【处方】

生地黄100g　牛蒡根100g　大豆
200g（炒香）　白酒2.5L

【制法】将前2味切片，与大豆一同

入布袋、置容器中，加入白酒，密封，浸
泡5～7天后，即可取用。

【功能主治】补肾通络。用于老年人
肾水不足、风热湿邪、塞滞经络、心烦、
关节筋骨疼痛、日久不已者。

【用法用量】口服：每次服15～
30ml，日服3次，或不拘时，随量饮之，
勿醉。

【处方来源】《寿亲养老新书》

补肾壮阳酒

【处方】

老条党参20g　熟地黄20g　枸杞子
20g　沙苑蒺15g　淫羊藿15g　公丁香
15g　远志10g　广沉香6　荔枝肉10个
白酒1L

【制法】将前9味加工捣细碎，入布
袋，置容器中，加入白酒，密封，置阴凉
干燥处，经3昼夜后，打开口，盖一半，
再置文火上煮数百沸，取下稍冷后加盖，
再放入冷水中拔出火毒，密封后放干燥
处，21日后开封，过滤去渣。即成。

【功能主治】补肾壮阳、养肝填精、
健脾和胃、延年益寿。主治肾虚阳痿、腰
膝无力、血虚心悸、头晕眼花、遗精早
泄、气虚乏力、面容萎黄、食欲不振及中
虚呃逆、泄泻等症。老年阳气不足而无器
质性病变时，经常适量饮用，可延年
益寿。

【用法用量】口服。每次空腹温服
10～20ml，每日早、晚各服1次，以控
为度。

【注意事项】阴虚火旺者慎用。服用
期禁服郁金。

固精酒 Ⅰ

【处方】

枸杞子120g　当归（酒洗切片）60g

熟地黄 90g　白酒 100ml

【制法】将前 3 味置容器中，加入白酒，密封，隔水煮沸 20 分钟，取出，埋入土中 7 天以去火毒。取出开封，即可取用。

【功能主治】滋阴活血益肾。用于阳痿不育。

【用法用量】口服：每次服 30~50ml（不可多服），每日早、晚各服 1 次。

【处方来源】清·《惠直堂经验方》

春寿酒 I

【处方】

天门冬 30g　麦门冬 30g　莲子（3 味会心）30g　生地黄 30g　熟地黄 30g　怀山药 30g　红枣（去皮核）30g　白酒 2.5L

【制法】将前 7 味捣碎，置容器中，加入白酒，密封，浸泡 1 日。待药汁析出，即可饮用。

【功能主治】滋肾养心，安神益智。用于心脾亏虚引起的精神萎顿、疲乏少力、怔忡、心悸、健忘、多梦等症。

【用法用量】口服：每次 30ml，日服 2 次。

【处方来源】明·《养生四要》

【附记】《养生四要》谓："本方常服，益明精而能延寿，强阳道而得多男，黑须发而不老，安神志以常清。"

枸杞酒 I

【处方】

枸杞根 10kg　生地黄 10kg　秋麻子仁 300g　香豉 200g　糯米 50kg　酒曲 10kg

【制法】将枸杞根加水煮，取汁，煮淋麻子仁、豆豉，三物药汁总和取 6L，地黄细切和米蒸熟；地黄取一半渍米馈，

一半及曲和酿饭。候饭如人体温，以药汁和一处，拌匀，入瓮密封，经 14 日压取，封固，复经 7 日。初一度一酿，用麻子仁 200g，多即令人头痛。

【功能主治】滋阴坚筋骨，填骨髓，消积瘀，利耳目，长肌肉，利大小便。用于五脏邪气、消渴、风湿、下胸胁气、头风、五劳七伤、去胃中积食、呕血、吐血、风症、伤寒瘴疠毒气、烦躁满闷、虚劳喘嗽、脚气肿痹等症悉主之。

【用法用量】口服：每次服 10ml，日服 3 次。

【注意事项】勿食生冷炸滑鸡鱼、面蒜、白酒，戒房事等。服药后要注意休息 7~14 天。

【处方来源】唐·《外台秘要》

首乌苁蓉酒

【处方】

制首乌 20g　当归 20g　生地黄 20g　肉苁蓉 20g　芝麻 20g　白蜜 30g　白酒 1L

【制法】将上药共研为粗末，纱布袋装，扎口，置容器中，加入白酒浸泡 14 日后取出药袋，压榨取液。将榨取液与药酒混合，静置，过滤，装瓶备用。

【功能主治】补肾养血，润肠通便。用于精血不足，肠燥便秘。

【用法用量】口服：每次服 10~20ml，日服 3 次，空腹服。

【注意事项】脾虚便溏者忌服。

【处方来源】《民间百病良方》

【附记】本药酒对产妇产后血虚，大便干结，老年人肠燥便秘尤为适宜。

首乌煮酒

【处方】

制何首乌 120g　当归 60g　芝麻 60g　生地 80g　白酒 3L

【制法】先将芝麻捣成细末，何首乌、当归、生地捣成粗末，一并装入白纱布袋中，扎口，置瓷坛中，倒入白酒，加盖。文火煮数百沸后离火，待冷却后密封，置阴凉干燥处。7 日后开启，去药袋，过滤后即可饮用。

【功能主治】补肝肾，益精血，乌须发，润肠通便。用于因肝肾不足引起的阴虚血枯、头晕目眩、腰酸腿软、肠燥便秘、须发早白、妇女带下等症。

【用法用量】口服：每次服 10 ~ 20ml，日服 2 次，早、晚空腹温饮。

【注意事项】脾虚便溏者慎用。

【处方来源】《药酒的制作》

【附记】本药酒对中老年人精血不足，伴有便秘干燥时尤为适宜。

秘传三意酒

【处方】

枸杞 50g　生地黄 50g　大麻子 30g　白酒 1.5L

【制法】将上述药物制为饮片，以绢袋盛，白酒浸泡 7 日以上，过滤。

【功能主治】滋阴补血，清热生津，润肠活血。用于阴虚血少，头晕口干，大便偏干燥等。

【用法用量】适量饮服。

【处方来源】明·《松崖医经》

桑葚柠檬酒 I

【处方】

桑葚 1000g　柠檬 5 个　白糖 100g　米酒 1.8L

【制法】将桑葚洗净，晒干，柠檬去皮切开，一同浸入酒中，10 日后即可饮用，2 个月后饮用效果更佳，此时将酒过滤，取出桑葚。

【功能主治】补血养阴。

【用法用量】口服：每次服 10ml，日服 2 次。

【处方来源】《中国古代养生长寿秘法》

葡萄酒

【处方】

干葡萄末 250g　红曲 1250g　糯米 1250g

【制法】按常法酿酒。将糯米蒸熟，候冷，入曲与葡萄末、水 10L，搅拌令匀，入瓮盖覆，保温，候熟即成。

【功能主治】养胃阴，健脾胃。用于胃阴不足、纳食不佳、肌肤粗糙、容颜无华。

【用法用量】口服：每次服 15ml，日服 2 次，随量温饮，勿醉。

【处方来源】《古今图书集成》

滋阴百补药酒

【处方】

熟地 90g　生地 90g　制首乌 90g　枸杞 90g　沙苑子 90g　鹿角胶 90g　当归 75g　胡桃肉 75g　桂圆肉 75g　肉苁蓉 60g　白芍 60g　人参 60g　牛膝 60g　白术 60g　玉竹 60g　龟甲胶 60g　白菊花 60g　五加皮 60g　黄芪 45g　锁阳 45g　杜仲 45g　地骨皮 45g　丹皮 45g　知母 45g　黄柏 30g　肉桂 30g　白酒 16L

【制法】将前 26 味研为细末，入布袋，置容器中，冲入热白酒，密封，浸泡 15 天后即可取用。

【功能主治】滋阴泻火，益气助阳。用于阴虚阳弱、气血不足、筋骨痿弱者服用，可改善由此引起的劳热（自觉午后发热）、形瘦、食少、腰酸腿软等症。体质偏于阴阳两弱者适宜饮用。有养生保健之功。

【用法用量】口服：每次温服 10 ~ 30ml，或适量饮用，每日早、晚各服 1 次。

【处方来源】清·《林氏活人录汇编》

熟地枸杞酒

【处方】

大熟地 60g　枸杞 30g　檀香 1g　白酒 750ml

【制法】将前 3 味捣碎，入布袋，置容器中，加入白酒，密封，每日振摇 1 次，浸泡 14 天后即可取用。

【功能主治】养精血，补肝肾。用于病后体虚、精血不足、神疲乏力、腰膝酸软、阳痿、须发早白等症。

【用法用量】口服：每次服 20ml，日服 2 次。

【注意事项】凡脾虚气滞、痰多便清者忌服。

【处方来源】《药酒汇编》

五、健脑益智药酒

脑是人之灵机与记忆所在，为元神所藏之处，故又称"元神之府"。中医认为：肾藏精，精生髓，脑为髓海，都说明"元神"与肾有关。若肾精充足，脑髓充盈，则博闻强记，思维敏捷，意志更坚；若肾精亏损，髓海空虚，则会出现记忆减退、思维迟钝、早衰健忘、耳目不聪等症症。健脑益智药酒即为上述病症而设。

石燕酒

【处方】

石燕 20 枚　白酒 100ml

【制法】上药去壳，武火炒令熟，入白酒浸泡 3 日即可。

【功能主治】益精气，强意志。用于

体质虚弱、精神疲倦、健忘、思维迟钝。

【用法用量】口服：每晚临睡时服 10 ~ 20ml，随性能补进食，令人力健。

【处方来源】明·《普济方》

归脾养心酒

【处方】

酸枣仁 30g　龙眼肉 30g　党参 20g　黄芪 20g　当归 20g　白术 20g　茯苓 20g　木香 10g　远志 10g　炙甘草 6g　白酒 1.5L

【制法】将诸药共研为粗末，纱布袋装之，扎口，白酒浸泡。14 日后取出药袋，压榨取液，将榨取液与药酒混合，静置，过滤后即可服用。

【功能主治】补脾养心，益气养血。用于思虑过度、劳伤心脾、心悸怔忡、健忘失眠。

【用法用量】口服：每次 20ml，日服 2 次。

【处方来源】宋·《济生方》

【附记】本药酒对神经衰弱及各种抑郁、倦怠、失眠者应用较好。是一种较好的抗衰老药酒。

健脑补肾酒

【处方】

刺五加 10g　黄精 10g　党参 10g　黄芪 10g　桑葚子 10g　枸杞 10g　熟地 10g　淫羊藿 10g　山药 10g　山楂 10g　陈皮 10g　雄蚕蛾 10 只　蜂蜜 100g　白酒 1L

【制法】诸药切碎，纱布袋装，扎口，置入干净容器内，加入白酒，密封浸泡。14 日后启封，取出药袋，压榨取液，将榨取液与药酒混合，静置，加入蜂蜜，搅拌均匀，过滤后装瓶备用。

【功能主治】益气健脾，补肾健脑。用于脾肾精气虚衰、神疲乏力、头晕目眩，失眠健忘，食欲缺乏，耳鸣失聪，腰膝酸软，阳痿早泄，心悸气短，舌淡脉弱。老年虚证尤宜。

【用法用量】口服：每次 10～20ml，日服 2 次。

【注意事项】阴虚火旺及湿热内盛者忌服。

【处方来源】《临床验方集》

【附记】本方为山东民间验方。

脑伤宁酒

【处方】

鹿茸 15g 人参 15g 黄芪 15g 茯苓 15g 柏子仁 15g 酸枣仁 15g 远志 15g 当归 30g 白芍 30g 川芎 30g 桃仁 30g 红花 30g 牛膝 30g 陈皮 10g 半夏 10g 竹茹 10g 枳实 10g 知母 9g 菊花 9g 薄荷 9g 柴胡 9g 石膏 50g 冰片 5g 甘草 6g 白酒 4L 白糖 200g

【制法】上药共为饮片，入布袋，置容器中，加入白酒和白糖，密封浸泡 15 日后，取液分装即可服用。

【功能主治】醒脑安神。用于头晕头痛、目眩耳鸣、心烦健忘、失眠多梦、心悸不宁、舌质紫暗、苔薄白或白腻、脉沉细或沉涩等症。

【用法用量】口服：成人每次 20～25ml，日服 3 次。儿童酌减。

【注意事项】孕妇忌服；阴虚火旺者慎用。

【处方来源】《中国基本中成药》

【附记】本药酒可供脑震荡后遗症、更年期综合征、神经衰弱、偏头痛、血管神经性头痛以及各种功能性或器质性心脏病而使记忆力减退、头晕目眩耳鸣者服用。

读书丸浸酒

【处方】

远志 18g 熟地黄 18g 菟丝子 18g

五味子 18g 石菖蒲 12g 川芎 12g 地骨皮 24g 白酒 1.2L

【制法】将前 7 味捣碎，置容器中，加入白酒，密封，浸泡 7 天后，过滤去渣，贮瓶备用。勿泄气。

【功能主治】滋肾养心，健脑益智。用于青年健忘，症见心悸、失眠、头痛耳鸣、腰膝酸软等症。

【用法用量】口服：每次 10ml，每日早、晚各服 1 次。

【注意事项】如瘀血内蓄、痰迷心窍、心脾两虚所致的健忘，不可取此药酒。

【处方来源】《浙江中医杂志》

精神药酒方

【处方】

枸杞 30g 熟地黄 15g 红参 15g 淫羊藿 15g 沙苑蒺藜 25g 母丁香 10g 沉香 5g 荔枝核 12g 炒远志 3g 冰糖 250g 白酒 1.5L

【制法】将前 9 味捣碎，置容器中，加入白酒和冰糖，密封，浸泡 1 个月后，过滤去渣，即成。

【功能主治】健脑补肾。用于凡因脑力劳动过度、精神疲倦、头昏脑胀、腰酸背痛、男子遗精、阳痿、女子月经不调等症。

【用法用量】口服：每晚 20ml，分数次口缓缓饮下。

【注意事项】幼、少年禁服。

【处方来源】《龚志贤临床经验集》

【附记】治男子阳虚精亏不育之症极效，曾治疗 10 余例，服 1～2 料泡酒服后皆生育。

六、祛病强身药酒

凡体质虚弱之人，抗病能力低下，而易受外邪（六淫）侵袭；或阴阳失调，脏腑功能紊乱，因而引起种种病证。运用祛病强身药酒，标本兼治，颇具效验。

十仙酒

【处方】

枸杞40g　当归50g　川芎50g　白芍50g　熟地50g　黄芪50g　人参50g　白术50g　白茯苓50g　炙甘草50g　生姜100g　红枣50枚　白酒6L

【制法】将前12味共制为粗末或切成薄片，入布袋，置容器中，加入白酒，密封，隔水煮30分钟，取出静置10天后即可取用。

【功能主治】补益气血。用于身体虚弱、气血不足诸症。

【用法用量】口服：每次20ml，日服2次。

【处方来源】《药酒汇编》

人参七味酒

【处方】

人参40g　龙眼肉20g　生地黄20g　当归25g　酸枣仁10g　生地黄20g　远志15g　冰糖40g　白酒1.5L

【制法】将前7味共制为粗末或切成薄片，入布袋，置容器中，加入白酒，密封，浸泡14天后，去药袋；另将冰糖置锅中，加水适量，文火煮沸，色微黄之际，趁热过滤，倒入药酒中，搅匀，即成。

【功能主治】补气血，安心神。用于气虚血亏之体倦乏力、面色不华、食欲不振、惊悸不安、失眠健忘等症。

【用法用量】口服：每次10~20ml，每日早、晚各服1次。

【处方来源】《实用药酒方》

人参枸杞酒Ⅰ

【处方】

人参20g　枸杞350g　熟地100g　冰糖400g　白酒5L

【制法】人参去芦头，用湿布润软后切片，枸杞、熟地除去杂质，装入纱布袋内，扎紧袋口；冰糖放入锅内，加适量清水，用文火烧至冰糖溶化，呈黄色时，趁热用纱布滤过，去渣留汁，将冰糖汁、纱布药袋等入酒内，加盖封口，浸泡10~15日，每日翻动搅拌一次，浸至人参、枸杞颜色变淡，再用纱布滤去渣，静置澄清即成。

【功能主治】大补元气，安神固脱，滋阴明目。用于劳伤虚损，少食倦怠，惊悸健忘，头痛眩晕，阳痿，腰膝酸痛等症。

【用法用量】口服：每次服20ml，日服2次。

【处方来源】《中国药膳》

【附记】方中人参补气固脱，安神益智。现代药理表明，其能提高体力、脑力劳动效率，有明显抗疲劳作用，所含某种皂苷对小鼠有镇静镇痛作用。熟地黄滋阴养血；枸杞补肾益精，滋肝明目；冰糖补中益气，调和口味，所以本酒有益气安神，滋肝明目作用。

人参姜蜜酒

【处方】

人参50g　新鲜老姜各80g　蜂蜜100g　米酒1.8L

【制法】将整支人参和生姜片浸入酒中，并倒入蜂蜜3周后即可饮用，2月后味减，原料不必取出可连续炮制。

【功能主治】大补养身。

【用法用量】口服：每次服20ml，日

服 2 次。

【处方来源】《浙江中医杂志》1981，
（11）：511

人参葡萄酒

【处方】

人参 20g　葡萄 100g　白酒 500ml

【制法】将人参切碎，葡萄绞汁，同置容器中，加入白酒，密封，每日振摇 1 次，浸泡 7 天后即可取用。

【功能主治】益气，健脾，补肾。用于体虚气弱、腰酸乏力、食欲不振、心悸、盗汗、干咳劳嗽、津液不足等症。

【用法用量】口服：每次空腹服 10ml，日服 2 次。

【注意事项】阴虚火旺者忌服。

【处方来源】《民间百病良方》

【附记】常作肺结核辅助治疗之用。

九仙酒

【处方】

枸杞 24g　当归身 30g　川芎 30g　白芍 30g　熟地黄 30g　人参 30g　白术 30g　白茯苓 30g　大枣 10 枚　生姜 60g　炙甘草 30g　白酒 3.5L

【制法】将前 11 味捣碎或切成薄片，置容器中，加入白酒，密封，浸泡 14 天后即可。冬季制备时，可采用热浸法，即密封后，隔水加热 30 分钟，取出，静置数日后，即可取用。均过滤去渣，即成。

【功能主治】大补气血，保健强身。用于凡气血不足引起的诸虚损证，体质素屑气怯血弱、而无明显症状者，亦可用之。

【用法用量】口服：每次 15 ~ 30ml，日服 2 ~ 3 次，或适量饮之。

【处方来源】《百病中医药酒疗法》

【附记】本药酒药性温和，有病治病，无病健身，为治病与保健之良方。

九制豨莶草药酒

【处方】

豨莶草（九制）712g　海风藤 130g　千年健 130g　威灵仙 130g　油松节 130g　川牛膝 130g　川续断 130g　桑寄生 130g　白术 130g　狗脊 130g　苍术 130g　陈皮 130g　杜仲 130g　当归 130g　伸筋草 130g　玉竹 130g　秦艽 130g　地枫皮 80g　没药（去油）80g　红花 80g　独活 80g　川芎 80g　乳香（去油）80g　肉桂 60g　防己 110g　麻黄 20g　红糖 5000g　白酒 50L

【制法】将前 26 味捣碎，混匀，置容器中，加入白酒，密封，每日搅拌 1 次，1 周后每周 1 次，浸泡 30 天以上，过滤去渣；另取红糖，用少量白酒加热溶化，加入滤液内，混匀，制成 50L 药酒。静置 10 天，取上清液，滤过，贮瓶备用。

【功能主治】活血补肾，祛风除湿。用于肝肾不足、骨痛膝弱、四肢麻痹、腰酸腿痛、手足无力、口眼歪斜、语言謇涩等。

【用法用量】口服：每次温服 30 ~ 60ml，日服 2 次。

【处方来源】《临床验方集》

【附记】附九制稀莶草制法：稀莶草洗净，切碎，加黄酒适量，放入瓶内蒸透，焖 1 夜，晒干，再加黄酒，如此九蒸九晒，即成。

三石酒

【处方】

白石英 150g　阳起石 60g　磁石 120g　白酒 1.5L

【制法】将三石捣成碎粒，用水淘洗干净，入布袋，置容器中加入白酒，密封，每日摇动数下，浸泡 7~14 天后，过滤去渣，备用。

【功能主治】补肾气，疗虚损。用于精神萎靡、少气无力、动则气喘、阳痿、早泄及心神不安的心悸失眠等症。

【用法用量】口服：每次温服 50ml，日服 3 次。

【处方来源】《药酒汇编》

三仙延寿酒

【处方】

上好堆花烧酒一坛（10L） 龙眼肉 500g 桂花 200g 白糖 400g

【制法】将龙眼肉、桂花、白糖加入烧酒中，封固经年，愈久愈好。

【功能主治】滋补，延寿。用于身体虚弱。

【用法用量】口服：每次服 30ml，每日 1~2 次。

【处方来源】清·《奇方类编》

三两半药酒

【处方】

当归 10g 黄芪（蜜炙）10g 牛膝 10g 防风 5g 白酒 240ml 黄酒 800ml 蔗糖 84g

【制法】将前 4 味粉碎成粗粉，置容器中，加入白酒和黄酒浸渍 48 小时后，按渗漉法以每分钟 3~5ml 的速度进行渗漉，并在原液中加入蔗糖，搅拌后，静置数日，滤过，即成。

【功能主治】益气活血，祛风通络。用于气血不和、四肢疼痛、感受风湿、筋脉拘挛等症。

【用法用量】口服：每次服 30~60ml，日服 3 次。

【处方来源】《药酒汇编》

【附记】临床应用，上 4 味各以 3 倍

量入剂用之临床，功力尤佳。用治关节痛，肌肉疼痛，上方加桂枝 30g，白花蛇 45g，效佳。

小金牙酒

【处方】

金牙 120g 细辛 120g 地肤子 120g 莽草 120g 干地黄 120g 防风 120g 葫芦根 120g 附子 120g 茵芋 120g 川续断 120g 蜀椒 120g 独活 120g 白酒 14L

【制法】将前 12 味，金牙研细末或切成薄片，入布袋，余皆薄切，同置容器中，加入白酒，密封，浸泡 4~7 天后，过滤去渣，即成。

【功能主治】补肾壮骨，祛风除湿，温经通络。用于风痓百病、虚劳湿冷、肌缓不仁、不能行步。

【用法用量】口服：每次温服 20ml，3 日渐增之，日服 2 次。

【处方来源】明·《普济方》

山芋酒

【处方】

山药 600g 酥油 180g 莲肉 180g 冰片 18g

【制法】上药同研，制成丸，每丸约 3g。

【功能主治】养生保健。用于气阴两虚、心脾不足之虚损症。

【用法用量】口服：每次以酒 50ml，投药一丸，加热服。

【处方来源】明·《饮馔服食笺》

天麻石斛酒

【处方】

石斛 20g 天麻 20g 川芎 20g 淫羊藿 20g 五加皮 20g 牛膝 20g 萆薢 20g

桂心 20g　当归 20g　牛蒡子 20g　杜仲 20g　制附子 20g　乌蛇肉 20g　茵陈 20g　狗脊 20g　丹参 20g　川椒 25g　白酒 3.5L

【制法】将前 17 味捣碎或切成薄片，置容器中，加入白酒，密封，浸泡 7 天后，过滤去渣，即成。

【功能主治】舒筋活血，强筋壮骨，祛风除湿。用于中风手足不遂、骨节疼痛、肌肉顽麻、腰膝酸痛、不能仰俯、腿脚肿胀等。

【用法用量】口服：每次温服 10 ~ 15ml，日服 3 次。

【处方来源】《药酒汇编》

🌿 天雄浸酒方

【处方】

制天雄 90g　茵陈 90g　蜀椒（炒）45g　防风 45g　羊踯躅（炒）45g　制乌头 60g　制附子 60g　炮姜 30g　白酒 5L

【制法】将前 8 味细切，入布袋，置容器中，加入白酒，密封，浸泡 5 ~ 7 天后即可取用。

【功能主治】补肾阳，壮筋骨。用于肾风筋急、两膝不得屈伸、手不为用、起居增剧、恶寒、通身流肿生疮。凡风冷疾病在腰膝、挛急缓纵悉理之。

【用法用量】口服：每次空腹服 10 ~ 15ml，每日早晨，临卧前各服 1 次。酒尽，将药渣晒干，共研细末，每服 1.5 ~ 3g，以白酒进服。

【处方来源】宋·《圣济总录》

🌿 木瓜牛膝酒

【处方】

木瓜 25g　牛膝 25g　白酒 500ml

【制法】将前 2 味捣碎，置容器中，加入白酒，密封，浸泡 15 天后，过滤去渣，即成。

【功能主治】舒筋活络，祛风除湿。用于关节僵硬、活动不利、筋骨酸痛等症。

【用法用量】口服：每次服 10ml，日服 1 次。

【处方来源】《民间百病良方》

🌿 五加皮酒 Ⅰ

【处方】

五加皮 30g　防风 30g　独活 30g　薏苡仁 50g　牛膝 50g　生地黄 60g　牛蒡根（去皮）60g　黑豆（炒香）60g　大麻仁 60g　羚羊角屑 20g　海桐皮 20g　肉桂 10g　白酒 5L

【制法】将前 12 味细切，入布袋，置容器中，加入白酒（醇酒），密封，浸泡 7 天后即可取用。酒尽添酒，味薄即止。

【功能主治】清肝补肾，祛风除湿，舒筋活络。用于烦热疼痛、筋脉拘急、关节不利、步履艰难。

【用法用量】口服：每次空腹随量饮之，日服 2 次。

【处方来源】宋·《太平圣惠方》

【附记】笔者依本方去肉桂，加忍冬藤 60g，治热痹，用之临床，效果亦佳。

🌿 五加皮酒 Ⅱ

【处方】

五加皮 20g　穿山龙 20g　白鲜皮 20g　秦艽 30g　宣木瓜 30g　白酒 1L

【制法】将前 5 味切碎或切成薄片，置容器中，加入白酒，密封，浸泡 7 ~ 14 天后，过滤去渣，即成。

【功能主治】祛风除湿，舒筋活络。用于风湿性关节炎、关节拘挛疼痛。

【用法用量】口服：每次 10 ~ 20ml，

日服 2 次。

【处方来源】《中国药酒配方大全》

🌿 五加皮酒 III

【处方】

五加皮 150g　枳刺 60g　独椒根皮（洗净）90g　大麻仁 90g　丹参 90g　肉桂 30g　当归 30g　炙甘草 30g　川椒（炒）30g　白鲜皮 30g　木通 30g　天雄（制）15g　川芎 15g　干姜 15g　薏苡仁 15g　白酒 7.5L

【制法】将前 15 味细切，入布袋，置容器中，加入白酒，密封，浸泡 4~7 日后，过滤去渣，即成。

【功能主治】祛风湿，助肾阳，壮筋骨。用于筋虚极、善悲、颜面苍白、手足拘挛、举动缩急、腹中转痛。

【用法用量】口服：每次空腹温服 5~15ml，日服 2 次。以瘥为度。

【处方来源】宋·《圣济总录》

🌿 五加地黄酒

【处方】

五加皮 90g　熟地黄 90g　丹参 90g　杜仲（去粗皮，炙微黄）90g　蛇床子 90g　干姜 90g　天冬 30g　钟乳 120g　枸杞 60g　高粱酒 7.5L　冰糖 0.75kg

【制法】以上药物细剉或切成薄片，用生绢袋盛，浸高粱酒，浸 2 宿后滤清加冰糖，和匀即可。

【功能主治】调和营卫，大补心神。用于男子肾水虚寒，小便余沥，妇人阴气不足，腰膝常痛，瘫痪拘挛等症，皆因五劳七伤所致者。

【用法用量】口服：早、晚二次，每次空腹温饮 50ml，量小者减之。

【处方来源】《成药全书》

🌿 五味九香酒

【处方】

九香虫 30g　五味子 30g　肉豆蔻 30g　党参 20g　白酒 1L

【制法】将前 4 味粗碎或切成薄片，入布袋，置容器中，加入白酒，密封隔日摇动数下，浸泡 14 天后，过滤去渣，即成。

【功能主治】温补脾肾，散寒止泻。用于脾肾虚弱引起的腹部畏寒、脐周疼痛、形寒肢冷、泻后痛减等症。

【用法用量】口服：每次 10~15ml，日服 2 次。

【处方来源】《药酒汇编》

🌿 五积散酒

【处方】

茯苓 80g　桔梗 60g　当归 60g　白芍 60g　陈皮 60g　苍术（炒）60g　白芷 60g　厚朴（姜制）60g　枳壳（炒）60g　麻黄 60g　制半夏 60g　甘草 60g　川芎 30g　干姜 30g　蔗糖 2000g　白酒 17.5L

【制法】将前 14 味共制为粗末或切成薄片，置容器中，加入白酒，浸渍 15 天后，按渗漉法，以每分钟 1~3ml 的速度进行渗漉，收集漉液；另取蔗糖制成糖浆，待温，加入上述渗漉液中，搅匀，静置，滤过，约制成 17.5L，分装贮瓶，备用。

【功能主治】散寒解表，祛风燥湿，消积止痛。用于风寒湿痹、头痛、身痛、腰膝冷痛及外感风寒、内有积滞等症。

【用法用量】口服：每次服 15~30ml，日服 2 次。

【处方来源】《临床验方集》

牛膝石斛酒

【处方】

牛膝40g 杜仲20g 丹参20g 生地黄20g 白酒1L

【制法】 将前4味捣碎，置容器中，加入白酒，密封，浸泡7天后，过滤去渣，即成。

【功能主治】 补肾强骨，活血通络。用于肾虚腰痛、关节疼痛等。

【用法用量】 口服：每次10～15ml，日服3次。

【处方来源】《药酒汇编》

牛膝酒 I

【处方】

牛膝90g 山芋90g 川芎90g 制附子60g 巴戟天60g 五味子60g 黄芪60g 山茱萸60g 人参60g 五加皮75g 生姜75g 防风75g 肉苁蓉75g 肉桂30g 茵陈30g 生地黄30g 磁石（醋煅碎）30g 蜀椒（去目闭口者，炒出汗）15g 白酒10L

【制法】 将前18味加工捣碎或切成薄片，入布袋，置容器中，加入白酒，密封，浸泡3～7天后，过滤去渣，即成。

【功能主治】 温肾益气，祛风除湿，舒筋通络。用于虚劳、腰脚疼痛、下元冷惫、阳气衰弱。

【用法用量】 口服：不拘时，每次温服5～10ml，常令有酒气为妙。

【处方来源】 宋·《圣济总录》

牛膝酒 II

【处方】

牛膝15g 秦艽15g 天门冬15g 独活18g 五加皮12g 细辛6g 石楠叶6g

薏苡仁6g 制附子6g 巴戟天6g 杜仲6g 肉桂12g 白酒2L

【制法】 将前12味共研为粗末，入布袋，置容器中，加入白酒密封，浸泡14天后，过滤去渣，即成。

【功能主治】 祛风湿，壮腰膝。用于关节疼痛、步履无力等。

【用法用量】 口服：每次10～15ml，日服3次。

【处方来源】《药酒汇编》

乌蛇黄芪酒

【处方】

乌蛇肉90g 炙黄芪60g 当归60g 桂枝30g 白芍25g 白酒3L

【制法】 将前5味切碎或切成薄片，置容器中，加入白酒，密封，隔水蒸煮1小时，取出待冷。浸泡7天后，过滤去渣，即成。药渣添酒再浸，味薄即止。

【功能主治】 补气活血，驱风通络。用于半身不遂、肌肉消瘦、肢体麻木等症。

【用法用量】 口服：每次服20ml，日服3次。

【处方来源】《药酒汇编》

双乌暖胃酒

【处方】

川乌（烧存性）5g 草乌（烧存性）5g 当归5g 黄连5g 生甘草5g 高良姜5g 陈皮5g 红砂糖520g 甜酒2.5L 烧酒5L

【制法】 将前7味捣碎或切成薄片，入布袋，待用；另将红砂糖，以水、醋各半调匀，去渣，与药袋同置容器中，加入烧酒和甜酒，密封，浸泡5天后，过滤去渣，即成。

【功能主治】温通经络，暖补脾胃。用于脾胃虚弱、精神疲乏。

【用法用量】口服：不拘时候，随量饮用。

【处方来源】《药酒汇编》

双参酒 II

【处方】

西洋参30g 沙参20g 麦冬20g 黄酒800ml

【制法】将前3味捣碎或切成薄片，置容器中，加入黄酒，以文火煮沸，取下待冷后，密封，每日振摇1次，浸泡7天后开封，加入凉开水200ml，搅匀，滤过，备用。

【功能主治】补气养阴，清热生津，润肺止咳。用于烦热口渴、口干舌燥、津液不足、肺虚燥咳、体倦神疲等症。

【用法用量】口服：每次20ml，日服1次。

【注意事项】虚寒便溏者忌服。

【处方来源】《药酒汇编》

石斛山药酒

【处方】

石斛120g 怀山药60g 熟地黄60g 山茱萸30g 怀牛膝30g 白术30g 白酒3L

【制法】将前6味共制为粗末或切成薄片，入布袋，置容器中，加入白酒，密封，隔日振摇数下，浸泡14天后，过滤去渣，即成。

【功能主治】补益肝肾，健脾养阴。用于身体虚弱、腰膝酸软。

【用法用量】口服：每次10～25ml，日服3次。

【处方来源】《药酒汇编》

石斛酒 I

【处方】

石斛120g 丹参60g 白芍60g 杜仲60g 防风60g 白术60g 人参60g 桂心60g 五味子60g 白茯苓60g 陈橘皮60g 黄芪60g 怀山药60g 当归60g 炮干姜60g 炙甘草30g 牛膝90g 白酒8L

【制法】将前17味细研，入布袋，置容器中，加入白酒，密封浸泡7天后，过滤去渣，即成。

【功能主治】健脾补肾，活血通络，益气暖胃。用于风湿虚劳、脚气痹弱、筋骨疼痛、腹内冷痛、不思食。

【用法用量】口服：每次5～15ml，日服2次。

【处方来源】宋·《太平圣惠方》

石斛酒 II

【处方】

石斛120g 黄芪60g 丹参60g 杜仲60g 牛膝60g 人参60g 五味子60g 白茯苓60g 山茱萸60g 怀山药60g 草薢60g 防风60g 生姜60g 枸杞90g 天门冬90g 细辛90g 薏苡仁90g 白酒12L

【制法】将前17味细切，入布袋，置容器中，加入白酒，密封，浸泡7天后，过滤去渣，即成。

【功能主治】补虚劳，益气力，利关节，坚筋骨。用于虚损、腰脚痹弱及头面游风等症。

【用法用量】口服：每次10～20ml，日服2次。

【处方来源】宋·《太平圣惠方》

生石斛酒

【处方】

生石斛（捣碎）1000g　牛膝400g　杜仲300g　丹参300g　生地黄（切，曝令干）1L　清酒10L

【制法】以上5味切成薄片，用绢袋盛，加清酒入器中渍7日。

【功能主治】利关节，坚筋骨，强健悦泽。用于风痹脚弱，腰胯冷痛。

【用法用量】口服：饭前温服30ml，日服3次或夜服1次，加至50~60ml，渐至100ml。

【注意事项】忌芜荑。

【处方来源】唐·《外台秘要》

【附记】生石斛适合老年性风湿性关节炎和产后关节炎，因体弱而引起的肢体乏力或疼痛亦有一定的疗效。

加味养生酒Ⅰ

【处方】

枸杞60g　牛膝60g　山茱萸60g　生地黄60g　杜仲60g　菊花60g　白芍60g　五加皮120g　桑寄生120g　桂圆肉240g　木瓜30g　当归30g　桂枝9g　白酒10L

【制法】将前13味共制为粗末，入布袋，置容器中，加入白酒，密封，浸泡10天后，过滤去渣，即成。

【功能主治】补肾养肝，益精血，强筋骨，祛风湿。用于腰膝疼痛、四肢麻木、头目眩晕、风湿痹痛等症。

【用法用量】口服：每次10~20ml，日服2次。

【处方来源】《药酒汇编》

百药长酒

【处方】

当归30g　川芎15g　白芍30g　怀地黄120g　白术30g　白茯苓30g　天冬60g　麦冬60g　牛膝30g　杜仲30g　破故纸30g　茴香30g　五味子30g　枸杞120g　陈皮30g　半夏30g　苍术30g　厚朴30g　枳壳30g　香附30g　砂仁1.5g　官桂30g　羌活30g　独活30g　白芷30g　防风30g　乌药30g　秦艽30g　何首乌60g　川萆薢30g　干茄根120g　晚蚕沙30g　干姜30g　红枣500g　白酒30L

【制法】上药制为薄片或粗末，盛入绢袋，悬于酒坛中，再将烧酒倾入封固，半月后开启饮用。

【功能主治】益精血，补肝肾，理脾胃，祛风湿。用于肝肾不足，脾胃不和，风湿痹阻经络等所致的身体虚弱、腰膝无力，食少腹满，胸闷恶心，筋骨疼痛等症。

【用法用量】口服：每次空腹温服15~30ml，每日早、晚各服1次。

【处方来源】清·《摄生秘剖》；《治疗与保健药酒》

百益长春酒Ⅱ

【处方】

党参90g　白术60g　茯苓90g　生地90g　白芍60g　当归60g　川芎30g　木樨花（木樨花：辛温无毒，能润发生，生津，辟臭，化痰，美颜色）250g　桂圆肉250g　福红曲60g　冰糖1.5kg　高粱酒30L

【制法】上药共为薄片或粗末，用绢袋盛，用高粱酒，浸数日，约4、5日时，滤清加冰糖。

【功能主治】补益气血，健脾。凡人

虚损劳伤、筋骨疼痛或半身不遂或左瘫右痪皆由气血两亏、营卫失常所致者，久服此酒则气血充足，百体受益，长春可保。

【用法用量】口服：每次空腹温服 15 ~ 30ml，每日早、晚各服 1 次。

【处方来源】《成药全书》

虫草壮元酒

【处方】

冬虫夏草 5g　人参 10g　党参 20g　熟地黄 20g　黄芪 15g　制何首乌 15g　白酒 500ml　黄酒 500ml

【制法】将上药共研为粗末或切成薄片，纱布袋装，扎口，置容器中，将白酒、黄酒混合后浸泡上药。14 日后取出药袋，压榨取液，将榨取液与药酒混合，静置，过滤后即可服用。

【功能主治】益气补肺，滋养肝肾。用于体虚、精神倦怠、头晕健忘。

【用法用量】口服：每次 20ml，日服 2 次。

【处方来源】《民间百病良方》

【附记】常服本药酒能补元气，强体魄。

回春酒 I

【处方】

人参 30g　荔枝肉 1000g　白酒 2.5L

【制法】将人参切成薄片，荔枝去核，装绢袋内，用好白酒浸泡，封固，3 日后可使用。

【功能主治】补元气，益精神，凡体质虚弱、精神不振者，尤其是老年人可服用。

【用法用量】口服：每日早晚各饮 30 ~ 50ml。

【注意事项】因该酒性质偏温，有虚火者不宜使用。

【处方来源】清·《同寿录》；《治疗与保健药酒》

【附记】据文献记载，该酒尚有改善老年人性功能作用，方中荔枝是一种美味水果，具有益血、生津、益智宁心的作用，并略有助阳之功。

肉桂黄芪酒 II

【处方】

黄芪 45g　肉桂 45g　巴戟天 45g　石斛 45g　泽泻 45g　白茯苓 45g　柏子仁 45g　川椒 45g　炮姜 40g　防风 15g　独活 15g　党参 15g　白芍 15g　制附子 15g　制川乌 15g　茵陈 15g　半夏 15g　细辛 15g　山术 15g　炙甘草 15g　栝楼根 15g　山萸肉 15g　白酒 5L

【制法】将前 22 味共研为粗末或切成薄片，入布袋，置容器中，加入白酒密封，浸泡 7 ~ 14 天后，过滤去渣，即成。

【功能主治】温中散寒，益气健脾，祛湿止痛。用于脾虚畏寒、倦怠乏力、关节疼痛、不思饮食等症。

【用法用量】口服：每次 20ml，日服 3 次。

【处方来源】《药酒汇编》

延寿酒 III

【处方】

黄精 30g　苍术 30g　天门冬 20g　松叶 40g　枸杞 30g　醇酒 1.5L

【制法】上 5 味药，均捣碎或切成薄片，置瓶中，醇酒浸 7 日后开取，去渣备用。也可以水 30L，共药煮 1 日，酿酒。

【功能主治】补虚延年。用于体倦乏力、饮食减少、头晕目眩、腰膝不利。

【用法用量】口服：每次空腹温服 30 ~ 50ml，每日早、晚各服 1 次。

【处方来源】汉·《华氏中藏经》；

《药酒难验方选》

延龄酒 I

【处方】

枸杞 400g　龙眼肉 200g　当归 100g
白术（炒）50g　大黑豆 250g　白酒 15L

【制法】上药用绢袋盛，浸入白酒中，7 日后饮。

【功能主治】延年益寿。用于增强体质。

【用法用量】口服：每次空腹温服 30 ~ 50ml，每日早、晚各服 1 次。

【处方来源】清·《奇方类编》

【附记】枸杞滋肝肾，龙眼肉益心脾，当归补血，白术益气，大黑豆中含有丰富的蛋白质，脂肪，糖类，维生素 B_1、B_2，烟酸等营养物质，故合方能滋补五脏气血而延年益寿。

红参海狗肾酒

【处方】

红参 1 根　海狗肾 1 具　高粱酒 1.5L

【制法】先将海狗肾洗净，切碎，入布袋，与红参一同置容器中，加入高粱酒，密封，浸泡 10 ~ 15 天后即可取用，酒尽添酒，味薄即止。

【功能主治】大补元气，强肾壮阳，益精填髓。用于中老年人元气不足，肾阳虚衰所致的阳痿，精冷，神疲乏力等症。

【用法用量】口服：每次 10ml，日服 2 次。

【处方来源】《民间百病良方》

红参鹿茸酒

【处方】

红参 10g　鹿茸 3g　白酒 500ml

【制法】将前 2 味蒸软后，置容器中，加入白酒，密封，浸泡 15 天后即可取用。酒尽添酒，味薄即止。

【功能主治】补气壮阳。用于阳虚畏寒、肢体不温等。

【用法用量】口服：每次服 10 ~ 20ml，日服 2 次。

【注意事项】易上火者（阴虚火旺）忌服；夏日不宜服用此药酒。

【处方来源】《民间百病良方》

【附记】本药酒用于治疗性功能减退症，效果亦佳。

扶衰酒

【处方】

五味子 6g　柏子仁 6g　丹参 6g　桂圆 9g　党参 9g　白酒 600ml

【制法】将前 5 味捣碎，入布袋，置容器中，加入白酒，密封，浸泡 14 天后（浸泡期间，每日振摇 1 次），过滤去渣，即成。

【功能主治】补气血，滋肺肾，宁心安神。用于体虚无力、食欲不振、怔忡健忘、心悸不安、失眠等。

【用法用量】口服：每次 20ml，日服 2 次。

【处方来源】《民间百病良方》

苡仁牛膝酒

【处方】

薏苡仁 120g　牛膝 70g　赤芍 45g　酸枣仁（炒）45g　炮姜 45g　制附子 45g　柏子仁 45g　石斛 45g　炙甘草 30g　白酒 5L

【制法】将前 9 味共研为粗末，入布袋，置容器中，加入白酒，密封，浸泡 7 ~ 10 天后，过滤去渣，即成。

【功能主治】益肝肾，利关节，祛湿除痹。用于肝风筋脉拘挛、关节不可屈伸等。

【用法用量】口服：不拘时，每次温

服 10ml。

【处方来源】《药酒汇编》

苁蓉强壮酒 I

【处方】

肉苁蓉 50g　川牛膝 40g　菟丝子 20g　制附子 20g　椒仁 30g　肉豆蔻仁 20g　补骨脂（炒香）25g　楮实 25g　巴戟天（炒黄）30g　木香 15g　鹿茸（去毛，酥炙）10g　肉桂 20g　蛇床子 15g　炮姜 20g　白酒 3L

【制法】上 14 味药，共碎细，用白布包贮置于净器中，用醇酒浸泡，封口，春夏 5 日，秋冬 7 日后开取。

【功能主治】补益肝肾，活血止痛。用于肝肾虚损，腹部、胸胁疼痛，下元虚冷。

【用法用量】口服：每次 20ml，日服 2 次。

【处方来源】《药酒验方选》

杞蓉药酒

【处方】

枸杞 400g　肉苁蓉 70g　首乌 200g　牛膝 70g　茯苓 70g　当归 70g　补骨脂 70g　红花 45g　麦冬 10g　栀子 10g　红曲 9g　白酒 10L

【制法】将肉苁蓉、首乌分别加水煎煮 3 次（依次为 2 小时、1 小时、1 小时）。合并煎液，滤过，浓缩至相对密度为 1:15 ~ 1:20 的清膏，加入白酒 2L，搅匀，静置，滤过，备用。余药除红花、枸杞、红曲外，均研成粗粉，再与红花等 3 味混匀，用白酒 8L 渗漉。将煎液与渗漉液混合，静置，滤过，分装。

【功能主治】补益肝肾，养血明目。用于肝肾两虚，头晕目花，腰膝酸痛。

【用法用量】口服：一次 10 ~ 16ml，

一日 2 次。

【处方来源】《新编中成药》

还童酒 I

【处方】

熟地 9g　生地 9g　秦艽 9g　麦冬 9g　川草薢 6g　怀牛膝 6g　苍术 6g　陈皮 6g　川续断 6g　枸杞 6g　丹皮 6g　木瓜 6g　小茴香 3g　羌活 3g　独活 3g　乌药 3g　桂皮 1.5g　白酒 1L

【制法】将前 17 味共制为粗末或切成薄片，入布袋，置容器中，加入白酒，密封，浸泡 14 天后，过滤去渣，即成。

【功能主治】填精补髓，强筋壮骨，疏风活络，大补元气。用于肝肾虚弱、腰膝酸痛、肢体麻木等症。

【用法用量】口服：每次服 15ml，日服 2 次。

【处方来源】《药酒汇编》

还童酒 II

【处方】

熟地 90g　生地 120g　全当归 120g　川草薢 60g　羌活 30g　独活 30g　怀牛膝 60g　秦艽 90g　苍术 60g　广陈皮 60g　川断 60g　麦冬 90g　枸杞 60g　川桂皮 15g　小茴香 30g　乌药 30g　丹皮 60g　宣木瓜 60g　五加皮 120g　白酒 25L

【制法】上药装入绢袋，浸于陈酒中，酒坛封固，隔水加热 1.5 小时，然后晾凉，将酒坛埋于地下 7 日后，即可饮用。

【功能主治】补肝肾，强筋骨，养阴血，祛风湿。用于老年人因肝肾不足，气血虚弱，感受风寒湿邪，使经络闭阻，气血运行不畅，以致关节疼痛，筋骨无力，步履不便者。

【用法用量】口服：每日早、晚各

下篇

各类药酒

饮 50ml。

【处方来源】清·《回生集》；《治疗与保健药酒》

按：该药酒在配伍上，较注意补阴养血药的运用，因而适用于风湿筋骨不利，兼有面色不华等阴血不足现象者；由于能使老人恢复运动功能，故称为还童酒。

补肾健脾酒

【处方】白术（土炒）30g　青皮30g　生地黄30g　厚朴（姜炒）30g　杜仲（姜炒）30g　破故纸（微炒）30g　广陈皮30g　川椒30g　巴戟肉30g　白茯苓30g　小茴香30g　肉苁蓉30g　青盐15g　黑豆（炒香）60g　白酒15L

【制法】将前14味共研粉末或切薄片，置容器中，加入白酒，密封，浸泡7～10天后，过滤去渣，即成。

【功能主治】补肾健脾。用于脾肾两虚、男子阳痿、女子月经不调、赤白带下等症。

【用法用量】口服：每次空腹温服15～30ml，每日早、晚各服1次。

【注意事项】忌食牛、马肉，妇女怀孕不可再服。

【处方来源】《药酒汇编》

补益延龄酒

【处方】潞党参30g　沉香30g　丁香30g　檀香30g　甘草30g　白茯苓60g　熟地黄60g　当归60g　广陈皮60g　白术60g　黄芪60g　枸杞子60g　白芍60g　红曲120g　蜂蜜3000g　高粱酒15L　酒酿4000g

【制法】将前13味加工捣碎，置容器

中，加入高粱酒、红曲、酒酿和蜂蜜，密封，浸泡15天后，药性尽出，即可开封启用。

【功能主治】健脾养胃，顺气消食，调营益气。用于诸虚百损。

【用法用量】口服：不拘时候，随意饮用。

【处方来源】《中国药酒配方大全》

补益酒 Ⅰ

【处方】肉苁蓉90g　肉豆蔻150　山萸肉45g　丹砂（细研为末，另包）10g　白酒2L

【制法】前3味药，捣碎，合丹砂，置于瓶中，用好酒浸之，封口，经7日后开取。

【功能主治】补益肝肾，益精血。用于肝肾虚损、腰腿软弱、头昏目眩、神志恍惚。

【用法用量】口服：早、晚空腹温饮50ml。

【处方来源】《药酒验方选》

补虚黄芪酒

【处方】黄芪60g　五味子60g　草薢45g　防风45g　川芎45g　川牛膝45g　独活30g　山茱萸30g　白酒3L

【制法】将前8味细切，入布袋，置容器中，加入白酒，密封，浸泡5～7天后，过滤去渣，即成。

【功能主治】补虚泻实，活血祛风，温经止痛。用于虚劳、手足逆冷、腰膝疼痛。

【用法用量】口服：每次空腹温服10～15ml，日服1～2次。

【处方来源】宋·《圣济总录》

灵芝酒

【处方】

灵芝 500g　白酒 10L

【制法】取灵芝切碎，用酒浸泡 15 日以上。

【功能主治】滋补强壮，助消化。用于治疗冠心病、心绞痛、神经衰弱、老年慢性支气管炎、肝炎等，体弱老人可久服。

【用法用量】口服：每次 1 小杯（约 10ml），每日 1~2 次。

【处方来源】《中国古代养生长寿秘法》

豹骨健身养心酒

【处方】

豹胫骨（酥炙）50g　黄芪（剉）50g　桔梗（炒）50g　酸枣仁（炒）50g　茯神（去木）50g　羌活（去芦）50g　石菖蒲 50g　远志（去心）50g　川芎 50g　牛膝（酒浸一宿，切，焙）50g　熟地黄（焙）50g　草薢 50g　苁蓉（酒浸一宿，切，焙）50g　附子（生去皮、脐，以新汲水浸半日，又破作二片，换水浸一日，焙干）50g　石斛（去根）50g　防风（去叉）25g　羚羊角（镑）25g　白酒 10L

【制法】上药剉细，以生绢袋盛，入白酒浸之，密封瓶口，春夏 3 日，秋冬 7 日。

【功能主治】补养肝肾，调顺血气，补虚排邪，理腰膝。用于风痹、皮肤麻木或重着、步履艰难，久服去健忘，益心气，清头目，定神魂。

【用法用量】口服：每次温饮 50ml，每日 2 次，服尽，再添酒 5L 浸。

【处方来源】宋·《圣济总录》

固本酒 I

【处方】

生地黄 60g　熟地黄 60g　白茯苓 60g　天门冬 30g　麦门冬 30g　人参 30g　白酒 5L

【制法】将前 6 味切片，置容器中，加入白酒，密封，浸泡 3 日后，并以文火隔水煮 1~2 小时，以酒黑色为度。待冷，过滤去渣，静置数日，即成。

【功能主治】滋阴益气，乌须发，美容颜。用于劳疾、面容憔悴、须发早白。

【用法用量】口服：每次空腹温服 15~30ml，日服 1~2 次。

【处方来源】明·《扶寿精方》

【附记】或并用铜钱炒韭子米（每次 0.5~1.5g），以此酒送服。

固本遐龄酒 II

【处方】

当归（酒洗）50g　巴戟天（酒浸，去心）50g　肉苁蓉（酒洗）50g　杜仲（酒炒，去丝）50g　人参（去芦）50g　沉香 50g　小茴香（酒炒）50g　破故纸（酒炒）50g　石菖蒲（去毛）50g　青盐 50g　木通 50g　山茱萸（酒蒸，去核）50g　石斛 50g　天门冬（去心）50g　熟地黄 50g　陈皮 50g　狗脊 50g　菟丝子（酒浸，蒸）牛膝（去芦）50g　酸枣仁（炒）50g　覆盆子（炒）50g　枸杞 100g　川椒（去子）35g　神曲（炒）100g　白豆蔻 12g　木香 12g　砂仁 6g　大茴香 6g　益智（去壳）6g　乳香 6g　虎胫骨（酥炙）100g　淫羊藿（要新者）200g　糯米 500g　大枣 500g　生姜（捣汁）100g　远志 50g　甘草（水泡去心）50g　鲜山药（捣汁）200g　小黄米明流烧酒 70L

【制法】上药依法炮制为末，糯米、枣肉、黏饭同姜汁、山药汁、炼蜜4两和成块，分为4块，4绢袋盛之，入酒坛内浸21日。

【功能主治】和气血，养脏腑，调脾胃，解宿醉，强精神，悦面色，助劳倦，补诸虚，久服除百病。

【用法用量】口服：每次空腹温服30~60ml，日服1~2次，数日见效。

【处方来源】明·《万病回春》

周公百岁药酒

【处方】

黄芪（蜜炙）60g 茯神60g 潞党参30g 麦门冬30g 茯苓30g 白术30g 枣皮30g 川芎30g 龟板胶30g 阿胶30g 防风30g 广陈皮30g 枸杞子30g 当归36g 熟地黄36g 生地黄36g 桂心18g 五味子24g 羌活24g 红枣1000g 冰糖1500g 高粱酒15L

【制法】将前19味加工捣碎或切成薄片，置容器中，加入白酒，大枣和冰糖，密封，浸泡30天后，过滤去渣，即成。

【功能主治】补益气血，养心安神。用于虚损、五劳七伤、精神疲倦、心悸气短、喘促多汗、头晕目眩、健忘寐差、筋骨疼痛、腰酸肢麻、形容憔悴、反胃噎嗝、妇人崩漏、带下、脉虚无力等症。老年人常服，亦能乌须黑发。

【用法用量】口服：每次服30~50ml，日服2次。不善饮酒者可减半，并以温开水冲淡取之。

【注意事项】凡阴虚火旺者慎服；病证属实者忌服。

【处方来源】《药酒配方大全》

【附记】此药酒是以温补为主，寓散于补，补而不空，是一药有效的补益药酒。

鱼鳔鹿角酒

【处方】

黄鱼鳔50g 鹿角50g 黄酒500ml

【制法】将鹿角切成薄片，与黄鱼鳔炒至色黄质脆，共研细末，置容器中，加入黄酒，密封，浸泡7天后即可取用。

【功能主治】滋阴补肾，强身壮体。用于肾虚腰痛、腰膝酸软等。

【用法用量】口服：每次20ml，日服3次。用时摇匀，将药末与酒一同饮服。

【处方来源】《民间百病良方》

狗脊参芪酒

【处方】

狗脊30g 丹参30g 黄芪30g 当归25g 防风15g 白酒1L

【制法】将前5味粉碎，入布袋，置容器中，加入白酒，密封，浸泡15天后，过滤去渣，即成。

【功能主治】补肝肾，益气血，祛风湿，通经络。用于肝肾虚弱、气血不足、风湿痛等。

【用法用量】口服：每次服20ml，日服2次。

【处方来源】《药酒汇编》

参归养荣酒

【处方】

生晒参50g 糖参50g 全当归50g 桂圆肉200g 玉竹80g 红砂糖1600g 52°白酒22L

【制法】将前5味和匀，置容器中，加入白酒4800ml，密封，浸泡2周以上，过滤去渣，（与压榨液合并，加入砂糖再加水适量，加热溶解），然后加入剩余的白酒，拌匀，静置14天以上，滤过，分装，备用。

【功能主治】补气养血，滋阴润燥，养心益脾。用于气阴两虚、心脾不足之虚损贫血、神疲乏力、面色萎黄、失眠多梦、心悸健忘、眩晕、耳鸣、食少纳差者。

【用法用量】口服：每次 15～20ml，日服 2 次。

【处方来源】《药酒汇编》

【附记】此药酒以补益为主，不滞不腻，颇适用于气阴两虚、心脾不足引起的病症患者饮用。

参茸酒 Ⅲ

【处方】

人参 60g　补骨脂（盐制）30g　鹿茸 60g　佛手片 30g　淫羊藿 360g　红花 30g　薏苡仁 360g　砂仁 30g　萆薢 360g　苍术（炒）30g　熟地黄 360g　乌药 30g　陈皮 360g　紫草 30g　牛膝 360g　防风 30g　玉竹 360g　乌梢蛇 30g　红曲 60g　枸杞 30g　木瓜 60g　羌活 30g　续断 60g　川芎（酒制）15g　五加皮 30g　草乌（制）15g　肉桂 30g　檀香 15g　白芍（炒）30g　豆蔻 15g　当归 30g　川乌（制）15g　青皮（醋制）30g　丁香 15g　白芷 30g　杜仲（盐制）30g　木香 30g　白酒 100L　白糖 7.5kg

【制法】将前 37 味细研或切成薄片，入布袋，置容器中，加入白酒，密封浸泡 7 天后，过滤去渣，即成。

【功能主治】滋补强壮，舒筋活血，健脾和胃。用于身体虚弱，脾胃不振，精神萎靡等症。

【用法用量】口服：每次 10～15ml，一日 2 次。

【注意事项】孕妇忌服，高血压者慎用。

【处方来源】《新编中成药》

参桂养荣酒 Ⅰ

【处方】

党参 320g　肉桂 50g　蔗糖 1600g　白酒 16L　红曲 50g

【制法】将前 2 味和匀，置容器中，加入白酒，密封，浸泡 2 周以上，过滤去渣，加入蔗糖、红曲，静置 3 周后，分装，备用。

【功能主治】补中益气，散寒止痛。用于气血虚亏，腰膝冷痛。

【用法用量】口服：每次 15～30ml，每日 2 次。

【处方来源】《新编中成药》

茵芋酒

【处方】

茵芋 60g　独活 60g　狗脊 60g　制川乌 60g　天麻 60g　制附子 60g　制天雄 60g　蹋躅（炒黄）30g　牛膝 90g　防风 90g　桂心 45g　白酒 6L

【制法】将前 11 味捣碎或切成薄片，入布袋，置容器中加入白酒，密封，浸泡 10 天后，过滤去渣，即成。

【功能主治】祛风除湿，温经通络。用于风无问新旧及偏枯，顽痹不仁、肢节缓急。

【用法用量】口服：每次温服 10～30ml，日服 3 次。以效为度。

【注意事项】忌食生冷、毒鱼及鸡、猪、鹅、鸭肉。

【处方来源】宋·《太平圣惠方》

枳术健脾酒

【处方】

枳实（炒）20g　白术 30g　麦芽（炒）15g　谷芽（炒）15g　白酒 500ml

【制法】将上药共研为粗末，纱布袋装，扎口，置容器中，加入白酒浸泡 7 日，取出药袋压榨取液，两液混合，静置，过滤即可服用。

【功能主治】健脾，消痞，化滞。用于脾虚气滞，饮食停聚，心下痞闷，脘腹胀满，不思饮食。

【用法用量】口服：每次 10～15ml，日服 2～3 次，饭前空腹服之。

【处方来源】《临床验方集》

枸杞山药酒

【处方】

枸杞 1500g　怀山药 500g　黄芪 200g 麦冬 200g　生地黄 300g　细曲 300g　糯米 2000g

【制法】将前 5 味加工成粗末，置砂锅中，加清水 300ml，加盖，置文火上煮数沸半小时，取下待冷，备用；将细曲（酒曲）压细，备用；再将糯米加水浸，沥干，蒸饭，待冷，入药，曲拌匀置容器中，密封置保温处，如常法酿酒。14 日后酒熟，去渣，贮瓶备用。

【功能主治】滋补肝肾，益气生津。用于腰膝酸软、头晕目暗、精神不振、消渴等症。

【用法用量】口服：每次 20ml，日服 3 次。

【处方来源】《药酒汇编》

枸杞酒Ⅱ

【处方】

枸杞 500g　晚蚕沙（炒）500g　枳实（炒）100g　苍耳子（炒）100g　防风 200g　天麻子（炒）200g　苑子根（九月九日采）200g　牛膝 500g　枳实根（炒）500g　桔梗（炒）60g　羌活 60g 秦艽 60g　石菖蒲 60g　白酒 25L

【制法】将前 13 味细切，入布袋，置容器中，加入白酒，密封，勿令通气，浸泡 7 日后，过滤去渣，即成。

【功能主治】祛风止痉，滋阴活血，悦泽颜色，滋润皮肤，益气健身。用于中风、身如角弓反张及妇人一切血风、上攻下注等症。

【用法用量】口服：每次空腹服 10～15ml，日 3 次或夜 1 次服，常令有酒气相续。久病风疾，不过一月佳。

【处方来源】明·《普济方》

【附记】常服此酒，有"润肤美容"之功。

轻身酒

【处方】

何首乌 60g　全当归 30g　肉苁蓉 30g 胡麻仁 30g　生地黄 30g　蜂蜜 60g　白酒 2L

【制法】将前 5 味共制为粗末，入布袋，置容器中，加入白酒，密封，隔日振摇数下，浸泡 14 天后，过滤去渣，加入蜂蜜，拌匀，即成。

【功能主治】益精润燥。用于腰膝酸软、头昏目暗、肠燥便秘等症。

【用法用量】口服：每次服 10～20ml，日服 3 次。

【处方来源】《药酒汇编》

钟乳酒Ⅰ

【处方】

钟乳 240g　丹参 180g　石斛 15g　杜仲 15g　天门冬 15g　牛膝 120g　防风 120g　黄芪 120g　川芎 120g　当归 120g 制附子 90g　桂心 90g　秦艽 90g　干姜 90g　山茱萸 100g　薏苡仁 100g　白酒 15L

【制法】将前 16 味捣碎，入布袋，置

容器中，加入白酒，密封浸泡7天后，过滤去渣，即成。

【功能主治】温补脾肾，通利关节，活血祛风，滋阴柔肝。用于风虚劳损、脚疼、冷痹、羸瘦挛弱、不能履行。

【用法用量】口服：初服10ml，渐加之，以知为度，日服2次。

【处方来源】唐·《备急千金要方》

钟乳浸酒方

【处方】钟乳粉90g　石斛60g　牛膝60g　黄芪60g　防风60g　熟地黄150g　白酒5L

【制法】将前6味细切，入布袋，置容器中，加入白酒，密封浸泡3~7天后，过滤去渣，即成。

【功能主治】补养五脏，疗风气，坚筋骨，益精髓。用于虚劳不足。

【用法用量】口服：每次温服10~15ml，日服3次。

【处方来源】宋·《太平圣惠方》

【附记】又单用钟乳石，炼后细研，用白酒浸，密封，隔水煎至半，再添酒满数，烫封好，7日后服。每次空腹温服3合，日再服，以知为度，主治风虚气上、下焦伤竭、脚弱疼痛，有安五脏、通百节、利九窍、益精、明目之功。久服延年益寿，肥健悦色不老。宜节饮食，忌阳事。

钟乳黄芪酒

【处方】钟乳粉150g　黄芪（剉）100g　牛膝（去苗）100g　石斛（去根节）100g　防风（去芦头）100g　熟干地黄250g　白酒8L

【制法】上药细剉或切成薄片，都用

生绢袋盛，以酒浸3日。

【功能主治】补养五脏，坚固筋骨，补益精髓。用于治疗虚劳不足。

【用法用量】口服：每日于饭前温饮50ml。

【处方来源】宋·《太平圣惠方》

种子延龄酒

【处方】生地黄60g　熟地黄60g　天门冬60g　麦门冬60g　当归60g　白术60g　白茯苓60g　大枣肉60g　制何首乌60g　牛膝60g　杜仲60g　枸杞60g　巴戟肉60g　肉苁蓉60g　龟甲60g　川芎30g　菟丝子30g　川续断30g　远志肉30g　破故纸30g　山茱萸30g　石斛30g　甘菊花30g　陈皮30g　柏子仁30g　酸枣仁30g　小茴香30g　桂圆肉30g　青盐30g　胡桃肉30g　生姜30g　灯心草30g　白芍45g　人参15g　木香15g　石菖蒲15g　砂仁15g　大枣肉60g　白酒15L

【制法】将前38味细切，置容器中，加入白酒，密封，以文火加热1.5小时后，取出置于盛有冷水的水缸内，并注意随时换用新的冷水，9日后过滤取药液。药渣再加白酒15L，按上法先加热后冷浸，滤取酒液，与压榨液，前滤液合并，装坛内，密封，埋入土中3日，以去火毒即得。也可采用冷浸法，密封，浸泡21天后，过滤去渣。药渣晒干，研细，蜜丸，并用此药酒送服。

【功能主治】补脾肾，壮筋骨，养血柔肝，利窍安神。用于肾脏虚损、气血不足、腰膝酸软、须发早白、头晕、耳鸣、面色不华、动则劳倦、心神不宁、婚后无子等症。老年人服之延年益寿。

【用法用量】口服：每次15~30ml，每日早、晚各服1次。或适量饮用，以瘥为度。

【处方来源】《妙一斋医学正印种子编》

【附记】如有虚热者，可于上方中加入黄柏、知母各60g。本方中原有虎骨30g，今以菟丝子、川续断各30g代之，用之临床、效果亦佳。

复方虫草补酒

【处方】

冬虫夏草5g　人参10g　淫羊藿15g　熟地黄25g　白酒1L

【制法】将上药共研为粗末或切成薄片，纱布袋装，扎口，置容器中，加入白酒浸泡。14日取出药袋，压榨取液，两液混合，静置，过滤后即可服用。

【功能主治】补精髓，益气血。用于体质虚弱，用脑过度，记忆力减退，性功能减退，或肾虚咳喘，或肾虚久痹，肢麻筋骨痿软。

【用法用量】口服：每次20ml，日服1~2次。

【注意事项】高血压者慎用。

【处方来源】《民间百病良方》

独活牛膝酒Ⅱ

【处方】

独活30g　牛膝30g　肉桂30g　防风30g　制附子30g　大麻仁（炒）50g　川椒（炒）50g　白酒2.5L

【制法】将前7味捣碎，置容器中，加入白酒，密封，浸泡5~10日后，过滤去渣，即成。

【功能主治】温经和血，除湿止痛。用于骨节疼痛，半身不遂等。

【用法用量】口服：每次温服20ml，日服3次。

【处方来源】《药酒汇编》

养荣酒Ⅰ

【处方】

白茯苓50g　甘菊花50g　石菖蒲50g　天门冬50g　白术50g　生黄精50g　生地黄50g　人参30g　肉桂30g　牛膝30g　白酒4.5L

【制法】将前10味捣碎或切成薄片，入布袋，置容器中，加入白酒，密封浸泡5~7天后，过滤去渣，即成。

【功能主治】补脾肾，益气血，养荣润肤。用于体质衰弱、身倦乏力、形容憔悴。

【用法用量】口服：每次空腹温服30~50ml，每日早、晚各服1次。

【处方来源】《百病中医药酒疗法》

首乌地黄酒

【处方】

熟地黄240g　制何首乌120g　薏苡仁120g　枸杞120g　当归90g　桂圆肉90g　檀香9g　白酒10L

【制法】将前7味共制为粗末或切成薄片，入布袋，置容器中，加入白酒密封，经常振动，浸泡14天后，过滤去渣，即成。

【功能主治】益精血，养心脾。用于腰酸、失眠、头晕、耳鸣、心悸、食欲不振等。

【用法用量】口服：每晚临睡前服5~10ml。

【处方来源】《药酒汇编》

首乌枸杞酒

【处方】

制何首乌120g　枸杞120g　熟地黄

60g　全当归 30g　黄精 30g　白酒 4L

【制法】将前 5 味洗净，切碎或切成薄片，入布袋，置容器中，加入白酒密封，每日振摇 1 次，浸泡 7 天后，过滤去渣，贮瓶备用。

【功能主治】补肝肾，健脾胃，益精血。用于腰膝酸软、头晕眼花、食欲不振、精神萎靡等。

【用法用量】口服：每次服 10 ~ 20ml；日服 3 次。

【处方来源】《药酒汇编》

【附记】常服有"强身健体"之功。

洞天长寿酒

【处方】

党参 15g　炙黄芪 15g　狗脊 15g　女贞子 15g　覆盆子 15g　熟地黄 30g　制首乌 12g　怀牛膝 12g　当归 12g　陈皮 12g　南沙参 9g　炒杜仲 9g　川芎 9g　百合 9g　茯苓 9g　炒白芍 9g　炒白术 6g　炙甘草 6g　山药 6g　泽泻 6g　白砂糖 250g　白酒 2.5L

【制法】将上药共研为粉末，纱布袋装，扎口，置入干净容器中，倒入白酒浸泡，密封。14 日后开封，取出药袋，压榨取液，将榨取液与药酒混合，加砂糖，搅拌均匀，溶解后过滤取液，装瓶密封备用。

【功能主治】补气血，益肾精。用于面色不华，倦怠乏力，心悸怔忡，耳鸣健忘，头晕目眩，自汗盗汗，口干咽燥，短气声怯，腰膝酸痛，遗精，阳痿。

【用法用量】口服：每次服 10 ~ 20ml，日服 2 次。

【处方来源】《民间百病良方》

【附记】上海民间方。本方原为膏剂，现改为酒剂。验之临床多效。

祛风湿秦艽酒

【处方】

秦艽 30g　牛膝 30g　川芎 30g　防风 30g　桂心 30g　独活 30g　茯苓 30g　杜仲 240g　丹参 240g　牛蒡子（炮裂去皮脐）45g　石斛（去梢黑者）45g　炮姜 45g　麦门冬 45g　地骨皮 45g　五加皮 150g　薏苡仁 30g　大麻仁（炒）60g　白酒 12L

【制法】将前 17 味细挫，入布袋，置容器中，加入白酒，密封，浸泡 7 ~ 10 天后，过滤去渣，即成。

【功能主治】祛风湿，补脾肾，活血通络。用于肾劳虚冷干枯、忧患内伤、久坐湿地则损。

【用法用量】口服：每次空腹温服 10 ~ 15ml，日服 2 次。

【处方来源】宋·《圣济总录》

桂心酒 I

【处方】

桂心 120g　牡丹皮 120g　芍药 120g　牛膝 120g　土瓜根 120g　牡蛎 120g　吴茱萸 250g　大黄 60g　黄芩 60g　干姜 60g　虻虫 200 只　蛰虫 70 只　蛴螬 70 只　水蛭 70 只　乱发灰（即血余）30g　细辛 30g　僵蚕 50 只　火麻仁 500g　灶突灰 500g　干地黄 180g　虎杖根 150g　鳖甲 150g　奄闾子 450g　白酒 35L

【制法】将前 23 味共研为粗末，入布袋，置容器中，加入白酒，密封，浸泡 7 ~ 14 天后，过滤去渣，即成。

【功能主治】温经散寒，凉血消炎，搜风通络，散瘀止痛。用于寒凝血瘀、骨节疼痛。

【用法用量】口服：每次初服 20ml，

渐加至 30～40ml，日服 2～3 次。

【处方来源】明·《普济方》

【附记】方中吴茱萸原用量为 5L，火麻仁、灶突灰原用量各为 2 升。今改用各四分之一剂量。

🌿 健身药酒 I

【处方】

巴戟天15g　肉苁蓉15g　黄精15g　金樱子15g　淫羊藿15g　熟地黄15g　女贞子15g　菟丝子15g　远志10g　当归10g　雄蚕蛾（炒去翅）10g　制附子10g　黄芪20g　白酒2L

【制法】将上药共研为粗末，纱布袋装，扎口，置容器中，加入白酒密封浸泡。14 日后取出药袋，压榨取液，两液合并，静置，过滤后即可服用。

【功能主治】强腰固肾，补气壮阳。用于身体虚弱，阳痿不举，腰膝酸软，身倦乏力，虚喘咳嗽。

【用法用量】口服：每次 10～20ml，日服 1～2 次，饭前饮服。

【注意事项】阴虚火旺及高血压者忌服。

【处方来源】《临床验方集》

【附记】本药酒对中老年人肾阳虚者均可应用，常年服用，有健身作用。

🌿 健康补肾酒

【处方】

熟地黄120g　桂圆肉120g　地骨皮120g　当归120g　牛膝120g　沙苑子（炒）60g　杜仲（盐炒）60g　巴戟天（去心盐炒）60g　枸杞60g　菟丝子（炒）60g　楮实子（炒）60g　韭菜子（炒）60g　怀山药60g　补骨脂（盐炒）30g　蔗糖480g　白酒10L

【制法】将前 14 味共制为粗末或切成薄片，置容器中，加入白酒，和蔗糖制成的糖酒作溶剂，密封，浸渍 48 小时后，按渗漉法，以每分钟 1～3ml 的速度进行渗漉，收集流液，静置，滤过，即成。

【功能主治】补肾益脾，强健腰膝。用于脾肾虚弱、腰膝酸软、年老体虚、精神疲倦等症。

【用法用量】口服：每次服 20～30ml，日服 2 次。

【注意事项】风寒感冒患者停服。

【处方来源】《药酒汇编》

🌿 健脾壮腰药酒

【处方】

黄芪50g　党参40g　续断60g　地黄60g　牛膝50g　制何首乌40g　杜仲40g　当归30g　茯苓40g　龙眼肉30g　甘草10g　红花10g　山药30g　大枣80g　白酒10L

【制法】以上 14 味饮片粗粉，加48° 白酒密封浸渍 15 天左右，收集浸出液，浸渍 2 次，收集渗漉液或提取液合并；另取蔗糖用60°白酒加热融化，与上述浸出液合并，混匀，加入白酒调含醇量为39%～41%，静置 14～21 日左右，滤过，分装，即得。

【功能主治】补气养血，健脾补肾，通经活络。用于气血不足，纳食不佳，腰腿酸楚，神疲乏力，失眠健忘。

【用法用量】口服，一次 20～30ml，早晨及临睡前各服一次。

【处方来源】海昌药业国药准字 Z32021172

【注意事项】①忌生冷食物。②高血压、心脏病、糖尿病、肾病等慢性病患者应在医师指导下服用。③按照用法用量服用，年老体虚者应在医师指导下服用。④长期连续服用应向医师或药师咨询。⑤对酒精及本品过敏者禁用，过敏体质者慎用。⑥本品性状发生改变时禁止使用。⑦请将本品放在儿童不能接触的地方。

桑枝酒 I

【处方】
桑枝 10g　黑大豆（炒香）10g　五加皮 10g　木瓜 10g　十大功劳 10g　金银花 10g　薏苡仁 10g　黄柏 10g　蚕沙 10g　松仁 10g　白酒 1L

【制法】将前 10 味捣碎，入布袋，置容器中，加入白酒，密封浸泡 15 天后，过滤去渣，即成。

【功能主治】祛风除湿，清热通络。用于湿热痹痛、口渴心烦、筋脉拘急等症。

【用法用量】口服：每次 30ml，日服 3 次。

【处方来源】《药酒汇编》

排风酒

【处方】
防风 30g　升麻 30g　桂心 30g　独活 30g　天雄（制）30g　羌活 30g　仙人掌及根 500g　白酒 5L

【制法】将前 7 味切成薄片，置容器中，加入白酒，密封，浸泡 5 ~ 7 天后，过滤去渣，即成。

【功能主治】祛风湿，助肾阳，清虚热。用于风劳虚热、头顶攻急、言语错乱、心胸烦闷、四肢拘急、手足酸痛。

【用法用量】口服：每次 10 ~ 15ml，日服 2 次。

【处方来源】宋·《圣济总录》

黄芪红花酒

【处方】
黄芪 15g　党参 15g　玉竹 15g　枸杞子 15g　红花 9g　白酒 500ml

【制法】将前 3 味切碎，与枸杞、红花一同入布袋，置容器中，加入白酒，密封，浸泡 30 天后，过滤去渣，即成。

【功能主治】补气健脾，和血益肾。用于四肢乏力、精神疲倦、气血不和等症。

【用法用量】口服：每次 30ml，日服 2 次。

【处方来源】《药酒汇编》

黄芪浸酒方

【处方】
黄芪 30g　萆薢 30g　桂心 30g　制附子 30g　山茱萸 30g　白茯苓 30g　石楠 30g　防风 45g　石斛 60g　杜仲（炙微黄）60g　肉苁蓉（酒浸炙）60g　白酒 5L

【制法】将前 11 味细切，入布袋，置容器中，加入白酒，密封，浸泡 5 ~ 7 天后，过滤去渣，即成。

【功能主治】补益肝肾，温经散寒，疏风渗湿。用于虚劳膝冷。

【用法用量】口服：每次空腹温服 5 ~ 10ml，日服 3 次。

【处方来源】宋·《太平圣惠方》

菟丝杜仲酒

【处方】
菟丝子 30g　牛膝 15g　炒杜仲 15g　低度白酒 500ml

【制法】将前 3 味捣碎或切成薄片入布袋，置容器中，加入白酒，密封，浸泡 7 天后，过滤去渣，即成。

【功能主治】补肝肾，壮腰膝。用于肝肾虚损、腰膝酸痛、神疲乏力等症。

【用法用量】口服：每次 30ml，日服 2 次。

【处方来源】《药酒汇编》

菊花酒 I

【处方】

甘菊花 500g　生地黄 300g　枸杞子 100g　当归 100g　糯米 3000g　酒曲适量

【制法】将前 4 味，水煎 2 次，取浓汁 2500ml，备用；再将糯米，取药汁 500ml，浸湿，沥干，蒸饭，待凉后，与酒曲（压细）、药汁、拌匀，装入瓦坛中发酵，如常法酿酒，味甜后；去渣，即成。

【功能主治】养肝明目，滋阴清热。用于肝肾不足之头痛、头昏目眩、耳鸣、腰膝酸软、手足震颤等症。

【用法用量】口服：每次 20～30ml，日服 2 次。

【处方来源】《药酒汇编》

椒附酒方

【处方】

蜀椒 30g　制附子 30g　熟地黄 30g　当归 30g　牛膝 30g　细辛 30g　薏苡仁 30g　酸枣仁 30g　麻黄 30g　杜仲 30g　草薢 30g　五加皮 30g　晚蚕沙 30g　羌活 30g　白酒 4L

【制法】将前 14 味，合并生用，捣碎，置容器中，加入白酒，密封，浸泡 5～7 天后，过滤去渣，即成。

【功能主治】滋阴活血，祛风除湿，温经通络。用于妇人半身不遂、肌肉偏枯，或言语微涩，或口眼歪斜、举动艰辛。

【用法用量】口服：不拘时，每次温服 10ml，常觉醺醺为妙，或病势急，其药即将酒煎沸，趁热投之，候冷，即旋饮之。

【处方来源】宋·《圣济总录》

喇嘛酒方

【处方】

胡桃肉 120g　龙眼肉 120g　枸杞 30g　何首乌 30g　熟地黄 30g　白术 15g　当归 15g　川芎 15g　牛膝 15g　杜仲 15g　豨莶草 15g　茯苓 15g　丹皮 15g　砂仁 7.5g　乌药 7.5g　白酒 5L

【制法】将前 15 味切碎，入布袋，置容器中，加入白酒，加盖，隔水加热至沸，候冷，再加入滴花白酒 7500ml，密封，浸泡 7 天后，过滤去渣，即成。

【功能主治】滋肾舒筋，养血祛风，温经通络。用于半身不遂、风痹麻木。

【用法用量】口服：每次随意饮服，日服 3 次。

【处方来源】清·《随息居饮食谱》

黑豆补肾酒

【处方】

黑豆 120g　杜仲 40g　熟地黄 40g　枸杞 40g　牛膝 30g　淫羊藿 30g　当归 30g　制附子 30g　茵陈 30g　茯苓 30g　川椒 30g　白术 30g　五加皮 30g　酸枣仁 30g　肉桂 20g　石斛 20g　羌活 20g　防风 20g　川芎 20g　白酒 6L

【制法】先将黑豆炒熟，桂仲、淫羊藿微炒一下，然后与诸药一起研为粗末，放入酒坛中，加入白酒，密封浸泡 10 日后，即可启封过滤去渣，装瓶备用。

【功能主治】补肾壮阳，祛风除湿，健腰蠲痹。用于肾虚亏损，风湿痹者，腰痛沉重，延至腿脚肿痛，身体虚弱。

【用法用量】口服：每次 10～20ml，日服 2～3 次。

【处方来源】宋·《太平圣惠方》

黑豆酒 I

【处方】

黑豆 125g　黄酒 1L

【制法】将黑豆用文火炒至半焦，置密器中，加入黄酒，密封，浸泡 7 天后，去渣即成；或炒至令香，置容器中，加入黄酒，盖好，以文火煮沸后，离火，浸泡 1 日，去渣，即成。

【功能主治】补肾利水，祛风止痉，通络止痛。用于口噤不开，妊娠腰痛如折，产后受风引起的腰痛、筋急。兼治腰痛。

【用法用量】口服：每次 10～30ml，日服 3 次。

【处方来源】《药酒汇编》

【附记】凡产后服黑神散，皆宜以此药酒调服，活血祛风，最为要药，妊娠折伤胎死，服此得佳。

鲁公酿酒

【处方】

干姜 150g　蹋躅 150g　桂心 150g　甘草 150g　川续断 150g　细辛 150g　制附子 150g　秦艽 150g　天雄 150g　石膏 150g　紫菀 150g　葛根 120g　石龙芮 120g　石斛 120g　通草 120g　石楠 120g　柏子仁 120g　防风 120g　巴戟天 120g　山茱萸 120g　牛膝 240g　天门冬 240g　制乌头 20 枚　蜀椒 100g　糯米 15kg　法曲 500g

【制法】将前 24 味捣碎或切成薄片，以水 5L 浸渍 3 日，入法曲合渍，糯米浸湿，沥干，蒸饭，候冷，入药材与水中拌匀，合酿。置容器中，密封，置保温处，候酒熟（约酿 3 日），去渣，即成。

【功能主治】壮肾阳，祛风湿，温经通络。主风偏枯半死、行劳得风、若鬼所击、四肢瘈疭、不能行步、不能自解带衣、挛辟五缓六急、妇人带下、产乳中风、五劳七伤。

【用法用量】口服：每次空腹服 10～15ml，日服 2 次。待酒尽取药渣，晒干研细末，服之（每次 5g，酒送）。

【处方来源】唐·《备急千金要方》

蛮夷酒 I

【处方】

远志 60g　矾石 60g　白术 30g　狼毒 30g　石楠 30g　龙胆草 30g　川续断 30g　芫花 30g　白石英 30g　代赭石 30g　闾茹 30g　石苇 30g　白石脂 30g　玄参 30g　天雄 30g　防风 30g　山茱萸 30g　桔梗 30g　藜芦 30g　卷柏 30g　寒水石 30g　白芷 30g　秦艽 30g　菖蒲 30g　石膏 75g　芒硝 30g　恒山 30g　黄芩 30g　黄连 30g　大黄 30g　麻黄 30g　干地黄 30g　前胡 30g　生甘草 30g　菟丝子 30g　芍药 30g　紫菀 30g　蜈蚣 1 条　杏仁 20 枚　糯米 22500g　酒曲 1500g

【制法】将前 39 味共研细末，过筛入布袋，以清水 22 公斤煎取浓汁，待用。糯米浸湿，沥干，蒸饭，待冷，入曲（压末）。药汁，拌匀，置容器中，并以药袋置酿中，密封，保温，如常法酿酒。约经 3～10 日后，酒成，过滤去渣，并压榨药袋，二液合并，贮瓶备用。

【功能主治】补肾健脾，祛风除湿，清热解毒，消积导滞。用于八风十二痹、偏估不遂、宿食、久寒虚冷、房劳七伤及妇人产后余疾、月水不调。

【用法用量】口服：每次 20～30ml，日服 3 次。多渣、晒干为细末，每次用酒进服 3～5g，以身体缓和为度。

【处方来源】明·《普济方》

强身药酒

【处方】

党参 1000g　制首乌 750g　牛膝 500g　焦山楂 500g　生地黄 500g　桑寄生 500g　丹参 500g　熟地黄 500g　五加皮 500g　女贞子 500g　鸡血藤 500g　炒白术 500g　山药 500g　焦六神曲 500g　炒麦芽 500g　木瓜 500g　制香附 250g　陈皮 250g　姜半夏 250g　桔梗 250g　大枣 250g　红花 125g　白酒 86L

【制法】将诸药研为粗末或切成薄片，加入白酒 86L 作溶剂，分 2 次热回流提取，每次 2 小时，然后回收药渣余液，合并酒液过滤，静置沉淀，取上清液，装瓶备用。

【功能主治】强身活血，健胃消食。用于身体衰弱，神倦乏力，脾胃不和，食欲缺乏等症。

【用法用量】口服：每次 15～25ml，日服 2 次。

【处方来源】《江苏省药品标准》

增损茵陈酒

【处方】

茵陈叶 30g　制川乌 30g　石楠叶 30g　防风 30g　川椒 30g　瓜蒌 30g　制附子 30g　北细辛 30g　独活 30g　卷柏 30g　肉桂 30g　天雄（制）30g　秦艽 30g　防己 30g　踯躅花（炒）60g　当归 60g　干地黄 60g　芍药 30g　白酒 5L

【制法】将前 18 味捣碎，置容器中，加入白酒，密封，浸泡 3～7 天后，过滤去渣，即出。

【功能主治】补肾助阳，祛风除湿，温经通络。用于半身不遂、肌肉干枯、渐渐细瘦，或时酸痛。

【用法用量】口服：初服 10ml，渐增

之，以知为度，日服 2 次，常令酒气相续。

【处方来源】宋·《妇人良方大全》

七、延年益寿药酒

"抗衰老，增寿命"的药物及方剂。古代称为"益气轻身、不老增年、返老还童、延年益寿"或"补益"方药。凡能补益正气，扶持虚弱，用以治疗虚证和推迟衰老，延长生命的药酒，称为益寿延寿药酒。这类药酒，是为正气虚而设，皆在通过补益或祛病，直接或间接增强人体的体质，提高机体的免疫能力，不仅能祛邪、还能推迟生命的衰老过程，从而"尽终其天年、度百年乃去"。因此，凡身体健康、脏腑功能活动正常的人，不宜服用，否则，适得其反，影响健康。

人参不老酒

【处方】

人参 20g　川牛膝 20g　菟丝子 20g　当归 20g　杜仲 15g　生地黄 10g　熟地黄 10g　柏子仁 10g　石菖蒲 10g　枸杞子 10g　地骨皮 10g　白酒 2L

【制法】将上药共研为粗末，纱布袋装，扎口，置干净容器中，加入白酒，密封浸泡 14 日后，取出药袋，压榨取液，将榨取液与药酒混合，静置，过滤装瓶，密封备用。

【功能主治】滋肾填精，补气益智。用于腰膝酸软，神疲乏力，心悸健忘，头晕耳鸣。

【用法用量】口服：每次 10～20ml，日服 2 次。

【处方来源】《寿案养老新书》

【附记】长期服用此药酒，能延年益寿，青春常驻，尤宜于老年人服用。

🌿 人参当归酒

【处方】

红参 15g　当归 15g　淫羊藿 15g　五味子（制）10g　麦冬 20g　熟地黄 20g　白酒 1L

【制法】将上药共研为粗末，纱布袋装，扎口，置容器中，加入白酒密封浸泡 14日。开封后取出药袋，压榨取液，将榨取液与药酒混合，静置，过滤后，装瓶备用。

【功能主治】益气养血，滋阴补肾。用于气血虚弱，肾亏阳痿，头晕目眩，面色苍白，梦遗滑精，体倦乏力。

【用法用量】口服：每次 10ml，日服 2 次。

【处方来源】《临床验方集》

【附记】本药酒配方，气血双补，阴阳并调，心肾兼顾，堪称保健药酒中的上品，尤其对中老年人适宜。一般血压不高者可经常服用，但不要过量。

🌿 三味杜仲酒

【处方】

制杜仲 60g　丹参 60g　川芎 30g　白酒 2L

【制法】将前 3 味共制为粗末或切薄片，入布袋，置容器中，加入白酒，密封，浸泡 14 天后，过滤去渣，即成。

【功能主治】补肝肾，强筋骨，活血通络。用于筋骨疼痛、足膝瘦弱、小便余沥、腰脊酸困。

【用法用量】口服：每次 10 ~ 15ml，每日早、晚各服 1 次。

【处方来源】《实用药酒方》

🌿 下元补酒

【处方】

党参 15g　茯神 15g　生龙齿 15g　生

黄芪 15g　巴戟天 15g　熟地黄 40g　生白术 20g　山药 20g　酸枣仁 10g　沙苑子 10g　菟丝子 10g　金樱子 10g　炙远志 5g　白莲须 5g　莲心 5g　白酒 1.5L

【制法】将上药共研为粗末或切薄片，装入布袋中，扎口，置容器中，加入白酒浸泡。7 日后取出药袋，压榨取液，将榨取液与药酒混合，静置，过滤后装瓶备用。

【功能主治】填补下元，健脾安神。用于肝肾不足，心脾亏损，头晕目眩，腰膝酸软，心悸失眠，健忘神疲，遗精早泄等。

【用法用量】口服：每次 20 ~ 30ml，临睡饮用。

【处方来源】《祝味菊先生丸散膏方选》

【附记】本方为名老中医祝味菊所创膏方之一，现改为酒剂。验之临床，确有良效。

🌿 万寿药酒Ⅲ

【处方】

红枣 1000g　石菖蒲 50g　川郁金 50g　全当归 100g　生地 100g　五加皮 50g　陈皮 50g　茯神 50g　牛膝 50g　麦冬 50g　红花 25g　烧酒 12L

【制法】绢袋盛药入坛内，用烧酒煮一炷香，入土数日，退火取饮。

【功能主治】延年益寿。用于气血亏虚，身体虚弱。

【用法用量】口服：每次服 15 ~ 30ml，每日早、晚各服 1 次。

【处方来源】清·《奇方类编》

【附记】本方菖蒲、郁金、当归、五加皮、红花、陈皮等均为理气活血药，体现了中医气血流畅，百病不生的学术思想。

万病无忧酒

【处方】

当归15g　川芎15g　白芷15g　荆芥穗15g　地骨皮15g　牛膝15g　大茴香15g　木瓜15g　乌药15g　煅自然铜15g　木香15g　乳香15g　没药15g　炙甘草15g　白芍30g　破故纸30g　威灵仙30g　钩藤30g　石楠藤30g　防风22g　羌活60g　雄黑豆（炒香）60g　炒杜仲45g　紫荆皮45g　白酒约25L

【制法】将前24味共捣碎和匀，入布袋，置容器中，加入白酒密封，浸泡5～10天后即可饮用。

【功能主治】祛风活血，养神理气，补虚损，除百病。用于能除百病、祛风、清心明目、利腰肾腿膝补精髓、疗跌打损伤筋骨、和五脏、平六腑、快脾胃、进饮食、补虚怯、养气血。

【用法用量】口服：每取沮酒适量饮之，或晨昏午后随量饮之饮至一半，再添加白酒为妙。

【处方来源】明·《秦世保元》

【附记】须坚持服用，以效为度。

马灌酒 I

【处方】

生天雄60g　商陆根30g　踯躅30g　制乌头（肥大者）1枚　制附子5枚　桂心15g　白蔹15g　茵陈15g　干姜15g　白酒4.5L

【制法】将前9味切碎，入布袋，置容器中，加入白酒，密封，浸泡7天后，过滤去渣，即成。

【功能主治】除风气，通血脉，益精华，定六腑，聪明耳目，悦泽颜色。用于

体质虚弱，病在腰膝者。

【用法用量】口服：初服5ml，稍加至20～30ml，以知为度。日服3次。药渣晒干研细末，每日酒送服3g。

【处方来源】明·《普济方》

【附记】①方中桂心、白蔹、茵陈、干姜回味原缺剂量，今为编者拟加；②一方无商陆、桂心，为七味；一方无商陆，有牛膝，名天雄浸酒方；③忌生冷、鸡、猪肉、豆豉；④夏日恐酒酸，以油单覆之，下井水近水，令不酸也。

马灌酒 II

【处方】

天雄（去皮）90g　茵陈90g　白蔹90g　蜀椒（炒出汗）100g　踯躅100g　制乌头（去皮）60g　制附子（去皮）60g　干姜60g　白酒4.5L

【制法】将前8味切碎。置容器中，加入白酒，密封，浸泡7天后，过滤去渣，即成。药渣晒干，研成细末。夏日恐酒酿，以油单覆之，下垂井中，近水不酸也。

【功能主治】除风气，通血脉，益精气，定六腑，聪耳明目，悦泽颜色。用于诸虚百损，病在腰膝悉主之。

【用法用量】口服：初服5ml，稍加至30ml，日服3次。

【处方来源】唐·《千金翼方》

五子酒 II

【处方】

枸杞子50g　菟丝子50g　女贞子50g　覆盆子50g　五味子50g　白酒2.5L

【制法】将前5味入布袋，置容器中，加入白酒，密封，浸泡15天后即可取用。

【功能主治】益精气，抗早衰。用于

肝肾亏虚，遗精早泄、腰膝酸软、未老先衰。

【用法用量】口服：每次服 15 ~ 30ml，每日早、晚各服 1 次。

【处方来源】《药酒汇编》

🍶 玉竹高龄酒

【处方】

玉竹 500g　桑葚 500g　白芍 120g　茯苓 120g　党参 120g　菊花 120g　炙甘草 50g　陈皮 50g　制何首乌 180g　当归 90g　白酒 15L

【制法】将前 10 味共制为粗末或切薄片，用白酒浸泡 10 ~ 15 天后，按渗漉法缓缓渗过，收集渗漉液；另取蔗糖 3000g，制成糖浆，加入渗漉液中，另加红曲适量调色，搅匀，静置，滤过，约制成 5000ml，贮瓶备用。

【功能主治】补脾肾，益气血。用于精神困倦、食欲不振等。

【用法用量】口服：每次服 25 ~ 50ml，日 3 夜 1 服。

【处方来源】《药酒汇编》

🍶 四季春补酒

【处方】

人参 10g　炙甘草 10g　大枣（去核）30g　炙黄芪 15g　制何首乌 15g　党参 15g　淫羊藿 15g　天麻 15g　麦冬 15g　冬虫夏草 5g　白酒 500ml　黄酒 1L

【制法】将上药共研为粗末或切薄片，纱布袋装，扎口，置容器中，加入黄酒浸泡 7 日。加白酒，继续浸泡 7 日后，取出药袋，压榨取液，将榨取液与白酒混合，静置，滤过，装瓶备用。

【功能主治】扶正固本，协调阴阳。用于元气虚弱，肺虚气喘，肝肾不足，病后体虚，食少倦息。

【用法用量】口服：每次 20 ~ 30ml，日服 2 次。

【注意事项】高血压者慎用。

【处方来源】《临床验方集》

【附记】此药酒适宜于四季饮用，也适宜于病后体虚或元气虚弱者的人服之。

🍶 延龄酒Ⅱ

【处方】

枸杞 240g　龙眼肉 120g　当归 60g　炒白术 30g　大黑豆 100g　白酒 5L

【制法】将前 4 味捣碎或切薄片，置容器中，加入白酒，另将黑豆炒至香，趁热投入酒中，密封，浸泡 10 天后，过滤去渣，即成。

【功能主治】养血健脾，延缓衰老。用于精血不足、脾虚湿困所致的头晕、心悸、睡眠不安、目视不明、食少困倦、筋骨关节不利等症；或身体虚弱、面色不华。平素偏于气血不足、脾气不健者，虽无明显症状，宜常服，具有保健延年的作用。

【用法用量】口服：每次 10ml，口服 2 次。

【处方来源】《药酒汇编》

🍶 延年百岁酒

【处方】

大熟地 50g　紫丹参 50g　北黄芪 50g　当归身 30g　川续断 30g　枸杞 30g　龟板胶 30g　鹿角胶 30g　高丽参（切片）15g　红花 15g　黑豆（炒香）100g　苏木 10g　米酒 5L

【制法】将前 5 味研成粗粉，与余药（二胶先烊化）置容器中，加入米酒，密封，浸泡 1 ~ 3 个月后即可取用。

【功能主治】补气活血，滋阴壮阳。用于早衰、体弱或病后所致气血阴阳不足而症见头晕眼花、心悸气短、四肢乏力及腰膝酸软等。

【用法用量】口服：每次 10～15ml，每日早、晚各服 1 次。

【处方来源】《中国当代中医名人志》

延寿九仙酒

【处方】

人参 60g　炒白术 60g　茯苓 60g　炒甘草 60g　当归 60g　川芎 60g　熟地黄 60g　白芍（酒炒）60g　生姜 60g　枸杞 250g　大枣（去核）30 枚　白酒 10L

【制法】将前 11 味捣碎或切薄片，置容器中，加入白酒，密封，隔水加热至鱼眼沸，置阴凉干燥处，浸泡 5～7 天后，过滤去渣，即成。

【功能主治】补气血，益肝肾，疗虚损，返老还童。用于诸虚百损。

【用法用量】口服：不拘时候，适量饮用，勿醉。

【处方来源】《明医选要济世奇方》

延寿酒Ⅳ

【处方】

黄精 30g　天门冬 30g　松叶 15g　枸杞 20g　苍术 12g　白酒 1L

【制法】将黄精、天门冬、苍术切成约 0.8cm 的小块，松节切成半节，同枸杞一起置容器中，加入白酒，摇匀，密封，浸泡 15 天后，即可取用。

【功能主治】滋养肺肾，补精填髓，强身益寿。用于体虚食少、乏力、脚软、眩晕、视物昏花、须发早白、风湿痹证、四肢麻木等症。无病少量服用，有强身益寿之功。

【用法用量】口服：每次 10～20ml，日服 2～3 次。

【处方来源】《中国药膳学》

延年益寿酒

【处方】

制首乌 200g　菟丝子 200g　桑葚子 200g　女贞子 100g　旱莲草 100g　金樱子 200g　熟地 200g　牛膝 80g　黄芪 200g　肉桂 50g　豨莶草 50g　桑叶 50g　白酒 10L

【制法】将首乌、熟地黄、牛膝、黄芪、肉桂 5 味药与白酒一起置入容器中，密封浸泡 1 周，且每日搅拌 1 次，再将余下药用水煎煮 2 次，每次煮沸 2 小时，含药液滤过。浓缩成膏状，与白糖同置入上容器中，调匀后便可服用。每瓶装 500ml，待用。

【功能主治】滋补肝肾，填精益脑。用于腰膝酸软、筋骨无力、须发早白、视物不明、耳鸣耳聋、记忆力减退、神思恍惚。

【用法用量】口服：每次服 10～20ml，日服 2 次。

【注意事项】凡阴盛火旺或外感实邪者忌服。

【处方来源】《黑龙江省药品标准》

【附记】可用于神经官能症、贫血、脑动脉硬化、低血压病人，具上述表现者均可服用。

龟龄集酒Ⅰ

【处方】

鹿茸 250g　人参 200g　熟地 60g　甲片 80g　生地 80g　石燕 100g　地骨皮 40g　蜻蜓 20g　蚕蛾 9g　雀脑 30 个　海狗肾 15g　驴肾 15g　急性子 25g　枸杞 30g　薄荷 30g　冰糖 100g　大曲酒 8L

【制法】将上药切成薄片，置容器中，加入大曲酒，密封，浸泡 15～30 天，过滤去渣，制成酒剂，分 125、500、

750ml 瓶装，待用。

【功能主治】补肾填精，益髓健脑。用于记忆力减退、遇事善忘、腰膝酸软、神疲乏力、面色苍白、手足不温、舌淡、脉沉细。

【用法用量】口服：每次服 50ml，日服 2 次，佐膳服之。

【注意事项】孕妇慎用，伤风感冒者须暂停服。

【处方来源】《河南省药品标准》

【附记】可用于神经衰弱、脑动脉硬化、贫血等，凡具上述表现者均可服之。

防衰延寿酒

【处方】

茯神 15g　黄芪 15g　芡实 15g　党参 15g　黄精 15g　制首乌 15g　枸杞 10g　黑豆 10g　紫河车 10g　白术 10g　菟丝子 10g　丹参 10g　山药 10g　熟地黄 10g　莲子 10g　柏子仁 10g　葡萄干 20g　龙眼干 20g　山萸肉 5g　炙甘草 5g　乌梅 5g　五味子 5g　白酒 2L

【制法】将上药共研为粗末或切薄片，用纱布袋装，扎口，置容器中，加入白酒，密封浸泡 14 日。开封后取出药袋，压榨取液，将榨取药与药酒混合，静置，过滤后即得。

【功能主治】补益精气，通调脉络，抗老防衰。用于肝肾不足，气血渐衰，体倦乏力，腰膝酸软，头晕健忘，失眠多梦，食欲减退，神疲心悸等。

【用法用量】口服：每次 10～20ml，日服 2 次。

【处方来源】《中国老年》

【附记】本方为北京名医施今墨的处方，原为丹剂，现改为酒剂。本方药性平和，补而不燥，尤其适合于心脑消耗较大的中老年脑力劳动者服用。

补肾壮阳酒

【处方】

老条党参 20g　熟地黄 20g　枸杞 20g　沙苑子 15g　淫羊藿 15g　公丁香 15g　远志 10g　广沉香 6g　荔枝肉 10 个　白酒 1L

【制法】将前 9 味加工捣细碎或切薄片，入布袋，置容器中，加入白酒，密封，置阴凉干燥处，经 3 昼夜后打开口，盖一半，再置文火上煮数百沸，取下稍冷后加盖，再放入冷水中拔出火毒，密封后放干燥处，21 日后开封，过滤去渣，即成。

【功能主治】补肾壮阳，养肝填精，健脾和胃，延年益寿。用于肾虚阳痿、腰膝无力、血虚心悸、头晕眼花、遗精早泄、气虚乏力、面容萎黄、食欲不振及中虚呃逆、泄泻等症。

【用法用量】口服：每次空腹温服 10～20ml，每日早、晚各服 1 次，以控为度。

【注意事项】阴虚火旺者慎用。服用期禁服郁金。

【处方来源】《药酒汇编》

【附记】老年阳气不足而无器质性病变时，经常适量饮用，可延年益寿。

补肾延寿酒 II

【处方】

熟地黄 100g　全当归 100g　石斛 100g　川芎 40g　菟丝子 120g　川杜仲 50g　泽泻 45g　淫羊藿 30g　白酒 6L

【制法】将前 8 味捣碎或切薄片，置瓷坛中，加入白酒，密封，浸泡 15 天后，过滤去渣，即成。

【功能主治】补精血，益肝肾，通脉降浊，疗虚损。用于精血虚所致的早衰、消瘦、阳痿、腰膝酸痛等。

【用法用量】口服：每次空腹服10ml，每日早、晚各服1次。

【处方来源】《补品补药与补益良方》

🐾 却老酒

【处方】

菊花6g 麦门冬6g 枸杞6g 焦白术6g 石菖蒲6g 远志6g 白茯苓70g 人参30g 肉桂25g 何首乌50g 熟地黄6g 白酒2L

【制法】将前11味共制为粗末或切薄片，置容器中，加入白酒，密封浸泡7天后，过滤去渣，即成。

【功能主治】益肾健脾，养血驻颜。用于精血不足、身体衰弱、容颜无华、毛发焦枯。

【用法用量】口服：每次空腹温服10ml，日服2~3次。

【处方来源】《百病中医药酒疗法》

🐾 杞地红参酒

【处方】

枸杞50g 熟地黄50g 红参15g 茯苓20g 何首乌50g 白酒2L

【制法】将前5味捣碎或切薄片，置容器中，加入白酒，密封，浸泡15天后，过滤去渣，即成。

【功能主治】补肝肾，益精血，补五脏，益寿延年。用于早衰、耳鸣、眼目昏花。

【用法用量】口服：每次15~20ml，每日早、晚各服1次。

【处方来源】《补品补药与补益良方》

🐾 吴棹仙精神药酒

【处方】

东北人参150g 干地黄150g 枸杞150g 淫羊藿90g 沙苑蒺藜90g 母丁香90g 沉香3g 远志肉3g 荔枝核10g 白酒7L

【制法】将上9味药，去掉杂质和灰尘，以60°高粱白酒1L，泡浸20日，即可饮用。

【功能主治】补益虚损。对年过半百，肝肾不足，气血虚弱，不能长久坚持工作者，能使精神倍增。

【用法用量】口服：每日1次，每次10ml，徐徐呷服。

【注意事项】青壮年及阴虚肝旺者禁服。

【处方来源】《四川中医》，1985，3（5）：1

【附记】本方以阴寒辛温之品配伍，凉而不腻，温而不燥，互相制约，阴阳协调，服之能使精神焕发，延年益寿。

🦇 含和酒

【处方】

甜杏仁60g 花生油40g 地黄汁150ml 大枣30g 生姜汁40ml 蜂蜜60g 白酒3L

【制法】将生姜汁同白酒、花生油搅匀，倒入瓷坛内，将蜂蜜重炼，将捣烂成泥的杏仁，去核的大枣，同蜂蜜一齐趁热装入瓷坛内，在文火上煮沸；将地黄汁，倒入冷却后的药液中，密封，置阴凉干燥处，7日后开封，过滤，备用。

【功能主治】补脾益气，调中和胃，养阴生津，强身益寿。用于脾胃不和、气机不舒、食欲不振、肺燥干咳、肠燥便秘等。

【用法用量】口服：每日早、中、晚作膳饮服，以不醉为度。

【处方来源】《滋补药酒精粹》

【附记】中老年阴虚干咳，肠燥便秘者，常服此酒，能获养身益寿之故。

松子酒

【处方】

松子仁 600g 菊花 300g 白酒 2L

【制法】将松子仁捣碎，与菊花同置容器中，加入白酒，密封浸泡 7 天后，过滤去渣，即成。

【功能主治】益精补脑。用于虚羸少气。体弱无力、风痹寒气。

【用法用量】口服：每次空腹服 10ml，日服 3 次。

【处方来源】《民间百病良方》

松龄太平春酒

【处方】

熟地黄 100g 当归 100g 枸杞 100g 红曲 100g 龙眼肉 100g 荔枝蜜 100g 整松仁 100g 茯苓 100g 白酒 10L

【制法】将前 8 味捣碎或切薄片，入布袋，置容器中，加入白酒，密封，隔水煮 1 炷香时间，或酒煎 1 炷香亦可。过滤去渣，即成。

【功能主治】益寿延年。用于老年人气血不足、体质虚弱、心悸怔忡、健忘、失眠等症。

【用法用量】口服：每次 25ml，每日早、晚各服 1 次。

【处方来源】《清代宫廷缓衰老医药简述》

怡神酒 II

【处方】

糯米糖 1kg 绿豆 1kg 木香（为末）6g 白酒 10L

【制法】上后 3 味药，浸于白酒中，久浸为佳。

【功能主治】愉悦精神。

【用法用量】口服：每次服 25 ~ 50ml，每日 2 次。

【处方来源】清·《奇方类编》

【附记】木香，现代报道有解痉降压作用，古人为治气之总药。强志者，芳香之气足以振奋精神也（见《本草正义》）。绿豆清热解毒，久服无枯人之忌，加糖可和中。烧酒壮神，使之显有愉悦精神的功效。本方配伍的深入研究，对加深中医的理解有一定的帮助。

参杞酒 II

【处方】

枸杞子汁 100g 地黄汁 100g 麦门冬汁 60g 杏仁（去皮，壳）30g 人参 20g 白茯苓 30g 白酒 3L

【制法】上 6 味，将后 3 味捣碎，同前 3 味贮于瓶中，用酒浸之，封口，经 7 日后开取，去渣备用。

【功能主治】益精固髓，滋阴明目，润五脏，久服延年。

【用法用量】口服：饭前温饮 10ml，每日早晚各 1 次。

【处方来源】《药酒验方选》

养元如意酒

【处方】

党参 12g 生地黄 12g 黄芪 12g 补骨脂 12g 胡桃肉 12g 熟地黄 12g 当归 6g 茯苓 6g 杜仲 6g 枸杞子 6g 灵虎骨（用狗骨倍量代）6g 沙苑子 6g 川续断 6g 楮实子 6g 白术 6g 何首乌 6g 麦冬 6g 天冬 6g 山药 6g 肉苁蓉 6g 怀牛膝 6g 覆盆子 6g 菟丝子 6g 鹿角 3g 锁阳 3g 海马 3g 熟附片 3g 蛤蚧 3g 淫羊藿 3g 肉桂 3g 桑螵蛸 3g 白芍 3g 红花 3g 川芎 3g 甘草 3g 巴戟天 3g 陈皮 3g 砂仁 1.5g 沉香 1.5g

公丁香 1.5g　乳香 1.5g　没药 1.5g　桂圆肉 1.5g　白酒 15L

【制法】将诸药研成细末或切薄片，装入白布袋，放入酒坛内，加入白酒，密封浸泡 15 日后即可服用。

【功能主治】保元固本，生精养血，强筋壮骨，驻颜益寿。用于肾亏精少，真元大虚所致的阳痿，早泄，性欲减退，未老先衰，腰膝酸软。

【用法用量】口服：每晚温服 15ml。

【注意事项】凡阴虚燥热或外感发热者忌服。

【处方来源】《药酒与膏滋》

神仙乌麻酒

【处方】

乌麻子 1000g　白酒 10L

【制法】上药微炒捣碎，以酒浸经宿。

【功能主治】补五脏。用于治虚劳，久服延年不老。

【用法用量】口服：每次 15～30ml，日服 3～4 次。

【处方来源】明·《普济方》

【附记】黑芝麻有补虚羸、润五脏、益气血的功效，古人认为久服使人轻身不老。

神仙延寿酒

【处方】

生地黄 60g　熟地黄 60g　天门冬 60g　麦门冬 60g　当归 60g　川牛膝 60g　杜仲 60g　小茴香 60g　巴戟天 60g　枸杞子 60g　肉苁蓉 60g　破故纸 30g　砂仁 30g　白术 30g　远志 30g　人参 15g　木香 15g　石菖蒲 15g　柏子仁 15g　川芎 60g　白芍 60g　茯苓 60g　黄柏 90g　知母 60g　白酒 30L

【制法】将前 24 味捣碎或切薄片，入布袋，置容器中，加入白酒，密封，隔水加热 1.5 小时，取出容器，埋入土中 3 日以去火毒，静置待用。

【功能主治】滋阴助阳，益气活血，清虚热，安神志。用于气血虚弱、阴阳两亏、夹有虚热而出现的腰酸腿软、乏力、气短、头眩目暗、食少消瘦、心悸失眠等症。

【用法用量】口服：每次 10～15ml，日服 1～2 次。

【处方来源】清·《万病回春》

神仙酒

【处方】

肥生地 30g　菊花 30g　当归 30g　牛膝 15g　红糖 600g　好陈醋 600ml　干烧酒 5L

【制法】将前 4 味入布袋，待用，将干烧酒置容器中，以红糖、陈醋和甜水 2500ml 调匀，去渣入酒内，再装入药袋，密封，浸泡 5～7 天后即可取用。

【功能主治】益精血，明耳目，添筋力，延衰老。用于阴血不足、诸虚百损。

【用法用量】口服：不拘时候，随意饮服。勿醉。

【处方来源】《集验良方》

春寿酒Ⅲ

【处方】

天门冬 30g　麦门冬 30g　熟地黄 30g　生地黄 30g　怀山药 30g　莲子肉 30g　红枣 30g　黄酒 2.5L

【制法】将前 7 味捣碎或切薄片，混匀，置容器中，加入黄酒，密封，隔水加热后，静置 7 日即可饮用。

【功能主治】养阴生津，补肾健脾。用于阴虚津亏并兼有脾弱所致的腰酸、须发早白、神志不宁、食少等症。有利于延缓因阴虚津少所致的早衰，所谓"未老先衰"现象。

【用法用量】口服：不拘时，适量服用。药渣可制成丸剂服用，每丸重6g，每次2丸，日服2次。

【处方来源】明·《万氏家传养生四要》

草还丹酒

【处方】

石菖蒲30g　补骨脂30g　熟地黄30g　远志30g　地骨皮30g　牛膝30g　白酒2L

【制法】将前6味共研细末或切薄片，置容器中，加入白酒，密封，浸泡5天后即可饮用。

【功能主治】理气活血，聪耳明目，轻身延年，安神益智。用于老年人五脏不足、精神恍惚、耳聋耳鸣、少寐多梦、食欲不振等症。

【用法用量】口服：每次空腹服10ml，每日早、午各1次。

【处方来源】《寿亲养老新书》

茯苓酒

【处方】

茯苓500g　曲50g　米1000g

【制法】茯苓依法酿酒，或茯苓研粉，同曲米酿酒。

【功能主治】强壮筋骨，延年益寿。用于治疗虚劳，头风虚眩。

【用法用量】口服：每次温服10～20ml，每日早、晚各服1次。

【处方来源】明·《本草纲目》；元·《饮膳正要》

枸杞酒 V

【处方】

枸杞300g　生地黄300g　大麻子500g　白酒10L

【制法】先将大麻子炒熟，摊去热气，生地黄切片，与枸杞子相混合，入布袋，置容器中，加入白酒，密封，浸泡7～14天后，即可饮用。

【功能主治】明目驻颜，轻身不老，坚筋骨，耐寒暑。用于虚羸黄瘦不能食。

【用法用量】口服：多少任意饮之，令体中微有酒力，醒醺为妙。

【处方来源】明·《永乐大典》

【附记】谚云："去家千里，勿食萝摩枸杞，此言其补益精气、强盛阴道。久服令人长寿，叶如羊肉，作羹益人。"

复方仙茅酒

【处方】

仙茅100g　淫羊藿100g　五加皮100g　白酒3L

【制法】将前3味切碎，入布袋，置容器中，加入白酒，密封，浸泡14日后，即可取用。

【功能主治】温补肝肾，壮阳强身，散寒除痹。用于老年昏耄，中年健忘，腰膝酸软。

【用法用量】口服：每次温服10～20ml，每日早、晚各服1次。

【处方来源】《药酒汇编》

桂圆醴

【处方】

桂圆肉200g　60°白酒2L

【制法】上药放在细口瓶内，加入白

下篇　各类药酒

酒,密封瓶口,每日振摇 1 次,半月后可饮。

【功能主治】温补心脾,助精神。用于体质虚弱、失眠、健忘、惊悸等症。

【用法用量】口服:每次 10～20ml,每日 2 次。

【处方来源】《药膳食谱集锦》

【附记】桂圆肉又名龙眼肉,是传统的补益良药,且味道甜美,能健脾胃,安心神,补气血,其中含有葡萄糖、蔗糖、蛋白质、脂肪等物质,久服使人气血充盈,精神大振,并能益智安神,但性温,内有痰火及湿滞停饮者忌服。

桑葚酒 II

【处方】

桑葚 5kg　大米 3kg　酒曲适量

【制法】将桑葚捣汁煮过,米煮半熟沥干,与桑椹汁液拌和,蒸煮后下酒曲适量搅拌和匀,装入瓦坛内,将瓦坛放在周围盛有棉花或稻草的箱子里发酵,根据季节气温不同,直到味甜可口取出食用。

【功能主治】补肝肾,明耳目,抗衰老。用于肝肾不足之耳鸣耳聋,视物昏花等衰老征象。

【用法用量】口服:每次 4 汤匙(约 50ml),用开水冲服,或置锅内加水适量煮食。

【处方来源】《大众药膳》

【附记】中医认为耳目失聪往往是肝肾亏损而致。桑葚补肝肾以明耳目,现代研究发现,桑葚中含有糖、鞣酸、苹果酸、维生素 B_1、维生素 B_2、维生素 C、胡萝卜素、亚油酸等人体必需的营养物质,久服可延缓衰老,延年益寿。

清宫长春酒

【处方】

天门冬 10g　麦门冬 10g　山药 10g　山茱萸 10g　茯苓 10g　石菖蒲 10g　远志 10g　熟地黄 15g　柏子仁 15g　巴戟天 15g　泽泻 15g　菟丝子 15g　覆盆子 15g　地骨皮 15g　牛膝 20g　杜仲 20g　人参 5g　木香 5g　五味子 5g　川椒 3g　肉苁蓉 30g　枸杞子 30g　白酒 3L

【制法】将上药共研为粗末或切薄片,纱布袋装,扎口,置容器中,加入白酒浸泡 1 个月。开封后取出药袋,压榨取液,将榨取液与药酒混合,静置,过滤后即可服用。

【功能主治】补虚损,调阴阳,壮筋骨,乌须发。用于神衰体弱,肢酸乏力,健忘失眠,须发早白以及老年妇女阴道出血。

【用法用量】口服:每次 5～15ml,每日 1 次,临睡前口服。

【处方来源】《清宫秘方》

【附记】本方原为长春益寿丹,现改为酒剂。久服能乌须发,壮精神,健步履,延年益寿。

鹿骨酒

【处方】

鹿骨 100g　枸杞 30g　白酒 1L

【制法】将鹿骨捣碎,枸杞子拍破,置净瓶中,加入白酒,密封,浸泡 14 天后,过滤去渣,即成。

【功能主治】补虚羸,壮阳,强筋骨。用于行走无力、筋骨冷痹、虚弱羸瘦、四肢疼痛。

【用法用量】口服:每次 10～25ml,每日早、晚各服 1 次。

【处方来源】《实用药酒方》

黄精延寿酒

【处方】

黄精4g 白术4g 天门冬3g 松叶6g 枸杞子5g 酒曲20g

【制法】将前5味加水适量煎汤，去渣取液，加入酒曲拌匀，如常法酿酒。酒熟即可饮用。

【功能主治】延年益寿，强筋壮骨，益肾填精，调和五脏。用于老人食少体虚、筋骨软弱、腰膝酸软。

【用法用量】口服：不拘时候，适量饮服，勿醉。

【处方来源】唐·《千金翼方》

黄精酒 I

【处方】

黄精500g 苍术500g 侧柏叶600g 天门冬600g 枸杞400g 糯米1250g 酒曲1200g

【制法】将前5味捣碎或切薄片，置大砂锅内，加水煎至1000ml，待冷备用。如无大砂锅，亦可分数次煎。再将糯米淘净，蒸煮后沥半干，倒入净缸中待冷，然后将药汁倒入缸中，加入酒曲（先研细末），搅拌均匀，加盖密封，置保温处。经21日后开封，压去糟，贮瓶备用。

【功能主治】补益养气，益脾祛湿，润血燥，乌须发，延年益寿。用于体倦乏力、饮食减少、头晕目眩、面肢浮肿。须发枯燥变白、肌肤干燥、易痒、心烦少眠。

【用法用量】口服：每次温服10～25ml，每日早、晚各服1次。

【处方来源】明·《本草纲目》

黄精酒 II

【处方】

黄精2000g 苍术2000g 枸杞根2500g 松叶4500g 天门冬1500g 杏仁500g 怀山药2000g 牛乳10L 米酒120L

【制法】将杏仁研烂。入牛乳续汁，以杏仁尽为度，后取怀山药相合，与诸药（先研细）共入新瓷瓶盛之，密封瓶口，安于釜中，以重汤煮一伏时乃成。

【功能主治】主百病，延年益寿，发白再黑，齿落更生。

【用法用量】口服：每日空腹以温酒调一汤匙取之。

【处方来源】明·《奇效良方》

【附记】前6味亦可用水煎2～3次，合并浓缩后再加入瓶中。

菊花明目酒

【处方】

甘菊30g 干地黄10g 当归10g 枸杞子20g 白酒500ml

【制法】将菊花去蒂，洗净，地黄、当归、枸杞子洗净，切片，一起装入纱布袋内，扎紧袋口。将白酒、纱布药袋放入酒瓶内，盖好盖，封口，浸泡7日即成。

【功能主治】滋阴血，补肝肾，聪耳明目，延缓衰老。用于阴血不足，肝脉失荣而引起的头晕头痛、耳鸣目眩、夜寐不酣、多梦易倦，手足震颤等。

【用法用量】口服：中午、晚上、睡前饮用50ml。

【处方来源】《中国药膳》

【附记】本方枸杞、菊滋肝明目；地黄、当归益阴养血，所以对阴血不足的病人尤适宜。

菊花酒 Ⅱ

【处方】

菊花 2500g　生地黄 2500g　枸杞根 2500g　糯米 35kg　酒曲适量

【制法】将前 3 味加水 50L 煮至减半，备用；糯米浸泡，沥干，蒸饭，待温，同酒曲（先压细），药汁同拌令匀，入瓮密封，候熟澄清备用。

【功能主治】壮筋骨，补精髓，清虚热。用于延年益寿。

【用法用量】口服：每次温服 10ml，日服 3 次。

【处方来源】宋·《太平圣惠方》

【附记】《集验良方》菊花酒，即本方去枸杞根，加地骨皮，余同上。

滋补肝肾酒

【处方】

女贞子 60g　枸杞子 60g　生地黄 30g　胡麻仁 60g　冰糖 100g　白酒 2L

【制法】将前 4 味，胡麻仁水浸，去掉浮物，洗净蒸过，研烂，余药捣碎，与胡麻仁，同入布袋，待用；另将冰糖放锅中，加水适量，置文火上加热溶化，待变成黄色时，趁热用净细纱布过滤 1 遍，备用；将白酒放入容器中，加入药袋，加盖，置炉上文火煮沸时取下，待冷后密封，置阴凉处隔日摇动数下，浸泡 14 日后，过滤去渣，加入冰糖液，再加入 500ml 凉开水，拌匀，过滤，贮瓶备用。

【功能主治】滋肝肾，补精血，益气力，乌须发，延年益寿。用于腰膝酸软、肾虚遗精、头晕目眩、须发早白、老年肠燥便秘等症。

【用法用量】口服：每次空腹服 10 ~ 20ml，每日早、晚各服 1 次。

【处方来源】《药酒汇编》

【附记】老年人、壮年人常饮此酒，有"延年益寿、抗早衰"之作用。

蜂蜜酒

【处方】

蜂蜜 500g　红曲 50g

【制法】将蜂蜜加水 1000ml，加红曲入内，拌匀，装入净瓶中，用牛皮纸封口，发酵一个半月即成。过滤去渣，即可饮用。

【功能主治】本品有补益与治疗作用。用于成年和老年人长期饮用对身体都有好处，特别是对患有神经衰弱、失眠、性功能减退、慢性支气管炎、高血压、心脏病等慢性疾病患者，都大有神益。

【用法用量】口服：不拘时，随量饮服。

【处方来源】《百病中医药酒疗法》

精神药酒秘方

【处方】

东北人参 15g　干地黄 15g　干糙粑 15g　淫羊藿 9g　沙苑蒺藜 9g　母丁香 9g　沉香 3g　远志 3g　荔枝核 7 枚（捣碎）　60°高粱白酒 1L

【制法】将前 9 味，先去掉杂质，灰尘，再同置容器中，加入白酒，密封，浸泡 45 天后即可饮用。

【功能主治】补气养阴，温肾健脾。用于体虚、精神疲乏、延年益寿。

【用法用量】口服：每次服 10ml，徐徐呷服。日服 1 次。

【注意事项】青壮年及阴虚肝旺者禁用。

【处方来源】《百病中医膏散疗法》

🍶 熙春酒 Ⅱ

【处方】

生猪板油 500g 枸杞 120g 龙眼肉 120g 女贞子（冬至日集，九蒸九晒）120g 生地黄 120g 淫羊藿 120g 生绿豆 120g 滴花烧酒 10L

【制法】 将前 7 味洗净，晒干，捣碎或切薄片，置容器中，加入烧酒，密封，浸泡 1 个月后即可取用。食素者去猪油，加取柿饼 500g 可也。

【功能主治】 健步驻颜，培养心肾。用于身体虚弱、早衰。

【用法用量】 口服：不拘时候，频频饮之，勿醉。

【处方来源】 清·《随息居饮食谱》

【附记】 但以猪脂、白蜜浸之，名玉液酒。温润祉肺、泽肌肤、美毛发，治老年久嗽极效。随息自验。

下篇

各类药酒

第六章

内科用药酒

第一节　呼吸系统常见疾病用药酒

一、感冒用药酒

风豆羌活酒

【处方】

羌活 40g　防风 40g　黑豆 80g　白酒 1.5L

【制法】将上 3 味药和白酒装入容器中，密封 40 日即成。备用。

【功能主治】祛风定痛。用于体虚感冒，排汗障碍，身痛。

【用法用量】口服：每日早、晚各服 1 次，每次服 10~20ml。

【处方来源】《药物与方剂》

【附记】本方对体虚、外感风寒所致之风寒感冒有良效。

玉屏风酒

【处方】

黄芪 30g　党参 20g　当归 10g　白术 10g　防风 10g　桂枝 10g　米酒 1L

【制法】上药与米酒一起加入消毒后的输液瓶中密闭，最后放入锅中加热至 100℃后至凉待用。

【功能主治】益气固卫。用于改善机体免疫力，防治感冒。

【用法用量】每日服 3 次，每次服 50~100ml，摇匀后服。

【处方来源】《国医论坛》2000，15（3）：33

【附记】研究表明，古方玉屏风散可以提高白细胞对病毒诱生干扰素的能力，并与感冒次数的减少相平行。在此基础上加入当归、党参、桂枝，制成酒剂，使其作用明显加强。有医院用本酒治疗阳虚型感冒 82 例，结果治愈 75 例，占 91.5%，有效 5 例，占 6.1%，总有效率 97.6%。

肉桂酒

【处方】

肉桂 10g　白酒 40ml

【制法】将肉桂研为细末，用温酒调服，或将细末投入白酒中浸泡 2 日后即可饮用。

【功能主治】温中补阳，散寒止痛。用于风寒感冒或阳虚外感。

【用法用量】口服：每日 1 剂，1 次或分 2 次温服。

【处方来源】清·《费氏食养三种》

【附记】又《食治养志方》桂心酒，方以桂心 30g（研细末），用白酒 60ml 调匀加热，分 2 次顿服，主治老人冷气心痛，激结气闷。又本方用白酒煎服治产后腹痛。又本方用白酒调和成膏状，外敷头顶上和额角，用治命门火衰、肢冷脉微、亡阳虚脱、腹痛腹泻、腰膝冷痛等症，效佳。

附子杜仲酒

【处方】

杜仲（去粗皮、炙）50g　淫羊藿 15g　独活 25g　牛膝 25g　附子（炮裂、去皮脐）30g　白酒 1.5L

【制法】将前 5 味切成薄片，置容器中，加入白酒，密封浸泡，7 日后即可开取饮用。

【功能主治】补肝肾，强筋骨，祛风湿。用于感冒后身体虚弱、腰膝疼痛、行步困难。

【用法用量】口服：每次服 10 ~ 20ml，日服 3 次。

【处方来源】《古今图书集成》

【附记】本症在老年性感冒患者中较为多见。用本药酒治疗，临床验证，用之颇有效验。

荆芥豉酒

【处方】

豆豉 250g　荆芥 10g　黄酒 250ml。

【制法】将前 2 味与黄酒同煎 10 分钟，过滤去渣，收贮备用。

【功能主治】疏风散寒，解表除烦。

用于外感风寒、发热无汗。

【用法用量】口服：随量温饮。

【处方来源】民间验方。

姜蒜柠檬酒

【处方】

生姜 100g　大蒜 400g　柠檬 3 ~ 4 枚　蜂蜜 70g　酒 800ml

【制法】先将大蒜蒸 5 分钟后切薄片，柠檬去皮后切薄片，生姜切薄片，与蜂蜜一起盛入容器中，加入白酒密封，浸泡 3 个月后，过滤去渣，即可饮用。

【功能主治】祛风散寒。用于风寒感冒。

【用法用量】口服：每日 30ml，分 2 次服用。

【注意事项】不可过量饮用。

【处方来源】民间验方。

海桐皮酒 I

【处方】

海桐皮 50g（削去表面上黑者，切成四寸长）白酒 500ml

【制法】将海桐皮，白酒和水 500ml，煎煮成 500ml，滤去药渣，备用。

【功能主治】疏风解表。用于治疗伤寒、时气，温病。

【用法用量】一次服完。

【注意事项】服后应当吐出青黄汁，服数剂即愈。

【处方来源】晋·《肘后备急方》

桑菊酒

【处方】

桑叶 30g　菊花 30g　连翘 30g　杏仁 30g　苇根 35g　桔梗 20g　甘草 10g　薄荷 10g　糯米酒 2L

【制法】先将上前8味共捣碎，置容器中，加入糯米酒，密封、浸泡5日后，开取饮用。

【功能主治】清热解毒，疏风散热。用于风温病初起，邪客上焦，发热不重，微恶风寒、咳嗽、鼻塞、口微渴。

【用法用量】口服：每次服15ml，每日早、晚各1次。

【处方来源】清·《温病条辨》之桑菊饮，今改用酒浸。

葱根姜酒

【处方】

葱白头30g　生姜30g　食盐6g　白酒50ml

【制法】将上前3味共捣如糊状，再把酒加入调匀，然后用纱布包之。

【功能主治】辛温解表。用于外感风寒感冒。

【用法用量】外用。取药包涂擦前胸、背部、手足心及腋窝、肘窝处，以擦至局部皮肤发红为度。一般每次涂擦20分钟左右，然后让患者安卧。每日涂擦1次。

【处方来源】《新中医》1976，（1）：15

【附记】中医治疗感冒以发散为主要法则，葱白头和生姜性能发散风寒，加酒外擦皮肤，增强了邪从皮毛而解的作用。引自《百病中医熏洗熨擦疗法》，验之临床，外治伤风、风寒、风热感冒共118例，均在用药1～2日内热退证失而告痊愈。本方对感冒初起者，用之甚验，但热而不恶寒者，欠佳。

葱豉酒

【处方】

葱白3根　豆豉15g　白酒300g

【制法】将葱白、豆豉与白酒同煎至半，过滤去渣，候温备用。

【功能主治】宣通卫气，发汗解肌，解烦热。用于外感风寒、恶寒发热、无汗、头痛、鼻塞、身疼而烦、脉浮紧。兼治冷痢腹痛、呕吐、泄泻。

【用法用量】每次75g，每日2次，每日1剂（可根据酒量大小适量增减）。

【注意事项】避风寒，忌生冷食物。

【处方来源】明·《本草纲目》

【附记】又《偏方大全》葱豉黄酒汤，即本方去白酒、葱白改用30g，加黄酒50ml煎服，余同上。

感冒水（酊）

【处方】

麻黄75kg　葛根22.5kg　荆芥穗22.5kg　桂枝22.5kg　黄芩30kg　杏仁30kg　羌活15kg　防风15kg　川芎15kg　当归15kg　白芷15kg　桔梗15kg　薄荷7.5kg　石菖蒲7.5kg　白酒300L

【制法】先将荆芥穗提油后，油尽后收取药液（麻黄可用麻黄膏代之，每500g麻黄膏合3.5kg麻黄，所以全料麻黄膏为10.75kg，杏仁用杏仁饼代之），再将麻黄膏用少量水溶解成稀膏，两种稀膏连同其他主药，用7倍量的80%乙醇回流2次，第1次4倍量回流3小时，第2次3倍量回流2小时，留取第1次回流药液为回流总乙醇量1/10，其余部分包括第2次浸的乙醇液，回流乙醇并减压浓缩至40kg左右，加入等量95%乙醇与前留取液合并，调节总量与药材量相等，冷冻沉淀2～3天，以2层包布过滤，再冷冻2～3天，以4层蓝包布过滤，滤液在灌装前加入精油搅匀，测浓度后分装。每瓶内装15ml。

【功能主治】疏风解热。用于内热感冒引起头痛、身热、骨节酸痛、鼻塞流涕口苦咽干等症。

【用法用量】口服：每次服 5ml，每日 2 次，不宜多服。

【注意事项】忌食生冷、辛辣厚味食物。

【处方来源】《中药制剂汇编》

【附记】本证系内有蕴热，外感风寒之里热外寒型感冒。本药酒有表里双解之功。

搐鼻药酒

【处方】

白芷 12g　羌活 12g　荆芥 12g　北细辛 6g　蔓荆子 6g　藿香叶 10g　玄胡索 10g　牡丹皮 10g　白僵蚕 10g　风化硝 15g　二郎见 15g　白酒 1L

【制法】先将前 11 味药加工粉碎盛入容器内，再加入白酒，密封浸泡，3 天后启封，过滤去渣，即可使用。

【功能主治】活血祛风，扶正驱邪。用于预防流行性感冒，兼治伤风、风寒感冒。

【用法用量】外用：用棉签浸药酒，涂擦鼻黏膜、搐鼻，或用小玻璃装入 30ml 药酒，对着鼻孔搐吸。1 日 3 次。

【处方来源】《中国当代中医名人志》

【附记】临床验之发现，凡感冒流行时，周围人用本药酒外用搐鼻，多数人可免罹患感冒。用于治疗伤风和风寒感冒，效果亦佳。

二、咳嗽（支气管炎）用药酒

山药酒 II

【处方】

鲜山药 350g　黄酒 2L　蜂蜜适量

【制法】先将山药洗净、去皮，切片，备用。再将黄酒 600ml 倒入砂锅中煮沸，放入山药，再煮沸后将余酒慢慢地添入，山药熟后，取出，在酒汁中再加入蜂蜜，煮沸即成。

【功能主治】健脾益气。用于虚劳咳嗽、痰湿咳嗽、脾虚咳嗽或泄泻、小便频数等症。

【用法用量】口服：每次服 10ml，日服 2 次。

【注意事项】外感咳嗽忌服。

【处方来源】民间验方。

天天果酒

【处方】

天天果（龙葵果）150g　白酒 500ml

【制法】将黑熟的天天果用白酒浸泡 20～30 日后，取酒备用。

【功能主治】清热解毒，利尿消肿，用于慢性支气管炎。

【用法用量】口服：每次 10ml，每日 3 次。

【处方来源】《吉林医药资料》1971，（1）：39

气嗽欲死酒

【处方】

丹参 150g　干地黄 150g　川芎 120g　石斛 120g　牛膝 120g　黄芪 120g　白术 120g　肉苁蓉 120g　防风 9g　独活 9g　炮附子 9g　秦艽 9g　桂心 9g　干姜 9g　钟乳石 1.8g　白酒 20L

【制法】将上药切薄片或粗粒，置容器中，入白酒密封，浸泡 7 日，过滤去渣备用。

【功能主治】扶正祛邪。用于各种气嗽欲死（阳虚咳嗽）。

【用法用量】口服：每次服 10～20ml，日服 2 次。重则饮量稍稍加之。

【注意事项】忌食桃、李、雀肉、生葱、猪肉、冷水和芜荑。

【处方来源】明·《普济方》

【附记】本方用治气嗽，下焦冷结。

老鸹眼子酒

【处方】

老鸹眼子（即鼠李仁）60g　白酒 500ml

【制法】将老鸹眼子加入白酒中浸泡五日备用。

【功能主治】止咳祛痰。用于慢性支气管炎，肺气肿。

【用法用量】口服，每次 10ml，每日 3 次。

【处方来源】《山东医药》1971,（2）：1

百部酒 I

【处方】

百部 60g　白酒 500ml

【制法】将百部洗净，切成片，烧热锅，放百部入锅炒熟，然后装入纱布袋内，扎紧袋口，将白酒，纱布药袋入酒瓶内，盖好盖，封口，浸泡 7 日即成。

【功能主治】润肺止咳。用于一切久咳、近咳。

【用法用量】口服：每次 20 ～ 30ml，一日 3 次。

【处方来源】宋·《圣济总录》、明·《本草纲目》

【附记】以该酒于临睡前浸湿头发，再用布巾包裹束紧，可治头虱。体外试验证实，百部酒精液对多种致病菌，如肺炎球菌、人型结核杆菌等，都有不同程度的抑菌作用。

米腊参酒

【处方】

米腊参 100g　白酒 500ml

【制法】将上药切碎，置容器中，加入白酒，密封，浸泡 7 日后即成。

【功能主治】益气固本，通络止痛。用于咳嗽、哮喘、风湿性关节炎、骨折、跌打损伤、慢性肾盂肾炎、遗精。

【用法用量】口服：每次服 5 ～ 10ml，日服 2 次。

【处方来源】《陕甘宁青中草药选》

【附记】验之临床，上述各症，凡属气虚所致者，用之多效。

苏子酒

【处方】

家苏子（炒、研）30g　白酒 500ml

【制法】上药盛绢袋内，浸酒中，浸泡 10 天即可，备用。

【功能主治】消痰下气，润肺止咳。用于外感咳嗽，有痰，咳痰不爽。

【用法用量】口服：每次 10ml，一日 3 次。

【处方来源】清·《寿世青编》

李家宰药酒

【处方】

桃仁（去皮尖）150g　杏仁（去皮尖）150g　芝麻（炒熟）150g　苍术 200g　白茯苓 15g　艾叶（揉去筋）15g　薄荷 15g　小茴香 15g　荆芥 50g　白酒约 5L

【制法】将上药共研细末，炼蜜和作 1 块，投入酒一大罐，煮药四散为止，密封浸泡 7 日后，过滤去渣，备用。

【功能主治】祛痰止咳，平喘润燥，除膈气。用于虚寒性咳嗽。

【用法用量】口服：每次空腹服 30 ～ 50ml，每日服 2 次。

【注意事项】不可过量。

【处方来源】明·《扶寿精方》

龟肉酒

【处方】

生龟 3 枚　曲酿秫 4L

【制法】生龟 3 枚，去肠，以水 5L，煮取 3L，浸曲酿秫 4L。

【功能主治】润肺止咳。用于治咳嗽日久，千方不效者，及四肢拘挛，或久瘫痪不收。

【用法用量】口服：每次 10 ~ 20ml，每日 2 次。

【注意事项】外感风寒咳嗽者忌服。

【处方来源】明·《本草纲目》

【附记】龟肉甘咸，性平，益阴补血，适用于痨瘵骨蒸，久嗽咯血等阴虚咳嗽。外感咳嗽则不宜应用。

灵芝草酊

【处方】

灵芝草 5kg　食用乙醇 40L

【制法】上药用 95% 乙醇于 60℃浸泡48 小时后，过滤。滤液用低温蒸馏法回收乙醇，配制成 10% 酊剂，备用。

【功能主治】滋补强壮。用于慢性气管炎肺阴虚型咳嗽。

【用法用量】口服：每次服 10ml，每日服 3 次。

【处方来源】《山东医药》

【附记】验之临床，即先用中药汤剂控制炎症后，再服本药酒。用治肺阴虚型之慢性气管炎、喘息性支气管炎，均获良效。

陈皮酒

【处方】

陈皮 30g　白酒 300ml

【制法】先将陈皮洗净，晾干，撕碎

后，置酒瓶中，加入白酒，盖好密封，浸泡 3 ~ 5 日即得。

【功能主治】止咳化痰。用于风寒咳嗽，痰多清稀色白。肺寒咳嗽亦宜。

【用法用量】口服：每次服 15 ~ 20ml，日服 3 次。或随量饮用。

【处方来源】民间验方。

【附记】验之临床，用之多数有效。

单酿鼠粘根酒

【处方】

独活 120g　山茱萸 120g　天门冬（去心）120g　黄芪 120g　甘菊花 120g　防风 120g　天雄（炮制）120g　侧子（炮制）120g　丹参 120g　防己 120g　白术 120g　茯苓 120g　牛膝 120g　贯众 90g　枸杞 90g　生姜 180g　磁石（绵裹）300g　生地黄 240g　白酒 20L

【制法】先将上药各切薄片，以绢袋盛之，置容器中，投入白酒浸泡 7 日，密封。7 日后启封取用。

【功能主治】止咳祛痰，疏风止痒。用于咳嗽、痰痹，兼治疽、瘘、脚气。

【用法用量】口服：每次服 1 盏（约 10 ~ 20ml），日服 2 ~ 3 次。

【注意事项】忌食猪、鸡、桃李、雀肉、鲤鱼、芜荑、酢和冷水。

【处方来源】明·《普济方》

【附记】侧子，一名牛蒡根，又名恶实根。

映山红酒

【处方】

映山红 15g　白酒 500ml

【制法】夏季采集映山红，阴干后切碎，与白酒一起置入容器中，密封浸泡 5 日即成，备用。

【功能主治】祛痰止咳。用于支气管

炎、痰浊咳嗽、咳喘。

【用法用量】口服：每日早、晚各服1次，每次服20ml。

【处方来源】《民间百病良方》

【附记】本品又名满山红。本品中含挥发油，确有明显的祛痰及镇咳作用。一般认为，映山红的挥发油含量以夏季最高，故一般在夏季采集为宜。

🌿 咳喘酊

【处方】

苍耳子500g　辛夷300g　95%食用乙醇500ml

【制法】先将苍耳子拣净，炒黄，轧碎，按量称取与辛夷混合，用开水1L，浸泡4~6小时，再加入95%乙醇，温浸（60~80℃）48小时，过滤，得乙醇浸液500~600ml；将滤渣再加入适量水煎煮30分钟，过滤，得煎煮液400~600ml（滤过时同时加热浓缩）。将二液混合放置12~24小时，用双层纱布过滤，最后得滤液1L，不足时加冷开水补足之即可。贮瓶备用。

【功能主治】祛风止咳。用于慢性气管炎。

【用法用量】口服：每次服10~20ml，日服2次。

【处方来源】《河北新医药》

【附记】验之临床，坚持服用，效果颇佳。

🌿 香橼醴

【处方】

鲜香橼100g　蜂蜜50ml　60°白酒200ml

【制法】将鲜香橼洗净，切碎，加水200ml放不锈锅内煮烂后，加蜂蜜及白酒煮沸停火，置入细口瓶中，密闭贮存，一

月后即可饮用。

【功能主治】祛痰解痉止咳。用于治外感久咳。

【用法用量】每次10ml，每日2次。

【注意事项】阴虚血燥及孕妇气虚者慎服。

【处方来源】宋·《养疴漫笔》

🌿 复方樟脑酊

【处方】

樟脑3g　阿片酊50ml　苯甲酸5g八角茴香油3ml　56°白酒900ml

【制法】先取苯甲酸、樟脑与八角茴香油，置容器中，加入56°白酒900ml，待溶解后，再缓缓加入阿片酊与56°白酒适量，使成1L，搅匀，滤过即得。

【功能主治】镇咳，镇痛，止泻。用于咳嗽、腹痛及腹泻。

【用法用量】口服：每次服2~5ml，日服1次。

【处方来源】《中华人民共和国药典》(1985年版)

【附记】本药酒应置避光容器内，密封，在30℃以下处保存保质。验之临床，效果甚佳。

🌿 雪梨酒

【处方】

雪梨500g　白酒1L

【制法】先将雪梨洗净，去皮核，切小块，放入酒坛内，加入白酒，密封。每隔2天搅拌1次，浸泡7天后即成。

【功能主治】生津润燥、清热化痰。咳嗽、烦渴、痰热惊狂、噎嗝、便秘等症。

【用法用量】口服：不拘时，随量（一般约30ml）饮用。

【注意事项】脾胃虚寒者忌服。

【处方来源】民间验方。

🌿 猪胰红枣酒

【处方】

猪胰脏3具　大枣（红枣）100枚
白酒1.5L

【制法】先将上药洗净，猪胰切碎，共置容器中，用白酒煮30分钟，去渣即成。或用酒密封浸泡3～7日，去渣即成。

【功能主治】补脾和胃，益气生津，补土生金。用于日久咳嗽、肺气上逆10～20年服诸药不效者；胃虚食少、脾虚便溏、气血津液不足、营卫不和、心悸怔忡等证。

【用法用量】口服：每次服30～50ml，日服2次。

【注意事项】忌碱热物。

【处方来源】晋·《肘后备急方》

【附记】本方系食疗药酒方，须久治，其效始著。又《老老余编》即本方用大粟30g易大枣，酒浸，去渣，空心温服，治老人上气喘急，坐卧不安，效佳。

🌿 绿豆酒

【处方】

绿豆60g　山药60g　川黄柏45g　牛膝45g　元参45g　沙参45g　白芍45g　山栀45g　天门冬45g　麦门冬45g　天花粉45g　蜂蜜45g　当归36g　甘草9g　酒适量（用黄酒约7L）

【制法】将上药（除蜂蜜外）共研粗末，以绢袋装好，置容器中，加入酒，密封，浸泡数日后，过滤去渣，兑入蜂蜜即成。

【功能主治】养阴生津，清热解毒。用于肺津不足、燥热而咳、干咳少痰、口干易烦等证。

【用法用量】口服：随时随量服之。

【注意事项】不可过剂。如有咯血、衄血等现象者应慎用。

【处方来源】清·《寿世青编》

【附记】本药酒可作辅助治疗之用，配合服用，效果尤佳。

🌿 紫苏大枣酒

【处方】

紫苏茎叶（切）100g　大枣50g　白酒1.5L

【制法】上2味，用酒1500ml，煮取500ml，装瓶备用。

【功能主治】降逆气下。用于肺气上逆。

【用法用量】口服：每次服30～50ml，日服2次。

【处方来源】唐·《千金要方》

【附记】水煮亦得，一方加橘皮25g，《肘后方》无枣用橘皮。

🌿 紫苏香豉酒

【处方】

紫苏50g　牛膝50g　丹参50g　生姜100g　生地50g　香豉30g　紫菀50g　防风60g　橘皮50g　火麻仁15g　清酒2.5L

【制法】上10味细切，绢袋盛以清酒2500ml，浸3宿后，分装服用。

【功能主治】祛痰止咳。用于咳嗽气急。

【用法用量】口服：每次20～30ml，每日3次。

【注意事项】忌芜荑。

【处方来源】唐·《外台秘要》

【附记】桃仁丸：《外台秘要》卷12，"桃仁丸，主痃癖气漫心胀满不下食，发即更胀连乳满，头面闭闷咳气急者方。"桃仁八分　鳖甲六分炙　枳实六分炙　白术六分　桔梗五分　吴茱萸五分　乌头七

分炙 槟榔五分 防葵五分 芍药四分
干姜五分 紫菀四分 细辛四分切段 皂
荚二分去皮子 人参四分 橘皮四分 甘
草四分炙 方十七味捣筛，蜜和丸如梧
子，服十九丸，日再服，加至二十九丸，
忌猪肉苋菜等。

寒凉咳嗽酒

【处方】

全紫苏 120g 陈皮 60g 杏仁 30g
瓜蒌 30g 浙贝母 30g 半夏 30g 茯苓
30g 干姜 30g 枳壳 30g 百部 30g 白
前 30g 桔梗 30g 桑白皮 30g 枇杷叶
30g 细辛 15g 五味子 15g 豆蔻仁 15g
白酒 5L

【制法】将上前 17 味共捣碎或切成薄
片，装入细纱布袋中，扎紧袋口，置容器
中，倒入白酒浸泡、密封，隔日摇动 1
次。10~12 天后开封，过滤去渣即成。

【功能主治】祛风散寒，止嗽平喘。
用于寒凉咳嗽，证见咳嗽气喘、鼻塞流
涕、喉痒声重、痰稀色白、头痛发热、恶
寒或恶风等。

【用法用量】口服：每次服 30 ~
50ml，每日早、晚各服 1 次。

【处方来源】《全国中药成药处方集》

【附记】又一方即本方去百部、白
前。杏仁改用 1/3，甘草改用 1/10。余同
上。验之临床，均获良效。

温阳止嗽酒

【处方】

丹参 250g 干地黄 250g 川芎 200g
石斛 200g 牛膝 200g 黄芪 200g 白术
200g 苁蓉 200g 防风 150g 独活 150g
附子（炮）150g 秦艽 150g 桂心 150g
干姜 150g 钟乳（研）30g 白酒 30L

【制法】上 15 味切成薄片，酒 30L，

浸 7 日。

【功能主治】温肺化痰止咳。用于
久嗽。

【用法用量】初服 10ml，每日 2 次，
渐渐加大剂量。

【注意事项】忌食桃李雀肉，生葱猪
肉，冷水芜荑。

【处方来源】唐·《外台秘要》

照白杜鹃酒

【处方】

照白杜鹃（鲜叶）13.5kg 白酒
（50°）15L

【制法】将照白杜鹃鲜叶浸于 50° 白
酒中，加水至 60L，浸泡 5 日，然后制成
30% 的照白杜鹃叶酒。

【功能主治】止咳化痰。用于老年慢
性气管炎。

【用法用量】口服：每次 5 ~ 15ml。
每日 3 次，饭后 30 分钟服用，7 ~ 10 日为
一疗程。

【注意事项】服药期间，不能同时服
用其他治疗支气管炎药或对症药物。

【处方来源】《中药制剂汇编》1983，403

蜂糖鸡蛋酒

【处方】

鲜鸡蛋 0.5kg 蜂糖 0.5kg 三花酒
或白酒约 1.5L

【制法】在干净盆中倒入酒，将蛋
清、蛋黄、蜂糖与酒充分混合均匀，再装
入备好瓶中摇匀即可使用。

【功能主治】润肺止咳。用于治疗老
年虚寒咳嗽。

【用法用量】每次服 20 ~ 50ml，每日
服 2 次，宜早餐后晚睡前服，一般病证以
6 日为一疗程。

【注意事项】服用蜂糖鸡蛋酒不宜过

量，忌喝醉。高血压、肾炎、结核、严重骨病患者及孕妇等禁用。

【处方来源】《中国民族医药杂志》1998,(2)：32

🍶 蜜膏酒 I

【处方】

蜂蜜250g　饴糖250g　生姜汁125g　生百部汁125g　枣肉泥75g　杏仁泥75g　橘皮末60g　白酒2L

【制法】将杏仁泥和生百部外加水1L，煮至500ml，去渣，再加入蜂蜜、生姜汁、饴糖、枣泥、橘皮末等，文火再熬，取1L即可，贮存备用。

【功能主治】疏风散寒，止咳平喘。用于肺气虚寒、风寒所伤、语声嘶哑、咳唾上气、喘嗽及寒邪郁热等症。

【用法用量】口服：每次用温酒（白酒）调服1～2汤匙，细细含咽即可，日服3次。

【处方来源】验方

【附记】验之临床，本方对于虚寒性咳嗽、风寒咳嗽、喘息性支气管炎，均有良效。

三、咳喘（喘息性支气管炎）用药酒

🍶 人参蛤蚧酒

【处方】

人参9g　蛤蚧1对　低度白酒1L

【制法】将上药焙干捣碎，纳纱布袋内，置容器中，加入白酒，密封。浸泡7天后即可取用，待之1/3量后，再添白酒至足数即可。

【功能主治】补肺肾，定喘咳。用于久咳肺肾两虚、咳嗽气短、动则喘甚、言语无力、声音低微。

【用法用量】口服：每次空腹约20～30ml，每日早、晚各服1次。

【处方来源】元·《卫生宝鉴》

【附记】本方系由人参蛤蚧汤改制而成。二药以酒制，进补甚迅捷，功效更大。凡临床久病咳嗽、上气喘满、心烦不安、身倦乏力、心悸气短、身体羸弱、面目浮肿者均可选用。

🍶 四味秦椒酒 I

【处方】

秦椒（去目并闭口者，微炒出汗）60g　白芷60g　旋覆花60g　肉桂25g　白酒1L

【制法】上4味药，共捣碎细或切成薄片，置于净瓶中，用醇酒1L，浸之，封口，经5日后开取。

【功能主治】肾虚耳鸣，咳逆喘急，头目昏痛。

【用法用量】每日早晚各1次，每次空腹温服20～30ml。

【注意事项】阴虚火旺者忌。

【处方来源】《药酒验方选》

🌽 瓜蒌薤白酒

【处方】

瓜蒌25g　鲜薤白200g　白酒500ml

【制法】将前2味药洗净捣碎，置容器中，加入白酒，密封浸泡14天后，过滤去渣即成。

【功能主治】通阳散结，活血祛痰。用于喘息、咳喘、胸痹刺痛、心痛血滞等。

【用法用量】口服：每次服20ml，每晚服1次。

【处方来源】东汉·《金匮要略》

【附记】验之临床，多获良效。

芝麻核桃酒

【处方】

黑芝麻 25g　核桃仁 25g　白酒 500ml

【制法】先将上药洗净捣碎或切成薄片，置容器中，加白酒，密封，置阴凉处，浸泡 15 天后，过滤去渣即成。

【功能主治】补肾润燥，纳气平喘。用于肾虚喘咳、腰痛脚软、阳痿遗精、大便燥结等症。

【用法用量】口服：每次服 15 ~ 30ml，日服 2 次。

【处方来源】《药酒汇编》

【附记】一方单用核桃仁 50g，白酒 500ml。余同上。效果亦佳。

红葵酒

【处方】

天天果（即龙葵子）4500g　千日红花 2000g　60° 白酒 30L　单糖浆 500g

【制法】上 2 种药分别置于酒中浸泡。各入白酒一半置容器中，密封浸泡 1 个月后压碎过滤，再取上 2 种浸酒的澄清液合并在一起，加入 10% ~ 15% 的单糖浆，搅匀，分装瓶中，密封即成。

【功能主治】止咳平喘。用于寒性喘息性支气管炎、支气管哮喘。

【用法用量】口服：每次服 10 ~ 20ml，日服 3 次，或每晚服 1 次。

【注意事项】不习惯饮酒的人，亦可用开水稀释后服之。

【处方来源】《新医药学杂志》

【附记】验之临床，一般服药酒后 10 ~ 20 分钟，喉间有热感，以后气喘渐平稳，痰容易咯出，渐有舒适感。继续服之，必日见功，每收良效。

红颜酒

【处方】

胡桃肉 120g　红枣 120g　杏仁 30g
白蜂蜜 100g　酥油 60g　烧酒 1L

【制法】先将胡桃、红枣捣碎，杏仁泡去皮尖，煮 4 ~ 5 沸，晒干研末，备用。再将蜂蜜、酥油溶入酒内，随将前 3 味药入酒内，密封，浸泡 7 日后过滤去渣备用。

【功能主治】补肺肾，止咳喘。用于肺肾两虚、咳嗽气喘、腰痛脚软、老人便秘、久痢等症。

【用法用量】口服：每次服 2 ~ 3 盅（约 60 ~ 90ml），每日早、晚空腹各服 1 次。

【处方来源】清·《万病回春》

【附记】酥油，又名酪苏、白酥油、马思哥油等，是从牛乳或羊乳中提炼而成的。验之临床，确有良效。

苏陈酒

【处方】

紫苏梗 10g　苏叶 10g　苏子 10g　陈皮 12g　白酒 300ml

【制法】将上药捣碎或切成薄片，置砂锅内，入白酒，用文火煮至减半，或将药置容器中，加入白酒，密封，浸泡 5 日。均过滤去渣，备用。

【功能主治】散寒燥湿，理气化痰。用于胸腹胀满、痰湿滞塞，气逆咳喘等症。

【用法用量】口服：每次温服 30ml，日服 2 次。

【注意事项】痰热咳喘者忌服。

【处方来源】经验方

核桃参杏酒

【处方】

核桃仁90g 杏仁60g 人参30g 黄酒1500ml

【制法】先将前3味药加工捣碎，入布袋，置容器中，加入黄酒，密封浸泡，每日振摇数下，21天后过滤去渣即成。

【功能主治】补肾纳气，止咳平喘。用于咳喘日久不止者。

【用法用量】口服：每次服15～25ml，日服2次。

【处方来源】《药酒汇编》

【附记】验之临床，本药酒用于肾虚咳喘，日久不止者，确有良效。

桑姜吴萸酒

【处方】

桑白皮150g 生姜9g 吴茱萸15g 白酒1L

【制法】先将前3味药切薄片，置砂锅内，加入白酒和500ml水，用文火煮至1L，或置容器中，加入白酒，密封浸泡10天。过滤去渣备用。

【功能主治】泻肺平喘，理气化痰。用于咳喘胀满、呕吐痰涎等症。

【用法用量】口服：每次服30ml，日服2次。

【处方来源】《药酒汇编》

【注意事项】虚喘忌服。

【附记】验之临床，凡咳喘、兼胀满、呕吐者，用之效佳。

桑萸酒

【处方】

桑白皮250g 吴萸根皮150g 黄酒1.5L

【制法】先将上药细切，入砂锅中，加入黄酒，煎至500ml。过滤去渣，备用。

【功能主治】泻肺平喘，理气止痛。用于肺热咳喘、痰多而黄、身热口渴。

【用法用量】口服：上药酒分3次服，每日空腹服1次。

【注意事项】肺寒咳嗽、咳喘者忌服。

【处方来源】《药酒汇编》

【附记】二药治咳，功力非凡，加之酒助药力，其效尤著。一方用桑白皮200g（切细），浸入米酒1L中，密封浸泡，置阴凉处，每日摇动1次。7日后开封即得。日服3次。每次服15～20ml，余同上，效果亦佳。

葶苈防己酒

【处方】

葶苈子60g 防己20g 黄酒500ml

【制法】将上药捣碎或切成薄片，入布袋，置容器中，加入黄酒，密封，浸泡1～3日，过滤去渣即成。

【功能主治】下气平喘，利水消肿。用于水肿胀满、咳嗽痰喘、小便不利等症。

【用法】口服：每次服30～50ml，日服2次。

【注意事项】待诸症显著减轻后，须减服，中病即止。

【处方来源】《药酒汇编》

葶苈酒

【处方】

葶苈子100g 白酒500ml

【制法】将上药捣碎或切成薄片，入白细布袋，置容器中，加入白酒，密封、浸泡3天后即可取用。

【功能主治】逐饮泻水，泻肺定喘。

用于咳嗽气喘、痰多、胸胁痞满、水肿、小便不利。

【用法用量】口服：每次服 20ml，日服 2 次。

【注意事项】凡肺气虚喘促、脾虚肿满、气虚小便不利、体质虚弱者忌服。

【处方来源】《民间百病良方》

【附记】又方用葶苈子（微研后成末）200g，入布袋，置容器中，加入米酒 5L，密封，浸泡 7 日即得。用法同上。用治肺壅喘息、痰饮咳嗽、水肿胀满或遍身气肿，或单面肿，或足肿等症，效佳。

紫苏子酒

【处方】

紫苏子 60g　黄酒 1L

【制法】将上药微炒，入布袋，置容器中，加入黄酒，密封浸泡 7 天。弃药袋即成。

【功能主治】止咳平喘，降气消痰。用于痰涎壅盛、肺气上逆而致的慢性气管炎、喘息性支气管炎、胸闷短气等症。

【用法用量】口服：每次服 10ml，日服 2 次。

【处方来源】《民间百病良方》

【附记】验之临床，确有良效。凡热性咳喘忌服。

蛤参酒

【处方】

蛤蚧 1 对　人参 30g　甘蔗汁 100ml　黄酒 1.5L

【制法】先将甘蔗切成小段榨汁备用。再将蛤蚧去头足粗碎，人参粗碎，共入纱布袋，置容器中，然后加入黄酒和甘蔗汁，密封，置阴凉处，浸泡 14 天后去药袋即成。

【功能主治】补肺肾，壮元阳，定喘助阳，强壮身体。用于元气亏损、久病体虚、咳喘气短、神疲乏力、失眠健忘等症。

【用法用量】口服：每次服 20ml，日服 2 次。

【处方来源】《药酒汇编》

【附记】本方系由人参蛤蚧酒加减而成。一方蛤蚧用 1g。验之临床，本方用治肺肾两虚，肾不纳气之咳喘诸证，用之多效，久服效佳。

蛤蚧酒

【处方】

蛤蚧 1 对　黄酒 1.5L

【制法】选蛤蚧 1 对（雌雄各 1 只），用酒浸泡 3 ~ 6 个月以上服用。可多次浸泡，时间愈长愈佳。

【功能主治】补肺润肾，定喘止咳，益精壮阳。用于老年人肺肾虚而造成的咳喘，久病虚及慢性支气管哮喘，肾虚腰痛，阳痿。

【用法用量】日服 1 ~ 2 次，每次 5 ~ 10ml。

【处方来源】《中国古代养生长寿秘法》《中国动物药》

【附记】《本草经疏》认为："蛤蚧属阴，能补水之上源，则肺肾皆得所养，而劳热咳嗽自除。"

四、哮喘用药酒

干姜酒 I

【处方】

干姜末 8g　清酒 50ml

【制法】将酒盛入容器内，加热后即下姜末投酒中。

【功能主治】温肺化痰平喘。用于老人冷气，逆心痛结，举动不便及感受寒邪引起的气逆喘息。

【用法用量】一次服完。

【处方来源】唐·《外台秘要》、明·《医方类聚》

小叶杜鹃酒

【处方】

小叶杜鹃（迎红杜鹃）（干品）100g
白酒 500ml

【制法】将上药洗净，切细，入布袋。置容器中，加入白酒，密封，浸泡 7
日，过滤去渣即成。

【功能主治】解表化痰，止咳平喘。
用于慢性气管炎、哮喘等。

【用法用量】口服：每次服 10 ~
50ml，日服 2 次。

【处方来源】《陕甘宁青中草药选》

【附记】验证多效。

龙葵酒

【处方】

龙葵果 200g　白酒 1L

【制法】将前药加入白酒内浸泡 30 日
左右，取酒饮服。

【功能主治】祛痰止咳平喘。用于气
管炎，哮喘。

【用法用量】口服：每次 10ml，日服
3 次。

【处方来源】《陕甘宁青中草药选》

桑皮姜萸酒

【处方】

桑根白皮（切）150g　生姜（切）
50g　吴茱萸 50g　白酒 1L

【制法】上 3 味药切碎或切成薄片，
盛入器皿中，加入白酒 1L，煮三沸，过
滤去渣即成。

【功能主治】泻肺平喘。用于治疗卒
上气，痰鸣喘息欲绝。

【用法用量】口服：每次 20ml ~
30ml，日服 3 次。

【处方来源】唐·《外台秘要》

蜀椒酒

【处方】

蜀椒 250g　白酒 2.5L

【制法】上药去目合口者以生绢袋
盛，盛入容器内，用酒浸泡 14 天即成。

【功能主治】温肺止咳平喘。用于冷
气气短，寒性喘证。

【用法用量】口服：每次服 10 ~
20ml，日服 2 次。

【注意事项】阴虚火旺者忌服，孕妇
慎服。

【处方来源】宋·《千金宝要》

【附记】《寿域神方》用川椒四两，
炒出汗，酒二碗淋之，服酒治冷虫心病
（指寄生虫引起的虚寒性腹痛）。

蝙蝠酒

【处方】

夜蝙蝠 1 只　黄酒 50ml　白酒 25ml

【制法】先将夜蝙蝠放火边烤干，轧
成细末，再用酒调匀即成。

【功能主治】止咳平喘。用于先咳
嗽，后胸闷气喘、喉中有声而鸣，如闻有
特异气味，咳嗽尤甚。

【用法用量】口服：须在冬季服用，
夏季服无效。上一剂量要 1 次顿服。用酒
可根据年龄大小和酒量酌定。

【处方来源】《医学文选·祖传秘方
验方集》

【附记】验之临床，经治哮喘数例，
一般 1 次，最多 3 次即平。

橘红酒

【处方】

橘红 300g　白酒 2L

【制法】将橘红洗净，切成六分宽的块，装入纱布袋内，扎紧袋口。将白酒、纱布药袋放入酒瓶内盖好盖，封口，浸泡7日即成。

【功能主治】化痰止咳。用于慢性气管炎，哮喘等症。

【用法用量】每晚临睡前饮 20ml。

【处方来源】《饮食辨录》

五、肺痨（肺结核）用药酒

冬虫夏草酒 I

【处方】

冬虫夏草 3 枚　白酒 2.5L

【制法】取冬虫夏草置入容器内，加入白酒密封浸泡3日即得。

【功能主治】滋补肺肾，止血化痰，用于肺阴不足，肾阳虚喘，痰咳有血。此外，肾虚型腰膝疼痛，及病后虚损不复皆可用之。

【用法用量】口服：每次服 15 ~ 20ml，日服 1 ~ 2 次。

【处方来源】《中国古代养生长寿秘法》

【附记】体外试验其乙醇浸出液 1：400 ~ 1：10 000 浓度时，对结核杆菌 H_{37} RV 有明显的抑菌作用，加入血清后则抑制作用减弱，需 1：500 才能抑制结核菌的生长。水煎剂对人型、牛型结核杆菌均无抑制作用。

地黄首乌酒 II

【处方】

生地 400g　何首乌 500g　建曲 100g
黄酒 10L

【制法】用生地、何首乌煮取浓汁，加入建曲、黄米如常法酿酒，密封器皿中，春夏五日，秋冬七日启之，中有绿汁，此真精矣，宜先饮之，乃滤汁收贮备用。

【功能主治】滋阴补肺。用于阴虚骨蒸，烦热口渴，阴津耗伤，须发早白，热性出血症，肝肾精血亏损的遗精，带下，腰膝酸痛，肌肤粗糙，体力虚弱，生殖能力低下者。

【用法用量】每日 3 次，每次饮 10 ~ 20ml。

【注意事项】勿食生冷，炸滑物及猪、马、牛、肉。

【处方来源】《药酒验方选》

西洋参酒 I

【处方】

西洋参 30g　米酒 500ml

【制法】将西洋参装入净瓶中，注入米酒密封浸泡，7 日后即可取用。

【功能主治】滋阴泻火，益气生津。用于阴虚火旺、咳喘痰血；热病后气阴两伤。烦倦口渴、津液不足、口干舌燥、肺痨咳嗽、痰中带血。凡上证，气阴两虚所致者尤宜。

【用法用量】口服：每次服 10 ~ 15ml，日服 2 次。

【处方来源】《药酒汇编》

【附记】一般常作辅助治疗之用。配合汤剂、效果尤佳。

百部酒 II

【处方】

百部 100g　白酒 1L

【制法】将上药切薄片，略炒后与白

酒同置于容器中，密封，浸泡7天后，过滤去渣即成。

【功能主治】润肺下气，止咳杀虫。用于肺结核、百日咳、气管炎等。

【用法用量】口服：每次服10～30ml，日服2次，或随量饮用。

【注意事项】忌食辛辣、鱼虾等刺激性食物。

【处方来源】《药酒汇编》

【附记】验之临床，本方单用有效，若配合汤剂服用，效果尤佳。又外用百部酒，即本方。方中白酒减半（用60°白酒），浸泡7日后，过滤即得。外用：用棉签蘸药酒外搽患处，每日2～3次。用治酒渣鼻、疥疮、癣症，效佳。

竹根七酒

【处方】

竹根七1.5g 长春七1.5g 牛砂莲1.5g 牛膝9g 木瓜9g 芋儿七6g 伸筋骨6g 夏枯草50g 白酒500ml

【制法】将上述药物盛入容器内，加入白酒密封浸泡10日后服用。

【功能主治】滋阴泻火。用于骨蒸痨热。

【用法用量】口服：每次服10～15ml，日服1次。

【处方来源】《陕甘宁青中草药选》

灵芝人参酒

【处方】

灵芝50g 人参20g 冰糖500g 白酒1.5L

【制法】先将前2味洗净，切成薄片，晾干后与冰糖同入布袋，置容器中，加入白酒，密封。浸泡10天后去药袋，搅拌后再静置3日，取上清液饮用。

【功能主治】益肺气，强筋骨，利关节。用于肺痨久咳、痰多、肺虚气喘、消化不良、失眠等症。

【用法用量】口服：每次服15～20ml，日服2次。

【注意事项】根据患者情况可适当斟减，忌多饮。

【处方来源】《临床验方集》

【附记】笔者应用，在辨证治疗时，取本药酒作辅助治疗，常收佳效。又本方用于治疗气虚乏力，心悸健忘，神经衰弱等症，效佳。

参百酒

【处方】

西洋参9g 麦冬9g 百部30g 川贝母15g 黄酒2L

【制法】上药加水500ml，煮沸至半，再入黄酒煮沸，即离火，置容器中，密封，浸泡3日后，过滤去渣即成。

【功能主治】滋阴润肺，益气生津，止咳杀虫。用于肺结核久咳、痰中带血。

【用法用量】口服：每次服15～30ml，日服2次，勿多饮。

【附记】笔者经验方尤佳。阴虚火旺者加元参15g。

桑根白皮酒

【处方】

桑根白皮100g 狼牙300g 吴茱萸根皮150g 黄酒4L

【制法】将前3味切薄片，加入黄酒，用文火煮至减半，或同置容器中，隔水煮沸（密封），再浸泡1～2日后即成。均过滤去渣备用。

【功能主治】泻肺补肾，止咳杀虫。用于肺痨热生虫（痨虫），在肺为病（肺结核）。

【用法用量】口服：每次空腹服50～

70ml，日服 1 次。

【注意事项】阴虚火旺者忌服。

【处方来源】宋·《圣济总录》

【附记】本方历代医籍多有记载，沿用至令。

猫眼酒

【处方】

生雄猫脑髓 1 副　生雄猫眼睛 1 副

白酒 500ml

【制法】取雄猫的脑髓眼睛盛入容器内，加入白酒浸泡服 1~2 周后备用。

【功能主治】滋阴补髓，补益正气。用于远年近日痨疾。

【用法用量】口服：每次空腹服 10~20ml，日服 1~2 次。

【处方来源】明·《普济方》

绿豆山药酒

【处方】

绿豆 24g　山药 24g　黄柏 18g　牛膝18g　元参 18g　沙参 18g　白芍 18g　山栀 18g　天麦冬 18g　花粉 18g　蜂蜜 18g当归 10g　甘草 9g　白酒 2.5L

【制法】将以上各味药物盛入容器内，加入白酒密封浸泡，5~7 天即可。

【功能主治】清肺滋阴，化痰止咳。用于治阴虚痰火诸候，病后调理。

【用法用量】口服：每次服 10~20ml，日服 2 次。

【处方来源】清·《寿世青编》

椿根五加皮酒

【处方】

椿头根（新握者，剉，即椿树）50g

五加皮（新空剉）100g　白酒 2.5L

【制法】用无灰酒煮，去渣取酒。

【功能主治】补肺益肾，杀虫止咳。用于治疗肺结核。

【用法用量】口服：每次服 15~20ml，日服 2 次。

【注意事项】根据个体差异，饮酒量适当斟减，忌多饮。

【处方来源】明·《普济方》

鳗鲡鱼酒

【处方】

鳗鲡鱼 1000g　酒 1L

【制法】鳗鲡鱼去内脏洗净，剉作段，入铛内用酒熟煮。

【功能主治】滋阴补虚。用于骨蒸劳瘦，及肠风下虫。

【用法用量】加盐醋适量食用。

【处方来源】宋·《太平圣惠方》、明·《普济方》

六、肺痈（肺脓疡）

苇茎腥银酒

【处方】

苇茎 30g　鱼腥草 60g　金银花 20g冬瓜仁 24g　桔梗 12g　甘草 9g　桃仁 10g黄酒 5L

【制法】先将上药切碎，加清水 2L，用文火煎煮至半，再入黄酒煮沸，离火，置容器中，密封，浸泡 3 天后，过滤去渣即成。

【功能主治】清肺泄热，解毒排脓。用于肺痈，已溃未溃均可用之。

【用法用量】口服：每次服 30~100ml，日服 3 次。

【注意事项】忌食鱼、虾、鸡及辛辣等食物。

【处方来源】经验方。

苡仁芡实酒

【处方】

薏苡仁 25g　芡实 25g　白酒 500ml

【制法】先将前 2 味洗净，去杂质，置容器中，加入白酒，密封、浸泡，并经常摇动，15 天后，过滤去渣，即可取用。

【功能主治】健脾利湿，除痹缓急。用于脾虚腹泻、肌肉酸重、关节疼痛、水肿、白带、肺癌、肠癌等症。

【用法用量】口服：每次服 10 ～ 15ml，日服 2 次。

【注意事项】若肺痈、肠痈属热毒者忌服。

【处方来源】《药酒汇编》

【附记】上述各病证，皆因脾虚湿胜所致者，故用之多效。

金荞麦酒

【处方】

金荞麦根茎（干品）250g　黄酒 1.25L

【制法】上药加黄酒密封蒸煮 3 小时，取净汁 1L，加入防腐剂备用。

【功能主治】解毒排脓。用于肺脓

疡、病情迁延、脓胞不易破溃者（即高热持续不退，脓液排不出或排不尽者）。

【用法用量】口服：每次服 40ml，小儿酌减，日服 3 次。

【处方来源】《言庚孚医疗经验集》

【附记】一般肺脓疡，本方亦可用水煎服，每日 1 剂，效佳。

银翘三仁酒

【处方】

连翘 18g　金银花 30g　鲜芦根 30g　冬瓜仁 15g　瓜蒌仁 12g　杏仁 10g　桑叶 10g　薄荷 6g　桔梗 6g　生甘草 9g　黄酒 4L

【制法】先将上药切碎或切成薄片，加水适量煎至浓汁后，再加黄酒煮沸、离火、置容器中，密封，浸泡 3 天后，过滤去渣，即成。

【功能主治】辛凉宣肺，清热解毒。用于肺痈初起。

【用法用量】口服：每次服 30 ～ 80ml，日服 3 次。

【处方来源】经验方。

【附记】胸痛甚者加犀黄丸 3g，每次 1g，随药酒吞服。水煎沸后改用文火熬煎，以免药性挥发。

第二节　消化系统常见疾病用药酒

一、便血用药酒

仙人二草酒

【处方】

仙人掌草 110g　生甘草 50g　黄酒 1.5L

【制法】将上药捣碎或切成薄片，置容器中，加入黄酒，密封，浸泡 5 天后，

过滤去渣备用。

【功能主治】清热凉血。用于肠风下血。

【用法用量】口服：每次空腹服 20 ～ 30ml，日服 2 次。

【处方来源】《民间百病良方》

地榆酒 I

【处方】

生地榆 50g　白茅根 50g　赤芍 30g

甘草 15g　白糖 250g　黄酒 500ml

【制法】将前 4 味共捣碎或切成薄片，置玻璃瓶中，注入黄酒，盖紧瓶口，放入盛水锅中，隔水煮 1 小时，再加入白糖，浸泡 3 天后，过滤去渣即成。

【功能主治】凉血止血。用于肠风、便血、尿血等症。

【用法用量】口服：每次空腹服 20 ~ 30ml，日服 2 次。

【注意事项】忌食辛辣之物。

【处方来源】经验方。

刺五加酒

【处方】

刺五加 65g　白酒 500ml

【制法】将上药切碎或切成薄片，置容器中，加入白酒，密封，浸泡 10 日后，过滤去渣即成。

【功能主治】凉血活血、通络止痛。用于肠风痔血、跌打损伤、风湿骨痛。

【用法用量】口服：每次空腹服 20ml，日服 2 ~ 3 次。

【处方来源】明·《本草纲目》

二、便秘用药酒

三黄酒

【处方】

黄芩 30g　黄柏 30g　大黄 30g　川厚朴 15g　甘草 10g　白糖 150g　低度白酒 500ml

【制法】将前 5 味切成薄片，置容器中，加入白酒，密封，浸泡 7 日后，过滤去渣，加入白糖，溶化即成。

【功能主治】清热泻火，理气通便。用于热结便秘。

【用法用量】口服：每次空腹服 20 ~ 30ml，日服 2 次。

【注意事项】虚秘、寒秘忌服。

【处方来源】《中国药酒配方大全》

大黄附子酒

【配方】大黄 30g　制附子 30g　白酒 300ml

【制法】将前 2 味切薄片，置容器中，加入白酒，密封，浸泡 5 日后，过滤去渣即成。

【功用】温中通便。用于冷秘、寒秘。

【用法】口服：每次空腹温服 20 ~ 30ml，日服 2 次。

【注意事项】热秘忌服。

【处方来源】《中国药酒配方大全》

马奶酒

【处方】

新鲜马奶

【制法】将新挤的新鲜马奶盛于沙巴（用大牲畜皮制的酿袋）中，用奶杆加以搅拌，使其发酵至微带酸味，且具酒香时即可饮用。若天气炎热，发酵过度或保存不善，易变质。

【功能主治】温补气血。用于治便秘，腹泻，肺结核，气喘，肺炎。

【用法用量】每日饮马奶酒 250 ~ 500ml。

【处方来源】《中国民间疗法》2000，（6）：27

【附记】马奶酒自古有之。明代李时珍《本草纲目》曰："汉时以马乳造酒……气味甘，冷，无毒。"

双耳酒

【处方】

白木耳 20g　黑木耳 20g　冰糖 40g

糯米酒 1500ml

【制法】将前 2 味，用温水泡发，沥干切丝，备用。另将糯米酒，置容器中，用文火煮沸，再加入双耳丝，煮约 30 分钟后，取下候冷，密封，浸泡 24 小时后，过滤去渣，加入冰糖，溶后即成。

【功能主治】滋阴生津，益气补脑。用于体虚气弱，大便燥涩、虚热口渴、食欲不振、腰酸等症。

【用法用量】口服：每次服 20 ~ 30ml，日服 2 次。

【处方来源】《药酒汇编》

【附记】验之临床，须坚持服用，其效始著。

地黄养脂酒

【处方】

地黄汁 70ml　生姜汁 50ml　羊脂 150g　白蜜 75g　糯米酒 1L

【制法】将糯米酒倒入坛中，至文火上煮沸，边煮边徐徐下羊脂，化尽后再加入地黄汁、生姜汁搅匀，煮数十沸后离火待冷。再将白蜜炼熟后倒入酒内搅匀，密封，置阴凉处，浸泡 3 天后开封即成。

【功能主治】补脾益气，调中开胃，滋阴生津、润燥通便。用于肠燥便秘、虚劳形瘦、脾胃虚弱、食欲不振、烦热口渴及阴虚干咳等。

【用法用量】口服：每次服 20 ~ 30ml，日服 3 次。

【注意事项】凡腹痛便清以及阳虚怕冷者忌服。

【处方来源】《药酒汇编》

【附记】验之临床，每收良效；治非一日之功，必须久治。

芝麻杜仲酒

【处方】

黑芝麻（炒）12g　杜仲 12g　怀牛膝 12g　丹参 6g　白石英 6g　白酒 500ml

【制法】将前 5 味捣碎或切成薄片，除芝麻外，余药入布袋，置容器中，加入白酒和芝麻，搅拌均匀、密封，浸泡 14 天后，过滤去渣，即成。

【功能主治】补肝肾，益精血，坚筋骨，祛风湿。用于大便秘结、腰腿酸软、精血亏损、筋骨痿软、头晕目眩、风湿痹痛等症。

【用法用量】口服：每次空腹温服 15ml，日服 3 次。

【附记】《药酒汇编》

芝麻枸杞酒

【处方】

黑芝麻（炒）300g　生地黄 300g　枸杞子 500g　火麻仁 150g　糯米 1500g　酒曲 120g

【制法】将前 4 味加工捣碎或切成薄片，置砂锅中，加水 3L，煮至 2L，取汁候冷。糯米蒸熟，候冷后置容器中，加入药汁和酒曲（先研末）拌匀，密封，置保温处酿酒 14 天，酒熟启封，压去糟渣，即成药酒。备用。

【功能主治】滋肝肾，补精髓，养血益气，调五脏。用于大便秘结、虚羸黄瘦、食欲不振、腰膝酸软、遗精、视物模糊、须发早白等症。

【用法用量】口服：每次服 30 ~ 50ml，日服 3 次，或适量温服，勿醉力度。

🌿 便结一次通

【处方】

阴干桃花 250g　白芷 30g　50°粮食酒 1L

【制法】上药加酒密封 1 月，每 5 日摇动 1 次。

【功能主治】通便。用于治大便干结，便秘。

【用法用量】每次口服 14~18ml。儿童酌减。

【处方来源】《实用中医药杂志》1998，（1）：33

【附记】有医师观察用本法治 128 例，结果均在用一次后治愈。

🌿 秘传三意酒

【处方】

枸杞子 500g　生地黄 500g　火麻子仁 300g　白酒 6L

【制法】将前 3 味捣碎或切成薄片，入布袋，置容器中，加入白酒，密封，浸泡 7 天后过滤去渣即可饮用。

【功能主治】滋阴润燥。用于阴虚血少、头晕口干、大便偏于燥等症。

【用法用量】口服：每次服 30~50ml，日服 3 次，中病即止。

【处方来源】明·《松崖医经》

【附记】验之临床，本方用于肠燥便秘，效果颇佳。本方还可用于身体羸弱、面色萎黄、倦怠无力、头昏目眩、口干食少等症。

三、肠梗阻用药酒

🌿 虫梗酒

【处方】

生大黄 9g　槟榔 8g　使君子（擀碎）15g　苦楝根皮 15g　黄酒 500ml

【制法】先将上药研为粗末或切成薄片，与黄酒一起置容器中，密封浸泡 7 日后即可饮用。

【功能主治】化虫，除梗，通便。用于蛔虫性肠梗阻。

【用法用量】口服：每日早、晚各服 1 次，每次服 30~50ml。

【处方来源】《中国药酒配方大全》

🌿 沉香酒

【处方】

沉香（研末）6g　蜂蜜 120g　猪油 120g　低度白酒 300ml

【制法】将上药、蜜、油、酒一并置容器中，浸泡 48 小时后即可服用。

【功能主治】降气止痛，滋润补中，润肠通便。用于老年性肠梗阻（中气不足）。

【用法用量】口服：每日服 2 次，每次服 15~30ml。

【处方来源】《百病中医集验高效良方》

🌿 通草白术酒

【处方】

通草 60g　白术 9g　莱菔子 9g　白酒 1.5L

【制法】上药用文武火煎至 200ml。

【功能主治】健脾理气通腑。用于急性肠梗阻。

【用法用量】频频饮服。

【处方来源】《哈尔滨中医》1960，（10）：17

🌿 猪胆白酒汤

【处方】

猪胆 1 个　白酒 30ml（视病人酒量大小亦可略多或略少）

【制法】将其混合于碗中置小锅内炖热，一次服下。若无新鲜猪胆，亦可用干品（其效稍缓），但一次需用两个，先将胆囊剪开，用热酒将其里面的胆汁浇在碗里，按上法炖热后即可化开。

【功能主治】理气通腑。用于急性肠梗阻。

【用法用量】一次服完。

【注意事项】服药后不久，即可见肠蠕动加快，腹内气响 2 ~ 4 小时许，即可放矢气而通下。

【处方来源】《中成药学报》1983，（4）：41

🌿 膝瓜酒

【处方】

牛膝 50g　木瓜 50g　白酒 500ml

【制法】将上药与白酒一起置容器中，密封浸泡 7 日后便可饮用。上述药量可连续浸泡 3 次。

【功能主治】温利舒筋，利湿通便。用于粘连性肠梗阻。

【用法用量】口服：每晚临睡前饮 1 次，每次饮量可根据个人酒量而定，以能耐受为度。

【处方来源】《民间秘方治百病》

四、出血用药酒

🌿 地黄酒 Ⅱ

【处方】

生地黄 30g　清酒 250ml

【制法】生地黄洗切，木臼中捣取自然汁。绞去渣，用清酒和匀，同于瓷器中，煎熟为度。瓷器盛贮，亦可用酿酒法。

【功能主治】治虚劳吐血，妊娠漏血，伤胎子死未下，补益预防白发。

【用法用量】每服酒饮一盏，不拘时候。

【处方来源】唐·《千金要方》；唐·《外台秘要》；明·《普济方》

🌿 茅草酒

【处方】

屋上茅草 300g　白酒 2L

【制法】屋上茅草细剉，酒浸，煮取 1.5L。

【功能主治】降逆止血。用于治卒吐血。

【用法用量】口服：每次服 30 ~ 50ml，每日 3 次。

【处方来源】明·《普济方》

🌿 猪皮酒

【处方】

猪皮 1000g　红糖 250g　黄酒 250ml

【制法】猪皮去皮毛洗净，切成小块，放入大锅中，加水适量，以小火煨炖至烂透汁液稠黏时，加黄酒、红糖，调匀停火，倒入碗盆内，冷藏备用。

【功能主治】养血滋阴。各种出血症状均可用。

【用法用量】口服：每次服 30 ~ 50ml，每日 3 次。必要时可加大用量。

【处方来源】《中国食疗学》

五、呃逆（膈肌痉挛）用药酒

苏半酒

【处方】

紫苏子50g　姜半夏30g　丁香10g　白酒500ml　或加生姜10g　红糖50g

【制法】将前 3 味切薄片或捣碎，置容器中，加入白酒，密封，浸泡 7 天后，过滤去渣备用。

【功能主治】降逆止呃，或佐温中散寒。用于呃逆、嗳气、恶心呕吐、腹胀等症。

【用法用量】口服：每次服 15 ~ 20ml，日服 2 次。

【注意事项】热性呃逆忌服。

【处方来源】经验方

姜汁葡萄酒

【处方】

生姜50g　葡萄酒500ml

【制法】先将生姜洗净，晾干，捣烂如泥，置容器中，加入葡萄酒，密封，浸泡 3 天，滤出姜渣即成。

【功能主治】健胃祛湿，散寒止痛。用于嗳气呃逆、寒性腹痛等症。

【用法用量】口服：每次服 50ml，日服 2 次。

【注意事项】热性呃逆忌服。

【处方来源】《民间百病良方》

【附记】验之临床，每收良效，一般轻者 1~2 次，重者 4~6 次即愈。

荸荠降逆酒

【处方】

川厚朴（姜炒）30g　陈皮30g　白蔻仁（炒）30g　橘饼30g　荸荠（捣碎）120g　白糖120g　冰糖120g　蜂蜜60g　白酒3L

【制法】将前 4 味和橘饼入布袋，置容器中，加入白酒（或白酒、烧酒各半），密封、浸泡 10 余日后，过滤去渣，再加入白糖、冰糖和蜂蜜，待溶化后，再过滤，澄清备用。

【功能主治】和胃降逆。用于呃逆，饮食不下，食后呕吐，胸膈哽噎不舒等症。

【用法用量】口服：每次服 30 ~ 50ml，每日 3 次。

【处方来源】清·《奇方类编》

【附记】本药酒滋脾养胃，温和不燥，顺气降逆，补而不腻，使清气上升，胃气和降，则呃逆、噎嗝等症可止，功力非凡，颇具效验。验之临床，确有良效。

薄荷酊

【处方】

薄荷叶50g　薄荷油50ml　90%食用乙醇950ml

【制法】先将薄荷叶置容器中，加入适量食用乙醇，密封，浸泡 1 ~ 3 天，过滤去渣，冲入薄荷油混匀，加食用乙醇至1L，即得。

【功能主治】祛风健胃。用于嗳气、呃逆、恶心呕吐、腹胀等症。

【用法用量】口服：每次空腹服0.5 ~ 1ml。用时加冷开水稀释后服用，每日 5 次。

【处方来源】《中药制剂汇编》

【附记】薄荷油是指薄荷挥发油，是

用薄荷全草蒸馏，收取薄荷脑后所得的母液，商业名称薄荷精油。

六、二便不利用药酒

🌿 秦艽酒 I

【处方】

秦艽 30g　牛膝 30g　川芎 30g　防风 30g　杜仲 30g　赤茯苓 30g　丹参 30g　独活 30g　地骨皮 30g　薏苡仁 30g　火麻仁 30g　肉桂 25g　石斛 20g　干姜 20g　五加皮 50g　制附子 24g　麦冬 25g　白酒 5L

【制法】将前 17 味共研成粗末或切成薄片，入布袋，置容器中，加入白酒，密封，浸泡 5～7 日后过滤去渣即成。

【功能主治】祛风散寒、除积消胀、利水止痛。用于小腹胀满、疼痛拒按、小便艰涩不利、大便不通、鼻流清涕。

【用法用量】口服：每日空腹温服 10～20ml，以愈为度。

【处方来源】宋·《圣济总录》

【附记】本药酒作用全面，重在温散。酒助药力，其效颇著。验之临床，确有良效。

🌿 猪脂酒

【处方】

猪脂 100g　白酒 500ml

【制法】猪脂如半鸡子大碎切，以酒微煮沸，投猪脂，更煎一二沸，分为两度。

【功能主治】通利二便。用于治大小便不通。

【用法用量】食前温服 100ml，未通再服。

【处方来源】宋·《圣济总录》

七、腹痛、腹胀用药酒

🌿 兰陵酒方

【处方】

沉香 15g　郁金 15g　木香 15g　当归 50g　砂仁 100g　陈皮 100g　花椒 100g　杏仁 200g　鲜生姜 400g　白面 40kg　糯米面 10kg　酒曲适量

【制法】将上药共研末，和白面、糯米作曲，如常法酿酒。

【功能主治】温中散寒，理气止痛。用于心腹胀痛冷痛。

【用法用量】口服：每次温服 10ml，日服 2 次。

【处方来源】明·《鲁府禁方》

🌿 苁蓉强壮酒 II

【处方】

肉苁蓉 50g　川牛膝 40g　菟丝子 20g　制附子 20g　肉豆蔻 20g　补骨脂（炒）25g　楮实 25g　椒红 15g　巴戟天（炒）15g　木香 15g　蛇床子 15g　鹿茸（炙）10g　白酒 1.5L

【制法】将前 12 味共捣碎或切成薄片，入布袋，置容器中，加入白酒，密封浸泡 7 日（春夏 5 日），过滤去渣，即成。

【功能主治】补益肝肾，聪耳明目，强壮筋骨。用于肝肾虚损、腹胁疼痛、下身虚冷等。

【用法用量】口服：每次空腹温服 10ml，日服 2 次。

【处方来源】《药酒汇编》

🌿 阿硼酒

【处方】

阿魏 30g　硼砂 30g　白干酒 360ml

【制法】将前2味共研细末，纳入猪膀胱内，再将白干酒注入，然后将膀胱口扎紧，待用。

【功能主治】温通逐水，顺气消胀。用于单腹胀。

【用法用量】外用。取贮药膀胱敷于患者脐部，令其仰卧，待药酒被完全吸收为止。不应，第2天如上法再敷之。

【处方来源】《医学文选——祖传秘方验方集》

虎杖桃仁酒

【处方】

虎杖根60g　桃仁9g　黄酒500ml

【制法】将前2味共捣烂或切成薄片，置容器中，加入黄酒，密封，浸泡3天后，过滤去渣，备用。

【功能主治】破瘀通经，利湿祛风。用于猝发腹癥瘕结、痛不可忍等。

【用法用量】口服：每次服50ml，日服3次。

【处方来源】《药酒汇编》

茱萸姜豉酒

【处方】

吴茱萸11g　生姜150g　豆豉50g
白酒500ml

【制法】将前3味捣碎或切成薄片，置容器中，加入白酒，密封，浸泡7日后，过滤去渣，备用。或将上药与白酒同煮至半，去渣备用。

【功能主治】温阳散寒，疏肝理气。用于寒性腹痛。

【用法用量】口服：每次服10ml，无效再服。

【处方来源】唐·《外台秘要》

救急药酒

【处方】

肉桂15g　公丁香15g　北细辛10g
砂仁10g　豆蔻10g　罂粟壳10g　樟脑125g　汾酒500ml

【制法】将前7味粉细或切成薄片，置容器中，加入汾酒，密封、浸泡1周后，过滤去渣，瓷瓶收贮备用；或灌装在5ml玻璃瓶中蜡封口备用。

【功能主治】醒神开窍，行气止痛。用于暑月贪凉饮冷、过食瓜果生冷以致腹痛、呕吐、泄泻、头痛、恶寒、肢冷等症。

【用法用量】口服：每次服5～10ml，温开水送服。

【处方来源】《中国当代中医名人志》

【附记】验之临床，确有卓效，一般1次，最多3次即效，中病即止。

屠苏酒Ⅰ

【处方】

厚朴8g　桔梗8g　防风8g　桂枝8g
苍术8g　白术8g　制川乌8g　白芷8g
大黄10g　广皮10g　檀香6g　紫豆蔻6g
川椒6g　藿香6g　威灵仙5g　甘草5g
冰糖520g　白酒2L

【制法】将前16味加工成粗末或切成薄片，置容器中，加入白酒和冰糖，隔水加热煮沸后，密封，静置，24小时后，过滤去渣，装入瓷坛贮存备用。

【功能主治】祛风散寒，理气消胀，健脾和胃，化积消滞。用于风寒邪气侵犯胃肠、肠胃之气不能顺降。积滞内停所致腹痛而胀、进食不化、恶心呕吐等症。

【用法用量】口服：每次服15～30ml，每日早、晚各服1次。

【处方来源】《治疗与保健药酒》

八、黄疸用药酒

🌿 白酒黑矾红糖汤

【处方】

黑矾 90g　红糖 90g　白酒（或黄酒）600ml

【制法】前 2 味入酒内搅匀。

【功能主治】温化痰湿。用于虚黄。

【用法用量】口服：每晚饭后温服 20ml。

【处方来源】《浙江中医药杂志》1966，9（2）：4

【附记】虚黄，多见于钩虫病（"黄胖病"）。

🌿 丝瓜酒

【处方】

丝瓜根 50g　黄酒 500ml

【制法】将丝瓜根洗净、晾干、捣烂、置砂锅中，入黄酒煎煮减半，去渣，候温备用。或捣烂取汁，冲入黄酒中候温即成。

【功能主治】清热利湿。用于黄疸，眼睛、周身黄如染色。

【用法用量】口服：每次服 20ml，日服 3 次。

【处方来源】《验方新编》

🌿 灯草根酒

【处方】

灯草根 120g　黄酒 300ml

【制法】将上药切碎或切成薄片，与黄酒入瓶中，隔水煮 1 ~ 2 小时，静置 1 日，去渣取酒待用。

【功能主治】清热利湿。用于湿热黄疸。

【用法用量】口服：每次空腹温服 5 ~ 30ml，日服 3 次。

【处方来源】明·《本草纲目》

🌿 青蒿酒

【处方】

青蒿 2500g　糯米 2500g　酒曲适量

【制法】将青蒿洗净切碎，水煎取浓汁，糯米作饭，与酒曲一同按常法酿酒。酒熟即成。

【功能主治】清热凉血，解暑，退虚热。用于骨蒸潮热、无汗、夜热早凉、鼻衄、夏日感冒、黄疸、胸痞呕恶、小便不利等症。

【用法用量】口服：不拘量服，勿醉，日服 2 次。

【处方来源】《药酒汇编》

🌿 茵陈栀子酒

【处方】

茵陈 30g　栀子 15g　黄酒 500ml

【制法】黄酒煎服。

【功能主治】清热利湿。用于湿热黄疸（热重于湿）。

【用法用量】口服：每次 1 剂，日服 3 次。

【注意事项】忌食油腻、湿面、豆腐及生冷之物。

【处方来源】《药酒汇编》

🌿 茱萸麻橘酒

【处方】

吴茱萸根（刬，东引大者）8g　大麻子（拣净）10g　陈橘皮（汤浸去白炒）24g　白酒 500ml

【制法】上药先捣碎或切成薄片，橘皮、麻子如泥，然后拌茱萸根，用酒浸一宿，慢火上微煎，绞去滓。

【功能主治】健脾调中。用于治脾劳热，有白虫，在脾中为病，令人好呕。

【用法用量】每晚空腹温服50ml，5次服尽。

【处方来源】唐·《外台秘要》；宋·《太平圣惠方》

栀子茵陈酒

【处方】

栀子20g　茵陈20g　白酒250ml

【制法】将前2味药加入白酒中，煎煮30分钟，煎至100ml。

【功能主治】清热利湿。用于治黄疸。

【用法用量】口服：每日1剂，分3次空腹温服之。

【处方来源】明·《普济方》

【附记】本方栀子、茵陈均有清热利胆的作用，尤其茵陈为退黄要药。《本草纲目》中也有用茵陈蒿四根，栀子七个，大田螺一个，连壳捣烂，以百沸白酒一大盏，冲汁饮之，治疗男子酒疸。此类方剂在应用时尤要注意，必须通过长时间的煎煮。这种方法使药物中有效成分被充分利用，而乙醇却大量挥发，保证了服用的安全。至于疗效的提高方面，需再作进一步研究。

秦艽酒 II

【处方】

秦艽50g　黄酒300ml

【制法】将上药捣碎，置容器中，加入黄酒，密封，浸泡7天后，过滤去渣即成。

【功能主治】祛风湿，退黄疸。用于凡黄有数种，伤酒发黄，误食鼠屎亦作

黄；因劳有黄，多痰涕，多有赤豚，面憔悴，或面赤恶心者是也。

【用法用量】口服：每次空腹服30~50ml，日服3次。或利便止。

【处方来源】明·《本草纲目》

【附记】本草载："秦艽退黄最妙"。验之临床，本方用治上述黄疸，确有良效。用治湿热黄疸，茵陈30g同浸，效果亦佳。

猪胆酒

【处方】

猪胆1个　白酒50ml

【制法】将猪胆汁冲入白酒内，拌匀即成。

【功能主治】清热利胆退黄。用于黄疸。

【用法用量】口服：每日1剂，分3次空腹温服之。

【处方来源】明·《本草纲目》

【附记】验之临床，确有一定效果。可作辅助治疗之用。如系黄疸型肝炎，方中白酒改用黄酒为宜。

麻黄醇酒

【处方】

麻黄20g　黄酒300ml

【制法】上药用黄酒煎至150ml，去渣即成。

【功能主治】发汗，利水，退黄。用于伤寒热出表发黄疸及小便不利、浮肿。

【用法用量】口服：徐徐温服，温覆汗出，即愈。

【处方来源】明·《普济方》

【附记】原文用醇酒煎，并云："冬月寒用清酒，春月宜用水煎"。今用黄酒，可通用也。验之临床，用治伤寒发黄，每收良效。

深师酒疸艾汤方

【处方】

生艾叶 50g　麻黄（去节）50g　大黄 20g　大豆 500g　清酒 2.5L

【制法】上 4 味药切碎或切成薄片，加入清酒中，煮取 1L。

【功能主治】清热利湿，温经活络。用于酒疸。

【用法用量】口服：每次 50ml，每日 3 次。

【处方来源】唐·《外台秘要》

【附记】酒疸：常年饮酒无节引起的黄疸。

九、呕吐（急性胃炎）用药酒

丁香煮酒

【处方】

丁香 2 粒　黄酒 50ml

【制法】黄酒 50ml 放在瓷杯中，再加丁香 2 粒，把瓷杯放在有水的蒸锅中加热蒸炖 10 分钟。

【功能主治】温中降逆。用于感寒性腹痛、腹胀、吐泻等症。

【用法用量】趁热饮酒。

【处方来源】唐·《千金翼方》；《药膳食膳集锦》

回阳酒

【处方】

肉桂 30g　公丁香 30g　樟脑 30g　白酒 500ml

【制法】将前 3 味捣碎或切成薄片，入布袋，置容器中，加入白酒，密封，每日振摇 1 次，浸泡 15 天后，过滤去渣备用。

【功能主治】回阳救逆，温经散寒。用于急性腹痛、呕吐、泄泻、两腿挛急疼痛等症。

【用法用量】口服：每次用温开水冲服 10ml，日服 2 次。同时亦可用药棉球蘸药酒外擦肚脐和腿痛处。

【处方来源】《药酒汇编》

【附记】验之临床，内外合用，奏效颇捷。

伏龙肝酒

【处方】

伏龙肝（灶心土）15g　生姜 10g　新竹筷（碎）1 对　红糖 15g　苦酒 50ml　烧酒 50ml

【制法】先将生姜、竹筷用水 1 碗煮沸 15 分钟，再入红糖、苦酒和烧酒，煮沸，再将伏龙肝煅红投入药中。过滤去渣，取药液澄清备用。

【功能主治】温中散寒，和胃止呕。用于突然受冻感寒、头痛、恶寒、呕吐腹痛、妊娠恶阻之呕吐腹痛、食不下等。

【用法用量】口服：趁热 5 次服尽。

【处方来源】《药酒汇编》

【附记】本药酒主要用于受寒饮冷所致的呕吐、腹痛，脘腹痞满不适等症，颇有效验。

吴萸香砂酒

【处方】

吴萸子 6g　砂仁（炒）6g　木香 5g　生姜 4g　淡豆豉 30g　黄酒 150ml

【制法】上药入黄酒煎至减半，或隔水煮沸，密封，浸泡 2～3 天。过滤去渣即成。

【功能主治】温中散寒，理气止痛。用于受寒所致的胃脘痛、下腹痛、恶心呕吐、腹胀、恶寒肢冷。

【用法用量】口服：每日 1 剂，分 3
次温服。

【处方来源】《民间百病良方》

【附记】本药酒还可用于中阳不足、
脾胃虚寒之证。凡中焦虚寒较甚，应用一
般药物不效者，用之颇验。

吴萸姜豉酒

【处方】

吴萸子 10g　生姜 30g　淡豆豉 30g
白酒 210ml

【制法】先将吴萸子捣碎或切成薄
片，生姜去皮切片，与豆豉一同置砂锅
中，入白酒，煎煮至半，或将药置容器
中，加入白酒，密封，浸泡 5 日。上二
法，均过滤去渣即得。

【功能主治】温中散寒。用于突然心
口疼痛、四肢发冷、呕吐泻痢、脘腹冷
痛、心烦不适。

【用法用量】口服：每日 1 剂，分 3
次温服。或每次服 20 ~ 30ml，日 3 次
温服。

【处方来源】晋·《肘后备急方》

【附记】上药合用，温中散寒，除虚
烦作用甚强，加之酒制，功力甚著，验之
临床，确有良效。

青梅酒

【处方】

青梅 500g　白酒 500ml

【制法】青梅若干，放置瓶中，用高
粱烧酒浸泡。以浸没青梅，高出 3.5 ~
7cm 为度，密封 1 个月后即可饮用。

【功能主治】发表辟秽，解痉止痛。
用于夏季痧气，腹痛吐泻。

【用法用量】饮服青梅酒半酒盅，约
50ml，或食酒浸之青梅 2 ~ 3 只。

【处方来源】《食物中药与便方》

杨梅酒 I

【处方】

杨梅 500g　白酒 500ml

【制法】选好杨梅浸于高粱白酒内
（酒量以浸没杨梅为度）密封备用。

【功能主治】发表辟秽。用于痧气
（痧气：夏秋间常见的一种发疹性热病）、
腹痛、吐泻。

【用法用量】饮服杨梅酒半酒盅，约
50ml，或食酒浸之杨梅 2 ~ 3 只。

【处方来源】《食物中药与便方》

复方半夏酊

【处方】

半夏 1000g　葱白 250g　生姜 250g
陈皮 250g　50° 白酒 5L

【制法】将前 4 味洗净，晾干捣碎或
切成薄片，置容器中，加入白酒，密封，
浸泡 15 天，过滤去渣，取药液加热浓缩
至 1500ml。贮存备用。

【功能主治】降气止呕。用于急性呕
吐、腹胀不适等症。

【用法用量】口服：成人每次服 3 ~
5ml，小儿酌减，日服 3 ~ 4 次。

【处方来源】《中草药通讯》

姜附酒 I

【处方】

干姜 60g　制附子 40g　白酒 500ml

【制法】将前 2 味切薄片或捣碎或切
成薄片，置容器中，加入白酒，密封浸泡
3 ~ 5 天，过滤去渣即得。

【功能主治】温中散寒，回阳通脉，
温肺化饮。用于心腹冷痛、呃逆、呕吐、
泄泻、痢疾，寒饮喘咳、肢冷汗出。

【用法用量】口服：每次食前温服 1 ~ 2

杯（30~60ml），日服 3 次。

【注意事项】阴虚内热，火热腹痛及孕妇忌服。

【处方来源】《药酒汇编》

【附记】验之临床，上述各症，凡证属虚寒型者，屡收良效。

姜糖酒

【处方】

生姜 100g　砂糖（红糖）100g　黄酒 1L

【制法】将生姜切成薄片，置容器中，加入红糖和黄酒，密封，浸泡 7 天后，过滤去渣即成。

【功能主治】益脾温经，发表散寒。用于胃肠机能下降所致的口淡无味、食欲不振；或胃中寒冷、呕吐；或轻微感冒、妇女痛经等症。

【用法用量】口服：每次服 20~30ml，日服 2 次。

【注意事项】凡阴虚内热（潮热、夜热盗汗、口干舌红者）忌服。

【处方来源】《药酒汇编》

【附记】本药酒还可用于因受雨淋湿，或在水中存留时间过久，寒战不已者，服之，可预防感冒，效佳。

高良姜酒

【处方】

高良姜 70g　藿香 50g　黄酒 500ml

【制法】先将高良姜用火炙出焦香，打碎，藿香切碎，置砂锅中，加入黄酒，煮沸至 3~4 沸，过滤去渣即成。

【功能主治】暖胃散寒，芳香化浊，理气止痛。用于胃寒呕吐、脘腹冷痛、霍乱吐痢等病。

【用法用量】口服：每次服 15~20ml。日服 2 次。霍乱 1 次顿服 150~200ml。

【处方来源】经验方

【附记】唐·《外台秘要》、明·《普济方》中，只取高良姜 70~150g。余同上，效果亦佳。

麻子酒

【处方】

麻子 500g　白酒 1.5L

【制法】麻子熬令香，熟捣，取酒熟研，滤取 1L。

【功能主治】温胃止呕。用于恶心。

【用法用量】每日 2 次，适量饮。

【处方来源】唐·《千金要方》

椒酒

【处方】

硫黄（明者）100g　川椒 200g　诃子（略捶碎）30g　白酒 50L

【制法】上 3 味，各用生绢袋盛之，以无灰酒渍之，7 日即可服，饮 1 杯即加 1 杯生酒在内，川椒 90 日一换，诃子 72 日一换，硫黄则长用，病除即止。

【功能主治】温中行气，制酸止呕。用于治反胃，胃寒吞酸等。

【用法用量】适量饮服。

【注意事项】阴虚火旺者及孕妇忌服。

【处方来源】明·《医方类聚》

十、痞症用药酒

人参半夏酒

【处方】

半夏 30g　黄芩 30g　人参 20g　干姜 20g　炙甘草 20g　黄连 6g　大枣 10g　白酒 750ml

【制法】将前7味共捣碎或切成薄片，入布袋，置容器中，加入白酒，密封，浸泡5日后，再加冷白开水500ml和匀，过滤去渣即得。

【功能主治】和胃降逆，开结散痞。用于胃气不和、寒热互结、心下痞硬、呕恶上逆、不思饮食、肠鸣下痢、体倦乏力。

【用法用量】口服：每次服20ml，每日早晚各服1次。

【处方来源】东汉·《伤寒论》

玉露酒

【处方】

薄荷叶2500g 绿豆粉750g 白砂糖750g 天门冬（去心）30g 麦门冬（去心）30g 天花粉30g 白茯苓（去皮）120g 柿霜120g 硼砂15g 冰片6g

【制法】将薄荷叶、天门冬、麦门冬、天花粉、白茯苓等5味药捣碎或切成薄片，用新盆2个，将药末相间隔，着实盛于内，二盆合之封因如法，不许透气，蒸5炷香，取出晒干，抖出群药，复加余药和白糖，共研细末、备用。

【功能主治】清热滋阴，理脾化痰。用于诸疾痰饮、宿滞噎塞、气病奔豚、鼓胀、咳喘下坠、乍寒乍热、头目晕胀、咽喉肿痛，不拘老少，并皆主之。

【用法用量】口服：每次服药2~5g，用酒（或黄酒）送服，日服2次。

【处方来源】明·《鲁府禁方》

白玫瑰酒

【处方】

白玫瑰精10g 冰糖5000g 白酒25L

【制法】将上药和冰糖一同加入白酒中浸泡，待冰糖溶解尽后即可取服。

【功能主治】平肝开郁，顺气祛湿，养胃舒脾，活血通络。一切胸膈痞、闷之症、皆主之。

【用法用量】口服：每次服5~10ml，日服2次。

【处方来源】经验方

十一、胃腹疼痛用药酒

人参药酒

【处方】

黄精（制）1250g 黄芪1000g 人参（去芦）500g 莱菔子（炒）200g 五味子200g 陈皮750g 白术（炒）200g 高良姜500g 肉桂100g 苍术（炒）200g 鹿角胶85g 丁香65g 淫羊藿100g 白糖19g 红花65g 50°白酒25L

【制法】将上药切成薄片共入坛内封固一月余，取出装瓶备用。

【功能主治】补气养血，暖胃散寒。用于气血两亏，神疲乏力，胃寒作痛，食欲不振。

【用法用量】口服：一次10~15ml，一日2~3次，温服。

【注意事项】孕妇忌服，密闭，放阴凉处。

【处方来源】《新编中成药》

二青酒

【处方】

青核桃600g 青木香30g 白酒1.5L

【制法】将前2味捣碎或切成薄片，置容器中，加入白酒，密封，浸泡20天，待酒变成黑褐色时开封过滤去渣，即成。

【功能主治】理气止痛。用于急、慢性胃痛。

【用法用量】口服：每次服10ml，痛

时服用。

【处方来源】《药酒汇编》

【附记】用本药酒治疗胃脘痛，或遇情志不舒，两胁胀痛等症，颇有良效。

山核桃酒

【处方】

青核桃 3kg　白酒 5L

【制法】取青核桃 3kg 捣碎加白酒 5L 浸泡 20 日，待酒变黑褐色为止，过滤取渣，浸液备用。

【功能主治】收敛，消炎，止痛，用于急、慢性胃痛。

【用法用量】口服，每次 10～15ml。

【处方来源】《中药制剂汇编》

止痛酊 Ⅰ

【处方】

元胡 5kg　白芷 5kg　山豆根 10kg 70%食用乙醇适量 50L

【制法】将前 3 味研成粗粉或切成薄片，用渗漉法，以食用乙醇为溶剂，制成酊剂共 50L，分装即成。

【功能主治】理气止痛。用于胃脘痛、腹痛、头痛、月经痛、腰腿痛。

【用法用量】口服：每次服 5ml，用温开水冲服，日服 3 次，或痛时服用。

【处方来源】《中药制剂汇编》

【附记】验之临床，止痛效佳。

龙胆草酒

【处方】

龙胆草 30g　黄酒 120ml

【制法】上药入黄酒同煮至 60ml，去渣即成。

【功能主治】消炎通经利胆。用于突

发性上腹部疼痛不止等症。

【用法用量】口服：1 次服完。

【处方来源】《民间百病良方》。

生姜煮酒

【处方】

生姜（捣碎）150g　陈酒 1L

【制法】上药加入陈酒中，煮沸 5～6 分钟即可。

【功能主治】温中止痛。用于霍乱转筋，入腹欲死，心腹冷痛。

【用法用量】一次服完，仍以渣贴疼处。

【处方来源】清·《寿世清编》

【附记】本方与姜酒制法不同，功能主治亦略有差异，故收录以供参考。

生姜蜜酒

【处方】

生姜汁 20ml　白蜜 20ml　清酒 40ml

【制法】以上 3 味调和均匀。

【制法】若少觉不下食，服此酒。

【用法用量】加温，一次服完，每日 1 次，半月乃效。

【处方来源】明·《普济方》

【附记】本方用姜汁和蜜，较前姜酒，祛寒温中之力不及，但有和中润肠之功。

苁蓉酒

【处方】

肉苁蓉 30g　肉豆蔻 15g　山萸肉 15g 朱砂 5g　白酒 600ml

【制法】先将朱砂研细末或切成薄片，前 3 味捣碎，入布袋，置容器中，加入白酒，密封，浸泡 7 日，每日振摇 1 次，至时过滤去渣即成。

【功能主治】温补脾肺，养血安神。用于脘腹疼痛，腰酸遗精，食欲缺乏，便溏泄泻等。

【用法用量】口服：每次服 7 ~ 15ml，日服 3 次。

【处方来源】《药酒汇编》

佛手开郁酒

【处方】

佛手片 10g　青皮 10g　陈皮 10g　木香 5g　高良姜 5g　砂仁 3g　肉桂 3g　丁香 1g　白酒 500ml　黄酒 500ml

【制法】将上述药物粉碎成粗末或切成薄片，装入纱布袋内，扎口，再将白酒、黄酒混合后浸泡药袋。48 小时后将药酒连容器置锅中，隔水小火煮，待水沸后半小时，把容器移至阴凉处。7 日后取出药袋，压榨取液。将榨取液与药酒合并，静置，过滤即得。

【功能主治】宽胸解郁，行气开胃，温中止痛。用于肝胃不和，胃脘气滞作胀，不思饮食或胃寒胀痛不适。

【用法用量】口服：每次服 10 ~ 20ml，日服 2 次。

【处方来源】《临床验方集》

【附记】若兼有食滞不化，可加谷芽、麦芽、莱菔子各 15g。

佛手酒 I

【处方】

佛手 30g　白酒 1L

【制法】将佛手洗净、用清水润透后切片，再切成 3 份正方形小块，经风吹略收水气后，放入坛（瓶）内，然后注入白酒，封口浸泡。每隔 5 日，将坛搅拌或摇动一次，10 日后即可开坛，滤去药渣即成。

【功能主治】疏肝理气，消食化痰。用于肝气郁结、脾胃气滞所致之胃脘胀痛，连及两胁、嗳气、恶心呕吐、咳嗽痰多、食欲不振、大便不畅、常忧不乐。

【用法用量】口服：每次服 15 ~ 20ml，日服 2 次。不善饮酒的人可酌服 3 ~ 5ml。

【处方来源】《大众药膳》

【附记】《中国药膳学》。患者常因情志不舒而作痛，嗳气或矢气后疼痛稍减，苔多薄白，脉弦。本方用佛手 300g，余同上。制成药酒，功力尤大。佛手有降低酒的刺激作用。

佛手露酒 I

【处方】

佛手 120g　五加皮 30g　木瓜 12g　木香 6g　山栀 15g　高良姜 9g　砂仁 9g　公丁香 6g　当归 18g　广皮 15g　青皮 12g　肉桂 9g　冰糖 1.5kg　白酒 2.5L

【制法】将上述药物装入生绢袋内，浸于 10L 白酒中，用文火加热 30 分钟后过滤，加冰糖 1.5kg 溶化，以瓷坛或玻璃瓶存贮。

【功能主治】舒肝和胃，行气止痛。用于肝郁气滞，脾胃不和，胸胁满闷心烦，气逆欲呕，食欲不振，胃脘胀痛等症。

【用法用量】服用时，每日早晨、中午各温服 2 ~ 3 小盅，孕妇忌服。

【处方来源】《全国中成药处方集》

【附记】佛手露酒的配方性质偏温，但温中有清，方中有不少富含挥发油的药物，气味芳香。《全国中成药处方集》中还有一种佛手酒，用佛手 18g、木瓜、青皮、五加皮、枳壳各 9g，酒泡而成。功用与上方略近似，但其芳香气弱，温中和胃之功亦逊一筹。

灵脾肉桂酒

【处方】

淫羊藿 100g　陈皮 15g　豆豉 30g
黑豆皮 30g　肉桂 30g　大腹皮 10g　生姜
6g　葱白 3 根　黄酒 1L

【制法】将前 8 味切薄片或捣碎。入
布袋，悬置容器中，加入黄酒，密封，置
热炭火处煨 24 小时后，取出候冷，过滤
去渣备用。

【功能主治】温补肾阳，健脾利湿。
用于脾肾两虚、脘腹冷痛、食欲不振、腰
酸腿软等症。

【用法用量】口服：每次温服 10 ~
20ml，日服 2 次。

【注意事项】阴虚内热证者忌服。

【处方来源】明·《普济方》

玫瑰露酒

【处方】

鲜玫瑰花 350g　冰糖 2kg　白酒 3.5L

【制法】将花浸酒中，冰糖同时放
入，浸月余，要使用瓷坛或玻璃瓶存贮。

【功能主治】疏肝养胃，和血活血。
用于肝胃不和所致胃脘胀痛或刺痛，连及
两胁，嗳气频繁，食欲不振等。

【用法用量】口服：每次服 30 ~
50ml，日服 3 次。

【处方来源】《全国中药成药处方集》

【附记】玫瑰花，味甘微苦，性温，
其气芳香，善于疏肝解郁，调中醒脾，并
有活血化瘀的功效。

茱萸桃仁酒

【处方】

吴茱萸 50g　桃仁 50g　葱白（鲜品
煨熟）30g　白酒 150ml

【制法】前 2 药调和令吴茱萸焦黑后，
去吴茱萸，取桃仁，去皮尖研细，加葱白
以酒浸药。

【功能主治】温中活血止痛。用于阵
发腹痛不可忍。

【用法用量】口服：每次 50ml，服完
则停用观察。

【处方来源】晋·《肘后备急方》

胃痛药酒

【处方】

地榆 64g　青木香 64g　白酒 1L

【制法】将前 2 味切薄片，置容器中，
加入白酒、密封，浸泡 30 天后，过滤去
渣，备用。

【功能主治】行气消胀止痛，用于慢
性胃炎、胃脘痛。

【用法用量】口服：每次 10ml，早晚
各 1 次。

【处方来源】《贵州农村中草药制剂》

复方元胡酊

【处方】

延胡索 200g　防己 200g　制乌头 20g
曼陀罗 10g　60% 食用乙醇 1L

【制法】先将前 4 味除去灰杂，研成
粗末或捣碎或切成薄片，置渗漉器内，加
60% 乙醇浸过药面，浸渍 2 ~ 3 天后，缓
缓渗漉，收集渗漉液，取出残渣，压榨，
再把渗漉液与压榨液合并，过滤除去浑浊
杂物，加适量蒸馏水至 1L（含醇量为
50%）混匀即得。

【功能主治】镇静止痛。用于胃脘
病、月经痛等。

【用法用量】口服：每次服 5 ~ 10ml，
日服 3 次。

【处方来源】《中药制剂汇编》

姜酒

【处方】

姜 20g　酒 100ml

【制法】以姜浸酒。或用姜汁和曲，造酒如常。也可将姜切丝，用酒煮沸 8 分钟，即成。

【功能主治】温中止痛。用于治心腹冷痛，中恶痊忤（即痊忤中恶，症状是发热持续，精神错乱），偏风。

【用法用量】暖服一碗即止。

【处方来源】明·《本草纲目》

核刺酒

【处方】

核桃（鲜果）250g　刺梨根 130g
白酒 1L

【制法】将鲜核桃果捣碎，刺梨根切碎，和白酒，按冷浸法浸渍 20 后即可服用。

【功能主治】补气，消炎，解痛。用于慢性胃肠炎，腹痛。

【用法用量】口服，每次 10ml，每日 3 次。

【处方来源】《贵州农村中草药制剂》

秘制白玫瑰露酒

【处方】

代代花 100g　玫瑰花 50g　玫瑰精少许　冰糖 500g　原高粱酒 5L

【制法】上药共入坛内封固 1 月余，取出装瓶。

【功能主治】疏肝解郁，理气止痛。用于气滞腹痛。

【用法用量】适量饮服。

【处方来源】《成药全书》

【附记】此酒芳香扑鼻，疏肝郁而止腹痛，醒脾胃而进饮食，理滞气，宽中焦，兼治各种风痛。

温胃酒

【处方】

川椒（炒）30g　黄酒 500ml

【制法】将上药置容器中，加入黄酒，密封，浸泡 2~3 天，即可取用。

【功能主治】温胃散寒，止痛。用于胃脘冷痛。

【用法用量】口服：每次服 10ml，日服 2 次。

【处方来源】《药酒汇编》

【附记】《邵真人经验方》川椒酒（即本方），方中用无灰酒，余同上。主治虚冷短气。《本草纲目》治冷虫心痛酒方，即本方。

温脾酒

【处方】

干姜 30g　甘草 30g　大黄 30g　人参 20g　制附子 20g　黄酒 500ml

【制法】将前 5 味切薄片或捣碎，置容器中，加入黄酒，密封，浸泡 5 日后，过滤去渣即成。或将容器隔水煮沸，浸泡 1~2 日即可。

【功能主治】温中散寒，止痛通便。用于脾胃虚寒所致脘腹冷痛、大便秘结或久痢等症。

【用法用量】口服：每次温服 10~20ml，每日早、晚各服 1 次。

【处方来源】日本·《杂病广要》

十二、吐泻(急性胃肠炎)用药酒

丁香山楂酒

【处方】

丁香 2 粒　山楂 6g　黄酒 50ml

【制法】将上药捣碎放入瓷杯中，再注入黄酒。再把瓷杯放入锅内，隔水煮10分钟，去渣备用。

【功能主治】温中止痛。用于感寒腹痛、腹胀、吐泻等症。

【用法用量】口服：趁热3次顿服。

【注意事项】热病及阴虚内热者忌服。

【处方来源】《药酒汇编》

【附记】验之临床，效果甚佳。《千金翼方》丁香煮酒，即本方山楂、丁香改用10g，余同上。用外感寒性腹痛、腹胀、吐泻、反胃、疝气、痃癖、癖证。

🌿 干姜酒 II

【处方】

干姜30g 黄酒500ml

【制法】将干姜捣碎或切成薄片，置砂锅内，加入黄酒，煮沸至300ml，过滤去渣备用。

【功能主治】温中逐寒，回阳通脉。用于心腹冷痛、吐泻、肢冷脉微；寒饮喘咳；风寒湿痹；阳虚呕吐，或吐衄、便血；老人冷气心痛，举动不得。

【用法用量】口服：每次服20ml，日服2次。

【注意事项】热性诸症忌服。

【处方来源】《药酒汇编》

【附记】验之临床，上述各症，凡证属阳虚者，用之多效。

🌿 救急水

【处方】

广木香5g 丁香5g 大茴香5g 牙皂5g 肉豆蔻5g 广橘皮5g 石菖蒲5g 荜茇5g 生大黄15g 川厚朴8g 苍术8g 藿香6g 细辛4g 吴茱萸4g 肉桂3g 高良姜3g 白豆蔻3g 白酒800ml

【制法】将上17味药研粗末或切成薄片，与白酒共置入容器中，密封浸泡20日后，去渣，加樟脑10g，薄荷冰1.5g拌匀即成。

【功能主治】提神醒脑。用于胸腹胀闷热不适，恶心欲吐，晕船晕车，水土不服，腹痛腹泻等。

【用法用量】口服：每日可服数次，每次服20～30滴，六七岁儿童每次服5～10滴，用开水冲服。

【注意事项】孕妇忌服。阴虚津亏，舌红口干者亦忌服。

【处方来源】《临床验方集》

【附记】本方效力宏大，救急颇为神验。

十三、胃痉挛用药酒

🌿 复方白屈菜酊

【处方】

白屈菜200g 元胡200g 70%食用乙醇2L

【制法】将前2味研成粉或切成薄片；置有盖容器内，加入乙醇适量加盖浸渍24小时，时时振摇，过滤。滤渣再加乙醇适量浸渍24小时过滤，残渣压榨，合并滤液及压榨液，添加乙醇至2L即得。

【功能主治】消炎理气止痛。用于慢性胃炎及胃肠痉挛性疼痛。

【用法用量】口服：每次服5～10ml，日服3次。

【处方来源】《中药制剂汇编》

十四、胃及十二指肠溃疡用药酒

🌿 元胡酊

【处方】

元胡（粗粉）500g 50%食用乙醇1L

【制法】将上药置有盖容器中，加酸性乙醇（50%乙醇中加入酸液至pH4）600ml，均匀湿润后密盖，放置2小时。在填药物以前，须先取脱脂棉一团或几层纱布，用溶剂湿润后，轻轻垫在渗滤器的底部，分数次将已湿润的药物粉填装入筒内，每加1次均用木塞或瓶塞均匀压平，再于药料表面盖二层滤纸或几层纱布，再用洗净的砂粒或小石子压好，同时将橡皮管上的螺旋夹放松，并从筒顶缓缓加入适量酸性乙醇，使酸性乙醇高出药材表面数厘米，加盖放置一昼夜后，适当放松螺旋夹，使滤液缓缓流出，并调节速度每分钟为2ml，在渗漉过程中须随时自上面补充溶剂，使药料表面经常保持一定溶剂，能够将药料中的有效成分浸出。至滤液渗出液量达750ml时即停止渗漉。药渣中的余液用力挤压，与滤液合并，滤过，并添加50%乙醇至1L，分装即得。

【功能主治】镇痛、镇静。用于各种平滑肌痉挛疼痛。

【用法用量】口服：每次服10ml，日服3次。

【处方来源】《中药制剂汇编》

【附记】用治胃痉挛，效果亦佳。

🌿 止痛酊Ⅱ

【处方】

白屈菜20g　橙皮10g　白酒100ml

【制法】将前2味切碎或切成薄片，置容器中，加入乙醇50ml，密封，浸泡3日，过滤，药渣用纱布挤压，二汁混合，添加乙醇制成100ml，澄清即得。

【功能主治】理气止痛。用于慢性胃炎及胃肠道痉挛引起的疼痛。

【用法用量】口服：每次服5~10ml，日服3次。

【处方来源】《中药制剂汇编》

🌿 平胃酒

【处方】

大枣200g　山药200g　枸杞200g
砂仁100g　山楂100g　麦芽100g　肉豆蔻50g　小茴香50g　干姜50g　鸡内金50g　炒陈皮80g　蜂蜜100g　40°白酒3L

【制法】将大枣去核，与上药烘干，研为细末或切成薄片，放砂锅内加酒热浸（65~70℃）30分钟，放置待凉过滤，残渣加酒再浸20分钟过滤，合并滤液加入蜂蜜，搅拌溶化，过滤装瓶。

【功能主治】健脾和胃，消食化积，温中散寒，补中益气，滋补肝肾。用于治疗胃及十二指肠溃疡。

【用法用量】每次服25ml，每日2次，2个月为一疗程。

【处方来源】《陕西中医》1997,（1）：5

【附记】有单位以本品治疗胃及十二指肠溃疡128例，结果治愈39例，好转64例，无效25例，总有效率80.5%。

🌿 青龙衣酒

【处方】

青龙衣1500g　单糖浆675g　60°白酒2.5L

【制法】将青龙衣捣碎，置容器中，加入烧酒，密封，浸泡20~30天，过滤去渣，再加入单糖浆溶匀即成。

【功能主治】和肠胃，止疼痛。用于胃脘疼痛（胃及十二指肠溃疡、慢性胃炎等）不止、泻痢不止。

【用法用量】口服：每次服15ml，日服1~2次。

【处方来源】《简明中医辞典》

【附记】青龙衣即胡桃的青皮。验之临床，确有良效。

🌿 复方金牛酊

【处方】

入地金牛根 1000g　救必应二层皮 1250g　金樱根 250g　樟脑根皮 250g　鸡骨香根 120g　七叶莲叶 120g　40°白酒 5L

【制法】将前 6 味洗净，切碎或切成薄片，晾干，入布袋，置容器中，加入乙醇，密封，浸泡 15 天后，过滤去渣，取药液加热浓缩至 1500ml，贮存备用。

【功能主治】补气，消炎，止痛。用于胃及十二指肠溃疡、慢性胃肠炎、消化不良、风湿痛、牙痛及毒蛇咬伤等症。

【用法用量】口服：成人每次服 5 ~ 10ml，日服 3 次。

【处方来源】《中草药通讯》

十五、消化不良用药酒

🌿 二术酒

【处方】

白术 106g　苍术 106g　白酒 400ml

【制法】将二术切碎，置砂锅中加水 460ml 煮取 300ml，离火，置容器中，加入白酒，密封，浸泡 7 日后，过滤去渣备用。

【功能主治】健脾胃，助消化，消胀止泻。用于脾虚所致的食欲不振、消化不良、胸腹胀满、泄泻等症。

【用法用量】口服：每次服 30 ~ 50ml，日服 3 次，或随时随量饮之，勿醉。

【处方来源】《临床验方集》

🌿 山楂桂圆酒

【处方】

山楂 250g　桂圆 250g　红枣 30g　红糖 30g　米酒 1L

【制法】先将前 3 味洗净、去核、沥干，然后加工粗碎，置容器中，再加入红糖和米酒，搅匀，密封，浸泡 10 天后，过滤去渣，澄清即可。

【功能主治】益脾胃，助消化。用于肉食积滞、脾胃不和、脘腹胀满，消化呆滞、面色萎黄等症。

【用法用量】口服：每次服 20 ~ 30ml，日服 2 次。

【处方来源】《药酒汇编》

【附记】本药酒作辅助治疗之用，可提高疗效。验之临床，单用本药酒，必须坚持服用，其效始著。

🌿 山楂酒 I

【处方】

干山楂片 500g　60°白酒 500ml

【制法】将山楂洗净去核切薄片，置容器中，加入白酒，密封，浸泡 7 日，每日振摇 1 次，1 周后过滤去渣，备用。

【功能主治】活血化瘀，消食去积。用于消化不良及劳力过度、身痛疲倦和妇女痛经、高血脂等症。

【用法用量】口服：每次服 10 ~ 20ml，日服 2 次。

【处方来源】《药酒汇编》

【附记】另一方山楂为 250g，一方白酒为 300ml。余同上。验之临床，坚持服用，确有良效。

🌿 五香酒

【处方】

甘草 120g　菊花 120g　甘松 120g　官桂 120g　白芷 120g　藿香 120g　三奈 120g　青皮 120g　薄荷 120g　檀香 120g　砂仁 120g　丁香 120g　大茴香 120g　细辛 120g　红曲 18g　木香 18g　干姜 12g

小茴香15g　白酒4.5L

【制法】先将前18味切薄片或捣碎，入布袋，置容器中，加入白酒（多年陈烧酒佳），密封，浸泡10天后过滤去渣即成。

【功能主治】补脾健胃，散寒止痛，芳香辟秽、发表祛暑。用于脾胃气滞、虚寒脘满、食欲不振等症。并可用于寒凝气滞的小肠疝气及暑月感受风寒等症。

【用法用量】口服：每次服10～20ml，每日早、晚各服1次。

【注意事项】忌食生冷、油腻食物。此外该酒辛香温燥的药物居多，凡阴虚火旺者不宜服，以免重伤阴液。

【处方来源】《清太医院配方》

【附记】若是感受暑热、温热之邪，不恶寒而怕热，多汗，口渴舌红者，则不可饮用该酒。

🌿 白药酒 I

【处方】

白茯苓15g　白术15g　天花粉15g　山药15g　芡实15g　牛膝15g　薏苡仁15g　白豆蔻9g　白蜜500g　白酒5L

【制法】以上药物用白酒浸泡数日加入白蜜调匀后使用。

【功能主治】健脾祛湿开胃。用于脾虚食少，食后腹满，小便不利，大便溏者。

【用法用量】服用时每次1～2盅。

【处方来源】清·《良朋汇集》；《治疗与保健药酒》

【附记】本方用药清淡，补而不滞，且其饮片多为白色，故称之为白药酒方，此亦药酒命名方法之一。

🌿 西洋药酒

【处方】

红豆蔻（去壳）6g　煨肉豆蔻（面裹煨，用粗纸包压去油）5g　白豆蔻（去壳）8g　高良姜（切片，焙）10g　甜肉桂（去粗皮）5g　公丁香3g　白糖霜120g　干烧酒500ml

【制法】先用上白糖霜，水1碗，入铜锅内煎化，再入鸡子清2个，煎十余沸，加入干烧酒，离火置稳便处，将药末入锅内打匀，以火点着烧酒片刻，即盖锅，火灭，用纱罗滤去渣，入瓷瓶内，用冷水冰去火气。

【功能主治】醒脾行气，散寒止痛。用于脾胃虚寒，气滞脘满，进食不化，呕吐恶心，腹泻作痛等。

【用法用量】口服：每次服10～20ml，每日早、晚各服1次。

【处方来源】清·《冯氏锦囊秘录》

🌿 红茅药酒

【处方】

公丁香6g　白豆蔻6g　肉豆蔻6g　草豆蔻6g　桂枝6g　山药6g　高良姜6g　零陵香6g　红豆蔻6g　枸杞10g　砂仁10g　佛手10g　白芷10g　当归30g　檀香2g　木香2g　肉桂20g　陈皮20g　沉香4g　红曲162g　白酒6L　蜂蜜1560g　冰糖416g

【制法】先将前20味药切成薄片或粉碎，入布袋，置容器中，加入白酒，加热，煮数沸后再加入蜂蜜、冰糖，溶化，密封，浸泡1～3日后，过滤去渣即成。

【功能主治】理脾和胃，温中散寒。用于寒湿中阻、脾胃气滞所致的脘满痞塞、腹胀腹痛、不思饮食、消化不良等症。

【用法用量】口服：每次服30～50ml，日服3次。或随量饮服。

【注意事项】饮时须将酒烫热后服为佳。凡阴虚内热者忌服。

【处方来源】《全国中药成药处方集》

🍶 状元红酒

【处方】

当归15g 红曲30g 砂仁30g 广皮15g 青皮15g 丁香6g 白蔻6g 山栀6g 麦芽6g 枳壳6g 藿香9g 厚朴6g 木香3g 冰糖1kg 白酒15L

【制法】 将上述药物切成薄片后装入布袋内,兼溶于白酒中,用文火煮30分钟后加入冰糖,取出放凉。

【功能主治】 醒脾开胃,化滞祛湿,疏肝理气。用于脾胃失和,肝气郁滞。无明显症状者服之亦有醒脾开胃,增加食欲的作用。

【用法用量】 口服:每次服20~50ml,每日早、晚各服1次。

【注意事项】 孕妇忌服,阴虚津亏者不宜服用。

【处方来源】《全国中药成药处方集》

【附记】 本方虽有当归滋阴养血,但总以温燥之品为主药,故适用于气滞而偏寒者。

【用法用量】 三更时分服饮之。

【注意事项】 忌油腻、湿面、豆腐、生冷等物。

🍶 补脾和胃酒

【处方】

人参40g 怀山药40g 白术50g 生姜20g 五味子30g 山楂30g 山茱萸30g 白酒2.5L

【制法】 将前7味切薄片或捣碎,入布袋,置容器中,加入白酒,密封,浸泡21天后过滤去渣即成。

【功能主治】 补脾益气,活血脉,助消化。用于脾胃虚弱、食欲不振、肾虚遗精、泄泻肢冷等。

【用法用量】 口服:每次服15~

20ml,每日早、晚饭后(约1小时后)各服1次。

【处方来源】《药酒汇编》

🍶 陈皮山楂酒

【处方】

陈皮50g 山楂酒1L 白酒500ml

【制法】 先将陈皮撕碎,置容器中,加入白酒,密封,浸泡7天后,过滤去渣,冲入山楂酒,混匀即成。

【功能主治】 行气健脾,燥温降逆,止呕开胃。用于消化不良。食少胃满、脘腹胀满等症。

【用法用量】 口服:每次服30~50ml,日服2~3次。

【处方来源】《药酒汇编》

【附记】 本方用于脾虚扶湿证尤宜。

🍶 金橘酒

【处方】

金橘600g 蜂蜜120g 白酒1.5L

【制法】 将前1味洗净,晾干,切片或捣碎,与蜂蜜一起置容器中,加入白酒,密封,浸泡2个月后即可饮用。

【功能主治】 理气解郁,开胃消食。用于食欲不振、食滞胃呆、腹胀、咳嗽、痰稀白等症。

【用法用量】 口服:每次服15~20ml,日服2次。

【处方来源】《药酒汇编》

【附记】 笔者应用,常加入法半夏、砂仁各5~30g。验之临床,效果尤佳。

🍶 刺梨酒

【处方】

刺梨500g 糯米酒1L

【制法】 先将刺梨洗净、晾干,捣烂后装入洁净的纱布中，取汁置容器中，冲入糯米酒，搅匀即成。

【功能主治】健胃消食，滋补身体。用于消化不良、食积饱胀及病后体虚等症。

【用法用量】口服：每次服 20 ～ 30ml，日服 2 次。

【处方来源】《民间百病良方》

参附酒 I

【处方】

人参 30g　大茴香 15g　制附子 20g　砂仁 20g　白术 20g　白酒 1L

【制法】将前 5 味切薄片或捣碎，入布袋，置容器中，加入白酒，密封，浸泡 14 天后，过滤去渣即成。

【功能主治】补气健脾，开胃消食，散寒止痛。用于脘腹冷痛、食少纳呆、泛吐清水、喜温喜按、四肢不温、大便稀溏。

【用法用量】口服：每次空腹服 10 ～ 20ml，每日早、中、晚各服 1 次。

【处方来源】《临床验方集》

【附记】验之临床，凡属虚寒性所致上述诸症者，用之效佳。

草果酒

【处方】

草果 10g　山楂 5g　白酒 250ml

【制法】先将前 2 味洗净、晾干、捣碎，置容器中，加入白酒，密封，浸泡 7 ～ 10 天后过滤去渣即得。

【功能主治】温中燥湿，化积消食，通气理中。用于消化不良、脘腹胀满、反胃食积等症。

【用法用量】口服：每次服 10 ～ 15ml，日服 2 次。

【处方来源】《民间百病良方》

【附记】本方对于脾虚湿聚、食滞中脘者尤宜。

药茅药酒

【处方】

公丁香 6g　白豆蔻 6g　砂仁 10g　良姜 6g　仙茅 6g　红豆蔻 6g　白芷 10g　当归 30g　木香 2g　肉豆蔻 6g　陈皮 20g　枸杞 10g　檀香 2g　草豆蔻 6g　佛手 10g　桂枝 6g　沉香 4g　肉桂 20g　山药 6g　红曲 162g　冰糖 4162g　蜂蜜 1560g　烧酒 5.2L

【制法】将上述药物切成薄片装入布袋，浸于烧酒中，加热，煮数沸再兑入蜂蜜，冰糖，溶化即成。

【功能主治】理脾和胃，温中散寒。用于寒湿中阻，脾胃气滞的脘满痞塞，腹胀腹痛，不思饮食，消化不良等症。

【用法用量】口服：每次服 10 ～ 20ml，每日早、晚各服 1 次。

【注意事项】酒须烫热饮用。

【处方来源】《全国中医成药处方集》

【附记】本方在大量辛温药中加入当归、枸杞、山药滋阴养血，用以防止温燥伤阴，配方合理，气味芳香，是一种理想的药酒。

复方龙胆酊

【处方】

龙胆草 100g　陈皮 40g　豆蔻 10g　70% 食用乙醇 1L

【制法】将前 3 味加工成七号粉。依照浸渍法，加 70% 食用乙醇，依法浸渍，过滤去渣即得。

【功能主治】苦味健胃，芳香理气。用于消化不良、食欲不佳、脘腹气胀等。

【用法用量】口服：每次服 2 ～ 5ml，日服 3 ～ 4 次。

【处方来源】《中药制剂汇编》

【附记】有医家认为，方中龙胆草改用 50g，加砂仁 50g，乙醇改用白酒，用冷浸法，密封，浸泡 7 天，过滤去渣，每次服 15～25ml，日服 3 次，余同上。多年使用，疗效较为满意。

神仙药酒

【处方】

木香 9g　丁香 6g　檀香 6g　莪草 60g　砂仁 15g　红曲 30g　蜂蜜 50g　白酒 500ml

【制法】将前 6 味共研组末，炼蜜为 1 丸。每丸用白酒 500ml，密封，浸泡 3～5 天即可。

【功能主治】开胃消食，顺气消胀，快膈宽胸。用于脘腹饱满、嗳气打嗝、消化力弱、食欲不振等症。

【用法用量】口服：每次服 15～20ml，日服 2 次。

【注意事项】阴虚火旺者忌服。

【处方来源】《清太医院配方》

【附记】验之临床，凡肝气犯胃所致者，每收良效。

黄芪酒 Ⅰ

【处方】

黄芪 60g　黄酒 500ml

【制法】将上药研碎置容器中，加入黄酒，密封，浸泡 7 天每日振摇 1 次。过滤去渣即成。

【功能主治】补气健脾，固表止汗。用于脾胃虚弱、食少纳呆、消化不良、心悸气短、四肢无力、体虚多汗、气虚脱肛等症。

【用法用量】口服：每次服 20～30ml，日服 2 次。

【处方来源】《药酒汇编》

【附记】若证情较重，宜倍量服之，并配用对证汤剂服之，效果尤佳。验之临床，须坚持服用，其效始著。脱肛者加升麻 5g。

菖蒲木瓜酒

【处方】

鲜石菖蒲 20g　鲜木瓜 20g　九月菊 20g　桑寄生 30g　小茴香 10g　烧酒 1.5L

【制法】先将前 5 味切成薄片或搞碎，入布袋，悬于容器中，加入烧酒，密封，浸泡 7 日后，过滤去渣备用。

【功能主治】清心，柔肝，补肾，助消化。用于阳虚恶风、消化不良、眩晕乏力等症。

【用法用量】口服：每日早晨温饮 10ml。

【处方来源】《药酒汇编》

缩砂酒

【处方】

缩砂仁 500g　白酒 2.5L

【制法】砂仁炒研，袋盛浸酒。

【功能主治】消食和中，下气。用于止心腹痛，治食滞。

【用法用量】口服：每次服 15～20ml，日服 2 次。

【处方来源】明·《本草纲目》

十六、泄泻（急、慢性肠炎）用药酒

大蒜酒

【处方】

大蒜 1 个（去衣捣烂）　红糖 10g　白酒 50ml

【制法】将上 3 味同煎至沸，去渣备用。

【功能主治】祛风散寒，解毒止泻。用于感受风邪、发病突然。症见恶风、自汗、头痛发热、泄泻如水。

【用法用量】口服：每次顿服，日服1～2剂。

【注意事项】阴虚火旺，贫血和有眼、口齿、喉舌疾病者忌服。

【处方来源】经验方

【附记】《圣济总录》必效酒（即本方去红糖），余同上，用治破伤风。《中药制剂汇编》大蒜酒。即本方去红糖、白酒改用95%乙醇。用渗漉法制成酊剂100ml。每次口服5ml。用治肠炎、痢疾等，效佳。又湖南方——大蒜酒。即本方去红糖（大蒜1000g，白酒2L）。先将蒜剥去外衣，拍裂，与白酒一起置入容器中，密封，浸泡15日后便可服用。每日早、晚各服1次，每次服50ml，酒蒜同食。本方有行滞气、通血脉之功，用治脑血管病及心血管病，如原发性高血压、冠心病、脑栓塞等的防治，有效。

白药酒 II

【处方】

白茯苓15g　白术15g　天花粉15g　怀山药15g　芡实15g　牛膝15g　薏苡仁15g　白蔻9g　白酒1L

【制法】将前8味捣碎或切成薄片，入布袋，置容器中，加入白酒，密封，隔日摇动1次，浸泡14天后，过滤去渣即成。

【功能主治】健脾燥湿。用于脾虚食少、食后腹满、小便不利、大便溏泄者。

【用法用量】口服：每次服15～20ml，日服2次。

【处方来源】《良朋汇集》《治疗与保健药酒》

【附记】为了矫味，可加入适量白糖。本方用药清淡，补而不滞，且其饮片多为白色，故称之为白药酒方，此亦药酒命名方法之一。

地瓜藤酒 I

【处方】

地瓜藤根500g　烧酒1L

【制法】将上药切成薄片，置容器中，加入烧酒，密封，浸泡7天后，过滤去渣，即成。

【功能主治】行气清热，活血除湿。用于腹泻、痢疾、消化不良、黄疸、白带、痔疮等。

【用法用量】口服：每次服30ml，日服2次。

【处方来源】《药酒汇编》

参术酒 I

【处方】

人参20g　生姜20g　炙甘草30g　红枣30g　白茯苓40g　炒白术40g　黄酒1L

【制法】将前6味捣碎或切成薄片，置容器中，加入黄酒，密封、浸泡3～5天后，过滤去渣即成。

【功能主治】益气，健脾，养胃，止泻。用于脾胃虚弱，中气不足所致的食少便溏、面色萎黄、语言低微、四肢无力等症。

【用法用量】口服：每次服10～15ml，日服2次。

【处方来源】《药酒验方选》

【附记】临床应用，可随证加味：如湿痰较重加半夏30g，陈皮20g；兼有呕吐痞闷、胃脘疼痛，再加木香20g，砂仁25g。

荔枝酒

【处方】

鲜荔枝肉（连核）500g　陈米酒1L

【制法】将上药置容器中，加入陈米酒，放于阴凉处，密封、浸泡7天后即成。

【功能主治】益气健脾，养血益肝。用于脾胃虚寒、中气不足所致的泄泻、食欲不振；妇女子宫脱垂；胃脘痛、寒疝等症。

【用法】口服：每次服20～30ml，日服2次。

【注意事项】忌多饮，小儿禁服。

【处方来源】《药酒汇编》

【附记】如泄泻加党参、白术各50g；子宫脱垂加黄芪50g，升麻9g；胃脘痛加高良姜50g、青木香30g；寒疝加小茴香、吴茱萸各50g。验之临床，效果尤佳。

党参酒

【处方】

老条党参40g　白酒500ml

【制法】选用粗大连须的老条党参，将其拍出裂缝或切成小段，置容器中，加入白酒，密封，浸泡7～14天后即可开封取用。

【功能主治】健脾益气。用于脾虚泄泻、肢冷、食欲不振、体倦乏力；肺虚气喘、息短、声音低微、懒言短气；血虚萎黄、头晕心慌；热性病后津液耗伤、口渴等症。

【用法用量】口服：每次空腹服10～15ml，每日早晚各服1次。或随量饮之，佐膳更佳。

【注意事项】表证未解，中满邪实者忌服。

【处方来源】《药酒汇编》

【附记】酒尽再添，味薄后取参食

之。老年体弱者可经常服用，佐膳亦佳。有强身健体，益寿延年之功。近年来还用本药酒治疗慢性贫血，白血病，佝偻病等也取得了一定效果。

十七、噎嗝用药酒

马蹄香酒

【处方】

马蹄香（又名杜衡）200g　白酒3L

【制法】将上药研成细末，入白酒熬制稀糊状膏，备用。

【功能主治】理气开胃，散风逐寒，消痰行水，活血平喘。用于治疗噎食嗝气。

【用法用量】口服：每服3匙，白酒调下，日服3次。

【处方来源】明·《本草纲目》

【附记】一方用马蹄香120g，白酒300ml。验之临床，多获良效。

佛手酒Ⅱ

【处方】

佛手片30g　干荸荠30g　莲子肉30g
红枣30g　柿饼30g　橄榄30g　桂圆30g
薏苡仁30g　白酒2.5L

【制法】将前8味捣碎切片，置容器中，加入烧酒，密封，浸泡7天后过滤去渣备用。

【功能主治】健脾养胃，通膈开胃。用于反胃噎嗝。

【用法用量】口服：每次温服10～20ml，日服3次。

【处方来源】《验方新编》

启膈酒

【处方】

沙参9g　丹参9g　茯苓5g　砂仁壳

5g 川贝母（去心）5g 郁金 3g 杵头糠 3g 荷叶蒂 2个 黄酒 500ml

【制法】将前 8 味捣碎或切成薄片，置砂锅内，加入黄酒，煮至 300ml，备用。

【功能主治】养胃和中，活血通膈。用于治疗噎膈。

【用法用量】口服：每日 1 剂，分 2 次饮服。

【处方来源】清·《医学心悟》

【附记】本方原为水煎，改用酒剂。酒行药势，并增强药力，故用之临床，效果尤佳。书云："通噎膈、开关之剂，屡效。偏虚者加人参；兼虫积加胡黄连、芜荑；兼血积加桃仁、红花，或加生韭汁；兼痰积加广橘红；兼食积加莱菔子、麦芽、山楂。"

🍶 除噎药酒

【处方】

浙贝母 6g 砂仁 6g 广木香 6g 广陈皮 6g 白酒 500ml 白糖 300g

【制法】将前 4 味切成薄片或捣碎，置瓷瓶内，加入白酒和白糖，密封，浸泡，隔水加热 30 分钟左右，取出瓷瓶放凉即成。去渣服用。

【功能主治】理气开胃。用于吞咽时如有物梗而不畅，食欲不振、脘满、舌苦白腻等症。

【用法用量】口服：每日清晨饮服 1 杯（约 30 ~ 50ml）。

【注意事项】如有燥热之象者忌服。

【处方来源】《神福堂公选良方》

【附记】验之临床，确有良效。用治梅核气初起，效果亦佳。如将前 4 味改用 15g，余同上。用之临床，效果尤佳。

🍶 噎膈酒

【处方】

厚朴 30g 陈皮 30g 白蔻仁 30g 橘饼 30g 荸荠 120g 白糖 120g 冰糖 120g 蜂蜜 60g 白酒浆 1.5L 烧酒 1.5L

【制法】将前 5 味共捣碎，置容器中，加入白酒浆、冰糖和烧酒，密封，浸泡 10 余日，过滤去渣，兑入白糖、蜂蜜搅拌溶化后即成。

【功能主治】养胃和中、理气通膈。用于噎膈之轻症、吞咽梗塞不畅。

【用法用量】口服：每次服 30ml，或酌情适量饮用，日服 3 次。

【处方来源】《验方新编》

【附记】一方去白酒浆，余同上。验之临床，确有良效。

第三节 循环系统常见疾病用药酒

一、低血压用药酒

🍶 全蝎祛风酒

【处方】

全蝎 20g 人参 20g 紫桑葚 20g 钩藤 20g 鸡血藤 15g 木瓜 15g 五加皮 15g 白酒 500ml

【制法】将前 7 味切碎，置容器中，加入白粮酒，密封，浸泡 15 ~ 30 天，过滤去渣，瓶贮。

【功能主治】祛风活络，益气舒筋，除痹痛，利关节。用于低血压症、关节痹痛；麻木瘫痪、半身不遂。

【用法用量】口服：每次服 10 ~

173

15ml，每日中午、晚间各服1次。

【处方来源】《中国当代中医名人志》

【附记】验之临床，用治上述各症，必须坚持治疗，其效始著。

二、动脉硬化症用药酒

天麻健脑酒

【处方】

天麻100g　黄芪200g　党参200g　制首乌200g　五味子200g　枸杞200g　茯苓200g　白糖300g　白酒10L

【制法】上药研成粗末或切成薄片，纱布袋装，扎口，白酒浸泡。14日后取出药袋，压榨取液，并将榨得的药液与药酒混合，静置，滤过，即得。每瓶250ml或500ml，待用。

【功能主治】益气养阴，健脑益智，宁心安神。用于气短神疲、失眠健忘、神志恍惚、怔忡、眩晕耳鸣、腰膝酸软、舌淡苔薄白、脉细弱。

【用法用量】口服：每次饭后服15～30ml，日服2次。

【注意事项】凡实证或阴虚火旺者忌服；感冒时暂时停服。

【处方来源】《陕西省药品标准》

【附记】可用于神经衰弱、神经官能症、脑动脉硬化、高血压病患者具上述表现者均可服用。

天麻酒Ⅰ

【处方】

天麻72g　丹参48g　杜仲16g　淫羊藿16g　制首乌36g　黄芪12g　白酒2L

【制法】将上药切成小块，与白酒一起置入容器中，密封浸泡15日以上即成。

【功能主治】补肝肾，祛风活血，清利头目。用于脑动脉硬化伴供血不足，冠心病，一过性黑蒙偏头痛，头昏目眩，耳

鸣，老年性高血压，高脂血症等。

【用法用量】口服：每日早、晚各服1次，每次服25～50ml。

【处方来源】《药酒汇编》

【附记】临床屡用，效果良好。常服用本药酒，不但可治病防病，而且还有延年益寿之效。

松竹酒

【处方】

松叶150g　竹叶75g　蜂蜜90g　白酒1.5L

【制法】将前2味洗净切碎，晾干，置容器中，加入白酒和蜂蜜，搅匀，密封，浸泡30天后，过滤去渣即成。

【功能主治】提神醒脑，消除疲劳。用于神疲乏力、动脉硬化等症。

【用法用量】口服：每次服20ml，日服2次。

【处方来源】《药酒汇编》

三、烦躁忧郁用药酒

三味地黄酒

【处方】

生地黄（切）100g　大豆（炒）200g　牛蒡根（切）100g　白酒2L

【制法】上3味，共置于瓶中，用白酒浸5日后开取，去渣备用。

【功能主治】补肾阴，祛风安神。用于肾虚心烦，关节疼痛。

【用法用量】不拘时，随量饮之。

【处方来源】《药酒验方选》

五加皮酒Ⅲ

【处方】

五加皮30g　枳壳20g（炒）　猪椒根皮30g　丹砂20g　桂心（去粗皮）30g

下篇

各类药酒

当归（焙、切）30g　甘草40g（炙）
天雄40g（炮去皮脐）　秦艽40g（去粗皮，炒）　白鲜皮40g　木通40g（剉）
川芎50g　干姜50g（炮）薏苡仁60g　火麻仁30g　清酒5L

【制法】以上药物切成薄片，如麻豆大，以夹绢袋盛贮，清酒渍之。浸泡7日即成。

【功能主治】镇心安神，温中理气。用于治筋痹多悲思，颜色苍白，四肢不敛。诸筋挛急，伸动缩急。腹中转痛。

【用法用量】口服：每次50ml，每日2次。初次服50ml，后稍加至100ml，以知为度。

【处方来源】唐·《千金要方》；《历代名医良方注释》

五加安神酒

【处方】

五加皮20g　枸杞皮20g　干地黄50g　丹参50g　石膏60g（一方作石床）　杜仲60g　干姜10g　附子20g　清酒1L

【制法】上药切碎或切成薄片，以清酒浸渍二天，滤渣备用。

【功能主治】补肾填精，清热养心。用于治内虚，坐不安席。好动，主脾病寒气所伤。

【用法用量】口服：每次30ml，日服2次。

【处方来源】唐·《千金要方》

牛蒡松节酒

【处方】

肥松节120g　生地30g　肉桂10g　丹参30g　萆薢20g　火麻仁120g　牛膝30g　生牛蒡根30g　白酒5L

【制法】上8味，捣碎细，置于净器中，用白酒浸之，密封口，经5日后开取，去渣备用。

【功能主治】清热利湿。用于心神烦闷，足胫肿满。身重乏力。

【用法用量】口服：每次饭前温服50ml，每日3次。

【处方来源】宋·《太平圣惠方》

竹叶酒 I

【处方】

淡竹叶30g　白酒1L

【制法】将淡竹叶洗净，剪成2cm长的节，放入纱布袋内，扎紧袋口。白酒、纱布药袋入酒瓶中内，盖好盖，封口，浸泡3日即成。

【功能主治】祛风热，畅心神。用于风湿热痹，关节热痛，心烦，尿黄赤等。

【用法用量】口服：每次50ml，每日2次。

【处方来源】《中国药膳》

莎根酒

【处方】

莎根500g　白酒5L

【制法】莎根切碎，熬香，袋盛浸酒。春三月浸1日即可服，冬十月后浸7日，近暖处乃佳。

【功能主治】清心除烦。用于治心中烦热，胁下气郁，常忧不乐。

【用法用量】口服：每次30ml，日服3～4次。

【处方来源】晋·《肘后方》；明·《本草纲目》

四、高脂血症用药酒

玉竹长寿酒

【处方】

当归20g　何首乌（制）20g　党参20g　玉竹30g　白芍30g　白酒1L

【制法】上药共研为粗粉，纱布袋装，扎口，白酒浸泡。7日后取出药袋，压榨取液，并将药液与药酒混合，静置后过滤，即得。

【功能主治】益气血，健脾胃，延年益寿。用于气阴不足，身倦乏力，食欲缺乏，血脂过高者。

【用法用量】口服：每次服 10 ~ 20ml，日服 2 次。

【处方来源】《中国药物大全》

🍄 香菇柠檬酒

【处方】

香菇 25g　柠檬 1 枚　蜂蜜 80g　白酒 500ml

【制法】将前 2 味洗净，晾干。切片，置容器中，加入白酒密封，浸泡 7 天后去柠檬，继续浸泡 7 天，加入蜂蜜，混匀，即可。

【功能主治】健脾益胃。用于高脂血症、高血压病。

【用法用量】口服：每次服 20ml，日服 2 次。

【处方来源】《药酒汇编》

🌿 首乌酒 I

【处方】

制首乌 15g　金樱子 15g　黄精 15g　黑豆（炒）30g　白酒 1L

【制法】上药研成粗末，纱布袋装，扎口，白酒浸泡。14 日后取出药袋，压榨取液，并将榨得的药液与药酒混合，静置，滤过，即得。

【功能主治】养血补肾，乌须发。用于心血不足，肾虚遗精，须发早白，血脂、血糖过高者。

【用法用量】口服：每日早、晚各服 1 次，每次服 20ml。

【处方来源】《中国药物大全》

🌿 消脂酒

【处方】

山楂片 30g　泽泻 30g　丹参 30g　香菇 30g　蜂蜜 150g　白酒 500ml

【制法】将前 4 味切成薄片，置容器中，加入白酒，密封，浸泡 14 天后，过滤去渣，加蜂蜜溶解即成。

【功能主治】健脾益胃，活血消脂。用于高脂血症。

【用法用量】口服：每次服 20 ~ 30ml，日服 2 次。

【处方来源】《中国药酒配方大全》

五、心痛（心绞痛）用药酒

🌿 吴萸肉桂酒

【处方】

吴茱萸 15g　肉桂 3g　白酒 120ml

【制法】上药用白酒煮至 60ml，去渣，待用。

【功能主治】温中散寒。用于突发心腹部绞痛、呕吐身冷等症。

【用法用量】口服：每日 1 剂，分 2 次温服。

【处方来源】《药酒汇编》

【附记】本药酒对于寒凝、阳虚所引起之心绞痛，用之颇验。

🌿 灵脂酒

【处方】

五灵脂（去沙及炒）30g　延胡索 30g　没药（炒）30g　白酒 500ml

【制法】将前 3 味共研细末或切成薄片，待用。或研粗末，置容器中加入白酒，密封，浸泡 14 天后过滤去渣即成。

【功能主治】活血化瘀，通络止痛。用于心绞痛。

【用法用量】口服：散剂，每次服 6g，用白酒（温）15 ~ 20ml 送服。酒剂，每次服 15 ~ 20ml，均日服 2 次。

【处方来源】明·《奇效良方》

治卒心痛方酒

【处方】

吴茱萸 12g　桂枝 24g　白酒 1.5L

【制法】上药入酒中，煎成 500ml。

【功能主治】温经止痛。用于卒心痛。

【用法用量】分 2 次服尽。

【处方来源】晋·《肘后备急方》

【附记】古人所说的心痛指胸前及上腹部位的疼痛，其中有心绞痛，也包括胃病、胆石症、胰腺炎等引起的疼痛，范围较广，当注意鉴别。对有些疼痛，如心绞痛、溃疡穿孔等以及厥脱（指突然昏仆休克），应以急救为主。

复方丹参酒 I

【处方】

丹参 50g　元胡 25g　韭菜汁 15ml
白酒 500ml

【制法】将前 2 味切薄片，置容器中，加入白酒和韭菜汁，密封，浸泡 7 天后，过滤去渣，即成。

【功能主治】活血化瘀，理气止痛。用于心绞痛。

【用法用量】口服：每次服 15 ~ 30ml，日服 2 次。

【附记】经验方

活血养心酒

【处方】

丹参 60g　白酒 500ml

【制法】将丹参切薄片，入布袋置容器中，加入白酒，密封，浸泡 15 天后，去药袋即成。

【功能主治】调经顺脉。用于心绞痛、妇女月经不调、血栓性脉管炎。

【用法用量】口服：每次服 15 ~ 20ml，日服 2 次。

【处方来源】《药酒汇编》

桂姜酒

【处方】

肉桂 10g　干姜 20g　白酒 200ml

【制法】将前 2 味切薄片，置容器中，加入白酒，密封浸泡 5 ~ 10 天后，过滤去渣，备用。

【功能主治】温散止痛。用于心绞痛（寒凝引起者）。

【用法用量】口服：每次服 15 ~ 20ml，日服 2 次。

【处方来源】《中国药酒配方大全》

六、心悸（惊悸怔忡）用药酒

十二红药酒

【处方】

地黄 60g　续断 60g　黄芪 50g　牛膝 50g　山药 30g　龙眼肉 30g　当归 30g　制首乌 40g　党参 40g　茯苓 40g　杜仲 40g　大枣 40g　红花 10g　甘草 10g　红糖 800g　白酒 5L

【制法】将前 14 味捣碎或切成薄片，置容器中，加入白酒 3500ml，密封，浸泡 14 日，过滤去渣，两次滤液混合，加入红糖（砂糖先用白酒少量加热溶化后），搅匀，静置沉淀后取清液，贮瓶备用。

【功能主治】补气养血，健脾安神。用于脾肾两亏，气血双虚，心失所养，神不守舍所致的心悸健忘，失眠，多梦易醒，头晕目眩，肢倦神疲，饮食无味，面色无华，舌质淡，苔薄白，脉沉细者。

【用法用量】口服：每次服20~30ml，每日早晚各服1次。

【处方来源】《江苏省药品标准》

人参五味子酒

【处方】

生晒参45g　人参100g　五味子200g　白酒5L

【制法】将五味子研碎，生晒参切片，混匀，按渗漉法，用白酒浸渍72小时，以每分钟3~5ml的速度渗漉，用白酒将渗漉液调至4.5L，分装10瓶，每瓶放入鲜人参1支（先洗刷干净），密封，浸泡，备用。

【功能主治】补气滋阴强心。用于虚劳体倦、心悸气短、汗多肢倦、头晕心悸、健忘、少寐、面色少华、舌淡苔白、脉细弱者。

【用法用量】口服：每次服20~30ml，日服2次。

【注意事项】实热病证忌服，感冒时停服。

【处方来源】《辽宁省药品标准》

【附记】每支鲜人参10g左右。

人参北芪酒

【处方】

鲜人参10支（每支7~10g）　生晒参30g　北黄芪250g　白酒适量

【制法】将生晒参切片，浸于5倍量的白酒中15日，然后过滤取液备用。黄芪加水煎2次（每次加水500ml），合并煎液，滤过后浓缩至500ml。将生晒参浸渍液、黄芪浓缩液及适量白酒混匀，静置7日，滤取液，加白酒至4500ml，分装10瓶内。每瓶放入洗刷干净，完整的鲜人参1支，密封，待用。

【功能主治】补气强身。用于神疲懒言，动则气短，心悸不宁，健忘，自汗出，怯寒肢冷，纳少便溏，舌淡苔薄白，脉虚软者。

【用法用量】口服：每次服40ml，日服3次。

【注意事项】凡内有实火、温热病初起、肝阳上亢、外感邪实、阴虚火旺者慎用。

【处方来源】《辽宁省药品标准》

【附记】经常饮用，能增强体质，延年益寿，预防老年性痴呆。

山萸苁蓉酒 I

【处方】

山药25g　肉苁蓉60g　五味子35g　杜仲（微炒）40g　川牛膝30g　菟丝子30g　白茯苓30g　泽泻30g　熟地黄30g　山萸肉30g　巴戟天30g　远志30g　白酒4L

【制法】上12味，共捣碎或切成薄片，置于净器中，用醇酒浸泡，封口，春夏季5日，秋冬季7日后开取，去渣备用。

【功能主治】补益肝肾，安神定志。用于肝肾亏损，头昏耳鸣，怔忡健忘，腰腿软弱，肢体不温。

【用法用量】温服：每次空腹服50~100ml，每日早晚各1次。

【处方来源】《药酒验方选》

仙酒 I

【处方】

龙眼1500g　白酒10L

【制法】头醅好烧酒一坛，去壳龙眼放入酒中浸，日久则颜色娇红，滋味香美。

【功能主治】补心血，壮元阳，悦颜色，助精神。用于疗怔忡、惊悸、不寐等症。

【用法用量】每次服 25 ~ 50ml，日服 3 次，或早、晚各随量饮数杯。

【处方来源】明·《万病回春》

安神酒 I

【处方】

龙眼肉 250g　白酒 1.5L

【制法】将上药置容器中，加入白酒，密封，浸泡 30 天后即可取用。

【功能主治】益心脾，补气血，安心神。用于虚劳羸弱、惊悸、失眠、怔忡健忘、精神恍惚等症。

【用法用量】口服：每次服 15 ~ 30ml，每日早、晚各服 1 次。

【处方来源】明·《万病回春》

【附记】此药酒还可用于心脾两虚、食少纳呆、心神不宁、精神不集中、睡眠不实等症；无明显症状，素体气血虚弱者亦可常用。

补气养血酒 II

【处方】

破故纸 30g　熟地 30g　生地 30g　天冬 30g　麦冬 30g　人参 30g　当归 30g　川芎 30g　白芍 30g　云苓 30g　柏子仁 30g　砂仁 30g　石菖蒲 30g　远志 30g　木香 15g　白酒 2L

【制法】将前 15 味捣碎，入布袋，置容器中，注入白酒，放入上煮沸、密封、浸泡 5 日后，过滤，去渣，收贮备用。

【功能主治】补气血，理脾胃，安神定志。用于气血不足、脾胃虚弱、怔忡健忘、头昏眼花。

【用法用量】口服：不拘时候，每次温饮 10 ~ 20ml。

【处方来源】《药酒汇编》

补心酒 II

【处方】

麦冬 30g　枸杞 15g　白茯苓 15g　当归身 15g　龙眼肉 15g　生地 24g　甜酒 2.5L

【制法】将前 6 味捣碎或切成薄片，入布袋，置容器中，加入甜酒，密封，浸泡 7 天后即可饮用。

【功能主治】补血养心，安神定志。用于心血不足、惊悸怔忡、头晕失眠、健忘等症。

【用法用量】口服：每次 30 ~ 100ml，每日早、晚各 1 次。

【处方来源】清·《奇方类编》

扶衰五味酒

【处方】

丹参 20g　五味子 20g　栀子仁 20g　龙眼肉 30g　党参 30g　白酒 1.5L

【制法】将前 5 味加工使碎，入布袋，置容器中，加入白酒，密封，浸泡 14 日，过滤去渣，即成。

【功能主治】补气血，滋肺肾，养心安神。用于心悸不安，怔忡健忘，体虚乏力，烦躁失眠。

【用法用量】每次服 10 ~ 20ml，每日早、晚各服 1 次。

【处方来源】《药酒汇编》

定志酒 I

【处方】

人参 30g　远志 40g　石菖蒲 40g　茯

苓25g 朱砂10g 柏子仁20g 白酒1.5L

【制法】上药除朱砂外均研成粗粉，入布袋，置容器中，加入白酒，密封，浸泡7日后去药袋，加入朱砂（研细末），即成。

【功能主治】补益心脾，安神定志，明目。用于心悸健忘，体倦神疲。

【用法用量】口服：每次空腹服10～15ml，每日上、晚各服1次。

【处方来源】《常用药酒方》

🌿 治怔忡药酒

【处方】

茯苓30g 柏子仁（去油）30g 当归身30g 麦门冬30g 生地黄45g 酸枣仁15g 龙眼肉60g 白酒3L

【制法】将前7味药装于纱布袋内，与白酒一起置入容器中，密封浸泡15日以上。密封泡浸期间可加温2～3次，以利有效成分析出。

【功能主治】养心安神。用于心悸怔忡，倦怠乏力，面色不华，烦躁，失眠，多梦易醒。

【用法用量】口服：每日早、晚各服1次，每次服30ml。

【注意事项】脾胃虚弱，症见腹满肠鸣，泄泻者忌服。

【处方来源】《神验良方集要》

🌿 养神酒 Ⅰ

【处方】

熟地90g 枸杞60g 白茯苓60g 山药60g 当归身60g 薏苡仁30g 酸枣仁30g 续断30g 麦冬30g 丁香6g 莲子肉6g 木香15g 大茴香15g 桂圆肉250g 白酒10L

【制法】将茯苓、山药、苡仁、莲肉研成细末，其余药物制成饮片，一起入布

袋置容器中，加入白酒，密封，隔水加热药材浸透，取出静置数日后即成。

【功能主治】安神定志。用于心脾两虚，精神不足之神志不安，心悸失眠等症。

【用法用量】口服：每次服25～50ml，日服3次，或不拘时候，适量饮用。

【处方来源】清·《同寿录》；《治疗与保健药酒》

【附记】平素气血虚弱者亦可服用。本方山药、薏苡仁、茯苓、莲肉健脾益气，熟地、当归、枸杞、麦冬、续断养血益神，桂圆肉、酸枣仁养心益脾，丁香、木香、茴香温中行气，使精血气津充盈，濡养心神以达到安神定志的目的。

🌿 桂圆药酒

【处方】

银花90g 牛膝90g 杜仲90g 五加皮90g 枸杞120g 桂圆肉120g 大生地120g 当归身120g 大枣500g 红花30g 甘草30g 白糖1000g 蜂蜜1000g 低度白酒7.5L

【制法】将前11味加工捣碎或切成薄片，入布袋，置容器中加入白酒和白糖、蜂蜜，密封，隔水加热后，取出候凉，浸泡数日后即可饮用。

【功能主治】补肝肾，益精血，壮筋骨，定神志。用于肝肾精血不足、腰膝乏力，或筋骨不利。头晕目眩心悸失眠等症，无明显症状，体质偏于肝肾虚弱者亦可饮服。

【用法用量】口服：每日服1盅（约15～30ml），不可过量。

【处方来源】《元江医镜》

🌿 桑龙药酒

【处方】

桑葚子120g　龙眼肉120g　白酒5L

【制法】将前2味捣碎，置容器中，加入白酒，密封，浸泡10日后即可取用。

【功能主治】滋阴养血，养心安神，补益脾气。用于心脾两虚，阴虚血少所致的心悸失眠，体弱少力，耳聋等症。

【功能主治】口服：不拘时候，随量饮服，勿醉。

【处方来源】清·《良朋汇集》

🌿 葆春康复酒

【处方】

黄芪20g　枸杞20g　人参10g　酸枣仁10g　灵芝10g　鹿茸5g　五味子5g　蜂蜜200g　白酒1L

【制法】将上药共研为粗末或切成薄片，纱布袋装，扎口，置于容器中，加入白酒浸泡，密封容器。14日后启封，取出药袋，压榨取液。先将压榨所得药液与药酒合并，再加蜂蜜调均匀，过滤后装瓶备用。

【功能主治】补气养血，益精安神。用于健忘多梦，心悸不宁，头晕目眩，形瘦神疲，梦遗滑精，面色少华，舌淡脉弱。

【用法用量】口服：每次服10～20ml，日服3次。

【注意事项】实热证者忌服。

【处方来源】《民间百病良方》

🌿 缬草酒

【处方】

缬草50g　白酒250ml

【制法】将前味药放入白酒中浸泡48小时后即可服用。

【功能主治】养心安神。用于神经衰弱、心悸。

【用法用量】每晚临睡时服用30ml。

【处方来源】《陕甘宁青中草药选》

七、心率过缓用药酒

🌿 缓脉酒

【处方】

鹿茸5g　低度白酒500ml

【制法】将鹿茸切薄片，置容器中，加入白酒，密封，浸泡7日后，过滤去渣。残渣再添酒浸泡。

【功能主治】温补心阳，增加心率。用于窦性心动过缓、病态窦房结综合征。

【用法用量】口服：每次服10ml，日服3次。

【处方来源】《中国当代中医名人志》

八、头痛用药酒

🌿 大豆蚕沙酒 Ⅰ

【处方】

大豆250g　云茯苓126g　蚕沙126g　黄酒3L

【制法】先将后2味捣碎，置容器中，加入黄酒；另炒大豆，令声断，急投入酒中，密封，浸泡7天后，过滤去渣，即成。

【功能主治】祛烦止痛。用于头痛烦热、肌酸体重、身痒、背强口噤及妇女产后中风湿。

【用法用量】口服：每次温服1～2小杯（约10～20ml），出汗则佳。日服5～7次。

【处方来源】《百病中医药酒疗法》

🌿 川芎酒Ⅰ

【处方】

川芎30g 白酒1L 白糖100g

【制法】 将川芎切成薄片,置容器中,加入白酒和白糖,轻轻摇动,密封、浸泡5~7天后,过滤去渣,即成。

【功能主治】 活血祛风止痛。用于神经性头痛、慢性鼻炎、鼻窦炎、外感头痛。

【用法用量】 口服:每次服50ml,每次早、晚各一次。

【处方来源】 明·《本草纲目》

【附记】 本药酒对急、慢性缺血性脑血管病有一定疗效,尤其对脑动脉硬化性头痛有明显的疗效。

🌿 甘草酒

【处方】

生甘草30g 生姜4片 瓜蒌5g(去子,置碗内) 白酒100ml

【制法】 先将甘草、生姜用白酒煎至减半,去渣,趁热倒入盛瓜蒌的碗内,绞取汁,候温,待用。

【功能主治】 发表散寒,补虚解毒。用于发热、头痛、心烦。

【用法用量】 口服:不拘时,分2次温服。

【处方来源】 《百病中医药酒疗法》

🌿 白芷薄荷酒

【处方】

白芷50g 薄荷50g 白酒500ml

【制法】 将前2味切碎,置容器中,加入白酒,密封,浸泡5~7天后,过滤去渣,即成。

【功能主治】 祛风,通窍,止痛。用于外感头痛。

【用法用量】 口服:每次服15~30ml,日服2次。

【处方来源】 《中国药酒配方大全》

🌿 宁心酒

【处方】

桂圆肉250g 桂花60g 白糖120g 白酒2.5L

【制法】 将上药置容器中,加入白酒和白糖,密封,浸泡30天后,过滤去渣,即成。

【功能主治】 安神定志,宁心悦颜。用于心悸头痛、神经衰弱等症。

【用法用量】 口服:每次服20ml,日服2次。

【注意事项】 糖尿病患者忌服。

【处方来源】 《药酒汇编》

🌿 加味蔓荆子酒

【处方】

蔓荆子120g 川芎40g 菊花60g 防风60g 薄荷60g 黄酒1L

【制法】 将前5味捣碎或切成薄片,置容器中,加入黄酒,密封,浸泡7天后,过滤去渣,即成。

【功能主治】 疏利头目,祛风止痛。用于风热性头痛、头昏及偏头痛。

【用法用量】 口服:每次服15~30ml,日服3次。

【注意事项】 凡血虚有火之头痛目眩及胃虚者忌服。

【处方来源】 《民间百病良方》

【附记】 一方取一味蔓荆子90g,白酒500ml,浸泡7日,余同上。一方取一味白菊花100g,白酒1L,浸泡7日,用于治疗头昏头痛、目赤眼花、头发脱落、心胸顿闷及老年性脑动脉硬化性头痛、目视模糊等症，余同上。

🌿 当归酒Ⅰ

【处方】

当归50g　川芎30g　白芷30g　细辛5g　白酒500ml

【制法】将前4味切片，置容器中，加入白酒，密封，浸泡5~7天后，过滤去渣，备用。

【功能主治】活血化瘀、祛风止痛。用于血虚致瘀所致的头痛，其痛如细筋牵引或针刺痛，痛连眼角，午后尤甚，或兼双目发涩、心悸怔忡、面色萎黄、眩晕等症。舌质淡可见瘀点。

【用法用量】口服：每次服15~30ml或适量饮用，日服3次。

【处方来源】临床经验方

🌿 苍耳子酒

【处方】

苍耳子（炒香）50g　细辛10g　白酒500ml

【制法】将前2味捣碎或切成薄片，置容器中，加入白酒，密封，浸泡5~7天后，过滤去渣，即成。

【功能主治】祛风散寒、通窍止痛。用于风寒头痛、急慢性鼻炎、鼻窦炎所致的头痛、鼻塞流清涕等症。

【用法用量】口服：每次服50ml，日服2次。

【处方来源】临床经验方

【附记】《本草拾遗》苍耳子酒，即本方去细辛，余同上。

九、胸痹（冠心病）用药酒

🌿 山楂酒Ⅱ

【处方】

山楂30g　延胡索30g　丹参30g　白酒1L

【制法】将上药切成小片，与白酒一起置入容器中，密封浸泡15日以上即可饮用。

【功能主治】活血化瘀。用于冠心病、高脂血症。

【用法用量】口服：每次15~30ml，每日3次。

【注意事项】凡脾胃虚弱，症见腹满，肠鸣，泄泻者不宜服用。

【处方来源】《药酒汇编》

🌿 瓜葛红花酒

【处方】

瓜蒌皮25g　葛根25g　檀香15g　红花15g　桃仁20g　延胡索20g　丹参30g　白酒1L

【制法】上药切碎研成粗末或切成薄片，装入纱布袋，扎口，放入白酒中，浸泡1个月后即可饮用。

【功能主治】祛痰逐瘀，通络止痛。用于痰瘀闭阻型冠心病及胸闷心痛，体胖痰多，身重困倦等。

【用法用量】口服：每日晚上服10ml。

【处方来源】《中华临床药膳食疗学》

🌿 双参山楂酒

【处方】

人参6g　丹参30g　山楂30g　白酒500ml

【制法】上药研成粗末或切成薄片，纱布袋装，扎口，白酒浸泡。15日后过滤，去渣，留液瓶备用。

【功能主治】益气活血，通脉止痛。用于冠心病，气虚血瘀型胸痹症。

【用法用量】口服：每次服10～15ml，日服2～3次。

【处方来源】《中国药膳学》

【附记】有的也用党参15g来代替人参，尤其是对于气虚不明显的患者。

灵芝丹参酒

【处方】

灵芝30g　丹参5g　三七5g　白酒500ml

【制法】将前3味切成薄片，置容器中，加入白酒，密封，每日振摇数下，浸泡15天后，过滤去渣即成。

【功能主治】益精神，治虚弱，活血止痛。用于冠心病、神经衰弱等。

【用法用量】口服：每次服20～30ml，日服2次。

【处方来源】《药酒汇编》

冠心活络酒

【处方】

当归18g　冬虫夏草18g　人参15g　红花15g　川芎15g　橘络15g　薤白15g　白糖150g　白酒1L

【制法】上药研成粗末或切成薄片，装入纱布袋，扎口，白酒浸泡。15日后过滤去渣，滤液中溶入白糖备用。

【功能主治】益气活血，通络宣痹。用于冠心病（气虚血瘀型）以及心胸隐痛，胸闷气短，动则喘息，心悸心慌。

【用法用量】口服：每次服10～30ml，日服3次。

【处方来源】《刘惠民医案》

冠心酒

【处方】

三七粉10g　丹参15g　瓜蒌30g　薤白30g　豆豉30g　栀子10g　冰糖200g　白酒500ml

【制法】将前6味切片或捣碎，置容器中，加入白酒和冰糖，密封，浸泡7天后，过滤去渣，即可。

【功能主治】活血化瘀，开胸散结，清热除烦，蠲痹止痛。用于治疗并可预防冠心病、心绞痛。

【用法用量】口服：每次服10～30ml，日服2次。预防每晚临睡前服1次。

【处方来源】《中国当代中医名人志》

十、眩晕（高血压病）用药酒

人参大补酒Ⅱ

【处方】

人参2g　熟地黄5g　枸杞18g　白酒500ml

【制法】将前3味捣碎或切成薄片，入布袋，置容器，加入白酒，密封，浸泡15日后，过滤去渣，加入冰糖，即成。

【功能主治】大补元气，滋肝明目，安神延年。用于身体虚弱，头晕目眩，神经衰弱，腰膝酸软等。

【用法用量】口服：每次服20ml，日服2次。

【处方来源】《临床验方集》

大豆蚕沙酒Ⅱ

【处方】

大豆150g　云茯苓126g　蚕沙126g　黄酒3L

【制法】以上 3 味，将后 2 味碎细，置净瓶中，用黄酒浸之，另炒大豆，令声断，急投入酒中，封口，经 7 日后开封，去渣备用。

【功能主治】清利湿热，健脾祛湿。用于头痛烦热，肌酸体重，身痒，背强口噤及女子产后风湿。

【用法用量】每日 5 ~ 7 次，每次温饮 1 ~ 2 小杯（约 20ml ~ 50ml），微出汗则佳。

【注意事项】避风寒。

【处方来源】《药酒验方选》

山药酒 Ⅲ

【处方】

山药 100g　山茱萸 30g　五味子 10g 人参 10g　白酒 1.25L

【制法】将前 4 味切成薄片，置容器中，加入白酒，密封，浸泡 15 日后，过滤去渣，即成。

【功能主治】益精髓，健脾胃。用于体质虚弱，头晕目眩，心悸怔忡，失眠多梦，遗精，早泄，盗汗等症。

【用法用量】口服：每次服 15 ~ 20ml，日服 2 次。

【处方来源】《药酒汇编》

平补酒 Ⅰ

【处方】

肉苁蓉 125g　枸杞 65g　巴戟天 65g 滁菊花 65g　糯米 1250g　酒曲 50g

【制法】将前 4 味置砂锅中，加水煎成 3L，待冷，糯米蒸熟，沥干，待冷，置容器中，加入药汁，酒曲（研末）拌匀，保温如常法酿酒，14 天后开封，去糟粕即成。

【功能主治】补肾养肝，益精血，健筋骨，明目。用于头晕目眩、腰背酸痛、足膝无力等症。

【用法用量】口服：每次服 15 ~ 30ml，日服 2 次。

【处方来源】明·《普济方》

归元酒 Ⅰ

【处方】

当归 30g　甘菊花 30g　桂圆肉 180g 枸杞 60g　白酒 1.5L　米酒 500ml

【制法】将前 4 味捣碎或切成薄片，入布袋，置容器中，加入白酒和米酒，密封，浸泡 21 天后，过滤去渣，即成。

【功能主治】补虚益损，养血安神。用于头晕目眩、心悸不安、血虚乏力。

【用法用量】口服：每次服 15 ~ 30ml，日服 2 次。

【处方来源】《药酒汇编》

叶酸桑葚酒

【处方】

三叶酸 10g　黑桑葚 250g　白酒 2L

【制法】上药将三叶酸切细，与黑桑葚同入净器中，用白酒浸之，封口，经 7 日后开封。

【功能主治】清热利湿，散瘀消肿，滋阴养血。用于头晕目眩，口干舌燥，燥热咳嗽，小便不利，水肿。

【用法用量】不拘时，每日随量饮之，勿醉。

【处方来源】《药酒验方选》

【附记】三叶酸：即酢浆草，为酢浆草科植物酢浆草的全草，味酸，性寒，有清热利湿，散瘀消肿功能，民间用酢浆草根 10g，甜酒煎服，治疗跌打损伤。

仙酒 Ⅱ

【处方】

枸杞 100g　苍术（蒸）100g　牛膝

50g　牛蒡子根 50g　秦艽 10g　羌活 10g
防风 10g　桔梗 10g　火麻仁 10g　鼠粘子
10g　白酒 2.5L

【制法】将前 10 味捣碎或切薄片，入布袋，置容器中，加入白酒，密封，每日振摇数次，浸泡 7 日后，过滤去渣，即成。

【功能主治】补肝肾，祛邪气。用于眩晕、视物不清、腰膝酸软、肢体麻木、关节疼痛等症。

【用法用量】口服：每次温服 30ml，日服 3 次。

【处方来源】《药酒汇编》

白菊花酒

【处方】
白菊花 1500g　无灰酒 5L

【制法】春末夏初，收软苗，阴干捣末，合无灰酒即可。又秋八月合花收，暴干，切取三大斤，用生绢袋囊盛，贮酒中，经 7 日即可。

【功能主治】祛风止痛。用于男子妇人，久患头风眩闷，头发干落，胸中痰结，每风发，即头旋眼昏暗，不觉欲倒者，是其候也。民间用于治疗肝热型高血压眩晕症。

【用法用量】空腹饮适量，约 100ml，每日 3 次，常令酒气相继为佳。

【处方来源】明·《普济方》

【附记】《本草纲目》卷二十五用甘菊花煎汁，同曲、米酿酒，适量内服，治头风、明耳目、去瘘痹、消百病。

地龙酒 I

【处方】
干地龙 200g　白酒 500ml

【制法】将干地龙切成段，与白酒一起置入容器中，密封浸泡，每日摇动 1

次，7 日后过滤去渣即成。

【功能主治】清热，平肝，降压，通络。用于原发性高血压。

【用法用量】口服：每日早、中、晚各服 1 次，每次服 10 ~ 15ml。

【处方来源】《民间百病良方》

【附记】一般连服 1 ~ 2 个月后疗效明显。

地黄酒 III

【处方】
熟地黄 125g　沉香 2.5g　枸杞 60g
高粱酒 2L

【制法】将前 3 味捣碎或切成薄片，置容器中，加入白酒，密封，浸泡 10 日后，过滤去渣，即成。

【功能主治】补肝肾，益精血。用于眩晕、腰膝酸痛、耳聋耳鸣、面色不华、失眠多梦等症。

【用法用量】口服:每晚睡前服 15 ~ 30ml。

【注意事项】凡脾虚多湿，便溏，痰多，食欲缺乏者忌服。

【处方来源】《药酒汇编》

当归酒 II

【处方】
大当归 30g　白酒 500ml

【制法】用好酒煎服，将当归切薄片，酒浸 3 日，也可用好酒煎服。

【功能主治】和血脉，坚筋骨，止诸痛，调经水。用于治血虚头痛欲裂，月经不调等。

【用法用量】每日 1 剂，分 3 ~ 5 次服。

【处方来源】明·《普济方》

【附记】《历代名医良方注释》：当归有活血化瘀、养血生血的药理作用，今血虚头痛，用当归制为酒剂，既能发挥当归的药效作用，又可借酒力加速循环，扩张毛细血管，全方药虽仅一味，但疗效可靠。应用时如配合川芎、白芷，疗效更好。

延年不老菊花酒

【处方】

白菊花500g　白茯苓500g　白酒5L

【制法】将前2味捣碎或切成薄片，置容器中，加入白酒，密封，浸泡7天后，过滤去渣即可。

【功能主治】散风清热，平肝明目，调利血脉，延缓衰老。用于眼目昏花、头痛眩晕、目赤肿痛。

【用法用量】口服：每次服15~30ml，日服3次。

【处方来源】宋·《太平圣惠方》

延年薯蓣酒

【处方】

薯蓣24g　白术24g　五味子24g　丹参24g　防风24g　山茱萸200g　人参6g　生姜18g　白酒5L

【制法】将前8味细挫成片，入布袋，置容器中，加入白酒，密封，浸泡5~7天后，过滤去渣即可。

【功能主治】补益精髓、健脾开胃、养肝活血祛风。用于头风目眩、不能食、肢体无力。

【用法用量】口服：每次服20~30ml，日服2次。

【注意事项】忌食桃、李、雀肉等物。

【处方来源】唐·《外台秘要》；明·《普济方》

【附记】薯蓣即山药。本方适用于脾胃虚寒，运化无力引起的消化不良，不能食、虚证眩晕。由于方中人参、薯蓣、白

术都有补益功能，故本方名为延年薯蓣酒。

川芎辛夷酒

【处方】

川芎150g　辛夷150g　天雄150g　人参150g　磁石150g　石膏150g　茵陈150g　桂心150g　蔡芜150g　天门冬150g　柏子仁150g　山茱萸150g　白头翁150g　松萝100g　细辛100g　薯蓣100g　羚羊角100g　菖蒲100g　甘草100g　云母（烧之令赤，末之为粉）50g　防风200g　白酒20L

【制法】上21味切细，以酒浸渍21日。

【功能主治】清热解毒，补心安神。治脑风头重，颈项牵强，眼目不明、流泪、嗜睡、常哈欠、畏风，剧者耳鸣、满眉眼疼闷，呕恶、眩晕跌倒。

【用法用量】每次服用20~50ml，每日3次。

【处方来源】唐·《千金要方》

【附记】脑风：头风的一种，自觉项背部恶寒，头部极冷，痛不可忍。

松花酒

【处方】

松花500g　白酒3L

【制法】上药，春三月取五六寸如鼠尾者，不计多少，蒸细切碎，用生绢袋盛，加入酒中，浸5日。

【功能主治】祛风活血，益气，润心肺。用于轻身疗病，治头旋脑皮肿痹。

【用法用量】每次空腹温饮50ml，晚饭前再服50ml。

【处方来源】宋·《太平圣惠方》

松鹤补酒

【处方】

怀山药200g 玉竹200g 灵芝25g 茯苓150g 麦冬150g 泽泻（盐制）150g 五味子50g 人参70g 山茱萸10g 熟地50g 红曲50g 丹皮15g 白酒12L 蔗糖2.5kg

【制法】 将前12味研成细粉或切成薄片，用白酒作溶剂，浸渍10~15天，收集流液。另取蔗糖制成糖浆，加入流液内，搅匀，静置，滤过即成补酒。备用。

【功能主治】 滋补肝肾，益气安神。用于头晕目眩、精神疲倦、心悸气短、自汗盗汗、失眠健忘、腰膝无力、舌红苔薄、脉细数者。

【用法用量】 口服：每次服15~20ml，日服1次。

【处方来源】《湖南省药品标准》

杞圆药酒

【处方】

枸杞60g 桂圆肉60g 当归身60g 牛膝45g 杜仲45g 五加皮45g 红枣250g 甘草15g 红花15g 金银花45g 白糖500g 蜂蜜500g 白酒5L

【制法】 将前10味捣碎或切成薄片，入布袋，置容器中，加入白酒、密封，浸泡14天后去药袋，加入白糖、蜂蜜，搅匀，即成。

【功能主治】 益精血，补肝肾。用于精血不足、腰膝少力、筋骨不利、头晕目眩、心悸失眠等症。

【用法用量】 口服：每次服10~15ml，睡前服。

【处方来源】《药酒汇编》

补益杞圆酒

【处方】

枸杞60g 龙眼60g 白酒500ml

【制法】 将前2味捣碎，置容器中，加入白酒，密封，经常摇动，浸泡7天后，过滤去渣即成。

【功能主治】 补肝肾，益精血，养心脾。用于头晕目眩、目昏多泪、腰酸肢倦、健忘、失眠、食欲不振、神志不安等症。

【用法用量】 口服：每次服10~15ml，日服2次。

【处方来源】《中国药学大辞典》

【附记】 验之临床，久服效佳。如无明显症状者，坚持常服，有滋补强壮之功，故可保健强身。

泡酒方 I

【处方】

九月菊20g 鲜石菖蒲20g 鲜木瓜20g 桑寄生30g 小茴香10g 烧酒3L

【制法】 将前5味捣碎或切成薄片，入布袋，置容器中，加入烧酒，密封，浸泡7日后即可饮用。

【功能主治】 养肝明目，清心开窍，散寒祛湿，助阳通络。用于眩晕，耳鸣，阳虚恶风，消化不良，行走无力等。

【用法用量】 口服：每日早晨温服1小杯（10~20ml）。

【处方来源】《慈禧光绪医方选》

枸杞菊花酒

【处方】

杭菊花60g 枸杞60g 绍兴酒1.2L

【制法】 上2药加绍兴酒，浸泡10~

20 日，去渣过滤，再加蜂蜜适量即得。

【功能主治】祛风止痛。用于久患头风头痛、眩晕。

【用法用量】口服：每日早晚各服 50ml。

【处方来源】《食物中药与便方》；《中国食疗学》

复方杜仲酊

【处方】

生杜仲 100g　桑寄生 100g　黄芩 100g　金银花 100g　通草 5g　当归 50g　红花 10g　50°白酒 5L

【制法】将前 7 味加工捣碎或切成薄片，置容器中，加入 50°白酒，密封，浸泡 7～14 日后过滤，自滤器上添加 50°白酒至 1L 即得。

【功能主治】镇静，降压。用于治疗高血压病。

【功能主治】口服：成人每次服 2～5ml，日服 2 次。

【处方来源】《中药制剂汇编》

【附记】验之临床多效。又用杜仲 30g，白酒 500ml，密封浸泡 7 天，每次服 10～20ml，日服 2 次。用治高血压症、肾虚腰痛。

复方蔓荆子酒

【处方】

蔓荆子 120g　菊花 60g　川芎 40g　防风 60g　薄荷 60g　黄酒 1L

【制法】上 5 味药，共捣碎或切成薄片，用黄酒 1L 浸于净瓶中，经 7 日后开封，去渣备用。

【功能主治】疏风清热，清利头目。用于治疗风热性头痛，头晕、偏头痛。

【用法用量】口服：每次 15ml，每日 3 次，渐加至 20ml。

独活风眩酒

【处方】

独活 100g　枳实 50g　石膏 60g　萌藋 60g　清酒 1L

【制法】上药 4 味切细，以清酒煮取 500ml 即可。

【功能主治】祛风止眩。用于治疗风眩翻倒不定。

【用法用量】一次服完，以药渣熨头覆眠取汗，觉冷，又内铛炒令热，熨之。

【处方来源】唐·《千金要方》

独活苍耳酒

【处方】

独活 20g　山茱萸 20g　天门冬（去心）20g　黄芪 20g　甘菊花 20g　防风 20g　天雄（炮）20g　侧子（炮）20g　防己 20g　白术 20g　茯苓 20g　牛膝 20g　枸杞 15g　丹参 20g　生姜 30g　磁石 100g　贯众 15g　生地黄（切）40g　白酒 5L

【制法】上 18 味切，用绢袋盛，放入容器内，加入白酒，浸渍 7 日。

【功能主治】头昏，气满背痛。

【用法用量】温服，每次 50ml，每日 2～3 次。

【注意事项】忌猪肉、鱼、陈臭物。

【处方来源】唐·《外台秘要》

【附记】苍耳酒：以苍耳子一大斛，水三斛，煮取四斗，渍二大斗曲三次，总以末一大斛，渍三日，如常酿法酘之，酒熟即成。主治头足诸热，每服五合，日三次。（《外台秘要》）

独活桂心酒

【处方】

独活 50g　桂心 50g　白酒 1L

【制法】上 2 味药切细,用酒浸泡,在火边炙,使酒暖。

【功能主治】治眩晕,肌肤畏寒,外感病先兆。

【功能主治】每次服 50ml,每日 3 次,渐加至 100ml。

【注意事项】忌生葱。

【处方来源】唐·《外台秘要》

【处方来源】《药酒难验方选》

首乌苡仁酒 I

【处方】

制首乌 90g　薏苡仁 60g　白酒 500ml

【制法】将首乌切片与苡仁同置容器中,加入白酒,密封,浸泡 14 日后,过滤去渣,即成。

【功能主治】养血,祛风湿。用于血虚眩晕、风湿腰痛、四肢麻木。

【用法用量】口服:每次服 15 ~ 30ml,日服 2 次。

【处方来源】《民间百病良方》

桂圆补血酒 I

【处方】

桂圆肉 100g　制首乌 100g　鸡血藤 100g　白酒 2L

【制法】将前 3 味捣碎或切成薄片,置容器中,加入白酒。密封,每日振摇 1 次,浸泡 10 天后,过滤去渣,即成。

【功能主治】滋阴养血。用于面色无华、头晕目眩、心悸失眠、四肢无力、须发早白等症。

【用法用量】口服:每次服 20ml,日服 2 次。

【处方来源】《药酒汇编》

益阴酒

【处方】

生地 15g　女贞子 30g　芝麻仁 30g　枸杞 30g　冰糖 50g　白酒 1L

【制法】将前 4 味捣碎或切成薄片,入布袋,置容器中,加入白酒,密封,置文火上煮沸,取下待冷,浸泡 14 天后去药袋,加入冰糖,再兑入白开水 250ml,备用。

【功能主治】滋肝肾,补精血,益气力,乌须发。用于头晕目眩、腰膝酸软、肾虚遗精、须发早白、肠燥便秘。

【用法用量】口服:每次饭前服 10 ~ 20ml,日服 3 次。

【处方来源】《药酒汇编》

【附记】凡属阴虚所致者用之多效。

桑皮姜桂酒

【处方】

桑根白皮 25g　干姜 100g　桂心 5g　大枣 200g　白酒 3L

【制法】上 4 味药切成薄片,以酒煮取 500ml。去渣即得。

【功能主治】发表止痛,温中止吐。治同房后妇人头痛,欲呕心闷。

【用法用量】分 2 次服完,不令汗出。

【处方来源】唐·《千金要方》

桑葚酒 I

【处方】

桑葚 1000g　糯米 5000g　甜酒曲 200g

【制法】将桑葚捣烂,加水 3L,煎取浓汁(约 1L),候凉,待用。糯米水浸沥蒸熟,候凉,置容器中,加入酒曲(研末),药汁拌匀,密封,如常法酿酒。7 ~

10 日后药酒酿成，去渣即得。

【功能主治】滋阴补肾，益肝明目，生津止渴，润肺。用于眩晕、耳鸣目暗，失眠，消渴，便秘，可用于高血压，神经衰弱，糖尿病，习惯性便秘，须发早白等。

【用法用量】口服：每次服 15ml，日服 3 次，或不拘时，徐徐饮之。

【注意事项】脾胃虚寒泄泻者忌服。

【处方来源】《中国医学大辞典》

【附记】验之临床，用治上述各症，若能坚持服用，每收良效。

黄牛脑子酒

【处方】

黄牛脑子（切片）1 个　白芷 9g　川芎片 9g　白酒 500ml

【制法】同入瓷器内，加酒煮沸。

【功能主治】祛风活血止头痛。治远年近日偏正头痛。

【用法用量】趁热食之，尽量而醉，醉后即卧，卧醒疾若消。

【处方来源】清·《寿世青编》

【附记】本方原载《寿世青编》"病后调理食服法"中，以黄牛脑子治头部疾病，也是中医脏器疗法的一种，再加白芷、川芎祛风活血止头痛，酒能升阳，所以是一首祛邪与扶正兼顾的方剂。

菊花地黄酒

【处方】

杭菊花 500g　生地黄 200g　当归 200g　枸杞子 200g　糯米 1000g　酒曲 40g

【制法】将前 4 味加水 5L，煎取浓

汁，糯米水浸，沥干，蒸熟候冷，置容器中，再加入药汁、酒曲（先研末），搅匀密封，置保温处令发酵，7 日后酒熟即可服用。

【功能主治】滋阴平肝，养血祛风。用于眩晕、头风、耳鸣、耳聋、痿痹等，有消百病之功。

【用法用量】口服：每次服 20～30ml，日服 2 次。

【处方来源】《临床验方集》

【附记】验之临床，确有良效。又单用杭菊花，与糯米、酒曲，如常法酿酒，用法同上。用治肝热型高血压、眩晕等症，效佳。

雄黄葱芷酒

【处方】

雄黄 3g　香白芷 9g　葱白 3 茎　白酒 100ml

【制法】雄黄、白芷共研细末，用好酒 1 盅，葱白 3 茎，将药放入酒，将葱白三茎调药匀。

【功能主治】祛风止痛。用于头风头痛。

【用法用量】先嚼葱、后吃药，然后再吃葱 3 茎，再服酒汤药。重者不过 3 服，服了之后，将被盖头面，汗出即愈。

【处方来源】明·《普济方》

【附记】市售雄黄混合砒霜，服用不慎，会引起以上吐下泻为主症的中毒反应，严重者将危及生命。药用时应注意选择，以红黄色状如鸡冠者质较纯粹，如为白色结晶或碾碎时外红中白者，均为含有砒霜之征，用时须特别慎重。中毒后急救，可用防己 10g，或生甘草 1 份、绿豆 2 份，煎浓汁频服。

第四节　泌尿、生殖系统疾病用药酒

一、白浊（前列腺炎）用药酒

二山芡实酒

【处方】

山萸肉 30g　怀山药 30g　生芡实 30g 熟地 30g　菟丝子 40g　莲子肉 20g　低度 白酒 1.6L

【制法】 将前 6 味捣碎或切成薄片，置容器中，加入白酒，密封，浸泡 5 ~ 7 日后，过滤去渣，即成。

【功能主治】 补肾固摄。用于肾虚白浊（慢性前列腺炎）。

【用法用量】 口服：每次服 20 ~ 30ml，日服 2 ~ 3 次。

【处方来源】 临床经验方。

山枝根酒

【处方】

山枝根皮 250g　白酒 2.5L

【制法】 将上药洗净、切碎，置容器中，加入白酒，密封，浸泡 10 天，过滤去渣，即成。

【功能主治】 补肺肾，祛风湿，活血通络。用于前列腺炎、肾虚遗精。

【用法用量】 口服：每次服 30ml，日服 2 次。

【处方来源】 《药酒汇编》

小茴香酒

【处方】

小茴香（炒黄）30g　黄酒 1.5L

【制法】 将上药研粉末，用黄酒煎沸冲泡，停一刻，去渣，即服用。

【功能主治】 温中，理气，逐寒。用于白沙（俗名偏白）。

【用法用量】 口服：每次服 30 ~ 50ml，日服 2 ~ 3 次。

【处方来源】 清·《医林改错》

荠菜酒

【处方】

荠菜 250g　川草薢 50g　黄酒 500ml

【制法】 将前 2 味切碎或切成薄片，置容器中，加入黄酒，隔水煮沸后，离火，密封，浸泡 1 宿，过滤去渣，即成。

【功能主治】 清利湿热，分清泌浊。用于白浊膏淋。

【用法用量】 口服：每次服 50ml，日服 2 次。

【处方来源】 《民间百病良方》

萆薢酒

【处方】

川草薢 100g　龙胆草 50g　车前子 50g　芡实 30g　黄酒 2L

【制法】 将前 4 味捣碎或切成薄片，置容器中，加入黄酒，隔水煮沸，离火，密封，浸泡一日，过滤去渣，即成。

【功能主治】 清利湿热，益肾固涩。用于急性前列腺炎。

【用法用量】 口服：每次服 40 ~ 50ml，日服 2 ~ 3 次。

【处方来源】 临床经验方。

二、胞痹用药酒

🌿 秦艽酒方

【处方】

秦艽 60g　牛膝 60g　川芎 60g　防风 60g　桂心 60g　独活 60g　丹参 60g　赤茯苓 60g　杜仲 15g　侧子（炮制去皮脐）45g　石斛 45g　干姜 45g　麦冬 45g　地骨皮 45g　五加皮 150g　薏苡仁 30g　大麻仁（炒）50g　白酒 8L

【制法】将前 17 味捣碎或切成薄片，入布袋，置容器中，加入白酒，密封，浸泡 7 天后，过滤去渣，即成。

【功能主治】祛风散寒，活血利水。用于胞痹。

【用法用量】口服：每次空腹温服 10～15ml，日服 2 次。

【处方来源】宋·《圣济总录》

🌿 通胞酒

【处方】

菟丝子 50g　肉苁蓉 50g　秦艽 50g　车前草 50g　白茅根 10g　川红花 15g　白酒 2L

【制法】将前 6 味切成薄片，置容器中，加入白酒，浸泡 5～7 天后，过滤去渣，即成。

【功用】补肾阳，祛风湿，清湿热，活血利水。用于胞痹、小腹胀满、小便艰涩不利。

【用法】口服：每次服 15～30ml，日服 3 次。

【处方来源】《中国药酒配方大全》

三、睾丸炎用药酒

🌿 山芝麻酒

【处方】

鲜山芝麻 25g　白酒 100ml

【制法】将上药洗净切碎，置砂锅中，加入白酒和清水各半，煎至数百沸，去渣备用。

【功能主治】解表清热，消肿解毒。用于睾丸炎。

【用法用量】口服：每日 1 剂，分 2 次服完。

【处方来源】《民间百病良方》

🌿 鸡嗉子花酒

【处方】

鸡嗉子花 30g　虎杖 15g　小木通 15g　白酒 500ml

【制法】将前 3 味洗净切碎，入布袋，置容器中，加入白酒，密封，浸泡 10 天后，过滤去渣，即成。

【功能主治】补中益气，清利湿热，解郁和中。用于睾丸肿大。

【用法用量】口服：每次服 10ml，日服 2 次。

【附记】《民间百病良方》

🌿 香楝酒

【处方】

南木香 12g　小茴香 12g　大茴香 12g　川楝子肉 12g　连须葱白 5 根　白酒 100ml

【制法】将前 4 味放入锅内一同炒至香，入葱白，用水 1 碗，冲火锅内，盖上盖煎至半碗时取出去渣，加白酒搅匀，再加食盐 1 茶匙，溶解后即得。

【功能主治】理气止痛，清肝泻火。用于单侧睾丸肿大，疼痛下坠连及小腹的疝气疼痛和小腹寒痛。

【用法用量】口服：趁热空腹，1次服完或分2次服。

【处方来源】《药酒汇编》

四、老年性遗尿用药酒

龙虱酒

【处方】

龙虱20g　白酒500ml

【制法】将上药拍碎，置容器中，加入白酒，加盖置文火上煮至沸，取下候冷，密封，浸泡21天后，过滤去渣，即成。

【功能主治】补肾，固精，活血。用于遗尿、夜尿增多。

【用法用量】口服：每次服10～20ml，每晚临睡前服1次。

【处方来源】《民间百病良方》

仙茅益智酒 II

【处方】

仙茅12g　怀山药12g　益智仁10g
白酒500ml

【制法】将前3味切成薄片，置容器中，加入白酒，密封，每日振摇1次，浸泡10天，过滤去渣即成。

【功能主治】温肾固摄。用于治疗遗尿、腰酸、畏寒怕冷等。

【用法用量】口服：每次服10～20ml，日服2次。

【注意事项】凡阴虚火旺者忌服。

【处方来源】《药酒汇编》

鸡肝肉桂酒

【处方】

雄鸡肝60g　肉桂30g　白酒750ml

【制法】将前2味切碎成片，置容器中，加入白酒，密封，经常摇动。浸泡7日后，过滤去渣，即成。残渣曝干研细末，随酒送服。

【功能主治】补肝肾，温阳止遗。用于治疗遗尿，遗精。

【用法用量】口服：每次服15～25ml，每晚临睡前服1次，并进服药末3～5g。

【处方来源】《药酒汇编》

茴香酒 I

【处方】

小茴香30g　桑螵蛸30g　菟丝子20g
白酒500ml

【制法】将前3味捣碎，入布袋，置容器中，加入白酒，密封。每日振摇数下，浸泡7天后，过滤去渣、备用。

【功能主治】补肾，温阳，止遗。用于治疗遗尿，兼有小腹不温、腰膝酸软等症。

【用法用量】口服：每次空腹服10～20ml，日服2次。

【处方来源】《药酒汇编》

益丝酒

【处方】

菟丝子30g　益智仁30g　白酒300ml

【制法】将前2味捣碎，置容器中，加入白酒。密封，每日振摇1次，浸泡7天，过滤去渣，即成。

【功能主治】温肾固摄。用于治疗遗尿、遗精。

【用法用量】口服：每次服15～30ml，日服2次。

【注意事项】阴虚火旺者忌服。

【处方来源】临床经验方

五、淋证用药酒

三黄参归酒

【处方】

黄芪8g 黄精8g 熟地8g 党参8g 杜仲8g 枸杞8g 川芎3g 红枣10g 何首乌5g 菟丝子5g 当归4g 白酒500ml

【制法】将前11味共为粗末或切成薄片，入布袋，置容器中，加入白酒，密封，浸泡14日后，过滤去渣，即成。

【功能主治】补气助阳，健脾益肾。用于疲乏无力，小便淋沥，腰膝背痛，动则气促等。

【用法用量】口服：每次服20~30ml，日服2次。

【处方来源】《药酒汇编》

干胶通淋酒

【处方】

干胶100g（炙） 白酒2L

【制法】上1味捣末，酒2L混合。

【功能主治】补益精血，利尿通淋。用于治疗劳淋。

【用法用量】口服：每次服30~60ml，日服3次。

【处方来源】唐·《外台秘要》

【附记】一方用鹿角胶。

车前草酒 I

【处方】

鲜车前草30g（干品15g） 黄酒100ml

【制法】黄酒煎服，去渣，待用。

【功能主治】清热，利湿，消胀。用于热淋，小腹胀满。

【用法用量】口服：每日1剂，分2次服。

【处方来源】《中国药酒配方大全》

【附记】或加陈皮、白糖各适量。湿热毒甚加龙胆草15g。

白沙利湿酒

【处方】

白沙500g 白酒500ml

【制法】白沙熬令极热，以酒淋取汁，备用。

【功能主治】清热，利湿。用于治诸种淋症。

【用法用量】口服：每次服20~30ml，日服2~3次。或任性饮服。

【处方来源】明·《普济方》

【附记】白沙是沙鱼的一种，又名鹿沙。

地榆木通酒

【处方】

生地榆50g 白茅根50g 木通30g 车前子30g 低度白酒500ml

【制法】将前4味切碎成片或捣碎，置容器中，加入白酒，密封，隔水煮30分钟，浸泡1~2宿，过滤去渣，即成。

【功能主治】凉血清热，利尿通淋。用于热淋、血淋，兼治血尿。

【用法用量】口服：每次服15~30ml，日服3次。

【注意事项】忌食油腻、油炸及辛辣之物。

【处方来源】临床经验方。

【附记】亦可水煎服，每日1剂，每次服20~40ml，1日3次。

皂角故纸酒

【处方】

皂角刺50g 破故纸50g 白酒500ml

【制法】上药切为细末，装瓶备用。

【功能主治】补肾，消肿，利湿。用于治小便淋沥、短赤疼痛。

【用法用量】口服：每次取药末 5g，用无灰酒 20ml 调服。

【处方来源】明·《普济方》

鸡眼草酒

【处方】

鸡眼草 30g　米酒 500ml

【制法】将上药洗净，切碎。放入砂锅中，加水适量和米酒，煎沸后，改用文火煎取 500ml。去渣，即成。

【功能主治】清热解毒，健脾利湿。用于热淋等。

【用法用量】口服：每次服 20 ~ 40ml，日服 2 次。

【处方来源】《药酒汇编》

茄叶酒

【处方】

茄子叶 20 ~ 30g　黄酒 100ml

【制法】将上药洗净，熏干研末，备用。

【功能主治】清热活血，消肿止痛。用于血淋疼痛。

【用法用量】口服：每次取药末 10g，用黄酒 50 ~ 60ml 煎沸，待温服之，每日服 2 次。

【处方来源】《药酒汇编》

南藤酒

【处方】

南藤 30g　白酒 500ml

【制法】将南藤洗净，切碎，置容器中，加入白酒，密封，浸泡 10 日后，过滤去渣，即成。

【功能主治】祛风除湿，抗衰老，强

腰膝。用于热淋，茎中痛，手术后疼痛。

【用法用量】口服：冬季服用。每次服 10 ~ 15ml，日服 2 次。

【处方来源】《民间百病良方》

眼子菜酒

【处方】

眼子菜 60g　米酒 20 ~ 40ml

【制法】将上药洗净，切碎，放入砂锅内，加水 450ml，煎至减半，去渣，加入米酒煮沸，即成。

【功能主治】清热解毒，渗湿利水。用于热淋。

【用法用量】口服：每次服 15 ~ 30ml，日服 2 次。

【处方来源】《民间百病良方》

慈竹酒

【处方】

慈竹心 6 ~ 9g　白酒 80ml

【制法】将上药洗净捣碎，放砂锅内，加入白酒，以文火煎至减半，去渣，即成。

【功能主治】清热解毒。用于淋浊症初起。

【用法用量】口服：每日 1 剂，分 2 次服。随制随服。

【处方来源】《民间百病良方》

腹水草酒

【处方】

腹水草 10 ~ 15g　白酒 20 ~ 30ml

【制法】将上药洗净、切碎，放入砂锅中，加水 50ml，煎数沸后，再加入白酒文火煎至减半，过滤去渣，待用。

【功能主治】行水散瘀，解毒消肿。用于淋病，白浊等。

【用法用量】口服：每日 1 剂，分 2 次服。随制随服。

【处方来源】《民间百病良方》

磨石通淋酒

【处方】

磨石 100g　白酒 250ml

【制法】用磨石烧赤热，投入酒中。

【功能主治】清利湿热，通淋排石。用于石淋。

【用法用量】口服：每次服 20 ~ 40ml，日服 2 次。

【处方来源】明·《普济方》

螺蛳酒

【处方】

螺蛳 250g　白酒 300ml

【制法】将上药洗净，连壳放入砂锅内炒热，以白酒浸之，然后用文火煎至 100ml。取食螺肉，仍以此药酒送服。

【功能主治】清热解毒，祛风利湿。用于五淋，白浊等。

【用法用量】口服：每日 1 剂，分 2 次服。

【处方来源】《民间百病良方》

六、癃闭（尿潴留）用药酒

竹叶酒 II

【处方】

淡竹叶 30 ~ 100g　白酒 500ml

【制法】将上药捣碎，入布袋，置容器中，加入白酒，密封，浸泡 3 日后，去渣即成。

【功能主治】清心火，除烦热，利小便。用于风热、心烦、小便不利。

【用法用量】口服：每次服 30 ~

50ml，每日 3 次。或不拘时，适量饮用。

【处方来源】明·《本草纲目》

【附记】本药酒中所用的淡竹叶，是禾本科多年生草本植物淡竹叶的茎叶，与古人所用的竹叶，在植物来源上有所区别，功效上也各有其特点。

明矾酒 I

【处方】

明矾（透明者佳）8g　白酒 1L

【制法】将白酒投入茶杯或碗内，投入明矾研磨 5 分钟，待用。

【功能主治】利小便。用于小便不通。

【用法用量】外用：用手指蘸矾酒，在患者脐部揉按约 15 分钟。如有酒量，也可同时口服 5 ~ 10ml。

【处方来源】《中国药酒配方大全》

【附记】内外合用，效果尤佳。

商陆酒 I

【处方】

商陆 24g　黄酒 250ml

【制法】将上药切薄片，入布袋，置容器中，加入黄酒，密封，浸泡 3 ~ 5 天后，去渣即成。

【功能主治】泻下利水，消肿散结。用于水肿胀满，大便秘结，小便不利等。

【用法用量】口服：每次服 20 ~ 40ml，日服 3 次。

【处方来源】《民间百病良方》

麻黄桔梗酒

【处方】

麻黄（去节）20g　桔梗 7g　黄酒 350ml

【制法】将前 2 味切碎，置砂锅中，

加入黄酒，用文火煎至 170ml，去渣即成。

【功能主治】发汗，宣肺，利水。用于小便不利、头面浮肿等症。

【用法用量】口服：徐徐温服，令出汗为度。

【处方来源】临床经验方

【附记】用治风水，效果亦佳。

酸浆草酒

【处方】

酸浆草（鲜品）500g　黄酒 100ml

【制法】将上药洗净，榨取自然汁，与等量黄酒调和即成。

【功能主治】清热解毒，利尿。用于小便不通、小腹气胀满闷。

【用法用量】口服：每次服 30 ~ 50ml，不应再服。

【处方来源】宋·《圣济总录》

【附记】验之临床，确有奇效。用治难产效果亦佳。

七、泌尿系结石用药酒

石韦酒

【处方】

石韦 30g　滑石 30g　冬葵子 30g　川金钱草 30g　海金砂 30g　甘草 6g　木通 6g　车前子 12g　瞿麦 12g　赤茯苓 12g　鸡内金 9g（研细末冲）　黄酒 1L

【制法】将前 10 味研为粗末或切成片，置砂锅中入黄酒以文火煎至 800ml，过滤去渣，冲入鸡内金，待用。

【功能主治】清利湿热，排石通淋。用于砂、石淋。

【用法用量】口服：每日 1 剂，分 3 次服完。

【处方来源】《中国药酒配方大全》

金钱草酒

【处方】

川金钱草 100g　海金砂 30g　黄酒 500ml

【制法】上药用黄酒以文火煎至 400ml，去渣，待用。

【功能主治】清利湿热，排石通淋。用于砂淋（输尿管、膀胱、尿道结石）。

【用法用量】口服：每日 1 剂，分 3 次服完。

【处方来源】《药酒汇编》

胡桃仁酒

【处方】

胡桃仁 200g　生鸡内金 100g　滑石 100g　冰糖（或白糖）120g　白酒 1L

【制法】先将胡桃仁，鸡内金放入香油（约 200ml）中炸酥，研末，连同药油、滑石、冰糖置容器中，加入白酒，密封，浸泡 3 ~ 5 日后开封取用。

【功能主治】清利通淋，润肠排石。用于泌尿系结石。

【用法用量】口服：每次用川金钱草 50g 煎水冲服药酒 15 ~ 30ml，日服 2 ~ 3 次。

【处方来源】《中国药酒配方大全》

消石酒

【处方】

川金钱草 150g　滑石 100g　生鸡内金 100g　元胡 90g　广郁金 100g　风化硝 100g　核桃仁 80g　白酒 5L

【制法】先将川金钱草水煎 2 次，取汁待用；再将后 6 味捣碎；置容器，加入白酒，密封，浸泡 5 ~ 10 日后，过滤去渣即得。或将生鸡内金研细末，过滤后

下篇

各类药酒

冲入。

【功能主治】清热利湿，消石排石，行气止痛。用于泌尿系结石，疼痛难忍。

【用法用量】口服：每次空腹服 20 ~ 30ml，日服 3 次。服时兑入金钱草水 50ml，冲淡饮服。

【注意事项】忌食油腻及辛辣食物。

【处方来源】《中国药酒配方大全》

猕猴桃酒

【处方】

猕猴桃 250g　白酒 1L

【制法】将上药去皮，置容器中，加入白酒，密封，每日振摇 1 次，浸泡 30 天后，去渣，备用。

【功能主治】清热养阴，利尿通淋。用于热病烦渴、热壅反胃，尿涩，尿道结石，黄疸，痔疮等。

【用法用量】口服：每次服 20 ~ 30ml，日服 2 次。

【处方来源】《药酒汇编》

八、臌胀用药酒

丹参酒方

【处方】

丹参 45g　白术 45g　鬼箭羽 45g　秦艽 30g　知母 30g（冬月不用）　赤茯苓 30g　猪苓 9g　海藻 9g　肉桂 9g　独活 9g　白酒 2.5L

【制法】将前 10 味切碎或切薄片，置容器中，加入白酒，密封，浸泡 5 ~ 7 天（急用者置热灰上一日便可用），过滤去渣，即成。

【功能主治】祛风湿，利小便，健脾活血。用于久患大腹病。其状四肢细，腹大、有小劳苦、足胫肿满、食则气急。

【用法用量】口服：每次服 10 ~ 15ml（饮酒少者，随意减之），日服 3 次。

【处方来源】宋·《圣济总录》

【附记】大腹病下利药不瘥宜用此药酒。

丹参箭羽酒

【处方】

丹参 25g　鬼箭羽 25g　白术 25g　独活 25g　秦艽 15g　猪苓 15g　知母 10g　海藻 10g　茯苓 10g　桂心 10g　酒 2L

【制法】以上 10 味切碎或切薄片入布袋，置容器中，加入白酒，密封，浸泡 5 日，过滤去渣，备用。

【功能主治】除风湿，利小便，消水谷。用于水肿腹大，四肢细，腹坚如石，小劳苦则胫肿，小饮食便气急。

【用法用量】口服：每于饭前随性饮服（一次不超过 50ml），日服 3 次。根据酒量渐渐增加。

【处方来源】唐·《千金要方》

石英消胀酒

【处方】

白石英 500g　白酒 2.5L

【制法】用白石英明净者，捶如大豆大，以瓷瓶盛，用好酒浸，以泥重封瓶口，以马粪及糠火烧之，常使酒小沸（六小时左右），即令住火。

【功能主治】治腹坚、腹胀满、古称"石水"。

【用法用量】口服：每次约 100ml，每日 3 次。温服，如不饮酒，即随性少食之。

【注意事项】《本草求真》："忌芥菜、蔓菁、芜荑、葵、荠苨。"《得配本草》："久服多服则元气下陷。"

【处方来源】明·《普济方》

【附记】石水：古病名，一指偏于下腹部的水肿，空腹如石，胁下胀痛，脉沉，但不喘，多因肝肾阴寒，水气凝聚下焦所致。二指单腹胀，《医门法律·胀病论》："凡有癥瘕、积块、痞块，即是胀病之根，日积月累，腹大如箕，腹大如瓮。是名单腹胀……仲景所谓有石水者，正指此也"。

白杨枝酒

【处方】

白杨东南枝（细剉）2500g　酒5L

【制法】将上药熬令黄，用酒5L，淋讫，以绢袋盛滓，还纳酒囊密封2夜。

【功能主治】活血，利水。用于腹胀满坚如石，积年不损者。

【用法用量】口服：每次约100ml，每日3次。

【处方来源】《中药大辞典》

牵牛酒

【处方】

干鸡矢（炒黄）100g　白酒300ml

【制法】上药用白酒煎至减半，滤汁，备用。

【功能主治】利水消胀。用于一切肚胀，四肢肿胀，不拘臌胀，气胀、湿胀、水胀等悉皆主之。

【用法用量】口服：1剂分3次取，少顷，腹中气大转动，利，即自下部皮皱消也。未尽，隔日再作。仍以田螺2枚，滚酒瀹食，后用白粥调理。

【处方来源】明·《本草纲目》

【附记】《本草纲目》曰："有峨眉一僧，用此药酒治人得效，其人牵牛来谢，故名"。

九、肾结核用药酒

马齿苋酒 I

【处方】

马齿苋1500g　黄酒1.5L

【制法】将马齿苋捣烂，置容器中，加入黄酒，密封，浸泡14小时后，过滤去渣，即成。

【功能主治】温肾补虚，活血化瘀。用于肾结核、白带等症。

【用法用量】口服：每次饭前服10～15ml，日服3次。如病人有饮酒习惯者可每服15～30ml。

【处方来源】《医学文选·祖传秘方验方集》

百部二子酒

【处方】

百部100g　菟丝子150g　车前子90g　杜仲50g　白茅根15g　白酒1L

【制法】将前5味加工捣碎或切薄片，置容器中，加入白酒，密封，浸泡7天后，过滤去渣，即成。

【功能主治】补肾壮腰，杀虫利水。用于肾结核。

【用法用量】口服：每次饭前温服15～30ml，日服2次。

【处方来源】临床经验方

十、水肿（肾炎）用药酒

二桑酒

【处方】

桑白皮100g　桑葚250g　糯米5000g　酒曲50g

【制法】将桑白皮切碎或切成薄片，

下篇　各类药酒

加水 10 公斤煎至一半，再入桑葚同煮至3500ml，糯米蒸饭，与药汁、酒曲（研末）拌匀，置容器中，如常法酿酒。酒熟后即可取用。

【功能主治】补虚泻实。用于肝肾不足、水热交阻的浮肿。这种浮肿病兼有头眩、耳鸣、小便不利等症。

【用法用量】口服：每次服 30～50ml，日服 2～3 次。或适量饮服。

【处方来源】宋·《普济本事方》

【附记】验之临床，连服效佳。

🌿 大生地酒

【处方】

大生地 120g　牛蒡根（去皮）120g　杉木节 50g　牛膝 50g　独活 30g　丹参30g　地骨皮 30g　火麻仁 60g　防风 20g　白酒 5L

【制法】将前 9 味捣碎或切成薄片，入布袋，置容器中，加入白酒，密封，浸泡 7 天后，过滤去渣，即成。

【功能主治】清热凉血，活血祛风，温经通络。用于足腰虚肿，烦热疼痛，行步困难。

【用法用量】口服：每于饭前随性饮服（约 1 次不超过 50ml），日服 3 次。

【处方来源】宋·《太平圣惠方》

🌿 大豆消肿酒

【处方】

大豆 500g　杏仁（去皮尖熬）500g　黄芪 100g　防风 150g　白术 250g　木防己 200g　茯苓 200g　麻黄（去节）200g　甘草（炙）200g　生姜 300g　清酒 10L

【制法】以上 10 味切，用水 3L 先煮豆取 1L，去滓，加入酒及药煮取 7L。

【功能主治】宣肺，健脾，利水。用于风水，举身肿满，短气欲绝。

【用法用量】分 7 次服，1 日 1 夜服尽，当下，小便极利。

【注意事项】忌大蒜、海藻、菘菜、桃李、雀肉等。

【处方来源】唐·《外台秘要》

【附记】方中大豆、黄芪、白术、茯苓、甘草、生姜，温中健脾利水；麻黄、杏仁、防风，宣肺通调水道。全方利中寓补，攻补兼顾，适宜于年迈体弱，心肺功能不佳引起的浮肿。

🌿 小芥子酒

【处方】

小芥子 500g　白酒 3L

【制法】上药捣末，绢袋盛，加入白酒，密封，浸之 7 日。

【功能主治】祛痰，利水。用于心腹胀满及膨胀。

【用法用量】口服：空腹温服，每次服 30～50ml，日服 2 次。

【处方来源】唐·《千金要方》

🌿 五加姜桂消肿酒

【处方】

五加皮 50g　猪椒根皮 100g　丹参50g　橘皮 50g　地骨皮 40g　干姜 40g　白术 40g　干地黄 25g　川芎 25g　制附子25g　桂心 20g　桔梗 20g　大枣 50 枚　甘草 15g　白酒 4L

【制法】以上 14 味药，切细，装入纱布袋内，扎紧袋口，将纱布药袋放入容器内，加入酒，密封，浸渍 1 星期即可。

【功能主治】补益正气，利水消肿。用于虚胀。

【用法用量】口服：每次服 30～50ml，日服 2 次。

【处方来源】唐·《备急千金要方》

【附记】虚胀：①脾肾阳虚者，主要表现为膨胀、纳呆、畏寒和面色苍白。②肝肾阴虚者，主要表现为腹胀、消瘦、面黑、尿赤、心烦、衄血、舌质红绛、脉细等。

芫花菟丝子酒

【处方】

芫花 1000g　菟丝子 1000g　白酒 5L

【制法】将前 2 味捣碎，置容器中，加入白酒，密封，浸泡 3～5 天后，过滤去渣，即成。

【功能主治】温阳补肾，利水消肿。用于卒肿、头面遍身皆肿。

【用法用量】口服：每次服 30～50ml，日服 2 次。

【处方来源】明·《普济方》

【附记】验之临床，凡肾虚水肿，用之皆效。《本草纲目》取菟丝子一味白酒量减半，余同上，效果亦佳。

皂荚酒

【处方】

皂荚（去皮炙令黄）300g　白酒 1.5L

【制法】将上药捣碎，用白酒浸透煎沸，密封浸泡 1～2 天后过滤去渣，即成。

【功能主治】利水消肿。用于全身水肿。

【用法用量】口服：每次服 30～50ml，日服 3 次。

【处方来源】晋·《肘后备急方》；唐·《千金要方》；明·《本草纲目》

【附记】皂荚的祛痰作用已经临床证实（比桔梗、前胡为差，持续时间较短），但其治水肿，历代很少论及，本方值得作进一步研究。

抽葫芦酒

【处方】

抽葫芦 300g　黄酒 1L

【制法】将上药入黄酒煮 1 小时，去渣即成。或将抽干葫芦，研为细末，备用。

【功能主治】利水消肿。用于腹大，全身肿。

【用法用量】口服：每次服 15～30ml，或服药末 9g，以黄酒 30ml 送服。日服 2 次。

【处方来源】清·《医林改错》

独活姜附酒

【处方】

独活 150g　制附子 150g　干姜 50g　白酒 750ml

【制法】将前 3 味粗碎或切成薄片，入布袋，置容器中，加入白酒，密封，浸泡 3～7 天，过滤去渣，备用。

【功能主治】温中散寒，祛风除湿，消肿止痛。用于风寒湿痹、脚气水肿、腰脊风寒、心腹冷痛等。

【用法用量】口服：每次服 10～20ml，日服 1～2 次。

【注意事项】关节或局部水肿者忌服。

【处方来源】《药酒汇编》

桃皮木通酒

【处方】

桃皮 1500g　木通 500g　糯米 2500g　酒曲 25g

【制法】先将桃皮用清水 15L 煎至 5L，一半渍木通，一半煮饭，按常法酿酒。待酒熟后，过滤去渣，即成。

【功能主治】利水消肿。用于水肿，水便不利等。

【用法用量】口服：每次服 50ml，日服 3 次。

【处方来源】《药酒汇编》

桃皮酒

【处方】

桃皮（削去上黑，取里黄皮）1500g
麦曲 20g　秫米 2000g

【制法】 上药用水 3L，煮桃皮成 1500ml，用汁渍麦曲，汁渍饭酿如酒法，热漉去滓。

【功能主治】 利水消肿。用于小便不利。

【用法用量】 每次 20ml，每日 3 次，耐酒者增加，以体内有热为佳。

【处方来源】 唐·《外台秘要》、明·《本草纲目》

【附记】 桃皮：又名桃茎白皮，为蔷薇科植物桃去掉栓皮的树皮，其味苦辛、性平无毒，能治水肿，痧气腹痛，肺热喘闷，痈疽、瘰疬、湿疮等。

海藻消肿酒

【处方】

海藻 150g　茯苓 150g　防风 150g
独活 150g　附子 150g　白术 150g　大黄 100g　鬼箭羽 100g　当归 100g　酒 20L

【制法】 将上 9 味药切碎或切成薄片，入布袋，置容器中，加入白酒，密封，浸泡 5 日，过滤去渣，即成。

【功能主治】 祛风除湿，健脾利水。用于游风行走无定，肿或如核，或如盆杯，或着腹背，或着臂，或着脚，悉主之。

【用法用量】 口服：初次服 30 ~ 50ml 逐渐增加，以瘥为度。

【处方来源】 唐·《千金要方》；明·《普济方》

海藻浸酒

【处方】

海藻 90g　赤茯苓 90g　防风 90g　独

活 90g　制附子 90g　白术 90g　鬼箭羽 60g　当归 60g　大黄（醋炒）120g　白酒 8L

【制法】 将前 9 味捣碎或切成薄片，入布袋，置容器中，加入白酒，密封，浸泡 5 ~ 7 天，过滤去渣，即成。

【功能主治】 补脾肾，祛风湿，活血散结，理气消肿。用于气肿、行走无定，或起如蚌，或大如瓯，或着腹背，或着臂脚。

【用法用量】 口服：每日空腹中午，临卧各服 1 次。初服 30ml，若麻立即减量，未利加至 40 ~ 50ml，以瘥为度。

【处方来源】 宋·《圣济总录》

【附记】 《普济方》方中前 6 味各用 60g，余同上。验之临床，屡用良效。

桑枝酒 II

【处方】

桑枝（连心皮，剉细）200g

【制法】 用水 8L，煮取 4L 汁，用 4L 米酿酒。

【功能主治】 利水消肿。用于治水肿和腹泻。不泻则腹满肿胀，泻则体力虚衰。

【用法用量】 口服：每次服 100ml，日服 3 次。

【处方来源】 唐·《外台秘要》

葶苈酒

【处方】

葶苈 500g　白酒 2.5L

【制法】 上 1 味，用酒浸 3 宿，过滤去渣，备用。

【功能主治】 利小便，治疗大腹水肿。

【用法用量】 口服：每次服 50ml，一日 2 次，以小便利为度。

【处方来源】 宋·《圣济总录》

🐾 雄鸭酒 I

【处方】

雄鸭（绿头雄者，退洗去杂候用）2000g 南苍术150g 防风50g 荆芥25g 砂仁15g 广木香15g 米仁150g 无灰陈酒2.5L

【制法】上药为末或切成薄片，酒拌装鸭内线缝，入瓷瓶，用无灰陈酒浸之，封口入锅重汤煮四炷香，去药渣。

【功能主治】祛风健脾，利水消肿。用于肿胀。

【用法用量】热服，分八九次服完，以矢气为验。

【注意事项】忌一切盐味、气恼、生冷百日。

【处方来源】《珍本医书集成》

🐾 黑豆浸酒

【处方】

黑豆1000g（炒黑） 白花蛇（酒浸炙微黄）250g 火麻仁（蒸熟）2000g 五加皮250g 苍耳子（炒微黄）250g 牛蒡子（略炒微黄）1000g 白酒30L

【制法】将前6味捣碎或切成薄片，入布袋，置瓷瓶中，加入白酒，密封，浸泡7日后，过滤去渣，即成。

【功能主治】祛风宣肺，润肠消肿胀。用于风肿（风水）。

【用法用量】口服：每次食前温服15～30ml，日服3次。

【注意事项】阴水忌服。

【处方来源】明·《普济方》

🐾 蒲黄大豆酒

【处方】

蒲黄500g 小豆500g 大豆500g 清酒4L

【制法】上药以清酒煮取300ml，去滓，备用。

【功能主治】发表，利水，活血。用于因风虚水气病者通身肿，赤身暴肿。

【用法用量】口服：分3次服完。

【处方来源】唐·《千金翼方》

🐾 鲜桑葚酒

【处方】

鲜桑葚100g 白酒500ml

【制法】将鲜桑葚洗净、捣汁装入纱布袋内，扎紧袋口，将纱布药袋放入酒瓶中，加入白酒，封口浸泡3日即成。

【功能主治】补肾阴，利水消肿。用于治水热内阻而引起的水肿，下肢浮肿，小便不利，关节作痛，耳鸣、目眩、口渴，头发白等症。

【用法用量】口服：每次服30～50ml，日服3次。

【处方来源】明·《本草纲目》；《大众药膳》

十一、小便频数用药酒

🐾 鸡肠酒

【处方】

鸡肠1具 黄酒100ml

【制法】将鸡肠洗净，切碎，入锅炒，以酒炖并椒葱5味，如常法炒菜，备用。

【功能主治】补虚固精。用于小便频数。

【用法用量】口服：5次顿食，每日1次。

【处方来源】《老老余编》

【附记】本方当食疗方，常服效佳。

下篇 各类药酒

🌿 茱萸益智酒

【处方】

吴茱萸 30g　肉桂末 20g　益智仁 50g
白酒 500ml

【制法】将前 3 味切片，入布袋，置
容器中，加入白酒，密封，浸泡 7 日后，
过滤去渣，即成。

【功能主治】温肾固摄。用于小便频
数、兼治遗尿。

【用法用量】口服：每次服 15 ~
30ml，日服 2 ~ 3 次。同时将药袋敷于脐
部，并包扎固定。

【处方来源】临床经验方

第五节　神经、运动系统疾病用药酒

一、癫痫用药酒

🌿 一味丹参酒

【处方】

丹参 1500g　烧酒 3L

【制法】将上药与烧酒置入容器中，
密封浸泡 14 日后即可。

【功能主治】温经活血，通络止痛。
用于癫痫，外伤性癫痫尤宜。

【用法用量】口服：每次服 1 匙，日
服 3 次。分 3 个月服完 1 剂。

【处方来源】《民间百病良方》

🌿 丹参酒 I

【处方】

丹参 200g　菖蒲 50g　酸枣仁（炒）
50g　法半夏 15g　50° 白酒 1.5L

【制法】将前 4 味切碎，置容器中，
加入白酒，密封，浸泡 14 天后，过滤去
渣，压榨药渣取汁，合并浸液，再滤过澄
清，即成。

【功能主治】活血通络，安神通窍。
用于癫痫、神经衰弱、脑震荡后遗症、头
痛失眠等多种神经系统疾病。

【用法用量】口服：每次服 20ml，日
服 2 次。

【处方来源】临床经验方。

🌿 丹砂酒

【处方】

丹砂（成块者）15g　麝香 6g（另研
后入）　白酒 300ml

【制法】将丹砂研成细末或切成薄
片，同麝香同研和匀，置瓷瓶内，加入白
酒，以慢火煨之，时用银针搅令热，
备用。

【功能主治】清心泻火，芳香开
窍。用于心神不定，如登高临险、言
语不避亲疏、时时自笑、高声叫呼、
举止无常、大便秘、小便赤、解衣露
体、不能安处。

【用法用量】口服：每服随病人平时
饮酒多少，令全醉。候病人睡着，再用厚
衣被盖之，令汗出。

【处方来源】宋·《圣济总录》

【附记】若病人不能多饮，只用丹砂
0.3g，麝香 1.5g，白酒 100ml，制如前法，
时时饮之。

乌鸦酒

【处方】 乌鸦 1 只　米酒 1.5L

【制法】 先取出乌鸦胆留用。将乌鸦去毛及内脏，与米酒共置入容器中，密封浸泡 20 日后可滤出酒服用。药渣可再加米酒继续浸泡。

【功能主治】 祛风定痫，滋养补虚。用于癫痫。

【用法用量】 口服：乌鸦胆可另用 100ml 米酒冲服。每日服乌鸦酒 2 次，每次服 100ml。不会饮酒者，可减量。

【处方来源】《动物药验方集成》

【附记】 儿童不会饮酒，可将乌鸦胆浸入酒一会儿，取出用开水冲服；乌鸦酒亦可蒸出酒味后服用。

芫青酒

【处方】 芫青 10g　制巴豆 10g　斑蝥（去翅足）10g　制附子 30g　踯躅 30g　细辛 30g　乌头 30g　干姜 30g　桂心 30g　蜀椒 30g　天雄 30g　大黄 30g　38°白酒 3L

【制法】 将前 12 味捣碎，置容器中，加入白酒，密封，浸泡 10 天后，过滤去渣，即成。

【功能主治】 温肾散寒，搜风通络，通便泻火。用于百病风邪狂走、小脓肿、瘰瘤霍乱、中恶飞尸遁注、暴症伤寒、中风湿冷、头痛身重诸病、寒热风虚及头风等症。

【用法用量】 口服：每次服 5～15ml，以知为度，日服 2 次。若服后口苦烦闷，可饮水 1L 解之。

【处方来源】 唐·《千金要方》

除痫酒

【处方】 天麻 72g　淡全虫 60g　炙甘草 60g　石菖蒲 60g　当归 150g　胆南星 21g　白酒 2L

【制法】 将前 6 味捣为粗末或切成薄片，置容器中，加入白酒，密封，浸泡 7 日后，过滤去渣，即成。

【功能主治】 祛风活血，化痰止痉，清心开窍。用于癫痫。

【用法用量】 口服：每次空腹服 20～40ml，日服 3 次。

【处方来源】 临床经验方。

菖蒲芩夏酒

【处方】 黄芩 15g　半夏 12g　柴胡 9g　青皮 9g　枳壳 9g　竹茹 9g　龙胆草 9g　栀子 9g　菖蒲 9g　天竺黄 9g　远志 6g　制南星 6g　珍珠母 30g　磁石 30g　黄酒 2L

【制法】 将前 12 味切碎，置容器中，加入黄酒，密封，隔水煮沸，再浸渍二宿，过滤去渣，加入水煎液（将珍珠母、磁石加水煎 2 次，每次煎 1～2 小时。两次煎液合并浓缩至 150ml）拌匀，即成。

【功能主治】 除痰降火。用于癫狂（痰火狂乱型）。

【用法用量】 口服：每次空入服 40～60ml，日服 3 次。

【处方来源】《中医内科新论》

【附记】 本方系笔者根据《中医内科新论》除痰降火方，改水浸为水煎，酒煮加渍法而成。验之临床，效果尤佳。服酒时，若能上午 1 次加礞石滚痰丸 10g 以酒送服，尤效。

二、面瘫（颜面神经麻痹）用药酒

定风酒Ⅲ

【处方】

天门冬20g　牛膝15g　川桂枝15g 麦门冬25g　生地25g　熟地25g　川芎 25g　秦艽25g　五加皮25g　蜂蜜500g 红砂糖500g　米醋500ml　白酒1L

【制法】先将白酒和蜂蜜、红糖、陈米醋置容器中，搅匀，再将前9味研成粗末或切成薄片，入布袋，入容器中，用豆腐皮封口，压上大砖，隔水蒸煮3小时，取出埋入地下土中，浸泡7天后，过滤去渣，取用。

【功能主治】滋补肝肾，养血熄风，强壮筋骨。用于平素头晕、头痛；耳鸣目眩、少寐多梦、突然发生口眼歪斜、舌强语謇，或手足重滞，甚则半身不遂等症。可用于面瘫、中风后遗症。

【用法用量】口服：每次服30～40ml，每日早、晚各服1次。

【处方来源】《随息居饮食谱》

牵正独活酒

【处方】

独活50g　制白附子10g　大豆（紧小者佳）200g　白酒1L

【制法】将前3味研碎或切成薄片，置容器中，加入白酒，密封，隔水煮1小时，或用酒煮至数沸后过滤去渣，备用。

【功能主治】祛风通络。用于面瘫（口眼歪斜）。

【用法用量】口服：每次服10～15ml，日服3次，或早、晚随量取之。

【处方来源】《药酒验方选》

牵正酒

【处方】

独活50g　僵蚕15g　制白附子10g 全蝎10g　大豆100g　白酒（清酒）1L

【制法】将前5味粗碎或切成薄片，置容器中，加入白酒，密封，浸泡3～5天，或用白酒入药煎数沸。过滤去渣，即成。

【功能主治】祛风止痉，化痰通络。用于口眼歪斜。

【用法用量】口服：每次服10～15ml，日服3次（临睡1次）。

【处方来源】《药酒汇编》

蚕沙酒

【处方】

制白附子50g　晚蚕沙50g　川芎30g 白酒500ml

【制法】将前3味捣碎，入布袋，置容器中，加入白酒，密封浸泡5～7天后，过滤去渣，即成。

【功能主治】祛风化痰，活血通络。用于面瘫（口眼歪斜）。

【用法用量】口服：每次服10～11ml，日服3次。

【注意事项】服药期间避风，忌食生冷及一切刺激性食物。

【处方来源】临床经验方

常春藤酒

【处方】

常春藤（三角风）15g　白风藤15g 钩藤10g　白酒500ml

【制法】将前3味切碎，置容器中，加入白酒，密封，浸泡10～20天后，过滤去渣，即成。

【功能主治】祛风止痉。用于口眼歪

斜（面瘫）。

【用法用量】口服：每次服 10 ~ 20ml，日服 2 次。

【处方来源】《贵阳民间草药》

🌿 熄风止痉酒

【处方】

天麻 15g　钩藤 15g　羌活 10g　防风 10g　黑豆（炒）30g　黄酒（或米酒）200ml

【制法】将前 5 味研为粉末或切成薄片，置容器中，加入黄酒，密封，置火上候沸即止。过滤去渣，候温，备用。

【功能主治】熄风止痉。用于面瘫，并治中风口噤，四肢强直、角弓反张，肌肤麻木不仁。

【用法用量】口服：每日 1 剂，分 2 次服或徐徐灌服。

【处方来源】《民间百病良方》

三、神经衰弱用药酒

🌿 人头七酒

【处方】

人头七 50g（即人参果）　白酒 500ml

【制法】将上药置容器中，加入白酒，密封，浸泡 10 ~ 15 日后，即可取用。

【功能主治】益气安神。用于神经衰弱、头昏、失眠、肾虚所致的须发早白，不思饮食，烦躁不渴，月经不调。

【用法用量】口服：每次服 10 ~ 20ml，日服 2 次。

【处方来源】《陕甘宁青中草药选》

🌿 天麻补酒

【处方】

天麻 30g　人参 15g　三七 10g　杜仲

20g　白酒 1L

【制法】将上药研为粗末或切成薄片，纱布袋装，扎口，白酒浸泡。7 日后取出药袋，压榨取液，并将药液与药酒混合，静置，过滤后即可饮用。

【功能主治】益气补肾，祛风活血。用于神经衰弱、身体虚弱、身倦乏力、头晕目眩，或肢体麻木、筋骨挛痛等。

【用法用量】口服：每次服 10 ~ 20ml，日服 1 ~ 2 次。

【处方来源】《民间百病良方》

🌿 五味子酒

【处方】

五味子 50g　白酒 500ml

【制法】将上药洗净、置容器中，加入白酒，密封，每日振摇 1 次，浸泡 15 天后即可取用。

【功能主治】镇静，强壮，安神。用于神经衰弱、失眠、头晕、心悸、健忘、烦躁等。

【用法用量】口服：每次服 3 ~ 5ml，日服 3 次。

【处方来源】《药膳食谱集锦》；《中药制剂汇编》

【附记】本方用五味子藤 20g，40% 乙醇，用冷浸法，制成 100ml，余同上。验之临床。效果均佳。

🌿 手掌参酒

【处方】

手掌参 15g　党参 15g　黄精 30g　白酒 500ml

【制法】将前 3 味切碎，置容器中，加入白酒，密封，浸泡 30 天后即可取用。

【功能主治】益气，壮阳，安神。用于身体虚弱、神经衰弱、阳痿、久泻。

【用法用量】口服：每次服 10 ~

20ml，日服 2 次。

【处方来源】《陕甘宁青中草药选》

白人参酒

【处方】

白人参 30g　白酒 500ml

【制法】将上药切片置容器中，加入白酒，密封，每日振摇 1 次，浸泡 7 天即可取用。

【功能主治】大补元气，补脾益肺，生津固脱，安神益智。用于久病气虚、食欲不振、自汗乏力、自汗口渴、神经衰弱、疲倦心悸、阳痿等症。

【用法用量】口服：每次服 10ml，日服 2 次。

【处方来源】《药酒汇编》

【附记】验之临床，连服效佳。

安神酒 II

【处方】

黄精 125g　肉苁蓉 125g　50° 白酒 2L

【制法】将前 2 味捣碎或切成薄片，置容器中，加入白酒，按冷浸法制成药酒 1L。

【功能主治】壮阳补肾。用于神经衰弱。

【用法用量】口服：每次服 5～10ml，日服 3 次。

【处方来源】《中药制剂汇编》

合欢皮酒

【处方】

合欢皮 100g　黄酒 500ml

【制法】将上药切碎，置容器中，加入黄酒，密封，每日振摇 1 次，浸泡 14 天后，过滤去渣，即成。

【功能主治】安神健脑，止痛消肿。

用于神经衰弱、失眠头痛、跌打损伤、伤口痛等。

【用法用量】口服：每次服 20ml，日服 2 次。

【处方来源】《民间百病良方》

定志酒 II

【处方】

远志 40g　菖蒲 40g　人参 30g　茯神 20g　柏子仁 20g　朱砂 10g　白酒 1.5L

【制法】先将朱砂研细末，前 5 味加工捣碎，同入布袋。置容器中，加白酒，密封，每日振摇数次，浸泡 14 天后，过滤去渣，即成。或朱砂后入。

【功能主治】补心安神，养肝明目。用于神经衰弱、食欲不振、体倦乏力等症。

【用法用量】口服：每次空腹服 15ml，日服 2 次。

【附记】引自《临床验方集》。验之临床，每收良效。

复方丹参酊

【处方】

丹参 30g　合欢皮 30g　五味子 30g　白酒 500ml

【制法】将前 3 味研为粉末，置容器中，加入白酒 250ml 浸没药材，搅拌后盖严，浸泡 14 天后，过滤。药渣再加白酒 250ml 浸没药材，浸泡 7 天，过滤。两次滤液合并，静置 24 小时，过滤，并加蒸馏水 1 倍混匀。分装即得。

【功能主治】养血安神。用于神经衰弱。

【用法用量】口服：每次服 5～10ml，日服 1～3 次。

【处方来源】《北京市中草药制剂选编》

缬草酒

【处方】

缬草50g　五味子50g　白酒500ml

【制法】将前2味捣碎，置容器中。加入白酒密封，浸泡10天后，过滤去渣，即成。

【功能主治】安神理气。用于神经衰弱、失眠多梦等。

【用法用量】口服：每次服5～10ml，日服3次。

【处方来源】《药酒汇编》；《陕甘宁青中草药选》

【附记】本方去五味子，白酒250ml，余同上。治神经衰弱、心悸、效佳。

四、失眠用药酒

人参三七酒

【处方】

人参2g　三七6g　川芎6g　当归20g　黄芪20g　五加皮12g　白术12g　甘草4g　五味子8g　茯苓8g　白酒1L

【制法】将前10味捣碎或切成薄片。置容器中，加入白酒，密封，浸泡15天后，过滤去渣，即成。

【功能主治】补益气血，养心安神。用于劳倦过度、久病虚弱、失眠多梦、食欲不振、倦怠乏力等症。

【用法用量】口服：每次服20ml，日服2次。

【处方来源】《药酒汇编》

人参远志酒

【处方】

人参16g　当归10g　远志6g　桂圆肉8g　酸枣仁4g　冰糖20g　白酒600ml

【制法】将前6味捣碎或切成薄片，入布袋，置容器中，加入白酒，密封，浸泡14天后，过滤去渣即成。

【功能主治】补气血，安心神。用于倦怠乏力、面色不华、食欲不振、惊悸不安、失眠健忘、虚烦头晕等症。

【用法用量】口服：每次服10～15ml，日服2次。

【处方来源】《药酒汇编》

万寿药酒Ⅱ

【处方】

红枣60g　当归6g　川郁金13g　石菖蒲13g　五加皮13g　陈皮13g　麦门冬13g　牛膝13g　红花1.5g　白酒700ml

【制法】将前9味切碎，入布袋，置容器中，加入白酒，密封，隔水煮2小时，取出待冷后，埋入地下5天以去火毒。过滤去渣，即成。

【功能主治】补脾胃，益气血，安心神。用于体质虚弱、劳倦过度、形体消瘦、健忘失眠、食欲不振等症。

【用法用量】口服：每次服20ml，日服2次。

【处方来源】《药酒汇编》

山药茱萸酒

【处方】

怀山药100g　山茱萸30g　五味子10g　人参10g　白酒1L

【制法】将前4味捣碎或切成薄片，置容器中，加入白酒，密封，浸泡15日后，过滤去渣，即成。

【功能主治】益精髓，健脾胃。用于体质虚弱，头晕目眩，心悸怔忡，失眠多梦，遗精，早泄，盗汗等症。

【用法用量】口服：每次服15～

20ml，日服 2 次。

【处方来源】《药酒汇编》

地黄酒 V

【处方】

熟地黄 240g　枸杞 120g　何首乌 120g　薏苡仁 120g　当归 90g　白檀香 9g（或沉香末 3g）　龙眼肉 90g　白酒 10L

【制法】将前 7 味捣碎或切成薄片，入布袋，置容器中，加入白酒，密封浸泡 10 天后，过滤去渣，即成。

【功能主治】滋阴养血，理气安神。用于失眠症。其表现是经常性的睡眠困难，该入睡时难以入睡，或睡中易醒，醒后无清晰感、精神不振。有的甚至通宵不能入睡。

【用法用量】口服：每晚临睡前温服 30ml，不宜多饮。

【处方来源】清·《惠直堂经验方》

百益长寿酒

【处方】

党参 4.5g　生地 4.5g　茯苓 4.5g　白芍 3g　白术 3g　红曲 3g　当归 3g　川芎 1.5g　木樨花 25g　桂圆肉 12g　冰糖 75g　白酒 750ml

【制法】将前 10 味研成粗末或切成薄片，入布袋，置容器中，加入白酒，密封，浸泡 6 天后，过滤去渣，加入冰糖，溶解后，即可取用。

【功能主治】益气健脾，补血养心。用于心脾两虚、气血不足之乏力少气、食少脘满、失眠、面色不华、气虚血弱等症。

【用法用量】口服：每次服 15～30ml，日服 3 次，或不拘时，随量饮用。

【处方来源】《药酒汇编》

壮身酒

【处方】

黄精 50g　何首乌 25g　枸杞 25g　酸枣仁 25g　白酒 500ml

【制法】将前 4 味切成薄片，置容器中，加入白酒，密封，浸泡 60 天后，过滤去渣，即成。

【功能主治】补肝肾，健脾胃，养阴血，理虚损。用于头晕失眠、食欲不振、腰膝酸痛、体衰乏力等症。

【用法用量】口服：每次服 25ml，日服 2 次。

【处方来源】《药酒汇编》

补心酒 III

【处方】

麦冬 30g　生地 22g　柏子仁 15g　桂圆肉 15g　当归 15g　白茯苓 15g　白酒 1L

【制法】将前 6 味切碎，入布袋，置容器中，加入白酒，密封，浸泡 7 天后，过滤去渣，即成。

【功能主治】滋阴安神。用于心悸失眠、精神疲倦等症。

【用法用量】口服：每次服 10～15ml，日服 2 次。

【处方来源】《药酒汇编》

鸡睾桂圆酒

【处方】

鸡睾丸 2 副　桂圆肉 100g　白酒 500ml

【制法】先将鸡睾丸蒸热后剖开，晾干。与桂圆肉同置容器中，加入白酒，密封，浸泡 90 天后，过滤去渣，即成。残渣另食用。

【功能主治】温补肾阳，养心安神。用于阳虚畏寒、腰膝酸软、肢体冷痛、失眠等症。

【用法用量】口服每次服 10 ~ 15ml，日服 2 次。

【处方来源】《民间百病良方》

枸杞药酒 Ⅰ

【处方】

枸杞 250g 熟地黄 50g 黄精（蒸）50g 百合 25g 制远志 25g 白酒 5L 白糖 500g

【制法】将前 5 味研成粗末或切成薄片，入布袋，置容器中，加入白酒，加盖隔水蒸至沸腾，倾入缸中，密封，浸泡 30 ~ 40 天后，每日搅拌 1 次。至时取出药袋，再将布袋压榨取汁入缸，加入白糖，搅拌，静置数日，过滤去渣，即成。

【功能主治】滋肾益肝。用于肝肾不足、失眠、虚劳羸瘦、腰膝酸软等症。

【用法用量】口服：每次服 10 ~ 15ml，日服 2 次。

【处方来源】《药酒汇编》

【附记】又方取枸杞 120g，白酒 1L，密封浸泡 7 ~ 15 天后即成。用治肝肾精亏所致的失眠多梦、眩晕、腰膝酸软、舌红少津及目疾、迎风流泪、遗精、早衰等症。余同上。效佳。

养心安神酒

【处方】

枸杞 45g 酸枣仁 30g 五味子 25g 香橼 20g 制何首乌 18g 红枣 15 枚 白酒 1L

【制法】将前 6 味粗碎，入布袋，置容器中，加入白酒，密封，浸泡 7 天后，过滤去渣，即成。

【功能主治】养心和血，养肝安神。用于失眠多梦、头晕目眩。

【用法用量】口服：每晚临睡前服 20 ~ 30ml。

【处方来源】《药酒汇编》

养血安神酒

【处方】

丹参 50g 酸枣仁 50g 五味子 30g 白酒 1L

【制法】将前 3 味捣碎或切成薄片，置容器中，加入白酒，密封，浸泡 7 天后，过滤去渣，即成。

【功能主治】养血安神。用于失眠、多梦、心悸等症。

【用法用量】口服：每次服 10 ~ 20ml，日服 2 次。

【处方来源】临床经验方

养神酒 Ⅱ

【处方】

桂圆肉 125g 熟地黄 45g 枸杞 30g 白茯苓 30g 怀山药 30g 莲子肉 30g 当归身 30g 五味子 15g 酸枣仁 15g 薏苡仁 15g 续断 15g 麦冬 15g 木香 7.5g 大茴香 7.5g 丁香 3g 白酒 5L

【制法】将前 15 味研细末，同入布袋，置容器中，加入白酒，密封，隔水加热至药材浸透，取出，浸泡 7 天后，过滤去渣，即成。

【功能主治】补益心脾。用于心悸失眠、神志不安、气怯血弱等。

【用法用量】口服：每次服 15 ~ 20ml，日服 2 次。

【处方来源】《药酒汇编》

桑葚桂圆酒

【处方】

桑葚 20g 桂圆肉 20g 莲子肉 15g 白酒 500ml

【制法】将上药置容器中，加入白酒，密封，浸泡7天后即可取用。

【功能主治】滋阴养血安神。用于心悸失眠、体弱少力、耳聋目眩等症。

【用法用量】口服：每次服20ml，日服3次。

【注意事项】凡大便稀溏者忌服。

【处方来源】临床经验方

菊花首乌酒

【处方】

甘菊花200g　制何首乌100g　当归50g　枸杞子50g　大米300g　酒曲12g

【制法】将前4味药入锅中，加足量水煎汁，用纱布过滤取汁待用。再将大米煮半熟沥干，和药汁混匀蒸熟，再拌酒曲适量，装入瓷缸中，四周用棉花或稻壳保温发酵，直到发出甜味，酒熟去渣，取用。

【功能主治】养肝肾，益精血，抗早衰。用于肝肾不足所致的头晕失眠、目视眼花、须发早白、腰膝酸软等症。

【用法用量】口服：每次20ml，每日早、晚饭时服用。

【处方来源】《大众药膳》

五、痿症用药酒

当归酒Ⅲ

【处方】

当归100g　鸡血藤50g　川红花5g白酒1L

【制法】将前2味切碎，与红花同置容器中，加入白酒，密封，浸泡10～14天后，过滤去渣，即成。

【功能主治】活血通络。用于筋骨痿弱、疼痛及妇女月经不调。

【用法用量】口服：每次服15～25ml，日服2次。

【处方来源】临床经验方。

杜仲独活酒

【处方】

制杜仲50g　淫羊藿20g　独活15g怀牛膝15g　制附子15g　白酒1L

【制法】将前5味捣成粉末或切成薄片，入布袋，置容器中，加入白酒，密封，每日振摇数下，浸泡14天后，过滤去渣，即成。

【功能主治】温补肝肾，强壮筋骨，祛风除湿。用于足膝无力、筋骨疲软、腰腹冷痛，以及周身骨节疼痛。

【用法用量】口服：每次服10～20ml，日服3次。

【处方来源】《药酒汇编》

枸杞根酒

【处方】

枸杞根250g　白酒1L

【制法】将上药切碎或切成薄片，入布袋，置容器中，加入白酒，密封，浸泡7天后，过滤去渣，即成。

【功能主治】舒筋柔肝。用于脚膝瘦弱、体内久积风毒、肩膊胸背疼痛、妇女产后头晕目眩。

【用法用量】口服：不拘时，每次温服15ml，渐加至20ml。酒尽后再添酒，味薄即止。

【处方来源】《百病中医药酒疗法》

秦艽酒Ⅲ

【处方】

秦艽90g　牛膝90g　制附子90g　桂心90g　五加皮90g　天门冬90g　巴戟天60g　杜仲60g　石楠60g　细辛60g　薏

苡仁 30g　白酒 8L

【制法】将前 11 味捣碎或切成薄片，置容器中，加入白酒，密封，浸泡 7 日后，过滤去渣，即成。

【功能主治】祛风除湿，温补肝肾，强壮筋骨。用于四肢风，手臂不收，腰腿痛弱，或有拘急挛缩，屈指偏枯，萎臂不仁，顽痹者悉主之。

【用法用量】口服：每次温服 30ml，渐加至 50～60ml，日 3 夜 1 服，常令酒气相续，勿醉。

【处方来源】唐·《备急千金要方》

🌿 海桐皮酒 Ⅳ

【处方】

海桐皮 60g　牛膝 60g　五加皮 60g　独活 60g　防风 60g　杜仲（炒）60g　枳壳 60g　生地黄 75g　白术 30g　薏苡仁 30g　白酒 1.5L

【制法】将前 10 味细切，入布袋，置容器中，加入白酒，密封，浸泡 7～14 天后，过滤去渣，即成。

【功能主治】祛风除湿，补肾壮骨。用于湿痹。手足痿软、筋脉挛急、肢节痛无力、不能行走。

【用法用量】口服：每次服 10ml，日 3 夜 1，常令酒气熏熏，百日步履如故。

【处方来源】明·《普济方》

🌿 黄芪酒 Ⅲ

【处方】

黄芪 90g　乌头 90g　附子 90g　干姜 90g　秦艽 90g　蜀椒 90g　川芎 90g　独活 90g　白术 90g　牛膝 90g　肉苁蓉 90g　细辛 90g　甘草 90g　葛根 75g　当归 75g　石菖蒲 75g　山茱萸 60g　桂心 60g　钟乳 60g　柏子仁 60g　天雄 60g　石斛 60g　防风 60g　大黄 30g　石楠 30g　白酒 20L

【制法】将前 25 味细切，置容器中，加入白酒，密封，浸泡 7～10 天后，过滤去渣，即成。

【功能主治】祛风湿，补肝肾，和血脉，壮筋骨。用于风虚脚疼、疲弱气闷、不能收摄。

【用法用量】口服：每次初服 10ml，不知可渐加至 50ml，日服 3 次。

【处方来源】唐·《备急千金要方》

🌿 菖蒲酒 Ⅰ

【处方】

石菖蒲 100g　制杜仲 30g　牛膝 20g　白酒 1.5L

【制法】将前 3 味切碎，置容器中，加入白酒，密封，浸泡 7 天后，过滤去渣，即成。

【功能主治】通血脉，调营卫，壮筋骨。用于三十六风十二痹、骨痿。

【用法用量】口服：每次温服 10～20ml，日服 3 次。其药渣，晒干研细末，每用酒送服 3g 尤妙。

【处方来源】临床经验方

【附记】《本草纲目》治此症用一味菖蒲浸酒服之。后世据此化裁使用，录供参考：①石菖蒲 50g、白酒 500ml。浸泡 7 日后即可取用。每服 20～30ml，日服 2～3 次。余同上。②菖蒲 1000g、酒曲适量。将菖蒲入锅内加水 5L 煎至 3500ml，出锅待冷，投酒曲（压细）入汁内搅匀，入坛内密封，保温，令发酵，10 日后可服用。每服 20～30ml，日服 2～3 次。亦可视酒量酌饮。

六、胁痛用药酒

🌿 良附酒

【处方】

高良姜 50g（寒凝者倍量）　制香附 50g（气滞者倍量）　延胡索 20g　白

酒 1L

【制法】将前 3 味切碎，置容器中，加入白酒，密封，浸泡 7 天后，过滤去渣，即成。

【功能主治】散寒，理气，止痛。用于胁痛、兼治胃脘痛。

【用法用量】口服：每次服 10 ～ 20ml，日服 2 次。

【处方来源】临床经验方。

吴萸桃仁酒

【处方】

吴茱萸 9g　桃仁 9g　葱白 3 根　白酒 80ml

【制法】将吴茱萸炒焦，桃仁去皮尖，共研细末，葱白煨热，白酒煎 5 ～ 10 分钟，去渣，即成。

【功能主治】温通血脉。用于肝脾不和、胁肋疼痛难忍等。

【用法用量】口服：每日 1 剂，分 2 次温服。

【处方来源】《药酒汇编》

佛手露酒 II

【处方】

佛手 120g　五加皮 30g　青皮 12g　木瓜 12g　小山栀 15g　广陈皮 15g　高良姜 9g　砂仁 9g　肉桂 9g　当归 18g　木香 6g　公丁香 6g　白酒 10L　冰糖 1500g

【制法】将前 12 味捣碎，入布袋，置容器中，加入白酒，密封，用文火加热 30 分钟，过滤去渣，加入冰糖，待溶化后，贮瓶备用。

【功能主治】疏肝理气，和脾温胃。用于肝郁气滞、脾胃不和、胸胁满闷心烦、气逆欲呕、食欲不振、胃脘胀痛等症。

【用法用量】口服：每次服 20 ～

30ml，每日 3 次。

【注意事项】孕妇忌服。

【处方来源】《全国中药成药处方集》

香附归芍酒

【处方】

制香附 30g　当归 15g　赤芍 9g　川红花 9g　川芎 6g　炙甘草 6g　柴胡 6g　低度白酒 250ml 或黄酒 500ml

【制法】将前 7 味切碎，置容器中，加入白酒，密封浸泡 7 天后，过滤去渣，即成。或隔水煮沸后，静置 1 宿后即可。

【功能主治】活血化瘀，理气止痛。用于胁痛，兼治胸胁痛。

【用法用量】口服：每次服 15 ～ 30ml（黄酒倍多），日服 2 次。

【处方来源】临床经验方。

【附记】胸胁痛加枳壳 9g。

七、腰痛用药酒

川乌杜仲酒

【处方】

杜仲 40g　羌活 40g　制附子 40g　草薢 40g　五加皮 40g　川续断 40g　防风 40g　制川乌 30g　地骨皮 30g　肉桂 30g　川芎 30g　秦艽 30g　石斛 30g　桔梗 30g　炮姜 20g　炙甘草 20g　瓜蒌根 20g　川椒 15g　细辛 25g　白酒 3L

【制法】将前 19 味捣碎或切成薄片，置容器中，加入白酒，密封，浸泡 5 ～ 7 天后，过滤去渣，即成。

【功能主治】补肾壮阳，强腰止痛。用于肾虚腰痛、风寒腰痛、坠伤腰痛。

【用法用量】口服：每次空腹温服 10 ～ 15ml，日服 3 次。

【处方来源】《药酒汇编》

车前草酒 II

【处方】

车前草（连根）7棵 葱白（连须）7棵 大枣7枚 白酒500ml

【制法】将前3味洗净，切碎，晾干，置容器中，加入白酒，密封，隔水煮至250ml，过滤去渣，即成。

【功能主治】利水清热，通阳解毒。用于湿气腰痛。

【用法用量】口服：每次服25～50ml，日服3次。

【处方来源】明·《本草纲目》

牛蒡酒

【处方】

牛蒡子（微炒）75g 茵陈9g 白茯苓250g 牛膝25g 川椒50g 附子（炮裂、去皮脐）50g 干姜（炮）50g 大豆（炒香）200g 大麻子100g 白酒8L

【制法】将前9味捣碎或切成薄片，入布袋，置瓷瓶中，加入白酒，密封，浸泡7日后，过滤去渣，即成。

【功能主治】祛湿散寒，止痛除烦。用于风湿气，腰间疼痛，坐卧不安等。

【用法用量】口服：每次服10～15ml，每日3次。

【处方来源】《药酒汇编》

地黄羌活酒

【处方】

生地黄汁250ml 羌活60g 独活30g 五加皮45g 黑豆（炒香）250g 白酒1L

【制法】将二活、五加皮捣碎或切成薄片，与黑豆同置容器中，加入白酒，盖好；以文火煎沸，再兑入生地汁，煮沸

后，待冷，过滤去渣，即成。

【功能主治】散风祛湿，养血凉血。用于腰痛强直，难以俯仰。

【用法用量】口服：不拘时，适量饮服，或每次服30～50ml，日服3次。

【处方来源】《药酒汇编》

劳工酒方

【处方】

猪牙皂6g 肉桂6g 天雄6g 生牡蛎6g 砂仁6g 吴茱萸6g 紫菀6g 款冬花6g 胡椒6g 苏木6g 川续断6g 山茱萸6g 制草乌6g 红花6g 细辛6g 炙龟板6g 桑寄生6g 党参12g 厚朴12g 干姜12g 广木香12g 龙骨12g 公丁香12g 炒远志12g 藁本12g 炒杜仲12g 法半夏12g 生地12g 当归12g 白术12g 黄芪12g 樟脑12g 薄荷12g 生姜30g 红枣30g 白芍30g 桂枝30g 石菖蒲9g 枸杞15g 炙甘草18g 制川乌3g 川芎15g 白酒5L

【制法】将前42味加工使碎或切成薄片，置容器中，加入白酒，密封，隔日振摇1次，浸泡1个月后，过滤去渣，贮瓶备用。

【功能主治】补气血，祛风湿，温经散寒，通络止痛。用于凡因体力劳动过度、腰肌劳损、腰脊酸痛；或劳力后四肢酸痛；或劳力时冒雨受寒湿、头痛如裹、肢体骨节酸痛。亦治风寒咳嗽和风寒湿之邪所引起的慢性关节痛等症。

【用法用量】口服：成人每晚服15～30ml，分数十口缓缓饮下。

【处方来源】《百病中医膏散疗法》

苡仁防风酒

【处方】

薏苡仁45g 杜仲45g 防风30g 牛膝30g 桂心30g 干生地30g 独活30g

黑豆（炒香）75g　当归15g　川芎15g
丹参15g　制附子15g　酸枣仁5g　白
酒1.8L

【制法】将前13味捣碎或切成薄片，
入布袋，置容器中，加入白酒，密封，浸
泡10日后，过滤去渣，即成。

【功能主治】补肝益肾，祛风除
湿，活血通络。用于腰痛，或连及膝
脚疼痛。

【用法用量】口服：每次饭前温服
10～15ml，日服3次。

【处方来源】《药酒汇编》

杜仲加皮酒

【处方】

杜仲50g　五加皮50g　白酒1L

【制法】将前2味切碎，置容器中，
加入白酒，密封，浸泡10日后，过滤去
渣，即成。

【功能主治】祛风湿，强筋骨。用于
风湿腰痛，风寒湿痹，腰腿酸痛。

【用法用量】口服：每次服10～
15ml，日服2次。

【处方来源】《民间百病良方》

杜仲酒Ⅱ

【处方】

制杜仲240g　丹参240g　川芎150g
白酒3L

【制法】将前3味切碎，置容器中，
加入白酒，密封，浸泡5～7天后，过滤
去渣，即成。

【功能主治】活血化瘀，补肾壮腰。
用于血瘀为主，兼有肾虚腰痛，其特点是
腰疼而酸，疼痛部位固定，夜间加重，或
有外伤史者有瘀点等。

【用法用量】口服：每次温服10～
30ml，日服3次。

【注意事项】忌生姜、生菜。

【处方来源】《经心录》

【附记】一方肾虚寒加桂心120g、细
辛6g，治腰卒然痛。余同上。

枸杞巴戟酒

【处方】

枸杞30g　巴戟天30g　白酒500ml

【制法】将上药共研为粉末，纱布袋
装，扎口，置容器中，白酒浸泡，7日后
取出药袋，压榨取液，将榨取液与药酒混
合，静置，过滤，即得，备用。

【功用】补益肝肾，养血明目。用于
肾虚腰痛，头目眩晕，视物昏花，阳痿，
遗精，身体虚弱。

【用法用量】口服：每次服10～
15ml，日服2次。

【处方来源】《民间百病良方》

【附记】屡用有效。又用生苡仁
120g，制首乌180g，用白酒1L，浸泡15
日即可取用。每次服30～50ml，日服2
次，用治风寒湿腰痛，效佳。

核桃全蝎酒

【处方】

核桃仁9g　全蝎2只　黄酒150ml

【制法】将上药焙黄研末，加黄酒煎
沸10分钟，去渣，待温，即成。

【功能主治】补肾壮腰，通利水道。
用于腰部困痛，小便淋沥不禁等。

【用法用量】口服：每次服75ml，日
服2次。

【处方来源】《民间百病良方》

参蓉健腰酒

【处方】

人参10g　肉苁蓉15g　黄芪10g　黄
精10g　玉竹15g　熟地黄15g　制何首乌
15g　杜仲15g　枸杞子15g　菟丝子15g

狗肾（制）11g　木香3g　陈皮3g　佛手3g　鸡血藤15g　白酒2L

【制法】 以上15味，将人参、熟地黄、枸杞子、制何首乌、狗肾置罐或其他适宜容器中，加50°白酒1000ml，密封浸渍20天左右，收集浸出液；其余黄芪等药味粉碎成粗粉，用45°白酒渗漉或循环提取，收集渗漉液或提取液1000ml；另取砂糖400g、蜂蜜400g，加适量水溶解，煮沸滤过。将上述浸出液、渗漉液或提取液及糖蜜液合并，混匀，加入白酒使成4000ml，静置7日左右，滤过，分装，即得。

【功能主治】 益肾健脾，强壮腰脊，舒筋活络。用于脾肾两虚引起的腰脊酸痛、两膝无力等症。

【用法用量】 口服，一次15～30ml，每日1～2次。

【处方来源】 海昌药业国药准字B20020964

【禁忌】 高血压、溃疡病患者忌用。

【注意事项】 糖尿病患者、酒精过敏者慎用。

徐长卿酒

【处方】

徐长卿20g　金果榄20g　制杜仲15g　黄酒500ml

【制法】 将前3味切碎，置容器中，加入黄酒，密封，浸泡15天后，过滤去渣，即成。

【功能主治】 祛风湿，止痹痛。用于风湿腰痛、关节痛。

【用法用量】 口服：每次服30～50ml，日服3次。

【处方来源】《陕甘宁青中草药》

黄芪杜仲酒Ⅱ

【处方】

黄芪30g　桂心30g　制附子30g　山萸肉30g　石楠叶30g　白茯苓30g　杜仲

45g　防风45g　牛膝6g　草薢6g　肉苁蓉6g　白酒2L

【制法】 将前11味切碎，入布袋，置容器中，加入白酒，密封，浸泡5～7天后，过滤去渣，即成。

【功能主治】 温补肾阳，强腰舒筋，祛风利湿。用于肾阳虚损腰痛，或腰脐冷痛，气怯神疲、阳痿、滑精等。

【用法用量】 口服：每次空腹温服10ml，日服3次。

【处方来源】《药酒汇编》

蛤蚧参茸酒

【处方】

蛤蚧（去头足）1对　人参30g　鹿茸6g　巴戟天20g　桑螵蛸20g　肉苁蓉30g　白酒2L

【制法】 将前6味切碎，入布袋，置容器中，加入白酒，密封每日振摇1次，浸泡14天后，过滤去渣，即成。

【功能主治】 补元气，壮肾阳，益精血，强腰膝。用于肾虚腰痛、腰腿痛、神疲食少、气短喘促、失眠健忘、心悸怔忡、梦遗滑精、下肢乏力、宫寒腹痛等症。

【用法用量】 口服：每次空腹温服10ml，日服2次。

【处方来源】《临床验方集》

【附记】 本药酒主治范围广，凡肾虚所致的上述各病证，用之皆有良效。

腰痛酒Ⅰ

【处方】

制杜仲15g　破故纸9g　苍术9g　鹿角霜9g　白酒500ml

【制法】 将前4味研成粗粉或切成薄片，置容器中，加入白酒，密封，浸泡7日后，过滤去渣，即成。

【功能主治】温肾散寒，祛风利湿。用于风湿腰痛，延年腰痛。

【用法用量】口服：每次服30ml，每日早、晚各服1次。

【处方来源】《中药制剂汇编》

🌿 腰痛酒Ⅱ

【处方】

珍珠母60g　制杜仲50g　红糖30g　黄酒750ml

【制法】将前2味加工使碎或切成薄片，置容器中，加水适量，置文火上煮约30分钟，取下待冷，加入黄酒和红糖，搅匀，密封，每日振摇数下，浸泡14日后，过滤去渣，即成。

【功能主治】补肾养血，舒筋壮腰。用于腰部酸痛，体倦乏力，虚劳羸瘦等。

【用法用量】口服：每次服10～25ml，日服2～3次。

【处方来源】临床经验方。

【附记】偏肾阳虚，加肉苁蓉50g，改用白酒浸药。

🌿 熟地杜仲酒

【处方】

炙杜仲30g　炮姜30g　熟地30g　草薢30g　羌活30g　川椒30g　制附子30g　肉桂30g　川牛膝30g　制乌头30g　川芎30g　细辛30g　川续断30g　栝楼根30g　五加皮50g　石斛50g　地骨皮25g　桔梗（炒）25g　炙甘草25g　防风25g　白酒5L

【制法】将前以上各味切成薄片，入布袋，置容器中，加入白酒，密封，浸泡5～7天后，过滤去渣，即成。

【功能主治】温肾阳，祛风湿，舒筋壮腰。用于腰部疼痛、沉重、不得俯仰。

【用法用量】口服：不拘时，每次服10ml，常令有酒气相续为妙。

【处方来源】《临床验方集》

八、癔症用药酒

🌿 复方缬草酊Ⅰ

【处方】

缬草根200g　全蝎15g　蜈蚣15g　52°白酒2L

【制法】将前3味捣碎或切段，用白酒作溶剂，按渗漉法，以每分钟1～3ml的速度缓缓渗漉，至滤液渗出量达900ml时即停止渗漉，压榨药渣，与滤液合并，滤过，并添加白酒至1L，贮瓶备用。

【功能主治】镇静，熄风，止痉。用于癔症、神经衰弱、癫痫及舞蹈病等。

【用法用量】口服：每次服5～10ml，日服2～3次。

【处方来源】临床经验方

🌿 复方缬草酊Ⅱ

【处方】

缬草根200g　五味子50g　白酒1.5L

【制法】将前2味捣为粗粉，置有盖容器内，加入白酒适量，加盖，时时振摇，浸渍3日，倾出上清液，用布袋过滤，压榨残渣，合并滤液与压榨液，放置24小时，添加白酒至1L，即得。

【功能主治】镇静，安神。用于癔症，神经衰弱。

【用法用量】口服：每次服10ml，日服3次。

【处方来源】《中药制剂汇编》

第六节 新陈代谢疾病用药酒

糖尿病用药酒

二地菊花酒

【处方】 地骨皮50g 生地黄50g 甘菊花50g 糯米1500g 酒曲适量

【制法】 将前3味加水煎煮，取浓汁，糯米浸泡，沥干，蒸熟，待冷，入药汁，酒曲（压细）拌匀，置容器中，密封，保温，令发酵酿酒。去渣，即成。

【功能主治】 滋阴补血，清热明目，延年益寿。用于消渴，身体虚弱，视物不明等。

【用法用量】 口服：每次服20ml，日服3次。

【注意事项】 畏寒肢冷，下利水肿者忌服。

【处方来源】《药酒汇编》

二参酒

【处方】 生黄芪30g 生地黄30g 元参30g 丹参30g 葛根15g 苍术15g 天花粉20g 山茱萸20g 低度白酒600ml

【制法】 将前8味捣碎或切成薄片，置容器中，加入白酒，密封，浸泡7天后，过滤去渣，即成。

【功用】 益气，养阴，活血。用于糖尿病（气阴两虚型）。

【用法】 口服：每次服15~30ml，日服3次。

【处方来源】 临床经验方

【附记】 临床应用，可随证加减。本方若作汤剂辅助治疗之用，效果尤佳。

石斛参地酒

【处方】 川石斛30g 无花粉30g 麦冬24g 生地黄50g 元参50g 生山药60g 黄芪60g 苍术20g 葛根20g 盐知母15g 盐黄柏15g 低度白酒4L

【制法】 将前11味捣碎或切成薄片，置容器中，加入白酒，密封，浸泡5~7日后，过滤去渣，即成。

【功能主治】 滋阴清热，生津润燥。用于糖尿病（燥热伤阴型）。

【用法用量】 口服液：用时按1：1渗入蜂蜜糖水混匀。每次服30~60ml，日服2~3次。

【处方来源】 临床经验方

【附记】 用治气阴两虚型糖尿病，亦有一定效果。

春寿酒II

【处方】 天门冬10g 麦门冬10g 熟地黄10g 生地黄10g 怀山药10g 莲子（去心）10g 红枣10g 白酒500ml

【制法】 将前7味捣碎或切成薄片，置容器中，加入白酒，密封，浸泡15天后，过滤去渣，即成。

【功能主治】 滋肾养心，健脾和胃，安神志，乌须发。用于精神萎靡、消渴、便秘、头昏目眩、健忘失眠、食欲不振、潮热盗汗、须发早白等。

【用法用量】 口服：每次服30ml，日服2次。

【注意事项】 凡阳虚内寒者忌服。

【处方来源】《药酒汇编》

下篇 各类药酒

枸杞酒Ⅲ

【处方】

枸杞125g 甘菊花10g 麦冬25g 糯米2000g 酒曲适量

【制法】将前3味同煮至烂，加入糯米和酒曲，按常法酿酒。酒熟去糟即成。

【功能主治】补肾益精，养肝明目。用于肾虚消渴，视物模糊，阳痿遗精，腰背疼痛，足膝酸软，肺燥咳嗽等症。

【用法用量】口服：每次饭前服20ml，日服2次。

【处方来源】《药酒汇编》

脂枣酒

【处方】

红枣250g 羊脂25g 糯米酒1.5L

【制法】先将红枣洗净，煮软后去水，加入羊脂和糯米酒，煮沸后，待冷，置容器中，密封，浸泡5天后去渣即成。

【功能主治】补虚健脾。用于消渴、久病体虚、食欲不振等。

【用法用量】口服：每次服15ml，日服2次。

【处方来源】《民间百病良方》

菟丝子酒Ⅰ

【处方】

菟丝子50g 山萸肉50g 芡实30g 低度白酒500ml

【制法】将前3味捣碎或切成薄片；置容器中，加入白酒，密封，浸泡5~10天后，过滤去渣，即成。

【功能主治】补肾，养肝，固精。用于腰膝酸痛、遗精、消渴、尿有余流等。

【用法用量】口服：每次服15~30ml，日服3次。

【处方来源】程功文经验方

【附记】又用一味菟丝子浸酒服之，效果亦佳。

第七节 传染性疾病用药酒

一、霍乱用药酒

回阳救急酒

【处方】

公丁香30g 肉桂30g 樟脑30g 三花酒500ml

【制法】将前3味压碎或切成薄片，入布袋，置瓷坛内，加入三花酒，密封，浸泡1个月。瓶贮备用。

【功能主治】回阳救急。用于阴寒霍乱。

【用法用量】口服：每次用10~20滴，滴舌面，先含后咽，或以冷白开水冲服。因吐泻不止而转筋者，可用此药酒外擦患处。

【处方来源】《中医杂志》

【附记】如患者身热，泻下物臭秽难闻、口渴、心烦、腹中绞痛、舌苔黄腻，则属热霍乱，此酒即不适用；有里急后重者，也不可服此药酒。

姜附酒Ⅱ

【处方】

高良姜90g 制附子40g 白酒500ml

【制法】将前2味捣碎，入砂锅中，加入白酒，煎至三四沸即可。去渣而成。

【功能主治】温中逐寒。用于霍乱吐痢不止，亦治腹痛气恶。

【用法用量】口服：不拘时，每次服10～20ml，常令酒气相续为妙。

【处方来源】临床经验方

【附记】《外台秘要》、《普济方》均用一味高良姜浸酒，余同上。今加附子，药力尤宏，用之效捷。

🍶 理中酒

【处方】

人参15g　炙甘草15g　炮姜15g　白术15g　白酒300ml　吐多加生姜15g　利多倍白术

【制法】将前4味切碎，置容器中，加入白酒，密封，浸泡7天后，过滤去渣，即成。

【功能主治】温中逐寒。用于寒霍乱、吐下、胀满、食不消、心腹痛。

【用法用量】口服：每次服10～30ml，日服3次。常令酒气相续为妙。

【处方来源】东汉·《伤寒论》

【附记】本方系《伤寒论》理中汤。今改用酒剂，效果尤佳。

二、痢疾（滞下）用药酒

🍶 马齿苋酒 Ⅱ

【处方】

干马齿苋50g　黄酒250ml

【制法】用黄酒煎服，去渣即成。

【功能主治】清热解毒，化瘀止痢。用于久痢，久泻。

【用法用量】口服：每次50ml，每日3次。

【处方来源】《民间百病良方》

🍶 双炭酒

【处方】

金银花炭12g　熟大黄炭6g　板蓝根30g　赤芍18g　鸡内金（研冲）18g　白

术12g　黄芩12g　连翘12g　陈皮6g　黄酒100ml

【制法】将前8味（除鸡内金外）捣或切成薄片碎，水煎2次，共取汁600ml，浓缩至半，加入黄酒和鸡内金粉，混匀，备用。

【功能主治】清热解毒，化湿导滞。用于噤口疫痢。

【用法用量】口服：每次服60～80ml，日服3次。

【处方来源】《临床验方集》

🍶 生姜芍药酒

【处方】

生姜30g　炒白芍15g　黄酒70ml

【制法】将前2味切碎或切成薄片，入砂锅，用黄酒煮沸1分钟，去渣，候温取用。

【功能主治】温通气血。用于下痢不止、腹痛转筋难忍者等。

【用法用量】口服：每日1剂，1次顿服。

【处方来源】《民间百病良方》

🍶 鸡冠花酒

【处方】

鸡冠花50g　黄酒300ml

【制法】上药用黄酒煎服。赤痢加红糖，白痢加白糖。

【功能主治】清热，利湿，止痢。用于赤白痢、久痢。

【用法用量】口服：每日1剂，分2次服。

【处方来源】《民间百病良方》

🍶 复方香连酒

【处方】

黄连15g　木香20g　莱菔子18g　焦

山楂 24g　金银花 60g　焦曲 10g　黄酒 500ml

【制法】将前 6 味捣碎，置容器中，加入黄酒，加盖，用文火煮沸，离火待冷，密封，浸泡 1 ~ 3 日，过滤去渣，备用。或煎至减半即可。

【功能主治】清热，导滞，止痢。用于细菌性痢疾（赤白痢）。

【用法用量】口服：每日 1 剂，分 2 ~ 3 次服。小儿分 3 天服。

【处方来源】《药酒汇编》

活血导滞酒

【处方】

炒杭白芍 30g　炒当归 18g　大腹皮 18g　三棱 10g　莪术 10g　川厚朴 10g　黄连 10g　焦山楂 20g　焦曲 20g　桃仁 20g　红花 12g　木香 5g　白酒 2L

【制法】将前 12 味捣碎或切成薄片，置容器中，加入白酒，密封，浸泡 7 天后，过滤去渣即成。

【功能主治】活血化瘀，宣导积滞。用于休息痢。

【用法用量】口服：每次 15 ~ 30ml，每日 2 次。

【处方来源】《临床验方集》

【附记】验之临床，坚持服用，每收良效。本方剂量减半，水煎服，每日 1 剂，效果亦佳。

姜附酒 Ⅲ

【处方】

干姜 60g　制附子 40g　吴茱萸 30g　白酒 400ml

【制法】将前 3 味捣碎，置容器中，加入白酒，密封，浸泡 5 ~ 7 天后，过滤去渣，即成。或隔水煮沸，浸泡 1 宿即可。

【功能主治】温中散寒、回阳通脉、温肺化饮。用于心腹冷痛、呃逆、呕吐、痢疾、寒饮喘咳、肢冷汗出等症。

【用法用量】口服：每次食前温服 10 ~ 20ml，日服 3 次。

【注意事项】凡阴虚内热，火热腹痛及孕妇忌服。

【处方来源】《中国药酒配方大全》

【附记】多年使用，凡寒邪所致上述各症，用之均有良效。

猪胰酒

【处方】

猪胰 1 具　青蒿叶 50g　肉桂末 30g　白酒 1L

【制法】将猪胰洗净，细切，与青蒿叶相合，微炒，待用；再将白酒置容器中，加温，趁热加入前 3 味药，密封，浸泡 1 ~ 2 宿，过滤去渣，即成。

【功能主治】补脾，温中，散寒，止痢。用于冷痢久不瘥，此是脾气不足，暴寒（冷）入脾，故舌上生疮、饮食无味、食入还吐、小腹雷鸣、时时心闷、皮下粟起、膝胫酸疼、两耳绝声、四肢沉重、日渐瘦劣，或成气块，及妇人气血不通、冲逆扰烦、行履无力、四肢不举；丈夫痃痛、两肋虚胀变为水气，服之皆效。

【用法用量】口服：每次空腹服 10ml，每日 3 次。

【注意事项】忌食辛热物，油腻等食物。

【处方来源】明·《奇效良方》

楂糖酒

【处方】

山楂 60g　红糖 60g　白酒 500ml

【制法】将山楂捣碎或切成薄片，用文火炒至略焦，离火，加入白酒搅拌，再加水 200ml，煎 15 分钟，过滤去渣，加红糖，拌和即可。

【功能主治】消滞，散寒，止痢。用于急性细菌性痢疾。

【用法用量】口服：每日 1 剂，分 2 次温服。

【处方来源】《民间百病良方》

三、麻风用药酒

疗白癜酒

【处方】

苦参 2500g　白酒 5L

【制法】将上药切碎，置容器中，加入白酒，密封，浸泡 5 ~ 7 日，过滤去渣，即成。

【功能主治】清热利湿，杀虫止痒。用于白癜。

【用法用量】口服：徐徐饮之，常令酒气相续。

【处方来源】晋·《肘后备急方》

【附记】药渣添酒再浸，或晒干研细末，每服 5g，随酒送服。

苦参猬皮酒

【处方】

苦参 128g　露蜂房 15g　刺猬皮 1 具糯米 1000 ~ 2000g　酒曲适量

【制法】上药水煎 2 次，取汁 1L，待用，糯米浸泡，沥干，蒸饭，待冷，入药汁，酒曲（压细）拌匀，置容器内，盖好，保温，如常法酿酒。待酒熟，过滤去渣，即成。

【功能主治】燥湿解毒，凉血消肿。用于遍身白点，搔之屑落，或痒或痛，色白渐展，其状似麻风之象。

【用法用量】口服：每次服 15 ~ 30ml，日服 3 次。

【处方来源】宋·《圣济总录》

【附记】《太平圣惠方》蜂房苦参酒，即本方去猬皮，余同上。用治大麻风（白癜）。酒后避风。

神应酒

【处方】

炙茵陈 60g　制附子 60g　生天雄（均去皮脐）60g　丹参 60g　蜀椒 60g　踯躅花 60g　炙甘草 60g　石菖蒲 60g　桂心 60g　干姜 60g　制乌头（去皮脐）60g　独活 60g　地骨皮 60g　秦艽 60g　防风 60g　川芎 60g　人参 60g　当归 60g　白术 60g　藁本 60g　干地黄 60g　白鲜皮 60g　炙栾荆 60g　白酒 10L

【制法】将前 23 味捣碎，入布袋，置容器中，加入白酒，密封，浸泡 7 天后，过滤去渣，即成。

【功能主治】扶正祛邪，解毒杀虫，祛风止痒。用于大风疾及清风疾。

【用法用量】口服：每日空腹服 5 ~ 10ml，渐渐加饮。

【注意事项】忌食热肉面、鸡、鱼、牛肉、油腻、果子、陈臭豉汁等物。

【处方来源】宋·《圣济总录》

【附记】药渣再添酒浸、味薄即止。

桂枝浸酒方

【处方】

桂枝 30g　川芎 30g　独活 30g　炙甘草 30g　川牛膝 30g　怀山药 30g　制附子 30g　炮姜 30g　踯躅花（醋拌炒）30g　防风 45g　制天雄 45g　茵陈 45g　杜仲

45g　白术 45g　白茯苓 60g　萹蓄根 60g
猪椒根皮 60g　白酒 5L

【制法】将上药捣碎或切成薄片，入布袋，置容器中，加入白酒，密封，浸泡 7~14 天后，过滤去渣，即成。

【功能主治】温补脾肾，祛风利湿，解毒杀虫，温阳通络。用于大风疾。

【用法用量】口服：每次空腹温服 10ml，日 3 夜 1 服。

【处方来源】宋·《太平圣惠方》

麻风药酒

【处方】

防风 90g　当归 90g　秦艽 90g　羌活 90g　苦参 90g　牛膝 90g　白僵蚕 90g　鳖甲 90g　苍术 90g　枸杞 90g　白茅根 90g　豹胫骨（狗胫骨代）180g　松节 100g　蓖麻子仁 30g　白酒 7.5L

【制法】将前 14 味捣细，入布袋，置容器中，加入白酒，密封，隔水煮 2 炷香取起，再入水内浸一伏时。过滤去渣，即成。

【功能主治】祛风胜湿，凉血解毒。用于麻风。

【用法用量】口服：每次服 30~60ml，日服 3 次。

【处方来源】明·《外科正宗》

【附记】临床应用：本方去豹胫骨加蝮蛇五条，另用白酒 1L，密封，浸泡 1~2 个月，取药酒兑入上药酒中，拌匀，效果尤佳。

蛮夷酒 Ⅲ

【处方】

独活 30g　丹参 30g　矾石 30g　干地黄 30g　制附子 60g　麦门冬 60g　白芷 15g　乌啄（笔者用乌药）15g　乌头 15g

人参 15g　狼毒 15g　蜀椒 15g　防风 15g　细辛 15g　寒水石 15g　牛膝 15g　麻黄 15g　川芎 15g　当归 15g　柴胡 15g　芍药 15g　牡蛎 15g　桔梗 15g　狗脊（千金翼作枸杞）15g　天雄 15g　肉苁蓉 18g　茯神（《千金翼方》作茯苓）18g　金牙 18g　山药 18g　白术 18g　杜仲 18g　石楠 18g　款冬花 18g　山茱萸 18g　牡荆子 18g　干姜 10g　芜荑 10g　芫花 10g　柏子仁 10g　石斛 6g　桂心 6g　苏子 100g　赤石脂 75g　白酒 10L

【制法】将前 44 味捣为粗末或切成薄片，入布袋，置容器中，加入白酒，密封，浸泡 5~10 天后，过滤去渣，即成。药渣晒干研细末，备用。

【功能主治】补脾肾，祛风湿，和血脉，解毒杀虫。用于久风枯挛，三十年着床及诸恶风，眉毛坠落。

【用法用量】口服：每次空腹服 5~10ml，渐渐加饮。日饮 3 次。每次以酒送服散 15g。

【处方来源】唐·《备急千金要方》

四、疟疾用药酒

龙骨酒

【处方】

生龙骨末 15g　黄酒 100ml

【制法】上药用黄酒煎，至减半，去渣，即成。

【功能主治】截疟。用于始发寒热，疟疾初期。

【用法用量】口服：趁热尽服，覆被发汗即效。

【处方来源】《民间百病良方》

【附记】临床验证，多 1 次即愈。

🌿 鸡蛋清酒

【处方】

鸡蛋清1个　白酒20ml

【制法】 将鸡蛋清用白酒调匀，即成。

【功能主治】 截疟。用于疟疾、寒热往来、热多寒少。

【用法用量】 口服：发作前2小时顿服之。

【处方来源】 《民间百病良方》

🌿 秦艽酒 IV

【处方】

秦艽30g　鳖甲（醋炙）30g　柴胡30g　常山20g　炙甘草20g　葱白35g　淡豆豉10g　白酒1L

【制法】 将前7味捣碎或切成薄片，置容器中，加入白酒，密封，置近火处常令微温，浸泡1宿。过滤去渣，即成。

【功能主治】 截疟。用于劳疟、寒热互作、肌肤羸瘦、身体乏力。

【用法用量】 口服：每次服10ml，日服3次，或未发时不拘时服之。服后即添酒，至味薄即止。

【处方来源】 宋·《圣济总录》

🌿 酒煎饮方

【处方】

常山30g　炙鳖甲30g　青蒿30g　知母10g　白头翁10g　生甘草10g　桂心15g　桃李枝头心各7枚　葱蒜白各7茎　柴胡10g　白酒适量

【制法】 将前12味细切如麻豆大，和匀，备用。每取散15g以白酒20ml煎，浸渍一宿即成。

【功能主治】 截疟。用于太阳疟，腰痛头重，寒热互作。

【用法用量】 口服：煎取10ml，去渣，空腹顿服，当吐痰出，再酒煎去渣服。

【处方来源】 宋·《圣济总录》

🌿 黄连酒

【处方】

常山45g　黄连45g　白酒2.5L

【制法】 将前2味细切，置容器中，加入白酒，密封，浸泡1~3天后，过滤去渣，即成。

【功能主治】 解毒截疟。用于疟疾反复发作、久治不愈者。

【用法用量】 口服：每次服30~60ml，日服3次。或发作前服1次，临发时1服。有热当吐，有冷当下。

【处方来源】 宋·《圣济总录》

🌿 常山三甲酒

【处方】

常山90g　炙鳖甲60g　炙鲮鲤甲30g　炙乌贼骨30g　乌梅60g　桃仁40g　竹叶100g　葱白100g　豆豉（熬令香）10g　白酒3L

【制法】 将前9味捣碎或切成薄片，入布袋，置容器中，加入白酒，密封浸泡3~7天后，过滤去渣，即成。

【功能主治】 截疟。用于疟疾反复发作、久治不愈者。

【用法用量】 口服：早晨空腹温服10ml，良久取吐，如不吐，至中午以取之；四服如不瘥，隔日更依前服心瘥。

【处方来源】 唐·《外台秘要》

【附记】 验之临床，确有良效。瘥后10日内，不得吃冷水黏滑、生菜，余如常。

常山酒 I

【处方】

常山90g 大蒜7瓣 白酒500ml

【制法】将前2味细切，置容器中，加入白酒，密封，浸泡一宿，旦去渣，即成。

【功能主治】截疟，解毒。用于瘴疟、瘴气。

【用法用量】口服：温服。须臾时当吐为妙，若早发者，半夜服要令吐。

【注意事项】过时食，一日不得漱口及洗手面，三七日忌食生葱、生菜、肉、面及油腻。

【处方来源】明·《普济方》

常山酒 II

【处方】

常山90g 炙鳖甲90g 独蒜7颗 淡竹叶30g 淡豆豉10g 苦酒3L

【制法】将前5味细切切，用苦酒煎至1L，去渣，备用。

【功能主治】截疟，解毒，散结。用于疟疾。

【用法用量】口服：临发随性多少，服尽之，服后当大吐为妙。

【注意事项】忌食生葱、生菜。

【处方来源】明·《普济方》

【附记】验之临床，多1～2次即愈。

常山鳖甲酒

【处方】

常山90g 鳖甲30g 炙升麻30g 制附子30g 乌贼骨30g 白酒1.5L

【制法】将前5味捣碎或切成薄片，入布袋，置容器中，加入白酒，密封，置近火处浸泡1宿，过滤去渣，即成。

【功能主治】截疟。用于疟疾反复发作，久治不愈者。

【用法用量】口服：每次服20ml，平时口服2次，发时可口服数次。

【注意事项】忌食猪肉、生葱、生菜、苋菜。

【处方来源】东晋·《肘后备急方》

【附记】《外台秘要》谓本方疗乍寒乍热，乍有乍无，山瘴疟。

截疟酒 I

【处方】

常山30g 柴胡20g 黄芩10g 黄酒500ml

【制法】将前3味捣碎，入黄酒煎至减半，去渣，即成。

【功能主治】截疟。用于寒热往来、疟疾始发。

【用法用量】口服：早晨服25ml，欲呕之临发作时服尽剩余药酒。

【处方来源】《药酒汇编》

【附记】验之临床，多二三料即愈。

截疟酒 II

【处方】

常山5g 槟榔3g 丁香3g 乌梅1g 白酒60ml

【制法】将前4味捣为细末，炒热，将白酒冲入热药中，滚3沸取起，露1宿即成。

【功能主治】截疟。用于疟疾久治不愈者。

【用法用量】口服：早晨温服，1次顿服。

【处方来源】《药酒汇编》

【附记】验之临床，多1～2次即愈。

截疟酒 III

【处方】

生姜60g 细茶60g 山楂60g 柴胡

60g　黄酒 300ml

【制法】上药用黄酒和水 600ml，煎至减半，露一宿，过滤去渣，即成。

【功能主治】截疟。用于疟疾、三日一发等。

【用法用量】口服：每日早晨 3 次温服之。

【处方来源】《药酒汇编》

【附记】又方用独头蒜 1 颗、生姜 3g，以白酒 20ml 浸泡、捣烂、绞取汁、去渣，于未发时徐徐服之。治胃疟，饥不能食。本方有醒胃截疟之功，故服之生效。

🌿 截疟酒 IV

【处方】

常山 8g　草果 4g　黄酒 300ml

【制法】将常山，草果切碎，与黄酒置入陶器中煎沸 30 分钟后静置 1 夜，即可服用。

【功能主治】除痰截疟。用于疟疾。

【用法用量】口服：于发作日早起 1 次服用。

【处方来源】刘长春经验方

【附记】常山为截疟妙品，配草果可减轻常山副作用，提高了截疟疗效。久病体弱者忌服。

🌿 鲮鲤甲酒

【处方】

鲮鲤甲（炙）5 枚　炙鳖甲 3g　乌贼骨 3g　制附子 3g　常山 15g　白酒 250ml

【制法】将前 5 味细剉，置容器中，加入白酒，密封，浸泡 1～3 天后，过滤去渣，即成。

【功能主治】截疟。用于瘴疟、南方山岭瘴气，令人寒热发作无时，萎黄肿满、四肢痹弱。

【用法用量】口服：疟发前，稍稍服之，勿绝药味也。兼以此酒涂身及手足。

服药良久，方可进饮食。

【处方来源】宋·《圣济总录》

🌿 鳖甲酒 I

【处方】

炙鳖甲 5g　乌贼骨 30g　制附子 30g　炙甘草 30g　常山 30g　白酒 400ml

【制法】将前 5 味共研细末，一为置容器中，加入白酒，密封，置近火处加温后，浸泡 2 宿；或每取散 15g，白酒 20ml，煎十数沸，露及宿。上 2 法，均过滤去渣，即成。

【功能主治】截疟。用于寒疟。

【用法用量】外用：次日以酒光涂手足及背上，如不发即止；如发即饮此酒 10～20ml。

【处方来源】宋·《圣济总录》

五、破伤风用药酒

🌿 乌鸡酒

【处方】

乌雌鸡 1 只　酒 10L

【制法】乌雌鸡去毛嘴脚，破开去肠肚，以酒 10L，煮取 2L，去渣。

【功能主治】治中急风，背强口噤，舌直不得语，目睛不转，烦热苦渴，或身重，或身痒。

【用法用量】分 3 次温服，相续服尽，汗出即愈。不汗者，用热生姜葱白稀粥投之，盖覆取汗。

【处方来源】宋·《圣济总录》

🌿 必效酒

【处方】

蒜 1kg　白酒 4L

【制法】用蒜擘破去心顶，以白酒煮烂。

【功能主治】杀毒止痉，用于治金疮中风，角弓反张者。

【用法用量】每次服用 100ml，与蒜渣一起吃。

【处方来源】明·《普济方》

枸杞浸酒

【处方】

枸杞 500g　晚蚕沙（炒）250g　恶实（炒）500g　苍耳子（炒）500g　防风（去叉）500g　大麻子（炒）500g　茄子根（洗令净，切细，蒸一复时，须是九月九日采）500g　牛膝（酒浸，细切）500g　恶实根（切，炒）500g　桔梗（剉，炒）100g　羌活（去芦头，剉）100g　秦艽（去苗，土剉）100g　石菖蒲（九节者，剉）100g　白酒 30L

【制法】上 13 味药，以夹绢袋盛，用好清酒浸，密封闭，勿使泄气，7 日开取。

【功能主治】治中风，身如角弓反张，及妇人一切血风（血风：风湿内侵，久之邪毒攻冲，初起肌肉红肿，遍体血泡，或红片，麻木不仁，肿处穿烂，流水不止，面目浮肿，头痛脑裂，手足挛痹。）上攻下注，若久服可光泽容颜，滋润皮肤，祛风益血，增强体力。

【用法用量】每次服一盏，温服，空腹、饭前、临睡服，常使有酒容。

【处方来源】宋·《圣济总录》

铜屑酒

【处方】

赤铜屑 200g　白酒 2L

【制法】熬令极热，投酒中，或以赤铜五斤，烧，纳酒中，百遍。

【功能主治】治贼风反折。

【用法用量】每次服 20～30ml，每日

3 次。

【处方来源】《历代名医良方注释》

【附记】贼风反折即破伤风强直性痉挛发作，本方用赤铜屑为末，加热后经处理，铜屑难溶或不溶于水或醇，但通过热处理仍然有微量的铜溶出，铜与强直性痉挛和铜与破伤风之间有否关系，有进一步科研的价值，故收载此方供科研工作者研究，治疗破伤风的新药时参考。

黑豆羌活酒

【处方】

羌活 11g　防风 10g　黑豆（去皮，炒令熟）30g　黄（米）酒 200ml

【制法】上 3 味共为粗末，用黄（米）酒浸，置火上候沸即住，去渣，候温。

【功能主治】祛风止痉。用于中风口噤，四肢强直，角弓反张。

【用法用量】分 2 次服灌之。

【处方来源】《药酒验方选》

豨莶草酒

【处方】

豨莶草 200g　白酒 500ml

【制法】水酒各半，速煎。

【功能主治】祛风止痉。用于治破伤风。

【用法用量】速煎服，被盖缓卧少顷，即可消散，能饮者纯用酒煎尤妙。

【处方来源】明·《景岳全书》

蝉衣酒

【处方】

蝉衣 15g　黄酒 250ml

【制法】将蝉衣入黄酒内同煮，若酒

229

少，蝉衣淹没不住，可兑入少量水同煎，煎后去蝉衣，饮酒。

【功能主治】祛风止痉。用于破伤风。

【用法用量】口服：分2～3服完。

【处方来源】《陕西中医函授》1984，(3)：48

【附记】破伤风：现代医学的破伤风与中医痉证相似，都以项背强急，四肢抽搐，角弓反张为主要表现，病情发展较剧，可危及生命，应以医院急救为主。在急救无效或缺乏医疗设备及药品的情况下，药酒才是选用对象，但要快速，严格按照要求配制服用。

该酒始载于（海上方），曾治一患者，发病后注射"破伤风抗毒血清"，针刺合谷、太冲、大椎、风池等穴，并服玉真散，病情依旧，遂予该酒，夜间汗出黏稠，次晨，牙关紧闭，角弓反张等症已除。

第八节　内科其他疾病用药酒

一、白细胞减少症用药酒

生白扶正酒

【处方】

木香6g　红参6g　生黄芪30g　鸡血藤45g　制首乌15g　白酒1L

【制法】上药粉碎成粗粉或切成薄片，纱布袋装，扎口，置容器中，白酒浸泡14日后取出药袋，压榨取液，将榨得的药液与药酒混合，静置，过滤后即得，备用。

【功能主治】补气血，扶正，升高白细胞。用于放疗中出现的白细胞减少症。

【用法用量】口服：每次服20ml，日服2次。

【处方来源】《民间百病良方》

【附记】也可作为接触放射性物质的医师、科研人员等的保健品。

二、奔豚气用药酒

一捻金酒

【处方】

全蝎（炒）30g　延胡索30g　川楝子30g　茴香30g　制附子15g　白酒500ml

【制法】制法有二：一为上药共研细末，备用；一为研为粗末，置容器中，加入白酒，密封，浸泡7天后，过滤去渣，即成。

【功能主治】散寒，理气，止痛。用于奔豚小肠诸气，痛不可忍。

【用法用量】口服：散剂，每取散6g，痛作时用热酒调下，甚者不应再服；酒剂，每次服15～30ml，痛作时服下，2小时再服1次。

【处方来源】《本事方》

枣子酒 I

【处方】

斑蝥（去头、足、翅）1个　红枣1枚　白酒适量

【制法】用肥红枣1枚，劈开去核，塞斑蝥在内，用湿纸包裹，入文火中煨热，去斑蝥不用，留枣待用。

【功能主治】健脾，散寒，降逆。用于奔豚气。

【用法用量】口服：取枣子细嚼，热白酒送服，空腹服。

【处方来源】《类编朱氏集验医方》

三、汗症用药酒

🌿 四味当归酒

【处方】

当归 50g　熟地 50g　黄芪 50g　五味子 30g　黄酒 500ml

【制法】将前 4 味捣碎或切成薄片，置容器中，加入黄酒，密封，置温灰中令温取出，浸泡 5 天后，去渣，即成。

【功能主治】活血滋阴，益气固表。用于盗汗。

【用法用量】口服：每次服 30 ~ 60ml，日服 3 次。

【处方来源】《中国药酒配方大全》

🌿 益气补虚酒

【处方】

党参 35g　黄芪 35g　白酒 600ml

【制法】将前 2 味切碎，置容器中，加入白酒，密封浸泡 15 天后，即可取用。

【功能主治】益气健脾，益肺固表。用于气短乏力，自汗畏风等。

【用法用量】口服：每次服 15ml，日服 2 次。

【处方来源】《药酒汇编》

🌿 黄芪苦酒方

【处方】

黄芪 150g　芍药（醋炒）90g　桂心 90g　黄酒 240ml

【制法】将前 3 味共研细末，备用。或用酒浸泡 7 日备用。

【功能主治】助阳，固表，止汗。用于黄汗，身体肿，发热汗出而不竭，状如风水，汗水沾衣，色黄如药汁，脉自沉。

此由汗出水中浴，水入汗孔，从外而得之。

【用法用量】口服：每取散 15g，用苦酒 15ml，煎至七分，一方用苦酒，水各 15ml，同煎。煎成去渣，温服之，日服 2 次。服之当心烦，苦酒阻故也。

【处方来源】明·《普济方》

四、昏厥用药酒

🌿 苏合香酒

【处方】

苏合香丸 1 粒　白酒 10ml

【制法】将此丸用白酒化服（磨研即得）。

【功能主治】解郁辟秽，开窍醒神。用于凡因寒邪或痰湿闭塞气机所引起的突然昏迷，不省人事者。

【用法用量】口服：1 次 1 粒。

【处方来源】《药酒汇编》

【附记】《永乐大典》用苏合香丸 5 粒（有脑子者、炙去脑子）用白酒 100ml 浸泡 1 宿，次早温服 10ml 能除百病，避四时寒邪不正之气。效佳。

🌿 桂豉酒

【处方】

桂枝 6g　淡豆豉 30g　生姜 18g　栀子 14g　黄酒 70ml

【制法】将前 4 味捣碎或切成薄片，入黄酒混匀，煎至味出，去渣，待温，即成。

【功能主治】温阳救逆。用于突然昏厥，四肢逆冷不温等症。

【用法用量】口服：1 次灌服之。

【处方来源】《药酒汇编》

五、神经官能症用药酒

古汉养生酒

【处方】

生晒参20g　黄芪30g　枸杞30g　女贞子（制）30g　黄精（制）30g　白酒1L

【制法】将生晒参、黄芪、黄精切薄片，女贞子打碎，并将诸药装入纱布袋里，扎口，置入容器中，以白酒浸泡，密封容器。14日后启封，取出药袋，压榨取液。将压榨液与药酒合并和匀，过滤装瓶，密封备用。

【功能主治】补气滋阴。用于头晕目眩，精神萎靡，失眠健忘，腰酸耳鸣，气短乏力，面色萎黄。可用于神经官能症、低血压及各种贫血病人，凡具有上述症状者均可服用。

【用法用量】口服：每日早、晚各饮10～20ml。

【注意事项】属实热证者忌服。

【处方来源】《药酒汇编》

六、湿温用药酒

三仁酒

【处方】

杏仁50g　生苡仁50g　滑石（另包）50g　白通草30g　竹叶30g　川厚朴30g　半夏30g　白蔻仁20g　江米酒1.5L

【制法】将前8味捣碎或切成薄片，置容器中，加入江米酒，密封，浸泡7天后，过滤去渣，即成。

【功能主治】清热利湿，宣化和中。用于湿温初起、暑热挟湿、头痛身重、胸闷、食欲不振。

【用法用量】口服：每次服20ml，日服3次。

【注意事项】避风，孕妇忌服。

【处方来源】清·《温病条辨》

【附记】本方原为汤剂，今改用酒剂，验之临床，常收良效。

藿朴二术酒

【处方】

藿香9g　川厚朴5g　白术50g　苍术15g　生苡仁15g　黄酒500ml

【制法】将前5味捣碎，置容器中，加入黄酒，密封，隔水煮沸后，浸泡1～2宿后，过滤去渣，即成。

【功能主治】健脾燥湿，宣化表湿。用于脾虚湿停，兼感外邪之证。兼治中湿。

【用法用量】口服：每次服50～80ml，日服3次。

【处方来源】《药酒汇编》

藿朴夏苓酒

【处方】

藿香6g　泽泻6g　半夏6g　赤茯苓9g　猪苓9g　淡豆豉9g　杏仁9g　蔻仁3g　川厚朴3g　生苡仁12g　黄酒400ml

【制法】将前10味捣碎或切成薄片，用黄酒加水400ml煎至减半，过滤去渣，即成。

【功能主治】芳香淡渗，宣化湿热。用于湿温初起，身热倦怠，胸闷口腻不渴，苔白滑。

【用法用量】口服：每日1剂，日服2～3次。

【处方来源】《药酒汇编》

七、食物中毒用药酒

芦苇根酒

【处方】

芦苇根250g　黄酒500ml

【制法】将上药洗净、切细，用黄酒和水 100ml，煎至 60ml，去渣，即成。

【功能主治】解毒杀虫，利小便。用于食用鱼蟹中毒等。

【用法用量】口服：每日 1 剂。

【处方来源】《民间百病良方》

苦参解毒酒

【处方】

苦参45g　生甘草15g　白酒500ml

【制法】将上药用白酒煎至减半，过滤去渣，即成。

【功能主治】引吐解毒。用于食物中毒。

【用法用量】口服：任意随量饮之，得吐则愈，不吐再饮或探喉引吐之。

【处方来源】《药酒汇编》

解酒毒方

【处方】

①柑子皮（洗焙干）；②豆豉、葱白各等份；③松菜子；④干蔓青根（三蒸候干）；⑤柏子仁、大麻子仁各等份；⑥葛根汁（或枇杷叶汁）；⑦葛花、小豆花各等份。

【制法】上七方，1~5 方任选一方研细末，每取 9~15g，水煎服；6 方捣烂取汁服；7 方研细末，每取 9g，用温酒调服之。

【功能主治】解酒毒。用于醉酒。

【用法用量】口服：按上法服之。

【处方来源】《民间百病良方》

【附记】1~3 方为治疗方，4~7 方为预防方。但多具双重作用，仅作用侧重不同而已。

八、阳脱症用药酒

桂枝酒 I

【处方】

桂枝 60g　白酒 200ml

【制法】将桂枝切碎，用白酒煎至减半，去渣即得。

【功能主治】温经，助阳，固表。用于脱阳证。

【用法用量】口服：每日 1 剂，分 2 次服用。

【处方来源】明·《普济方》

【附记】本药酒用于因热性病汗出过多，或男子因性交而发生的虚脱。

葱白酒

【处方】

葱白（连须）7 茎　白酒 150ml

【制法】将葱白洗净切细，入白酒，煎至减半，去渣即得。

【功能主治】发表，返阳，解毒。用于脱阳证。

【用法用量】口服：分 3 次灌服。饮尽阳气即回。

【处方来源】明·《普济方》

【附记】本药酒用于四肢虚冷，元气不足，不省人事等症，如上法用之，效果亦佳。

九、癥瘕用药酒

二香酒

【处方】

制香附60g　元胡30g　炒白术30g
焦三仙90g　青皮15g　槟榔15g　青木香
15g　白酒 1.5L

【制法】将前7味共为粉末，入布袋，置容器中，加入白酒，密封，浸泡7天后，过滤去渣，即成。

【功能主治】行气化积。用于瘕证，按之有形，聚散无常，痛无定处。

【用法用量】口服：每次服 10~20ml，日服 3 次。

【处方来源】《中国药酒配方大全》

大黄䗪虫酒

【处方】

大黄 30g　䗪虫 6g　虻虫 6g　水蛭 6g　三棱 9g　莪术 9g　杏仁 9g　清半夏 9g　白酒 500ml

【制法】将前 8 味捣碎，入布袋，置容器中，加入白酒。密封，浸泡 7 日后，开封取用。服后添酒，味薄即止。

【功能主治】活血化瘀，消瘕化积。用于瘕瘕，腹中有块，坚硬不移，痛有定处者。

【用法用量】口服：每次服 15~30ml，日服 3 次。

【注意事项】孕妇忌服，年老体弱者慎用。

【处方来源】《中国药酒配方大全》

牛膝元胡酒

【处方】

川牛膝 500g　元胡 100g　白酒 1.5L

【制法】将前 2 味切碎，置容器中，加入白酒，密封，浸泡 7 天后，或置热灰中令温，个药味出，即可取用。用时过滤去渣，即成。

【功能主治】活血导浊，理气止痛。用于猝暴腹中刺痛，昼夜啼。

【用法用量】口服：每次服 50~100ml，或随量服之，日服 2 次。

【处方来源】《药酒汇编》

桂心酒 II

【处方】

桂心 120g　牡丹皮 120g　赤芍 120g　牛膝 120g　干漆 120g　土瓜根 120g　牡砺 120g　吴茱萸 100g　大黄 90g　黄芩 60g　干姜 60g　蛀虫 200 枚　䗪虫 70 枚　蛴螬 70 枚　水蛭 70 枚　乱发灰（血余炭）30g　细辛 30g　僵蚕 50 枚　大麻仁 300g　灶突墨 300g　干地黄 180g　虎杖根 150g　鳖甲 150g　奄闾子 200g　白酒 18L

【制法】将前 24 味共为粗末，入布袋，置容器中，加入白酒，密封，浸泡 7~10 天后，过滤去渣，即成。

【功能主治】活血化瘀，温经燥湿，通经化结。用于月经不通形成的瘕瘕。

【用法用量】口服：每次服 20~40ml，日服 2 次。

【处方来源】唐·《备急千金要方》

蒴藋根酒

【处方】

蒴藋根 100g　白酒 300ml

【制法】将上药洗净，细切，置容器中，加入白酒，密封，浸泡 3~5 天后即可取用；若欲速得服，可置于热灰中令微温，令药味速出，浸 1 宿即可取之。用时过滤去渣，即成。

【功能主治】化瘕消积。用于猝暴微，腹中有物，坚如石，痛欲死。

【用法用量】口服：每次温服 50~100ml，日服 3 次。药酒尽复作服之。

【处方来源】明·《普济方》

十、痃癖用药酒

化癥回生酒

【处方】

化癥回生丸1粒　白酒30ml

【制法】取上药用白酒化开（磨研）调匀，备用。

【功能主治】化瘀消癥。用于疟母（脾肿大），癥块，妇女瘀滞痛经，经闭，产后瘀滞腹痛及跌打损伤瘀滞作痛。

【用法用量】口服：每日1剂，分2次服之。

【注意事项】孕妇忌服。

【处方来源】《中国药酒配方大全》

传尸酒

【处方】

猪胰1具（细切、洗净）　青蒿叶（不拘多少）　桂心末20g　白酒250ml

【制法】将白酒微火温之，趁热纳猪胰中，和青蒿叶相共暖使消尽，又取桂心末内酒中，和匀，去渣，即成。

【功能主治】补虚消胀。用于丈夫痃癖两胁虚胀，变为水气。

【用法用量】口服：每日平旦、午时、夜间空腹各服10ml。

【注意事项】忌食热面，油腻等物。

【处方来源】明·《普济方》

痃癖酒

【处方】

紫苏90g　牛膝90g　丹参90g　紫菀90g　橘皮90g　生姜180g　生地黄120g　防风120g　香豉300g　大麻仁150g　白酒10L

【制法】将前10味捣碎或切成薄片，入布袋，置容器中，加入白酒，密封，浸泡7日后，过滤去渣，即成。药渣再添酒浸。

【功能主治】散寒，理气，和血，涤痰。用于痃癖，不能食。

【用法用量】口服：每次温服10～15ml，日服2次。

【注意事项】忌芜荑。

【处方来源】明·《普济方》

十一、再生障碍性贫血用药酒

人参枸杞酒Ⅱ

【处方】

人参200g　枸杞3500g　熟地黄1000g　冰糖4000g　白酒50L（或按剂量缩小10～20倍配制）

【制法】将人参烘软切片，枸杞去杂质，与熟地黄一同入布袋，备用。冰糖入锅中，加水适量，加热至溶化煮沸，炼至黄色时，趁热用纱布过滤去渣，备用。白酒置酒坛内，将药袋投入坛内，加盖密封，浸泡10～15日，每日搅拌1次，浸泡至药味尽淡；去药袋，再过滤，加入冰糖浆搅匀，再静置，过滤，澄明即可服用。

【功能主治】滋阴补血，乌须发，壮腰筋，明目，活血通络，清热生津。用于各种虚症劳损（贫血），营养不良，神经衰弱，糖尿病，头晕目眩，失眠乏力，食少盗汗，腰膝酸痛等症。

【用法用量】口服：每次服10～20ml，日服2～3次。

【处方来源】《中国药膳学》

广西首乌酒

【处方】

首乌40g　大枣40g　黄精40g　金樱

子肉 100g 黑豆（炒）100g 白酒 3L

【制法】将药物切片与白酒一起置入容器内，密封浸泡 30 日以上，滤过即成。

【功能主治】补肝肾，行气活血。用于心力衰弱，贫血，身体羸弱，须发早白。

【用法用量】口服：每日早、晚各服 1 次，每次服 20ml。

【处方来源】《临床验方集》

🌿 长春百岁酒

【处方】

黄芪 200g 党参 200g 白术 200g 茯苓 200g 红枣 200g 当归 200g 川芎 200g 生地黄 200g 熟地黄 200g 山萸肉 200g 麦门冬 200g 枸杞 200g 五味子 200g 蜂王浆 200g 防风 200g 羌活 200g 陈皮 200g 肉桂 50g 白糖 1000g 白酒 3L

【制法】以上各药捣碎或切成薄片，入布袋，置容器中，加入白酒，密封，浸泡 7 日后，过滤去渣，即成。药渣再添酒浸。

【功能主治】补益元气，滋养阴血，补心强神。用于贫血、面色㿠白、精神萎靡、少气懒言。声低气怯、眩晕耳鸣、记忆力减退、不耐思索、脉沉无力。

【用法用量】口服：每次服 10 ～ 20ml，日服 2 次。

【注意事项】凡阴虚内热及外感邪实者忌服。

【处方来源】《浙江省出口产品》

【附记】颇适宜于养老益智者常服。

🌿 虫草黑枣酒

【处方】

冬虫夏草 30g 黑枣 30g 白酒 500ml

【制法】将前 2 味捣（切）碎或切

成薄片，入布袋，置容器中，加入白酒，密封，浸泡 3 日后，过滤去渣，即成。药渣再添酒浸，置容器中，加入白酒，密封，浸泡 60 日后，过滤去渣，即成。

【功能主治】补虚益精，强身健体。用于贫血，身体虚弱，虚喘，吐血，食欲缺乏。

【用法用量】口服：每次服 20ml，日服 2 次。

【注意事项】感冒发热者忌服。

【处方来源】《药酒汇编》

🌿 当归酒 IV

【处方】

当归 60g 白酒 700ml

【制法】将当归切成薄片，置容器中，加入白酒，密封、置阴凉处，每日摇晃数下，浸泡 7 天后，过滤去渣，静置澄明，即可饮用。

【功能主治】补血，活血，调经，止痛。用于贫血、血虚头痛、眩晕、肠燥便秘、月经不调、痛经、闭经、产后瘀滞腹痛、风湿痹痛等。

【用法用量】口服：每次温服 20 ～ 30ml，每日早、午、晚各服 1 次。

【注意事项】凡湿阻中满及大便溏泄者，忌服。

【处方来源】《验方新编》

🌿 壮血药酒

【处方】

鸡血藤 250g 当归 250g 黑老虎 120g 制何首乌 120g 五指毛桃 30g 骨碎补 160g 炒白术 30g 炙甘草 20g 50° 白酒 10L

【制法】先将鸡血藤、黑老虎、骨碎补、五指毛桃蒸 2 分钟时候冷，与其余 4

味混匀，置容器中，加入白酒，密封，浸泡 35 ~ 45 天后，过滤去渣，即成。

【功能主治】补气血，通经络，壮筋骨，健脾骨。用于贫血、病后体质虚弱、腰膝酸痛、妇女带下、月经不调等。

【用法用量】口服：每次服 15 ~ 20ml，日服 2 次。

【处方来源】《药酒汇编》

寿尔康酒

【处方】

人参 50g　黄芪（蜜炙）100g　茯苓 150g　白术（炒）150g　灵芝 50g　黄精（制）150g　制首乌 150g　佛手 100g　五味子 50g　白酒 8L

【制法】以上各味切成薄片，加酒，密闭浸泡 7 日，即可。

【功能主治】大补气血，健脾益肾，养心安神，抗老延寿。用于贫血、眩晕、健忘诸症。

【用法用量】口服：每次温服 10 ~ 15ml，日服 2 次。

【注意事项】凡外感发热及温热病患者忌服。

【处方来源】《中国基本中成药》

【附记】验之临床，本药酒有较好的治疗和养生保健作用。凡年老体弱，气血不足耳目眩晕不寐，健忘惊悸、贫血者，服之有很好的治疗作用。常服此酒，能使精血充实、脾土健旺、须发不白、耳聪目明容颜不衰、健康长寿。

金芍玉液酒

【处方】

人参 8g　熟地黄 24g　玉竹 24g　桑葚 24g　麦冬 24g　白芍 24g　枸杞 24g　白术 18g　黄芪 18g　茯苓 18g　丹参 18g　陈皮 12g　红花 12g　川芎 12g　甘草 12g

党参 20g　玫瑰花 4g　白酒 5L　蔗糖 1800g

【制法】将前 17 味加工成细粉，混匀，按渗漉法，用白酒作溶剂，浸渍 48 小时，渗油取汁。蔗糖加水适量，煮沸溶解与渗漉液合并，混匀，加冷开水至 10L，静置，滤过，分装备用。

【功能主治】补益气血，柔肝通络。用于凡因气血不足而致心悸气短自汗、健忘、少寐、头晕眼花、耳鸣、筋肉酸痛、爪甲不荣、倦怠乏力、食欲不振、懒言声低、四肢麻木、遗精早泄、舌质淡、苔薄白、脉虚大无力等症。可用于虚损贫血。

【用法用量】口服：每次服 15 ~ 30ml，日服 3 次。

【注意事项】阴虚火旺者忌服；孕妇慎饮；感冒时应停饮。

【处方来源】《湖北省药品标准》

【附记】凡有气血肾虚，虚损亏血、眩晕健忘、兼见四肢麻木。疼痛，或痿痹不用者，先用本药酒，较为恰当。

枸杞药酒 II

【处方】

枸杞 250g　熟地黄 50g　黄精 50g　百合 25g　远志 25g　白酒 5L　白糖 500g

【制法】将前 5 味切成薄片。置容器中，加入白酒和白糖，密封浸泡，15 天后药性析出，过滤去渣即成。

【功能主治】滋补肝肾，养血益精，宁心安神，健脾益肺。用于精血不足、肝肾阴虚之失眠多梦、心悸、眩晕、健忘、体倦神疲、头昏耳鸣、口干津少、面色不华、舌质偏红、脉细数者。也用于贫血、失眠、健忘、眩晕等症。

【用法用量】口服：每次空腹服 10 ~ 15ml，日服 2 次。

【注意事项】凡痰湿内盛者忌服。

【处方来源】《吉林省药品标准》

桂圆补血酒 Ⅱ

【处方】

桂圆肉 125g 制何首乌 125g 鸡血藤 125g 白酒 1.5L

【制法】先将前 2 味切成小块，桂圆捣碎，同登容器中，加入白酒，密封，浸泡 10 天后，过滤去渣、即成。

【功能主治】补髓填精，养心宁神。用于贫血、神经衰弱及须发早白等症。

【用法用量】口服：每次服 20 ~ 30ml，日服 2 次。

【处方来源】《药酒汇编》

健身药酒 Ⅱ

【处方】

女贞子 29.4g 菟丝子 29.4g 金樱子 29.4g 肉苁蓉 29.4g 黄精（制）29.4g 熟地黄 73.5g 当归 147g 锁阳 58.8g 淫羊藿 58.8g 远志 58.8g 炙甘草 14.7g 制附子 44.1g 黄芪 88.2g 蚕蛾 5.9g 鸡睾丸 23.5g 白酒 4.3L

【制法】先将鸡睾丸和蚕蛾置容器中，加入白酒 3300ml，密封，浸泡 70 日后取上清液；其余 13 味捣碎，置容器中，加入白酒 1L，密封浸泡 45 ~ 50 日后，取上清液。再将两种酒液合并，混匀，滤过即得。

【功能主治】提神补气，壮腰固肾。用于贫血萎黄，身体虚弱，头晕目眩，健忘疲倦，夜多小便，食欲缺乏等。

【用法用量】口服：每次服 30ml，日服 2 次。

【处方来源】《药酒汇编》

桑葚杞圆酒

【处方】

桑葚 15g 红枣 15g 枸杞 15g 桂圆肉 15g 白酒 500ml

【制法】将前 4 味捣碎或切成薄片，置容器中，加入白酒，密封，每日振摇 1 次，浸泡 14 日后，过滤去渣，备用。

【功能主治】滋阴补血。用于贫血，头晕目眩，心悸气短，四肢乏力，腰膝酸软，神经衰弱等。

【用法用量】口服：每次服 20 ~ 30ml，日服 2 次。

【处方来源】《药酒汇编》

十二、中恶用药酒

二石酒

【处方】

磁石 60g 石菖蒲 30g 黄酒 300ml

【制法】将磁石加水 400ml，煎至 100 ~ 150ml，再入菖蒲，黄酒同煎至 300ml，去渣即成。

【功能主治】镇惊安神、清心开窍。用于骤见怪异而受惊恐所致手足逆冷，精神恍惚，甚则口噤等症。

【用法用量】口服：每次服 100ml，日服 3 次。

【处方来源】《中国药酒配方大全》

豆黄酒

【处方】

大豆（炒香）50g 鸡子黄 1 枚 白酒 200ml

【制法】将大豆趁热投入酒中，再加入蛋黄，搅匀即得。

【功能主治】解毒和中。用于猝然中恶。

【用法用量】口服：1 次顿服，探喉引吐。

【处方来源】明·《本草纲目》

吴茱萸酒 I

【处方】

吴茱萸 50g　生甘草 15g　白酒 250ml

【制法】将前 2 味切碎，置容器中，加入白酒，密封，隔水煮沸，取出待冷，浸泡一宿，去渣即成。

【功能主治】温中解毒。用于中恶心痛。

【功能主治】口服：每次服 30ml，日服 3 次。

【处方来源】《民间百病良方》

桂心栀豉酒

【处方】

桂心 10g　生姜 30g　栀子 15g　豆豉 5g　白酒 100ml

【制法】将药捣碎或切成薄片，用白酒微火煮，然后去渣。

【功能主治】温中，解毒。用于中恶，呼吸急促，难以为继。

【用法用量】令病人一次服完，引起呕吐更佳。

【处方来源】唐·《外台秘要》

【附记】中恶：指突然发生的手足冰冷，肌肤起栗，头面青黑，神志不清，或错言妄语，牙关紧闭，或头旋晕倒，昏迷不醒的病证。

盐酒

【处方】

食用盐 30g　白酒 50ml

【制法】将盐用青布裹，烧赤后，纳入酒中，调和即得。

【功能主治】引吐解毒。用于中恶心痛，或连腰脐。

【用法用量】口服：1 次顿服，令吐恶物。

【处方来源】明·《本草纲目》

十三、中暑用药酒

十滴水

【处方】

大黄 20g　小茴香 10g　桂皮 10g　辣椒 5g　干姜 25g　樟脑 25g　薄荷油 25ml（或桉叶油 12.5ml）　白酒 1L

【制法】将前 5 味捣为粗粉或切成薄片，混匀，用白酒作溶剂，按渗滤法渗滤，至渗出的滤液达 800ml 左右，即停止渗滤，药渣压榨出余液，与渗滤液合并，加樟脑（应先置研钵中加白酒湿润后研细）与薄荷油，振摇或搅拌使之溶解，置阴凉处静置过夜，如有沉淀，则用棉花滤去再添加白酒 1L。分装备用。

【功能主治】导浊，清暑，开窍，止痛。用于中暑引起的头晕，恶心，腹痛，肠胃不适等症。

【用法用量】口服：每次服 5ml，小儿酌减。

【注意事项】孕妇忌服。

【处方来源】《中药制剂汇编》

【附记】本方加甘油（2∶1）混匀，涂擦红、肿、痒处，日擦数次，可预防冻疮。验之效佳。

苹果酒

【处方】

苹果 10g　山楂 5g　白酒 250ml

【制法】先将前 2 味洗净、晾干，捣碎，置容器中，加入白酒，密封，浸泡 7～10 天后过滤去渣即得。

【功能主治】温中燥湿，化积消食、通气理中。用于消化不良，脘腹胀满，反胃食积等症。

【用法用量】口服：每次服 10～

15ml，日服 2 次。

【处方来源】《民间百病良方》

【附记】验之临床，多收良效。本方对于脾虚湿聚，食滞中脘者尤宜。

🍶 杨梅酒 II

【处方】

杨梅 500g　白酒 80ml

【制法】将杨梅洗净加白糖（或酒成后加入），共装入瓷罐中捣烂，加盖（不密封，稍留空隙），7～10 天，自然发酵成酒。再用纱布绞汁，即成约 12° 的杨梅露酒，然后倒入锅中煮沸，待冷装瓶，密闭保存。时间越久越好。

【功能主治】防暑止泻。用于预防中暑，并有止泻之功。

【用法用量】口服：每次服 50ml，日服 3 次。

【处方来源】《偏方大全》

【附记】夏季饮用最宜。

🍶 胡麻酒

【处方】

胡麻子 200g　生姜 60g　生龙脑叶 20g　黄酒 500ml

【制法】渍麻子、煎熟，略炒，加生姜、龙脑叶，同入炒，细研，置容器中，加入黄酒，密封，浸渍 7 天后，过滤去渣，即成。

【功能主治】解暑热。用于预防中暑。

【用法用量】口服：盛夏正午每服 50～100ml。

【处方来源】《民间百病良方》

【附记】服后清风飒然，绝无暑气，确有预防中暑之效。

🍶 痧药水

【处方】

苦竹瘤 60g　樟脑 60g　白酒 1L

【制法】将苦竹瘤切成薄片后，与樟脑同置密闭容器内，按浸渍法浸渍 10～15 天，制成酊剂 1L，即得。

【功能主治】清暑化湿浊。用于中暑引起的头晕、恶心、腹痛、肠胃不适等。

【用法用量】口服：每次服 5ml，用冷开水送服。

【处方来源】《中药制剂汇编》

下篇

各类药酒

第七章

风湿痹症用药酒

一、风湿性与类风湿关节炎
用药酒

☘ 二乌止痛酒

【处方】

制川乌 12g　制草乌 12g　桑枝 12g
桂枝 12g　忍冬藤 12g　红花 12g　乌梅
12g　威灵仙 12g　甘草 12g　中度白酒 1L

【制法】将上述药物放入中度白酒中
浸泡 7 日即可服用。

【功能主治】温经散寒止痛、活血祛
瘀通络。主治风湿性关节炎。

【用法用量】口服，每次服 30ml。日
服 2 次，1 个月为 1 疗程。

【注意事项】高血压病及心动过速者
慎用。

【处方来源】《实用中西医结合杂志》
1993，6（11）：697

☘ 二活川芎酒

【处方】

羌活 15g　独活 15g　川芎 20g　黑豆
（炒香）30g　火麻仁 30g　米酒 2L

【制法】将前 5 味（除黑豆外）捣
碎，置容器中，加入米酒，密封，浸泡
10 余日后，开封，再将黑豆炒香令烟

起，趁热投入酒中，候冷，过滤去渣，
即成。

【功能主治】祛风，活血，解痉。用
于中风初得、颈项强直、肩背酸痛、肢体
佝偻、时有恶风、发热。

【用法用量】口服：每次 20～30ml
（1～2 小杯），每日早、晚各服 1 次。

【处方来源】宋·《圣济总录》

☘ 七叶莲酒

【处方】

七叶莲 200g　55°白酒 1L

【制法】上药加白酒中，浸泡 1 星期
后服用。服完，换第 2 剂药再服。

【功能主治】祛风除湿，活血止痛。
用于治疗类风湿关节炎。

【用法用量】口服：每次服 20～
25ml，每日 2 次，3 个月为 1 疗程。

【处方来源】《中国农村医学》1998，
（5）：44

☘ 八角枫酒

【处方】

八角枫 1kg　白酒 3L

【制法】取八角枫干根洗净切细，放
入白酒中浸泡 20 日，密闭，隔日搅拌 1

241

次，取其上清药液即得。

【功能主治】祛风除湿，舒筋活络。用于慢性风湿性关节炎。

【用法用量】口服：每次 10ml，每日 2～3 次。

【处方来源】《中药制剂汇编》

九层风酒

【处方】

九层风 45g　红鱼眼 45g　三根风 30g　山大风 30g　55° 三花酒 2.5L

【制法】取处方中药物混合，加三花酒，浸渍 15 日后，取上层澄清液备用。

【功能主治】祛风胜湿。用于风湿性关节炎。

【用法用量】若病人能饮酒又无禁忌证，则予内服药酒，每次 20ml，每日 2 次，21 天为 1 疗程；若病人不能饮酒，或有一定禁忌证（如肝炎、消化道疾患、高血压等）则采用水煎剂，剂量为每剂酒量的 1/4，分早晚 2 次服，总剂量不定。

【处方来源】《中药制剂汇编》

三乌酒

【处方】

制川乌 10g　制草乌 10g　制首乌 10g　千年健 10g　钻地风 10g　40° 纯米酒 500ml

【制法】将前 5 味切碎，置容器中，加入白米酒，密封，浸泡 15 天后，过滤去渣，即成。

【功能主治】祛寒湿，利关节，通络止痛。用于急、慢性关节炎、剧烈疼痛，由风寒湿邪深入脉络而发。

【用法用量】口服：能饮酒者每次服 10ml。不能饮者，每次用 5ml，温开水冲服。口服 3 次。

【注意事项】凡孕妇及热性关节炎患

者忌服。

【处方来源】《中国当代中医名人志》

【附记】本方药性剧烈，宜饭后服。

三乌药酒

【处方】

制川乌 5g　制草乌 10g　乌梅 15 丸　甘草 10g　金银花 10g　木瓜 10g　威灵仙 10g　白糖 60g　白酒 500ml

【制法】将前 7 味切碎，置广口瓶中，加入白酒和白糖，密封，浸泡 7 天后，过滤去渣，即得。

【功能主治】祛风散寒，舒筋通络止痛。用于风寒痹证（风湿性关节炎）。

【用法用量】口服：每次 20ml，每日早、晚各 1 次。

【处方来源】《中国当代中医名人志》

三蛇酒 I

【处方】

蝮蛇 1000g　眼镜蛇 1000g　火赤链 1000g（均用活蛇，先饿 4～5 日，待消化道排空）　当归 120g　生地 120g　威灵仙 90g　土茯苓 90g　防风 60g　红花 60g　木瓜 30g　白酒 6L

【制法】三蛇分别以酒 1.5L 浸，余药也用酒 1.5L 浸泡，1 月后，蛇和中药滤去，取酒液等量混合。

【功能主治】祛风通络，活血止痛。用于类风湿关节炎。

【用法用量】口服；每次服用 10ml，每日 3 次。

【处方来源】《中国食疗学》

天麻酒 II

【处方】

天麻 15g　蕲蛇 12g　羌活 6g　五加

皮 6g　秦艽 6g　当归 6g　红花 9g　防风 3g　白酒 1L　白糖 90g

【制法】将前 8 味捣碎或切成薄片，置容器中，加入白酒，密封，浸泡 7 天后，过滤去渣，加入白糖，溶化后，滤过，即成。或按渗漉法制成药酒 1L。

【功能主治】祛风湿，活血通络。用于风湿性与类风湿关节炎及关节疼痛等症。

【用法用量】口服：每次服 30 ～ 60ml，日服 2 次。

🍶 五加皮酒Ⅳ

【处方】

檀香 120g　当归 120g　青风藤 120g　海风藤 120g　川芎 120g　威灵仙 120g　木瓜 120g　白术（麸炒）180g　白芷 180g　怀牛膝 240g　红花 240g　五加皮 500g　橘皮 500g　党参 720g　姜黄 720g　独活 60g　川芎（炙）60g　草乌（炙）60g　公丁香 60g　砂仁 60g　木香 60g　肉桂 60g　玉竹 1920g　肉豆蔻（滑石煨）90g　豆蔻仁 90g　栀子 1440g　白酒 190L　冰糖 19.2kg

【制法】先将当归至玉竹等 21 味药（除橘皮外），酌予碎断，放入铜锅内，加入高出药物表面的清水，加热煎煮。当水量减少时可适量添水。每隔 2～4 小时取药汁 1 次。药料再加清水煎煮，如此反复 3～4 次，然后压榨去渣取汁，合并煎汁过滤静置。再置锅内加热浓缩。当锅面起有泡沫时，随时捞除。随着药液的增浓，适当降低火力，并用钢勺或木棒在锅底轻轻搅动防止焦化。待成稠膏时，取少许滴于能吸潮的纸上检视，以不渗纸为度，即成清膏。将白酒置铜罐（或瓷坛内）。同时将清膏，肉豆蔻至冰糖和橘皮等 6 味（先研成粗末）粗末共入罐内，移至升水锅中加热至罐内酒沸，沸后 6～8

分钟，立即将罐取出倒入缸中密封浸泡。浸泡 3～5 个月即得。至时开封，取出清液，将残渣压榨过滤，合并静置后，装瓶备用。

【功能主治】祛风除湿，舒筋活血。用于风湿性关节炎（风湿引起的关节疼痛、手足拘挛、四肢麻木、腰膝酸痛）及阴囊潮湿、妇人阴冷等症。

【用法用量】口服：每次服 15～30ml，日服 3 次。

【注意事项】孕妇忌服。

【处方来源】《中药制剂手册》

🍶 五龙酒

【处方】

蝮蛇 4 条　乌梢蛇 4 条　眼镜蛇 1 条　蕲蛇 1 条　赤链蛇 2 条　白酒 5L

【制法】将上五蛇（活的）浸于白酒中，30 天后即可饮用。待酒至半时再添酒至足数。

【功能主治】祛风攻毒，通络止痛，强壮身体。用于风湿性及类风湿关节炎。

【用法用量】口服：每次服 10ml～25ml，日服 2 次。

【处方来源】《虫类药的应用》

🍶 长宁风湿酒

【处方】

蝮蛇 0.5g　眼镜蛇 0.5g　赤链蛇 0.5g　当归 120g　土茯苓 90g　生地 120g　防风 60g　威灵仙 90g　防己 60g　红花 60g　木瓜 30g　白酒 5L

【制法】蝮蛇、眼镜蛇、赤链蛇均需用活蛇，分别浸酒 1L，3 周后滤取酒液，等量混合成为"三蛇酒"，余药用 60° 高粱酒 1.5L 浸泡 3 周，然后取用滤液。药渣再加水煎煮，再过滤取药汁去渣。将药酒、药汁、三蛇酒三者等量混合即成长宁风湿酒。

【功能主治】祛风湿，通经络，除痹止痛。用于类风湿关节炎及其他性质的关节炎。

【用法用量】口服：每次服 10 ~ 15ml，一日 3 次。

【处方来源】《新医药学杂志》1973，(5)：23

【附记】该酒以祛风通络攻毒的蛇类，配以祛风湿、通经络类药及活血化瘀养血类药物，蛇组织含有丰富的生理活性物质，在抗炎、抗癌、扶助正气等方面，有着广泛应用。蛇毒比吗啡有更强大、更持久的镇痛作用。

化瘀逐痹酒

【处方】

威灵仙40g　制川乌30g　虎杖30g　乳香20g　没药20g　土鳖虫20g　片姜黄20g　青木香20g　骨碎补20g　川蜈蚣大 3 条　白酒2L

【制法】上药打碎或切成薄片装入瓶中，浸粮食白酒，密封，每日摇荡 1 次，10 日后服用。

【功能主治】行气活血通脉。用于治疗风湿性、类风湿关节炎，肌炎，肌筋膜炎，骨质退行性变等。

【用法用量】每次服20ml，每日 3 次饭后服，服一料为一疗程，一般服 2 ~ 3 个疗程。

【处方来源】《安徽中医临床杂志》1994，6（2）：2 ~ 4

【附记】以本方治疗痹症255 例，其中腰臀肌筋膜炎50 例，肩关节周围炎44 例，风湿性关节炎31 例，腰肌纤维炎24 例，颈椎增生 23 例，类风湿关节炎 20 例，腰椎间盘突出 18 例，腰椎增生 16 例，跟骨增生 11 例，梨状肌综合征 8 例，腰椎间盘突出手术后遗症 6 例，硬皮病 3

例，强直性脊柱炎 1 例，治疗结果治愈 183 例，占 71.76%，显效 33 例，占 12.94%，有效 22 例，占 8.63%。

六方藤药酒

【处方】

六方藤（根）100g　白酒1.5L

【制法】将六方藤根用刷子刷净灰土，切成小块（或碾成粗末）置容器内，加白酒总量的3/4 浸泡，密闭 3 日后滤出药液，再加白酒适量浸泡 2 次，每次 2 日，过滤，合并 3 次滤液，混匀，静置 3 日，过滤，加白酒至 1L 即得棕褐色澄明液体，1ml 相当于生药 0.1g。

【功能主治】祛风除湿。用于风湿性关节炎。

【用法用量】口服：每次 5 ~ 15ml，每日 3 次。

【注意事项】本品毒性较大，不可多服，孕妇、肾脏及体弱者忌服，高血压及心脏病患者慎用。忌酸冷鱼腥、豆类。

【处方来源】《中药制剂汇编》

【附记】其中毒症状为恶心呕吐、腹痛和抑制性呼吸心跳；轻微者可用茶叶水解救；轻者洗胃并注射咖啡因、尼可刹米等强心药；重者注射防己毒素或洋地黄。

火把花根药酒

【处方】

火把花根100g　白酒1L

【制法】将火把花根去净泥土，切成小块，置容器内加白酒总量的1/2，密闭浸泡 7 日，倾出上清液，再加入余下1/2 的白酒，密闭浸泡 4 日，倾出上清液，合并 2 次倾出液，静置 3 日，滤过即可。

【功能主治】祛风除湿。用于类风湿关节炎。

【用法用量】口服：每次 10 ~ 20ml，

每日 3 次。

【处方来源】《中药制剂汇编》

🌿 乌七酒

【处方】

制川乌 10g　制草乌 10g　三七 10g
三分三 10g　雪上一枝蒿 5g　95% 乙
醇 1L

【制法】上药用 95% 乙醇（酒精）浸
泡 1 星期后使用。

【功能主治】消肿止痛，祛风除湿，
温经化瘀。用于治疗风湿性关节炎。

【用法用量】用纱布口罩一二个，覆
盖于患部之上，再用干棉球或 5ml 注射器
一具，吸取药酒喷淋于口罩中央部分，以
湿润饱和不流药酒为度，然后用火柴点
燃，至病人感觉皮肤烫得不能忍受时，再
移动口罩，移动范围应略大于患病部位。
在移动中，不断喷淋药酒以保持继续燃
烧，要停止治疗时，停加药酒或用手直接
快速覆盖于口罩上，火即熄灭。每日治疗
一次。依病情轻重程度不同，每次治疗
15～30 分钟或更长。每 10 日一疗程，一
般治疗 1～2 个疗程。

【注意事项】表皮有破损则不应使用
本法。

【处方来源】《云南中医杂志》1992，
13（4）：8

🌿 乌鸡桂圆酒

【处方】

桂圆肉 20g　乌骨鸡 30g　黄芪 30g
当归 20g　玉竹 20g　五加皮 15g　白酒 1L

【制法】将前 6 味共研细末或切成薄
片，置容器中，加入白酒，密封，浸泡
10 天后即可取用。

【功能主治】祛风除湿，养血活络。
用于风湿性关节炎等疾病。

【用法用量】口服：每次 20～30ml，
每日 2～3 次。

【处方来源】《福建中医药》1984，
（4）：36

🌿 风伤药水

【处方】

泽兰 15g　莪术 15g　三棱 15g　归
尾 15g　桑寄生 15g　乌药 15g　生草乌
15g　生川乌 15g　川续断 15g　络石藤
15g　两面针 15g　红花 15g　防风 15g
白花蛇舌草 15g　五加皮 15g　威灵仙
15g　土牛膝 15g　樟脑 30g　白酒 2L
或高粱酒 1.5L

【制法】将上诸药切片与酒一并置入
容器中，密封浸泡 1 个月后即成，备用。

【用法用量】活血化瘀，祛风除湿。
用于风湿性关节炎或跌打损伤后期，关节
酸痛等症（气血寒凝，风湿侵袭所致
者）。

【用法用量】外用：将药水涂搽患
处，每日 2～3 次。

【处方来源】《林如高骨伤验方歌诀
方解》

🌿 风湿止痛药酒

【处方】

豨莶草 150g　制川乌 15g　制附子
15g　炙甘草 15g　露蜂房 45g　穿山甲
45g　乌梢蛇 45g　全蝎 45g　土鳖虫 45g
桂枝 45g　桑寄生 45g　红花 30g　青风藤
30g　络石藤 60g　石楠藤 60g　牛膝 15g
蜈蚣 9g　蔗糖 1900g　白酒 7L

【制法】将前 17 味捣为粗末，入布袋，
置容器中，加入白酒，密封，每天搅拌 1
次，浸泡 30～40 天后，取出布袋压榨，合
并，滤过。滤液加蔗糖（或白糖），搅拌溶
解，静置 15 天，滤过，即成。

【功能主治】祛风散寒，除湿通络。用于风湿性关节炎（风寒湿痹，关节疼痛）。

【用法用量】口服：每次服 10 ~ 15ml，日服 2 ~ 3 次。

【注意事项】凡孕妇及小儿忌服。

【处方来源】《药酒汇编》

风湿关节酒

【处方】

牛膝 60g　制草乌（甘草、银花水制）60g　桂枝 60g　松节 60g　羌活 60g　防风 120g　鸡血藤 120g　人参 120g　甘草 120g　木瓜 60g　威灵仙 60g　草薢 150g　川芎 150g　当归 150g　苍术 150g　白芍 150g　乌梢蛇（酒制）150g　佛手 150g　穿山龙 240g　老鹳草 240g　红曲 240g　五加皮 240g　独活 240g　红糖 3000g　白蜜 5000g　白酒 50L

【制法】将前 23 味粉碎，（除红曲外）置容器中，装回流罐，另取 45° 白酒，分次加入 25、15、10L，加入红曲兑色，每次均加热至酒沸 30 分钟，取出药液，将残渣压榨，榨出液与 3 次浸出液合并，置罐内，混匀，储存 1 个月，静置滤过，即得。

【功能主治】驱寒散风除湿，活血通络止痛。用于风湿性关节炎（关节疼痛、肩背沉酸、四肢麻木）。

【用法用量】口服：每次服 15 ~ 30ml，日服 2 次。

【注意事项】孕妇忌服。

【处方来源】《北京市中成药规范》（第二章）

风湿灵药酒

【处方】

羌活 20g　独活 25g　人参 6g　制川

乌 6g　木瓜 20g　牛膝 25g　西红花 6g　制杜仲 25g　桑寄生 20g　黄芪 30g　白术 10g　高粱酒 3L

【制法】上药加入盛有高粱酒的坛中，密封浸泡 7 日即可。

【功能主治】扶正散寒，化湿通络，强筋健骨。用于风湿性关节炎、类风湿关节炎。

【用法用量】口服：每次 15ml，每日服 3 次，30 日为一疗程。

【处方来源】《时珍国医国药》2000，11（8）：738

风痛药酒

【处方】

丁公藤 200g　白芷 16g　青蒿 16g　桂枝 16g　威灵仙 16g　五加皮 12g　小茴香 12g　防己 12g　羌活 12g　麻黄 32g　当归 10g　川芎 10g　栀子 10g　50° 白酒 3L

【制法】将前 13 味捣碎或切成薄片，和匀，置容器中，加入白酒，密封，浸泡（夏秋季 45 天，春冬季 60 天）。滤取上清液，将药渣压榨，榨出液与浸液合并，静置 4 天。滤过即得。

【功能主治】祛风通络，散寒止痛。用于风寒湿痹、四肢麻木、筋骨疼痛、腰膝乏力、老伤复发。可用于风湿性关节炎等。

【用法用量】口服：每次服 15ml，日服 3 次。

【处方来源】《上海市药品标准》

风湿药酒 I

【处方】

四块瓦 30g　大血藤 30g　见血飞 30g　岩石桑根 30g　威灵仙 30g　八爪金龙 40g　水冬瓜根 40g　五香血藤 40g　白筋条 20g

牛膝 20g　杜仲 20g　蜈蚣 10 条　三七
28g　红花 10g　55°白酒 4L

【制法】将前 14 味捣碎或切片，置容
器中，加入白酒，密封，浸泡 7 ~ 10 天
后，过滤去渣，即成。

【功能主治】祛风除湿，活血止痛。
用于风湿性关节炎、手足麻木，风湿
骨病。

【用法用量】口服：每次服 15 ~ 20ml
日服 1 次。

【处方来源】《中国当代中医名人志》

风湿药酒 Ⅱ

【处方】

全虫 50g　当归头 50g　川牛膝 50g
川芎 40g　红花 45g　白芥子 30g　麝香 1g
白酒 2.5L

【制法】将前 6 味切碎，麝香研细末，
同置容器中，加入白酒，密封，浸泡 1 个
月后，过滤去渣，即成。

【功能主治】活血祛风，搜风通络。
用于类风湿关节炎等关节疼痛症，以关节
游走性疼痛为主者。

【用法用量】口服：于每晚临睡前
服 30ml。

【处方来源】《国医论坛》

风湿药酒方 Ⅰ

【处方】

制川乌 15g　制草乌 15g　乌梅 15g
牛膝 15g　大青叶 15g　金银花 10g　白
酒 1L

【制法】将前 6 味切片，置容器中，
加入白酒，密封，浸泡 10 天后，过滤去
渣，备用。

【功能主治】祛风除湿，消炎解毒，
温经止痛。用于半身不遂、类风湿关节炎
（肢体变形，活动受限者佳）。

【用法用量】口服：每次服 5 ~ 10ml，
每日早、晚各服 1 次。

【处方来源】《中国当代中医名人志》

【附记】上述剂量勿过量，口唇麻
木者可减量服之。验之临床，确有
良效。

风湿药酒方 Ⅱ

【处方】

制川乌 15g　制草乌 15g　威灵仙 15g
防己 15g　制杜仲 15g　乌梅 20g　忍冬藤
20g　茜草 25g　白酒 1L

【制法】将前 8 味切成片，置容器中，
加入白酒，密封，浸泡 10 天后，过滤去
渣，即成。

【功能主治】祛风除湿，活络消炎。
用于类风湿关节炎。

【用法用量】口服：每次服 15 ~
30ml，日服 2 次。

【处方来源】《辽宁中医杂志》

风湿药酒 Ⅲ

【处方】

鸡血藤 100g　豨莶草 100g　红藤
100g　老鹳草 100g　制首乌 50g　苍术
50g　（炒）萆薢 50g　乌梢蛇 50g　桂枝
50g　苍耳子 50g　白鲜皮 50g　苦参 50g
寻骨风 50g　桑枝 50g　生地黄 50g　川芎
25g　红花 25g　五加皮 25g　晚蚕沙 25g
石菖蒲 25g　杜衡 25g　高良姜 25g　白芷
25g　白酒 12L

【制法】将上诸药研成粗粉，放入回
流提取器内，加入白酒 86L，分 2 次作溶
剂，热回流提取 2 次，每次 2 小时，最后
回收药渣内的残余酒液，并混合，静置沉
淀，过滤，瓶装备用。

【功能主治】祛风活血，利湿通络。
用于风湿性关节炎，四肢麻木，酸痛。

【用法用量】口服：每次服 15 ~ 20ml，日服 2 次。

【处方来源】《江苏省药品标准》

风湿骨痛酒 I

【处方】

鸡血藤90g　络石藤90g　海风藤90g　桑寄生90g　五加皮60g　白酒3L

【制法】将前 5 味切成薄片，置容器中，加入白酒，密封，浸泡 30 天后，过滤去渣，即成。

【功能主治】祛风除湿，舒筋通络。用于风湿性关节炎及关节疼痛。

【用法用量】口服：每次服 15 ~ 30ml，日服 2 次。

【处方来源】《中药制剂汇编》

风湿骨痛酒 II

【处方】

飞龙掌血100g　大血藤100g　狗脊100g　虎杖100g　七叶莲100g　芦子100g　八角枫100g　白酒2.5L

【制法】将上药切成片，加酒2L，浸泡 1 个月。过滤加酒，制成2L，置避光容器内，密封。

【功能主治】祛风除湿，活血通络。用于跌打损伤，风湿性关节炎。

【用法用量】口服：每次 10ml，每日 3 次。

【注意事项】孕妇忌服。

【处方来源】《中药制剂汇编》

风湿酒 I

【处方】

独活15g　桂枝15g　大活血15g　白马骨15g　绣花针15g　钻地风15g　五加皮15g　枫荷梨30g　牛膝9g　淫羊藿9g

石菖蒲9g　千年健9g　甘松9g　元胡9g　全蝎3g　蜈蚣3g　50°白酒1.6L

【制法】将前 16 味切成片，置容器中，加入白酒，密封，浸泡 7 ~ 10 天后，过滤去渣，即成。

【功能主治】祛风除湿，活血祛瘀，通络止痛。用于痹证（关节炎、坐骨神经痛）。

【用法用量】口服：每次服 10 ~ 15ml 或用温开水对服，每日早、晚各服 1 次。

【处方来源】《百病中医膏散疗法》

风湿酒 II

【处方】

伸筋草10g　舒筋草10g　木通10g　血竭10g　制川乌10g　制草乌10g　广木香10g　丁香10g　桂尖10g　海蛆10g　土鳖虫15g　穿山甲15g　血通15g　防风15g　杜仲15g　川芎15g　当归15g　三七5g　红花3g　白酒2L

【制法】将前 19 味切碎，置容器中，加入白酒，密封，浸泡 7 ~ 10 天后，即可开封服用。酒尽，再加白酒浸泡 7 天，去渣，备用。

【功能主治】祛风散寒除湿，活血通络止痛。用于风湿性关节炎。

【用法用量】口服：每次服 10 ~ 15ml，日服 3 次。

【处方来源】《中国当代中医名人志》

风湿酒 III

【处方】

大活血300g　制川乌90g　制草乌90g　红花90g　乌梅90g　金银花150g　甘草150g　白酒7L

【制法】各药加工处理后，合装瓶内，白酒少许加温配入药中，搅拌均匀后密封，浸 7 日后滤出药酒。

【功能主治】散风通络，舒筋活血。用于风湿性关节炎。

【用法用量】口服。每次 5～10ml，每日 2～3 次，7 日为 1 疗程。

【处方来源】《中药制剂汇编》

风湿酒Ⅳ

【处方】

苍术 360g 高粱根须 360g 桑寄生 360g 红牛膝 360g 酸木瓜 360g 刺力 360g 杜仲 360g 茄子根 360g 白酒 28L

【制法】将上药切成片，用白酒泡 1 月以上，随时搅拌，滤取清液。

【功能主治】除风湿，强腰膝，止痛。用于风湿性关节疼痛。

【用法用量】口服：每次 10ml，每日 3 次。

【处方来源】《中药制剂汇编》

【附记】本方在《中药制剂汇编》中剂量不全。根据药物组成可各药等份使用。

风湿酒Ⅴ

【处方】

制川乌 15g 制何首乌 15g 制草乌 6g 追地风 9g 千年健 9g 白酒 250ml

【制法】将上药饮片浸泡于白酒中，密封 48 小时，即可取用。

【功能主治】祛风散寒，活血止痛。用于风湿性关节炎、类风湿关节炎、腰腿痛。

【用法用量】口服。每次 5～10ml，每日 3 次。

【注意事项】高血压病、心脏病、风湿热、严重溃疡病患者均忌用。

【处方来源】《中药制剂汇编》

玉藤风湿酒

【处方】

飞龙掌血 50g 黑骨头 50g 玉葡萄根 50g 四块瓦 50g 虎杖 50g 杜仲 50g 大血藤 50g 大发汗 50g 吹风散 50g 50°白酒 5L

【制法】取上药，洗净切片，干燥，用白酒浸泡，淹过药面，第 1 周内每日搅拌 1 次，浸泡 2 星期，滤过，合并 2 次滤液约得 4L。

【功能主治】舒筋活血，祛风除湿。用于风湿性关节炎。

【用法用量】口服：每次 10～20ml，每日早、晚各 1 次。

【处方来源】《中药制剂汇编》

四乌一子酒

【处方】

制川乌 15g 制草乌 15g 乌梢蛇 15g 乌梅 15g 草子（肥田草子的果实）15g 白酒 500ml

【制法】将前 5 味捣碎，置容器中，加入白酒。密封，浸泡 7 天后即可取用。浸泡时间长更好。

【功能主治】温经止痛。用于风湿性关节炎。

【用法用量】口服：每月 1 剂，每天两次，每次约服用 15ml。

【处方来源】《医学文选·祖传秘方验方集》

【附记】临证应用，可随证加减，若腰痛甚者加杜仲、狗脊；膝下加牛膝；筋急加木瓜。在一般情况下，酌加乳香、没药。

白蒺藜药酒

【处方】

蒺藜（去皮，刺）1500g 青稞 500g

【制法】取白蒺藜 1000g，与青稞混

合，加水约 4L，煎煮，取出放至室温，下曲发酵，再取白蒺藜 500g，加水 10L，煎煮汤液，慢慢兑入上述发酵液中，置热处，密封贮存 6～8 日，即得。

【功能主治】祛风除湿，通经活络。用于风湿性关节炎、关节肿痛、头晕、耳鸣及慢性盆腔炎、肾炎、妇女月经不调、白带过多。

【用法用量】热服：每次 50～100ml，每日 2 次。

【处方来源】《新编中成药》

🌿 半枫荷叶酒

【处方】

半枫荷 150g　五加皮 150g　广陈皮 150g　何首乌 150g　千斤拔 150g　当归 150g　橘红皮 100g　制川乌 100g　牛膝 100g　50°～60°糖波酒（榨蔗糖的糖液蒸出的酒）或白酒 12L

【制法】将前 9 味切片置瓷缸内，加入糖波酒（白酒也可），密盖，浸泡 2～3 周（夏季可减少几天，冬季可增加几天），过滤去渣，即得。

【功能主治】祛风湿，强筋骨，止疼痛。用于类风湿性脊柱炎、腰肌劳损及关节扭伤等症。

【用法用量】口服：每次服 15ml，日服 2 次。

【处方来源】《广西卫生》

🌿 冯了性药酒

【处方】

雷公藤 192g　白芷 160g　青蒿 160g　桂枝 160g　威灵仙 160g　五加皮 120g　小茴香 120g　防己 120g　羌活 120g　独活 120g　麻黄 320g　当归尾 100g　川芎 100g　炒栀子 100g　白酒 20L

【制法】将前 14 味粗碎蒸透，然

后可用冷浸法或温湿法制取，冷浸法一般需经过 45～60 天。热浸法：以隔水加热法，在浸泡过程中加热 2～3 天。然后过滤去渣，静置滤过，分装即成。

【功能主治】祛风湿，温经散寒，活血通络，止痛。用于风湿性关节炎（感受风寒湿邪、筋骨关节疼痛、四肢麻木、活动不遂等）及跌打伤痛。

【用法用量】口服：每次服 15ml，日服 3 次。外用：隔水温热，频擦患处。

【注意事项】热痹忌服。

【处方来源】《上海国药业固有成方》

【附记】验之临床，坚持服用，确有良效。用治类风湿关节炎，效果亦佳。

🌿 加味风湿酒

【处方】

三叶青藤 100g　九层风 150g　红鱼眼 150g　大风艾 100g　土杜仲 500g　两面针 30g　白酒 5L

【制法】将前 6 味捣碎或切成薄片，入布袋，置容器中，加入白酒，密封，浸泡 20 天后，即可服用。

【功能主治】祛风活血，通络止痛。用于风湿性关节炎。

【用法用量】口服。每次 15～25ml，每日 3 次。也可外用擦患处。

【处方来源】《新编中成药》

🌿 关节炎酒

【处方】

制川乌 6g　制草乌 6g　红花 6g　当归 6g　枸杞 9g　杜仲 9g　木瓜 9g　乌梢蛇 9g　牛膝 9g　党参 6g　60°白酒 500ml

【制法】将前 10 味切碎，置容器中，加入白酒，密封，浸泡 2 周后，过滤去渣，即成。

【功能主治】活血祛风，强筋壮骨。用于风湿性关节炎。

【用法用量】口服：每次服10ml，日服2～3次。

【处方来源】《中药制剂汇编》

西藏雪莲药酒

【处方】

雪莲花250g　木瓜25g　桑寄生25g　党参25g　芡实25g　杜仲20g　当归20g　黄芪20g　独活18g　秦艽12g　巴戟天12g　补骨脂12g　黄柏10g　香附10g　五味子8g　鹿茸8g　冰糖750g　白酒7.5L

【制法】将上药共研为粗末或切成薄片，与白酒一起置入容器中，密封浸泡25～30日，去渣，加入冰糖，搅拌溶解后，过滤即成。

【功能主治】祛风除湿，养血生精，补肾强身。用于风湿性关节疼痛，伴见腰膝酸软，目眩耳鸣，月经不调。

【用法用量】口服：每次服15～20ml，每日2次。

【注意事项】孕妇忌服

【处方来源】《古今名方》

抗风湿酒Ⅰ

【处方】

五加皮20g　麻黄20g　制川乌20g　制草乌20g　乌梅20g　甘草20g　木瓜20g　红花20g　60°白酒2L

【制法】将前8味切碎。置容器中，加入白酒，密封，浸泡10～15天后，过滤去渣，再加白酒至2L，静置24小时，滤过即成。

【功能主治】祛风除湿，舒筋活血。用于风湿性关节炎。

【用法用量】口服：每次服5～10ml，日服3次。

【处方来源】《中药制剂汇编》

【附记】验之临床，多服用。每收良效，疗程与病程有关。

抗风湿酒Ⅱ

【处方】

雷公藤250g　青风藤150g　当归40g　防己40g　制川乌60g　桂枝60g　川牛膝60g　海风藤60g　秦艽60g　黄芪80g　红花30g　甘草20g　冰糖250g　白酒10L

【制法】上药加水5L，煎至1L，过滤去渣，加入冰糖，化后待冷，加入白酒装瓶密封，备用。用时摇匀。

【功能主治】益气活血，祛风除湿，通络止痛。用于类风湿关节炎偏寒型者。

【用法用量】口服：每次饭后服20～30ml，日服3次。

【处方来源】《河北中医》

【附记】随证加味：若上肢疼痛加羌活；腰骶部疼痛加杜仲、桑寄生、刘寄奴、川续断；关节肿大明显时加皂刺、松节；夹湿加萆薢、苍术、薏苡仁；疼痛顽固不消时加虫类药搜剔，如土鳖虫、穿山甲、蜈蚣等；症状减轻后适当加减通络药，渐增扶正药，如淫羊藿、骨碎补、狗脊、太子参、鹿茸。

抗风湿酒Ⅲ

【处方】

雷公藤25g　青风藤150g　生地100g　黄精80g　秦艽80g　丹参80g　海风藤60g　忍冬藤60g　怀牛膝60g　白木耳40g　石斛40g　白酒10L

【制法】上药加水5L，煎至1L，过滤去渣，加冰糖250g，化后待冷，加入白酒，装瓶密封备用。用时摇匀。

【功能主治】养阴清热，祛风除湿，活血通络。用于类风湿关节炎（偏热型者）。

【用法用量】口服：每次饭后服 20~30ml，日服 3 次。

【处方来源】《河北中医》

【附记】随证加味：若上肢痛加桂枝；下肢痛加木瓜；夹湿去石斛；湿热加苍术、黄柏、木通；其痛顽固不消，须虫类经搜剔时加地龙、僵蚕；病情好转后加枸杞、何首乌、沙参、伸筋草。

龟蛇酒

【处方】

金龟 10g　眼镜蛇 10g　乌梢蛇 15g　银环蛇 10g　党参 20g　黄芪 25g　杜仲 20g　枸杞 30g　当归 20g　白酒 2L

【制法】以上各味药切成薄片，置容器中，加入白酒，密封，浸泡 1 周后，即可服用。

【功能主治】补益肝肾，滋阴益气，祛风缓痉，活血通络。用于风湿性关节炎、慢性腰腿痛。

【用法用量】口服：每次 25ml，每日 2 次，分早、晚服，1 月为一疗程。

【处方来源】《湖南中医杂志》1995，11（5）：13

驱风蛇酒

【处方】

蛇肉（蕲蛇肉佳）1500g　当归 10g　炙黄芪 10g　川芎 10g　白芍 10g　白芷 10g　川续断 10g　菊花 10g　酸枣仁 10g（炒）　伸筋藤 13g　大秦艽 13g　走马胎 13g　熟地黄 13g　五加皮 13g　牛膝 13g　炙党参 19g　菟丝子 19g　杜仲 19g　远志 12g　干姜 12g　枸杞子 12g　威灵仙 25g　独活 65g　桂圆肉 200g　陈皮 5g　红枣

400g　50°白酒 3L　40°白酒 15L

【制法】先将蛇肉用白酒适量润透，蒸熟，冷却后置容器中。加入 50°白酒，密封，浸渍 90 天；其余 25 味药捣碎，置容器中，加入 40°白酒，密封，浸泡 45~50 天，合并滤液和榨出液，加入香精适量，搅匀。滤过，即成。

【功能主治】驱风祛湿，活络强筋，通络止痛。用于风湿性关节炎、手足麻木不舒等症。

【用法用量】口服：每次（服 30~60ml），日服 3 次。外用，将此酒烫热涂擦患处，日擦 3~4 次。

【处方来源】《药酒汇编》

青囊药酒 I

【处方】

苍术 60g　乌药 60g　杜仲 60g　牛膝 60g　陈皮 30g　厚朴 30g　当归 30g　枳壳 30g　独活 30g　槟榔 30g　木瓜 30g　川芎 30g　桔梗 30g　白芷 30g　茯苓 30g　半夏 30g　麻黄 30g　肉桂 30g　防己 30g　甘草 30g　白芍 30g　白酒 4L

【制法】将前 21 味共研为粗末或切成薄片，入布袋。置容器中，加入白酒，密封，隔水加热约 2 小时，取出待冷，埋地下 3 天后，过滤去渣，即成。

【功能主治】散寒燥湿，活血消肿。用于风湿性关节炎、关节疼痛。

【用法用量】口服：每次服 20~30ml，日服 2 次，或不拘酌情随量饮之。

【处方来源】明·《万病回春》

【附记】①浸酒后药渣，晒干研细末，以酒为丸，饭前用药酒送服此丸 3~5g；②此药酒适用于痹证初起，如风湿日久，肝肾、气血已虚，宜改服补益成分较多的药酒或药物；③如局部红肿明显，有发热现象的，是属湿热为患，不宜服用此药酒。

狗骨木瓜酒 I

【处方】

狗骨（或用豹骨，油炙酥）35g 当归50g 川芎50g 淫羊藿（羊油制）50g 白芍（酒制）50g 五加皮50g 独活50g 羌活50g 桑寄生50g 杜仲（盐制）40g 续断（酒制）40g 牛膝50g 威灵仙50g 透骨草50g 防己40g 防风50g 桂枝40g 木瓜50g 牡丹皮50g 白芷50g 麻黄30g 苍术（炒）50g 细辛20g 三七30g 红花30g 鸡血藤膏40g 乌药50g 乳香（炒）30g 没药（炒）40g 秦艽30g 甘草20g 白酒14L

【制法】将前30味捣为粗末或切成薄片，入布袋，置容器中，加入白酒，密封，每天搅拌1次，浸泡30~40天后，取出布袋压榨，合并，滤过。滤液加鸡血藤膏，搅拌溶解，静置15天，滤过，即成。

【功能主治】祛风除湿，活络止痛。用于风湿性关节痛，跌打损伤、四肢麻木、半身不遂。

【用法用量】口服：每次20~30ml，每日2次。

【注意事项】孕妇忌服。

【处方来源】《新编中成药》

狗骨木瓜酒 II

【处方】

狗骨（或用豹骨、牛骨、羊骨，油炙酥）3g 木瓜9g 白术根30g 桑枝12g 五加皮3g 当归3g 天麻3g 川牛膝3g 红花3g 川芎3g 玉竹6g 秦艽1.5g 防风1.5g 冰糖（捣碎）10g 60°~65°白酒1L

【制法】上药切片，放入白酒密封浸泡3~4个月。

【功能主治】祛风除湿，温经通络。用于寒湿型类风湿关节炎。

【用法用量】温服：每次50ml，每日2次。

【注意事项】孕妇及湿热型患者忌服。

【处方来源】《中医研究院中药制剂手册》

狗骨酒

【处方】

狗骨（或豹骨、牛骨、羊骨，油炙酥）12g 龟板（炙酥）15g 苡米仁（麸酥）12g 木瓜15g 淫羊藿（羊脂炒）12g 牛膝9g 草薢12g 白酒（60°~65°）1L

【制法】上药切碎，入酒中，密封浸泡1个月。

【功能主治】补益肝肾，祛风除湿。用于寒湿型、肝肾亏虚型的类风湿关节炎。

【用法用量】温服。每次20~30ml，每日2次。

【注意事项】孕妇及阴虚湿热者忌用。

【处方来源】《中国食疗学》

枫荷梨祛风湿酒

【处方】

枫荷梨根60g 川牛膝12g 八角枫根30g 钩藤12g 大活血18g 金樱子根18g 丹参18g 桂枝12g 红糖60g 白酒1L

【制法】枫荷梨根、八角枫根、金樱子根分别切片后加水超过药面煎煮2次，每次在煮沸后3~4小时过滤浓缩成膏。其他药切片，用酒热浸后，浸渍1个月去渣，过滤收集酒液。将上两法制得的浓缩膏与酒液混合加入红糖溶解（红糖最好先制成糖浆后再加混合），放置澄清，细布过滤，分装即得。

【功能主治】祛风湿，通经络，利关节。用于治疗风湿性关节炎、跌打损伤、半身不遂及扭挫伤等症。

【用法用量】口服：每次 15g，每日 2~3 次。

【处方来源】《中药制剂汇编》

国公酒 I

【处方】

当归 46g　羌活 46g　乌药 46g　五加皮 46g　苍术 46g　防风 46g　青皮 46g　枳壳 46g　独活 46g　白术 46g　佛手 46g　牡丹皮 46g　川芎 46g　白芷 46g　木香 46g　木瓜 46g　白芍 46g　槟榔 46g　厚朴 46g　红花 46g　广陈皮 46g　天南星 46g　枸杞 46g　牛膝 46g　紫草 46g　栀子 46g　麦冬 46g　破故纸 46g　玉竹 156g　红曲 234g　冰糖 7kg　白酒 18L

【制法】将前 28 味（除红花、红曲外）均磨成粗粉，再与红花、红曲和匀，置容器中，加入白酒，密封，浸泡 70 天后，过滤去渣，药渣压榨，将压榨液与浸液合并，加入冰糖，搅拌，溶解后滤过，静置 3 天后再滤过，分装即成。

【功能主治】祛风除湿，活血通络，行气止痛，强筋壮骨。用于风湿性关节炎（骨节疼痛、四肢麻木、步行无力等）及一切风寒湿痹。

【用法用量】口服：每次服 10~15ml，日服 2~3 次。

【处方来源】《药酒汇编》

昆明山海棠酒

【处方】

昆明山海棠干根 200g　白酒 1L

【制法】上药切片浸泡白酒半月。

【功能主治】祛风除湿，舒筋活络，清热解毒。用于治疗类风湿关节炎。

【用法用量】口服：每次 10~20ml，每日 3 次。

【处方来源】《中国民族民间医药杂志》1996，（5）：8

金龙酒

【处方】

全蝎 9g　蜈蚣 9g　乌梢蛇 30g　白酒 500ml

【制法】将前 3 味捣碎或切片，入布袋，置容器中，加入白酒，密封，浸泡 14~30 天后，即可服用。

【功能主治】祛风湿，止痉挛，搜风通络。用于类风湿关节炎。

【用法用量】口服：每晚服用 20~50ml。

【处方来源】《食物疗法》

爬山虎叶药酒

【处方】

鲜爬山虎叶 35g　活雄螃蟹 2 个　活土鳖虫 4 个　65°白酒 500ml

【制法】将鲜爬山虎叶洗净，切碎，与螃蟹、土鳖虫一起放入白酒内浸泡 7 日。

【功能主治】活血祛湿。用于风湿性关节炎。

【用法用量】每日早、晚各服一酒杯。

【注意事项】孕妇忌服。

【处方来源】《中药制剂汇编》

狗骨胶酒

【处方】

狗骨胶 100g　穿山甲 150g　黄酒

330ml　65°白酒 1L

【制法】取穿山甲粉碎为粗粉，白酒浸渍 72 小时后开始渗漉，收集漉液约600ml；另将狗骨胶溶于黄酒中，与穿山龙渗漉液合并，补充白酒至全量，搅匀，室温静置，过滤，包装即得。

【功能主治】散寒镇痛，活血祛风，强筋壮骨，用于风湿性关节炎、类风湿关节炎。

【用法用量】口服：每次 20 ~ 30ml，每日 3 次。

【注意事项】急性充血、炎症禁用，肺心病、肺结核、孕妇、胃切除、有溶血病史者慎用。

【处方来源】《中草药通讯》1977，(5)：21

【附记】狗骨胶的制备（《中草药通讯》)

处方：生狗骨 1000g　冰糖 14g　豆油 3g　黄酒 2L

制备：取生狗骨破碎成 3~5 寸长，用水浸洗二三日，置锅中分次水煎至胶尽，合并煎液，加白矾少许静置，取上清液浓缩，再依次加冰糖、豆油、黄酒，搅匀后移入凝胶箱，凝固后，切成胶片或胶丁。

活血龙药酒

【处方】

虎杖根 500g　金雀根 500g　白酒 2L

【制法】上药洗净切成薄片，干燥，置锅内水浸没药物，加热煮沸 1 小时，经常翻动搅拌，过滤。再按上次煎煮一次，将二次滤液合并，置文火上蒸发浓缩，至 200g 左右。稍冷，加入白酒 700ml，搅拌混合，不使药物结成黏块。冷后倾出，置清洁干燥的玻璃瓶中，静置一夜，滤去沉淀，再用白酒加至 1L，加入糖精 1g（用少量开水溶解）。搅拌，包装于清洁干燥的棕色玻璃瓶内，密封贮存于阴凉处。

【功能主治】清热利湿，散瘀活血。用于关节疼痛及风湿性关节炎。

【用法用量】口服：每次 10ml，每日 3 次。

【处方来源】《中药制剂汇编》

泡酒方 II

【处方】

儿茶 8g　乳香 8g　没药 8g　海龙 8g　碎蛇（白花蛇）8g　石燕半个　血竭 45g　自然铜（醋淬）15g　杜仲 9g　制草乌 3g　制川乌 3g　炒北五味 30g　制首乌 24g　蜈蚣（焙研细末）5 条　大曲酒 1L　白酒 1.5L

【制法】将前 14 味切碎，置容器中，加入大曲酒，密封，浸泡 2 周后，再加白酒，静置 1 日后，过滤去渣，即成。

【功能主治】祛风除湿，活血化瘀，通络止痛。用于风湿性关节炎、风湿病。

【用法用量】口服：每次服 15 ~ 30ml，或随量饮，日服 3 次。

【处方来源】《王渭川临床经验选》

泡酒方 III

【处方】

枸杞 30g　黄精 30g　贡术 30g　制川乌 30g　熟附片 30g　羌活 15g　独活 15g　威灵仙 15g　当归 15g　姜黄 15g　蜈蚣（焙研细末）20g　乌梢蛇 90g　千年健 60g　大曲酒 2L

【制法】将前 13 味切碎，置容器中，加入大曲酒，密封，浸泡 2 周后，过滤去渣，即成。

【功能主治】温经散寒，祛除风湿，通络止痛。用于风湿性关节炎、四肢麻木、风寒湿痛。

【用法用量】口服：每次服 10 ~ 15ml，每日早、晚各服 1 次。

【处方来源】《王渭川临床经验选》

胡蜂酒

【处方】

新鲜胡蜂100g 白酒1L

【制法】将胡蜂与白酒一起置入容器中，密封浸泡1个月以上即可取用。

【功能主治】祛风除湿。用于急性风湿病、风湿性关节炎。

【用法用量】口服：每次15～25ml，每日2次。

【注意事项】服后偶尔有皮肤瘙痒，次日可自行消失。

【处方来源】《新编中成药》

草乌风湿酒

【处方】

制草乌30g 桂枝30g 当归30g 陈皮30g 枳壳30g 玄胡索30g 川芎30g 川牛膝30g 千年健30g 甘草30g 香附75g 木瓜75g 钻地风75g 豨莶草75g 全蝎27g 50°～60°白酒5L

【制法】将上药共置玻璃瓶中加白酒，浸泡15日，滤渣备用。

【功能主治】舒筋活络，活血化瘀，通利关节，强筋健骨。用于治疗类风湿关节炎。

【用法用量】每日起床后、晚睡前各服1次，每次30ml，1个月为1疗程。一般需服2～3个疗程。

【处方来源】临床经验方

药酒外搽方

【处方】

白花蛇10g 制川乌10g 制草乌10g 羌活10g 独活10g 川芎10g 防风10g 细辛10g 麻黄10g 香附10g 元胡10g

制乳香10g 制没药10g 秦艽12g 梧桐花12g 鲜生姜10片 白酒1.5L

【制法】将前16味捣碎或切成薄片，置容器中，加入白酒，密封，浸泡15天后即可取用。

【功能主治】散寒祛湿，通络止痛。用于凡因风寒湿三气侵袭引起的肩、背、腰、腿、膝等部关节和肌肉疼痛而无局部器质性病变者。

【用法用量】外用：每天拍打2次，每次15分钟，拍打轻重以舒适为度。拍打完后，再擦药酒1遍。每用1星期，将瓶中烧酒加满，并使药酒保持一定浓度。

【处方来源】《百病中医熏洗熨擦疗法》

【附记】此药酒对于皮肤有过敏，局部皮肤破损或有皮肤病者，不宜使用。同时宜随病位加味：如病在肩关节加片姜黄10g，伸筋草20g，海桐皮12g；在腰背部加川断10g，狗脊12g，杜仲12g，在膝关节加牛膝、木瓜各10g。如方中制二乌改用生川、草乌，效果尤佳。

骨痛药酒

【处方】

制首乌50g 接骨木50g 牛膝50g 香加皮50g 川续断50g 桑寄生50g 七叶莲50g 威灵仙25g 制何首乌25g 丹参25g 木瓜25g 络石藤25g 菝葜25g 虎杖38g 油松节38g 红藤38g 苍术（麸炒）12g 伸筋草12g 川芎12g 麻黄12g 红花12g 干姜6g 白酒5L 赤砂糖430g

【制法】将前22味研为粗末或切成薄片，用赤砂糖和白酒制成酒糖液作溶剂，浸渍48小时后以每分钟1～3ml的速度缓慢渗滤，收集渗滤液和榨出液，合并混匀，添加白酒至4300ml，静置，滤过，即成。

【功能主治】祛风除湿，舒筋活络。用于慢性风湿性关节炎（关节不利、筋骨酸痛、四肢酸麻等症）。

【用法用量】口服：每次服 15 ~ 30ml，日服 2 次。

【处方来源】《药酒汇编》

复方三蛇酒

【处方】

白花蛇 1 条　薪蛇 30g　乌梢蛇 30g　蜈蚣 5 条　防己 30g　防风 30g　全蝎 10g　蛴螬虫 10g　露蜂房 15g　生地 30g　羌活 30g　忍冬藤 30g　海风藤 30g　金银花根 30g　桑枝 30g　甘草 30g　高粱酒 4L

【制法】将前 16 味捣碎或切成薄片，置容器中，加入高粱酒，密封，浸泡 2 周后即可开封取用。

【功能主治】祛风除湿，透骨搜络，消痹止痛。用于类风湿关节炎、剧痛；或久痹痛发顽固者。

【用法用量】口服：每次服 10 ~ 15ml，水酒调服，日服 2 次。

【处方来源】《当代名医临证精华，痹证专辑》

【附记】本证为风寒湿热痰瘀之邪留伏骨关节所致。故清代叶天士云："络瘀则痛"。主张搜剔经隧之瘀。搜剔经络之瘀莫由虫类。对久病或慢性病患者关节长久肿痛、功能障碍。寒湿瘀凝结于经隧，用一般祛风散寒化湿药，效果不显。佐以透骨搜络之虫类药，取效最捷，药如：乌梢蛇、薪蛇、全蝎、蜈蚣、地龙等，特别是薪蛇、乌梢蛇，《本草纲目》认为能透骨剔风、内走脏腑、外彻皮肤、无处不到。全蝎善于走窜，逐湿除风、蠲痹通经，用治风湿痛痹。地龙主治关节痛，蜈蚣治痹顽痹。经长期体验，确有良效。本方亦可制成丸（片）剂，用之均有良效。

复方忍冬酒

【处方】

忍冬藤 200g　鸡血藤 70g　路路通 70g　川牛膝 90g　延胡索 50g　木瓜 50g　当归 50g　红花 50g　丹参 50g　桃仁 35g　黄芪 80g　白术 90g　枳壳 25g　白酒 10L

【制法】将上述中药制粗末，加白酒，密闭浸泡 30 日，滤去上清液，药渣压榨后，合并滤液，加甜菊苷调味，静置 7 日，滤过即得。

【功能主治】解毒化瘀，祛风除湿，舒筋通络，用于治疗风湿性关节炎、类风湿关节炎、肩周炎、骨质增生、软组织损伤。

【用法用量】口服：每次服 10 ~ 15ml，日服 2 次。

【处方来源】《中成药》1997，19（8）：47

复方炙草乌药酒

【处方】

生草乌 100g　威灵仙 200g　穿山甲 300g　白酒 5L

【制法】取生草乌加 10 余倍水加热煮沸，3 ~ 4 小时后拣大号用刀切开，以内无白心，舌尝不麻为度（舌尝不麻为度：舌尝部位，在舌尖前 1/3 处，取煮后草乌用刀切开，咬其内心少许约 0.15g 咀嚼 1 分钟，当时不麻，过 1 ~ 2 分钟后出现麻舌感，舌麻感持续 30 分钟左右即消失。）即可，将水闷干，取此生草乌压碎与威灵仙、穿山甲粗末混合，用渗漉法提取进行收集，最初的渗漉液 850ml 另器保存，继续渗漉，收集渗漉液（约 2L），过滤，用低温蒸发成软膏状，加入最初收集的漉液 850ml。加白酒使成 1L 即可。

【功能主治】祛风除湿，舒筋活络，

用于风湿性关节炎。

【用法用量】口服。每次 10ml 左右，每日 3 次。

【处方来源】《中药制剂汇编》

【附记】制草乌含有乌头生物碱，尤以其中双酯类生物碱毒性更大，此类生物碱经过加热煮沸，容易水解，变为单酯类和胺醇类生物碱，随之毒性减。

🌿 复方雷公藤酒

【处方】

雷公藤 250g　制川乌 60g　制草乌 60g　当归 20g　红花 20g　桂皮 20g　川牛膝 20g　木瓜 20g　羌活 20g　杜仲 20g　地骨皮 20g　白酒 5L　冰糖（或白糖）250g

【制法】将前 11 味切成薄片，加水 2500ml，用文火煎约 1.5 小时，过滤去渣，加入冰糖，溶化冷却后，加入白酒，拌匀，滤过即成。

【功能主治】祛风湿，通经络，舒筋和血，消肿止痛。用于类风湿关节炎、风湿痹痛、关节疼痛。

【用法用量】口服：每次饭后服 5 ~ 20ml。日服 3 次。

【处方来源】《洪湖科技》

【附记】本药酒药专力广，效力很大，故用之收效颇捷。但方中雷公藤、生川乌、生草乌有毒，故用时宜从小剂量开始服用，逐渐加量。但每次最多不得超过 20ml，以策安全。

🌿 追风酒

【处方】

当归 15g　川芎 15g　白芍 15g　熟地 15g　制杜仲 15g　川牛膝 15g　香附 15g　羌活 15g　独活 15g　寻骨风 15g　木瓜 15g　桂枝 15g　萆薢 15g　地龙 15g　云

茯苓 15g　红枣 15g　水蛭 9g　土鳖虫 9g　三七 9g　红花 9g　制川乌 9g　制草乌 9g　全蝎 9g　蝉蜕 9g　枸杞 5g　马钱子 45g（制）　乌梢蛇 30g　蜈蚣 16g　白酒 5L

【制法】将前 28 味共为粗末或切成薄片，入布袋，置容器中，加入白酒，密封，浸泡 20 天后，过滤去渣，即成。

【功能主治】追风活络，和血止痛。用于类风湿关节炎（顽痹日久、关节变形、肿大、屈伸不利、疼痛不止等症）。

【用法用量】口服：每次服 15 ~ 30ml，日服 3 次。

【注意事项】痹证初起或热痹忌服。

【处方来源】《药酒汇编》

🌿 追黄酒

【处方】

①追风酒：当归 15g　川芎 15g　白芍 15g　羌活 15g　桂枝 15g　香附 15g　川牛膝 15g　杜仲 15g　枸杞 15g　熟地 15g　独活 15g　木瓜 15g　地龙 15g　云茯苓 15g　大枣 15g　萆薢 15g　红花 9g　三七 9g　蝉蜕 9g　蜈蚣 8 条　46° ~ 60° 白酒 4L　②黄藤酒：黄藤全根（即雷公藤全根）500g　50° ~ 60° 白酒 4L

【制法】方 1 将前 20 味捣碎或切成薄片，置容器中，加入白酒，密封，浸泡 20 天后，过滤去渣即成追风酒；方 2 将上药切成 2 ~ 3mm 薄片，浸泡于白酒中，密封 20 ~ 30 天后过滤去渣即成 11.5% 的黄藤酒。两酒按 1∶1 混合，即成追黄酒。

【功能主治】养血化瘀，祛风散寒，理气通络止痛。用于类风湿关节炎，急性、亚急性活动期及慢性迁延期均可用。

【用法用量】口服：每次服 15 ~ 30ml，日服 3 次。

【处方来源】《湖北中医杂志》

【附记】本药酒主要副反应，多数服

后出现消化道症状（如胃痛、恶心呕吐等）和少数出现黏膜反应（为口腔黏膜溃疡等）。但一经停药或对症处理后即愈。临床证明，本药酒对类风湿有较好的疗效。

类风湿中药浸酒

【处方】

Ⅰ号：黄芪20g 当归10g 制附子10g 威灵仙10g 羌活10g 独活10g 豨莶草10g 姜黄10g 木瓜15g 制川乌10g 制草乌10g 白芷20g 白花蛇5条 全蝎30g 蜈蚣10条 土鳖虫30g 桃仁20g 红花15g 狗脊10g 制乳香10g 干姜10g 防风10g，防己10g 秦艽10g 雷公藤20g 白酒3L

Ⅱ号：黄芪20g 当归10g 威灵仙10g 豨莶草10g 姜黄10g 木瓜15g 白花蛇5条 全蝎30g 蜈蚣10条 土鳖虫30g 桃仁20g 红花15g 狗脊10g 制乳香10g 干姜10g 防风10g，防己10g 秦艽10g 雷公藤20g 桑枝30g 土茯苓30g 黄柏20g 丹皮20g 钩藤20g 白酒3L

【制法】上药浸入白酒3L，浸泡一星期。

【功能主治】逐痹通络兼以扶正。用于类风湿关节炎。

【用法用量】每次服20ml，每日服2次，15日为1疗程。一般服2~4个疗程。服药期间如有口舌麻木，则停服一星期后续用，风寒湿痹型用Ⅰ号，风湿热痹型用Ⅱ号。

【处方来源】《江苏中医》2000,(11):28

类风湿药酒

【处方】

羌活10g 独活10g 续断10g 制草

乌10g 细辛10g 川芎6g 红花6g 乳香6g 没药6g 鹿角胶3g 白酒1L

【制法】以上药材净选除杂，加适量甜叶菊，粉碎成粗粉，加白酒，密闭浸泡15日，过滤，分装即得。

【功能主治】祛风除湿，养血通络，补养肝肾，通络止痛。用于治疗类风湿关节炎。

【用法用量】口服：每次10ml，每日服3次，1个月为1疗程。

【处方来源】《中国中西医结合外科杂志》1998，(10)：287

祛风酒Ⅰ

【处方】

独活60g 羌活60g 桑寄生60g 白芍60g 秦艽60g 木瓜90g 牛膝90g 川续断90g 五加皮90g 破故纸90g 党参150g 冰糖500g 高粱酒5L

【制法】将前11味切碎或切成薄片，置容器中，加入白酒，密封，浸泡2周后，过滤去渣，加入冰糖，待溶解后，滤过即成。

【功能主治】祛风胜湿，温经散寒，扶正固本，通络止痛。用于风湿性关节炎（骨节酸痛，痛无定处，四肢酸沉、拘挛、屈伸不利、遇寒冷则痛剧）。

【用法用量】口服：每次服30ml，每日中、晚各服1次。

【处方来源】《百病中医膏散疗法》

【附记】验之临床，坚持服用，每收良效。用治风湿性关节炎，日久不愈者，效果亦佳。

顽痹酒

【处方】

露蜂房30g 蜜蜂幼虫50g 鳝鱼血50ml 乌梢蛇100g 蕲蛇50g 金钱白花

蛇 1 条　地龙 30g　蜈蚣 30 条　闹羊花 10g　红茴香根 20g　四叶草 20g　制川乌 20g　制草乌 20g　豨莶草 50g　千年健 50g　海风藤 50g　络石藤 50g　海桐皮 50g　黑老虎 30g　威灵仙 50g　木瓜 100g　五加皮 50g　续断 50g　狗脊 50g　桑枝 50g　松节 50g　桂枝 30g　伸筋草 50g　羌活 30g　独活 30g　老鹳草 30g　蚕沙 100g　路路通 30g　桑寄生 30g　骨碎补 50g　丹参 50g　赤芍 30g　桃仁 30g　红花 10g　片姜黄 50g　牛膝 50g　乳香 20g　鸡血藤 100g　水蛭 10 条　当归 50g　党参 50g　黄芪 50g　女贞子 50g　熟地 100g　黄精 100g　枸杞 30g　甘草 30g　杜仲 50g　白酒 20L

【制法】以上诸药除鳝鱼血外一起放在小酒坛内，然后放上日常饮用的白酒（烧酒）若干浸泡，酒量多少根据药酒浸透后高出药面 7～10cm，密封，天气寒冷一般浸泡 1 月，天热浸泡 1 星期至半月，即可服用。

【功能主治】补气血，益肝肾，强筋骨，祛风，散寒，除湿。用于治疗类风湿关节炎。

【用法用量】服用时，先摇酒坛，然后倒出 500ml，用活的鳝鱼 4 条（每条 150g 左右，越大越好）剪去尾端，把血直接滴在药酒中，即可服用，服完再按前法配制。饭后，每次服 10～30ml，限量不超过 40ml，日服 2～3 次。3 个月 1 疗程，共 1～4 个疗程。

【处方来源】《浙江中医药大学学报》1994，18（1）：12

桃红酒

【处方】

红花 20g　桃仁 20g　赤芍 20g　地龙 20g　桂枝 20g　制川乌 15g　制草乌 15g

白酒 1.5L

【制法】用纱布把诸药饮片包好，放入瓷瓶中，用白酒浸泡，密封 7～10 日后使用。

【功能主治】活血通经，温通血脉，搜风胜湿。用于痹证。

【用法用量】口服；服前先搅拌酒液，可用 15ml 酒盅做标志，每日早晚各一盅。

【处方来源】《吉林中医药》1995，（2）：20

海风藤药酒

【处方】

海风藤 125g　追地风 125g　40°～60° 白酒 1L

【制法】用浸渍法，制成 1L。

【功能主治】祛风利湿，通络止痛。用于风湿性关节炎，亦可用于支气管哮喘，支气管炎。

【用法用量】口服：每次 10ml，每日 2 次，早晚空腹服。服时不可加温，否则失效。

【注意事项】心脏病及孕妇忌服；感冒及月经期暂停服。

【处方来源】《中药制剂汇编》

蛇虫酒

【处方】

金钱白花蛇 1 条　蕲蛇 30g　羌活 30g　生地 30g　熟地 30g　忍冬藤 30g　乌梢蛇 30g　蜈蚣 3 条　当归 15g　牛膝 15g　全蝎 15g　蜣螂虫 15g　僵蚕 12g　木防己 15g　枸杞 12g　陈皮 6g　甘草 3g　大枣 4 枚　白酒 2.5L

【制法】将前 18 味切碎或切成薄片，置容器中，加入白酒，密封，浸泡 15 日后，过滤去渣，即成。

【功能主治】祛风除湿，搜风通络，散寒止痛。用于类风湿关节炎（寒湿型）。

【用法用量】口服：每次服 15 ~ 30ml，日服 2 ~ 3 次。

【处方来源】《中国食疗学》

喇嘛酒

【处方】

核桃仁 20g　桂圆肉 20g　怀牛膝 20g　杜仲 20g　稀莶草 25g　白术 25g　川芎 25g　茯苓 25g　丹皮 25g　枸杞子 5g　熟地黄 5g　首乌 5g　砂仁 15g　乌药 15g　白酒 1.5L

【制法】前 14 味切碎，入布袋，置容器中，加入白酒 750ml，隔水蒸 2 小时，待冷，再加入白酒 750ml，密封，浸泡 7 天后，过滤去渣，备用。

【功能主治】养肝肾，补气血，强筋骨。用于精血亏损、半身不遂及风湿性关节炎、筋骨痛、四肢麻木。

【用法用量】口服：每次服 20ml，日服 2 次。

【处方来源】《药酒汇编》

舒通络酒

【处方】

黄芪 25g　秦艽 25g　木瓜 25g　牛膝 25g　白芍 25g　丹参 25g　当归 25g　枸杞 25g　鸡血藤 25g　制川乌 25g　制草乌 25g　乌梢蛇 25g　海桐皮 25g　伸筋骨 25g　海风藤 25g　白酒 5L

【制法】将前 15 味切片，置容器中，加入白酒，密封，浸泡 30 日后，过滤去渣，即成。

【功能主治】祛风湿，补肝肾，强筋骨，养血舒筋，活血通络。用于风寒湿之邪入络、气血阻滞引起的肩、腰、膝等部

关节疼痛。用于急、慢性风寒湿性关节炎，类风湿关节炎，坐骨神经痛，腰肌劳损。

【用法用量】口服：每次服 15 ~ 30ml，日服 2 ~ 3 次。

【处方来源】《药酒汇编》

猴骨酒

【处方】

猕猴骨 500g　羌活 15g　独活 15g　秦艽 15g　巴戟天 15g　桂枝 15g　白芍 15g　威灵仙 15g　牛膝 15g　白酒 2.5L

【制法】将猴骨炙酥后打碎，与其他药物薄片、白酒一起置入容器中，密封浸泡 1 个月以上即可取用。

【功能主治】祛风湿，通经络。用于风湿性关节炎。

【用法用量】口服：每次服 20 ~ 30ml，每日 2 次。

【注意事项】阴虚火旺者忌服。

【处方来源】《中国动物学》

雷公藤酒

【处方】

雷公藤 250g　制川乌 60g　制草乌 60g　当归 20g　红花 20g　桂枝 20g　川牛膝 20g　木瓜 20g　羌活 20g　杜仲 20g　地骨皮 20g　车前子 20g　薏苡仁 20g　50°白酒 1L　冰糖（或白糖）250g

【制法】将前 13 味加水 3L，用文火煎至 1L，过滤去渣后，加入冰糖，溶化，冷却后与诸余药同置容器中，加入 50°白酒，拌和，密封，浸泡 5 ~ 7 天，过滤去渣，即成。

【功能主治】祛风湿，通经络，舒筋和血，消肿止痛。用于类风湿关节炎。

【用法用量】口服：每次饭后服 15 ~

20ml，日服 3 次，年老体弱者酌减。

【处方来源】《陕西中医学院学报》

【附记】每次用量直从 5ml 开始服用，渐加至 20ml，以策安全。亦可用一味雷公藤 125g，浸泡于 50°～60°白酒 1L 中，密封。2 个月后即可取用。余同上。效果亦佳。

痹必蠲酒

【处方】

制川乌 30g　制草乌 30g　马钱子 15g　龙血竭 2g　白花蛇 1 条　乌梅 18g　紫草 18g　白酒 1L

【制法】上药切片，浸泡在 50°以上白酒中，7 日后使用。

【功能主治】搜风胜湿，疏通经络，活血散瘀。用于痹证。

【用法用量】用棉签蘸药酒搽患部（关节处多搽几遍），每日早晚各搽 1 次，7 日为 1 疗程，进行下疗程前可间隙 2 日。

【处方来源】《湖北中医杂志》1995，（5）：12

痹药酒

【处方】

秦艽 50g　伸筋草 20g　寻骨风 20g　桂枝 30g　制附子 20g　制川乌 15g　制草乌 15g　丹参 90g　蜈蚣 5 条　干地龙 15g　延胡索 30g　白酒 2L　赤砂糖 500g　症重或病程日久者加白花蛇 1 条

【制法】将前 11 味切碎（其中蜈蚣、地龙研细末），置容器中，加入白酒，密封，浸泡 14～21 天后，过滤去渣，即成。或加入赤砂糖矫味，静置 24 小时，过滤备用。

【功能主治】祛风除湿，活血舒筋，搜风通络，温经止痛。用于风寒湿邪所致的风湿性、类风湿关节炎、肩周炎、坐骨神经痛、筋骨、肌肉疼痛等一切风寒湿痹。

【用法用量】口服：每次服 15～30ml，日服 3 次。

【注意事项】热痹忌服。

【处方来源】临床经验方

【附记】坐骨神经痛加杜仲、川续断各 30g；肩周炎加片姜黄 30g。

痹类灵酒

【处方】

桃仁 8g　苍术 8g　大秦艽 8g　桑寄生 8g　桂枝 8g　当归 8g　山楂 8g　大活血 8g　威灵仙 18g　红花 10g　白术 10g　制马钱子 3g　生地 16g　穿山甲 13g　党参 13g　老鹳草 13g　白糖 100g　白酒 2L

【制法】将前 16 味切碎，置容器中，加入白酒和白糖，密封，浸泡 7 天后，过滤去渣，即成。

【功能主治】祛风散寒，舒筋活络，消肿止痛。用于顽痹（类风湿、关节痛、神经痛）。

【用法用量】口服：成人每次服 15ml，日服 2～3 次。连服 7 日，停药 3 日再服。

【注意事项】孕妇忌服。

【处方来源】《中国当代中医名人志》

蜈蚣酒

【处方】

白花蛇 30g　蜈蚣 20g　细辛 20g　当归 60g　白芍 60g　甘草 60g　白酒 2L

【制法】将前 6 味共研细末或切成薄片，置容器中，加入白酒，密封，浸泡 10 天后即可取用。

【功能主治】温经散寒，活血祛风，搜风通络。用于类风湿关节炎和风湿性关节炎。

【用法用量】口服：每次服 30 ~ 40ml，每日早、晚各服 1 次。

【处方来源】《福建中医药》

蕲蛇药酒

【处方】

蕲蛇 13g　羌活 6g　天麻 6g　五加皮 6g　当归 6g　秦艽 6g　红花 9g　防风 3g　白酒 1.2L　白糖 90g

【制法】将前 8 味粗碎或切成薄片，按渗滤法制成药酒 1L，再加入白糖，待完全溶解后，过滤即得。

【功能主治】祛风湿，活血通络，止痛。用于风湿性关节炎、类风湿关节炎及关节疼痛等症。

【用法用量】口服：每次服 30 ~ 60ml，日服 2 次。

【处方来源】《中药制剂汇编》

【附记】验之临床，坚持服用，每收良效。疗程与病程有关。

薏苡仁醪

【处方】

生薏苡仁 100g　糯米 500g

【制法】生薏苡仁米加水适量煮成稠米粥，再以糯米烧煮成干饭，将两者拌匀，待冷，加酒曲适量，发酵成酒酿。

【功能主治】健脾胃，祛风湿，强筋骨。用于风湿性关节炎。

【用法用量】每日随量佐餐食用。

【注意事项】孕妇忌服。

【处方来源】《药膳食谱集锦》

藏医药酒

【处方】

沉香 10g　梭子芹 15g　麝香 3g　象皮 5g　天门冬 15g　海龙 2 条　海马 2 条　鹿茸血 5g　黄精 15g　佛手 10g　紫茉莉 15g　蒺藜 15g　天麻 15g　雪莲花 10g　秦艽 10g　高山党参 15g　冬虫夏草 15g　藏红花 5g　瞎鼠骨 15g　白酒 3.5L

【制法】将以上药物清洗晾干后，放在透明的大容器中，用白酒浸泡后密封，待药物浸泡之酒色变成黑黄色时可服用。

【功能主治】祛风，散寒，除湿，清热。用于治疗关节炎。

【用法用量】到冬季逢九时服用效果更为明显，每日早晚各服 1 次，每次约 20ml，服后可饮热开水一杯，每晚服药后入睡更佳（如能出汗效果更佳）。服药身体不能受凉，要保持暖和，如此，坚持服药 9 个疗程（一般 9 日为 1 疗程）。

【处方来源】《中国民族民间医药杂志》1999，（1）：24

蠲痹宝酒

【处方】

秦艽 20g　川芎 15g　桃仁 10g　炙甘草 10g　当归 15g　炒灵脂 10g　怀牛膝 15g　炙黄芪 20g　白酒 1L

【制法】将前以上各味药切片，入布袋，置容器中，加入白酒，密封，浸泡 14 ~ 30 天后，即可服用。

【功能主治】祛风散寒除湿，行气活血通络。用于类风湿关节炎。

【用法用量】口服。每次 20ml，每日 3 次，30 日为 1 疗程。

【处方来源】《中医研究》1993，6（2）：19

二、坐骨神经痛用药酒

二乌酒

【处方】

制川乌 30g　制草乌 30g　金银花 30g

牛膝30g 紫草30g 乌梅30g 白糖250g
白酒2L

【制法】将上药与白酒、白糖一起置入容器中，密封浸泡10日后，过滤后即可取用。

【功能主治】祛风除湿，清热凉血，通络止痛。用于原发性坐骨神经痛，以腰部、下肢持续性钝痛，抽搐为主。

【用法用量】口服：每次服15~30ml，日服3次。

【处方来源】《民间秘方治百病》。

【附记】验之临床多效。

二乌麻蜜酒

【处方】

制川乌30g 制草乌30g 金银花30g
牛膝30g 紫草30g 乌梅30g 白糖250g
白酒2L

【制法】将上药切片与白酒、白糖一起置入容器中，密封浸泡10日后，过滤后即可取用。

【功能主治】祛风除痰，清热凉血，通络止痛。用于原发性坐骨神经痛，以腰部、下肢持续性钝痛，抽搐为主。

【用法用量】口服：每次空腹服15~30ml，日服3次。

【处方来源】《民间秘方治百病》

三虫酒

【处方】

赤芍6g 蜈蚣6g 全蝎4.5g 僵蚕
4.5g 穿山甲9g 当归9g 麻黄3g 川
军3g 芒硝3g 黄酒500ml

【制法】用黄酒煎服。

【功能主治】散风导滞，搜风通络。用于坐骨神经痛。

【用法用量】口服：每日1剂，分2次服。

【处方来源】《医学文选·祖传秘方验方集》

马钱乳香酒

【处方】

制马钱子20g 制乳香30g 当归50g
制没药30g 杜仲炭30g 骨碎补40g 川
牛膝40g 狗脊50g 枸杞40g 金樱子
40g 川芎30g 川断40g 独活40g 红
花30g 元胡30g 广防己30g 木瓜50g
丹参40g 制川乌20g 威灵仙30g 鸡血
藤50g 红糖300g 白酒8L

【制法】将上药粉碎或切成薄片，加红糖，40°以上白酒，置于玻璃或瓷器容器内浸泡10日。

【功能主治】活血化瘀，祛风除湿，散寒通络，软坚散结。用于治疗坐骨神经痛。

【用法用量】口服：每次服50~100ml，每日早晚各1次，饭后半小时服用，或每晚临睡前服用1次，可连服3~4个月。并配合醋酸曲安缩松注射。

【处方来源】《内蒙古中医药》1998，(4)：25

乌头地龙酒

【处方】

制川乌15g 制草乌15g 红花15g
地龙30g 寻骨风30g 伸筋草30g 生黄
芪60g 全当归60g 白米酒3L

【制法】将上药装瓶，加入白米酒，密闭，1星期后即成。

【功能主治】温经散寒，通络止痛。治疗坐骨神经炎。

【用法用量】每次服10~20ml，每日早晚各1次，15日为1疗程，服完为1疗程，一般可连服1~2疗程。

【注意事项】治疗期间注意避风

下篇 各类药酒

防寒。

【处方来源】《四川中医》1990,(3):32

乌头黄芪酒

【处方】

制川乌20g　制草乌20g　广地龙50g　生黄芪60g　红花15g　寻骨风20g　伸筋草20g　全当归60g　五加皮60g　白米酒3L

【制法】将9味药物切片与白米酒同时浸泡5日即成。

【功能主治】温经通络、搜风利湿和扶正固表,用于治疗急慢性坐骨神经痛。

【用法用量】每次服药酒10～15ml,每日早晚各1次。

【处方来源】《中医药研究》1996,(2):17

乌蛇灵仙酒

【处方】

乌梢蛇10g　威灵仙15g　独活15g　千年健15g　红花15g　土鳖虫5g　川芎10g　当归15g　鸡血藤15g　黄芪15g　细辛5g　黄酒1L

【制法】将上药切片放入瓶内,然后加黄酒至瓶满,封闭瓶口,3日后开始服用(随服用随加酒)。

【功能主治】祛风除湿,通经活络,活血止痛。用于坐骨神经痛。

【用法用量】口服:每次服10ml,日服2次,饮1L酒为1疗程。

【处方来源】《辽宁中医杂志》1989,(6):33

加味地黄酒

【处方】

熟地250g　红参50g　黄芪100g　当

归30g　地龙30g　山甲珠20g　田三七20g　白酒5L

【制法】诸药共捣细或切成薄片,加白酒,浸7日开始服用。

【功能主治】益气,活血,通络。用于坐骨神经痛。

【用法用量】口服:每次服20～30ml,日服2次。

【处方来源】《四川中医》1984,(6):55

四八酒

制马钱子100g　没药12g　川木瓜12g　黄芩12g　泽泻12g　川椒12g　丹参12g　五加皮12g　当归尾12g　大黄12g　白芷12g　石菖蒲12g　赤芍12g　苏木12g　桂枝12g　地榆12g　沉香12g　细辛12g　生苍术12g　生半夏12g　生川乌12g　宽筋藤12g　生姜12g　自然铜12g　川芎12g　郁金12g　防风12g　羌活12g　田三七12g　丹皮12g　麻黄15g　吴茱萸15g　乳香24g　生南星18g　乌药18g　秦艽18g　大枫子18g　山障子30g　细榕树叶30g　千斤菝30g　白酒6L

【制法】先将生马钱子砂烫,生姜切片,余38味干燥后共研为粗粉,一起置缸中,加入白酒,每天搅拌或振摇1次,7日后每周1次,密封,浸泡21～30日后,即可取用。

【功能主治】清热镇痛,活血化瘀,祛风通络。用于风湿性关节炎,坐骨神经痛,骨质增生,陈旧外伤性关节炎,腰椎间盘突出症。

【用法用量】外用:每取药酒少许揉擦患处,擦至患处有热感为止,日擦2～3次。

【处方来源】《精选八百外用验方》

🌿 四虫雪莲酒

【处方】

白花蛇1条　全虫15g　雪莲花15g　地龙20g　黑蚂蚁20g　威灵仙20g　制乳香12g　制没药12g　当归12g　制川乌10g　制草乌10g　川牛膝10g　红参10g　白酒2L

【制法】 诸药切片装入盛白酒的陶瓷罐或玻璃瓶内浸泡，罐口密封，浸泡7日后启用。

【功能主治】 祛风通络，散寒止痛，补肝益肾。用于坐骨神经痛。

【用法用量】 口服，每日服药3次，每次15～10ml，2星期为1疗程。

【处方来源】 《四川中医》1995，(3)：31

🌿 归健追风酒

【处方】

当归15g　川牛膝15g　千年健10g　追地风10g　木瓜10g　60°白酒1L

【制法】 将上药与白酒一起置容器中浸泡1昼夜后，再隔水煎至沸3次。或浸泡10日后即可。备用。

【功能主治】 活血祛风，温经散寒，通络止痛。用于坐骨神经痛。

【用法用量】 口服：每次服20～30ml，依酒量可多可少，每日服3次。

【处方来源】 《民间秘方治百病》

【附记】 一般此药酒服至3～4日时疼痛可能加剧，但以后会慢慢减轻，可使疼痛消失。

🌿 坐骨神经痛酒

【处方】

小茴香6g　木香6g　陈皮10g　玄胡12g　穿山甲5g　川牛膝5g　独活5g　甘草3g　白酒500ml

【制法】 上药共为细末或切成薄片，加入500ml白酒中，浸泡1星期后开始服用。

【功能主治】 活血化瘀，通络柔筋，祛痹止痛。用于坐骨神经痛日久痛缓，或巩固疗效之用。

【用法用量】 口服：每次服10～20ml，每日服3次，以饭前服为宜。

【处方来源】 《国医论坛》1997，12(5)：37

🌿 狗骨药酒

【处方】

狗胫骨500g　当归120g　千年健120g　威灵仙120g　百步舒120g　制杜仲120g　元胡120g　大枣120g（去核）茜草120g　制川乌15g　制草乌15g　细辛15g　三棱30g　莪术30g　红花10g　怀牛膝100g　白酒24L

【制法】 将狗胫骨洗净、捣碎，余药切碎，置容器中加入白酒，密封，浸泡20～30天后，过滤去渣，即成。

【功能主治】 祛风除湿，活血化瘀，舒筋壮骨，通络止痛。用于坐骨神经痛。

【用法用量】 口服：每次空腹服15～30ml，日服3次。

【用法用量】 凡孕妇及阴虚发热、消化性溃疡患者忌用。

【处方来源】 临床经验方

【附记】 方中狗胫骨，另用水煎，取浓汁入酒中。

🌿 复方鸡血藤酒

【处方】

鸡血藤120g　川牛膝60g　桑寄生60g　白酒2L

【制法】 将上药共研为粗末或切片，

纱布袋装，扎口，白酒浸泡，14 日后取出药袋，压榨取液，并将药液与药酒混合，再静置，过滤，即得。

【功能主治】养血活血，舒筋通络。用于筋骨不舒疼痛，腰膝冷痛，跌打损伤，风寒湿痹，手足麻木，坐骨神经痛。

【用法用量】口服：每次服20ml，日服2次。

【用法用量】孕妇忌服。

【处方来源】《民间百病良方》

复方闹羊花酒

【处方】

闹羊花9g 羌活9g 独活9g 川牛膝9g 黑杜仲9g 灯心草9g 小茴香9g 桂心末9g 白酒1L

【制法】上药切片加水800ml，文火煎至500ml，加上桂心末，再加白酒，混合即成。

【功能主治】祛风除湿，散寒止痛，通行血脉。治疗风寒湿型坐骨神经痛。

【用法用量】口服：每次10ml，每日3次，饭后服，1剂为1疗程。

【处方来源】《河南中医》1992，12（1）：38

活络酒

【处方】

当归9g 天麻9g 何首乌9g 防风9g 独活9g 牛膝9g 牡蛎9g 石斛9g 金银花9g 川芎15g 秦艽15g 千年健15g 川续断12g 杜仲12g 泽泻12g 桑寄生12g 油松节12g 狗脊6g 川厚朴6g 桂枝6g 钻地风6g 甘草6g 白酒2L

【制法】将上药切片与白酒一起置

入容器中，密封，浸泡 15 日后即可取用。

【功能主治】祛风除湿，通络止痛，补益肝肾。用于风湿性关节炎、坐骨神经痛、陈旧性损伤疼痛。

【用法用量】口服：每次服 20～30ml，日服 1～2 次。

【处方来源】《实用伤科中药与方剂》

舒心镇痛酒

【处方】

秦艽15g 羌活15g 当归15g 伸筋草15g 制南星15g 苡仁15g 桂枝10g 全蝎10g 木瓜20g 川牛膝20g 海马2支 蜈蚣4条 白酒2L

【制法】将上药入盆中冷水浸湿，滤干水分后置入瓦罐，加进谷酒，酒量离罐面3.5cm许（约1500ml），罐面口上用白纸覆盖，然后用细沙包压在纸上面，将药罐移至文火上煎熬，见纸边冒汗（蒸气露珠），随即端去药罐，冷却后滤去药渣，取液服用。

【功能主治】祛风通络，活血止痛，治坐骨神经痛。

【用法用量】每日早晚各 1 次，每次服 20～30ml，服 15 日为 1 疗程。

【处方来源】《新中医》1996，（1）:29

蠲痹酒

【处方】

鹿筋150g 鹿衔草100g 地龙60g 川牛膝50g 制杜仲50g 枸杞50g 蜂蜜适量 50°～55°白酒5L

【制法】上药除蜂蜜与白酒外，共研为粗粉混匀，装入布袋扎紧，与蜜、酒（取适量蜂蜜溶于白酒中搅匀即可）共入密闭容器内封闭严紧，浸渍20日，取出压榨过滤，经滤液低温（1～10℃），静置沉淀5日，取清汁，分装，密封，置阴凉处贮存备用。

【功能主治】祛风除湿，强筋健骨，活血通络，散瘀止痛。用于坐骨神经痛。

【用法用量】口服：每次10～20ml，温服，每日3次，7日为1疗程。

【处方来源】《实用中西医结合杂志》1993，6（5）：312

三、肩肘关节炎用药酒

🌿 五虫药酒

【处方】

蜈蚣3条 全蝎6g 蜣螂虫6g 穿山甲6g 蟅虫6g 红花15g 海风藤15g 络石藤15g 桂枝15g 威灵仙15g 制川乌10g 制草乌10g 川芎10g 片姜黄9g 乳香9g 没药9g 白酒2L

【制法】将前16味捣碎，置容器中，加入白酒。密封，浸泡7～10天后，过滤去渣，即成。

【功能主治】祛风除湿，温经散寒，活血化瘀，搜风通络。用于肩周炎（后期人坐骨神经痛及风湿性关节炎）。

【用法用量】口服：每次温服20～30ml，日服3次。

【处方来源】临床经验方。

【附记】坐骨神经痛加杜仲、续断。

🌿 水蛭酒

【处方】

水蛭60g（切片） 黄酒500ml

【制法】将水蛭泡在黄酒中，封口，1星期后使用。

【功能主治】祛风，活血，通络。用于肩关节周围炎。

【用法用量】口服：每次6～7ml。一日3次，20日为一疗程，可连用1～3个疗程。

【处方来源】《江西中医药》1993，24（6）：57

🌿 乌辛酒浸液

【处方】

制川乌头300g 细辛150g 高度白酒5L

【制法】上药混合粉碎成粗粉，加入白酒浸泡2星期后即可使用。

【功能主治】温经散寒祛湿，活血通络止痛。用于风湿疼痛。

【用法用量】外用：以本品配合直流药物导入治疗仪导入治疗。每日治疗1次，每次30分钟，2星期为一疗程，一般治疗1～3个疗程，患者自行作肩周关节活动。

【处方来源】《河北中医》2000，22（2）：123

🌿 玉真散酒

【处方】

制南星30g 天麻30g 防风30g 羌活30g 白附子60g 桑枝30g 细辛60g 60°白酒2L

【制法】上药切片，用酒浸1星期后服用。

【功能主治】祛风散寒，通络镇痛。用于肩关节周围炎。

【用法用量】外用：每日行手法，同时擦涂本酒。每日行爬墙练习，同时涂擦本酒于患肩，边擦边揉。6日为1疗程。

【处方来源】《中医正骨》2000，12（5）：41

🌿 两乌愈风酒

【处方】

制川乌9g 制草乌9g 秦艽30g 木

瓜 30g　熟地 30g　鸡血藤 30g　当归 30g　威灵仙 30g　菝葜 30g　骨碎补 20g　蜈蚣 20g　延胡 20g　全蝎 20g　五加皮 20g　桑枝 20g　羌活 20g　独活 20g　防己 25g　细辛 6g　丹参 40g　木香 10g　白芷 10g　桂枝 10g　丝瓜络 10g　红枣 60g　黄酒 5L

【制法】将上述药物先用冷水拌湿，然后把药物及黄酒装入瓷瓶内，箬壳封口，在锅中蒸至 600ml 为度，备用。

【功能主治】温经养血，祛风除湿，蠲痹止痛。用于治疗肩周炎。

【用法用量】口服：每次 10m，每日服 3 次。

【处方来源】《浙江中医杂志》1991，（1）：17

鸡蛇酒

【处方】

鸡血藤 30g　桂枝 30g　杜仲 30g　乌梢蛇 20g　红花 10g　白酒 2.5L

【制法】将中药切片浸入酒中，5月初封坛埋入 50cm 庭院深土中，9月中旬起坛开封。

【功能主治】祛风散寒，行气活血。用于肩关节周围炎。

【用法用量】口服：依患者酒量，20～50ml，午、晚餐饮用，并可用药酒外敷按摩治疗，7 日为 1 疗程，一般 2～3 个疗程。

【处方来源】《四川中医》1998，（12）：42

肩周Ⅰ号酒

【处方】

川牛膝 12g　宣木瓜 12g　炮姜 12g　地骨皮 12g　羌活 9g　五加皮 9g　广陈皮 9g　茜草 9g　没药 9g　肉桂 9g　川厚朴

15g　当归 15g　白酒 2.5L

【制法】上药泡酒 2.5L，浸 7 日方可饮用。

【功能主治】祛风散寒化湿。用于肩周炎。

【用法用量】口服：每次 15ml，每日 2～3 次。

【处方来源】《新中医》1996，（3）：14

肩痹药酒

【处方】

当归 15g　防风 15g　杜仲 20g　牛膝 18g　秦艽 18g　独活 18g　续断 18g　川芎 18g　地黄 18g　黄芪 12g　人参 12g　枸杞 12g　威灵仙 12g　桂枝 12g　细辛 6g　白酒 2L

【制法】以上药物切片，加白酒，密封浸 20 日，每 5 日搅拌 1 次，20 日后取上清液过滤，加适量白糖。

【功能主治】益气补肾，活血祛风。用于肩周炎。

【用法用量】口服：每次 10ml，早晚各 1 次，连服 10 日为 1 疗程，经络导平每日治疗 1 次，每次 30 分钟，10 日为 1 疗程。

【处方来源】《中国乡村医生》1998，（2）：39

秦艽木瓜酒

【处方】

秦艽 6g　制川乌 6g　制草乌 6g　广郁金 10g　羌活 10g　川芎 10g　木瓜 20g　全蝎 2g　红花 8g　透骨草 30g　鸡血藤 30g　60° 白酒 1L

【制法】将前 11 味捣碎或切片，置容器中，加入白酒，密封，浸泡 15 天后，过滤去渣，即成。

【功能主治】祛风散寒，舒筋通络。

用于肩关节周围炎（偏寒、偏瘀型）。

【用法用量】口服：每晚临卧前服15~30ml。

【注意事项】凡糖尿病、冠心病、慢性心功能不全者忌服。服用不可过量。

【处方来源】《江苏中医》

消炎止痛液

【处方】

丁香10g　儿茶10g　红花10g　生地10g　赤芍10g　丹皮10g　白芷10g　川芎10g　樟脑10g　木香9g　防风9g　乳香9g　没药9g　大黄12g　当归12g　薄荷6g　90%乙醇适量

【制法】将前15味（樟脑除外）捣碎，加入90%乙醇（适量）浸泡24小时（酒精与药材之比为1:2），然后置水浴锅中，用蒸馏法收集蒸馏液200ml，药渣中残留液抽滤尽，再把樟脑粉加入蒸馏液中搅匀，与抽滤液合并，添加酒精至350ml，贮瓶备用。

【功能主治】温经散寒，通络止痛。用于肩周炎（肩凝症）。证见肩关节疼痛难忍、难以入眠，手不能抬举转后，吃饭、抬头困难，苔白、脉浮。

【用法用量】外用：用时先在病灶部位用特定电磁波谱治疗仪照射10分钟后，再取本液涂擦患处，每隔1分钟涂擦1次，每次照射30分钟，日2次。

【处方来源】《临床奇效新方》

调中解凝酒

【处方】

黄芪10g　炒白术10g　川木瓜9g　陈皮9g　青皮6g　广木香6g　龙眼肉15g　丁香6g　白蔻仁6g　茯苓6g　当归10g　川芎9g　白芍6g　秦艽8g　羌活5g　川牛膝9g　白冰糖180g　白酒1L

【制法】上药为粗末或切成薄片，浸渍于白酒中，夏天5日，冬天10日，滤去渣，取上清液。

【功能主治】调补脾胃，活血养血，散寒祛湿化痰。用于肩关节周围炎。

【用法用量】口服：每次饭后温服10ml，每日2次，15日为1疗程，一般服2~3个疗程。

【处方来源】《河南中医》1998,(3):143

麻桂酒

【处方】

麻黄15g　桂枝15g　当归20g　鸡血藤20g　川乌15g　白酒1.5L

【制法】上药均切成薄片，用50°以上白酒浸泡7日。

【功能主治】祛风通络。用于肩周炎。

【用法用量】口服：每次25ml，每日3次。

【处方来源】《山东中医杂志》1996，(6)：283

舒筋止痛液

【处方】

制马钱子50g　制川乌50g　制草乌50g　威灵仙50g　血竭50g　苏木50g　五加皮50g　白花蛇50g　桂枝50g　冰片50g　樟脑50g　50%乙醇（酒精）2.5L

【制法】上药除冰片、樟脑外，余药碾为粗末，用酒精浸泡，每日搅拌2次，7日后过滤取汁，药渣以同法复制2次，3液混合澄清，再加冰片、樟脑溶解后装瓶备用。

【功能主治】祛风散寒，活血化瘀，通络止痛。用于肩周炎。

下篇

各类药酒

【用法用量】倒药液适量，擦揉患处，致局部发热后再以热敷，每日3～4次，7日为1疗程。一般用2个疗程。

【处方来源】《陕西中医》1997，(2)：64

漏肩风药酒

【处方】

当归15g 枸杞15g 制首乌15g 杜仲15g 山萸肉15g 制草乌9g 土鳖虫9g 全蝎6g 自然铜6g 姜黄6g 蜈蚣2条 红花5g 白酒2L

【制法】将前12味用清水喷湿，放锅内隔水蒸10分钟，待药冷后装入大口瓶内，注入白酒，用棉絮纸封口，每2天摇动1次，浸泡10天后，过滤去渣，即成。

【功能主治】温经散寒，活血通络。用于肩关节周围炎。

【用法用量】口服：每次服10～30ml，不以菜佐，日服1～2次。

【处方来源】《药酒汇编》

臂痛药酒

【处方】

生黄芪30g 枸杞15g 海桐皮12g 怀牛膝12g 秦艽9g 当归9g 片姜黄9g 威灵仙9g 赤芍9g 桑寄生9g 茯神9g 杜仲9g 桂枝9g 北沙参9g 炙甘草6g 独活6g 川芎6g 防风6g 白酒2L

【制法】将上药共捣为粗末或切成薄片，用绢袋盛装，与白酒同置入容器中，密封浸泡10日后即可服用。

【功能主治】祛风湿，通经络，补肝肾，壮筋骨。用于臂痛、中老年人肩痛（肩周炎）。

【用法用量】口服：每次服10～20ml，每日2次。15～30日为1个疗程。

【处方来源】《秦笛桥医案精华》

四、肢体麻木用药酒

三蛇药酒

【处方】

乌梢蛇1500g 银环蛇500g 眼镜蛇500g 大血藤75g 杜仲100g 南沙参100g 寻骨风100g 独活100g 香陈皮100g 当归100g 石楠藤100g 桂枝100g 石菖蒲100g 山木通50g 制草乌50g 制川乌50g 陈皮50g 川木香50g 牛膝50g 乌药50g 白芷50g 川芎50g 桑寄生50g 威灵仙200g（制） 黄精200g（制） 南蛇藤200g 红枣200g 伸筋草140g 锁阳150g 甘草80g 蔗糖500g 蜂蜜500g 红糖2000g 白酒50L

【制法】三蛇均为鲜蛇，为去头、内脏及皮后剂量。一并置容器中，加入白酒10L，密封浸泡30日以上。上述两浸液分别滤过，合并滤液；加取蔗糖、蜂蜜和红糖制成糖浆，待温，加入滤液中，搅匀，静置，滤过，再加白酒制成50L即成，分装备用。

【功能主治】祛风除湿，通经活络。用于风寒湿痹，手足麻木，筋骨疼痛，腰膝无力等症。

【用法用量】口服：每晚睡前服25～100ml。

【处方来源】《药酒汇编》

五加皮酒V

【处方】

五加皮50g 青风藤13g 川芎13g 海风藤13g 木瓜13g 威灵仙13g 当归23g 菊花23g 白芷19g 白术19g（炒）红花25g 牛膝25g 党参75g 姜黄75g 独活6g 制川乌6g 制草乌6g 丁香6g

砂仁 6g　木香 6g　陈皮 6g　肉桂 6g　玉竹 200g　豆蔻 9g（去壳）　肉豆蔻 9g（煨）　檀香 13g　蔗糖 2000g　55° 白酒 6L

【制法】将前 26 味研为粗粉，加入白酒，浸渍，按渗漉法进行渗漉，收集渗漉液和压榨液，合并，再将蔗糖制成糖浆，兑入漉液中，混匀，静置，滤过，即成。

【功能主治】舒筋活络，祛风除湿。用于风湿痹痛、手足痉挛、四肢麻木、腰膝酸痛等症。

【用法用量】口服：每次服 15 ～ 30ml，日服 3 次。

【注意事项】孕妇忌服。

【处方来源】《药酒汇编》

加味养生酒 Ⅱ

【处方】

牛膝 60g　枸杞 60g　生地 60g　杜仲 60g　菊花 60g　白芍 60g　山萸肉 60g　五加皮 120g　桑寄生 120g　木瓜 30g　当归身 30g　桂枝 9g　龙眼肉 240g　白酒 15L

【制法】将前 13 味切碎成片，置容器中，加入烧酒。密封，浸泡 7 天后，过滤去渣，即成。

【功能主治】补肝肾，祛风湿，舒筋活络。用于肝肾精血不足，兼感风湿引起的头晕、腰膝疼痛无力、四肢麻木作痛等症。

【用法用量】口服：每次服 15 ～ 30ml，日服 2 次。

【处方来源】清·《惠直堂经验方》

风湿药酒 Ⅳ

【处方】

鸡血藤 100g　首乌（制）50g　豨莶草 100g　苍术（炒）50g　红藤 100g　菝

葜 50g　老鹳草 100g　红花 25g　乌梢蛇 50g　五加皮 25g　桂枝 50g　蚕沙 25g　白鲜皮 50g　石菖蒲 25g　苦参 50g　杜仲 25g　寻骨风 50g　高良姜 25g　桑枝 50g　白芷 25g　地黄 50g　苍耳子 50g　川芎 25g　白酒 12L

【制法】将群药研成粗粉或切成薄片，置回流锅内。加入白酒，分 2 次做溶剂，热回流提取 2 次，每次 2 小时，然后回收药渣内余酒，合并酒液，静置滤过，分装即得，密闭，贮阴凉处。也可用药密闭浸泡即得。

【功能主治】祛风活血，利湿通络。用于风湿性四肢麻木酸痛。

【用法用量】口服：每次 15 ～ 25ml，每日 2 次。

【处方来源】江苏临床经验方。

风湿酒 Ⅵ

【处方】

桑皮 80g　熟地 80g　淫羊藿 80g　鲜马尾松树根 80g　皮子药 48g　鲜侧柏叶 48g　活血藤 32g　石楠藤 32g　麻黄 32g　川续断 32g　桂枝 32g　茄根 32g　白术（炒）32g　苍术（炒）24g　制附子 24g　独活 8g　川牛膝 8g　秦艽 8g　干姜 8g　杜仲（盐水炒）8g　甘草 8g　防风 8g　地枫皮 8g　细辛 8g　木瓜 8g　枳壳（炒）16g　狗脊（去毛）16g　蔗糖 600g　白酒 8L

【制法】将前 27 味，其中马尾松树根，侧柏叶切碎待用。余为粗粉，混匀，用白酒浸渍 15 天后，按渗漉法，收集漉液 2 次，再将蔗糖制成糖浆，待温，加入漉液中，又将马尾松树根、侧柏叶置容器中，加入白酒，密封，浸泡 30 天后，过滤去渣，与漉液合并，搅匀，静置，滤过，即成。

【功能主治】祛风燥湿，通经活络。

用于四肢麻木、腰膝酸软、风湿性关节痛等。

【用法用量】口服：每次服 15 ~ 20ml，日服 2 次。

【处方来源】《临床验方集》

🌿 芍瓜酒

【处方】

白芍 10g　炙甘草 10g　桂枝 15g　木瓜 15g　秦艽 15g　白酒 500ml

【制法】将前 5 味切成片，置容器中，加入白酒，密封，浸泡 14 日后，过滤去渣，即成。

【功能主治】除湿散寒，缓急止痛。用于四肢麻木，疼痛，痉挛等症。

【用法用量】口服：每次服 15 ~ 30ml，日服 3 次。

【处方来源】临床经验方。

🌿 血竭酊

【处方】

当归 30g　红花 30g　血竭 25g　白酒 1L

【制法】将前 3 味捣碎，置容器中，加入酒精，密封，浸泡 1 周后，过滤去渣，用 20ml 玻璃瓶分装，备用。

【功能主治】活血舒筋止痛。用于手足麻木、肢节酸痛、局部经络劳损等。

【用法用量】外用：以棉球蘸药酒徐擦患处。

【处方来源】南京中医学院方。

🌿 防风白术酒

【处方】

防风 12g　肉桂 12g　麻黄 12g　白术 9g　山萸肉 9g　制附子 9g　细辛（炒）9g　独活 9g　秦艽 9g　茵陈 9g　山药 9g

杏仁（炒）9g　磁石 50g　紫巴戟（去心）12g　炮姜 30g　薏苡仁 18g　生地黄 15g　白酒 1L

【制法】将前 17 味捣为粗末或切成薄片，入布袋，置容器中，加入白酒，密封，浸泡 7 天后，过滤去渣，即成。

【功能主治】调和气血，搜风祛邪，温经通络。用于关节疼痛，肌肉麻木等症。

【用法用量】口服：每次空腹随量温服之，日服 2 次。

【处方来源】《药酒汇编》

🌿 定风酒 I

【处方】

当归 30g　天门冬 30g　五加皮 15g　麦门冬 15g　怀牛膝 15g　川芎 15g　熟地黄 15g　生地黄 15g　秦艽 15g　桂枝 10g　蜂蜜 250g　红糖 250g　米醋 250g　白酒 4L

【制法】将前 10 味捣为粗末或切成薄片，入布袋，置容器中，加入白酒、蜂蜜，红糖和米醋，密封，隔水蒸煮 2 小时，取出待温，埋入地下 7 天后，取出开封，去药袋滤过，即成。

【功能主治】养血祛风，通经活络。用于腰腿无力、肢体麻木、筋骨疼痛等症。

【用法用量】口服：每次服 10 ~ 30ml，日服 2 次，忌过量。

【处方来源】《药酒汇编》

🌿 补血壮骨酒 I

【处方】

淫羊藿 25g　巴戟天 25g　鸡血藤 50g　白酒 500ml

【制法】将前 3 味切碎，置容器中，加入白酒，密封、浸泡 20 天后，过滤去渣，即成。

【功能主治】补肾强筋，活血通络。用于肢体麻木、瘫痪、风湿痹痛及跌打损伤等。

【用法用量】口服：每次服 10 ~ 15ml，日服 2 次。

【处方来源】《药酒汇编》

国公酒Ⅱ

【处方】

玉竹 90g　陈皮 80g　红曲 80g　肉桂 5g　丁香 5g　砂仁 5g　豆蔻 5g　木香 5g　檀香 5g　国公酒清膏 110g　蜂蜜 960g　红糖 960g　白酒 16L

【制法】先将前 9 味药物捣为粗末或切成薄片，置容器中，加入白酒，浸泡 1 月，然后与国公酒清膏、蜂蜜、红糖相混匀后备用。

【功能主治】祛风除湿，养血活络。用于四肢麻木，骨节疼痛，风寒湿痹。

【用法用量】口服：每次 10 ~ 15ml，每日 2 次。

【注意事项】孕妇忌服。

【处方来源】《新编中成药》

【附记】"国公酒清膏"可祛风止痛，养血通络，疗风湿痹痛，如配以散寒除湿，活血行气之药，对于四肢麻木，手足不遂，关节不利，痹痛诸症有很好的疗效。

夜合枝酒

【处方】

夜合枝 500g　桑枝 500g　槐枝 500g　柏枝 500g　石榴枝 500g　防风 180g　羌活 70g　黑豆 2500g　糯米 2500g　细曲 3500g

【制法】将前 5 味加水 25L 煎至减半，过滤去渣，取汁入糯米、黑豆，浸泡 2 日，蒸熟，入细曲，与防风、羌活（共研细末）拌和酿酒，21 日后去糟渣，即成。

【功能主治】祛风胜湿，通经活络。用于手足不遂，挛缩屈伸不利，四肢麻木，行走艰难等症。

【用法用量】口服：每次随量温服，勿醉为度，日服 2 次。

【处方来源】《临床验方集》

夜交藤酒

【处方】

羌活 70g　黑豆 2500g　糯米 2500g　细辛 350g　防风 180g　夜交藤 500g　桑枝 500g　桂枝 500g　柏枝 500g　石榴枝 500g　白酒 10L

【制法】将羌活、防风捣碎如豆，以水 25L，将五枝同煎，取 12.5L，去渣，浸入米、黑豆。经两夜，蒸熟入细辛，与防风、羌活拌和造酒，依常法酝封 11 日，压去糟渣即成。

【功能主治】祛风胜湿，通经活络，用于手足不遂，挛缩屈伸不便，四肢麻木，行走艰难等症。

【用法用量】口服：每日早晚各 1 次，每次随量温饮，以愈为止，注意勿醉。

【处方来源】《中国古代养生长寿秘法》

参茸狗骨药酒

【处方】

当归 75g　熟地黄 100g　龙眼肉 75g　麻黄 75g　千年健 50g　甘草 50g　炒苍术 50g　红花 50g　草乌（制）50g　牛膝 50g　栀子 50g　茜草 50g　续断 50g　独活 50g　陈皮 50g　穿山龙 50g　防己 50g　杜仲（炭）50g　川乌（制）50g　木瓜 50g　地枫皮 50g　紫草 50g　人参（去芦）50g　黄芩 50g　枳壳 50g　没药（醋制）50g　乳香（醋制）50g　防风 30g　羌活 30g　川芎 30g　乌梢蛇 30g　砂仁

30g 秦艽 30g 钩藤 30g 马钱子（制）15g 桂枝 25g 五加皮 25g 鹿茸（去毛）10g 狗骨胶 4g 白糖 800g 白酒 18L

【制法】将前药制成粗末或切成薄片，以布袋盛之，置容器中，加入白酒，密封，经常振摇，浸泡 1 个月，过滤去渣，加入白糖，溶解后贮瓶备用。

【功能主治】祛风散寒，舒筋活血。用于肢体麻木，腰腿疼痛，胃脘寒痛，气血虚弱。

【用法用量】口服：每次温服 10 ~ 15ml，每日 2 ~ 3 次。

【注意事项】孕妇忌服。

【处方来源】《新编中成药》

参茸追风酒

【处方】

制川乌 100g 制草乌 100g 红花 100g 当归 100g 陈皮 100g 淡竹叶 100g 炮姜 100g 甘草 100g 生晒参 20g 薄荷 100g 鹿茸 5g 蔗糖 2000g 食醋 1.2L 白酒 10L

【制法】将前 11 味研为粗粉或切成薄片；再将食醋和白酒，加水 4L，混合成溶液。先用少量的混合液湿润药物，6 小时后加入剩余混合液，放置 48 小时以后，按渗漉法以每分钟 3ml 的速度渗液，收集流液，残渣压榨，合并，加入蔗糖，搅拌，静置，滤过，即得。

【功能主治】祛风散寒，舒筋活络，止痛。用于四肢麻木、屈伸困难、筋骨疼痛、风寒湿痹。

【用法用量】口服：每次服 15ml，日服 1 ~ 2 次。

【注意事项】孕妇忌服。

【处方来源】《药酒汇编》

临汝药酒

【处方】

当归 250g 高良姜 250g 制草乌 750g 丁香 250g 红糖 1000g 高度白酒 10L

【制法】取丁香制成粗粉，余药切片，混合装入袋内，加入白酒，密闭，水浴加热，使内温达 65 ~ 70℃，保持 24 小时，降至室温，过滤，压榨残渣，合并滤液与压榨液，另取红糖，炒至棕色，味苦，加入酒内搅匀，静置 5 ~ 7 日，纱布过滤，至澄清液灌装，灯检，包装即。含醇量应为 48% ~ 52%。

【功能主治】温中散寒，活血祛风。用于风湿麻木，腰背冷痛，半身不遂，口眼歪斜，产后中风。

【用法用量】口服：每次 10ml，每日 2 次，早晚空腹服。

【注意事项】服后 2 小时内禁热饮食。高血压、心脏病患者，孕妇忌服。若过量服发生头晕、恶心、身体麻木无力等反应时，用凉开水半碗兑红糖 15g，服之可解。

【处方来源】《中药制剂汇编》

蚁酒

【处方】

大蚂蚁 60g 白酒 500ml

【制法】以白酒泡大蚂蚁，半月后即可服用。

【功能主治】祛风止痛，通经活络，强壮筋骨。用于风湿痹痛，手足麻木，全身窜痛，末梢神经炎，周围神经炎。

【用法用量】口服：每次 15 ~ 30ml，早晚各 1 次。

【处方来源】《上海中医药杂志》1989，（3）：34

【附记】现代研究证明：蚂蚁体内所含的化学成分有蛋白质、脂肪、糖类、必需氨基酸，以及构成人体的二十多种常量元素和微量元素，维生素 B_1、维生素 B_2、D 等，还有性激素、ATP、微量蚁酸和特殊的醛类化合物。蚂蚁体内有一种特殊的蚁醛，是一种珍贵的补品，其营养价值可超过人参、蜂王浆。因此能益精健骨，强筋壮力，治疗多种疾病。

养血愈风酒 I

【处方】

防风60g　秦艽60g　川牛膝60g　蚕砂60g　草薢60g　白术60g（炒）　苍耳子60g　当归60g　杜仲90g（炒）　白茄根120g　红花30g　制鳖甲30g　羌活30g　陈皮30g　枸杞120g　白糖240g　白酒10L

【制法】①配料：按处方将上药炮制合格，称量配齐，白糖单放；②粉碎：将防风至枸杞15味，轧成3号粗粉，白糖轧成细粉；③渗漉：取防风等药粗末，用10L白酒，按渗漉法提取渗滤液，滤液回收乙醇并浓缩成稠膏约240g；④制粒：取上项浓缩膏与白糖粉搅拌均匀，过14～16目筛，制成颗粒，晾干或低温干燥，整粒时喷洒食用香精，密闭于桶内，2天后分装。每袋装约50g。用时每袋用白酒500ml溶解之。

【功能主治】祛风，活血。用于风寒引起的四肢酸麻、筋骨疼痛、腰膝软弱等症。

【用法用量】口服：不拘时，适量饮服，但每次不超过120ml。

【注意事项】孕妇及高血压患者忌服。

【处方来源】《中药制剂手册》

追风药酒 I

【处方】

制川乌100g　防风100g　炮姜100g

陈皮100g　甘草100g　当归100g　制草乌100g　白酒7L　蔗糖2000g

【制法】将前7味研成粗粉或切成薄片，入布袋，置容器中。加入白酒，密封，浸泡30～40天。每日搅拌1次。取出布袋压榨，榨出液澄清后与浸泡液合并，加入蔗糖，搅拌使完全溶解，密封，静置15天以上，滤过，即成。

【功能主治】活血祛风，散寒和脾。用于风寒湿痹引起的筋骨疼痛、四肢麻木、腰膝疼痛、风湿性关节炎。

【用法用量】口服：每次服10～15ml，日服2次。

【注意事项】孕妇忌用。

追风活络酒 I

【处方】

当归30g　防风30g　麻黄30g　秦艽20g　补骨脂（盐制）20g　独活20g　续断20g　红花20g　羌活20g　天麻20g　川芎20g　血竭20g　乳香20g　没药20g　红曲20g　牛膝10g　木瓜10g　刘寄奴10g　杜仲（盐制）10g　土鳖虫10g　草乌（制）10g　白芷10g　紫草8g　白酒8L　白糖800g

【制法】将前药研成粗粉或切成薄片，入布袋，置容器中。加入白酒，密封，浸泡30～40天。每日搅拌1次。取出布袋压榨，榨出液澄清后与浸液合并，加入蔗糖，搅拌使完全溶解，密封，静置15天以上，滤过，即成。

【功能主治】追风散寒，舒筋活络。用于受风受寒，四肢麻木，关节疼痛，风湿麻痹，伤筋动骨。

【用法用量】口服：每次10～15ml，每日2次。

【注意事项】孕妇忌服。

【处方来源】《新编中成药》

祛风越痹酒

【处方】

白术 150g　当归 150g　杜仲 90g　牛膝 90g　防风 90g　苍术 60g　川芎 60g　羌活 60g　红花 60g　威灵仙 30g　白酒 10L

【制法】将上述药物切片，以绢袋盛好，置于酒坛中封固，用白酒 10L 浸 5～7 日，再隔水加热煮透。

【功能主治】补肾，健脾，祛风，用于风湿关节疼痛，活动不便，肢体麻木，腰膝酸软无力者。

【用法用量】口服：每次 30～50ml，每日早晚各 1 次。

【处方来源】清·《林氏活人录汇编》；《治疗与保健药酒》

【附记】本方所用祛风湿、通经络之药，皆避免大毒刚猛之品。配方安全和缓，又助以养血活血，补益肝肾的药物，扶正祛邪兼顾，看似平淡，深合医旨。

络石藤酒

【处方】

仙茅 15g　川草薢 15g　白术 15g　黄芪 15g　玉竹 15g　枸杞 15g　山萸肉 15g　白芍 15g　木瓜 15g　红花 15g　牛膝 15g　川续断 15g　杜仲 15g　骨碎补 60g　络石藤 60g　狗脊 30g　生地 30g　当归身 30g　薏苡仁 30g　黄酒 2.5L

【制法】将前 19 味切薄片，入布袋，置容器中，加入黄酒，密封，隔水加热半小时，浸泡数日，过滤去渣，即成。

【功能主治】补肝肾，益气血，祛风湿，舒经络。用于肝肾不足、脾虚血弱、风湿性肢体麻木、疼痛，腰膝酸软、体倦身重等症。

【用法用量】口服：每次服 10～

15ml，不可过服。日服 1～2 次。

【注意事项】该方中的仙茅有小毒，应注意用量。

【处方来源】《临床验方料》

【附记】络石藤味苦微寒，具有祛风通络的作用，善治风湿痹痛，筋骨拘挛等症，配以其他诸药活血通络，健脾祛湿，补肝肾强筋骨，合成扶正祛邪兼顾之方。《据湖南药物志》记载，治疗风湿筋骨疼，也可单用络石藤浸酒服，还有的验方以络石藤、当归、枸杞三味药配制药酒治疗精血不足，兼有风湿之邪的筋骨疼痛，腰膝无力等症。

海蛇药酒

【处方】

海蛇（蜜炙）58g　过岗龙 12g　鸡血藤 12g　桂圆肉 12g　枸杞 12g　黑老虎根 12g　汉桃叶 12g　菊花 12g　两面针 12g　当归 12g　党参 12g　制首乌 10g　丁公藤 10g　川牛膝 10g　熟地黄 10g　防风 10g　巴戟天 10g　桂枝 10g　木瓜 10g　半枫荷 25g　豆豉姜 5g　陈皮 5g　红花 8g　羌活 25g　独活 25g　杜仲 7g　川芎 5g　蔗糖 50g　白酒 4L

【制法】将前 27 味捣碎或切成薄片，置容器中，加入白酒，密封，浸泡 60 天，每 14 天搅拌 1 次。过滤去渣，加入蔗糖，搅拌至完全溶解，静置，滤过，即成。

【功能主治】祛风除湿，舒筋活络，强身壮骨。用于肢体麻木、腰膝酸痛、风寒湿痹。

【用法用量】口服：每次服 10～25ml，日服 2～3 次。

【注意事项】孕妇忌服。

【处方来源】《临床验方集》

鹿筋壮骨酒

【处方】

鹿筋 30g　鹿骨 200g　玉竹 200g　当

归 50g　肉桂 50g　秦艽 50g　木瓜 40g　制川乌 40g　制草乌 40g　党参 75g　黄芪 75g　桂枝 75g　枸杞 75g　重楼 100g　红花 100g　川续断 100g　蔗糖 600g　虎杖 96g　白酒 15L

【制法】将前 16 味和虎杖酌碎断，入布袋，置容器中，加入白酒，密封，每天搅拌 5 次，浸泡 30～40 天后取出布袋，榨出液澄清后与浸液合并，加蔗糖，搅拌使之溶解，密封，静置 15 天以上，滤过，即成。

【功能主治】祛风除湿，舒筋活血。用于四肢麻木，风湿性关节炎等。

【用法用量】口服：每次服 10ml，每日 2 次。忌多服。

【注意事项】孕妇及高血压患者忌服。

【处方来源】《药酒汇编》

筋骨疼痛酒

【处方】

当归 50g　肉桂 50g　秦艽 50g　木香 40g　制川乌 40g　制草乌 40g　玉竹 200g　黄芪 13g　党参 13g　桂枝 13g　枸杞 13g　重楼 100g　川续断 100g　红花 100g　虎杖 96g　砂糖 260g　白酒 10L

【制法】将前 15 味研为粗末，加入白酒，浸渍 48 小时后，按渗漉法进行渗滤，收集滤液和压榨液，合并加入砂糖，搅拌溶化，静置 14 天，滤过，即成。

【功能主治】祛风除湿，舒筋活血。用于筋骨酸痛、四肢麻木、风湿性关节炎等。

【用法用量】口服：每次服 10～15ml，日服 2 次。忌多服。

【注意事项】孕妇及高血压患者忌服。

【处方来源】《临床验方集》

舒筋活络酒 I

【处方】

木瓜 45g　当归 45g　红花 45g　桑寄生 75g　川续断 30g　独活 30g　羌活 30g　川牛膝 90g　白术 90g　川芎 60g　防风 60g　蚕沙 60g　玉竹 240g　甘草 30g　红曲 180g　白酒 12L　红糖 550g

【制法】将前 14 味（除红曲外）研成粗粉。另将红糖溶解于白酒中，用红糖酒浸渍药末 48 小时后，按渗漉法以每分钟 1～3ml 的速度缓缓渗流，收集原液，榨出液，混匀，静置，滤过，即成。

【功能主治】祛风除湿，舒筋活络。用于风寒湿痹、筋骨疼痛、四肢麻木等症。

【用法用量】口服：每次服 20～30ml，日服 2 次。

【处方来源】《药酒汇编》

五、筋骨疼痛用药酒

人参防风酒

【处方】

人参 45g　防风 45g　茯苓 45g　细辛 45g　秦艽 45g　黄芪 45g　当归 45g　牛膝 45g　桔梗 45g　干地黄 90g　丹参 90g　山药 90g　钟乳石 90g　砚石 90g　山茱萸 60g　川芎 60g　白术 75g　麻黄 75g　大枣 30 枚　五加皮 100g　生姜（炒）200g　乌麻（碎）200g　白酒 16L

【制法】将前 22 味细碎（钟乳另以小袋盛），置容器中，加入白酒，密封，浸泡 5～7 天后，过滤去渣备用。

【功能主治】补肝肾，益精血，舒筋脉，通经络。用于筋虚极、不能转、十指爪皆痛，或交替过度，或病水平复、交接、伤气内筋绝、舌卷唇青、引卵缩行脉疼急。腹中绞痛，或便欲绝，不能饮食等症悉皆主之。

【用法用量】口服：每次温服 30ml，日服 2 次。

【处方来源】唐·《备急千金要方》

【附记】一本无乌麻用杜仲 75g。《医部全录》方中干地黄、丹参、山药、钟乳、矾石各用 60g，余味同上。

🌿 木瓜酒

【处方】

木瓜 40g　玉竹 40g　五加皮 30g　羌活 30g　当归 30g　橘皮 30g　独活 30g　桑寄生 20g　秦艽 20g　千年健 20g　川牛膝 20g　红花 20g　川芎 20g　山栀子 75g　砂糖 800g　50° 白酒 5L

【制法】将上药切片和白酒 9500ml 置入容器中，密封，浸渍 21 日以上，滤取上清液，再压榨药渣，取榨出液与浸液合并。另将砂糖溶解在余下的 500ml 白酒中，加入合并液里，搅匀，静置 14 日以上，再过滤即得，备用。

【功能主治】祛风活血，利湿清热。用于风湿痹痛，筋脉拘挛，四肢麻木，关节不利等。

【用法用量】口服：每次服 20ml，每日 2 次。

【注意事项】孕妇忌服。

【处方来源】《上海市药品标准》

🌿 木瓜酒速溶剂 I

【处方】

木瓜 18kg　桑枝 25kg　川芎 6kg　桑寄生 16kg　天麻 6kg　当归 12kg　川断 12kg　甘松 6kg　红花 12kg　怀牛膝 18kg　玉竹 32kg　制狗脊 18kg　50% 食用乙醇适量　蔗糖适量

【制法】①原料处理：上述药料经过调整炮制后，各按处方量称取，除红花外，将木瓜等 11 种混合打成粗粉，过筛（筛孔直径 1 厘米）。②渗漉，浓缩：上述粗粉，加入红花，充分混匀，用适量乙醇湿润，加入渗漉缸中，按常规进行渗漉，收集渗漉液，减压回收乙醇，至乙醇全部蒸尽，得浸膏。③制粒，包装：取上述浸膏，加适量糖粉，并充分拌匀，制成颗粒，干燥，并用塑料薄膜袋包装即得。

【功能主治】驱风散寒，活血强筋。用于风寒湿气，筋脉拘急，四肢疼痛。

【用法用量】每袋用烧酒 500ml 溶解，适量饮服，每次不超过 20ml。

【处方来源】《中药制剂汇编》

🌿 五加皮酒 V

【处方】

五加皮 8g　红花 8g　当归 6g　玫瑰 6g　栀子 6g　白蔻仁 6g　佛手 3g　黄柏 3g　甘草 3g　白芷 3g　菊花 3g　知母 3g　木瓜 3g　官桂 3g　陈皮 3g　丁香 3g　玉竹 15g　木香 3g　酒酿 1L　蜂蜜 30g　白糖 50g　白酒 1L

【制法】将前 18 味捣碎或切成薄片，置酒坛中，加入烧酒、酒酿、蜂蜜和白糖，密封，浸泡 10 天后去渣即得。

【功能主治】养阴清热，活血通络，散寒止痛，调和肝肾。用于慢性风湿、筋骨无力、肝胃不和、食少脘痞、两胁胀痛及小便不利等症。

【用法用量】口服：每次服 15 ~ 30ml 或随量饮用，日服 3 次。

【处方来源】《清大医院方》

🌿 丹参石斛酒 I

【处方】

丹参 30g　川芎 30g　杜仲 30g　白茯苓 30g　防风 30g　白术 30g　党参 30g　桂心 30g　五味子 30g　陈皮 30g　黄芪

30g　山药 30g　当归 30g　石斛 60g　干姜 45g　牛膝 45g　炙甘草 15g　白酒 6L

【制法】将前 17 味捣为粗末或切成薄片，入布袋，置容器中，加入白酒，密封，浸泡 7 天后，过滤去渣，即成。

【功能主治】补虚祛邪，活血通络，止痛。用于脚气痹弱、筋骨疼痛等。

【用法用量】口服：每次饭前温服 20ml，日服 2 次。

【处方来源】《药酒汇编》

丝瓜络酒Ⅰ

【处方】

丝瓜络 150g　白酒 500ml

【制法】上药共浸泡 7 日，去渣，备用。

【功能主治】通络止痛。用于关节酸痛。

【用法用量】每次一小盅饮服。

【处方来源】《中国食疗学》

还童酒Ⅲ

【处方】

熟地黄 90g　生地黄 120g　全当归 120g　五加皮 120g　川草薢 60g　怀牛膝 60g　苍术 60g　广陈皮 60g　川续断 60g　枸杞 60g　丹皮 60g　宣木瓜 60g　羌活 30g　独活 30g　小茴香 30g　乌药 30g　秦艽 90g　麦冬 90g　川桂枝 15g　陈酒（或黄酒）12L

【制法】将前 19 味切碎，入布袋，置容器中，加入白陈酒，密封，隔水加热 1.5 小时，取出待温，埋入地下，7 日后取出过滤去渣，即可饮用。

【功能主治】凉血滋阴，祛风除湿，舒筋活血，温经通络。用于风湿筋骨不利，兼面色不华等阴血不足现象者均可用之。

【用法用量】口服：每次服 20～30ml，每日 2 次。

【处方来源】《回生集》

狗潜酒Ⅰ

【处方】

狗胫骨 1 对　龟板 90g　破故纸 45g　牛膝 45g　生地 45g　骨碎补 45g　枸杞 45g　当归 90g　羌活 30g　川续断 30g　桑寄生 30g　海风藤 30g　红花 30g　白茯苓 30g　杜仲 30g　川芎 21g　丹参 21g　乳香 18g　没药 18g　制何首乌 18g　小茴香 18g　狗脊 18g　独活 30g　白酒 10L

【制法】将上药切成饮片，入绢袋，悬于酒坛中，注以陈年好酒封固，隔水煮 1.5 小时，然后取出埋土中 2 日后，即可服用。饮后的药渣可再注酒 6L，按上法制。

【功能主治】补肝肾，强筋骨，行血脉，祛风湿。用于筋骨无力，肌肉痿软，步履艰难。

【用法用量】适量饮服。

【注意事项】阴虚火旺者不宜饮服。

【处方来源】清·《喻选古方试验》

【附记】虎潜酒的配方是在元代医家朱震亨创制治痿证的名方虎潜丸的基础上加减而成。但与虎潜丸在使用上有所区别，虎潜丸有黄柏、知母滋阴降火，适用于肝肾不足，阴虚火旺，下肢痿软无力的痿症，而虎潜酒去掉了知母和黄柏，增加了祛风湿和补肝肾的药物，适用于风湿痹痛日久不愈，筋骨痿软者。

定风酒Ⅱ

【处方】

天门冬 50g　麦门冬 25g　生地黄 25g　熟地黄 25g　川芎 25g　牛膝 25g　秦艽 25g　五加皮 25g　川桂枝 25g　白蜂蜜

500g 红糖500g 陈米醋500ml 白酒2L

【制法】

将前9味捣碎或切成薄片，入布袋，待用。先把白蜂蜜、红糖和陈米醋放入白酒内，搅匀，然后放入药袋，用豆腐皮封口，密封，隔水蒸煮3小时后，取出，待温，埋入土中7日后取出即可。

【功能主治】滋补肝肾，祛风除湿，温经通络。用于肝肾阴虚所致的肢体麻木，筋骨疼痛，上重下轻，下肢软弱无力等症。

【用法用量】口服：每次服20~30ml，每日2次。

【处方来源】《随息居饮食谱》

🌿 追风药酒Ⅱ

【处方】

川乌（制）50g 草乌（制）50g 薄荷50g 干姜（炮）50g 当归50g 陈皮50g 甘草50g 白糖50g 55°白酒4L

【制法】上药粉碎成粗末或切成薄片，置于容器内，加入白酒，密闭浸泡15日，然后取渣榨净弃之，取澄清酒液，加入冰糖溶化，过滤后即可。

【功能主治】活血疏风，散寒健脾。用于风寒湿痹引起的筋骨疼痛、四肢麻木、腰膝疼痛、风湿性关节炎。

【用法用量】口服：每次10~15ml，每日2次。

【注意事项】孕妇忌服。

【处方来源】《新编中成药》

🌿 养血愈风酒Ⅱ

【处方】

独活30g 杜仲（炒）30g 怀牛膝30g 玄参30g 天麻30g 川草薢30g 羌活30g 生地黄45g 熟地黄45g 当归25g 肉桂15g 玉竹75g 冰糖1000g

白酒5L

【制法】将上药捣碎，装入纱布袋，扎口，与白酒共置入容器中，密封浸泡1周，过滤取液；再压榨药渣，过滤取液。将2次药液混合，加入冰糖溶解和匀即成，备用。

【功能主治】养血祛风，舒筋活络。用于腰膝酸软，筋络牵强，骨节疼痛，手足麻木。

【用法用量】口服：每次服50ml，每日2次。

【注意事项】孕妇忌服。

【处方来源】《临床验方集》

【附记】本药酒尤以阴液亏损较重才饮用最宜。

🌿 祛风活血酒

【处方】

红花250g 枸杞300g 当归250g 桑寄生65g 独活125g 油松节125g 川芎65g 鸡血藤65g 官桂30g 乳香（醋制）32g 川牛膝250g 没药（醋制）30g 木瓜250g 红曲375g 玉竹1000g 续断65g 桑枝250g 白酒25L 黄酒2.5L

【制法】将前药捣为粗末，入布袋，置容器中，加入白酒、黄酒，密封，浸泡21天后，过滤去渣，即成。

【功能主治】祛风活血，强筋健骨。用于气血不和，风寒湿痹，筋骨疼痛，手足拘挛。

【用法用量】口服：每次15~60ml，每日2次。

【注意事项】孕妇慎用。

【处方来源】《新编中成药》

🌿 祛风调荣酒

【处方】

人参90g 细辛90g 茜草90g 川椒60g 茵陈叶60g 金牙石60g 干地黄

60g 防风 60g 制附子 60g 地肤子 60g
蒴翟 60g 升麻 60g 羌活 250g 牛膝 25g
白酒 10L

【制法】将前 14 味捣为粗末或切成薄片，入布袋，置容器中，加入白酒，密封，浸泡 14 天后，过滤去渣，即成。

【功能主治】调血养荣，散寒祛湿，舒筋活络。用于风寒湿痹，筋骨、关节酸痛，四肢挛急，口不能言等症。

【用法用量】口服：每次温服 30ml，日服 3 次。

【处方来源】《药酒汇编》

豹骨酒

【处方】

豹骨 80g 苡仁（麸炒）80g 粉萆薢 80g 淫羊藿（羊油炙）80g 熟地黄 80g 陈皮 80g 玉竹 80g 牛膝 80g 香加皮 5g 当归 5g 青皮（醋炒）5g 川芎 5g 白芍 5g 制草乌 5g 木瓜 5g 枸杞 5g 红花 5g 紫草 5g 羌活 5g 川续断 5g 制川乌 5g 苍术（米泔水炒）5g 独活 5g 白芷 5g 补骨脂（盐炒）5g 白花蛇（酒制）5g 杜仲炭 5g 乌药 5g 防风 5g 牡丹皮 5g 佛手 5g 人参 5g 砂仁 5g 鹿茸 5g 檀香 5g 肉桂 5g 豆蔻 5g 木香 5g 丁香 5g 油松节 40g 乳香（醋炒）20g 没药（醋炒）20g 麝香 0.2g 红枣 200g 红糖 960g 蜂蜜 1600g 白酒 12L

【制法】将豹骨分次加水，煎煮至胶尽，合并煎煮液，浓缩到黏稠状态。将乳香、没药研成细粉，麝香单研成细粉。再把薏苡仁等 40 味药加工成粗粉，与豹骨煎液、乳香、没药、红糖、蜂蜜、白酒同置入容器中，密封，隔水煮至水沸，候冷后加入麝香粉混匀，密封静置 3 个月以上，过滤；药渣压榨，过滤。合并 2 次过滤液，静置 2 日，再过滤即成，备用。

【功能主治】祛风除湿，舒筋活络。用于风寒湿痹，手足麻木，筋骨疼痛，腰膝无力症状者。

【用法用量】口服：每次服 15ml，每日 2 次，温服。

【注意事项】凡高血压患者、孕妇及阴虚火旺者忌服。

【处方来源】《山东省药品标准》。

雪莲药酒

【处方】

雪莲花 500g 木瓜 50g 独活 35g 秦艽 25g 桑寄生 50g 杜仲 40g 当归 40g 党参 50g 黄芪 40g 鹿茸 15g 巴戟天 25g 补骨脂 25g 香附 20g 黄柏 20g 芡实 50g 五味子 15g 白酒 10L 冰糖 1.5L

【制法】上药粉碎成粗末或切成薄片，置于容器内，加入白酒，密闭浸泡 25~30 日，然后取渣榨净弃之，取澄清酒液，加入冰糖溶化，过滤后即可。

【功能主治】祛风湿，养精血，补肾强身。用于肾虚，气血不足，风湿侵袭的关节筋骨疼痛，以及腰部酸痛，倦怠无力，目暗耳鸣，月经不调等证。

【用法用量】口服。每次 15~20ml，每日 2 次。

【注意事项】孕妇忌服。

【处方来源】《中成药研究》1980，（4）：46

【附记】该酒重用雪莲花，现代药理证明，雪莲乙醇提取物，具有抗炎镇痛作用。

六、腰腿痛用药酒

二乌乳没药酒

【处方】

制草乌 100g 制川乌 100g 乳香

100g　没药 100g　自然铜 100g　山栀
100g　川椒 50g　细辛 30g　冰片 10g
75% 乙醇 2.5L

【制法】先将川乌、草乌、乳香、没
药碎为小块，将山栀捣碎，混同其他药物
放入乙醇的瓶内，封口备用。

【功能主治】温经活血止痛，用于治
疗腰痛。

【用法用量】外用：频谱仪照射，10
分钟后，将药酒均匀涂抹患处，每日 1
次，每次 40 分钟，1 星期为 1 疗程。

【处方来源】《中国民间疗法》1998，
(2)：33

🌿 十味附子酒Ⅰ

【处方】

制附子 30g　丹参 30g　川续断 30g
牛膝 30g　五加皮（炙）20g　白术 50g
生姜 50g　桑白皮 50g　细辛 25g　肉桂
25g　白酒 3L

【制法】将前 10 味细锉，入布袋，置
容器中，加入白酒，密封，浸泡 7 天后，
过滤去渣，即成。

【功能主治】温肾壮腰，舒筋活血，
祛风湿，止痹痛。用于腰膝酸痛、脚痛、
冷痹。

【用法用量】口服：每次空腹温服
10～15ml，日服 3 次。

【处方来源】宋·《圣济总录》

🌿 人参固本酒

【处方】

人参 60g　制首乌 60g　熟地黄 60g
生地黄 60g　枸杞 60g　天门冬 60g　麦门
冬 60g　当归 60g　白茯苓 30g　白酒 6L

【制法】将前 9 味捣碎或切成薄片，
入布袋，置容器中，加入白酒，密封，置
文火上煮约 1 小时后，离火待冷，置阴凉

处，浸泡 7 天后，过滤去渣，即成。

【功能主治】补肝肾，填精髓，益气
血。用于腰腿膝酸软、体倦乏力、精神萎
靡、失眠、食欲不振等症。

【用法用量】口服：每次服 10～
20ml，日服 2 次。

【处方来源】《药酒汇编》

🌿 山萸地膝酒

【处方】

山茱萸 60g　怀牛膝 60g　熟地黄 60g
五味子 40g　杜仲 30g　麦冬 30g　白
酒 2.5L

【制法】将前 6 味捣碎或切成薄片，入
布袋，置容器中，加入白酒，密封，隔日摇
动数下，浸泡 14 日后，过滤去渣，即成。

【功能主治】补肾填精，活血通络。
用于风湿腰膝酸软，四肢乏力。

【用法用量】口服：每次服 10～
20ml，日服 2 次。

【用法用量】《药酒汇编》

🌿 千金杜仲酒

【处方】

杜仲 60g　石楠叶 15g　羌活 30g　制
附子 5g　白酒 1L

【制法】将前 4 味捣碎或切成薄片，
置容器中，加入白酒，密封，浸泡 7 天
后，过滤去渣，即成。

【功能主治】补肾强腰，祛风寒。用
于腰膝疼痛、步履无力等。

【用法用量】口服：每次服 20ml，日
服 2 次。

【处方来源】《药酒汇编》

🌿 天雄杜仲酒

【处方】

天雄 50g　制杜仲 50g　牛膝 10g　淫

羊藿 10g　乌蛇 150g　石斛 10g　侧子 6g
防风 10g　桂心 50g　川芎 10g　川椒 10g
白术 10g　五加皮 10g　酸枣仁 50g　酒 5L

【制法】上药细剉，以生绢袋盛，用酒浸，密封 7 日。

【功能主治】驱风散寒，滋补肝肾。用于治腰痛牵引，流入腿膣，元气虚衰，风冷所侵，腰脊拘急，俯仰不得。

【用法用量】口服：每次饭前温服 10～20ml。

【处方来源】明·《普济方》

五加壮腰酒

【处方】

五加皮 125g　枳壳 75g　独活 75g
制草乌 75g　干姜 75g　石楠 75g　丹参 100g　防风 100g　白术 100g　地骨皮 100g　川芎 100g　猪椒根 100g　干熟地黄 150g　牛膝 150g　枸杞 100g　秦艽 100g　清酒 20L

【制法】上药细剉，用生绢袋盛，清酒渍之，密封 7 日开。

【功能主治】驱风散寒，滋补肝肾。用于风湿腰痛，痛连胫中，及骨髓疼痛。

【用法用量】饭前温饮一中盏。

【处方来源】宋·《太平圣惠方》

五味沙苑酒

【处方】

菊花 60g　枸杞 60g　沙苑子 30g　山茱萸 30g　生地黄 30g　白酒 2L

【制法】将前 5 味捣碎或切成薄片，入布袋，置容器中，加入白酒，密封隔日摇动数下，浸泡 7 天后，去渣即成。

【功能主治】滋补肝肾，清热明目。用于肝肾不足、腰膝酸软、头晕眼花、目暗不明等症。

【用法用量】口服：每次服 10～20ml，日服 2 次。

【处方来源】《药酒汇编》

牛膝白术酒

【处方】

牛膝 15g　制附子 15g　丹参 15g　山茱肉 15g　陆英 15g　杜仲 15g　川石斛 15g　茵陈 15g　当归 20g　白术 20g　五加皮 20g　薏苡仁 12g　川芎 12g　防风 12g　川椒 12g　细辛 12g　独活 12g　秦艽 12g　肉桂 12g　炮姜 10g　白酒 2.5L

【制法】将前 20 味捣碎或切成薄片，置容器中，加入白酒，密封，浸泡 7～14 天后，过滤去渣，贮瓶备用。

【功能主治】补肝肾，壮筋骨，祛风湿，和血脉，利关节。用于腰膝酸痛、行步无力、关节不利、头昏目眩、四肢不温等症。

【用法用量】口服：初服 15ml，渐加，有感觉为度。日服 3 次，可长期服用。

【处方来源】宋·《圣济总录》

牛膝枣仁酒

【处方】

牛膝（去苗）150g　菖蒲 150g　酸枣仁（微炒）150g　川芎 150g　石斛（去根）150g　淫羊藿 150g　赤箭 150g（赤箭：即天麻）　狗胫骨（涂酥，炙微黄）150g　桂心 150g　制附子（炮裂，去皮脐）150g　萆薢 150g　白酒 20L

【制法】上药，细剉，以生绢袋盛，用白酒于瓷瓶中浸，密封。

【功能主治】补肝肾，壮筋骨，祛风湿。用于腰脚疼痛，皮肤不仁，筋脉挛急。

【用法用量】口服：每次温饮一盏，约 50ml，常令醺醺不得大醉，酒尽更添，当药味淡即换之。

【注意事项】忌生冷毒滑物。

🌿 牛膝浸酒方

【处方】

牛膝 150g　萆薢 150g　桂心 100g　羌活 125g　制附子（炮裂，去皮脐）100g　当归 100g　防风 100g　狗胫骨（涂酥，炙微黄）150g　白酒 10L

【制法】上药细剉，用生绢袋盛，以酒浸于瓮瓶中。经 7 日开。

【功能主治】补肝肾，壮筋骨，祛风湿，和血脉，利关节。用于腰脚疼痛，行动不利。

【用法用量】口服：每于食前，温服一小盏（20～30ml）。

【处方来源】宋·《太平圣惠方》

🌿 风湿药酒 V

【处方】

黄芪（蜜制）60g　当归 50g　槲寄生 50g　老鹳草 50g　续断 50g　麻黄 50g　防己 50g　防风 50g　薏苡仁（炒）40g　牛膝 40g　地龙 40g　红花 40g　羌活 30g　草乌（制）30g　茯苓 30g　白术（炒）30g　独活 30g　川乌（制）30g　附子（制）30g　苍术（炒）30g　高良姜 30g　川芎 30g　鸡血藤 30g　胆南星 30g　白芷 30g　骨碎补（盐制）30g　肉桂 30g　马钱子（制）20g　杜仲（炭）20g　细辛 20g　甘草 20g　白糖 500g　50°白酒 12L

【制法】将上药捣碎或切成薄片，入布袋，置容器中，加入白酒，密封，浸泡 14 天后，过滤去渣，即成。

【功能主治】散风祛湿，活血止痛。用于腰腿疼痛，肢体麻木，关节疼痛。

【用法用量】口服：每次 10～15ml，每日 2～3 次，温服。

【注意事项】孕妇忌服。

【处方来源】《新编中成药》

【附记】本品为棕黄色的澄明液体，气芳香，味辛、微苦。

🌿 风湿骨痛药酒

【处方】

威灵仙 50g　槲寄生 50g　穿山龙 50g　防己 50g　独活 50g　茜草 50g　羌活 50g　马钱子（制）10g　麻黄 10g　白糖 100g　50°白酒 3L

【制法】将上药捣碎，入布袋，置容器中，加入白酒，密封，浸泡 10～14 天后，过滤去渣，即成。

【功能主治】散风，祛湿。用于腰腿疼痛，肢体麻木，手足拘挛，关节疼痛。

【用法用量】口服；每次 10～15ml，每日 2～3 次，温服。

【注意事项】孕妇忌服。

【处方来源】《新编中成药》

🌿 风湿骨痛酒 Ⅲ

【处方】

老贯金 100g　苍术 50g　透骨草 50g　威灵仙 50g　苍耳子叶 25g　黄柏 25g　防风 25g　草乌 25g　穿山甲 50g　白糖 300g　白酒 4L

【制法】先将黄柏加 8 倍量水煎煮 1 小时后，再入其他各药，加水超过药面 2 寸，煎至水剩 1/3，滤取药液；药渣再加水煎 1 次。合并两次药液，浓缩成 3000～3500ml，加入白酒和白糖，搅匀，静置 3 天后，滤过即成。

【功能主治】散风利湿，消炎止痛。用于风寒腰腿痛、筋骨麻木。

【用法用量】口服：每次服 15～20ml，日服 2～3 次。

【处方来源】《中药制剂汇编》

六味杞地酒

【处方】

枸杞60g　熟地黄60g　制首乌60g
夜交藤30g　茯苓20g　檀香2g　米酒2L

【制法】将前6味捣碎或切成薄片，入布袋，置容器中，加入白酒，密封，经常摇动，浸泡14天后，过滤去渣，即成。

【功能主治】补肝肾，养精血，安心神。用于腰膝酸软、眩晕、失眠、心神不安、面容憔悴等。

【用法用量】口服：每次服20ml，日服2次。

【处方来源】《药酒汇编》

巴戟羌活酒

【处方】

巴戟天100g　羌活100g　牛膝100g
当归100g　石斛100g　蜀椒25g　生姜
150g　白酒5L

【制法】制法一：上药分别切碎，加入白酒，瓷瓶内浸密封，以重汤煮4小时取出，候冷开封。制法二：上药粉碎成粗末或切成薄片，置于容器内，加入白酒，密闭浸泡15日，即可。

【功能主治】祛风除湿，解痉止痛。用于治风冷或寒湿伤着腰脚，冷痹或疼痛，强直不得屈伸。

【用法用量】口服：每次10～15ml，每日2次。

【处方来源】宋·《太平圣惠方》

双乌酒

【处方】

制川乌10g　制草乌10g　鸡冠花
（或红花）10g　川芎15g　当归15g　牛

膝15g　黄芪18g　白酒2L

【制法】上药切片，加白酒，浸泡1星期后服用。

【功能主治】温经活血，益气止痛。用于各种腰腿痛而无关节红肿发热。

【用法用量】口服：每次饮50～100ml，早晚各1次，一般服用2～3剂，酒量大者可适当多饮，如感觉口舌发麻宜减量。

【处方来源】《新中医》1997，(6)：42

【附记】兼肩臂痛者加羌活15g，颈项痛者加葛根30g，腰膝酸软者加杜仲10g。

甘露酒

【处方】

熟地黄60g　枸杞60g　桂圆肉60g
葡萄干60g　红枣肉60g　桃仁60g　当归
60g　杜仲60g　白酒5L

【制法】将前8味洗净，切碎，入布袋，置容器中，密封，经常摇动，浸泡14天后，过滤去渣，即成。

【功能主治】补肝肾，养精血，安心神，活血脉。用于腰膝酸困、精神不振、体倦乏力、面容憔悴、失眠、心悸、健忘等症。

【用法用量】口服：每次服10～15ml，日服3次。

【处方来源】《临床验方集》

石花酒

【处方】

石花200g　白酒1L

【制法】以石花渍酒7日。

【功能主治】养血明目，补肾利尿。用于治腰脚风冷。

【用法用量】每晚20ml。

【处方来源】明·《普济方》

【附记】石花：又名地衣，蒙古名"道立克"，为梅花衣科植物藻纹梅花衣的全体，味甘，性寒，有养血明目，补肾利尿，清热解毒功效，可治视物模糊，吐血，腰膝疼痛，小便热痛等病证。

石斛秦艽酒

【处方】

生石斛500g　秦艽250g　远志250g　橘皮150g　白术150g　丹参300g　茯神300g　五加皮300g　桂心200g　牛膝400g　白酒20L

【制法】上药细切，用酒渍7日。

【功能主治】养血生精。用于大下之后，四体虚寒，脚中羸弱，腰挛痛，食饮减少。

【用法用量】口服：每次温服10～15ml，日服3次。

【处方来源】唐·《千金翼方》

石斛酒Ⅲ

【处方】

石斛120g　黄芪45g　人参45g　防风45g　朱砂（水飞）60g　杜仲（炒）60g　牛膝60g　五味子60g　白茯苓60g　山茱萸60g　山药60g　萆薢60g　细辛30g　天门冬90g　生姜90g　薏苡仁500g　枸杞500g　白酒15L

【制法】将前17味细切，入布袋，置容器中，加入白酒，密封，浸泡7天后即可开封取用。

【功能主治】益气养阴，祛风利湿，温经通络。用于心脏中风、下注腰脚疼痛，除头面游风，补虚损。

【用法用量】口服：不拘时，随量温饮之，不可断绝。

【处方来源】明·《奇效良方》

石斛酒Ⅳ

【处方】

生石斛90g　怀牛膝30g　生地黄60g　杜仲20g　丹参20g　白酒1.5L

【制法】将前5味捣碎或切成薄片，入布袋，置容器中，加入白酒，密封，经常摇动，浸泡7天后，过滤去渣，即成。

【功能主治】补肾强筋，活血除痹。用于腰腿疼痛、体倦乏力，风湿痹痛等。

【用法用量】口服：每次服20ml，日服3次。

【处方来源】《药酒汇编》

四物益寿酒

【处方】

熟地黄60g　枸杞30g　制首乌40g　沉香（研细末）0.8g　白酒1.5L

【制法】将前3味捣碎或切成薄片，与沉香置容器中，加入白酒，密封，经常摇动，浸泡14天后，过滤去渣，即成。

【功能主治】补肝肾，养精血。用于腰膝酸软、血虚萎黄、体倦无力，健忘、心悸及脱发等症。

【用法用量】口服：每次服20ml，日服2次。

【处方来源】《药酒汇编》

白蛇草乌酒

【处方】

白花蛇10g　制川乌10g　制草乌10g　羌活10g　独活10g　秦艽12g　川芎10g　防风10g　细辛10g　麻黄10g　香附10g　延胡10g　制乳香10g　制没药10g　梧桐花10g　鲜生姜10g　薏苡仁12g　白酒1.5L

【制法】上药1剂，浸于45°～70°烧酒中，半月后用此药酒。

287

【功能主治】祛风，解痉，止痛。用于慢性肩背腰腿疼痛。

【用法用量】以此酒醮手掌上在局部拍打，第1周每日拍1次，每次10分钟，以后每日2次，每次15分钟，拍打轻重以舒适为度。每用1周，将瓶中烧酒加满，使酒保持一定浓度。

【注意事项】对于皮肤有过敏，局部皮肤破损或有皮肤病者，不宜使用。

【处方来源】《江苏中医杂志》1980，(6)：64

地黄二仁酒

【处方】

熟地黄250g　胡麻仁110g　薏苡仁300g　白酒5L

【制法】先将胡麻仁蒸熟捣烂，与熟地、薏苡仁入布袋，置容器中，加入白酒，密封，隔日摇动数下，浸泡15天后，过滤去渣，即成。

【功能主治】补肝肾，通血脉，祛风湿。用于精血亏损、肝肾不足的腰腿（膝）酸软、筋脉拘挛、屈伸不利等症。

【用法用量】口服：每次服10～20ml，日服2次。

【处方来源】《药酒汇编》

地黄酒Ⅳ

【处方】

生干地黄（细切）500g　白杨树皮（剉）250g　生姜（切碎炒熟）100g　大豆（炒令熟）250g　清酒10L

【制法】上药切片用绢袋盛，用清酒浸于瓷瓶中，密封7日。

【功能主治】养血，祛风，通络。用于腰腿疼痛。

【用法用量】口服：饭前温服30ml。

【处方来源】宋·《太平圣惠方》；

明·《普济方》

羊肾酒Ⅱ

【处方】

羊肾1对　仙茅30g　玉米30g　沙苑子30g　桂圆肉30g　淫羊藿30g　白酒2L

【制法】将羊肾洗净、切碎，余5味捣碎，一并入布袋。置容器中，加入白酒，盖好置文火上加热30分钟，离火待冷，密封，浸泡7天后，过滤去渣，即成。

【功能主治】补肾温阳，安神调胃。用于腰酸腿冷，小腹不温、行走乏力、精神恍惚、食欲不振等症。

【用法用量】口服：每次服10～25ml，日服2次。

【处方来源】《药酒汇编》

花蛇狗骨酒

【处方】

白花蛇（去皮骨炙黄）250g　狗胫骨（酥涂炙微黄）250g　当归75g　川芎75g　附子（炮裂，去皮脐）100g　桂心100g　熟干地黄100g　防风（去芦头）100g　山茱萸100g　萆薢（去根）100g　牛膝（去苗）100g　细辛（去苗土）100g　天麻100g　黄芪100g　独活150g　枳壳（麸炒微黄色，去瓤）100g　肉苁蓉（酒浸一宿，刮去粗皮）125g　好酒20L

【制法】上药细剉，用生绢袋盛，以好酒，于瓷瓮子内密封，浸7日。

【功能主治】祛风，温阳，补肾。治风，骨髓及腰脚疼痛，行步稍难，兼风毒攻注，不知皮肤痒痛。

【用法用量】口服：每次温服30～50ml，日服3次，勿令大醉。

【注意事项】忌生冷黏滑动风之物。

杜仲丹参酒

【处方】

制杜仲（去粗皮）400g 丹参400g
川芎250g 白酒6L

【制法】将前3味捣碎，入布袋，置
容器中，加入白酒，密封，隔日摇动数
下，浸泡5天后，过滤去渣，即成。

【功能主治】补肾，活血。用于治
腰痛。

【用法用量】口服：每次服 10 ~
20ml，日服3次。

【处方来源】唐·《外台秘要》、宋·
《圣济总录》

【附记】本方杜仲补肾壮腰，丹参、
川芎活血祛瘀，所以适宜于疼痛程度较
轻，血瘀凝滞的陈伤性腰痛。

杜仲石斛酒

【处方】

制杜仲120g 石斛85g 牛膝15g
熟地黄150g 丹参90g 肉桂60g 白
酒4L

【制法】将前6味捣碎或切片，入布
袋，置容器中，加入白酒，密封，浸泡
14天后，过滤去渣，即成。

【功能主治】补肾阳，壮筋骨。用
于腰脚酸困、行走无力、筋骨痿软
等症。

【用法用量】口服：每次服 15 ~
25ml，日服3次。

【处方来源】《药酒汇编》

杜仲壮腰酒

【处方】

制杜仲75g 羌活15g 干姜（炮裂
剉）15g 天雄（炮裂，去皮脐）50g 草

薢75g 川椒（去目及闭口者微炒去汗）
50g 桂心50g 川芎50g 五加皮75g
续断75g 甘草（炙微赤）25g 防风
（去芦头）100g 瓜蒌根15g 秦艽（去
苗）50g 地骨皮50g 石斛（去根）50g
川乌头（炮制）75g 桔梗（去芦头）
50g 细辛50g 好酒10L

【制法】上药细剉，用生绢袋盛，用
好酒浸，密封5宿。

【功能主治】补肾，祛风，活血，填
精。用于五种腰痛。

【用法用量】口服：每次服 15 ~
25ml，日服3次，饭前温服。

【处方来源】宋·《太平圣惠方》

【附记】《备急千金要方》曰："凡腰
痛有五，一曰少服，少阴肾也。十月万物
阳气皆衰，是以腰痛。二曰风痹，风寒着
腰，是以痛。三曰肾虚，役用伤肾，是以
痛；四曰腰，坠堕伤腰，是以痛。五曰寝
卧湿地，是以痛"。归纳起来有四种原因：
①肾虚；②风寒湿外邪的侵袭；③劳累过
度；④跌扑损伤。

杜仲羌活酒

【处方】

制杜仲（去粗皮切炒）50g 干姜
（炮）50g 草薢50g 羌活（去芦头）
50g 天雄（炮裂去皮脐）50g 蜀椒（去
目及闭口者，炒出汗）50g 桂心（去粗
皮）50g 川芎50g 防风（去叉）50g
秦艽（去苗头）50g 甘草（炙）50g
细辛（去苗叶）15g 五加皮15g 石斛
（去根）15g 续断15g 地骨皮（洗）
15g 桔梗75g 白酒10L

【制法】上药17味，各细剉，用酒在
瓷瓶内浸密封，以重汤煮二时辰，取出候
冷开封。

【功能主治】温补肾精，活血止痛。用
于肾虚冷或感寒湿，腰脚冷痹或为疼痛。

【用法用量】口服：每次服 20 ~ 30ml，每日 3 次。

【处方来源】宋·《圣济总录》

杜仲酒Ⅰ

【处方】

制杜仲 250g　白酒 5L

【制法】将杜仲加入容器中，加入白酒，密封，浸泡 7 日，过滤去渣，备用。

【功能主治】补肾虚。用于治腰背痛。

【用法用量】口服：每次服 10 ~ 20ml，每日 3 次。

【处方来源】宋·《三因极一病证方论》；明·《普济方》

杜威酒

【处方】

制杜仲 200g　巴戟天 100g　怀牛膝 100g　狗脊 100g　桑寄生 100g　熟地黄 200g　秦艽 100g　威灵仙 140g　米酒（乙醇含量 30%）20L

【制法】上药加米酒，置缸中冷浸 50 日，滤除药渣，加冰糖（可依患者需要而定），溶解而成。

【功能主治】补肝肾，益气血，除风湿。用于治疗肝肾亏损之腰膝酸痛，筋骨痿软，风湿痹痛，筋脉拘挛。

【用法用量】口服：每日饮 50 ~ 100ml，或酌依酒量定，睡前服。

【处方来源】《广西中医药》1998，（1）：42

杜菊杞冬酒

【处方】

制杜仲 30g　菊花 30g　天门冬 30g　枸杞 60g　桑寄生 60g　白酒 2L

【制法】将前 5 味捣碎或切成薄片，入布袋，置容器中，加入白酒，密封，隔日摇动数下，浸泡 14 天后，过滤去渣，即成。

【功能主治】补肝肾，强筋骨，清热明目。用于腰膝酸软、头晕目眩、筋骨不舒、视物模糊。

【用法用量】口服：每次服 10 ~ 20ml，日服 2 ~ 3 次。

【处方来源】《药酒汇编》

伸筋草酒

【处方】

伸筋草 15g　制川乌 15g　牛膝 15g　鸡血藤 15g　制草乌 10g　白酒 500ml

【制法】将前 5 味切碎，置容器中，加入白酒，密封，浸泡 3 ~ 7 天后，过滤去渣，即成。

【功能主治】祛风散寒，除湿消肿，舒筋活血。用于风湿腰腿痛、腰膝软弱、四肢麻木。

【用法用量】口服：每次服 10 ~ 15ml，日服 1 ~ 2 次。

【处方来源】《陕甘宁青中草药选》

补益酒Ⅱ

【处方】

肉苁蓉 80g　肉豆蔻 15g　山萸肉 45g　丹砂（细研为末、另包）10g　白酒 1L

【制法】将前 3 味捣碎或切成薄片，与丹砂同入容器中，加入白酒，密封浸泡 7 天后，过滤去渣，即成。

【功能主治】补肝肾，和脾胃，安神志，止眩晕。用于肝肾虚损、腰膝软弱、眩晕、神志恍惚等。

【用法用量】口服：每次空腹温服 10 ~ 20ml，每日早、晚各服 1 次。

【处方来源】《百病中医药酒疗法》

补益黄芪酒

【处方】

黄芪（剉）50g　草薢（剉）75g　防风75g　牛膝100g　桂心50g　石斛100g　杜仲75g　肉苁蓉（酒浸一宿刮去皱皮，炙干）100g　制附子50g　山茱萸50g　石楠50g　白茯苓50g　白酒10L

【制法】上药，剉细绢袋盛，加入白酒，放在瓷瓶中浸，密封瓶头，候3日后即可服用。

【功能主治】补益肝肾，益气养精。用于虚劳膝冷。

【用法用量】口服：每次饭前温服10～20ml。

【处方来源】宋·《太平圣惠方》

补肾蕲蛇酒

【处方】

活蕲蛇500g　熟地100g　酒白芍20g　当归30g　肉苁蓉30g　巴戟天30g　制杜仲30g　三七30g　鸡血藤胶30g　炒白术30g　枸杞300g　党参100g　炙黄芪50g　白酒10L

【制法】先将活蛇浸酒中醉死，加药、蜂蜜或冰糖密封浸2个月后服用。

【功能主治】补肾活血，化瘀通络止痛。用于治腰腿痛。

【用法用量】口服：每次服50～100ml，每日服1～2次，连服1～2个月。

【处方来源】《实用中医药杂志》1999，(8)：24

附子酒Ⅰ

【处方】

制附子40g　独活40g　石斛20g　紫苏20g　当归20g　白术20g　威灵仙20g

淫羊藿10g　防风10g　赤茯苓10g　黄芩10g　防己10g　肉桂10g　丹参10g　椒目10g　川芎10g　薏苡仁10g　细辛15g　黑豆（炒香）300g　秦艽20g　白酒6L

【制法】将前20味捣碎或切成薄片，入布袋，置容器中，加入白酒，密封，浸泡7～14天后，过滤去渣，备用。

【功能主治】温补肾阳，祛风利湿，温经散寒，活血通络。用于腰腿膝疼痛难忍、缓弱无力，四肢不遂、脐中冷痛等。

【用法用量】口服：每于饭前随量温饮之，勿醉。

【处方来源】《药酒汇编》

鸡肝苁蓉酒

【处方】

雄鸡肝30g　肉苁蓉30g　巴戟天20g　白酒1L

【制法】将前3味切碎，置容器中，加入白酒，密封，经常摇动，浸泡数天后，过滤去渣，即成。

【功能主治】温阳，补肾，壮腰。用于腰膝酸痛、精神不振、少气懒言、头昏目花等。

【用法用量】口服：每次服10～20ml，日服2次。

【处方来源】《药酒汇编》

【附记】肾阳虚所致者，用之多效。

青囊药酒Ⅱ

【处方】

苍术（米泔浸炒）100g　乌药100g　牛膝100g　杜仲（姜汁炒）100g　陈皮50g　厚朴（姜汁炒）50g　当归50g　枳壳（去瓤，麸炒）50g　独活50g　槟榔50g　木瓜50g　川芎50g　白芍50g　桔梗50g　白芷50g　茯苓50g　半夏（姜汁

炒）50g　麻黄 50g　肉桂 50g　防己 50g
甘草 50g　白酒 12L

【制法】上药剉细，以麻布袋盛之，
将药悬坛内，加入白酒，密封坛口，锅内
煮一时久，然后取出，3 日后去药渣。

【功能主治】补肾健脾，祛风湿，止
痛。用于男女风湿相搏，腰膝疼痛，或因
坐卧湿地，雨露新袭，遍身骨节疼痛，感
于寒湿气宜服。

【用法用量】随量饮之，药渣晒干为
末，酒糊为丸。如梧桐子大，每次服 70～80
丸，空腹送酒下。

【处方来源】明·《万病回春》

枫蛇酒

【处方】

干枫荷梨根 150g　蕲蛇 100g　乌梢
蛇 100g　金钱白花蛇 3 条　白酒 5L

【制法】上药置容器中，加白酒适量，
略高于药面 10cm 左右，密封，浸 1 月左右
后饮用（服完后可再用白酒浸 1 次）。

【功能主治】祛风湿，通络止痛。用
于由于风寒湿邪或损伤瘀滞，经络痹阻而
成腰腿疼痛。

【用法用量】口服：每次 30～35ml
（可根据酒量大小适量增减），每日 3 次。

【处方来源】《浙江中医杂志》1980，
（2）：60

【附记】枫荷梨性味甘温，有祛风湿作
用，蛇类药物能搜风通络止痛，相互配合，
对治疗风湿痹痛诸证，有相得益彰之功。

狗骨浸酒方

【处方】

狗胫骨（酥涂炙微黄）250g　熟干地
黄 100g　石斛（去根）50g　独活 50g
防风（去芦头）50g　牛膝（去苗）50g
丹参 50g　桂心 50g　当归 50g　萆薢 50g

川芎 50g　酸枣仁（微炒）50g　山茱萸
50g　淫羊藿 50g　五加皮 50g　制附子
（炮裂，去皮脐）50g　骨碎补（去毛）
50g　川椒（去目及闭口者，微炒出汗）
50g　白蒺藜（微炒去刺）50g　乌蛇（酒
煮，浸去皮骨，酥涂，炙微黄色）250g
白酒 20L

【制法】上药细剉，以生绢袋盛，入
好酒，浸于瓷瓮中，密封 7 日。

【功能主治】祛风，补肾，强壮骨
髓。用于治风气攻注，腰脚骨髓疼痛。

【用法用量】口服：每次空腹温服
10～20ml，日服 2 次，以瘥为度。

【注意事项】忌生冷油腻，猪、鸡、
黏滑物。

【处方来源】宋·《太平圣惠方》；
明·《普济方》

参茸木瓜酒

【处方】

麻黄 50g　当归 50g　槲寄生 50g　川
续断 50g　老鹳草 50g　人参 40g　木瓜
40g　狗脊（烫）40g　五加皮 40g　独活
40g　苍术（炒）40g　制川乌 40g　羌活
40g　威灵仙 40g　红花 40g　干地龙 40g
桂枝 40g　川牛膝 40g　桃仁（炒）30g
甘草 30g　乌梢蛇 30g　青风藤 30g　秦艽
30g　赤芍 30g　海风藤 30g　白芷 30g
川芎 30g　细辛 20g　鹿茸 10g　白糖 500g
白酒 12L

【制法】将前 29 味各研粗末或切成薄
片，和匀，置容器中，加入白酒，密封，
浸泡 30～40 天，每天搅拌 1 次。过滤去
渣，浸出液与榨出液合并，滤过，加入白
糖，搅拌溶解后，密封，静置 15 天以上，
滤过即成。

【功能主治】祛风散寒，舒筋活络。用
于腰腿疼痛、肢体麻木、风湿性关节炎等。

【用法用量】口服：每次服 10～

15ml，日服 2 ~ 3 次。

【注意事项】孕妇忌服。

骨痛酒

【处方】

老鹳草 25g　丁公藤 25g　桑枝 25g
豨莶草 25g　白酒 1L

【制法】将前 4 味切碎，置容器中；加入白酒，密封，浸泡 14 天后，过滤去渣，即成。

【功能主治】祛风除湿，通络止痛。用于风湿骨病、腰膝酸痛、四肢麻木，关节炎等。

【用法用量】口服：每次服 10 ~ 15ml，日服 3 次。

【处方来源】《药酒汇编》

钟乳归芪酒

【处方】

钟乳 60g　当归 30g　黄芪 30g　石斛
30g　山茱萸 20g　薏苡仁 20g　天冬 20g
丹参 20g　牛膝 20g　杜仲 20g　防风 20g
川芎 15g　制附子 15g　肉桂 15g　秦艽
10g　干姜 10g　白酒 5L

【制法】将前 16 味，其中钟乳用甘草汤浸 3 天，取出后浸入生乳中 2 小时，再蒸约 2 小时，待乳完全倾出后，取出用温水淘洗干净，研碎备用。余药加工使碎，与钟乳同入布袋，置容器中，加入白酒，密封，每日振摇数下，浸泡 14 天后，过滤去渣，贮瓶备用。

【功能主治】补肾阳，益气血，祛风湿，通经络。用于腰膝（腿）冷痛、四肢不温、行走无力等症。

【用法用量】口服：每次服 10 ~ 25ml，日服 2 次。

【处方来源】《药酒汇编》

追风狗骨酒

【处方】

白花蛇 50g　牛膝 50g　红花 40g
木瓜 40g　狗脊（烫）30g　海风藤 30g
地枫皮 30g　苏木 30g　松节 30g　当归
30g　千年健 30g　桂枝 20g　黄芩 20g
续断 20g　没药（醋制）20g　防风 20g
狗骨胶 10g　白糖 800g　50°白酒 6L

【制法】将上药加工使碎或切成薄片，与白酒同置于容器中，密封，每日振摇数次，浸泡 10 天后，过滤去渣，加入白糖，搅匀，贮瓶备用。

【功能主治】舒筋活血，追风散寒。用于风寒湿痹，腰膝酸痛，肢体麻木、拘挛。

【用法用量】口服，每次 10 ~ 15ml，每日 2 ~ 3 次，温服。

【注意事项】孕妇忌服。

【处方来源】《新编中成药》

独活石斛酒

【处方】

独活 40g　生地 40g　薏苡仁 40g　石
斛 30g　牛膝 30g　丹参 30g　萆薢 30g
制附子 30g　赤茯苓 30g　山茱萸 30g　秦
艽 30g　炮姜 20g　防风 20g　肉桂 20g
川芎 20g　当归 20g　人参 20g　甘菊花
20g　白酒 5L

【制法】将前 18 味捣碎或切成薄片；置容器中，加入白酒，密封，浸泡 7 天后，过滤去渣，贮存备用。

【功能主治】补肝益肾，祛风利湿，舒筋活络。用于肝肾不足，复感风湿引起的腰腿痛、腰膝酸困、行走艰难、头晕目眩等症。

【用法用量】口服：每次饭前随量温服之，常令有酒气。

独活当归酒 I

【处方】

独活 30g　制杜仲 30g　当归 30g　川芎 30g　熟地黄 30g　丹参 30g　白酒 2L

【制法】将前 6 味细剉成片，置容器中，加入白酒，密封，近火煨，1 日后候冷，即可饮用。

【功能主治】祛风活血，壮腰通络。用于风湿性腰腿痛。

【用法用量】口服：不拘时，随量温饮，常令有酒气。

【处方来源】宋·《圣济总录》

独活杜仲酒

【处方】

独活 9g　川芎 9g　熟地 9g　炒杜仲 18g　当归 18g　丹参 20g　白酒 1L

【制法】将前 6 味切碎或切成薄片，入布袋，置容器中，加入米酒，密封浸泡 7 天后，去渣即成。

【功能主治】祛风除湿，滋阴活血，温经止痛。用于腰脚冷痹，疼痛等症。

【用法用量】口服：不拘时，每次温服 20ml。

【注意事项】忌芜荑。

【处方来源】《药酒汇编》

独活参附酒

【处方】

独活 35g　制附子 35g　党参 20g　白酒 500ml

【制法】上 3 味药碎细，盛净瓶中，用酒浸之，密封，春夏 5 日，秋冬 7 日。

【功能主治】祛风除湿。用于腰腿肿痛，四肢厥逆，小腹冷痛，身体虚弱。

【用法用量】量性饮服，常使有酒气相续。

【处方来源】《药酒验方选》

独活酒 I

【处方】

独活 90g　石斛 90g　生姜 90g　白茯苓 90g（或赤茯苓）　白术 90g　牛膝 60g　丹参 60g　侧子（炮裂去皮脐）60g　草薢 60g　薏苡仁 45g　防风 45g　桂心 45g　当归 45g　山茱萸 45g　人参 45g　天雄（炮裂去皮脐）45g　秦艽 45g　甘菊花 45g　川芎 45g　生地黄 120g　白酒 22L

【制法】将前 20 味细剉，入布袋，置瓷瓮中，加入白酒，密封浸泡 5～7 天后，过滤去渣即成。

【功能主治】补肾健脾，祛风除湿；舒筋壮腰，活血和络。用于腰脚孱弱，兼头眩气满。

【用法用量】口服：每次服 15～20ml，日服 2～3 次。

【处方来源】明·《奇效良方》

【附记】如冷甚加蜀椒 30g；脚弱病甚者作散，每服 9g，以酒调下。

独活寄生酒

【处方】

独活 12g　桑寄生 8g　防风 8g　川芎 8g　川牛膝 12g　秦艽 12g　白芍 12g　党参 12g　当归 20g　杜仲 20g　生地 20g　茯苓 16g　甘草 6g　肉桂 6g　细辛 6g　白酒 1.5L

【制法】将前 15 味捣碎或切成薄片，置容器中，加入白酒，密封，浸泡 14 天后，过滤去渣，即成。

【功能主治】益肝肾，补气血，祛风湿，止痹痛。用于腰膝酸痛、肢体麻木等。

【用法用量】口服：不拘时，随量饮之。

【处方来源】《药酒汇编》

狗脊丹参酒

【处方】

狗脊 18g　丹参 18g　黄芪 18g　萆薢 18g　牛膝 18g　川芎 18g　独活 18g　制附子 18g　白酒 1.5L

【制法】将前 8 味捣碎，入布袋，置容器中，加入白酒，密封隔水以文火煮沸，离火待冷，再浸泡 7 天后，过滤去渣即成。

【功能主治】活血通络，补肝益肾，祛风利湿，强筋壮骨。用于腰脊强痛、腿软无力、小便失禁、白带增多、关节不利、肢体麻木等症。

【用法用量】口服：不拘时，每次温服 15ml。

【处方来源】《药酒汇编》

狗脊煮酒

【处方】

狗脊（去毛）50g　丹参 50g　黄芪 50g　萆薢 50g　牛膝（去苗）50g　川芎 50g　独活（去芦头）50g　附子（炮裂，去皮脐）10g　酒 3L

【制法】上药如麻豆大，用酒浸，放入瓶中密封，加汤煮 3 小时取出。

【功能主治】祛风除湿，活血通络。用于治腰痛强直，不能舒展。

【用法用量】口服：每次温服 10 ~ 15ml，不拘时。

【处方来源】宋·《太平圣惠方》、《圣济总录》

活血药酒

【处方】

当归 60g　老鹳草 50g　续断 50g　川芎 30g　地龙 30g　赤芍 30g　牛膝 30g　苍术（炒）25g　红花 25g　陈皮 25g　桂枝 25g　狗脊（烫）25g　独活 20g　羌活 20g　乌梢蛇 20g　海风藤 20g　松节 20g　川乌（制）15g　甘草 15g　骨碎补（烫）15g　附子（制）15g　荆芥 15g　桃仁（炒）15g　麻黄 15g　木香 10g　马钱子（制）10g　杜仲（炒）10g　白糖 250g　50°白酒 8L

【制法】将前药细剉，置容器中，加入白酒，密封，浸泡 10 日，过滤去渣，加入白糖，搅匀，贮瓶备用。

【功能主治】活血止痛，祛风散寒。用于腰腿疼痛，肢体麻木，风寒湿痹。

【用法用量】口服：每次温服 10 ~ 15ml。每日 2 ~ 3 次。

【注意事项】孕妇忌服。

【处方来源】《新编中成药》

首乌地冬酒

【处方】

制何首乌 60g　熟地黄 60g　生地黄 60g　全当归 60g　天门冬 60g　麦门冬 60g　川牛膝 40g　杜仲 40g　白酒 4L

【制法】将前 8 味加工捣碎或切成薄片，入布袋，置容器中，加入白酒，密封，经常摇动，浸泡 7 天后，过滤去渣，即成。

【功能主治】补肝肾，益精血，强筋骨，利关节。用于腰酸、膝关节肿痛、肌肉萎缩等。

【用法用量】口服：每次空腹温服 10 ~ 15ml，日服 2 次。

【处方来源】《临床验方集》

首乌苡仁酒Ⅱ

【处方】

生薏苡仁120g　制首乌180g　白酒5L

【制备方法】上药共浸泡于白酒中，蜡封瓶口，置阴凉处15日，去渣备用。

【功能主治】补肾，益精血，除痹。用于肾虚风寒腰痛。

【用法用量】口服：每次服20ml，早晚各1次。

【资料来源】《浙江中医杂志》1982，(5)：238

祛风药酒

【处方】

生地30g　当归30g　枸杞30g　丹参30g　熟地45g　茯神15g　地骨皮15g　丹皮15g　白芍15g　女贞子15g　薏苡仁23g　杜仲23g　秦艽23g　川续断23g　牛膝12g　桂枝8g　桂圆肉120g　黄酒5L

【制法】将前17味切碎，入布袋，置容器中，加入黄酒，密封，隔水加热，浸泡7天后，过滤去渣，即成。

【功能主治】补肝肾壮筋骨，祛风除湿，凉血清热。用于腰膝酸软，筋骨、关节酸痛，或刺痛、兼见头晕、心悸、睡眠不安、面色不华等症。

【用法用量】口服：每次服10～20ml，亦可视酒量酌增，每日早、晚各服1次。

【处方来源】清·《惠直堂经验方》

秦艽牛膝酒

【处方】

牛膝100g　秦艽100g　川芎100g

防风100g　桂心100g　独活100g　丹参100g　白茯苓100g　石斛25g　杜仲25g　附子25g　麦门冬25g　地骨皮25g　干姜25g　五加皮250g　薏苡仁50g　大麻仁（炒）25g　白酒10L

【制法】上药切成薄片，用生绢袋盛，酒浸，春夏浸3日，秋冬浸5日。

【功能主治】补肝肾壮筋骨，祛风除湿，健脾除痹。用于治肾气虚冷，复感寒湿为痹，治胞痹（胞痹：腰腿酸冷，关节疼痛重着，小便艰涩，腹部疼痛的病证。）及忧患内伤。

【用法用量】口服：每次空腹温服10～20ml，每日2次。

【处方来源】宋·《圣济总录》；明·《普济方》

萆薢附子酒

【处方】

川萆薢20g　制附子20g　牛膝20g　桑寄生16g　狗脊12g　杜仲（炒）12g　羌活12g　肉桂12g　白酒1.2L

【制法】将前8味切碎，置容器中，加入白酒，密封，浸泡7～10天后，过滤去渣，即成。

【功能主治】温阳壮肾，祛风除湿。用于腰膝疼痛、筋脉拘急等。

【用法用量】口服：每次饭前温服10～15ml，日服3次。

【处方来源】《药酒汇编》

萆薢酒

【处方】

萆薢150g　杜仲（去粗皮，炙）150g　枸杞根皮（洗）250g　白酒5L

【制法】上药切制成片，用白酒浸于净瓶内，密封，重汤煮两时许，取出候冷。

【功能主治】补益肝肾，祛风除湿。用于风湿腰痛，久湿痹不散。

【用法用量】温服，不拘时间，常至微醉。

【处方来源】宋·《圣济总录》

桂术苓甘酒

【处方】

桂心 150g　白术 200g　茯苓 200g　甘草 200g　白酒 10L

【制法】上药捣筛为细末，每次服 3g，放入酒 30ml，煮五六沸，去渣。

【功能主治】温肾健脾，祛风除湿。用于肾着（肾着：为肾虚，腰部受寒湿引起的一种病症，主要表现为身重、腰冷似肿，如坐水中，不渴，小便正常，饮食如常等。）

【用法用量】口服：一次服完，每日 3 次。

【注意事项】忌生葱、桃李、雀肉、海藻、松菜、酢物。

【处方来源】唐·《外台秘要》

桃豉酒

【处方】

大蒜（拍碎）100g　桃仁（炒）250g　豆豉（炒香）250g　白酒 6L

【制法】将前 3 味入布袋，置容器中，加入白酒，密封，浸泡 5～7 天后，过滤去渣，即成。

【功能主治】祛风解毒，活血散瘀，温经散寒，除烦。用于外感风湿初感腰腿脚无力。

【用法用量】口服：每次服 10～20ml，日服 3～4 次。或随量饮之，常饮有酒气。

【处方来源】《百病中医药酒疗法》

健步酒

【处方】

生羊肠 1 具　桂圆肉 120g　沙苑子 120g　生薏苡仁 120g　淫羊藿 120g　仙茅 120g　白酒 10L

【制法】先将羊肠洗净干燥，切成小段，余 5 味加工使碎，入布袋，置容器中，加入白酒，密封，浸泡 21 天后，过滤去渣，即成。

【功能主治】补肾壮阳，理虚健脾，散寒除湿。用于脾肾虚损、偏于肾阳不振的腰膝无力、肚腹不温、性欲减退及风湿痹痛、关节拘挛、不思饮食、健忘失眠等症。

【用法用量】口服：每次服 10～15ml，日服 2 次。

【处方来源】《药酒汇编》

健枫肉桂酒

【处方】

千年健 10g　钻地枫 10g　肉桂 9g　白酒 500ml

【制法】将上 3 味药混合浸入 54°以上的白酒中，常温下放置 1 月。

【功能主治】祛风湿，壮筋骨，止痛消肿。用于治疗腰腿痛。

【用法用量】口服：每晚温服 20～30ml，连服 15 日。

【处方来源】《中国中医药科技》1997，（2）：90

海桐羌活酒

【处方】

海桐皮 100g　牛膝 50g　川芎 50g　羌活 50g　地骨皮 50g　甘草 25g　薏苡仁 100g　生地黄 250g　白酒 7L

【制法】上药切成薄片，用酒密闭浸泡7日，即可。

【功能主治】祛风除湿，补肾，祛风通络。用于治腰膝痛。

【用法用量】口服：不拘时，每次温服10~15ml，常令有酒气。

【处方来源】明·《普济方》

【附记】方中海桐皮，羌活，祛风胜湿，薏苡仁淡渗利湿滋阴；川芎活血通络，生地黄，地骨皮滋阴凉血，甘草和中。

🌿 海桐皮酒Ⅱ

【处方】

海桐皮30g　五加皮30g　独活30g　防风30g　全蝎（生用）30g　制杜仲30g　酸枣仁（微炒）30g　桂心30g　制附子（炮裂、去皮脐）30g　薏苡仁30g　生地黄90g　白酒5L

【制法】将前11味细切，入布袋，置容器中，加入白酒，密封浸泡7~14天后，过滤去渣，即成。

【功能主治】祛风除湿，补肾壮腰，搜风通络。用于风毒流入腰脚膝疼痛，行立不得。

【用法用量】口服：不拘时，每次温服10~15ml，常令有酒气。

【处方来源】宋·《太平圣惠方》

🌿 菊花杜仲酒

【处方】

甘菊花200g　杜仲（去粗皮，炙微黄）200g　钟乳粉200g　当归100g　石斛（去根）100g　黄芪100g　肉苁蓉（刮去皱皮）100g　桂心100g　防风（去芦头）100g　附子（炮裂，去皮脐）100g　草薢100g　独活100g　白茯苓100g　山萸根100g　白酒17L

【制法】上细剉，用生绢袋盛，好酒于瓷瓶中浸，密封，春夏7日，秋冬14日后开取。

【功能主治】补肝肾，强筋骨，祛风湿，养精血。用于治风虚久冷，腰脚疼痛，食少羸瘦，面色萎疲，站立乏力。

【用法用量】口服：每次服15~30ml，日服3~4次。

【处方来源】唐·《千金要方》、宋·《太平圣惠方》

【附记】《千金要方》原名"菊花酒"，无山萸根，增干姜，紫石英，余同。《千金翼方》原名"菊花酒"，无山萸根，增紫石英，余同。

🌿 鹿角杜仲酒

【处方】

鹿角霜30g　制杜仲30g　补骨脂20g　薏苡仁20g　秦艽20g　白酒1.5L

【制法】将前5味研为粗末，入布袋，置容器中，加入白酒，密封，每日振摇数下，浸泡15天后，过滤去渣，即成。

【功能主治】温阳补肾，祛风除湿。用于腰膝酸痛、行走无力等症。

【用法用量】口服：每次服15~30ml，日服2次。

【处方来源】《药酒汇编》

🌿 鹿角霜酒

【处方】

鹿角霜30g　制杜仲30g　黄芪20g　当归20g　红花10g　玉竹20g　冰糖90g　白酒2L

【制法】将前6味碎为细末，入布袋，置容器中，加入白酒，密封，每日振摇数下，浸泡21天后，过滤去渣，加入冰糖，溶化滤过，即成。

【功能主治】补肝肾，益气血，壮筋

骨，利关节。用于腰膝酸困、体倦无力等。

【用法用量】口服：每次服 15 ～ 20ml，日服 2 次。

【处方来源】《药酒汇编》

鹿参酒

【处方】

鹿茸 10g　人参 15g　制杜仲 30g　石斛 20g　牛膝 20g　白酒 1.5L

【制法】将前 5 味捣碎或切成薄片，置容器中，加入白酒，密封，每日振摇数下，浸泡 15 天后，过滤去渣，即成。

【功能主治】补肾填精，益气壮腰。用于腰腿酸困、体倦乏力、精神萎靡等症。

【用法用量】口服：每次服 10 ～ 15ml，日服 2 次。

【处方来源】《药酒汇编》

寄生地归酒

【处方】

桑寄生 60g　怀牛膝 60g　熟地黄 60g　全当归 30g　制杜仲 30g　秦艽 60g　白酒 3L

【制法】将前 6 味捣碎或切成薄片，入布袋，置容器中，加入白酒，密封浸泡 14 天后，过滤去渣，即成。

【功能主治】补肝肾，强筋骨，祛风湿，活血通络。用于腰膝酸痛、筋骨无力、风湿痹痛等。

【用法用量】口服：每次服 15 ～ 30ml，日服 2 次。

【处方来源】《药酒汇编》

葱子酒

【处方】

淫羊藿 15g　桂心 20g　葱心 20g　杜

仲（炙）20g　石斛 20g　制附子 20g　乌梢蛇（炙）30g　川芎 15g　川椒 15g　白术 20g　五加皮 20g　炒枣仁 20g　白酒 2.5L

【制法】将前 12 味捣碎或切成薄片，置容器中，加入白酒，密封，浸泡 7 日后，过滤去渣即成。

【功能主治】健脾补肾，温经止痛。用于肾虚腰脊疼痛，延及腿足，腰脊拘急，俯仰不利。

【用法用量】口服：每次饭前温服 10 ～ 15ml，日服 3 次。

【处方来源】《药酒汇编》

黑豆地黄酒

【处方】

黑豆（炒令熟）200g　熟干地黄 150g　杜仲（去粗皮，炙微黄）100g　枸杞 50g　羌活 50g　牛膝（去苗）120g　淫羊藿 120g　当归 50g　石斛（去根）100g　侧子（炮裂去皮脐）100g　茵陈 100g　白茯苓 100g　防风（去芦头）150g　川椒（去目及闭口者，微炒出汗）100g　桂心 50g　川芎 200g　白术 120g　五加皮 50g　酸枣仁（微炒）50g　白酒 20L

【制法】上药细剉，用生绢袋盛，置容器中，加入白酒浸，密封，7 日后即成。

【功能主治】祛风除湿，补肾壮腰。用于治风湿腰腿痛，元气虚衰。

【用法用量】口服：每次服 20 ～ 30ml，日服 3 次。

【处方来源】宋·《太平圣惠方》；明·《普济方》

黑豆寄生续断酒

【处方】

黑豆 200g　桑寄生 200g　川续断

100g　黄酒 5L

【制法】将黑豆炒香，与寄生、续断（均切碎）一并置容器中，加入黄酒，密封，浸泡 7 天后，过滤去渣，即成。

【功能主治】补肝肾，强筋骨，温固经脉。用于肝肾不足、复受风寒所致的腰腿痛及产后腰腿痛。

【用法用量】口服：每次服 10～15ml，日服 3 次。

【处方来源】《补品补药与补益良方》

舒筋活血酊

【处方】

透骨草 30g　追地风 12g　红花 12g　川椒 12g　急性子 12g　独活 12g　乳香 12g　骨碎补 12g　制川乌 6g　白酒 1L

【制法】将上药按处方配 100 料，研成粗末，置容器内，加入白酒约 100L，搅拌后放置浸泡 1 周，过滤去渣，残渣再加白酒 50L，混匀，浸泡 1 周，过滤。两次滤液合并并添加白酒至 100L，混匀，分装即得。

【功能主治】驱风散寒，活血止痛。用于风寒湿所致的腰腿疼痛。

【用法用量】口服：每次服 5～10ml，日服 2～3 次。外用：每取药酒少许涂擦患处，然后用热毛巾热敷 3～4 次。日搽 2 次。

【处方来源】《中药制剂汇编》

【附记】凡由风寒湿三气杂至所致的关节疼痛，筋骨、肌肉疼痛等痛证，用此药配按上法用之，效果亦佳。

痛灵酒

【处方】

制川乌 30g　制草乌 30g　田三七 15g　马钱子 15g　蜂蜜 250g　白酒 1L

【制法】将制川、草乌洗净，切片，晒干，以蜂蜜煎煮，马钱子去毛，用植物油炸。田三七捣细，与前 3 味混合，加清水煎 2 次，第 1 次加水 1L，浓缩到 300ml；第 2 次加水 1L，浓缩到 200ml。二汁混合共取药液 500ml，再加入白酒，拌匀即成。

【功能主治】散风活血，舒筋活络。用于慢性腰腿痛。

【用法用量】口服：每次服 10ml，日服 3 次。

【处方来源】《中药制剂汇编》

【附记】近期疗效实属满意，其近期疗效尚待进一步观察。无明显副作用。

强肾活血酒

【处方】

杜仲 400g　独活 200g　干地黄 200g　当归 200g　丹参 200g　川芎 200g　清酒 14L

【制法】上药切成薄片，以绢袋盛，加入清酒，渍 5 宿。

【功能主治】强肾活血。用于腰膝髀连腿脚疼酸。

【用法用量】口服：初服 15ml，渐加，有感觉为度。日服 3 次，可长期服用。

【注意事项】忌芜荑。

【处方来源】唐·《外台秘要》

腰痛酒 I

【处方】

制杜仲 15g　破故纸 9g　苍术 9g　鹿角霜 9g　白酒 500ml

【制法】将上药研成粗粉，加入白酒，浸泡 7 日，过滤去渣即成。

【功能主治】温肾散寒，除风利湿。用于风湿腰痛，远年腰痛。

【用法用量】口服：每次服 10～

下篇 各类药酒

20ml，日服2次，连服7日。

【处方来源】《中药制剂汇编》

腰痛酒Ⅱ

【处方】

制附子20g　制川乌20g　制草乌20g
桂枝30g　牛膝30g　钩藤30g　枸杞30g
吴茱萸10g　破故纸20g　杜仲30g　木瓜
30g　石楠藤30g　细辛10g　元胡30g
三七30g　白酒10L

【制法】元胡、三七研粉与诸药共同
装入砂锅内，取52°白酒、食盐和黄酒适
量加入砂锅内（以没住药为度），用米糠
袋盖口，浸泡20～30分钟，然后置火上
煮沸1小时左右，端下密闭埋入33cm深
的土中以去火毒，12小时后取出过滤即
可服用。

【功能主治】祛风除湿，温经通络，
活血止痛，补益肝肾。用于治疗腰
腿痛。

【用法用量】口服：每次服30ml，每
日服3次，15日为1疗程。

【注意事项】孕妇及儿童忌服。

【处方来源】《中医正骨》1999,(6):14

薏苡仁酒Ⅰ

【处方】

薏苡仁90g　牛膝90g　防风60g　独
活60g　生地黄60g　桂心60g　黑豆（炒
热）150g　当归30g　川芎30g　丹参30g
酸枣仁（微炒）10g　制附子60g　白
酒6L

【制法】将前12味细剉，入布袋，置
容器中，加入白酒，密封，浸泡35天后，
过滤去渣，即成。

【功能主治】温肾祛湿，活血通络。
用于肾脏风毒流注，腰膝拘急疼痛。

【用法用量】口服：每次食前温服

10～15ml，日服3次。

【处方来源】宋·《太平圣惠方》

七、风寒湿痹用药酒

二藤鹳草酒

【处方】

海风藤15g　常春藤15g　老鹳草20g
桑枝30g　五加皮10g　白酒1L

【制法】将前5味切碎，置容器中，
加入白酒，密封，浸泡3～7天后，过滤
去渣，即成。

【功能主治】祛风湿，通经络。用于
风寒湿痹，关节疼痛，筋脉拘挛，手足麻
木，沉重，活动不便。

【用法用量】口服：每晚服10～20ml。

【处方来源】《药酒汇编》

十七药酒

【处方】

牛膝90g　石斛90g　制附子90g　白
石英120g　磁石120g　草薢30g　丹参
30g　防风30g　山萸肉30g　黄芪30g
羌活30g　羚羊角30g　酸枣仁30g　生地
60g　肉桂60g　云茯苓60g　杜仲45g
白酒10L

【制法】将前17味共研为细末或切成
薄片，入布袋，悬于瓷瓶中，加入白酒，
密封，浸泡10天后即可取用。旋饮旋添，
味薄为止。

【功能主治】补肾清肝潜阳，祛风利
湿安神。用于风湿痹痛、筋脉挛急、腰脚
软弱无力、视听不明等症。

【用法用量】口服：每日早、晚各空
腹温服10ml。

【处方来源】《柳森可用方》

🦎 丁公藤风湿药酒

【处方】

丁公藤 1000g　桂枝 30g　麻黄 7.5g
羌活 3g　当归 3g　川芎 3g　白芷 3g　补
骨脂 3g　乳香 3g　独牙皂 3g　苍术 3g
厚朴 3g　香附 3g　木香 3g　白术 3g　山
药 3g　菟丝子 3g　小茴香 3g　苦杏仁 3g
泽泻 3g　五灵脂 3g　陈皮 13g　枳壳 20g
黄精 8g　蚕沙 6g　白酒 4.25L

【制法】先将丁公藤蒸 2 小时，然后
与桂枝等 24 味药、白酒共置入容器中，
密封浸泡 40 日后过滤即可。浸泡期间加
温 2～5 次，每次药酒温度达 35℃。

【功能主治】祛风除湿，消瘀止痛。
用于风湿痹痛，表现有筋骨，肌肉，关节
疼痛，疼痛游走不定，肢体重着，麻木，
屈伸不利。一般腰腿痛及跌打损伤亦可
应用。

【用法用量】口服：每次服 10～
15ml，日服 2～3 次，也可外用擦患处。

【处方来源】《中国药典》

【注意事项】孕妇忌内服，外用时亦
忌用于腹部。

【附记】方中丁公藤有一定的毒性，
故要注意掌握服用量。若发现有中毒现象
时（常有汗出不止，四肢麻痹等表现），
一般可用甘草 10～15g 水煎服，或用蜜糖
30～60g，冲开水内服及用温水洗身，便
可缓解症状。

🦎 三乌追健酒

【处方】

制川乌 6g　制首乌 15g　制草乌 6g
追地风 9g　千年健 9g　白酒 1L

【制法】将前 5 味切碎，置容器中，
加入白酒，密封，浸泡 3～7 天后，过滤
去渣，即成。

【功能主治】祛风散寒，活血止痛。
用于风湿痹痛、风湿性关节炎、类风湿关
节炎及腰腿痛。

【用法用量】口服：每次服 10ml，日
服 2～3 次。

【注意事项】凡高血压、心脏病、风
湿热及严重溃疡病患者忌服。

【处方来源】《全国中草药汇编》

🦎 三蛇胆汁酒

【处方】

眼镜王蛇胆 3 个　银环蛇胆 3 个　金
环蛇胆 3 个　制杜仲 60g　当归 60g　牛
膝 60g　蜂蜜 100g　白酒 2L

【制法】将杜仲、当归、牛膝切成小
块，将蛇胆囊切开口，与白酒一起置入容
器中，密封浸泡 1 个月即成。

【功能主治】祛风湿，强筋骨。用于
风湿痹痛，骨节不利，腰膝疼痛，下肢
痿弱。

【用法用量】口服：每次服 20ml，每
日早、晚各 1 次。

【注意事项】孕妇忌服。

【处方来源】《药酒汇编》

🦎 三蛇酒 II

【处方】

乌梢蛇 1500g　大白花蛇 200g　蝮蛇
100g　生地黄 500g　冰糖 5000g　白
酒 30L

【制法】将三蛇去头，用酒洗净，
切成短段干燥；生地洗净，切碎备用；
冰糖置锅中，加入适量的水置文火上
加热溶化，待糖汁至黄色时，趁热用
一层纱布过滤去渣备用；将白酒装入
坛内，再将三蛇、生地放入酒中，加
盖密封，每天搅拌 3 次，浸泡 10～15
天后开坛过滤，加入冰糖汁，充分搅

拌，再过滤 1 次，即可服用。

【功能主治】搜风通络，凉血滋肾。用于风寒湿痹、筋骨疼痛、肢体麻木、屈伸不利及半身不遂、跌打损伤之瘀肿、疼痛；风寒入络之抽搐、惊厥等症。亦适用于骨结核、中风后遗症患者。

【用法用量】口服：每次服 10 ~ 20ml，日服 2 ~ 3 次。

【处方来源】《中国药膳学》

【附记】验之临床，坚持服用，每收良效。一般亦可按原方比例缩小 10 ~ 20 倍配制此药酒。

🌿 大风引酒

【处方】

大豆（炒熟）100g　制附子 16g　枳实 20g　泽泻 20g　陈皮 20g　茯苓 20g　防风 20g　米酒 2L

【制法】将大豆用米酒和水 1L 煎煮至 1.5L，置容器中，再将后 6 味捣碎入容器中，同煎（隔水煮）至沸。密封，浸泡 3 ~ 5 天后，过滤去渣，即成。

【功能主治】补肾助阳，祛风利湿。用于风湿痹症、遍身胀满。

【用法用量】口服，每次服 100 ~ 150ml，日服 3 次。

【处方来源】《柳森可用方》

🌿 山龙药酒

【处方】

称钩风 170g　徐长卿 65g　麻口皮子药 65g　白芍 65g　熟地黄 65g　大血藤 110g　川芎 215g　当归 45g　蔗糖 900g　白酒 7.5L

【制法】将前 8 味捣碎（粗粉），置容器中，加入白酒，密封，浸泡 10 ~ 15 天后，按渗滤法进行缓缓渗滤，收集

滤液；另取蔗糖制成糖浆，加入浆液中，搅匀，静置，滤过，制成药酒 5L。

【功能主治】追风祛湿，舒筋活血，滋补强身。用于风湿痹证、筋骨疼痛、四肢无力、腰膝酸软、活动不利等症。

【用法用量】口服：每次服 20 ~ 40ml，日服 2 次。

【注意事项】孕妇忌服。

【处方来源】《药酒汇编》

🌿 天麻酒Ⅲ

【处方】

天麻 60g　牛膝 60g　制附子 60g　制杜仲 60g　白酒 2.5L

【制法】将前 4 味切碎，入布袋，置容器中，加入白酒，密封浸泡 7 天后，过滤去渣，备用。

【功能主治】祛风通络，温肾壮腰。用于妇人风痹、半身不遂。

【用法用量】口服：每次温服 5 ~ 10ml，日服 2 ~ 3 次。

【处方来源】明·《普济方》

🌿 木瓜酒速溶剂Ⅱ

【处方】

木瓜 1875g　桑枝 25000g　川芎 16250g　天麻 16250g　甘松 625g　桑寄生 16250g　当归 12500g　川续断 12500g　红花 12500g　怀牛膝 18750g　制狗脊 18750g　生玉竹 31250g　50% 食用乙醇适量　蔗糖适量

【制法】将前 11 味（除红花外）均打成粗粉，过直径 1 厘米筛，加入红花充分混匀，用适量乙醇湿润，按常规渗滤，收集渗滤液，减压回收乙醇，至乙醇全部蒸尽，得浸膏，加适量精粉，充分搅拌，

制成颗粒，干燥，包装，每袋50g，备用。每袋加入烧酒500ml溶解，即可饮用。

【功能主治】祛风除湿，舒筋活络，活血止痛。用于风寒湿痹、筋骨、肌肉、关节疼痛、筋脉拘急者均可用之。

【用法用量】口服：每次服 30 ~ 50ml，日服 3 次或适量饮用。

【处方来源】《科技简报》

五加皮药酒Ⅰ

【处方】

玉竹10g　党参10g　姜黄10g　五加皮10g　陈皮10g　菊花10g　红花10g　怀牛膝10g　白术10g　白芷10g　当归10g　青风藤10g　海风藤10g　川芎10g　威灵仙10g　木瓜10g　海风藤10g　檀香10g　肉豆蔻10g　豆蔻仁10g　独活5g　制川乌5g　制草乌5g　砂仁20g　木香20g　丁香20g　肉桂10g　栀子50g　白酒3L　冰糖150g

【制法】将上药共研为粗末或切成薄片，装入绢袋中，与白酒同置入容器中，密封后置锅中隔水加热2小时，取出静置3日后过滤，加冰糖入滤液中溶化即成，备用。

【功能主治】祛风除湿，益气活血，温经散寒，通络止痛。用于风湿痿痹，手足拘挛，四肢麻木，腰肢疼痛，阴囊湿冷若冰霜。

【用法用量】口服：每次服 5ml，日服 3 次。

【处方来源】《简明中医辞典》

五加皮药酒Ⅱ

【处方】

木瓜30g　五加皮30g　当归9g　秦艽9g　防风9g　茄根9g　肉桂9g　玫瑰花9g　栀子9g　羌活9g　松节15g　姜黄15g　甘草15g　玉竹60g　陈皮6g　丁香6g　砂仁6g　红花6g　檀香6g　木香6g　川芎6g　冰糖1000g　白酒3L

【制法】将上药共研为粗末或切成薄片，装入绢袋中，与白酒同置入容器中，密封后置锅中隔水加热2小时，取出静置3日后过滤，加冰糖入滤液中溶化即成，备用。

【功能主治】祛风湿，健筋骨，理脾胃。用于慢性风湿疼痛，筋骨无力，兼见两胁胀痛，或食少脘痞者。

【用法用量】口服：每次服 15 ~ 30ml，每日早、晚各 1 次。

【处方来源】《临床验方集》

五加皮药酒Ⅲ

【处方】

当归20g　香加皮20g　青风藤20g　海风藤20g　川芎20g　威灵仙20g　木瓜20g　白术（麸炒）30g　白芷30g　牛膝40g　红花40g　菊花40g　陈皮80g　党参120g　姜黄120g　独活10g　制川乌10g　制草乌10g　丁香10g　砂仁10g　木香10g　肉桂10g　檀香20g　肉豆蔻（滑石粉煨）15g　豆蔻（去壳）15g　玉竹32g　栀子24g　白酒12L

【制法】上药除栀子外、其余药物加工成粗末，与6L白酒同入容器中，密封后隔水加热至水沸，放冷，开封将酒与药渣倾入坛中再密封浸泡，每10日搅拌1次，30日后取出上清液。将余下的白酒加入坛中，密封浸封30日，过滤。将滤液与前次上清液合并，将栀子捣碎，装入纱布袋中，置入坛里，密封静置5日后再过滤，即可服用。

【功能主治】舒筋活血，除湿散风。用于风湿痹，出现腰膝不利，关节肿胀，手足拘挛，四肢麻木，兼有遇寒疼痛增剧，得热减轻及阴囊湿冷。

【用法用量】口服：每次服 30ml，每日 3 次。

【注意事项】孕妇忌服。

【处方来源】《临床验方集》

五加皮酒Ⅶ

【处方】

五加皮 150g　当归 150g　肉桂 150g　牛膝 100g　防己 100g　白术（炒）100g　陈皮 100g　姜黄 100g　独活 75g　栀子 75g　白芷 50g　白糖 1.5kg　50°白酒 15L

【制法】将上药共研为粗末或切成薄片，装入绢袋中，与白酒同置入容器中，密封后置锅中隔水加热 2 小时，取出静置 3 日后过滤，加白糖入滤液中溶化即成，备用。

【功能主治】通经活络，祛风散寒。用于风寒湿痹、周身骨节疼痛。

【用法用量】口服：每次 10～15ml，每日 2～3 次。

【注意事项】孕妇忌服。

【处方来源】《新编中成药》

牛膝酒Ⅲ

【处方】

牛膝 60g　秦艽 60g　川芎 60g　白茯苓 60g　防己 60g　官桂 60g　独活 60g　五加皮 120g　丹参 30g　薏苡仁 30g　火麻仁（炒）30g　麦冬 30g　石斛 30g　杜仲（炒）30g　制附子 15g　地骨皮 15g　炮姜 15g　白酒 8L

【制法】将前 17 味捣碎或切成薄片，入布袋，置容器中，加入白酒，密封，浸泡 5～10 天后，过滤去渣，即成。

【功能主治】祛风除湿，温肾养阴，散寒止痛。用于肾痹虚冷、复感寒湿为痹。

【用法用量】口服：每次空腹服 1～

10ml，日服 2 次。

【处方来源】清·《医门法律》

冯了性风湿跌打药酒

【处方】

丁公藤 20g　白术 10g　泽泻 10g　牡丹皮 10g　补骨脂 10g　赤芍 10g　小茴香 10g　五灵脂 10g　羌活 10g　杏仁 6g　没药 6g　麻黄 6g　蚕沙 6g　枳壳 8g　香附 8g　菟丝子 10g　乳香 6g　白芍 12g　当归 12g　川厚朴 6g　木香 6g　苍术 6g　皂角 6g　陈皮 12g　黄精 12g　桂枝 6g　白蜜 500g　白酒 5L

【制法】将药物捣碎或切成薄片，入布袋，置容器中，加入白烧酒和白蜜，密封，埋入地下，浸泡 12 天后，过滤去渣，即成。

【功能主治】补肾健脾，活血化瘀，祛风利湿，理气止痛。用于风湿骨痛、手足麻木、腰腿痛及跌打损伤。

【用法用量】口服：适量饮用。外用：日搽数次。

【处方来源】《简明中医辞典》

【附记】服该药酒应注意：①应从小剂量开始，一次量最多不能超过 15ml。如出现口舌麻木感，应减量或停药。②有消化道疾病者，宜饭后服。③年老体弱或小儿酌情减量。

双乌花酒

【处方】

制川乌 12g　制草乌 12g　花椒 12g　红花 12g　土鳖虫 12g　穿山甲 12g　五加皮 30g　羌活 20g　独活 20g　黄酒 1.5L

加减：上肢重者加桑枝 12g，姜黄 15g；下肢重者加川牛膝 12g；坐骨神经痛者加制马钱子 9g，小白花蛇一条；骨性关节炎者加鹿角霜 15g，鹿衔草 15g；创伤性关节炎者加三七 10g，血竭 6g。

【制法】将上述中药浸入黄酒内，夏日泡 5 日，冬日泡 7 日，然后将浸出液装瓶密封备用。

【功能主治】祛风散寒胜湿，通经活络，逐瘀止痛。用于各型风寒湿痹（急慢性风湿性关节炎、风湿性肌炎）。

【用法用量】口服：每次 5～10ml，每日 3 次。15 日为 1 疗程，一疗程完后停药 3 日，再进行下一疗程。

【注意事项】孕妇忌服。

【处方来源】《北京中医学院学报》1990，13（3）：45

去痹药酒

【处方】

搜山虎根 1kg　金荞麦 2kg　威灵仙 2.5kg　寻骨风根 2.5kg　豨莶草 4kg　马鞭草 6kg　锦鸡儿 2kg　白酒 120L

【制法】将上药粉碎成粗粉，加白酒，浸渍 3 星期以上，间断搅拌，取上清液，药渣压榨，过滤即得。

【功能主治】散风祛湿，清热消炎。用于风湿痹痛。

【用法用量】口服：每次 10～15ml，每日服 3 次。

【处方来源】《中草药制剂选编》

【附记】锦鸡儿，别名：黄雀花、土黄豆、粘粘袜、酱瓣子、阳雀花、黄棘，为豆科，锦鸡儿属　叶灌木。

石藤通络酒

【处方】

络石藤 90g　秦艽 20g　伸筋草 20g　路路通 20g　高粱酒 1.5L

【制法】将前 4 味洗净，切碎，置容器中，加入白酒，密封，浸泡 3～7 天后，过滤去渣，即成。

【功能主治】祛风，活血，通络。用于风痹（行痹）、关节肿胀疼痛、游走不定、恶风、舌质淡红、苔薄白、脉浮紧。适用于风湿性关节炎早期。

【用法用量】口服：每次服 10～20ml。每日早、晚各服 1 次。

【处方来源】《药酒汇编》

史国公药酒

【处方】

玉竹 48g　神曲 36g　牛膝 18g　白术 18g　桑寄生 15g　蚕沙 12g　防风 12g　川芎 12g　木瓜 9g　当归 9g　红花 9g　羌活 6g　独活 6g　川续断 6g　甘草 6g　鹿角胶 3g　鳖甲胶 3g　白酒 2L　冰糖 1000g

【制法】将前 15 味研为粗末或切成薄片，与二胶稀释液混匀，置容器中，加入白酒和冰糖，密封，浸泡 7 天后，搅匀，过滤去渣，贮瓶备用。

【功能主治】祛风除湿，活血通络。用于风寒湿痹、四肢麻木、骨节疼痛。

【用法用量】口服：每次 9～15ml，日服 3 次。

【处方来源】《简明中医辞典》

白花蛇酒 I

【处方】

白花蛇（去头骨、尾）1 条　天麻 50g　秦艽 50g　羌活 50g　当归 50g　防风 50g　五加皮 50g　白酒 4L

【制法】将前 7 味捣碎或切成薄片，置容器中，加入白酒，密封，浸泡 20 天后，过滤去渣，即成。

【功能主治】祛风湿，搜风通络，强筋健骨。用于风湿痹证、筋骨酸痛、半身不遂、口眼歪斜。

【用法用量】口服：每次服 10～15ml，日服 2 次。

百药长寿酒

【处方】

当归 30g　白芍 30g　白术 30g　白茯苓 30g　牛膝 30g　杜仲 30g　破故纸 30g　茴香 30g　五味子 30g　陈皮 30g　半夏 30g　苍术 30g　厚朴 30g　枳壳 30g　香附 30g　官桂 30g　羌活 30g　独活 30g　白芷 30g　防风 30g　乌药 30g　秦艽 30g　川草薢 30g　晚蚕沙 30g　干姜 30g　川芎 15g　怀地黄 120g　枸杞 120g　干茄根 120g　天门冬 60g　麦门冬 60g　何首乌 60g　砂仁 1.5g　红枣 500g　烧酒 13L

【制法】将前 34 味捣为粗末或切成薄片，入布袋，悬于酒坛中，加入白烧酒，密封，浸泡 15 天后，即可开封饮用。

【功能主治】补肝肾，和脾胃，祛风湿，活血通络。用于肝肾不足、脾胃不和、风湿痹阻经络等所引起的身体虚弱、腰膝无力、食少腹满、胸闷恶心、筋骨疼痛等症。

【用法用量】口服：每次服 15～30ml，日服 3 次。

【处方来源】明·《摄生秘剖》

防风酒 I

【处方】

防风 20g　当归 20g　秦艽 20g　肉桂 20g　葛根 20g　麻黄 15g　羌活 10g　川芎 10g　白酒 1.5L

【制法】将前 8 味切碎，入布袋，置容器中，加入白酒，密封，浸泡 7 天后，过滤去渣，即成。

【功能主治】祛风通络，散寒除湿。用于风痹、肢休关节酸痛、游走不定、关节屈伸不利，或见恶风、发热、苔薄白、脉浮。

【用法用量】口服：每次服 10～20ml，每日早、晚各服 1 次。

【注意事项】若见关节肿大、苔薄黄、邪有化热之象者慎用。

【处方来源】《药酒汇编》

寻骨风酒

【处方】

寻骨风 200g　白酒 2L

【制法】上药粗碎，用白酒浸于净器中，7 日后开封，去渣备用。

【功能主治】风湿痹痛，肢体麻木，筋脉拘挛。

【用法用量】口服：每次空腹温饮 10～15ml，每日 3 次。

【处方来源】《药酒验方选》

鸡血藤酒 II

【处方】

鸡血藤胶 250g（或鸡血藤片 400g）白酒 2L

【制法】将上药置于净瓶中，注入白酒，密封，浸泡 7 天后，即可取用。

【功能主治】活血通络。用于风寒湿痹、筋骨疼痛不舒、腰膝冷痛、转筋虚损、手足麻木及跌打损伤、妇人经水不调。

【用法用量】口服：每次空腹温服 15～30ml，日服 2 次。

【处方来源】《百病中医药酒疗法》

【附记】凡慢性证属血虚者，坚持服用，常收到较好的疗效。

狗潜酒 II

【处方】

狗胫骨 1 对　龟板 90g　破故纸 45g

牛膝 45g　生地 45g　骨碎补 45g　枸杞 45g　当归 90g　羌活 30g　川续断 30g　桑寄生 30g　海风藤 30g　红花 30g　白茯苓 30g　杜仲 30g　川芎 21g　丹参 21g　乳香 18g　没药 18g　制何首乌 18g　小茴香 18g　狗脊 18g　独活 30g　陈酒 10L

【制法】将上药切成饮片，入绢袋，悬于酒坛中，注以陈年好酒封固，隔水煮 1.5 小时，然后取出埋土中，2 日后即可服用。饮后的药渣可再注酒 6L，按上法制。

【功能主治】补肝肾，强筋骨，行血脉，祛风湿。用于治筋骨无力，肌肉痿软，步履艰难。

【用法用量】适量饮服。

【注意事项】阴虚火旺者不宜饮服。

【处方来源】清·《喻选古方试验》

【附记】虎潜酒的配方是在元代医家朱震亨创制治痿证的名方虎潜丸的基础上加减而成。但与虎潜丸在使用上有所区别，虎潜丸有黄柏、知母滋服降火，适用于肝肾不足，阴虚火旺，下肢萎缩无力的痿症，而虎潜酒去掉了知母和黄柏，增加了祛风湿和补肝肾的药物，适用于风湿痹痛日久不愈，筋骨痿软者。

固春酒

【处方】

鲜嫩桑枝 120g　大豆黄卷 120g　生苡仁 120g　枢木子 120g　金银花 60g　五加皮 60g　木瓜 60g　蚕沙 60g　川黄柏 30g　松子仁 30g　白酒 8L　生白蜜 120g

【制法】将前 10 味捣碎或切成薄片，入布袋，置容器中，加入白酒和白蜜，密封，置水锅内蒸 3 炷香取起，埋入地下，浸泡 7 天后，过滤去渣，即成。

【功能主治】祛风除湿，消炎通络。用于风寒湿袭入经络、四肢痹痛

不舒，俗称风气病，不论新久、历治辄效。

【用法用量】口服：每次服 10 ~ 20ml，日服 2 次。

【处方来源】《随息居饮食谱》

【附记】枢木子即十大功劳红子也，黑者名极木子，亦可用，无则用叶或用南天烛子亦可。验之临床，确有良效。本药酒用治热痹，效果亦佳。

金钱白花蛇酒

【处方】

金钱白花蛇 1 条　白酒 1L

【制法】上药躯干剪断，浸入 1L 烧酒内，隔 7 日服用。

【功能主治】祛风止痛。用于游走性关节疼痛。

【用法用量】口服：每晚临睡前服一匙至三匙（10 ~ 30ml）。

【注意事项】血虚风热及结核性关节炎不宜应用。

【处方来源】《浙江中医杂志》1966，9（7）：35

参蛇浸酒

【处方】

丹参 50g　白花蛇 25g　62°白酒 1L

【制法】将蛇剪碎，和丹参共浸于 62°白酒中，浸泡 7 日后即可。

【功能主治】祛风活络通瘀。主治游走性关节疼痛。

【用法用量】口服：每日临睡前服 10 ~ 20ml。

【注意事项】若服数日后关节疼痛加重者，则不宜服此方药。

【处方来源】《新中医》1984，(10)：41

草乌酒

【处方】

制草乌20g 当归70g 白芍70g 黑豆70g 忍冬90g 白酒3L

【制法】上5味切成薄片,将黑豆炒半熟,入酒中,再将另4味药碎细入酒中,经5日后开取。

【功能主治】养血祛风除湿。用于手足风湿性疼痛,并治妇女鸡爪风(鸡爪风:是由肝火炽旺,血脉被烁,导致筋脉挛缩,身摇手抖,举动艰难,不能持物之病症)。

【用法用量】口服:不拘时,随量温饮,渣爆干为末,酒调服。

【处方来源】《药酒验方选》

钟乳酒Ⅳ

【处方】

钟乳石100g 丹参60g 石斛60g 制杜仲60g 天冬60g 牛膝60g 防风60g 制附子30g 肉桂30g 秦艽30g 干姜30g 黄芪60g 川芎60g 当归60g 山萸肉100g 薏苡仁100g 白酒10L

【制法】将前16味捣碎或切成薄片,入布袋,置容器中,加入白酒,密封,浸泡5~10日后,过滤去渣,即成。

【功能主治】补肝肾,祛风湿,益气活血,温经散寒。用于风寒湿痹,腰膝酸弱。

【用法用量】口服:不拘时,每次温服10ml,渐加,以知唇麻为度。

【处方来源】《柳森可用方》

复方壮骨酒

【处方】

薏苡仁8g 草薢8g 淫羊藿8g 熟

地黄8g 陈皮8g 玉竹8g 牛膝80g 当归5g 五加皮5g 青皮5g 川芎5g 白芍5g 草乌(制)5g 木瓜5g 枸杞5g 红花5g 紫草5g 川乌(制)5g 续断5g 羌活5g 苍术5g 独活5g 白芷5g 补骨脂5g 蕲蛇5g 杜仲5g 乌药5g 防风5g 牡丹皮5g 佛手5g 人参5g 砂仁5g 檀香5g 肉桂5g 豆蔻5g 木香5g 丁香5g 鹿茸5g 油松节4g 没药2g 乳香2g 麝香5g 红曲20g 白酒1.5L 红糖100g 蜂蜜150g

【制法】将前药捣碎或切成薄片,入布袋,置容器中,加入白酒和白蜜,密封,置水锅内蒸3炷香取起,埋入地下,浸泡10天后,过滤去渣,即成。

【功能主治】祛风除湿。用于风寒湿痹,手足麻木,筋骨疼痛,腰膝无力。

【用法用量】口服:每次15ml,每日2次。

【注意事项】孕妇及阴虚火旺者忌服。

【处方来源】《新编中成药》

祛痰通络酒

【处方】

川芎100g 桂枝80g 白芥子50g 当归尾100g 全蝎50g 红花50g 白僵蚕60g 杜仲60g 生姜20g 白酒5L

【制法】将上药浸泡白酒中,1月后即可饮用。

【功能主治】除湿散寒,活血祛风,化瘀通络。用于治疗痹症。行痹者上方加川牛膝50g。顽痹者上方加半夏30g、千年健50g、党参60g。

【用法用量】口服:每日早晚服2.5~3g,100日为1疗程。

【处方来源】《中国医药学报》1991,6(1):49

【附记】基本方主要适用于痛痹患者。

秦艽桂苓酒

【处方】

秦艽30g　牛膝30g　川芎30g　防风30g　肉桂30g　独活30g　茯苓30g　杜仲60g　五加皮60g　丹参60g　制附子35g　石斛35g　麦冬35g　地骨皮35g　炮姜30g　薏苡仁30g　火麻仁15g　白酒6L

【制法】将前17味捣碎或切成薄片，置容器中，加入白酒，密封，浸泡7~10天后，过滤去渣，即成。

【功能主治】祛风除湿，舒筋活络。用于久坐湿地、风湿痹痛、腰膝虚冷。

【用法用量】口服：每次空腹服10~20ml，日服3次。

【处方来源】《百病中医药酒疗法》

豹骨木瓜酒

【处方】

豹骨胶12g　川牛膝20g　独活30g　桑寄生20g　香加皮30g　川芎20g　当归30g　陈皮30g　千年健20g　木瓜40g　秦艽20g　红花20g　羌活30g　玉竹16g　栀子30g　砂糖300g　50°白酒4.5L

【制法】将前药捣为粗末或切成薄片，入布袋，置容器中，加入白酒，密封，浸泡20天，过滤去渣，加入白糖，溶解，备用。

【功能主治】祛风活血。用于风湿痹痛，筋脉拘挛，四肢麻木，关节不利。

【用法用量】口服，每次15~30ml，每日2次。

【处方来源】《新编中成药》

豹骨药酒

【处方】

豹骨80g　淫羊藿（羊油制）80g　熟地黄80g　玉竹80g　薏苡仁80g　草薢80g　陈皮80g　牛膝80g　当归5g　五加皮5g　白芍5g　制川乌5g　红花5g　紫草5g　羌活5g　白芷5g　青皮5g　川芎5g　制草乌5g　木瓜5g　枸杞5g　续断5g　独活5g　苍术（炒）5g　乌药5g　补骨脂（盐制）5g　杜仲（炭）5g　白花蛇（去头）5g　砂仁5g　肉桂（去粗皮）5g　豆蔻（去壳）5g　防风5g　佛手5g　牡丹皮5g　人参5g　檀香5g　木香5g　丁香5g　鹿茸（去毛）5g　油松节40g　麝香0.2g　乳香（去油）20g　没药（去油）20g　红曲20g　红糖100g　蜂蜜160g　白酒3.5L

【制法】豹骨加水煎煮至胶尽，过滤，浓缩成膏。乳香、没药、麝香分别制成细粉，余药除红曲、红糖、蜂蜜、白酒与上述豹骨膏碎粗粉，红曲、红糖、蜂蜜及各种药材的粗粉共置渗漉缸中，渗漉，药渣压榨至尽，过滤，与渗漉液合并，分装即得。

【功能主治】祛风除湿。用于风寒湿痹，手足麻木，筋骨疼痛，腰膝无力。

【用法用量】口服，一次5ml，一日2次。

【注意事项】孕妇及阴虚火旺者忌用。

【处方来源】《河南省药品标准》

透骨祛风酒

【处方】

鲜狗骨（腿骨为佳，也可用猪骨代替）500g　乌梢蛇（鲜更佳）100g　附片30g　秦艽30g　当归30g　木瓜30g　田三七15g　高粱白酒7L

【制法】先将狗骨打碎，放于瓦缸内用高粱白酒浸泡，同时将乌梢蛇放入，一星期后去除骨渣，将酒倒于另一能密封的容器内，放入其余中药，再浸泡7日左右即可使用。

【功能主治】祛风除湿，温经散寒，养血通络，壮骨止痛。用于各种风湿疼痛和跌打损伤。

【用法用量】取医用清洁白纱布，叠为4～8层，其大小根据疼痛部位的面积而定，以能遮盖住疼痛范围为宜。使用时先将纱布覆盖于治疗部位皮肤上，用吸管或汤匙将药酒浇于纱布上，使其浸透，再将理发用电吹风调至中档，用温热风对准治疗部位热熏，熏治时间根据病情而定，疼痛部位较深者热熏时间可适当延长，并可反复用药，每次熏治约15分钟，一日2次。

【处方来源】《新中医》1992，(1)：4

🍶 海桐皮酒Ⅲ

【处方】

海桐皮60g 牛膝60g 枳壳60g 制杜仲60g 防风60g 独活60g 五加皮60g 生地黄75g 白术15g 薏苡仁30g 白酒5L

【制法】将前10味捣碎或切成薄片，和匀，入布袋，置容器中，加入白酒，密封，浸泡7天后，过滤去渣，即成。

【功能主治】祛风利湿，补肾健脾。用于湿痹、手足弱、筋脉挛、肢节疼痛无力、不能行履者宜服之。

【用法用量】口服：每次服10ml，日3夜2，常使酒力微醉，百日履行，如故。

【处方来源】明·《永乐大典》

🍶 通痹灵酒

【处方】

制川乌12g 制草乌12g 干姜12g 细辛8g 威灵仙6g 凤仙花8g 红花6g 川芎4g 桂枝7g 独活8g 寻骨风6g 樟脑15g 松枝6g 三七6g 五加皮6g

牛膝4g 乳香12g 没药12g 全虫6g 土鳖虫6g 山茱萸10g 麻黄9g 枸杞9g 狗脊9g 桑枝6g 当归6g 秦艽6g 55°酒2L

【制法】把药物粉碎为粗末或切成薄片，用55°白酒浸泡，夏季14日，春秋季21日，冬季30日，过滤沉淀5日而成，密封待用。

【功能主治】温经散寒，活血祛瘀，祛风除湿，通痹止痛。用于治疗寒性关节肌肉疼痛。

【用法用量】最好晚上用棉签涂药液适量（棉签蘸1～3次）于疼痛处，用聚乙烯超薄膜（薄软食品塑料袋）覆盖，外用衣被覆盖，10分钟左右有发热，温度升高，灼热感属正常，6小时后去掉覆盖物，每日1次，扭伤者可1日3次。

【注意事项】药物切勿接触黏膜部位；皮肤破损者，孕妇，酒精过敏者禁用。

【处方来源】《中医外治杂志》1995，4（4）：23

🍶 黄芪酒Ⅱ

【处方】

黄芪30g 防风30g 官桂30g 天麻30g 萆薢30g 白芍30g 当归30g 云母粉30g 白术30g 茵陈叶30g 木香30g 淫羊藿30g 甘草30g 川续断30g 白酒4L

【制法】将前14味捣碎或切成薄片，入布袋，置容器中，加入白酒，密封，浸泡5～10天后，过滤去渣，即成。

【功能主治】益气活血，补肾健身，祛风除湿。用于风湿痹、身体顽麻、皮肤瘙痒、筋脉挛急、言语謇涩、手足不遂、时觉不仁。

【用法用量】口服：不拘时，每次温服10ml，常令酒气相续为佳。

【处方来源】《世医得效方》

黄芪酒方

【处方】

黄芪90g 独活90g 防风90g 细辛90g 牛膝90g 川芎90g 杜仲90g 制附子90g 炙甘草90g 蜀椒90g 制川乌60g 山茱萸60g 秦艽60g 葛根60g 官桂75g 当归75g 大黄30g 山术105g 炮姜105g 白酒15L

【制法】将前19味捣碎或切成薄片,入布袋,置容器中,加入白酒,密封,浸泡7~10天后,过滤去渣,即成。

【功能主治】补肾健脾,益气活血,祛风除湿,舒筋通络。用于血痹及诸痹,甚者四肢不遂、风寒湿痹、举体肿满、疼痛不仁,兼治风虚痰凝、四肢偏枯,或软弱、手不能上头,或小腹缩痛、胁下挛急、心下有伏饮、胁下有积饮、夜梦悲愁不乐、恍惚健忘,此由风虚五脏受邪所致;或久坐腰痛、耳聋卒起、目眩头重,或全体肿痛、饮食恶冷、胸中痰满、心下寒疝及妇人产后余疾、风虚积冷不除者。

【用法用量】口服:日2夜1服,每服10ml,渐加,以知为度。

【处方来源】《药酒汇编》

【附记】①验之临床,坚持服用,常收良效。②随证加味:虚弱者加肉苁蓉60g;下利者加瓜蒌90g;多忘加石斛、石菖蒲、紫石英各60g;心下有水气加茯苓、人参各60g,山药30g。③酒尽更以酒渍之,不尔,可取药渣晒干研细末,酒调服3~5g,不知稍增之。少壮人服勿熬炼,老弱人微熬之。

梅子酒

【处方】

梅子50g 白酒300ml

【制法】以酒浸没梅子若干,高出2cm为宜,浸1月即成。

【功能主治】祛风止痛。用于风湿痛。

【用法用量】口服:适量分次饮服。也可取酒搽患处。

【处方来源】《中国食疗学》

野驼脂酒

【处方】

野驼脂(炼熟,滤去滓)1L 黄酒2L

【制法】上药炼滤,暖酒一盏,入野驼脂半两许。

【功能主治】补益正气,祛风湿。用于风湿痹痛,五缓六急。

【用法用量】口服:每日空腹温服20ml,每日1~2次。

【处方来源】朝鲜·《医方类聚》

蛮夷酒Ⅱ

【处方】

矾石30g 桂心30g 白术30g 狼毒30g 半夏30g 石楠30g 白石脂30g 龙胆草30g 川续断30g 芫花30g 白石英30g 代赭石30g 竹茹30g 石韦30g 玄参30g 天雄(制)30g 防风30g 山萸肉30g 桔梗30g 藜芦30g 卷柏30g 细辛30g 寒水石30g 乌头(制)30g 踯躅30g 蜀椒30g 白芷30g 秦艽30g 石菖蒲30g 制附子60g 远志60g 石膏75g 蜈蚣2条 白酒12L

【制法】将前33味捣碎或切成薄片,置容器中,加入白酒,密封,浸泡4天或7~10天后,过滤去渣,即成。

【功能主治】补虚祛邪,温经通络。用于风十二痹、偏枯不遂、宿食积滞、久寒虚冷、五劳七伤及妇人产后余疾、月经不调。

【用法用量】口服：每次服 10 ~ 15ml，日服 2 次。10 日后，将药渣晒干，捣细为散，每服 6g，以酒送服，日再，以知为度。

【处方来源】唐·《备急千金要方》

鲁公酒

【处方】

茵芋 15g　踯躅花 15g　制乌头 15g　茵陈 12g　生天雄 12g　防己 12g　石斛 12g　细辛 9g　柏子仁 9g　牛膝 9g　山茱萸 9g　甘草（炒）9g　通草 9g　秦艽 9g　黄芪 9g　生附子 9g　瞿麦 9g　杜仲（炒）9g　天门冬 9g　泽泻 9g　石楠叶 9g　防风 9g　远志 9g　熟地黄 9g　炮姜 9g　桂心 9g　白酒 4L

【制法】将前 26 味捣碎或切成薄片，置容器中，加入白酒，密封，浸泡 10 ~ 14 天后，过滤去渣，即成。

【功能主治】补肝肾，祛风湿，温经通络。用于诸痹、诸风、风眩心乱、耳聋目暗、泪出、鼻不闻香臭、口烂生疮、风肿痛病、喉下生疮、烦热、厥道口逆、胸胁肩膊痛、手酸不能务农、腰脊不能俯仰、脚酸不仁难以久立。八风十二痹、五缓六急、半身不遂、四肢偏枯、拘挛不可屈伸、贼风咽喉闭塞、哽哽不利，或如锥刀所刺、行皮肤中无有常处、久久不治、入人五脏中或在心下，或在膏盲、游走四肢、偏有冷处如风所吹，或觉肌肤不仁、尿以代重、晋以代头、名曰痹病，及一应久寒积聚、风湿、五劳七伤、虚损百疾、并皆治之。

【用法用量】口服：每次服 10 ~ 14ml，日服 3 次。

【处方来源】明·《永乐大典》

【附记】本方亦可为散、为丸酒下之。

八、白虎历节风用药酒

壮骨牛膝酒

【处方】

牛膝（去苗）30g　羚羊角屑 30g　松节 30g　白酒 2.5L

【制法】上药细剉，以生绢袋盛，用好酒于瓷瓶中浸，密封，春夏浸 7 日，秋冬浸 27 日后开。

【功能主治】补肝肾，祛风湿，活血通络。用于风毒攻注，脚膝疼痛，不能屈伸，历节风。

【用法用量】口服：每日 3 ~ 4 次，每次温饮一中盏。其酒旋添，药味稍薄即换去。

【处方来源】明·《太平圣惠方》

松节祛风酒

【处方】

当归 100g　熟地黄 50g　松节 50g　列节 50g　牛膝 50g　白酒 3L

【制法】上药研成粗末或切成薄片，用绢袋盛，用白酒密闭浸泡 7 日。

【功能主治】凉血活血，历节风。

【用法用量】适量饮用。

【处方来源】明·《普济方》

松枝酒

【处方】

松节 30g　桑枝 30g　桑寄生 30g　钩藤 30g　川续断 30g　天麻 30g　金毛狗脊 30g　乌梢蛇 30g　秦艽 30g　青木香 30g　海风藤 30g　五加皮 30g　菊花 30g　蜈蚣 5 条　狗胫骨 100g　白酒 5L

【制法】将前 14 味捣碎，置容器中，加入白酒，密封，浸泡 7 天后，过滤去渣，取浸液；另将狗胫骨加水 1500ml，用文火煎至 500ml，入浸液中，混匀，密封，静置 3 日后，即可取用。

【功能主治】祛风散寒，搜风通络。用于白虎历节风走注疼痛，或如虫行、诸般风气。

【用法用量】口服：每次服 15～30ml，日服 3 次。

【处方来源】清·《医学心悟》

【附记】本方系笔者根据《医学心悟》松枝酒去虎骨加狗胫骨、乌梢蛇、蜈蚣而成。

枫寄生酒

【处方】

枫寄生 60g　白酒 500ml

【制法】将上药切碎，置容器中，加入白酒，密封，浸泡 7 天即可取用。

【功能主治】追风解挛。用于瘫痪拘急、白虎历节风积年久治无效、痛不可耐者。

【用法用量】口服：随时温饮，微醉为度。

【处方来源】《民间百病良方》

【附记】验之临床，确有良效。枫寄生即枫树上之风木藤、年久结成连珠傀儡者即是。

柏节酒

【处方】

柏节 50g　白酒 1L

【制法】以柏节切片，用酒浸泡 7 日，即可。

【功能主治】祛风解痉。用于历节风。

【用法用量】口服：每次 20ml，每晚 1 次。

【处方来源】明·《普济方》

摄风酒

【处方】

寻风藤 30g　三角尖（石上生者佳）30g　青风藤根 30g　威灵仙 30g　石薜荔 30g　五加皮 45g　生姜 45g　乌药 15g　石楠叶 15g　苍术 15g　川续断 15g　羌活 15g　防风 15g　苏木 15g　甘草节 15g　骨碎补 10g　当归 10g　乳香 10g　青木香 7.5g　北细辛 7.5g　南木香 7.5g　川牛膝 12g　威灵仙 30g　乌梢蛇 50g　狗胫骨 100g　白酒 6L

【制法】将前 24 味捣碎或切成薄片，入布袋，置容器中，加入白酒，密封，仍以锅盛水，将容器置于锅内，用慢火自辰时煮至午时，取出候冷；另将狗胫骨加水 1500ml，用文火煎至 500ml，兑入容器中，密封、静置 3 日后，过滤去渣，即成。

【功能主治】祛风祛湿，理气活血，散寒止痛。用于百节历节风及诸般风湿，流注四肢、大腿、鹤膝一切风疾，四肢拘挛、不能坐立、凡是骨节去处，皆尽浮肿、夜痛号哭。

【用法用量】口服：不拘时，随意温服，常令酒气相续。

【处方来源】元·《世医得效方》

【附记】本方系笔者根据《世医得效方》摄风酒舍虎骨加狗胫骨、乌梢蛇而成。夏日随制随用。

蠲痛药酒

【处方】

制川乌 30g　黑豆（炒熟）100g　全蝎 10g　干地龙 15g　寻骨风 15g　蜈蚣 3 条　麝香 1.5g　白酒 5L

【制法】将川乌、寻骨风切碎，全蝎、地龙、蜈蚣、麝香研为细末，待用。再将黑豆炒香，置容器中，加入白酒，随后加入余药，密封，浸泡7天后，过滤去渣，即成。

【功能主治】祛风除湿，搜风通络。用于清风历节疼痛及手下侧痛。

【用法用量】口服：每次服5～10ml，日服2～3次。

【注意事项】孕妇忌服。

【处方来源】临床经验方。

【附记】本方用于慢性关节炎、腰腿痛、筋骨痛等痹痛证，效果亦佳。

八、痛风用药酒

九藤酒

【处方】

青风藤120g　钩藤120g　红藤（即理省藤）120g　丁公藤（即风藤）120g　桑络藤120g　菟丝藤（即无根藤）120g　天仙藤（即青木香）120g　阴地蕨（名地菜、取根）120g　五味子藤（俗名红内消）60g　忍冬藤60g　白酒10L

【制法】将前10味切碎，入布袋，置容器中，加入白酒，密封，不可泄气，浸泡5～7天后即可取用。酒至半添酒，味薄即止。

【功能主治】疏风通络。用于远年痛风及中风左瘫右痪、筋脉拘急、日夜作痛、叫呼不已等症，其功甚速。

【用法用量】口服：每次服10～20ml，日服3次。病在上食后及卧后服，病在下空心食前服之。

【处方来源】明·《医学正传》

附子酒Ⅱ

【处方】

制附子30g　皂角刺5g　白酒1L

【制法】将前2味切碎，分作2处，用白酒2瓶，各入上药1份，慢火煨，候

干至半瓶，合并1处，密封，浸泡2宿，过滤去渣，即成。

【功能主治】温肾散寒，祛风通络。用于痛风及妇人血风瘙痒。

【用法用量】口服：每次温服3～5ml，不拘时，未效再服。

【处方来源】明·《普济方》

松节苓仙酒

【处方】

松节50g　土茯苓45g　威灵仙30g　川萆薢15g　桃仁10g　泽兰10g　全当归10g　车前子10g　泽泻10g　生苡仁30g　白酒2L

【制法】将前10味捣碎，置容器中，加入白酒，密封，浸泡7～14日后，过滤去渣，即成。

【功能主治】降浊泄毒，活血化瘀。用于急、慢性痛风性关节炎。

【用法用量】口服：每次服30～50ml，日服3次。常令有酒气相续为妙。勿醉。

【注意事项】凡孕妇及虚寒症者忌服。

【处方来源】临床经验方

桑葚桑枝酒

【处方】

鲜桑葚500g　红糖500g　鲜桑枝1000g　白酒8L

【制法】先将前1味药物用冷开水冲洗，滤干，桑枝切断约17cm，然后将3味药放入酒坛内，加入白酒浸泡，加盖密封，用力摇动5分钟后，静置阴凉处30日，每隔几日，摇动1次，直至红糖全部融化即成，备用。

【功能主治】补肝肾，利关节，通血脉，祛风湿。用于神经性痛风，关节麻木

胀痛，皮肤有虫蚁行走感觉等症。

【用法用量】口服：每次服 5～10ml，日服 2 次，第 2 次宜在临睡前饮服，饮后漱口，2 个月为 1 个疗程。

【处方来源】《常用慢性病食物疗法》

痛风药酒方

【处方】

三角风 6g　八角风 6g　九节风 6g　鸡血藤 6g　白通草 6g　黑马草 6g　花椒根（或用花椒 3g）6g　白酒 500ml

【制法】将前 7 味切碎，置容器中，加入白酒，密封，浸泡 7 天后即可饮用。酒尽后再加白酒 250ml，浸泡，备用。

【功能主治】祛风活血，通络止痛。用于痛风性关节疼痛。

【用法用量】口服：每次服 10～15ml（善饮酒者可取 30ml），日服 2～3 次。

【处方来源】《蒲输局医疗经验集》

【附记】蒲氏云："本方系张东友老中医得之本地一位中医的经验方，后口传于我。治疗关节痛，屡用有效"。

痛风酒

【处方】

苍术 30g　黄柏 30g　丹参 30g　延胡索 30g　路路通 30g　云茯苓 30g　蚕沙 24g　白芍 24g　桑枝 24g　木瓜 20g　槟榔 20g　川牛膝 12g　五灵脂 6g　升麻 6g　甘草 6g　松节 50g　白酒 4L

【制法】将前 16 味捣为粗粉或切成薄片，入布袋，置容器中，加入白酒，密封，浸泡 7～10 天后，过滤去渣，即成。

【功能主治】清利湿热，行气活血。用于痛风。

【用法用量】口服：每次服 15～30ml，日服 3 次。

【处方来源】《临床验方集》

【附记】临床应用，可随证加味：热甚者加忍冬藤、蒲公英、丹皮；肿甚者加泽泻、防己、薏苡仁；后期补肝肾，加熟地黄、枸杞、淫羊藿、锁阳；体虚加党参、黄芪；豁痰散结，如南星、半夏、浙贝等可随证加入。

第八章
骨科用药酒

一、跌打损伤用药酒

🌿 三七全蝎酒

【处方】

三七 30g　莪术 40g　全蝎 10g　土鳖虫 30g　补骨脂 50g　淫羊藿 50g　四块瓦 60g　叶下花 80g　当归 60g　牛膝 50g　五加皮 60g　川乌（制）20g　苏木 40g　大血藤 60g　川芎 30g　血竭 10g　红花 20g　乳香 30g　没药 30g　元胡 40g　香附 40g　白酒 8L

【制法】将前 21 味研成粗末或切成薄片，置容器中，加入白酒，密封，浸泡 10～15 日后，过滤去渣，即成。

【功能主治】舒筋活络，散瘀镇痛，祛风除湿，强筋壮骨。用于跌打损伤，风湿骨痛，四肢麻木。

【用法用量】口服：每次 10～15ml，每日 2 次。

【注意事项】孕妇忌用。

【处方来源】《新编中成药》

🌿 三七酒

【处方】

三七 15g　海桐皮 15g　薏苡仁 15g　生地 15g　牛膝 15g　川芎 15g　羌活 15g　地骨皮 15g　五加皮 15g　白酒 2.5L

【制法】将前 9 味研成粗末或切成薄片，置容器中，加入白酒，密封，浸泡 10～15 日后，过滤去渣，即成。

【功能主治】活血止痛，祛瘀通络。用于跌打损伤，瘀血肿痛。

【用法用量】口服：每次服 15ml，日服 2 次。

【处方来源】《药酒汇编》

🌿 三七跌打酒

【处方】

大田七 120g　血竭 120g　琥珀 120g　大黄 150g　桃仁 150g　泽兰 150g　红花 150g　当归尾 150g　乳香 150g　没药 150g　秦艽 150g　川续断 150g　杜仲 150g　骨碎补 150g　土鳖虫 150g　苏木 150g　无名异 150g　制自然铜 150g　马钱子（炸黄去毛）150g　七叶一枝花 90g　三花酒（白酒）28L

【制法】将前 20 味切片，置容器中，加入三花酒，密封，浸泡 2 个月以上，过滤去渣，即成。

【功能主治】活血止痛，祛瘀通络。用于跌打损伤，瘀血肿痛。

【用法用量】口服：每次服 15～

317

30ml，日服 1～2 次。外用：若肿疼者，擦患处，每日擦 2～3 次。创伤破口者，用消毒纱布或棉垫浸透敷之，绷带包扎，每日换药 1 次。

【注意事项】孕妇忌口服。

【处方来源】《正骨经验汇萃》

🏺 三皮药酒

【处方】

紫荆皮 30g　丹皮 30g　五加皮 30g　郁金 30g　乌药 30g　川芎 30g　延胡索 30g　官桂 15g　木香 15g　乳香（去油）15g　羊蹄躅（去油）15g　羌活 15g　白酒 3L

【制法】将前 12 味洗净，切碎或切成薄片，置容器中，加入白酒，密封，隔水煮约 1 小时，候冷，过滤去渣，即成。

【功能主治】调气活血，止痛。用于跌打损伤，疼痛不已。

【用法用量】口服：不拘时，随量服之，勿醉。

【处方来源】《药酒汇编》

🏺 大力药酒

【处方】

当归尾 5g　红花 10g　白芷 10g　川乌（制）10g　没药 15g　乳香 15g　紫丹参 15g　大黄 15g　白芍（炒）15g　骨碎补（砂炒）15g　脆蛇 15g　青皮（炒）15g　川续断（炒）20g　三棱 20g　自然铜（煅）20g　莪术 20g　生地黄 30g　三七 30g　五加皮 30g　淮牛膝 30g　土鳖虫 60g　茜草 80g　白酒 5L

【制法】将上药共研成粗末或切成薄片，装入纱布袋中，扎紧袋口，与白酒同置入容器中，密封浸泡 30 以上即可服用。

【功用主治】舒筋活血，祛风除湿，通络止痛。用于跌打损伤及顽痹（类风湿关节炎）。

【用法用量】口服：每日服 3 次，新伤、轻伤每次服 5～10ml，旧伤、重伤每次服 10～20ml。

【注意事项】孕妇忌服；体弱者应慎用。

【处方来源】《临床验方集》

【附记】本药酒药性峻猛，用量应严格按病情及规定，以免耗伤正气。本品为黑褐色澄清的液体，味苦，麻。

🏺 大黄蚯蚓酒

【处方】

大黄 50g　蚯蚓 100g　白酒 1.5L

【制法】以上 2 味切片，白酒煮取 3 沸。

【功用主治】活血，通络。用于治宿血在诸骨节及胁肋外不去者。

【用法用量】随量饮服。

【处方来源】唐·《外台秘要》

【附记】中医认为虫类有搜剔功能，所以用蚯蚓能祛宿血在诸骨节及胁肋外不去者。这也体现了中医用药的一种思维方法。

🏺 小花五味子酒

【处方】

小花五味子根 100g　白酒 500ml

【制法】上药用酒浸泡 5～7 日。

【功能主治】祛风利湿，理气止痛，用于跌打损伤，风湿骨痛。

【用法用量】口服：每次 10ml，每日 2 次。

【处方来源】《中药制剂汇编》

🏺 五华跌打药酒

【处方】

生南星 25g　生半夏 25g　制草乌 25g　制川乌 25g　五加皮 12g　川芎 12g　杨

梅树皮 50g　三桠苦 50g　毛冬青 50g　蕌葱根 50g　土大黄 50g　白酒 5L

【制法】将诸药捣碎或切成薄片，放入干净容器中，加入白酒，密封浸泡 7 日以上即成。

【功能主治】活血化瘀，消肿止痛。用于跌打肿痛，无名肿毒。也可用于治疗流行性腮腺炎等病证。

【用法用量】外用：用药酒湿敷或外擦患处，每日涂擦 3～5 次。

【注意事项】切忌内服。只供外用。

【处方来源】《民间百病良方》

止痛灵

【处方】

制川乌 15g　制草乌 15g　生南星 15g　洋金花 10g　红花油 10ml　白酒 500ml

【制法】将前 4 味切成薄片，置容器中，加入白酒（或 75% 乙醇），密封，浸泡 10～15 日后，过滤去渣，加入红花油 10ml。备用。

【功能主治】活血消肿，止痛解毒。用于跌打损伤，痈疽初起及表浅肿物切除，拔牙等。

【用法用量】外用：涂搽局部或纱布湿敷。日 1～2 次。

【注意事项】切勿内服。

【处方来源】长春中医学院王家忠方

止痛液

【处方】

细辛 60g　荜茇 30g　黑胡椒 30g　制草乌 30g　制川乌 30g　生半夏 30g　生南星 30g　蟾酥 30g　樟脑 10g　薄荷脑 10g　95% 乙醇（酒精）1L

【制法】先将前 7 味药分别切碎或粉碎成粗末，备用。蟾酥以适量水煮沸 5 分钟（主要为减轻毒性，不影响疗效），与

上述药材置于同一容器内，加入 95% 乙醇密封，浸泡 1 个月后，滤取上层清液，加入樟脑、薄荷脑搅拌溶解，必要时过滤，贮瓶备用。

【功能主治】消肿止痛。用于跌打损伤，疼痛不已。

【用法用量】外用：用脱脂棉球蘸药液涂擦患部，每日涂擦 1～3 次。

【处方来源】《百病中医熏洗熨疗法》

【附记】一般用药 3～5 次即效。

止痛精

【处方】

细辛 14g　豆豉姜 150g　广藿香 150g　香附 150g　两面针 25g　黄芩 25g　栀子 25g　降香 25g　花椒 100g　石菖蒲 100g　香加皮 100g　鸡骨香 100g　九里香 100g　小叶双眼龙 14g　荆三棱 50g　高良姜 50g　莪术 50g　黑老虎 250g　樟脑 23g　薄荷脑 1.8g　30° 白酒和乙醇各适量

【制法】将上细辛至黑老虎等 18 味捣碎以 30° 白酒，密封，浸泡 7 日，全部取出置蒸馏器中进行蒸馏，收集含醇量 20% 以上的蒸馏液。黄芩、栀子各以 3 倍量的 70% 乙醇浸渍 1 日，取出过滤取用。再将蒸馏液与浸渍液合并，混匀，以乙醇调节含醇量为 63%～65%，加入樟脑、薄荷脑搅拌溶解，过滤即得。每瓶 5ml，分装 1000 瓶。

【功能主治】行气止痛。用于跌打肿痛，吐泻腹痛，风湿骨痛及风火牙痛。

【用法用量】口服：每次服 5ml，日服 1～2 次。亦可外用，涂擦患部。

【处方来源】《中药制剂汇编》

少林八仙酒

【处方】

丁香 30g　当归 30g　川芎 90g　红花

90g 三七 15g 凤仙花 45g 苏木 45g
乌梢蛇 1 条 白酒 4L

【制法】将前 8 味洗净，切碎，置容器中，加入白酒，密封，浸泡 60 日以上，经常摇动。过滤去渣，即成。

【功能主治】活血祛瘀，通络止痛。用于跌打损伤，瘀血疼痛，红肿不消等症。

【用法用量】口服：每次服 15ml，日服 2 次。

【处方来源】《药酒汇编》

少林保将酒

【处方】

当归 60g 川芎 24g 苏木 24g 木瓜 24g 桑枝 24g 鹿角胶 24g 红花 30g 黄芪 30g 桑寄生 30g 熟地黄 30g 透骨草 30g 白术 30g 赤芍 30g 桃仁 30g 乳香 15g 没药 15g 白芷 15g 川续断 15g 补骨脂 15g 太子参 15g 桂枝 9g 川郁金 9g 木香 9g 白酒 5L

【制法】将上药研为粗末或切成薄片，与白酒共置入容器中密封浸泡 35 日即成。浸泡期间每日振摇 1 次。

【功能主治】活血祛瘀，理伤镇痛，壮筋健骨。用于拳械打伤，跌打损伤，骨折伤筋，腰腿疼痛以及半身不遂。

【用法用量】口服：每次服 20 ～ 30ml，日服 3 次。亦可用药酒涂擦患处。

【注意事项】孕妇忌服，皮破者忌外用。

【处方来源】《少林寺伤科秘方》

见肿消酒

【处方】

见肿消 100g 白酒 500ml

【制法】浸泡 5 日。

【功能主治】活血化瘀。用于跌打损伤内有瘀血，风湿腰腿痛。

【用法用量】口服：每次 10ml，每日 3 次。

【处方来源】《陕甘宁中草药选》

内伤药酒

【处方】

红花 30g 桃仁（炒）30g 秦艽 30g 川续断 30g 广木香 30g 砂仁（炒）30g 丹皮 30g 威灵仙 30g 当归 90g 五加皮 90g 怀牛膝 90g 骨碎补 60g 胡桃肉 60g 杜仲（炒）60g 丹参 60g 白酒 5L

【制法】将上药捣碎，与 5L 白酒，密封静置 3 日后即可服用。

【功能主治】活血行气，祛瘀壮筋。用于跌打及劳伤太过引起的机体四肢筋骨疼痛，步履无力。

【用法用量】口服：每次服 15 ～ 30ml，每日早、晚各服 1 次，不拘患病远年近日，男女老幼皆可服。

【注意事项】孕妇忌服。

【处方来源】《古方汇精》

化瘀止痛酒

【处方】

生地黄汁 250ml 丹皮 30g 肉桂（去粗皮）30g 桃仁（去皮尖炒）30g 白酒 1L

【制法】将桃仁、丹皮、肉桂捣为细粉或切成薄片，与生地黄汁用酒煎数十沸，取下候冷，去渣，收贮备用。

【功能主治】温经，活血，止痛。用于损伤瘀血在腹。

【用法用量】口服：每次温饮 30 ～ 50ml，每日 3 次，不拘时。

【注意事项】孕妇禁服。

【处方来源】宋·《圣济总录》

风伤搽剂

【处方】

制川乌15g　制草乌15g　泽兰15g生南星15g　生半夏15g　川红花15g　川芎15g　当归尾15g　桃仁20g　白芷20g木瓜20g　乳香20g　没药20g　威灵仙20g　川椒12g　肉桂10g　樟脑粉20g冬青油适量　75%乙醇1.5L

【制法】将前16味共研为粗末或切成薄片，置容器中，加入75%乙醇，密封。浸泡1个月后开封，再加入樟脑粉、冬青油搅拌溶化，贮瓶备用。

【功能主治】活血散瘀，消肿止痛。用于跌打损伤，筋肉肿痛。

【用法用量】外用：每取此药酒适量涂擦患处，日涂擦3~4次。

【处方来源】《中国当代中医名人志》

风湿痛药酒

【处方】

石楠藤2812g　麻黄94g　枳壳75g桂枝75g　蚕沙24g　黄精30g　陈皮50g厚朴110g　苦杏仁110g　泽泻110g　山药110g　苍术110g　牡丹皮110g　川芎110g　白术110g　白芷110g　木香110g石斛110g　羌活110g　菟丝子110g　香附110g　没药110g　当归110g　乳香110g　红糖2250g　白酒22L

【制法】先将石楠藤加水煎2次，每次煎2小时，合并煎液，滤过，浓缩成清膏；余麻黄等23味研为粗末，用白酒湿润，按渗漉法进行渗漉，收集滤液，与石楠藤浓缩液合并，加红糖（适量）搅拌溶解，静置，滤过，即成。

【功能主治】祛风除湿，活络止痛。用于跌打损伤，风湿骨痛，手足麻木，腰腿痛等。

【用法用量】口服：每次服10~15ml，日服2次。

【处方来源】《药酒汇编》

双牛跌打酒

【处方】

大草乌（钻山牛）150g　小草乌（小黑牛）50g　雪上一枝蒿50g　红花50g　制草乌100g　金铁锁100g　断肠草100g　黑骨头100g　雷公藤根500g　75%乙醇7L

【制法】除制草乌外其余8味均生用，以乙醇浸泡30日，用力搅拌后滤去药渣分装于小瓶内密封备用，亦可长期浸泡，随用随取。

【功能主治】活血化瘀，消肿止痛。用于跌打损伤。

【用法用量】外用：用止血钳夹消毒棉球浸透药酒后。在已清洗过的患处反复擦致药棉干燥为止，每日外擦3~4次，用量根据肿痛面积大小而定，7日为一个疗程，可连续使用至肿消痛减为止。有破口患者，先无菌清洗包扎伤口，再在伤口四周肿痛处外擦药酒。

【注意事项】此药酒严禁内服和直接接触伤口，发药必须标签醒目，注明有毒外用，并嘱咐妥善保管，防止他人误服误用。若有皮肤药物过敏史者慎用，出现较重的过敏反应者停止使用。

【处方来源】《云南中医杂志》1992，13（3）：38

外用扭伤药酒 I

【处方】

肉桂12g　川乌36g　红花24g　草乌36g　苏梗60g　防风36g　麻黄60g　木香36g　白附子60g　乳香36g　伸筋草60g　没药36g　舒筋草60g　台乌36g

海风藤60g 木通36g 威灵仙60g 当归50g 蔓荆子60g 五加皮40g 荆芥36g 土牛膝60g 川芎50g 白酒10L

【制法】上药混匀，用白酒分2次浸泡，第一次以淹过药面少许为度，7日过后过滤，所余白酒全部加入药渣内浸泡3日以上过滤，合并两次滤液，混匀即成（浸泡过程中应随时搅动）。

【功能主治】活血散瘀，行气止痛。用于跌打损伤。

【用法用量】外用：用药酒湿敷或外擦患处，每日涂擦2～3次。

【处方来源】《中药制剂汇编》

闪挫止痛酒 I

【处方】

当归6g 川芎3g 红花2g 茜草2g 威灵仙2g 白酒100ml

【制法】以上各药切片，用白酒煮20min，服用。

【功能主治】活血化瘀，和营通络止痛。用于跌扑损伤。

【用法用量】口服：以不醉为度，其渣外用敷伤处。

【注意事项】该酒多活血药，凡有明显出血者不宜使用。

【处方来源】清·《疑难急症简方》；《治疗与保健药酒》

【附记】本方针对损伤引起疼痛与血肿，配制了活血化瘀，和营止痛方药，减少炎性反应刺激，及血管神经受压引起的疼痛，达到通则不痛的目的。

地黄丹皮酒

【处方】

生地黄汁250ml 桃仁12g 牡丹12g 官桂12g 白酒1L

【制法】上5味药，以后3味捣碎为细末或切成薄片，与前2味一处煎熟去渣。

【功用主治】活血，通经，止痛。用于治伤损瘀血在腹。

【用法用量】口服：每次温饮50ml，不拘时。

【处方来源】宋·《圣济总录》

地黄桃仁酒

【处方】

生地黄汁250ml 桃仁（去皮尖，制研膏）24g 酒250ml

【制法】上3味药，先将地黄汁并酒煎沸后，下桃仁膏，再煎数沸。

【功用主治】凉血，活血，止痛。用于倒扑蹴损筋脉。

【用法用量】口服：每次服30～50ml，温服，不拘时候。

【处方来源】宋·《圣济总录》

丢了棒药酒

【处方】

丢了棒皮60g 鹅不食草60g 山大颜30g 麻骨风30g 十八症30g 宽筋藤30g 水泽兰30g 枫香寄生30g 胡荽30g 鸡血藤30g 钩藤30g 短瓣石竹30g 毛老虎30g 白酒（50°或60°）5L

【制法】将前13味切碎或切成薄片，置容器中，加入白酒（以酒浸过药面为准），密封，浸泡7日以上（热浸法为2日）即可取用。

【功能主治】舒筋活血，散风缓痛。用于各种跌打损伤，骨折，扭伤，关节僵硬，急慢性风湿性关节炎，风湿性心脏病，坐骨神经痛等。对类风湿，肌肉风湿，骨结核，骨质增生，鹤膝风，腰腿痛，小儿麻痹后遗症，瘫痪等症亦有一定疗效。

【用法用量】口服：每次服15～30ml，日服2～3次。严重者可加至每次

50ml。亦可外用：局部外擦或湿敷，如加热湿敷，效果较快较好。

【注意事项】孕妇忌服。因丢了棒、水泽兰、鸡血藤三味药有堕胎作用。

【处方来源】《中药制剂汇编》

刘寄奴酒Ⅰ

【处方】

刘寄奴 60g　骨碎补 60g　延胡索 60g
白酒 500ml

【制法】将前 3 味切碎，置容器中，加入白酒，密封，浸泡 10 日以上，过滤去渣，即成。

【功能主治】消肿定痛，止血续筋。用于跌打损伤，瘀血肿痛。

【用法用量】口服：每次服 10 ~ 15ml，日服 2 次。

【处方来源】《药酒汇编》

红花浸酒

【处方】

辽宁红花 50g　凤仙花 50g　白矾少许　60°白酒 1L

【制法】将前 3 味置容器中，加入白酒，密封。浸泡 24 ~ 48 小时，过滤去渣，即成。

【功能主治】消肿止痛。用于跌打损伤。

【用法用量】外用：用纱布浸于药酒中 20 分钟取出，敷于肿胀部位。若纱布浸液干时，可随时再往纱布敷料上洒红花药酒保持湿润。隔日或每日换药 1 次。

【处方来源】《辽宁中医》（试刊号 1997）

【附记】红花活血通经，去瘀止痛；凤仙花活血通经，祛风止痛；白矾止血，故用于治疗跌打损伤有效。

苏木红花酒

【处方】

苏木（捶碎）9g　红花 9g　当归 9g
白酒 300ml

【制法】上药切片，用酒煎取一半。

【功能主治】散瘀血。用于治跌打损伤疼痛及妇女血气心腹痛，血滞经闭，产后瘀阻腹痛等症。

【用法用量】口服：空腹一次饮尽。

【处方来源】清·《灵验良方汇编》

苏木酒

【处方】

苏木（剉令烂碎）24g　白酒 500ml

【制法】上药用酒煎取 250ml。

【功能主治】活血化瘀，消肿止痛。用于跌打伤损。

【用法用量】口服：分 3 次服，一日服尽。

【处方来源】宋·《圣济总录》

没药鸡子酒

【处方】

没药（研末）6g　生鸡蛋 3 枚　细酒 250ml

【制法】先将鸡蛋开破，取白去黄，盛碗内，入没药，以酒暖令热，投于碗中令匀。

【功能主治】活血止痛。用于坠落车马，筋骨疼痛不止。

【用法用量】口服：不计时候温服。

【处方来源】宋·《太平圣惠方》

补血壮骨酒Ⅱ

【处方】

淫羊藿 25g　巴戟天 25g　鸡血藤 25g　白酒 500ml

【制法】将前 3 味切碎，置容器中，加入白酒，密封，浸泡 20 日后，过滤去渣，即成。

【功能主治】补肾强骨，活血通络。用于跌打损伤，风湿痹痛，肢体麻木及瘫痪等症。

【用法用量】口服：每次服 10 ~ 15ml，日服 2 次。

【处方来源】《药酒汇编》

杏枝酒

【处方】

东引杏枝 25g　白酒 100ml

【制法】上药细剉，每服 25g，以酒 100ml，煎至 50ml，去药渣。

【功能主治】活血通经止痛。用于车马坠伤。

【用法用量】口服：饭前温服。

【处方来源】宋·《太平圣惠方》

岩龙风湿酒

【处方】

岩陀 18g　过山龙 18g　五香血藤 18g　透骨草 15g　玉带草 5g　大枣 35g　白酒 1.5L

【制法】将上药捣碎切成薄片，用白酒 1000ml 浸泡十日，滤取浸液，药渣继续用白酒 500ml 浸泡 5 日，滤取浸液，合并 2 次滤液，混匀装瓶。

【功能主治】祛风除湿，舒筋活络。用于跌打损伤，风湿性关节炎。

【用法用量】外用：每次 10 ~ 50ml，

每日 2 次，擦痛处。

【处方来源】《中药制剂汇编》

河蟹酒

【处方】

活河蟹雌雄各 1 只　陈酒 1L

【制法】共煮熬半小时，然后取酒待温。

【功能主治】活血消肿。用于跌伤疼痛。

【用法用量】口服：上酒分 1 ~ 3 次服完，每于服后宜盖被酣睡 2 小时。

【处方来源】《江苏中医》1966，(5)：17

药酒方

【处方】

参三七 15g　红花 15g　生地 15g　川芎 15g　当归身 15g　乌药 15g　落得打 15g　乳香 15g　五加皮 15g　防风 15g　川牛膝 15g　干姜 15g　丹皮 15g　肉桂 15g　延胡索 15g　姜黄 15g　海桐皮 15g　白酒 2.5L

【制法】将前 17 味捣碎切成薄片，入布袋，置容器中，加入白酒，密封，隔水加热 1.5 小时，取出放凉，再浸泡数日，过滤去渣，即成。

【功能主治】凉血活血，散瘀消肿，理气止痛。用于跌打损伤，气滞血瘀，筋骨疼痛，活动受限等症。

【用法用量】口服：每次约 15 ~ 30ml，每日 2 次。

【处方来源】清·《伤科补要》；《治疗与保健药酒》

【附记】方中参三七活血祛瘀，理伤定痛，并有良好的止血作用，为主要药物。佐以行气止痛，祛风除湿，滋阴养血，温阳散寒之品，对跌打损伤有一定疗效。

复方红花药酒

【处方】

红花 100g 当归 50g 赤芍 50g 桂皮 50g 40% 乙醇（酒精）1.2L

【制法】 将上药干燥粉碎成粗末或切成薄片，用 45% 乙醇 1000ml 浸渍 10～15 日，过滤，补充一些溶剂继续浸渍药渣 3～5 日，过滤，添加至 1000ml 即得。

【功能主治】 活血祛瘀，温经通络。用于跌打损伤红肿未破，经闭腹痛。

【用法用量】 外用：每次 10～20ml。每日 3～4 次，搽敷患处，反复搓揉。

【处方来源】《中药制剂汇编》

复方红花酊

【处方】

乳香 30g 没药 30g 五加皮 65g 川乌 60g 草乌 60g 川红花 60g 木通 60g 伸筋草 60g 桃仁 60g 威灵仙 60g 当归 60g 川续断 60g 40% 乙醇 6L

【制法】 将前 12 味捣碎或切成薄片，置容器中，分 2 次加入 40% 乙醇，密封，浸泡，第 1 次用乙醇 4L 浸泡 4 日，过滤；第 2 次药渣用 2L 40% 乙醇浸泡 2 天，过滤即得。

【功能主治】 散瘀消肿。用于跌打损伤。

【用法用量】 外用：取此药酒揉搽患处，日搽 1～2 次。

【注意事项】 切勿内服。

【处方来源】《中药制剂汇编》

复方消炎止痛搽剂

【处方】

草乌（或乌头）1000g 红根（或生南海芋）1000g 姜黄 500g 天文草（或血满草）500g 土三七（或七叶一枝花）500g 山栀 500g 萆薢 500g 黄柏 500g 韭菜根 500g 乳香 500g 没药 500g 紫菀 200g 八角枫 200g 苏木 200g 茜草 200g 扁竹兰（或射干）200g 百灵草 300g 毛茛 300g 雷公藤 300g 青风藤 300g 四块瓦 300g 五香藤 100g 商陆 100g 冰片 50g 75% 乙醇 45L

【制法】 将前 24 味研成粗末或切成薄片，置容器中，加入 75% 乙醇一半浸泡 10 日后，滤过；余渣再加 75% 乙醇一半浸泡 5 日后，过滤。二次滤液合并，静置，滤过，贮瓶备用。

【功能主治】 消炎止痛。用于跌打损伤，风湿麻木，无名肿毒，毒虫咬蛰及虫牙痛。

【用法用量】 外用：用纱布或棉球蘸药酒，揉擦患处及穴位，每次揉擦 10～20 分钟，每日 1～2 次。无名肿毒，毒虫咬蛰，只涂擦患处，不揉按；虫牙痛；用一小棉球蘸药酒填塞虫牙处，片刻吐出。

【处方来源】《新医学》

追风活络酒 II

【处方】

红曲 20g 紫草 20g 独活 20g 红花 20g 天麻 20g 补骨脂（盐制）20g 血竭 20g 川芎 20g 乳香 20g 没药 20g 秦艽 20g 当归 30g 麻黄 30g 防风 30g 木瓜 10g 杜仲（盐制）10g 牛膝 10g 北刘寄奴 10g 制草乌 10g 土鳖虫 10g 白芷 10g 白糖 800g 白酒 4L

【制法】 将前 21 味，除红曲、紫草外，血竭、乳香、没药共研成细末，过筛混匀，余 16 味酌予碎断。上药各药与白酒，白糖同置罐内，于水浴中加热煮沸后，再入缸中，密封，浸泡 30 日后，滤取酒液，残渣压榨后回收残液中的酒液，合并滤过，贮瓶备用。

【功能主治】追风散寒，舒筋活络。用于受风受寒，四肢麻木，关节疼痛，风湿麻痹，伤筋动骨等症。

【用法用量】口服：每次服 10 ~ 15ml，日服 2 次。

【注意事项】孕妇忌服。

【处方来源】《药酒汇编》

活血酒 I

【处方】

当归 15g　川芎 15g　白芷 9g　桃仁 9g　红花 9g　丹皮 9g　乳香 9g　没药 9g　泽泻 12g　苏木 12g　白酒 1.5L

【制法】将前 10 味捣为粗末或切成薄片，置容器中，加入白酒，密封，浸泡 7 日后，过滤去渣，即成。

【功能主治】活血止痛，逐瘀消肿。用于跌打损伤。

【用法用量】口服：每次服 10 ~ 15ml，日服 3 次。

【处方来源】《中国当代中医名人志》

【附记】①本药酒适用于以疼痛为主，红肿不甚的跌打损伤症。②加减用药，头部加升麻、藁本、天麻；上肢加桑枝、桂枝；下肢加牛膝、木瓜；腹部加小茴香、大腹皮；背部加独活、麻黄根；左肋膜加桂枝、木香；右肋膜加青皮、香附；外敷加生姜、葱白各适量。亦可用药渣加生姜、葱白捣烂外敷。③服药期间忌食生冷（冷食、冷水）。孕妇忌服。④本方亦可水煎服，每日 1 剂。

活血酒 II

【处方】

乳香 9g　没药 9g　当归 9g　紫荆皮

9g　肉桂 9g　独活 9g　羌活 9g　豹骨（可用狗骨倍量代）9g　木瓜 9g　贝母 9g　自然铜 9g　川续断 9g　南木香 9g　川厚朴 9g　生香附 9g　炒小茴 9g　白芷 3g　制川乌 3g　制草乌 3g　炒甲珠 6g　血竭 6g　麝香 1.5g　白酒 5L

【制法】将上药捣碎，与白酒同置入容器中，密封浸泡 10 日以上即可服用。

【功能主治】活血行气，祛风活络。用于跌打损伤后外感风湿，筋骨关节出现隐隐作痛，或酸软痛，遇雨加重，得热则减轻。

【用法用量】口服：每次服 15 ~ 30ml。每日早、晚 1 次。

【注意事项】孕妇忌服。

【处方来源】《临床验方集》

穿山甲药酒

【处方】

穿山甲 600g　白酒 5L

【制法】取穿山甲切成片，加入白酒，浸泡 15 日，过滤，滤过液放置室温下，静置 48 小时，再过滤，得滤液分装，每瓶 100ml 或 200ml。

【功用主治】舒筋，活血，止痛。用于跌打损伤，扭腰岔气，风湿症等。

【用法用量】口服：每次服 10ml，每日 2 次。

【处方来源】《辽宁医药》赠刊 1975，(2)

祛风酒 II

【处方】

独活 60g　羌活 60g　白芍 60g　桑寄生 60g　秦艽 60g　木瓜 90g　牛膝 90g　川续断 90g　五加皮 90g　破故纸 90g　党

参 150g　冰糖 500g　高粱酒 5L

【制法】将前 11 味捣碎或切成薄片，置容器中，加入高粱酒，密封，浸泡 2 周后，过滤去渣，加入冰糖，至完全溶解后，即可取用。

【功能主治】祛风胜湿，舒筋活络，益气血，强筋骨。用于损伤后期骨节酸痛，筋脉拘挛及外用力性关节炎。

【用法用量】口服：每次服 30ml，每日中、晚各 1 次。

【处方来源】《林如高骨伤验方歌诀方解》

🌿 麻根汁酒

【处方】

大麻根及叶（生者去皮土）1000g　白酒 300ml

【制法】上 1 味，细切，捣绞取汁，酒煎服。

【功能主治】活血，消肿，止痛。用于打伤，跌伤等引起的多种疼痛。

【用法用量】口服：每次温服药汁与酒各 20ml，每日 2 次。

【处方来源】宋·《圣济总录》

🌿 菊三七药酒

【处方】

菊三七 100g　30% 乙醇 1L

【制法】将菊三七干燥，粉碎成粗末，用 30% 乙醇 1L 浸渍 7~10 日，过滤，补充少许溶剂继续浸渍药渣 3 日，过滤，添加至 1000ml 即得。

【功能主治】散瘀止血，解毒消肿。用于治大骨节及跌打损伤，腰腿疼痛。

【用法用量】口服：每次 10~15ml，每日 3 次。

【处方来源】《中药制剂汇编》

🌿 续筋接骨酒

【处方】

透骨草 10g　大黄 10g　当归 10g　赤芍 10g　红花 10g　丹皮 6g　生地 15g　土狗（槌碎）10 个　土虱 30 个　自然铜末 3g　白酒 1.2L

【制法】将前 10 味除自然铜末外全部粗碎或切成薄片，用白酒煎至减半，去渣，分作 3 份，备用。

【功能主治】接骨续筋，止痛。用于跌打损伤及骨折。

【用法用量】口服：每日服用 1 份，并送服自然铜末 1g。

【注意事项】孕妇忌服。

🌿 酸痛药酒

【处方】

泽泻 12g　赤芍 10g　桂枝尖 9g　乳香 9g　没药 9g　川乌 9g　草乌 9g　杏仁 9g　木红花 9g　五加皮 9g　正锦纹 9g　牛膝 9g　骨碎补 9g　木瓜 8g　小金英 8g　白芷 8g　归尾 3g　生地黄 3g　羌活 3g　栀子 3g　黄柏 3g　樟脑 3g　苏木 3g　95% 乙醇 800ml

【制法】先将上列各药切薄片，投入锅内加水 1L 煮沸 1 小时（约剩 200ml）。取出该药装入大口瓶内加 95% 乙醇 500ml 泡 3 日（应经常摇动），滤出药酒即可应用，然后再将此药渣投入锅内加水 0.5L 煮沸 1 小时（约剩 150ml），再取出该药装入瓶内加 95% 乙醇 300ml 泡 3 日（也应经常摇动），过滤后就可饮用（最好是把 2 次的药酒混合在一起饮用）。

【功能主治】活血祛风，补益肝肾，消肿止痛。用于非炎症所致的四肢酸痛，如打伤、压伤、击伤所致皮下出血扭伤，剧烈运动和长途步行所致的酸痛。

【用法用量】外用：将患肢用热水洗净擦干，用棉球或棉签浸药酒涂擦患部（面积须超过 3～5cm），每日 1～5 次。

【处方来源】《中级医刊》1957，(5)：49《百病中医药酒疗法》

紫金酒 I

【处方】

官桂 6g　明乳香 6g　没药 6g　广木香 6g　羊踯躅 6g　川乌 6g　川芎 6g　玄胡 30g　紫荆皮 30g　五加皮 30g　丹皮 30g　郁金 30g　乌药 30g　白酒 500ml

【制法】上药共研为粗粉，入绢袋，加入白酒，药袋悬挂酒中，煮 40 分钟，即可。

【功能主治】活血定痛，善通经络。用于治一切风气，跌打损伤，寒湿疝气，血滞气凝，沉疴久病，无不获效。

【用法用量】口服：每次饮 50～150ml，立见痛止，若预饮之，跌伤亦不痛。

【处方来源】清·《种福堂公选良方》

紫金酒 II

【处方】

血竭 30g　樟脑 30g　红花 60g　细辛 60g　生地 60g　白芥子 60g　冰片 30g　乳香 45g　没药 45g　鹅不食草 90g　荜茇 90g　良姜 120g　白酒 5L

【制法】上药共碾细末或切成薄片，加白酒浸泡 10 日，过滤分装密封。

【功能主治】温经，活血止痛。用于跌打损伤，慢性劳损。

【用法用量】外搽患处。

【处方来源】《中国中医骨伤科杂志》1997，(1)：61

跌打万应药酒

【处方】

三七 4.5g　羌活 4.5g　独活 4.5g　续断 4.5g　三棱 4.5g　莪术 4.5g　红花 4.5g　当归尾 4.5g　牛膝 4.5g　香附 4.5g　沉香 4.5g　青皮 4.5g　枳壳 4.5g　补骨脂 4.5g　首乌 4.5g　骨碎补 4.5g　五加皮 4.5g　桂枝 4.5g　生地黄 4.5g　枸杞子 4.5g　远志 4.5g　黑枣 6g　杜仲 6g　苏木 4.5g　木香 4.5g　乳香 4.5g　没药 4.5g　木瓜 4.5g　白术 4.5g　川芎 4.5g　茯苓 9g　熟地黄 9g　炙黄芪 9g　白芍 9g　豹骨（可用狗骨倍量代）15g　鹿筋 15g　桂圆肉 12g　黑豆 50g　黄酒适量　白酒 2L

【制法】将诸药共研为粗末或切成薄片，加适量黄酒拌和，闷渍，待酒吸尽后，放入锅内蒸透，然后放进酒坛内，加入白酒密封浸泡 30 日后，取澄清液装瓶备用。

【功能主治】活血化瘀，理气止痛，补益肝肾，祛风除湿。用于跌打损伤，肿胀疼痛等症。

【用法用量】口服：每次服 20～30ml，日服 1～2 次。

【注意事项】阴虚火旺者忌服。

【处方来源】《治疗与保健药酒》

【附记】本方除了有止血行瘀，消肿止痛的药物外，还有黄芪、白术、龙眼肉等扶正药，所以适应于跌打损伤性虚证患者。

跌打风湿药酒 I

【处方】

五加皮 50g　红花 40g　生地黄 40g　当归 40g　怀牛膝 40g　栀子 40g　泽兰 40g　骨碎补 80g　宽筋藤 80g　千斤拔

80g 枫荷桂 80g 羊耳菊 80g 海风藤 80g 细辛 30g 桂枝 30g 陈皮 30g 苍术 30g 木香 30g 莪术 50g 甘草 50g 九里香 160g 过江龙 160g 麻黄 20g 白酒 16L

【制法】将前 23 味捣为粗末或切成薄片，置容器中，加入白酒，密封，浸泡 30 日后，过滤去渣，即得。

【功能主治】祛风除湿，活血散瘀。用于跌打损伤，风湿骨痛，风寒湿痹，积瘀肿痛等。

【用法用量】口服：每次服 15ml，日服 2 次。亦可外用，涂擦患处。

【处方来源】《药酒汇编》

跌打活血酒

【处方】

参三七 6g 炙乳香 10g 骨碎补 10g 刘寄奴 10g 炙没药 10g 土鳖虫 10g 红花 10g 川芎 15g 当归尾 15g 川续断 15g 白酒 1L

【制法】将诸药研成粗末或切成薄片，纱布袋装，置干净容器中，加入白酒浸泡。密封浸泡 7 日后取出药袋，压榨取液。将榨取液与药酒混合，静置，过滤装瓶备用。

【功能主治】活血化瘀，止痛消肿。用于跌打损伤，筋骨关节肿痛，或骨折、骨裂疼痛。

【用法用量】口服：每次服 10 ~ 15ml，日服 3 次，空腹服。

【注意事项】孕妇忌服。

【处方来源】《临床验方集》

跌打药酒 I

【处方】

当归 10g 土鳖虫 4g 生地黄 8g 莪术 8g 川芎 8g 桃仁 8g 刘寄奴 8g 三

棱 8g 泽兰 8g 泽泻 8g 苏木 6g 红花 6g 赤芍 13g 三七 5g 白酒 1L

【制法】将上药捣碎或切成薄片，与白酒同置入容器中，密封浸泡 45 日以上。过滤后即可服用。

【功能主治】消积，散瘀，止痛。用于跌打撞伤，积瘀肿痛，闪挫腰痛，扭伤，关节痛。

【用法用量】口服：每次服 10 ~ 15ml，每日早、晚各服 1 次。亦可外用涂擦患处。

【注意事项】孕妇忌服。体虚者宜选择其他药酒。

【处方来源】《药酒汇编》

【附记】本药酒活血祛瘀作用强，适用于跌打损伤瘀血严重之实证。

跌打药酒 II

【处方】

破天菜 15g 丢了棒 15g 两面针 13g 了哥王 13g 山香 13g 吹风散 10g 桂枝 5g 制草乌 2.5g 九龙川 2.5g 薄荷油 5g 冰片 3g 樟脑 2.5g 白酒 1L

【制法】将上药捣碎或切成薄片，与白酒同置入容器中，密封浸泡 30 日以上。过滤后即可使用。

【功能主治】祛风止痛，消炎。用于跌打扭伤，瘀血肿痛，风湿性关节炎，腰腿酸痛。

【用法用量】外用：搽患处，每日 4 ~ 5 次。

【注意事项】伤口忌用，孕妇慎用。

【处方来源】《新编中成药》

跌打酒 I

【处方】

制川乌 10g 制草乌 10g 白芷 20g 四块瓦 20g 防己 20g 见血飞 30g 伸筋

草 30g　八爪金龙 30g　透骨草 30g　大血藤 30g　徐长卿 30g　水冬瓜根皮 40g　四两藤 15g　竹叶三七 15g　高度白酒 3L

【制法】将前 14 味共捣为粗末或切成薄片，置容器中，加入白酒，密封，浸泡 7～10 日后，过滤去渣，即成。

【功能主治】舒筋活血，化瘀止痛。用于跌打损伤，筋骨疼痛，肢体麻木，腰腿酸痛。

【用法用量】口服：每次服 15～20ml，日服 3 次。

【处方来源】《中国当代中医名人志》

跌打损伤酒 Ⅰ

【处方】

柴胡 12g　当归 12g　川芎 12g　川续断 6g　马钱子（制）6g　骨碎补（去毛）6g　黄芩 6g　桃仁 6g　五灵脂 6g　赤芍 6g　苏木 6g　红花 4g　三棱 4g　乳香（醋制）3g　65°白酒 1L

【制法】将前 14 味研为粗末或切成薄片，混匀，入布袋，置罐内，加入白酒，密封。浸泡 30 日，压榨过滤去渣，静置沉淀，取上清液分装瓶，备用。

【功能主治】舒筋活血，消肿止痛。用于跌打损伤，瘀血凝滞，肿痛不已，筋络不舒。

【用法用量】口服：每次服 30～60ml，日服两次。亦可外用，涂搽患处。

【处方来源】《中药制剂汇编》

跌打损伤酒 Ⅱ

【处方】

当归 30g　生地 30g　薏苡仁 15g　骨碎补 15g　紫荆皮 15g　补骨脂 15g　十大功劳 15g　羌活 9g　桃仁 9g　莪术 9g　广木香 9g　杜仲 24g　川芎 24g　五加皮 90g　豹胫骨（可用狗骨倍量代）36g　高粱酒 4L

【制法】将药物与高粱酒同置入容器中，封固，隔水煮 3 小时取出。7 日后压榨过滤，使成 9500ml，装瓶备用。

【功能主治】活血化瘀，祛风胜湿。用于跌打损伤后筋骨疼痛，日久不愈，不时发作。

【用法用量】口服：每晚睡前服 15～30ml。

【注意事项】孕妇忌服；体质虚弱者亦应慎用。

【处方来源】《临床验方集》

跌打损伤药酒

【处方】

当归 30g　生地 30g　五加皮 30g　破故纸 24g　紫荆皮 24g　十大功劳 24g　猴姜 24g　薏苡仁 24g　广木香 24g　羌活 24g　莪术 24g　桃仁 24g　川芎 24g　杜仲 24g　豹骨（狗骨倍量代，酥炙）36g　白酒 4L

【制法】以好酒浸泡上述药物，容器封固，隔水加热约 1.5 小时，取出后静置数日，压榨过滤后，即可。

【功能主治】活血理气，强筋壮骨，祛风除湿，治跌打损伤所致的局部肿胀疼痛等症，此外，也适用于风湿性筋骨疼痛等症

【用法用量】口服：每次 25～50ml，每日 2～3 次。

【处方来源】清·《伤科汇纂》；《治疗与保健药酒》

【附记】该药酒行气活血，促进组织修复，用于软组织损伤有效，若遇出血，脱白，骨折，则须先止血，整复固定，该酒仅作辅助治疗。

舒活酒

【处方】

血竭30g　三七30g　麝香6g　樟脑20g　冰片20g　薄荷20g　红花30g　白酒500ml

【制法】将上药切片共溶于乙醇或白酒，密闭浸泡15日，即成。

【功能主治】活血化瘀，消肿止痛，舒筋活络。广泛用于各种新旧闭合性跌打损伤。

【用法用量】①组织损伤严重，有内出血者，可用药棉浸透舒活酒敷患部，加压包扎。②陈旧性损伤，用舒活酒外擦并予按摩，每日1～2次，每次5～10分钟。

【处方来源】《中成药研究》1979，(3)：13

舒筋活血药酒

【处方】

老鹳草125g　红花50g　桂枝75g　牛膝75g　当归50g　赤芍50g　白糖1000g　50°白酒4L

【制法】将前6味研成粗末或切薄片，置容器中，加入白酒，密封，浸泡10～15日后，过滤去渣，加入白糖即成。

【功能主治】舒筋活血，健筋骨，通经活络。用于跌打损伤，风湿痹症。腰膝腿痛，风寒麻木。

【用法用量】口服：每次10～15ml，每日2～3次。

【注意事项】孕妇忌服。

【处方来源】《新编中成药》

蕲蛇风湿酒

【处方】

蕲蛇（去头）100g　桑枝80g　熟地黄80g　淫羊藿80g　鲜侧柏叶80g　称钩风80g　鲜马尾松根（去粗皮）80g　白芍50g　当归50g　麻口皮子药50g　大血藤32g　石楠藤32g　桂枝32g　杜仲（盐水炒）16g　木瓜16g　川牛膝16g　甘草16g　狗脊（去毛）16g　川续断32g　白酒8L　蔗糖400g

【制法】先将蕲蛇加白酒1L浸泡6个月以上，滤过，桂枝提取挥发油，余桑枝等17味捣碎或切成薄片，置容器中，分2次加白酒浸泡，第1次密封，浸泡30日，第2次浸泡15日，合并浸液，滤过，加入上述滤液及挥发油，混匀，加取蔗糖制成糖浆，待温，加入混合液中搅匀，静置，滤过，贮瓶备用。

【功能主治】祛风除湿，通经活络。用于风湿痹痛，骨节疼痛，四肢麻木，屈伸不利，腰膝酸软，风湿性关节炎，腰肌劳损，跌打损伤后期等症。

【用法用量】口服：每次服15～30ml，日服2次。

【注意事项】孕妇忌服。

【处方来源】《药酒汇编》

【附记】本药酒适用范围广，疗效显著。坚持服用，中病即止。

橘子酒

【处方】

橘子（炒去皮）60g　白酒400ml

【制法】上药研细备用。

【功能主治】活血，行气，止痛。用于跌扑腰痛，恶血蓄瘀，痛不可忍。

【用法用量】口服：每次3g，酒20ml调服。

【处方来源】宋·《三因极—病证方论》

擦酒

【处方】

制草乌（或乌头）100g　红根（或

331

生南星，海芋）100g　姜黄50g　天文草（或血满草）50g　土三七（或七叶一枝花）50g　紫菀20g　八角枫20g　苏木20g　黄柏50g　山楂50g　茜草20g　百灵草30g　五香藤10g　毛茛30g　萆薢50g　雷公藤30g　青骨藤20g　四块瓦30g　韭菜根50g　乳没各10g　扁竹兰（或射干）20g　商陆10g　冰片10L　高度白酒5L

【制法】诸药磨成粗粉或切成薄片，用酒精浸泡10日后，滤过取酒，余渣加酒再泡，5日后滤过，2次药酒合并装瓶。

【功能主治】外用：消肿止痛，舒筋活血。用于跌打劳损，风湿麻木，不明肿痛，毒虫咬蜇，龋齿牙痛等。

【用法用量】用纱布蘸酒或做成擦酒棉球，揉擦患处及附近有关穴位，每10～20分钟，每日1～2次，无名肿毒，毒虫咬蜇只涂擦不揉按，龋齿牙痛用一小棉球填塞。

【处方来源】《新医学》1973，4(7)：371

【附记】①此酒含有不少剧毒药物，接触后要洗手，以免染食入口。②凡伤口创面勿涂此剂，以免吸收中毒。③龋齿牙痛用药时，以小棉球浸药扭干准确地填塞孔洞内，上下牙咬紧，疼痛消失后取出棉球。④此剂药味较多，组方如感困难时，仅选12味亦可以产生相当好的疗效，或只用草乌、南星、五香藤、紫菀、山楂也有疗效。⑤如有麝香加入少许，疗效更优。

二、扭闪挫伤用药酒

三七红花酒

【处方】

三七10g　红花10g　乳香20g　没药20g　梅片5g　制川乌15g　制草乌15g　60°红高粱酒1L

【制法】上药切片，用红高粱酒浸泡10日以上。

【功能主治】温经活血。用于治急性踝关节扭伤。

【用法用量】外用：用棉球将药酒涂于患处，再用红外线灯直接照射20分钟，其间每隔5分钟涂药液一次。再以手法理筋整复。外敷自制新伤膏药。以大黄，黄柏、黄芩各20g，血竭、延胡索、白芷各10g。上药共为细末，再加麝香0.5g，用医用凡士林调成膏。将膏药摊于纱布上外敷，再用绷带包扎固定，隔日换药1次。并嘱患者行走时宜足平地行走，不能用足尖或足跟着力，夜间睡时适当抬高患足。

【处方来源】《四川中医》1998，(3)：41

【附记】有医院以本法治疗急性踝关节扭伤75例，治疗1次痊愈21例，2次痊愈39例，3次痊愈15例。

无敌药酒

【处方】

黄芪50g　人参30g　菟丝子50g　熟地50g　制杜仲50g　续断50g　血竭40g　炙乳香30g　炙没药30g　桂枝30g　白酒5L

【制法】上药切片，用白酒浸泡7日而得。

【功能主治】补气养血，强筋健骨，祛风除湿，消肿止痛。用于治急性扭挫伤，风湿性关节炎，骨质增生。

【用法用量】口服：每次20～30ml，每日2～3次。

【处方来源】《中国民族民间医药杂志》1998，(31)：34

【附记】本药系王子荣老中医临床应用多年的经验方。

外用扭伤药酒 II

【处方】

肉桂24g 红花24g 川乌36g 草乌36g 防风36g 木香36g 乳香36g 没药36g 台乌36g 木通36g 荆芥36g 苏梗60g 麻黄60g 白附子60g 伸筋草60g 舒筋草60g 海风藤60g 威灵仙60g 蔓荆子60g 土牛膝60g 当归48g 川芎48g 五加皮96g 白酒7L

【制法】将前23味切片或捣为粗末，置容器中，用白酒，分2次浸泡，第1次以淹过药面少许为度，7日后过滤；所剩白酒全部加入药渣内浸泡3日以上过滤，合并2次滤液混匀即成。在浸泡过程中，应密封，并随时振动，以加速药性释出。

【功能主治】活血散瘀，行气止痛。用于扭挫闪伤及跌打损伤。

【用法用量】外用：每取药酒适量擦患处，日擦3次。

【注意事项】忌内服。

【处方来源】《中药制剂汇编》

闪挫止痛酒 II

【处方】

当归60g 川芎30g 红花30g 茜草20g 威灵仙2g 白酒1.5L

【制法】将前5味捣碎或切成薄片，置容器中，加入白酒，密封，浸泡7日后，过滤去渣，即成。

【功能主治】祛瘀消肿。用于闪挫伤，包括皮下组织、肌肉、肌腱、筋膜、关节囊、韧带（腱鞘、滑液囊、椎间盘纤维环、关节软骨盘）、血管，周围神经等组织，受伤后发生肿胀疼痛，功能活动障碍等现象。

【用法用量】口服：随时随量饮之，不醉为度。取药渣外敷伤处。

【注意事项】有明显出血现象者不宜服用本药酒。

【处方来源】清·《疑难急症简方》

地鳖红花酒

【处方】

地鳖虫100g 红花100g 白酒2L

【制法】上药入白酒，以文火煎约30分钟，过滤去渣，备用。

【功能主治】活血通络，祛瘀止痛，续筋骨。用于急性腰扭伤。

【用法用量】口服：上剂分3份。每日1次，每次服1份。

【处方来源】《陕西中医》

红花酒煎

【处方】

红花30g 栀子20g 桃仁20g 芒硝60g 白酒1L

【制法】上药共研粗末或切成薄片，加白酒浸泡30分钟许，微火煮10分钟，取其滤液。

【功能主治】活血祛瘀，消肿止痛。用于治疗关节扭伤。

【用法用量】外用：将本品以纱布浸之湿敷，伤后24小时内冷敷，一日4~6次，10日为一疗程。同时施以柔顺按摩法，即采取与纤维方向平行的手法，由近端向远端或由远端向近端理顺肌纤维，之后用石膏托、纸板或胶布、绷带等外固定损伤关节，限制活动。

【处方来源】《实用中西医结合杂志》1996，9（4）：230

泽兰酒

【处方】

泽兰30g 白薇30g 穿山甲30g 白

酒 1L

【制法】将前 3 味捣碎或切成薄片，置容器中，加入白酒，密封，浸泡 7 天后，过滤去渣，即成。

【功能主治】活血通络。用于闪腰岔气。

【用法用量】口服：每次服 30ml，每晚服 1 次，症重者，每日早、晚各服 1 次。

【注意事项】孕妇忌服。

【处方来源】《正骨经验汇萃》

韭菜酒

【处方】

生韭菜或韭菜根 30g　黄酒 100ml

【制法】煮沸，或韭汁调酒。

【功能主治】行气活血。用于治急性闪挫性扭伤的气滞血阻，心痛及赤痢。

【用法用量】口服：趁热服之，每日 1 ~ 2 次。

【处方来源】清·《寿世青编》

【附记】韭菜之名始见于《诗经》，性味辛温，有温中，行气，散血，解毒之功，能治胸痹，痢疾，跌打损伤等症，亦治吐血、衄血、尿血，故可作食治。

参胡杜仲酒

【处方】

党参 60g　延胡索 60g　木香 60g　肉桂 60g　制杜仲 60g　丑牛（牵牛子）60g　小茴香 60g　白酒 4L

【制法】将前 7 味共研细末，备用。

【功能主治】益气温经，理气止痛。用于挫、扭伤筋不能屈伸。

【用法用量】口服：每次 10ml，日服 3 次。外用：揉擦患处半小时，日揉擦 2 次。

【处方来源】《医学文选·祖传秘方

验方集》

桂枝当归酒

【处方】

桂枝 15g　当归 10g　川芎 10g　红花 10g　透骨草 30g　75% 乙醇 300ml

【制法】将以上诸药切片，放入酒精内浸泡 7 天后备用。

【功能主治】活血温经，消瘀止痛。用于治急性扭挫伤。

【用法用量】外用：用棉球蘸酒浸液，搓洗患处，每日 4 ~ 6 次。

【处方来源】《河南中医》1989，(3)：34

跌打风湿药酒 II

【处方】

勒党根 45g　小棵蔷薇根 45g　山花椒根 24g　三花酒（50°白酒）1L

【制法】将前 3 味切碎，置容器中，加入三花酒、密封，浸泡 15 日后，过滤去渣，即成。

【功能主治】散风祛湿，活血止痛。用于急性扭挫伤及风湿性关节炎，腰肌劳损。

【用法用量】口服：急性扭挫伤，首次服 100ml，以后为每次服 50ml，日服 2 次。同时适量药酒外擦患处，日擦 3 次。余为每晚临睡时服 100ml，或每服 50ml，日服 2 次。20 日为 1 个疗程。

【处方来源】《中药制剂汇编》

【附记】病重者可连续服用 1 ~ 2 个疗程。若服药酒过程中，出现咽喉炽热，停药酒几日后，可继续服用。

跌打酒 II

【处方】

血竭 30g　乳香 30g　没药 30g　川续

断 30g　骨碎补 30g　苏木 30g　自然铜（醋煅）30g　猴骨（酒炙）30g　琥珀 24g　牛膝 24g　赤芍 24g　三棱 24g　莪术 24g　桃仁 24g　参三七 24g　桂枝 18g　川芎 15g　独活 15g　羌活 15g　细辛 15g　制半夏 15g　儿茶 15g　防风 45g　白芷 45g　当归尾 45g　片姜黄 60g　泽兰 60g　刘寄奴 60g　降香 21g　红花 75g　川军 90g　山栀 90g　土鳖虫 90g　川破石 90g　了丢竹 60g　两面针（去内衣）60g　鸡骨香 60g　一包针 30g　金耳环 30g（川破石以下 6 味为地方药）　三花酒 15L

【制法】将前 39 味捣碎或切成薄片，置于酒坛（或大玻璃瓶内）内，入三花酒 5L，浸润 3 日后，再加入三花酒 10L，密封，浸泡 3 个月后，过滤去渣，即成。

【功能主治】行郁活血，消肿定痛。用于跌扑扭闪伤筋肿痛。

【用法用量】口服：每次服 15～25ml，日服 2～3 次，全日量不超过 60ml。外敷：取药酒加温后，涂擦伤部，每日擦 3～4 次。

【注意事项】孕妇、老人、小儿及气血衰弱患者忌服。

【处方来源】《正骨经验汇萃》

舒筋活血水

【处方】

透骨草 90g　制川乌 90g　乳香 20g　没药 20g　红花 60g　秦艽 60g　钩藤 60g　川椒 60g　防风 45g　补骨脂 45g　60% 乙醇（酒精）3L

【制法】将前 10 味研为粗末或切成薄片，置容器中，加入 60% 乙醇泡 72 小时，每天搅拌 1～2 小时，滤出浸液，药渣再加 60% 乙醇，如此 3 次。再将 3 次药液混合，静置 24 小时，过滤，分装瓶备用。

【功能主治】舒筋活血，温经通络，消肿止痛。用于四肢关节扭挫伤，骨折、脱位后期关节疼痛，活动不利；各种劳

损，筋膜炎引起的局部肿痛及软组织损伤，风湿痹痛等症。

【用法用量】外用：每次用此药水反复涂擦患处，每日 2～3 次。慢性先用热敷，再擦药水，可提高疗效。

【处方来源】《百病中医熏洗熨擦疗法》

【附记】本方适用范围广，临床用于上述各症，确有较好的疗效，而且配制使用方便，是为伤科一首外治良方。

舒筋药酒

【处方】

草乌 40g　半夏 40g　南星 40g　川乌 40g　大黄 40g　独活 40g　川椒 40g　栀子 40g　木瓜 40g　羌活 40g　路路通 40g　樟脑 40g　蒲黄 30g　苏木 30g　樟木 30g　红花 20g　赤芍 20g　60% 乙醇 6L（留少量溶解樟脑）

【制法】将前 17 味，除樟脑外，粉碎成粗粉，混匀，用 60% 乙醇，密封，浸渍 48 小时后，按渗漉法进行渗滤（每分钟 3ml），收集滤液；再将樟脑用少量 60% 乙醇溶解，与渗滤液混匀，滤过即得。以 20ml 瓶分装。

【功能主治】舒筋活络，祛风息痛。用于扭伤，劳累损伤，筋骨酸痛等症。

【用法用量】外用：取此药酒涂擦伤处，或先热敷后再擦，每日 3 次。

【注意事项】外用药切勿入口。避光保存。

【处方来源】《山东省药品标准》（中成药部分）

三、骨折、脱臼用药酒

二乌透骨酒

【处方】

川乌 20g　草乌 20g　透骨草 20g　伸

筋草 20g　祁艾叶 20g　山柰 20g　西红花 10g　桃仁 10g　冰片（或樟脑）10g　细辛 10g　桂枝 10g　乳香 40g　95% 乙醇 2.5L

【制法】将前 12 味各研为粗末，混匀，置容器中，加入 95% 乙醇，密封，经常摇动，浸泡 15～30 日后，过滤去渣，贮瓶备用。

【功能主治】祛风除湿，活血散瘀，消肿止痛。用于骨折延期愈合、踝、跟骨骨质增生，关节损伤后遗症，腱膜炎及关节肿痛等症。

【用法用量】外用：每取药酊 20ml，加开水冲成 200ml 药液，趁热熏洗患处，或用毛巾浸透热敷患处，每日早、晚各 1 次。或涂擦患处，每日涂擦数次。

【处方来源】《百病中医熏洗熨擦疗法》

七叶红花酒

【处方】

七星草 100g　叶下花 100g　小黑牛 50g　岩芋 50g　红花 20g　苏木 25g　紫荆皮 25g　伸筋草 20g　自然铜 50g　雪上一枝蒿 25g　马钱子 50g　丹皮 25g　大黄 25g　栀子 50g　木瓜 50g　血竭 10g　牛膝 20g　杜仲 25g　冰片（后下）酌量 75% 乙醇 5L

【制法】将以上中草药粗研或切片后装入瓷器内密封浸泡在 5L 75% 乙醇内，每日摇荡，搅拌一次，15 日即可使用，使用时加冰片 2g。

【功能主治】化瘀止痛，续筋接骨，祛风除湿。用于治骨折脱臼，跌打损伤，风湿性关节疼痛。

【用法用量】外用：外搽患处，每日四五次。

【注意事项】剧毒，严禁口服。

【处方来源】《中国民族民间医药杂志》1998，(5)：21

三角枫酒

【处方】

三角枫（即《中药大辞典》三帖风）60g　白酒 500ml

【制法】切碎后浸泡 7～10 日后服用。

【功能主治】活血通经止痛。用于骨折，跌打损伤。

【用法用量】口服：每次 10～20ml，每日 3 次。

【处方来源】《陕甘宁青中草药选》

少林五香酒

【处方】

丁香 6g　木香 6g　乳香 6g　檀香 6g　小茴香 6g　当归 30g　川芎 24g　苏木 24g　牛膝 24g　红花 15g　白酒 500ml

【制法】将上药切碎，与白酒同置入容器中，密封浸泡 10 日后再深埋入地下 1 个月即成。

【功能主治】活血祛瘀，通络止痛。用于外伤后红肿，骨折脱位，闪腰岔气。

【用法用量】外用：用药酒少许外搽患处。

【注意事项】孕妇忌服。

【处方来源】《少林寺伤科秘方》

风伤药酒

【处方】

蚤休 45g　姜黄 45g　山栀 45g　土黄柏 45g　驳骨丹 45g　茜叶 18g　射干 18g　云实根 18g　百两金 18g　阿利藤 9g　商陆 9g　蛇芍 30g　四块瓦 30g　星宿叶 30g　毛茛 30g　紫菀 90g　冰片 4.5g　75% 乙醇 2L

【制法】将前 17 味共研细末，置容器

中，加入 75% 乙醇 1L，密封浸泡 2 次，第 1 次浸泡 10 日后，过滤取液；第 2 次（药渣）再加 75% 乙醇 1L 浸泡 2 日后，过滤，弃渣。2 次浸液合并，混匀，装瓶备用。

【功能主治】祛风湿，健骨。用于促进骨折的愈合及功能的恢复。

【用法用量】外用：外搽患处，日 3 次，连用 1 周。

【处方来源】《中药制剂汇编》

壮筋补血酒

【处方】

当归 90g　枸杞子 90g　制杜仲 60g　三七 60g　熟地黄 60g　豹骨（可用狗骨倍量代）60g　五加皮 60g　黄芪 45g　何首乌 30g　羌活 30g　白人参 30g　独活 30g　西红花 9g　冰糖 500g　高粱酒 5L

【制法】将上药捣碎或切成薄片，与高粱酒同置入容器中，密封浸泡 15 日以上，加入冰糖溶化后即可服用。

【功能主治】养血舒筋，补肾壮骨，祛风除湿。用于骨折，脱位整复后，筋骨虚弱无力。

【用法用量】口服：每次服 30ml，每日中午、晚上各服 1 次。

【注意事项】孕妇忌服。

【处方来源】《林如高正骨经验》

茴香丁酒

【处方】

茴香 15g　丁香 15g　樟脑 15g　红花 15g　白酒 300ml

【制法】把药物浸于酒中，1 星期后取汁使用。

【功能主治】散寒，活血，化湿。用于治疗骨折后期局部肿胀。

【用法用量】外用：用棉球蘸药汁涂于伤处，以红外线治疗灯照射距离 20～30cm，每日 1 次，每次 20 分钟，7 次为一疗程。

【处方来源】《中国骨伤》1997，（1）：56

【附记】有单位治疗四肢骨折愈合期肢端肿胀 105 例，结果治愈率 100%。

骨伤药酒

【处方】

丹参 30g　当归 20g　乳香 10g　没药 10g　刘寄奴 30g　延胡索 20g　血竭 10g　路路通 30g　透骨草 30g　牡丹皮 10g　桃仁 10g　红花 10g　泽兰 20g　川乌 20g　草乌 20g　地龙 10g　姜黄 20g　木瓜 30g　赤芍 20g　青皮 10g　陈皮 10g　马钱子 10g　王不留行 30g　白酒 2L

【制法】上药洗净炒干，加酒 50ml 搅匀加盖再煮 30 分钟，取出按药量与酒量 1：2 的比例浸酒，酒吸干后适当加入，泡 2～3 星期。

【功能主治】活血祛瘀，行气通络，消肿止痛。用于骨伤科瘀血肿痛实证。

【用法用量】外搽：将药酒加热后直接外搽患处，每日 3 次，每次 15 分钟，7 日为 1 疗程，一般用药 1～2 个疗程。湿热外敷，将药酒 100～150ml 煮热敷于患处，每日 2 次，每次 15 分钟，7 日为 1 疗程，一般用药 1～2 个疗程。

【处方来源】《广西中医药》1995，（1）：28

接骨至神酒

【处方】

羊踯躅（炒黄）9g　红花 9g　大黄 9g　当归 9g　赤芍 9g　牡丹皮 6g　生地

15g　土鳖虫（捣碎连汁）10个　土虱（捣碎）30个　自然铜末（后下）3g　黄酒 500ml

【制法】将前 9 味捣烂或切成薄片，入黄酒同煎，然后入自然铜末调服之。

【功能主治】续筋接骨。用于跌打损伤，手足断折。

【用法用量】口服：手术接合后，1 次顿服之。

【处方来源】《串雅内编》

接骨草酒

【处方】

接骨草叶 500g　白酒（或乙醇）1.5L

【制法】制法有二：一为将上药捣烂，加少许乙醇炒略带黄色，然后加水，用文火熬 6～8 小时，搓挤出药汁过滤，配制成 45% 乙醇浓度的药酒 500ml。二为将上药洗净，切碎，加水（超过药面）煎煮（第 1 次 2 小时，第 2 次 1.5 小时），合并药液，过滤，浓缩成适量。药液中加入 95% 乙醇，使乙醇度数为 50°～60°，药浓度为 1:1 或 1:2，放置 24 小时过滤即可。

【功能主治】接骨续筋。用于骨折愈合。

【用法用量】外用：先手法复位，然后用此酒湿敷于（纱布浸透）骨折部位皮肤。外用小夹板固定，必要时加牵引。每日将此药酒滴入夹板下之纱布（成人 50ml、儿童 30ml），每日滴 1～2 次。

【处方来源】《中药制剂汇编》

新伤药酒

【处方】

黄芩 50g　生大黄 40g　血通 40g　三

棱 25g　莪术 25g　黄柏 20g　白芷 20g　羌活 20g　独活 20g　川芎 20g　红花 20g　延胡索 10g　45% 乙醇适量

【制法】将诸药研成粗粉，分装入若干个纱布袋内，放入酒坛内，每 50g 药粉加 45% 乙醇 500ml，密封浸泡，每周翻动药袋 1 次，30 日后即成。

【功能主治】散瘀，退热，消肿，止痛。用于各种闭合性骨折，脱位和软组织损伤初期有肿痛瘀血者。

【用法用量】外用：将药水浸于棉花或纱布上敷患处，每日换药数次。

【注意事项】忌内服。

【处方来源】《实用伤科中药与方剂》

整骨麻药酒

【处方】

制草乌 100g　当归 80g　白芷 80g　白酒 2L

【制法】将前 3 味共研细末，备用。

【功能主治】麻醉止痛，活血消肿。用于跌打损伤，骨折，脱臼，红肿疼痛，整骨复位疼痛难忍。

【用法用量】口服：每取药末 2g，用白酒 50ml，共入瓷杯中，煮沸，候温服之。

【处方来源】明·《证治准绳》

四、软组织损伤用药酒

土鳖虫酒

【处方】

土鳖虫 7 个　白酒 100ml

【制法】先将土鳖虫焙干，白酒泡浸一昼夜后，去土鳖虫渣。

【功能主治】活血化瘀，消肿止痛。用于闪腰挫伤。

【用法用量】口服：上酒分作 3 份内服，一日 3 次。

【注意事项】孕妇忌服。

【处方来源】 《河北中医》1984，(3)：29

【附记】土鳖虫始载于《本经》，具有破坚逐瘀，疗伤止痛的功效，故入酒能治闪挫。

火黄酒

【处方】

生大黄 30g 川红花 30g 延胡索 30g 白酒 1L

【制法】将前 3 味共为粗末或切成薄片，置容器中，加入白酒，密封，浸泡 14 日后，过滤去渣，即成。

【功能主治】活血化瘀，理气止痛。用于软组织损伤，扭挫伤及跌打损伤。

【用法用量】口服：每次服 30 ~ 50ml，日服 2 次。再以药渣炒热，外敷患处，外以纱布包扎固定。

【处方来源】《中国药酒配方大全》

【附记】临床应用，一般常配用伤痛灵搽剂（方药如上）外治。内外并治，效果尤著。

闪挫止痛药酒

【处方】

元胡 15g 当归 6g 制乳香 5g 制没药 5g 三七 3g 川芎 3g 红花 1.8g 茜草 1.5g 威灵仙 1.5g 白酒 500ml

【制法】将诸药研为粗末或切成薄片，放入瓷器中，加入白酒 200ml 煎至 100ml，去渣备用。

【功能主治】活血化瘀，通络止痛。用于因动作过猛，或受外力直接作用而致软组织损伤，局部肿胀，瘀血疼痛，功能活动受限等症均可用之。

【用法用量】口服：每次服 30 ~ 50ml，或随量而饮；药酒渣外用敷患处。

【注意事项】有明显出血者忌服。

【处方来源】《临床验方集》

伤痛灵擦剂 I

【处方】

参三七 70g 当归尾 70g 三棱 70g 红花 120g 樟脑 120g 制川乌 50g 制草乌 50g 五加皮 50g 木瓜 50g 牛膝 50g 六轴子 20g 70% 乙醇 6L

【制法】将前 11 味捣为粗末或切成薄片，置容器中，加入 70% 乙醇，密封，浸渍 7 日后即可取用。

【功能主治】祛风除湿，活血化瘀，理气止痛。用于急性软组织损伤，慢性损伤急性发作。

【用法用量】外用：用消毒药棉球蘸此药酒涂擦伤处，每日涂擦 2 ~ 3 次。

【处方来源】《百病中医熏洗熨擦疗法》

伤痛灵搽剂 II

【处方】

三棱 15g 莪术 15g 三七 15g 红花 15g 制草乌 15g 透骨草 15g 血竭 6g 生大黄 6g（急性用 9g） 栀子（急性用 9g）6g 白芷 12g 冰片 3g 白酒 1L

【制法】将前 11 味烘干，共研细末，备用。

【功能主治】活血化瘀，消肿止痛。用于急、慢性软组织损伤，网球肘，纤维组织炎及陈旧性踝、腕关节扭挫伤。

【用法用量】外用：每取药末适量，用白酒调成稀糊膏状，外涂擦患部，每日涂擦 3 次。药层干后洒白酒，保持湿润，促使药力透入。

【处方来源】《百病中医熏洗熨擦疗法》

【附记】验之临床，用于上述各症，皆有良效，尤以软组织损伤，扭挫伤效果更佳。通常用药急性 3~7 日，慢性 7~10 日均痊愈或显效。

赤芍当归酒

【处方】

赤芍40g　当归25g　生地25g　泽泻25g　泽兰25g　川芎25g　桃仁25g　莪术20g　刘寄奴25g　三棱25g　红花20g　苏木20g　土鳖虫12g　三七3g　50°白酒3L

【制法】上药切片后置于坛中，用50°白酒浸泡约2星期后，过滤去渣，取出澄清夜，备用。

【功能主治】活血化瘀，消肿止痛，舒经活络。用于治疗软组织损伤。

【用法用量】外用：将配好的药酒蘸少许涂于按摩之部位，根据伤情及患者体质，循经取穴，灵活选用不同手法，反复推拿。

【处方来源】《按摩与导引》1997，(2)：44

肿痛灵药酒

【处方】

透骨草30g　乳香15g　没药15g　泽兰15g　艾叶15g　60°白酒500ml

【制法】上药切片或捣乱，浸于白酒中，浸泡2、3日，贮药液备用。

【功能主治】行血消肿，温经通络。用于治软组织损伤。

【用法用量】外用：用时取大小适宜的敷料浸透药液，贴敷于患处，外用绷带包扎，并用热水袋热敷受伤局部，每日更换1次，7日为一疗程。皮肤破损者伤口愈合后再行此法。

【处方来源】《新中医》1996，(7)：47

建曲酒

【处方】

建曲100g　黄酒200g　白酒200ml

【制法】以3味共合一处，泡2小时即可。

【功能主治】消肿定痛。用于急性腰扭伤。

【用法用量】口服：每日1次，每次50ml，也可依自己酒量饮用。

【处方来源】《山东中医学院学报》1981，(2)：39

【附记】建曲常用于消化不良症，用治腰痛者甚少，查李时珍《本草纲目》有："闪挫腰痛者，煅过淬酒温服有效"的记载。

神曲酒

【处方】

神曲500g　白酒500ml

【制法】陈久神曲一大块，烧通红，淬老酒，去神曲。

【功能主治】活血，消肿，止痛。用于治挫闪腰痛，不能转侧。

【用法用量】口服：服后仰卧片刻，见效再服。

【处方来源】明·《普济方》

栀皇酒

【处方】

栀子60g　大黄30g　乳香30g　没药30g　雪上一枝蒿30g　樟脑饼1个（约7g）　白酒400ml

【制法】将上药切片，装入瓶内，加白酒适量（以淹没药物为度）浸泡2星期，密闭。

【功能主治】活血化瘀，消肿止痛。用于治疗各种闭合性软组织损伤，挫伤，撞伤，无名肿毒，肋间神经痛。

【用法用量】外用：以软组织损伤的范围、疼痛面积的大小，剪相应大小的敷料块浸入药液，拧成半干，敷于患处，再盖以敷料，用胶布固定，24小时换药一次，轻者1~2帖愈。重者2~4次即愈，用4次以上无效者则停用。

【注意事项】禁内服。孕妇慎服。

【处方来源】《四川中医》1986，(6)：21

🌿 骨科渗透液

【处方】

南红花150g　川椒150g　制草乌150g　制川乌150g　当归尾150g　五加皮150g　鲜生姜150g　嫩桂枝150g　自然铜200g　苍术200g　马钱子100g　北细辛100g　生麻黄100g　炙乌蛇50g　淡全蝎50g　75%乙醇12L

【制法】将前15味共为粗末，置容器中，加入75%乙醇，密封，浸泡2周，过滤取汁（药：酒=1：5），备用。

【功能主治】活血软坚，祛寒止痛。用于陈旧性软组织损伤，髌骨软化骨质增生。

【用法用量】外用：先将患处作湿热敷20分钟后，再将纱布用渗透液浸湿敷患处，上盖塑料布，用棉垫包好保温，待凉后取下。日敷1~2次。

【注意事项】孕妇及患有皮肤过敏性病者慎用。

【处方来源】《北京中医学院东直门医院协定处方》

🌿 骨科搽剂

【处方】

闹羊花500g　五加皮500g　制川乌500g　生南星500g　南红花500g　北细辛500g　樟脑500g　辣椒酊1000ml　50%乙醇27L

【制法】将前7味捣为粗粉或切薄片，置容器中，加入50%乙醇和辣椒酊，密封，浸泡15天后，过滤去渣，即成。

【功能主治】祛风散寒，活血止痛。用于软组织损伤。

【用法用量】外用：用脱脂棉或布蘸药酒揉擦伤处，擦至皮肤发热。每日涂擦1~2次。

【注意事项】忌内服。凡有皮肤破损者禁用。

【处方来源】《北京中医学院东直门医院协定处方》

🌿 寄奴酒

【处方】

刘寄奴60g　骨碎补60g　延胡索60g　白酒1L

【制法】将上药切成小块，与白酒同置入容器中，密封浸泡10日以上即成。

【功能主治】消肿定痛，止血续筋。用于跌打挫痛，瘀血肿痛。

【用法用量】口服：每日早、晚各服1次，每次服10~15ml。

【注意事项】孕妇忌服。

【处方来源】《民间秘方治百病》

🌿 舒筋活络酒Ⅱ

【处方】

生大黄60g　生半夏50g　当归60g　川芎60g　白芷60g　红花50g　姜黄50g　山栀40g　三七30g　陈皮40g　樟脑20g　50°三花米酒6L

【制法】上药碾成粗粉或切成薄片，置50°三花米酒内浸泡1个月。

【功能主治】消肿止痛。用于急性软

组织损伤。

【用法用量】外用：用时以药棉蘸取药液涂擦患处，每日 3 次，8 日为 1 疗程。

【处方来源】《广西中医药》1998，(4)：32

【附记】该药酒源于民间验方，有医院以本酒治疗急性软组织损伤 151 例，治疗结果痊愈 91 例，有效 55 例，总有效率 96.7%。

🌿 樟脑麝香酒

【处方】

樟脑 10g　红花 10g　生地 10g　血竭 10g　三七 3g　薄荷 3g　冰片 0.2g　麝香 0.2g　60° 白酒 500ml

【制法】先将红花、生地、三七、薄荷共研为粗末或切成薄片，纱布袋装，白酒浸泡。7 日后取出药袋，压榨取液，半榨取液与药酒混合，再过滤。滤液中再加入樟脑、冰片、麝香，搅拌均匀，密封容器，每日振荡 1 次，3 日后启封使用。

【功能主治】活血化瘀，消肿止痛。用于骨关节扭伤，软组织损伤。

【用法用量】外用：反复以手指蘸少许药酒涂擦患处及其周围，并选用抚摩、推搓、揉擦、按压、弹拨、拍打、扳牵等手法。每日 1 次，每次 15 ～ 20 分钟，10 次为 1 个疗程。

【处方来源】《药酒汇编》

五、骨赘（骨质增生）用药酒

🌿 二乌骨刺酒

【处方】

制川乌 50g　制草乌 50g　制附子 50g　桂枝 50g　川芎 50g　炒白芍 50g　木瓜 50g　当归 75g　川红花 75g　透骨草 60g　炮山甲 30g　元胡 70g　蜈蚣 10 条　土鳖

虫 20g　甘草 10g　55° 白酒 7L

【制法】将前 15 味共为粗末或切成薄片，入布袋，置容器中，加入白酒，密封，隔日振摇 1 次，浸泡 15 日后即可取用。服 10 日添酒满数，7 日后过滤去渣。

【功能主治】温经化湿，理气活血，搜风通络，缓急止痛。用于各部位骨质增生。

【用法用量】口服：每次服 5 ～ 15ml。先从小剂量开始服，渐加至 15ml，不可过剂。日服 2 次。病在下部于食前服，上部食后服。同时加外用：先取本药酒 50ml，食醋 50ml，冲入开水 2000 ～ 2500ml，趁热先熏后洗再浸泡患处，每次 30 分钟，每日 1 ～ 2 次，洗后再用此药酒揉擦患部 15 分钟。10 日为 1 个疗程。

【注意事项】孕妇忌服。

【处方来源】《中国药酒配方大全》

🌿 苁蓉骨刺酒

【处方】

肉苁蓉 20g　秦艽 15g　淫羊藿 15g　狗脊 15g　骨碎补 15g　熟地黄 15g　桑寄生 10g　三七 10g　威灵仙 10g　制附片 10g　白酒 1L

【制法】将上药共研为粗粉或切成薄片，纱布袋装，扎口，白酒浸泡。14 日后取出药袋，压榨取液。将榨取液与药酒混合，静置，过滤后即可服用。

【功能主治】补肝肾，强筋骨，祛风湿。用于骨质增生症，局部关节疼痛，转侧不利。

【用法用量】口服：每次服 20ml，日服 2 次。

【注意事项】胃溃疡患者忌服。

【处方来源】《民间百病良方》

🌿 抗骨质增生酒

【处方】

骨碎补 30g　淫羊藿 30g　鸡血藤 30g

肉苁蓉 20g　狗脊 20g　女贞子 20g　熟地黄 20g　牛膝 20g　莱菔子 10g　白酒 2L

【制法】将上药共研为粗末或切成薄片，纱布袋装，扎口，置容器中，白酒浸泡。14 日后取出药袋，压榨取液，将榨取液与药酒混合，静置，过滤后即得。

【功能主治】补骨强筋骨，活血止痛。用于增生性脊椎炎、颈椎综合征、骨刺等骨质增生症。

【用法用量】口服：每次服 10～20ml，日服 2 次。

【处方来源】《中成药手册》

【附记】屡用有效，久服效佳。

抗骨刺酒

【处方】

伸筋草 15g　透骨草 15g　杜仲 15g　桑寄生 15g　赤芍 15g　海带 15g　落得打 15g　追地风 9g　千年健 9g　防己 9g　秦艽 9g　茯苓 9g　黄芪 9g　党参 9g　白术 9g　陈皮 9g　佛手 9g　牛膝 9g　红花 9g　川芎 9g　当归 9g　枸杞子 6g　细辛 3g　甘草 3g　白酒 2L

【制法】上药切片，加入白酒中浸泡 15 天，去渣留汁饮用。

【功能主治】益肾健脾，活血行气，祛风湿。用于治疗骨质增生症。

【用法用量】口服：每次服 10ml，每日服 3 次，1L 为 1 疗程。

【处方来源】《上海中医药杂志》1989，（9）：24

【附记】有医院以本酒治疗骨质增生症 31 例，结果显效 4 例。骨质增生症状得到控制，恢复原工种工作，有效 21 例。临床症状改善，参加正常工作。无效 5 例。服本酒一疗程，症状无改善。总有效率 83.9%。治疗时间最短 1 个月，最长 8 个月，平均 2.5 月。

细辛蜈蚣酒

【处方】

细辛 12g　蜈蚣 10g　乳香 20g　没药 20g　红花 12g　桂枝 20g　樟脑 100g　50°白酒 2L　米醋 1L

【制法】将细辛、蜈蚣等 7 味中药放入容器中，加上 50°白酒浸 1 个月，过滤取汁即成。从其中取 200ml 加入米醋 100ml 调匀，置瓶内备用。

【功能主治】温经活血止痛。用于治疗骨质增生。

【用法用量】取中药威灵仙 30g、红花 10g、乳香 30g、没药 30g、血竭 30g、黑胡椒 30g。将上药共为细末，过筛备用。根据患病部位，取 5～7g 药末，用加醋药酒搅拌成膏敷于患处，其上用塑料薄膜覆盖，再贴上胶布，最后用绷带包裹固定。每日 1 次，每次 3 小时，10 日为 1 疗程。皮肤病患者，过敏体质者及孕妇禁用。敷药后局部红、痒、热为正常，甚者可用淡盐水搽洗或缩短敷药时间。

【处方来源】《中医外治杂志》1999，（5）：34

【附记】有医院以本法治疗骨质增生 65 例，治愈 16 例，基本治愈 39 例，好转 8 例，总有效率 96.93%。

骨质增生酒

【处方】

岩马桑 30g　钩藤根 30g　四块瓦 30g　见血飞 30g　野荞麦 40g　威灵仙根 40g　五香血藤 40g　鹿衔草 40g　凤仙花根 40g　地龙 40g　土鳖虫 40g　水冬瓜根皮 60g　淫羊藿 60g　川红花 20g　青藤香 20g　三七 20g　55°白酒 5L

【制法】将前 16 味洗净，切碎，置容

器中，加入白酒，密封，浸泡 7 ~ 10 日后即可取用。

【功能主治】舒筋活络，散瘀止痛。用于增生性或肥大性关节炎。

【用法用量】口服：每次服 15 ~ 20ml，日服 3 次。

【处方来源】《百病中医膏散疗法》

骨刺酒

【处方】

制川乌 10g　制草乌 10g　桂枝 10g　菊花 10g　甘草 10g　冰糖 90g　白酒 500ml

【制法】将上药与白酒同置入容器中，密封浸泡（夏天 7 日后，冬天 10 日）7 ~ 10 日后即可服用。

【功能主治】温经止痛。用于骨刺（骨质增生）及疼痛。

【用法用量】口服：每晚临睡前服 15ml，最多不要超过 25ml。腰椎骨刺加杜仲 10g，足跟骨刺加牛膝 10g。

【处方来源】《肘后积余集》

【附记】本药酒中二乌有毒性，服用时要严格用量。

复方当归酒

【处方】

川红花 60g　制何首乌 60g　当归 80g　小血藤 80g　白酒 3L

【制法】将药材饮片加白酒，按冷浸法浸渍 10 日后，即得。

【功能主治】活血化瘀，镇痛。用于骨质增生所致的疼痛。

【用法用量】口服：每次服 10ml，最大剂量不能超过 20ml，每日早、晚各服 1 次。

【处方来源】《中药制剂汇编》

复方威灵仙药酒

【处方】

威灵仙 50g　淫羊藿 50g　五加皮 50g　狗脊 50g　防风 40g　骨碎补 50g　五味子 30g　白芍 30g　土鳖虫 30g　地黄 50g　枸杞子 50g　紫石英 50g　白酒 6L

【制法】上药切成薄片，浸入白酒，密闭浸泡 1 个月。

【功能主治】祛风散寒除湿，通经散瘀，补肝肾。用于治疗骨质增生。

【用法用量】口服：每次 30ml，每日服 2 ~ 3 次，3 个月为 1 个疗程。

【处方来源】《中国中医药信息杂志》1996，6（3）：40

【附记】有医院以本酒治疗骨质增生 185 例，结果显效 114 例，有效 67 例，总有效率为 97.8%。

消瘢药酒

【处方】

当归 10g　川椒 10g　红花 10g　续断 15g　防风 15g　乳香 15g　没药 15g　生草乌 15g　海桐皮 20g　荆芥 20g　透骨草 30g　樟树根 50g　白酒 2.5L

【制法】将上药共研为粗粉或切成薄片，纱布袋装，扎口，白酒浸泡。14 日后取出药袋，压榨取液，将榨取液与药酒混合，静置，过滤，即得。

【功能主治】祛风除湿，消瘢止痛。用于骨刺及局部关节疼痛，转侧不利等。

【用法用量】外用：每次用双层纱布浸渍药酒后湿敷患处，每日或隔日 1 次，并外加红外线照射，每次 40 分钟。10 次为 1 个疗程。

【注意事项】不能内服，只能外用。

【处方来源】《药酒汇编》

下篇

各类药酒

益肾补骨酒

【处方】

骨碎补25g　熟地黄25g　制首乌25g　党参25g　当归20g　川续断20g　自然铜（煅）15g　白酒1.5L

【制法】 将上药共研为粗末或切成薄片，纱布袋装，扎口，置容器中，白酒浸泡。7日后取出药袋，压榨取液。将榨取液与药酒混合，静置，过滤后即可服用。

【功能主治】 补肝肾，益气血，壮筋骨。用于腰椎退行性变，腰肌劳损，骨折中后期。也可用于颈椎病、软组织损伤，慢性风湿性关节炎等。

【用法用量】 口服：每次服10~15ml，日服3次。

【处方来源】《临床验方集》

强骨灵

【处方】

熟地30g　骨碎补30g　淫羊藿20g　肉苁蓉20g　鹿衔草20g　鸡血藤20g　菜菔子20g　延胡索20g　白酒2L

【制法】 将上药切碎，加白酒，密闭浸渍，每日搅拌1~2次，1星期后，每星期搅拌1次，共浸渍30日，取上清液，压榨药渣，榨出液与上清液合并，加适量白糖，密封14日以上，滤清液装瓶即得。

【功能主治】 通经活血，补骨理气镇痛。用于治疗增生性膝关节痛。

【用法用量】 口服：每次10ml，每日2次。连续服用2~4个疗程，每个疗程15日。

【处方来源】《安徽中医临床杂志》1998，（4）：214

【附记】 有医院以本品治疗因膝关节骨质增生引起疼痛120例，治疗4个疗程，治愈31例，显效57例，好转29例，

增生风湿药酒

【处方】

白花蛇10g　肉桂10g　川乌10g　钩藤10g　千年健10g　甘草10g　炮姜10g　木香10g　钻地风10g　丁香8g　葛根8g　羌活8g　独活8g　红糖100g　白酒1.5L

【制法】 上药切片，装入纱袋，放入坛子，加白酒、红糖，以小火炖至余液500ml即可。

【功能主治】 祛风胜湿。用于治疗骨质增生及风湿性关节炎。

【用法用量】 口服：每次50ml，每日3次。轻者口服2星期，重者1个月。

【用法用量】《中国民间疗法》1999，（1）：44

螃蟹酒

【处方】

螃蟹（山蟹、河蟹均可，小者为佳，先置盆水中一夜，使其吐尽泥沙）150g　优质白酒1.5L

【制法】 上述螃蟹泡白酒中，7~10日后可使用。

【功能主治】 活血逐瘀，清热散结。用于骨质增生。

【用法用量】 每次服10~30ml，每日服3次。

【处方来源】《实用中西医结合杂志》1997，10（5）：492

六、颈椎病用药酒

风伤酊

【处方】

上骨片5g　蛤蚧（去头足）10g　蕲

蛇（去头）30g　白酒600ml

【制法】上药入酒中浸7日。去渣过滤，贮瓶备用。

【功能主治】补肝肾，祛风止痛。用于神经根型颈椎病。

【用法用量】口服：每服10～20ml，每日3次，15日为1疗程，间隔7～10天后，继服第2疗程，一般2～3疗程痊愈。

【处方来源】《浙江中医杂志》1984，（7）：317

白花蛇酒Ⅱ

【处方】

小白花蛇1条（约10g）　羌活20g　独活20g　威灵仙20g　当归10g　川芎10g　白芍10g　桂枝10g　鸡血藤20g　白酒2.5L

【制法】取白酒浸泡上药饮片，7日后服用。

【功能主治】祛风胜湿，活血化瘀。用于治疗颈椎病。

【用法用量】口服：每日服2～3次，每次30～60ml。

【处方来源】《山东中医杂志》1996，（12）：568

龟板酒

【处方】

龟板30g　黄芪30g　肉桂10g　当归40g　生地15g　茯神15g　熟地15g　党参15g　白术15g　麦冬15g　五味子15g　山茱萸15g　枸杞15g　川芎15g　防风15g　羌活12g　44°或60°白酒3L

【制法】以上各药研为粗粉或切成薄片，放入布袋，浸在44°或60°酒内，酒以淹住布袋为宜，封闭半日即可饮用，饮完再用酒浸泡。

【功能主治】益气健脾，补肾活血。

用于治疗颈椎病。

【用法用量】口服：早晚各饮20ml，1个月为1疗程。

【处方来源】《内蒙古中医药》1999，（2）：11

【附记】有医院以本酒治疗颈椎病45例，治疗结果显效24例，好转16例，总有效率88.9%。说明全方可促进局部血液循环，消除组织水肿及神经根水肿，增强新陈代谢，从而达到治疗本病的目的。

茄皮鹿角酒

【处方】

茄皮120g　鹿角霜60g　烧酒适量（约500ml）　赤砂糖适量

【制法】上药烧酒浸泡10日，去渣过滤，加赤砂糖。

【功能主治】温经，活血，止痛。用于颈椎病。

【用法用量】口服：每次30～50ml，每日2～3次。

【处方来源】《中国食疗学》

羌活防风酒

【处方】

羌活30g　防风30g　当归15g　赤芍20g　姜黄20g　黄芪20g　炙甘草10g　白酒1.5L

【制法】将上药共研为粗末或切成薄片，纱布袋装，扎口，白酒浸泡。14日后取出药袋，压榨取液，将榨取液与药酒混合，静置，过滤即得，装瓶备用。

【功能主治】祛风胜湿，益气活血。用于颈椎病，也用于颈项、肩臂疼痛，肢麻不适或头昏目眩等。

【用法用量】口服：每次服20ml，日服2～3次。

【处方来源】《中国药酒配方大全》

颈椎病药酒

【处方】

续断 25g 骨碎补 20g 鸡血藤 20g 威灵仙 20g 川牛膝 15g 鹿角霜 15g 泽兰叶 15g 当归 10g 葛根 10g 白酒 1.5L

【制法】 上药共研为粗末或切成薄片，纱布袋装，扎口，白酒浸泡。14 日后取出药袋，压榨取液与药酒混合，静置，过滤后即得，装瓶备用。

【功能主治】 补肝肾，强筋骨，舒筋活血。用于颈椎病。

【用法用量】 口服：每次服 20ml，日服 2 次。

【处方来源】《药酒汇编》

【附记】 屡用有效，久服效佳。有人用本方水煎服，治疗 78 例，有效率高达 95%。

七、骨结核病用药酒

青蛙酒

【处方】

青蛙（又名田鸡）1 只（大） 百部 15g 红糖 100g 白酒 100ml

【制法】 将青蛙洗净后剖腹除去内脏，合百部、红糖及白酒煮熟即成。

【功能主治】 清热解毒，补虚治痨。用于骨结核。

【用法用量】 口服：趁温 1 次服完，每日服 1 次，服至病愈。

【处方来源】《中草药新医疗法资料选编》

【附记】 屡用效佳。本方是在临床上应用百部粉调鸡汁为丸治疗肺结核 153 例，发现对慢性发作的结核病效果较好，对长期应用抗痨药物效果不显的病例，有时疗效尤为显著，在此基础上，与青蛙、

红糖伍用，加之白酒浸泡，酒行药势，用之确有良效。

八、半月板损伤用药酒

温经活血酒

【处方】

洋金花 30g 红花 50g 当归 50g 制川乌 40g 制草乌 40g 川芎 50g 三棱 50g 莪术 50g 小茴香 50g 续断 50g 羌活 50g 独活 50g 白芷 50g 姜黄 50g 桂枝 50g 儿茶 40g 血竭 50g 鹿茸 30g 白酒 10L

【制法】 上药切成薄片，以白酒浸泡 7 天而成。

【功能主治】 温经活血。用于治疗半月板损伤。

【用法用量】 外用：将纱块浸本酒搭于患膝关节偏外前侧处，再将 TDP 治疗器与膝关节前侧处进行辐射，每次 45 分钟，其间每 15 分钟用本酒将纱块浸湿一次。治完后再对膝部及周围按摩一次，每次 10～20 分钟。每日治疗 1 次，每 15 次为 1 疗程。可治 4 疗程。

【处方来源】 《实用中医药杂志》2000，(4)：31

九、创伤性关节炎用药酒

舒筋止痛灵

【处方】

当归 50g 红花 40g 细辛 30g 川芎 50g 五加皮 60g 威灵仙 50g 乳香 30g 没药 30g 65% 乙醇（酒精）5L

【制法】 上药切片，浸泡于酒精中，1 个月后除去药渣，过滤备用。

【功能主治】 舒筋活络，温经止痛。用于创伤性关节炎。

【用法用量】 外用：药液涂搽关节及

347

四周组织，可配合按摩舒筋和关节摇动手法，使局部皮肤红晕为度，每日2、3次，10日为1疗程。

【处方来源】《安徽中医学院学报》1996，（5）：30

【附记】有本单位以本法治疗创伤性关节炎42例。结果治愈22例，好转17例，无效3例，一般治2、3个疗程，最长5个疗程。

十、大骨节病用药酒

五木皮酒

【处方】

杨树皮150g　柳树皮150g　槐树皮150g　桑树皮150g　松树皮150g　白酒5L

【制法】将前5味，先除粗皮后，切丝，置容器中，加入白酒密封，浸泡5天后，过滤去渣，即成。

【功能主治】散风止痛。用于大骨节病、关节炎。

【用法用量】口服：每次30～50ml，每日2～3次。

【处方来源】《吉林医药资料》

双乌木瓜酒

【处方】

制川乌15g　制草乌15g　木瓜25g　黄芪25g　当归15g　金银花15g　乌梅15g　川牛膝15g　红花10g　桂枝10g　甘草10g　60°白酒1.5L

【制法】上药（11味）切片，加水500ml，用文火煎15～20分钟，候凉，置容器中，再加入白酒，密封，浸泡5～7天后，过滤去渣，即成。或上药并研细末，备用。

【功能主治】祛风除湿，活血通络，消炎止痛。用于大骨节病。

【用法用量】口服：每次5～10ml，每日2次。不能饮酒者服散剂，每次3～4g，每日2次。40天为1疗程，7天复查1次。

【处方来源】《吉林中医药》

松酒

【处方】

松节7500g　红花5500g　蘑菇750g　白酒5L

【制法】将前3味捣碎或切成薄片，用水50kg煎至减半，过滤去渣，加入白酒拌和，即可饮用。

【功能主治】祛风通络。用于大骨节病。

【用法用量】口服：每次20ml，每日2次。

【处方来源】《陕甘宁青中草药选》

十一、骨质疏松用药酒

补肾壮骨酒

【处方】

人参40g　当归60g　熟地60g　枸杞60g　制首乌80g　鸡血藤100g　桑葚60g　女贞子60g　黄精60g　山茱萸50g　龟胶50g　鹿胶50g　蛤蚧10g　仙茅50g　补骨脂50g　杜仲60g　乌梢蛇10g　白花蛇10g　续断60g　金狗脊50g　五加皮50g　野猪骨100g　桑寄生80g　独活50g　怀牛膝50g　丹参80g　海马10g　红花50g　冰糖1.5kg　50°白酒15L

【制法】以上各药切成薄片，加入酒，密闭、浸泡15天，即成；也可采用渗漉法制备。

【功能主治】补肾壮阳，祛风除湿，活血行气。用于骨质疏松症。

【用法用量】口服：每次服30～

50ml，每日 2 次，可在进膳时饮用，2 个月为 1 疗程，久服更佳。

【处方来源】《湖南中医药导报》1997，（6）：82

十二、颞颌关节功能紊乱用药酒

透骨伸筋酒

【处方】

透骨草 15g　伸筋草 15g　木瓜 15g　赤芍 12g　穿山甲 15g　川芎 6g　当归 9g　维生素 B_1 注射液 500ml　白酒 1L

【制法】将上药切段或切片，浸入白酒中，30 天后备用。

【功能主治】温经散寒，通络止痛。用于治颞颌关节功能紊乱。

【用法用量】外用：选无底青霉素小瓶，纳入上述浸泡液 5ml，保留其原有铝封口，仅暴露穿刺抽吸用的小块橡皮盖，在小瓶底的边缘涂少许凡士林，以便与皮肤密切接触，小瓶的无底边缘应紧贴于所需的治疗穴位，如颊车、下关、合谷等，再用注射针从瓶口抽出瓶内的空气，形成负压而吸附于皮肤上，使药液与皮肤完全接触，留罐 20 分钟，再注入少许空气于小瓶内，即可将小瓶取下。每日 1 次，5 次为 1 疗程。

【处方来源】《上海针灸杂志》1995，14（2）：75

十三、破伤风用药酒

天麻四虫酒

【处方】

蝉蜕 18g　天麻 9g　天虫 9g　蜈蚣 2 条　全虫 6g　琥珀 6g　黄酒 500ml

【制法】上药用黄酒煎服，去渣即成。

【功能主治】祛风止痉。用于破伤风。

【用法用量】口服：每日 1 剂，1 次顿服。汗出即愈。

【处方来源】《正骨经验汇萃》

白蚣酒

【处方】

制白附子 10g　蜈蚣 10g　防风 20g　烧酒（白酒）400ml

【制法】上药切片，入烧酒中浸泡 7 日后即可服用。

【功能主治】祛风止痉。用于破伤风。

【用法用量】口服：每次服 30ml，日服 2 次。

【处方来源】《民间秘方治百病》

麻根四虫酒

【处方】

麻根炭 5 根（每根约 1.5 市尺）　蛴螬 7 个　蜈蚣（抽搐）5 根　黄酒 500ml

【制法】上药共研细末，备用。

【功能主治】祛风止痉。用于破伤风。

【用法用量】口服：上药用黄酒冲服。服后微汗佳。

【处方来源】《正骨经验汇萃》

【附记】若服 1 剂后症状见减但仍痉挛者，将蜈蚣加至 12g，取之即愈。

十四、外伤出血用药酒

白背三七酒

【处方】

白背三七 30g　白酒 500ml

【制法】将上药洗净，切碎，经九蒸十晒后，置容器中，加入白酒，密封，浸渍 15～20 日后，过滤去渣，即成。

【功能主治】补血止血。用于外伤出血，骨折，肺结核，崩漏等。

【用法用量】口服：每次温服 10ml，日服 2 次。

【处方来源】《民间百病良方》

【附记】宜配用外用止血散为佳。

通草酒 I

【处方】

通草 20g　酒曲

【制法】取通草煎汁，按常法酿酒。

【功能主治】泻肺通经，除水肿癃闭。用于金疮及小出血，水肿癃闭。

【用法用量】口服：随量饮之，不醉为度。

【处方来源】明·《普济方》

十五、外伤性截瘫用药酒

山虎洋参酒

【处方】

爬山虎 60g　西洋参 120g　麝香 1.2g　白酒 1.5L

【制法】将前 3 味捣碎或切成薄片，置容器中，加入白酒，密封，浸泡 15 日后即可取用。服后添酒，味薄即止。

【功能主治】益气养阴，活血通络。用于重型瘫痪。

【用法用量】口服：每次服 20ml，日服 2 次。

【处方来源】张国营（主任医师）祖传秘方

截瘫风湿酒

【处方】

鲜八棱麻 200g　独活 30g　熟地 30g

防风 30g　大红枣 30g　黄芪 20g　党参 20g　透骨草 20g　仙鹤草 20g　当归 20g　川贝 20g　土鳖虫 20g　川芎 15g　茯苓 15g　木瓜 15g　红花 15g　云木香 15g　淫羊藿 15g　川牛膝 15g　五味子 10g　枸杞子 10g　栀子 10g　草薢 10g　黑故子 10g　佛手 10g　瓜蒌 10g　一枝蒿 10g　钩藤 10g　锁阳 10g　白芍 10g　炙甘草 10g　天麻 10g　桂枝 10g　千年健 10g　肉桂 10g　狗脊 10g　田七 10g　50° 白酒 8L

【制法】将前 37 味按古法及规范炮制配料，共研成粗末或切成薄片，置容器中，加入白酒，密封，浸泡 15 天后，过滤取汁，加红糖 1kg 溶化，澄清即成。

【功能主治】舒筋活血化瘀，止痛强筋壮骨，助阳扶正。用于外伤性痉挛弛缓截瘫，四肢麻木，腰膝乏力，抽搐瘫痪，腰椎肥大，天气变化作痛。

【用法用量】口服：每次服 15～20ml，日服 3 次，或遵医嘱。

【处方来源】《中国当代中医名人志》

截瘫药酒

【处方】

人参 30g　老鹳草 30g　制川乌 45g　制草乌 45g　红花 15g　牛膝 15g　炮山甲 15g　川续断 15g　麻黄 15g　白酒 500ml　黄酒 500ml

【制法】将前 9 味研成粗末或切成薄片，置容器中，加入白酒和黄酒，密封，浸泡 7 日后，过滤去渣，即成。

【功能主治】益气活血，温经通络。用于外伤性截瘫。

【用法用量】口服：每次服 15ml，日服 3 次。

【处方来源】《中国当代中医名人志》

十六、外伤疼痛用药酒

舒筋乐

【处方】

细辛50g 羌活100g 姜黄100g 商陆100g 桂枝60g 制川乌60g 制草乌60g 香薷150g 寻骨风150g 丹皮90g 冰片30g 四大天王20g 蟾酥10g 辣椒10g 白酒5L

【制法】将以上各药切成薄片,置容器中,加入白酒,密封,浸泡15日后即可取用。

【功能主治】祛风,温阳,止痛。用于外伤疼痛。

【用法用量】外用:先轻柔按摩患部至皮肤发热,用药棉浸沾药液涂擦,若患部有皮下出血,涂擦忌用力过猛,以免出血增多,还可用本药热敷患部,每次10~15分钟,日3~4次。不宜用于皮肤破溃、孕妇腹部。

【处方来源】《江西中医药》1996,(3):63

十七、网球肘用药酒

药棒药水

【处方】

制川乌30g 制草乌30g 田三七30g 细辛30g 乳香20g 没药20g 白酒800ml

【制法】上药切片或捣碎,用市售白酒浸泡7日。

【功能主治】疏通气血,通经活络。用于治疗网球肘,类风湿关节炎,肩周炎。

【用法用量】外用:治疗时,用棒蘸药水叩击患处,即曲池穴,外加合谷穴,

90~120次/分钟,由轻到重,根据患者身体状况采用轻者为补,重者为泻,15次为1疗程,采用点叩。

【处方来源】《新中医》1996,(8):39

十八、腰椎间盘突出用药酒

紫荆活血酒

【处方】

紫荆皮100g 四块瓦100g 九节风100g 血三七100g 制川乌100g 制草乌100g 樟脑100g 冰片100g 50°以上白酒10L

【制法】上药切片浸泡于50°以上的白酒内,月余后取酒备用。

【功能主治】祛风散寒,温经通络,活血止痛。用于治疗腰椎间盘突出。

【用法用量】外用:用药酒作推拿。患者俯卧,胸上部垫枕,两上肢放于枕侧,全身肌肉放松。术者立于患者床边,手握拳蘸上药酒,沿腰到受累一侧肢体的坐骨神经,由轻渐重自上而下用药酒反复推拿15~20分钟,疼痛明显处稍加按压,重点推拿。每日1次,1月为1疗程。

【处方来源】《湖南中医药导报》1997,(2~3):90

痹灵药酒

【处方】

杜仲30g 乳香30g 没药30g 三七30g 土鳖虫30g 丹参30g 血竭20g 红花10g 蜈蚣2条 全蝎12g 白花蛇2条 白酒2.5L

【制法】上药切片或切段,用白酒密闭浸泡15日。

【功能主治】通络活血,壮腰消肿,疏筋止痛。用于治疗腰椎间盘突出。

【用法用量】口服：每日服 50ml，分 2 次服用，服 1 月。

【处方来源】《湖南中医学院学报》 1999，（2）：37

十九、增生性脊柱炎用药酒

闪火拍打药酒

【处方】

血竭 3g　当归 10g　红花 10g　桂枝 10g　甘松 15g　田七 5g　玄胡 10g　七叶一枝花 15g　苏木 15g　鸡血藤 30g　川乌 10g　土鳖虫 10g　50°以上白酒 1L

【制法】上药切片，以 50°以上白酒浸泡 2 星期以上，过滤。

【功能主治】活血化瘀，温经止痛。用于治疗增生性脊椎炎。

【用法用量】外用：将药酒 30ml 左右置搪瓷盆内，点火使燃，术者以手蘸酒液，在患者疼痛麻木处进行快速拍打，手法由轻渐重，直至火焰熄灭为止。每日或隔夜 1 次，10 次为 1 疗程。术者蘸药酒后，即应迅速拍打，才不至烧伤。高血压、心脏病患者，妇女经期，妊娠期及局部皮肤病患者忌用本法。

【处方来源】《中国民间疗法》1996 （4）：4

第九章
外科用药酒

一、肠梗阻用药酒

麸荚葱姜酒

【处方】

麦麸 500g　皂荚 250g　葱白 10～15 根　生姜 30g　白酒 150ml

【制法】上 3 味药加入麦麸中于热锅中炒热约 10 分钟，将白酒徐徐兑入拌匀，使麦麸湿润，装入布袋中。

【功能主治】辛散温通，蠕动肠道。用于解除肠道梗阻。

【用法用量】以上药液与麦麸装布袋热敷腹部，冷后再制一袋轮流热敷，直至肛门排气，腹胀消失。

【处方来源】《四川中医》1998，(3)：32

二、疔疮用药酒

五圣酒

【处方】

大黄 100g　生姜 200g　皂角刺 200g 金银花 200g　瓜蒌 20g　甘草 100g　白酒 5L

【制法】将以上各药切成薄片，用好

酒煎取 2500ml，装瓶备用。

【功能主治】清热解毒活血。用于疔疮。

【用法用量】口服：每次 50～100ml，每日 3 次。

【处方来源】明·《赤水玄珠》

外用拔毒酊

【处方】

大黄 15g　黄连 15g　陈皮 12g　甘草 12g　白酒（饮用酒）1L

【制法】将前 4 味捣碎或切成薄片，置容器中，加入白酒，密封，浸泡 1 周后，即可取用。

【功能主治】清热解毒。用于急性淋巴管炎（疔疮）。

【用法用量】外用：用时取药棉少许，蘸"外用拔毒酊"少许，自红丝尖端顺离心方向擦至疔疮部，同时将蘸有"外用拔毒酊"的药棉敷于疔疮上，每日擦敷 4～6 次。

【处方来源】《千家妙方·下》

【附记】临床应用本药配治疔急性淋巴管炎时，若配合内服"内疏黄连汤"则更为理想。内疏黄连汤方为：栀子、薄荷、黄芩各 9g，连翘、赤芍、僵蚕各 12g，黄连、大黄（剂量）煎服，每日 1

剂。验之临床，内外并治，疗效尤佳。

🌿 复方藤黄酒

【处方】

藤黄100g　大黄40g　黄连30g　雄黄30g　赤芍30g　白酒500ml

【制法】将前5味共研细末或切成薄片，置容器中，加入白酒，密封，浸泡7天后即可取用。

【功能主治】泻火解毒，消肿散结。用于疔疮及一切痈疽阳证均可用之。

【用法用量】外用：用时取药棉或纱布浸于药酒中，取出敷于患部（或先搽后敷）。日搽敷数次。

【处方来源】《中国药酒配方大全》

【附记】若病情严重者，应配合内取对证汤剂为佳。内服方剂可详见《名老中医秘方验方精选》一书。

🌿 银菊酒

【处方】

金银花30g　野菊花80g　黄连30g　连翘20g　赤芍15g　生甘草9g　黄酒300ml

【制法】上药用水煎2次，取药汁浓缩至200ml，加入黄酒，稍煎即可。

【功能主治】清热解毒，消肿止痛。用于疔疮及一切痈疽初起。

【用法用量】口服：每日1剂，日服3次。

【处方来源】《中国药酒配方大全》

【附记】临证时若配合"复方藤黄酒"外治，效果尤佳。

🌿 藤黄酒Ⅰ

【处方】

藤黄300g　白酒1L

【制法】将上药研细末，用白酒调和成30%药酒即成。

【功能主治】清火解毒，消肿散结。用于各种肿痛，特治手脚部疔疮。

【用法用量】外用：取药酒涂擦患部，日涂数次。

【处方来源】《中国当代中医名人志》

三、毒蛇咬伤用药酒

🌿 小红藤酒

【处方】

小红藤65g　红芽大戟25g　雄黄45g　白酒200ml

【制法】上药（前3味）一日2剂。1剂共捣碎，置容器中，加入白酒，搅拌15分钟左右，待药味浸出后，即可使用。另一剂加水适量，煎30分钟左右，取候待用。

【功能主治】清热解毒，消肿止痛，化腐生肌。用于毒蛇咬伤，适用于竹叶青蛇、蕲蛇、龟壳花蛇及蜈蚣、黄蜂、毒虫等咬蜇伤。

【用法用量】用时先于咬伤处作一切口（贯通二牙痕、深至皮下），用拔火罐法于切口处吸拔出恶血和毒液，然后取本方，每日2剂。用水煎剂，外洗和浸泡伤处；酒剂：口服，每次服50~60ml，日服3次。洗后，再用此药酒，用药棉蘸药酒涂擦患肢伤口肿胀处，自上而下，由轻到重地涂擦，挤压。每次约20分钟，把毒液从创口挤压出来。并嘱患者家属用此药酒频频涂擦肿处，使其保持湿润。

【处方来源】《百病中医熏洗熨擦疗法》

【附记】本方对早期应用，能控制局部组织溃烂坏死；对晚期已溃烂的伤口能促进愈合之功。

复方山扁豆酒

【处方】

山扁豆全草 25g　金牛远志全草 25g
无患子 25g　乌桕根 25g　瓜子金全草 25g
卵叶娃儿藤根 250g　六棱菊 9g　甘草 15g
白酒 1.5L

【制法】将前 8 味洗净，切碎，置容器中，加入白酒，密封。浸泡 7～15 天后，过滤去渣，即成。

【功能主治】清热解毒，消肿止痛。用于毒蛇咬伤。

【用法用量】口服：成人每次服 15～20ml（约 2 汤匙），每隔 1 小时服 1 次。小儿酌减。

【处方来源】《全国中草药汇编》

酒精蜈蚣液

【处方】

活蜈蚣 10 条　95% 乙醇 500ml

【制法】取 500ml 广口瓶一个，盛满 95% 乙醇（酒精），将活蜈蚣 10 条放入瓶中，盖严，浸泡 1 个星期后即可使用。浸泡时间越长，药效越佳。

【功能主治】熄风，止痉，止痛。用于治瘰疬及毒蛇咬伤，虫蜇咬伤。

【用法用量】治黄蜂蜇伤：用棉签蘸蜈蚣液涂擦伤处，一次即可止痛，消肿。治毛虫或毛虫状物落在身上引起皮肤过敏，搽一次即可除敏止痒。治蜈蚣咬伤：先将伤口处的瘀血挤净，再涂蜈蚣液，或用上液清洗伤口及周围，涂两次可消肿止痛。治蜘蛛及其他毒虫咬伤亦可用此药。

【处方来源】《新中医》1999，(6)：43

蛇不见酒

【处方】

蛇不见 15g　滴水珠 15g　七叶一枝花 6g　青木香 10g　异叶茴芹 10g

【制法】上药煎汤，或加白酒 10ml。黄酒 30ml。（发热者不加酒）

【功能主治】解毒消肿祛瘀。用于治疗蛇咬伤。

【用法用量】每次口服 10～30ml，每日服 2 次，连服 7～10 日，局部用拔火罐吸出毒液，另将蛇不见 25g，滴水珠 25g 加食醋 20ml 捣烂敷局部，每日换药一次，直至肿消。

【处方来源】《中国中西医结合杂志》1996，(9)：543

蛇伤治酒

【处方】

山扁豆 200g　香茶菜 100g　瓜子金 100g　一支箭 100g　两面针果 100g　60° 白酒 1.5L

【制法】将前 5 味按比例共研细末或切成薄片，置容器中，加入白酒，密封，浸泡 15 天后，过滤取酒，即成。

【功能主治】清热解毒，消肿止痛。用于各种毒蛇咬伤。

【用法用量】口服：首次以微醉为度，以后每次服 10～15ml。至病情控制为止，改为日服 3 次。

【处方来源】《中国当代中医名人志》

蛇伤药酒 I

【处方】

黄连 60g　吴茱萸 220g　白芷 220g
五灵脂 220g　雄黄 220g　黑皮蛇 170g
白毛莲 170g　细辛 90g　大黄 280g　金果

榄 40g　坑边藕 560g　荆芥 560g　黄柏 120g　七星剑 400g　山白菜 400g　巴豆叶 50g　海底眼针 600g　九里香叶 340g　米酒 15L

【制法】将前 18 味捣碎或切成薄片，混匀，先取 2/3 量，置大容器中，加入米酒，密封；浸泡 20 天后，过滤，滤液再浸其余 1/3 药物，浸泡 2 天，过滤即得。

【功能主治】解毒消肿。用于各种毒蛇咬伤中毒。

【用法用量】口服：轻者每次服 30ml，每日 1 次；重者每次服 60ml，每 2~3 小时服 1 次。外用：可用棉花、布、纸渗药酒温敷。敷药前暴露伤口，以大蒜头（或辣椒）轻擦，自上而下，擦至出血为度。

【处方来源】《中药制剂汇编》

蛇伤药酒 II

【处方】

山扁豆全草 15g　瓜子金全草 15g　大金不换全草 15g　双飞蝴蝶棍 15g　洗手果树皮 15g　白乌柏树根皮 15g　六棱菊全草 15g　米酒 500ml

【制法】将前 7 味洗净晒干切碎，置容器中，加入米酒，密封，浸泡 3 个月后，过滤去渣，即成。

【功能主治】清热解毒，利尿消肿。用于毒蛇咬伤。

【用法用量】口服：成人每次服 30~50ml（重证加倍）。银环蛇、金环蛇咬伤者，每半小时服 1 次，连服 3 天，症状好转后每隔 2~3 小时服药 1 次。吹风蛇、青竹蛇咬伤者。每隔 2~3 小时服药 1 次（重症每半小时 1 次、症状好转后改为每 2~3 小时 1 次）。还可用药酒自上而下涂擦伤口周围肿痛处，每日擦 4~5 次。小孩与妇女可加温开水于药酒内同服。

【处方来源】《新医学》

蛇咬伤药酒 I

【处方】

入土金 75g　三丫苦 75g　鸡骨香 75g　田基黄 40g　半边旗 40g　半边莲 40g　米酒 500ml

【制法】将前 6 味捣碎，置容器中，加入米酒，密封，浸泡 1 个月后即可取用。

【功能主治】清热解毒。用于毒蛇咬伤。

【用法用量】口服：成人每次服 40~50ml，小儿服 25ml，日服 2~3 次。外用：用药棉浸酒湿敷伤口及周围处，日敷数次。

【处方来源】《新医药通讯》

【附记】已治 200 多例眼镜蛇咬伤，均获痊愈。治疗时间 1~4 日。

蛇咬伤药酒 II

【处方】

了哥王根 30g　两面针根 120g　虾辣眼根 90g　酸藤根 60g　30°米酒 1.5L

【制法】将前 4 味洗净，切碎，置容器中，加入米酒，密封，浸泡 7~10 天后，过滤去渣，即成。

【功能主治】清热解毒。用于毒蛇咬伤。

【用法用量】口服：每次服 10ml，日服 2~3 次。外用：伤口局部进行消毒，切开排毒后，自外向伤口四周，涂擦药酒，日涂擦 4~5 次。

【处方来源】《新医药通讯》

蛇药酒 I

【处方】

三角草（全草）200g　米酒 500ml

【制法】三角草用40°米酒500ml，浸渍2星期即得。

【功能主治】清热凉血。用于治疗毒蛇咬伤，跌打肿痛，痈疮脓肿。

【用法用量】口服：每次20～40ml。

【处方来源】《中药制剂汇编》

蛇药酒Ⅱ

【处方】

小叶蛇总管100g　寮刁竹25g　米双酒（或米三花酒，白酒亦可）250ml

【制法】将药切碎，与酒混合浸3星期即可。

【功能主治】清热解毒，散瘀消肿，用于各种蛇毒咬伤。

【用法用量】口服：首次量50～100ml。以后每次25～50ml，每日3～4次，连服3～4日。

【注意事项】个别病人服药后有呕吐。

【处方来源】《中药制剂汇编》

四、鹤膝风用药酒

芪斛酒

【处方】

生黄芪240g　金钗石斛60g　牛膝15g　薏苡仁6g　肉桂16g　白酒300ml

【制法】上药切成薄片，加水500ml，煎至200ml，再加入白酒，煎数沸后，待温，去渣；备用。

【功能主治】益气养阴，散寒通络。用于鹤膝风。

【用法用量】口服：每日1剂，分3次服。药后拥被而卧。

【注意事项】药后盖被，任其汗出，切不可坐起张风，候汗出到脚底涌泉穴，始可去被。

【处方来源】《药酒汇编》

消肥酒

【处方】

芒硝30g　肥皂角（去子）1个　五味子30g　砂糖30g　生姜汁100ml　酒酿糟120g加入烧酒尤妙

【制法】将前3味研细末，与砂糖、姜汁、酒酿糟（或烧酒）研匀，备用。

【功能主治】温经，散结，通络。用于鹤膝风。

【用法用量】外用：取此酒日日涂之，日涂擦数次。

【处方来源】明·《本草纲目》

紫荆皮酒

【处方】

紫荆皮9g　白酒40ml

【制法】上药用白酒煎至减半，去渣，待用。

【功能主治】祛风通络。用于鹤膝风。

【用法用量】口服：每日1剂，分2次服。

【处方来源】明·《本草纲目》

五、疔肿用药酒

冰片大黄酊

【处方】

冰片10g　生大黄10g　75%医用酒精100ml

【制法】将前2味分别捣碎，置容器中，加入酒精，浸泡2小时后即可使用。

【功能主治】清热解毒，散结止痛。用于暑疔。

【用法用量】外用：先用肥皂液洗净

患处，再用温水洗净肥皂液，然后用消毒棉签蘸药液外搽患处，每日搽 1~2 次。

【处方来源】《四川中医》

刺针草酒

【处方】

刺针草 100g　白酒 500ml

【制法】将上药洗净，切碎，入布袋，置容器中，加入白酒，密封，浸泡 3~7 天后，过滤去渣，即成。

【功能主治】清热解毒，祛风活血。用于疖肿等。

【用法用量】外用：外搽患处，日搽 2~3 次。

【处方来源】《民间百病良方》

野菊花叶酒

【处方】

野菊花叶 1000g　果酒 3L

【制法】将上药洗净，捣烂绞汁，备用。

【功能主治】清火解毒，通经活络。用于疮疖、肿毒。

【用法用量】口服：每次服药汁 30ml，兑入果酒 30ml 中，搅匀取之，日服 2 次，药渣外敷患处。

【注意事项】忌食葱蒜等辛热发物。

【处方来源】《民间百病良方》

藤黄酒Ⅱ

【处方】

藤黄 15g　75% 医用酒精 100ml

【制法】将藤黄 15g 打碎后置入酒精中浸泡，1 星期后使用。

【功能主治】清热解毒。用于多发性疖病。

【用法用量】外用：每日 2~3 次。

【处方来源】《中医外治杂志》1995，4（2）：24

六、静脉炎用药酒

加味红花酊

【处方】

红花 100g　蚤休 50g　细辛 10g　75% 医用酒精 500ml

【制法】将前 3 味切碎，置容器中，加入 75% 医用酒精，密封，浸泡 7 日以上，即可取用。

【功能主治】清热解毒，活血化瘀，通络止痛。用于血栓性静脉炎。

【用法用量】外用：用时用药棉球蘸药酒涂擦患处，每日涂擦 3~6 次。

【处方来源】《中国药酒配方大全》

参归红花酒

【处方】

党参 30g　当归尾 30g　红花 30g　蚤休 9g　白酒 500ml

【制法】将前 4 味捣碎或切成薄片，置容器中，加入白酒，密封，浸泡 7 天后，即可取用。

【功能主治】益气活血，散瘀止痛。用于静脉炎（气虚瘀阻型）。

【用法用量】口服：每次 15~30ml，日服 3 次。同时取此药酒涂擦患处，日涂擦数次。

【处方来源】《中国药酒配方大全》

【附记】血热型去党参，重用蚤休至 50g，加赤芍 30g。

消痛酊

【处方】

雪上一枝蒿 10g　洋金花籽（蔓陀

罗）10g　细辛10g　当归20g　牛黄解毒片（中成药）40片　乙醇或高度白酒200ml

【制法】将前5味共研细末或切成薄片，置玻璃瓶内，加入酒精（以超出药面10～20cm为度），密封，浸泡4～6天后即可取用。

【功能主治】清热解毒，活血散瘀，消肿止痛。用于血栓性静脉炎。

【用法用量】外用：用时用药棉球蘸药酒涂擦患处，并稍加按摩。日擦4～6次。擦药次数越多，效果越佳。

【处方来源】《百病中医熏洗熨擦疗法》

【附记】本药酒有毒，不可内服。另外，本药酒用于治疗外伤性疼痛及蜂蜇伤引起的皮炎，如上法用之，效果亦佳。

七、狂犬病用药酒

华山矾酒

【处方】

华山矾根二层皮25g　米酒60ml

【制法】将上药捣烂浸汁，冲入米酒即成。

【功能主治】解表退热，解毒除烦。用于狂犬咬伤。

【用法用量】口服：1次顿服。咬伤第1天服1次，以后每隔10天服1次，连服9次。

【处方来源】《中国药酒配方大全》

草兰根酒

【处方】

草兰根60g　黄酒300ml

【制法】将上药洗净，切碎，置砂锅内，入黄酒煎至150ml，去渣，备用。

【功能主治】解毒利水。用于疯犬咬

伤、毒气中人。

【用法用量】口服：每日1剂，分3次服之。

【处方来源】《民间百病良方》

八、瘰疬用药酒

内消酒

【处方】

鲜仙人掌250g（洗净）　羌活30g　杏仁（去皮尖）30g　白酒1L

【制法】将前3味捣碎或切成薄片，置容器中，加入白酒，密封，浸泡7天后，过滤去渣，即成。

【功能主治】清热解毒，消肿散结。用于风热毒气，结成瘰疬。

【用法用量】口服：每日空腹温服10ml，临睡再服10ml，以消为度。

【处方来源】明·《普济方》

白头翁酒

【处方】

白头翁根150g　白酒1L

【制法】先将白头翁根用水洗去泥土，趁潮润剪成寸段，置坛内，加入白酒，外用厚布和线绳严封坛口，隔水煮数沸，取出，放地上阴凉处，出火毒2～3天后，过滤去渣，贮瓶备用。

【功能主治】解毒散瘀，排脓敛疮。用于瘰疬日久成疮，溃后脓水清稀，久不收回者。

【用法用量】口服：每次食后1小时服10～20ml。每日早、晚各服1次。连续服用至愈。

【注意事项】服药期间，忌一切生冷、油腻及辛辣食物。

【处方来源】《江苏中医》

玄参酒

【处方】玄参150g 磁石（烧令赤、醋淬七遍、研细水飞）150g 白酒1L

【制法】将玄参切碎，与磁石一同入布袋，置容器中，加入白酒，密封，浸泡7天后，过滤去渣，即成。

【功能主治】滋阴，泻火，潜阳。用于瘰疬寒热，先从颈腋诸处起者。

【用法用量】口服：临卧空腹温服10ml。

【处方来源】宋·《圣济总录》

老蛇盘酒

【处方】老蛇盘60g 白酒500ml

【制法】将上药捣碎，置容器中，加入白酒，密封，浸泡5~7天后，过滤去渣，即成。

【功能主治】祛风散瘀，通络散结。用于淋巴结结核、甲状腺肿大。

【用法用量】口服：每次服15ml，日服2次。

【处方来源】《陕甘宁青中草药选》

首乌酒Ⅱ

【处方】生何首乌（或夜交藤）200g 60°白酒500ml

【制法】将上药切碎，置容器中，加入白酒，密封，隔水炖3~5小时即成。

【功能主治】补血养血。用于瘰疬结核及各种痈疽肿毒。

【用法用量】口服：每次服15~30ml，日服3次，或随时随量服之。

【处方来源】《偏方大全》

秫米白杨皮酒

【处方】秫米15kg 圆叶白杨皮500g 曲末250g

【制法】上药去土黑者，慎令勿见风，细切五升，煮取二升，浓汁渍曲末五两，用秫米三升，依酒法酿造，等熟后，封塞17日。

【功能主治】健脾，软坚。用于疗瘰。

【用法用量】口服：空腹服一大盏。每日服2次，3日即见效。

【处方来源】明·《普济方》

消瘿酒

【处方】昆布10g 海藻15g 沉香3g 雄黄3g 白酒100ml

【制法】将前4味切段，置容器中，加入白酒，密封，浸泡10天后，过滤去渣，即成。

【功能主治】行瘀散结。用于瘿瘤、瘰疬、大脖子病等。

【用法用量】口服：每次饭后温服10ml，日服2次。

【处方来源】明·《景岳全书》

海藻乌蛇酒

【处方】海藻（洗去盐味、焙干）250g 乌蛇（酒浸去皮骨、炙令色黄）250g 白酒4L

【制法】将前2味捣为细末，置容器中，加入白酒，密封，浸泡1个月后，过滤去渣，即成。

【功能主治】祛风解毒，软坚散结。用于风毒所攻、颈项生瘰疬如连珠。

【用法用量】口服：每次服 15ml，日服 2 次。

【处方来源】宋·《太平圣惠方》

海藻昆布浸酒

【处方】

海藻 500g　昆布 500g　白酒 10L

【制法】将前 2 味切段，置容器中，加入白酒，密封，浸泡 7 日后即可取用。

【功能主治】软坚散结。用于瘰疬颌下如梅核、瘿瘤。

【用法用量】口服：不拘时，随量服之。

【处方来源】明·《普济方》

【附记】酒尽将药渣晒干，研细末，每次服 3g，用酒冲服，日 3 次。瘿：是指甲状腺增大的一类疾病，为颈部肿块，俗称大脖子病。多由饮食中含碘不足，或恼怒忧思过度，心情不畅，气滞郁结而成。古文献中有多种名称，如气瘿、肉瘿、血瘿、筋瘿、石瘿等。主要临床表现为颈前生长肿物，有的呈弥漫性，有的呈结节性，或红而高突，或下垂似囊，可伴有吞咽障碍，或易怒、多汗、恶热等。多属地方性甲状腺肿，甲状腺功能亢进，甲状腺癌和多种甲状腺疾病的统称。

海藻酒

【处方】

海藻 500g　黄酒 1.5L

【制法】将海藻用清水漂去盐味，置容器中，加入黄酒，密封，浸泡 7 天后即可取用。

【功能主治】消痰结，散瘿瘤。用于瘿瘤、瘰疬、疝气，如淋巴结核、甲状腺肿大、甲状腺瘤、睾丸结核等。

【用法用量】口服：每次饭后服 30ml，日服 3 次。酒尽将海藻晒干，捣为末，每用黄酒调服 3g。以愈为度。

【处方来源】明·《本草纲目》

【附记】药理研究证明海藻所含碘化物可预防和纠正由于缺碘所引起的甲状腺功能不足。

桑葚醪

【处方】

鲜桑葚 1000g　糯米 500g　酒曲适量

【制法】将桑葚洗净，捣烂，以纱布绞汁，将汁与糯米按常法煮成干饭，待凉，加入酒曲（压碎），拌匀，发酵成酒酿，即成。

【功能主治】滋补肝肾，舒筋活络，聪耳明目。用于瘰疬、关节不利、消渴、耳鸣、目暗、便秘等症，兼治各种痈疽肿毒。

【用法用量】口服：每日随量佐餐服用。

【处方来源】《百病中医药酒疗法》

梓木草酒

【处方】

梓木草 30g　40° 白酒 450ml

【制法】取梓木草干品和白酒加在 500ml 盐水瓶中，密封减压，置于锅中蒸煮至瓶内药酒沸腾出气，改用文火再煮 1 小时即可。

【功能主治】温中健胃，消肿止痛。用于胃痛，吐血，跌打损伤，骨折，淋巴结核。

【用法用量】口服：每次 30 ~ 40ml，每日 2 次，老人、妇女及儿童，用量酌减，以饭后服为宜，连服 2 个月为 1 疗程，一般需 1 ~ 2 个疗程。

【处方来源】《新中医》1997，（1）：19

【附记】梓木草，在南京地区俗称

"瘰子颈草"，说明民间用其治淋巴结核的传统。

蜘蛛浸酒方

【处方】

大肚蜘蛛不拘多少　白酒适量

【制法】将上药用酒研烂，去渣，备用。

【功能主治】祛风，消肿，解毒。用于颔下结核不消。

【用法用量】口服：临卧温服 5 ~ 10ml。

【处方来源】明·《普济方》

瘰疬药酒方

【处方】

鹤凤草 250g　忍冬藤 180g　野蓬蒿 120g　野菊花 120g　五爪龙 30g　马鞭草 40g　老酒 7.5L

【制法】将前 6 味切碎，入布袋，置容器中，加入老酒，密封，隔水煮 3 炷香为度，取出投入水中，浸泡 1 小时，收起，过滤去渣，即成。

【功能主治】清热化痰，活血散结。用于年久瘰疬结核、串生满项、顽硬不穿破者、病愈不发。

【用法用量】口服：初服尽醉（微醉）出汗为度。以后随便应之，其酒一料，尽之可也。

【处方来源】明·《外科正宗》

鳖甲浸酒方

【处方】

炙鳖甲 120g　烧酒 250ml

【制法】将上药研末，置容器中，加火烧酒，密封，浸泡 7 天后即可取用。

【功能主治】滋阴，软坚，散结。用于瘰疬、瘘疮及风顽疥癣等。

【用法用量】口服：每次服 15ml，日服 2 次。

【处方来源】明·《普济方》

九、麻醉酒

九里香酒

【处方】

九里香（鲜）0.5L　三花酒（或 50% 乙醇）1L

【制法】取鲜九里香洗净，捣烂，加酒，浸泡 24 小时，取滤液备用。

【功能主治】麻醉。用于扁桃体挤切术。

【用法用量】用时直接涂于咽喉部黏膜表面，涂后数分钟出现麻醉作用，药效持续 10 分钟左右。

【处方来源】《全国中草药汇编》

局麻酒

【处方】

制川乌 30g　制草乌 30g　生南星 30g 生半夏 30g　蟾蜍 3g　细辛 3g　95% 乙醇（酒精）1.5L

【制法】上 6 味共为粗末或切成薄片，加入 95% 乙醇，密封浸泡，每日搅拌 1 次，浸泡 10 日后滤过，残渣压榨，榨出液与滤出液合并，静置 1 月后滤过即得。

【功能主治】为局部麻醉药。

【用法用量】以脱脂棉蘸局麻酒，敷切口处，15 分钟后取去棉花，立即手术排脓。

【注意事项】切忌入口，操作后必须洗手。

【处方来源】《历代名医良方注释》

【附记】《历代名医良方注释》中麻醉药起源甚早，汉代名医华佗就曾用麻沸散为患者施行手术，后世医籍如《医宗金鉴》等亦间有外用麻醉制剂的记载。本方系综合古今类似处方，经剂型改进而来，对局部小手术有一定的实用价值，特别是农村或边远地区，可以自加工使用。

十、毛囊炎用药酒

🌿 蚤休酊

【处方】

蚤体根茎（新鲜）500g　95%乙醇适量

【制法】将上药用冷水洗净（干生药加温开水浸渍），置广口瓶中，加入95%乙醇（浸出药面2~3cm），加盖密封（隔日振摇1次），浸泡7日后即可取用。

【功能主治】清热解毒，除湿止痒。用于毛囊炎。

【用法用量】外用：用时振荡药液，再以药棉球蘸药酒外涂擦患处，稍停片刻，药液即干，再重复涂擦4次。一般分早、中、晚3次使用。

【处方来源】《中药贴敷疗法》

🌿 藤黄苦参酊

【处方】

藤黄15g　苦参10g　75%酒精200ml

【制法】将前2味共研细末或切成薄片，置容器中，加入75%酒精，密封，浸泡5~7天后即可取用。

【功能主治】解毒燥湿，消肿止痛。用于毛囊炎。

【用法用量】外用：用时振荡药液，以药棉球蘸药酊外涂擦患处。干后又涂，重复4次。日涂擦2~3次。

【处方来源】《百病中医熏洗熨擦疗法》

十一、前列腺增生用药酒

🌿 补肾活血酒

【处方】

生地50g　熟地50g　龟板胶50g　鹿角胶50g　海狗肾30g　黄狗肾30g　四骨40g　海龙30g　海燕30g　蛤蚧30g　枣皮50g　龙骨50g　茯神50g　上桂50g　菟丝子50g　金樱子50g　益智仁50g　合欢皮50g　山药50g　杜仲50g　牛膝50g　五味子40g　枸杞50g　鹿茸30g　冬虫夏草20g　覆盆子50g　锁阳40g　酸枣仁50g　何首乌50g　女贞子50g　旱莲草50g　当归50g　川芎50g　红花40g　紫梢花30g　白酒20L

【制法】将上药研为细末或切成薄片，加酒，密闭10天，即可服用。

【功能主治】补肾活血。用于治疗前列腺增生症。

【用法用量】口服：每次50ml，每日2次，视患者酒量及体质状况酌作加减。1月为1疗程。一般服1~3个疗程。

【处方来源】《湖南中医杂志》1999，（3）：50

十二、压疮用药酒

🌿 十一方酒

【处方】

田七20g　血竭50g　琥珀20g　生大黄30g　桃仁30g　红花30g　泽兰50g　归尾30g　乳香20g　川断50g　骨碎补50g　土鳖虫30g　杜仲50g　制马钱子20g　苏木50g　秦艽50g　自然铜50g　没药20g　七叶一枝花20g　无名异50g　米三花酒7.5L

【制法】上药切片，放入米三花酒

7500ml，浸泡 3~6 个月后备用。

【功能主治】活血化瘀，消肿止痛，收敛防腐生肌。用于褥疮。

【用法用量】外用：药酒纱布堵塞伤口，每日滴药酒 1 次，也可内服，当发现皮肤潮红时，将十一方酒 10ml 倒入手中用手掌按摩患处，每日 2、3 次，局部有水疱形成者，用无菌注射器抽吸水疱内液后再涂擦十一方酒，每日 2、3 次。如皮肤有溃疡、渗液，应立即用十一方酒纱布湿敷，每日 3、4 次。

【处方来源】《广西中医药》1984，（3）：16

【附记】皮肤潮红一般 3、4 日可以恢复正常颜色，水疱 4、5 日可干燥结痂，溃疡面需 1、2 周愈合，治疗 92 例，无一例发生Ⅲ度疱，原有皮损无一例继续加深发展。

🌿 芎参花酒

【处方】

川芎 10g　丹参 10g　红花 10g　50% 乙醇（酒精）500ml

【制法】上药切片，置酒精中密闭浸泡 1 个月以上，滤出液备用。

【功能主治】祛瘀活血，行气通络。用于褥疮。

【用法用量】外用。预防褥疮组：在骨骼隆起受压处，每 2~4 小时翻身涂擦药液一次，3~5 分钟后用滑石粉外敷。治疗褥疮组：早期（即瘀血红润期）每日涂擦药液 4~6 次。对水疱或者局部皮肤已溃烂（即褥疮期），在其周围每日涂擦药液 6~8 次，保持疮面清洁，同时用棉圈保护疮面，防止局部再次受压。

【处方来源】《甘肃中医》1993，6（5）：42

🌿 红当酒

【处方】

红花 30g　当归尾 30g　50% 乙醇（酒精）1L

【制法】上 2 药切片，浸入酒精，浸泡 1 个月滤取清液备用。

【功能主治】活血祛瘀，通络止痛，消散瘀肿。用于褥疮。

【用法用量】外用：用红花酒少许涂于受压部位，用大小鱼际肌在受压部位由轻至重环形按摩 3~5 分钟，再用滑石粉或爽身粉，每日 4~6 次。

【处方来源】《云南中医杂志》1994，15（4）：79

🌿 红花消结酒

【处方】

干红花 30g　70% 的乙醇（酒精）100ml

【制法】每 100ml70% 的乙醇（酒精）中，放入干红花 30g，浸泡密封 1 星期，滤去药渣，即可使用。

【功能主治】活血化瘀，消结止痛。用于主治：①因注射而致局部硬结肿块。②外伤肿痛。③压疮形成。

【用法用量】外用：用纱布或脱脂棉蘸 30% 的红花消结酒，局部涂擦患部，每日 2、3 次，每次 5 分钟。

【处方来源】《河北中医》1990，12（3）：18

【附记】药酒密封浸泡时间越长效果越佳。

🌿 复方红花酒

【处方】

红花 50g　黄芪 30g　白芨 20g　75%

下篇

各类药酒

乙醇（酒精）500ml

【制法】上药切成薄片，浸泡酒内七昼夜，去渣装瓶。

【功能主治】益气，脱毒，生肌。用于褥疮，扭伤血肿，皮肤灼伤等。

【用法用量】外用：外搽或用纱布蘸药水罨包。

【处方来源】 《四川中医》1986，（10）

十三、烧伤用药酒

当紫芷酒

【处方】

全当归22g 西紫草19g 生白芷18g 95%乙醇（酒精）200ml

【制法】将以上药物装入大口瓶中，然后倒入乙醇，盖住瓶口浸泡2小时即可使用。

【功能主治】生肌活血，消炎止痛。用于烧伤。

【用法用量】外用：用棉棒蘸药液，涂于患处，每日4~6次。

【处方来源】 《山西中医》1990，6（2）：56

枣黄液

【处方】

酸枣仁皮200g 黄柏200g 75%乙醇（酒精）适量

【制法】上药研粗末或切成薄片，泡在75%乙醇（酒精）中，使液面高出药末1cm为宜，1星期后滤去药渣，密封备用。

【功能主治】收敛，消炎，镇痛，抗感染。用于治烧烫伤。

【用法用量】外用：暴露烧烫伤创面，有水泡者，剪除水泡，局部用3%双

氧水及生理盐水冲洗，待创面清洁后，用枣黄液直接喷洒，再用无菌纱布覆盖。每3小时喷洒1次，保持药液湿润。

【处方来源】 《四川中医》1988，6（8）：41

复方虎杖酒精液

【处方】

虎杖1500g 地榆1000g 黄柏500g 95%乙醇（酒精）8L

【制法】将上药粉碎成粗粉，用酒精渗漉，取渗漉液6L即可，用盐水瓶分装备用。

【功能主治】消炎杀菌，收敛止痒，保护创面，预防感染。治疗水火烫伤。

【用法用量】外用：清除创面异物，以无菌针头刺破水泡，放掉水泡内积液，然后将本品喷雾在患处，首次喷雾时，患者疼痛可给予止痛剂，每隔10~20分钟喷雾一次，数次后自然形成药膜，然后适当减少喷雾次数。

【处方来源】《基层中药杂志》1999，（3）：42

十四、疝气用药酒

三香酒

【处方】

南木香9g 小茴香9g 八角茴9g 川楝肉9g 白酒（陈酒）适量

【制法】将前4味捣碎或成切薄片，同入锅内炒，入葱白（连须）5根，水1碗，同入锅，将碗罩住，候煎至半碗，取出，去渣，入陈酒半碗，合和入炒盐一茶匙，调匀，待用。

【功能主治】散寒，理气，止痛。用于偏坠气。

【用法用量】口服：趁温1次空腹

顿服。

【处方来源】明·《万病回春》

吴萸子酒

【处方】

吴萸子 9g　小茴香（炒）15g　广木香 3g　生姜 5g　淡豆豉 30g　黄酒 200ml

【制法】上药用黄酒煎至减半，去渣，待温，备用。

【功能主治】温经通脉。用于寒疝频发、绞痛难忍。

【用法用量】口服：每日 1 剂，分 2 次温服。

【处方来源】《药酒汇编》

金橘根酒

【处方】

金橘根 60g　枳壳 15g　小茴香 30g　白酒 500ml

【制法】将前 3 味捣碎或切成薄片。入布袋，置容器中，加入白酒，先用大火煎沸，再用文火炖之，待酒煎至减半时，去渣，备用。

【功能主治】行气散结，健脾养胃，舒筋活络。用于阴囊疝气。

【用法用量】口服：每日 1 剂，分 2 次温服。

【处方来源】《药酒汇编》

胡芦巴酒

【处方】

胡芦巴 60g　补骨脂 60g　小茴香 20g　白酒 1L

【制法】将前 3 味捣碎，入布袋，置容器中，加入白酒，密封，每日摇动数下，浸泡 7 天后，过滤去渣，备用。

【功能主治】补肾温阳。用于寒疝、阳痿、腰腿痛、行走无力等。

【用法用量】口服：每次服 10 ~ 20ml，日服 2 次。

【处方来源】《药酒汇编》

【附记】一方减补骨脂。

茴香小雀酒

【处方】

舶上茴香 3g　胡椒 3g　缩砂仁 6g　辣桂 6g　生雀 3 只　白酒适量 50 ~ 100ml

【制法】将前 4 味研为末，再将生雀去毛去肠，拭洗净，用 3 个入药于其腹中，麻绳系定，湿纸数重，裹煨香熟，备用。

【功能主治】温肾散寒，理气止痛。用于肾冷疝气、偏坠急痛。

【用法用量】口服：空腹嚼食，温酒送下。

【处方来源】明·《普济方》

茴香酒 II

【处方】

灯笼草根 15g　茴香 15g　白酒 30ml

【制法】将上药共研细末，备用。

【功能主治】燥湿，行气，止痛。用于膀胱偏坠、久不愈者。

【用法用量】口服：用白酒送服药末，1 次顿服。

【处方来源】《类编朱氏集验医方》

【附记】《本草纲目》茴香酒，用一味茴香（舶茴尤妙）20g，白酒 20ml，浸泡 7 日，去渣。1 次顿服。治卒肾气痛、偏坠牵引及心腹痛。

桂姜萸酒

【处方】

桂心 100g　生姜 60g　吴茱萸 30g

下篇

各类药酒

白酒或黄酒 200ml

【制法】将前 3 味捣碎，用酒煎至减半，去渣，待用。

【功能主治】温中散寒止痛。用于腹股沟疝之腹痛。

【用法用量】口服：每日 1 剂，分 3 次温服。

【注意事项】服药期间，忌食生姜。

【处方来源】唐·《外台秘要》

栗树根酒

【处方】

栗树根 30 ~ 60g　白酒 500ml

【制法】将上药洗净，切碎，置容器中，加入白酒，密封，浸泡 10 天后，过滤去渣，即成。

【功能主治】清热，降气。用于疝气、血痹等。

【用法用量】口服：每次服 15ml，日服 2 次。

【处方来源】《民间百病良方》

橘核药酒

【处方】

橘核 9g　荔枝核 9g　葫芦巴 9g　青皮 9g　川楝子（盐炒）9g　小茴香 15g　牡蛎粉 15g　肉桂末 6g　高粱酒 500ml

【制法】将前 8 味共研细末或切成薄片。置容器中，加入高粱酒，密封，浸泡 3 ~ 4 个月。过滤去渣，即成。

【功能主治】补肾温阳，理气止痛。用于肝肾阴寒、疝气偏坠、阴囊肿大、起消无常。痛引脐腹、因劳累或受冷即发等症。

【用法用量】口服：每次服 5 ~ 30ml（或随量取之），日服 2 次，小儿禁用。

【处方来源】《中医验方汇选》

十五、头虱用药酒

百部酒Ⅲ

【处方】

生百部 50g　白酒 250ml

【制法】百部切成薄片，放入白酒中，瓶装密封置三昼夜。

【功能主治】杀虫。用于治头虱。

【用法用量】临睡前，取浸泡之白酒擦患者头发全部揉湿匀适，再用布巾包裹束紧。

【处方来源】《湖北中医杂志》1981，（5）：54

【附记】治疗同时，须将患者卧具、衣具及梳子等煮沸曝晒一次，疗效更佳。

十六、脱肛用药酒

石榴茜根酒

【处方】

石榴皮 15g　茜根 15g　白酒 100ml

【制法】上药切碎，用好酒一大盏，煎至七分，去滓。

【功能主治】收敛，清利湿热。用于脱肛不缩。

【用法用量】口服：每日 1 剂，分 2 次温服。

【处方来源】明·《普济方》

苦参酒Ⅰ

【处方】

苦参 30g　龙胆草 30g　黄酒 150ml

【制法】上药用水 300ml，煎至减半，入黄酒同煎至沸，过滤去渣，即成。

【功能主治】清热利湿。用于脱肛

（湿热下注型）。

【用法用量】口服：每次服 100ml，日服 3 次。

【注意事项】忌食生冷、辛辣食物。

【处方来源】《中国药酒配方大全》

🌿 黄芪酒Ⅳ

【处方】

黄芪 60g　党参 15g　升麻 15g　米酒 500ml

【制法】将前 3 味切成薄片，置容器中，加入米酒，密封，浸泡 7 天后，过滤去渣，即成。

【功能主治】益气升提。用于气虚脱肛。

【用法用量】口服：每次服 20～30ml，日服 2～3 次。

【处方来源】《中国药酒配方大全》

十七、脱疽（血栓闭塞性脉管炎）用药酒

🌿 乌芎酒

【处方】

草乌 30g　川芎 30g　紫草 30g　60% 乙醇（酒精）500ml

【制法】将上述中药用酒精浸泡 20 天后过滤，每 100ml 滤液加 10ml 甘油。装入喷雾瓶内备用。

【功能主治】温经活血止痛，解毒消肿。治疗糖尿病足坏疽者。

【用法用量】外用：将酒装入喷雾瓶，每日数次喷涂疮面，或把药液浸湿无菌纱布外敷疮面。

【处方来源】《长春中医学院学报》1996，12（9）：40

🌿 乌蛇附芍酒

【处方】

乌梢蛇 40g　制附子 40g　赤芍 30g　白酒 1L

【制法】将上药与白酒一起置入容器中，密封浸泡 7 日后即可服用。

【功能主治】祛风，助阳，活血通脉。用于脉管炎，表现为发病肢端疼痛、苍白或紫暗，触之发凉，遇寒时症状加剧。

【用法用量】口服：每次服 10ml，每日早、晚各服 1 次。

【注意事项】孕妇及湿热壅滞、瘀血阻滞型忌服。服药期间禁食寒凉之品。

【处方来源】《中国动物药》

【附记】屡用有效。

🌿 白花丹参酒

【处方】

白花丹参 50g　55°白酒 500～1000ml

【制法】将上药研成粉末或切成薄片，置容器中，加入白酒，密封，浸泡 15 天后，制成 5%～10% 的药酒。

【功能主治】化瘀，通络，止痛。用于血栓闭塞性脉管炎（气滞血瘀型）。

【用法用量】口服：每次服 20～30ml。日服 3 次。

【处方来源】《山东中医学院学报》

【附记】临床对 113 例患者的观察结果表明，以白花丹参酒为主，辅以其他剂型中药治疗脉管炎的总有效率高达 96.4%。白花丹参酒的功效值得重视，配合使用的方药有：通脉丸（丹参、赤芍、土茯苓、当归、银花、丹皮、大青叶、川芎、桃仁、川牛膝、冬瓜仁）以加强活血通络、清热解毒的作用。也有配用解毒清利湿热汤剂（银花、玄参、当归、赤芍、

川牛膝、黄柏、黄芩、山栀、连翘、苍术、防己、紫草、生草、红花、木通）合用，治疗湿热下注的脉管炎。或配用益气活血的中药复方白花丹参丸（黄芪、白花丹参）或汤剂（黄芪、白花丹参、银花）治疗气血两虚的患者等。（《山东中医学院学报》）

红灵酒 I

【处方】

生当归60g 肉桂60g 红花30g 干姜30g 花椒30g 樟脑15g 细辛15g 95%乙醇1L

【制法】将前7味切薄片或捣碎。置容器中，加入酒精，密封浸泡7天后，即可取用。

【功能主治】活血，温经，消肿，止痛。用于脱疽、冻疮等症。

【用法用量】外用：每日用药棉蘸药酒在患处（溃后在患处上部）揉擦2次，每次揉擦10分钟。

【处方来源】《中医外科临床手册》

阳和解凝酒

【处方】

马钱子30g 木鳖子30g 白芥子30g 五灵脂30g 穿山甲30g 川乌30g 草乌30g 南星30g 牙皂30g 生狼毒120g 大戟15g 甘遂15g 肉桂15g 干姜15g 麻黄15g 白酒1L

【制法】将前15味捣碎或切成薄片，置容器中，加入白酒，密封，浸泡1周后即可取用。

【功能主治】解毒，祛寒，除湿，通经。用于因寒湿、痰凝、阴毒所致的阴疽证，如脉管炎等；

【用法用量】外用：未溃阴疽，将此药酒调其药敷患处；已溃破者，将此药酒

浸纱布条入疮口内。每日换药1次。

【处方来源】《上海中医药杂志》

祛寒通络药酒

【处方】

制附子45g 细辛15g 红花60g 丹参60g 土鳖虫30g 苍术30g 川芎30g 大枣20枚 白酒1.5L

【制法】将前8味捣碎或切成薄片，置容器中，加入白酒，密封，浸泡1周后，过滤去渣，即成。

【功能主治】温经散寒，活血化瘀。用于寒湿、血瘀所致的脉管炎，表现为患肢肢端疼痛、苍白或紫暗、触之发凉、受寒加剧，未发生溃疡者。

【用法用量】口服：每次服30ml，日服2次。

【处方来源】《张八卦外科新编》

【附记】据现代实验研究，附子、细辛、红花、川芎、丹参，均有扩张血管作用。有的还有抑制凝血、抗血栓形成的作用，故全方对治疗血栓闭塞性脉管炎是十分有益的。

脉管炎酒

【处方】

爬山猴350g 白酒1L

【制法】将爬山猴研成细粉，先用白酒湿润后，置于密器内。加入白酒，按冷浸法，浸渍7日即得。

【功能主治】通络消炎。用于脉管炎。

【用法用量】口服：每次15ml。每日3次。

【注意事项】高血压患者忌用。

【处方来源】《中药制剂汇编》

【附记】爬山猴又名红孩儿、野海棠，为秋海棠科植物叶秋海棠的全草及根

茎。其味涩微酸，性温无毒，有舒筋活血，消肿逐瘀功效。民间服本酒治疗跌打损伤有瘀患者，或捣绒敷患处。

通血脉药酒

【处方】

走马胎30g　七叶一枝花30g　当归尾30g　桑寄生30g　威灵仙30g　牛膝15g　桂枝15g　红花15g　桃仁15g　皂角刺15g　制乳香9g　制没药9g　黄芪15g　党参15g　桂林三花酒2.5L

【制法】将前14味捣碎或切成薄片，置容器中，加入三花酒，密封，浸泡3周后，过滤去渣，即成。

【功能主治】温经活络，活血通脉。用于血栓闭塞性脉管炎。此药酒主要适用于寒湿凝滞型（寒凝血脉、阳气不达肢端、继之患肢麻木疼痛、皮色苍白、触之冰凉、遇冷加重）和瘀血阻闭型偏寒者（瘀血阻滞、络脉闭塞、患肢紫红或青紫、足背动脉搏动消失）。

【用法用量】口服：每次服20~100ml，以不醉为度，日服4~6次，1个月为1疗程，每疗程后停药3~5天。

【处方来源】《广西卫生》

【附记】药渣亦可外敷患处。有心脏病患者忌服药酒，可用本方，水煎服，每日1剂，效果亦佳。

通脉管药酒

【处方】

走马胎50g　七叶一枝花50g　归尾50g　桑寄生50g　威灵仙50g　牛膝25g　桂枝25g　红花25g　桃仁25g　皂角刺25g　乳香15g　没药15g　黄芪25g　党参25g　白酒3L

【制法】以上各药切片，加酒密闭浸泡7日后使用。

【功能主治】适用于无心脏疾患的阴寒型和气滞血瘀型（偏寒型）的血栓闭塞性脉管炎。

【用法用量】口服：每次20~100ml，每日4~6次，酒量大可多服，以不醉为度，1个月为1疗程，停3~5日后可再服。

【处方来源】《广西卫生》1974，（6）：25

黄马酒

【处方】

黄连60g　生马钱子（碎）120g　75%乙醇（酒精）或白酒5L

【制法】上药切成薄片，用75%乙醇（酒精）或白酒浸泡，1星期后使用。

【功能主治】清热燥湿，泻火解毒，活血消肿，解毒镇痛。用于脱疽。

【用法用量】用适量黄马酒浸湿纱布外敷在局部创面上（以一昼夜纱布转干为度），每日换药1次，必要时夜间可局部浸湿一次以镇痛。

【处方来源】《实用中医药杂志》1992，（1）：6

温经散寒通络酒

【处方】

红花15g　桃仁15g　皂角刺15g　吴茱萸15g　当归尾30g　炮姜10g　白酒1.5L

【制法】将前6味捣碎或切成薄片，置容器中。加入白酒，密封，浸泡7天后，过滤去渣，即成。

【功能主治】温经散寒，活血通络。用于血栓闭塞性脉管炎（证属阴寒型或气滞血瘀型）。

【用法用量】口服：每次服10~

20ml，日服 2～3 次。用时可取药渣外敷患部。

【处方来源】《药酒汇编》。

十八、瘿瘤用药酒

复方黄药子酒

【处方】

黄药子 1200g　海藻 1200g　浙贝母 900g　白酒 7.5L

【制法】将前 3 味研为粗末或切成薄片，置容器中，加入白酒，密封，隔水加热，不时搅拌至酒沸腾，取出，连酒带药倒入坛内，趁热封闭，静置 10 天，过滤去渣，贮瓶备用。

【功能主治】散结软坚。用于地方性甲状腺肿。

【用法用量】口服：每次服 10ml，日服 3 次。

【处方来源】《药酒与膏滋》

黄药子酒 I

【处方】

黄药子 500g　白酒 2.5L

【制法】将上药置容器中，加入白酒，密封，浸泡 7 天后即成。或用火烧 1 小时，唯烧至酒气香味出，瓶头有津即止火。不待经日，候酒冷，即可。过滤去渣，贮瓶备用。

【功能主治】散结消瘿，清热解毒。用于痰热互结所致的瘿瘤，如甲状腺瘤、淋巴结肿大等。

【用法用量】口服：每次服 10～15ml，每日早、晚各 1 次。应控制饮用量。

【注意事项】凡脾胃虚寒及肝功能不正常患者忌用。

【处方来源】明·《本草纲目》

紫菜黄独酒

【处方】

紫菜 100g　黄独（即黄药子）50g　60°高粱酒 500ml

【制法】将前 2 味置容器中，加入高粱酒，密封，浸泡 10 天后过滤去渣，即成。

【功能主治】散结消瘿。用于甲状腺肿大。

【用法用量】口服：每次服 15～20ml，日服 2 次。

【处方来源】《偏方大全》

十九、痈疽用药酒

三物酒

【处方】

牡蛎 30g　大黄 30g　山栀子 30g　白酒 250ml

【制法】上药为末或切成薄片，酒水各等份，煎 7 分（煎至余酒约 150ml）。

【功能主治】清热解毒，活血止血。用于便痈。

【用法用量】口服：空腹适量温服。

【处方来源】明·《赤水玄珠》

【附记】便痈：即血疝之俗称，血疝，病名出《诸病源候论》因瘀血内结少腹而致。症为小腹结痛，硬满有形，甚或大便秘结而黑，小便自利，月经不调等。

大黄栀子酒

【处方】

大黄 30g　栀子 30g　红花 10g　75% 的乙醇（酒精）1L

【制法】上药（大黄碎为豆粒大，栀

子捣）入乙醇（酒精）中浸泡 1 星期后（冬季半月），滤渣装瓶备用。

【功能主治】清热解毒，凉血活血。用于甲沟炎未溃或甲下有少量脓液者。

【用法用量】用大黄栀子酒 100ml，浸泡患指，一日不少于 10 小时。

【处方来源】《四川中医》1990，(5)：40

车鳌灯芯酒

【处方】

车鳌壳（泥固济火煅过为细末）1～2 个　灯芯 30g　蜜 30g　瓜蒌 30g　白酒 300ml

【制法】上药切碎，剥瓜蒌，用酒煎后 3 味微熟，调车鳌末 2 大钱。

【功能主治】清热解毒，活血消肿。用于发背痈疽。

【用法用量】口服：每次 50～100ml，每日 3 次，勿令醉。

【处方来源】明·《普济方》

【附记】车鳌壳，为海产软体动物车鳌帘蛤科文蛤的一种，味甘咸，性寒，消积块，解酒毒，能治痈疽发背焮痛。

仙方活命饮

【处方】

白芷 3g　贝母 3g　防风 3g　赤芍 3g　当归尾 3g　甘草节 3g　皂角刺（炒）3g　穿山甲（炙）3g　天花粉 3g　乳香 3g　没药 3g　金银花 9g　陈皮 9g　白酒 200ml

【制法】上药切片，用酒煎煮沸腾 25min，口服。

【功能主治】止痛消毒。用于治一切疮疡，末成者即散，已成者即溃。

【用法用量】口服：每次 50ml，每日 3 次。

【处方来源】宋·《妇人良方》

【附记】本方以金银花清热解毒；归尾、赤芍、乳香、没药活血散瘀以止痛；防风、白芷疏风散结以消肿；陈皮理气行滞；贝母、天花粉清热排脓以散结；穿山甲、皂角刺解毒透络，消肿溃坚；甘草清热解毒，调和诸药，加酒活血，共奏清热解毒，消肿散结，活血止痛之效。脓未成者，服之可消散，脓已成者，服之可使之外溃。

如意酒

【处方】

如意草（新鲜肥大者）50g　黄酒 70ml

【制法】将上药捣烂，沸酒冲入，少顷挤汁即成。

【功能主治】清热解毒。用于痈疽、疮毒。

【用法用量】口服：1 次顿服（温服）。药渣敷肿处，外以纱布盖之，胶布固定。

【处方来源】潘讽候经验方

【附记】如意草即是牛蒡草。

阳春酒

【处方】

人参 15g　白术 15g　熟地 15g　当归身 9g　天门冬 9g　枸杞子 9g　柏子仁 7.5g　远志 7.5g　白酒 1L

【制法】将前 8 味捣碎或切成薄片，入布袋，置容器中，加入白酒，密封浸泡 15 天，过滤去渣，即成。

【功能主治】扶正托毒。用于脑疽，诸发已溃流脓腐尽时，脾胃虚弱，肌肉生迟，或气血化源不足，以致面色淡白，不能长发收敛，宜服此药酒生长服肉。强健脾胃、美悦颜色、滋润皮肤。凡大疮后饮此酒，不惟却病亦且延年。

【用法用量】 口服：每次温服 10ml，日服 3 次。

【处方来源】 明·《外科正宗》

【附记】 如夏月天炎易坏，不堪久服，将药分作 5 份，每次用白酒 500ml 随便浸服亦效。如酒将完，药尚有味，再添酒浸饮之，药淡无味，不必再浸用之。

花酒

【处方】

金银花 30g　乌梅 30g　生地 15g　当归 15g　黄柏 9g　五倍子 9g　45°白酒 500ml

【制法】 将前 6 味捣碎或切成薄片，置砂锅中，加入白酒，盖好，浸泡 24 小时后，再加水 300ml，煎至 400ml，经高压消毒后，备用。

【功能主治】 清热解毒，活血消肿，生肌收敛。用于各种疮疡溃破后久不收回、缠腰火丹（带状疱疹）及脱疽溃破期。

【用法用量】 外用：用消毒纱布浸透花酒，湿敷患处，每日换药 2～3 次。

【处方来源】 河南中医学院方

两皮酒

【处方】

海桐皮 30g　五加皮 30g　独活 30g　炒玉米 30g　防风 30g　干蝎（炒）30g　杜仲 30g　牛膝 30g　生地 90g　白酒 1.25L

【制法】 将前 9 味捣碎或切成薄片，入布袋，置容器中，加入白酒，密封浸泡 5～7 天后，过滤去渣，即成。

【功能主治】 清热凉血，祛风除湿，消肿止痛。用于热毒风结成疮肿、痛不得安。

【用法用量】 口服：每次食前温服 10～20ml，日服 2～3 次，甚者不拘时候饮之，常令酒气相接为妙。

【处方来源】 明·《证治准绳》

【附记】《圣济总录》海桐皮浸泡方，即本方加薏苡仁 30g，白酒用 1500ml，余同上。治热毒风结成疮、肿痛行履不得。效佳。

远志酒

【处方】

远志（米泔浸洗·去上去心）150g　白酒 500ml

【制法】 将上药研成细末，置容器中，加入白酒，密封，浸泡 7 天后，过滤去渣，即成。

【功能主治】 安神益智，消肿止痛。用于一切痈疽、发背、疖毒、恶候侵有死血。阴毒在中则不痛、敷之则痛。有忧怒等气积而内攻则痛不可忍、敷之即痛。或蕴热在内、热迫人手不可近、敷之清凉。或气虚血冷，溃而不敛、敷之即敛。若七情内郁，不问虚、实、寒、热，治之必愈。

【用法用量】 口服：每次服 20ml，日服 1 次，外以药渣敷患处，每日换药 1 次。

【处方来源】《类编朱氏集验医方》

皂荚乳香酒

【处方】

皂荚刺（大者）1 枚　乳香（为鸡头实大）1 块　白酒 100ml

【制法】 将皂荚切作 10 余片，用乳香入银器内炒令烟起，再入皂荚刺同炒。候乳香缠在刺上，顷入白酒（醇酒），同煎令沸。过滤，去渣，即成。

【功能主治】搜风，拔毒，消肿，排脓。用于肿毒、疮毒、癣疮等。

【用法用量】口服：1次顿服之。未果再服。

【处方来源】宋·《圣济总录》

忍冬酒 I

【处方】

忍冬藤 150g　生甘草 30g　黄酒 300ml

【制法】上药加水 600ml，煎至减半，再入黄酒煎十数沸，过滤去渣，即成。

【功能主治】清热解毒，消肿止痛。用于痈疽肿毒、发背，肺痈，肠痈及妇人乳痈初起。

【用法用量】口服：每次服 100ml，日服 2～3 次。外以药渣敷患处。每日换药 1 次。

【处方来源】元·《世医得效方》

金星酒方

【处方】

金星草（和根洗净，慢火炖干）400g 甘草 20g　白酒 12L

【制法】上 2 味，捣细为末或切成薄片，分作 4 帖，每帖用酒 1L，煎三两沸后，再以冷酒 2L 相和，入瓶器中封存。

【功能主治】清热解毒，活血消肿，生肌收敛。用于治五毒发背。

【用法用量】口服：随时饮服。

【处方来源】宋·《圣济总录》

【附记】金星草又名凤尾草，为水龙骨科植物大果假密网蕨的全草，味苦性寒，清热凉血解毒，能治痈疡，肿毒，瘰疬，恶疮。甘草和中解毒，合用可加强清热解毒作用。

金银花酒

【处方】

金银花 500g　甘草 100g　米酒 200ml

【制法】水 2 碗、煎 1 碗，再倒入酒 1 碗略煎。

【功能主治】清热解毒，消肿排脓。用于一切痈疽恶疮，不论发生在何处，或肺痈，肠痈，初起便服奇效。

【用法用量】初起者，一昼夜内分 3 次服尽，病重者 1 日 2 剂，服至大小肠通利，则药力到，外以生药捣烂，酒调敷疮毒四周。

【处方来源】清·《医方集解》

柳树皮酒

【处方】

柳树皮 100g　白酒 200ml

【制法】将上药洗净，切碎，入布袋，置容器中，加入白酒，隔水煮沸，密封，浸泡 1～3 天后，去渣，即成。

【功能主治】解毒，消肿，止痛。用于皮肤体表之无名肿毒、疮疡痈疽等。

【用法用量】外用：用药酒敷熨肿毒处，疼痛即止。

【处方来源】《民间百病良方》

神仙一醉忍冬酒

【处方】

忍冬藤 30g　蒲公英 30g　制乳香 6g 制没药 6g　雄黄 6g　葱白 7 根　白酒 500ml　蜂蜜 120g

【制法】将前 6 味捣碎或切成薄片，置容器中，加入白酒，密封，隔水煮约 1 小时，再入葱白，蜂蜜，再煮 7 分钟，候冷，过滤去渣，即成。

【功能主治】清热解毒，消肿止痛。

用于疮疡肿痛不已。

【用法用量】口服：每次温服 10 ~ 30ml，日服 2 次。或不拘时，随量温饮，以微醉为度。覆被取汗即愈。

【处方来源】清·《疡医大全》

【附记】临床证明：此药酒对各种疮疡痈疽疔疖所致的肿痛难忍，或各种晚期癌肿病人的疼痛不已，服用本药酒后，均可缓解症状，或达到短期止痛的目的。

神效托里酒

【处方】

黄芪（盐水炙）50g　忍冬叶 50g　当归 50g　粉草 20g　白酒 1L

【制法】上药切片，用酒煎 20 分钟，即可。

【功能主治】清热解毒，托毒透脓。用于一切痈疽发背、肠痈。

【用法用量】适量服酒，药渣敷患处。

【处方来源】明·《赤水玄珠》

【附记】黄芪补气养脾，托疮生肌，当归养血和血，二药用于气血不足，疮痈内陷，脓成不溃，或溃后久不收口。忍冬叶、甘草清热解毒，全方可局限病灶，防止深陷，使脓出毒泄，肿痛消退。

神效酒

【处方】

人参 30g　没药（另研）30g　当归尾 30g　甘草 15g　全瓜蒌（半生半炒）1 枚　黄酒 500ml

【制法】上药切片，用黄酒煎至 300ml，去渣，分作 4 份。

【功能主治】益气活血，消肿解毒。用于疮痈。

【用法用量】口服：每日服 1 份，细细饮之。

【处方来源】明·《景岳全书》

【附记】用于正虚邪实之痈疮，效佳。

瓜蒌酒

【处方】

瓜蒌 5g　甘草 3g　白酒 50ml

【制法】上药剉碎，根据病人体质虚实，用酒加入腻粉少许，煎三五沸，去药渣。

【功能主治】清热解毒，消肿排脓。用于治痈疖多日不熟，无头者。

【用法用量】口服：临睡温服，半夜稍作行走或活动，其疮自消。

【处方来源】宋·《圣济总录》

鸳鸯藤酒

【处方】

鸳鸯藤（嫩苗叶）150g　生甘草 30g　黄酒 300ml

【制法】将鸳鸯藤用木槌捶碎（不得犯铁器），甘草切碎，同置砂锅内，加水 500ml，用文武火缓缓煎至减半，再加入黄酒，煎十数沸。过滤去渣，即成。

【功能主治】逐毒，消肿，止痛。用于痈疽初起。

【用法用量】口服：分 3 服，微温连进，一日一夜服尽。病势重者，一日连进数剂。即可作补药，必然无虑伤脾，服至大小便畅通为度。

【处方来源】宋·《备急灸法》

蒲藤酒

【处方】

金银藤 180g　蒲公英 150g　白酒 500ml

【制法】将前 2 味洗净，切碎，置容

器中，加入白酒和水 500ml，煎至减半，过滤去渣，即成。

【功能主治】清热解毒。用于发背疮，日久不愈。

【用法用量】口服：不拘时，随时频频温服。外以药渣敷疮上，每日换药 1 次。

【处方来源】《奇方类编》

【附记】验之临床，凡证属阳证之痈疽，用之皆有良效。凡溃后应配以外治，拔脓生肌，方可始收全功。

二十、痔疮用药酒

二甲酒

【处方】

穿山甲（炮）30g　人指甲（炒）5g 三花酒 350～520ml

【制法】将上药共研细末，备用。

【功能主治】活血，通络，止痛。用于内痔。

【用法用量】口服：每次取药末 1～1.5g，用三花酒 10～15ml 送服，日服 2 次，连服 5～8 天。

【处方来源】《医学文选 - 祖传秘方验方集》

大黄地榆酒

【处方】

生大黄 15g　土茯苓 15g　生地榆 30g 蒲公英 20g　黄酒 300ml

【制法】上药切片，用水 450ml，煎至 150ml，再加入黄酒煮沸即得，过滤去渣，备用。

【功能主治】清热凉血，解毒利湿。用于痔疮肿痛便血。

【用法用量】口服：每次服 150ml，日服 3 次。

【处方来源】《中国药酒配方大全》

白梅花酒

【处方】

白梅花肉（泡洗）100g　红花 200g 苍术 200g　当归 200g　核桃仁 500g　老酒 5L

【制法】上药切片，入老酒浸 7 日。

【功能主治】祛风，利湿，活血。用于痔漏脓血淋漓。

【用法用量】口服：每次 50ml，每日 2 次。

【处方来源】《珍本医书集成》

地瓜藤酒 II

【处方】

地瓜藤 250g　白酒 500ml

【制法】将上药洗净，切碎，置容器中，加入白酒，密封，浸泡 7 天后，过滤去渣，即成。

【功能主治】清热除湿，行气活血。用于痔疮、腹泻、消化不良、黄疸、白带过多等症。

【用法用量】口服：每次服 30ml，日服 2～3 次。

【处方来源】《民间百病良方》

竹酒

【处方】

嫩竹 120g　白酒 1L

【制法】将上药切碎，置容器中，加入白酒，密封，浸泡 12 天后，过滤去渣，即成。

【功能主治】清热利窍。用于痔疮、便秘、原发性高血压等。

【用法用量】口服：每次服 20ml，日服 2 次。

🌿 苋根酒

【处方】

苋根 60g　白酒 500ml

【制法】将上药洗净，切碎，置容器中加入白酒、密封，浸泡 10 天后，过滤去渣，即成。

【功能主治】舒筋活络，活血止血。用于跌打损伤、阴囊肿痛、痔疮、牙痛等症。

【用法用量】口服，每次服 l0～15ml，日服 2 次。

【处方来源】《民间百病良方》

🌿 苦参酒 II

【处方】

苦参 30g　蒲公英 30g　土茯苓 30g
黄酒 300ml

【制法】上药切片，用黄酒和水 300ml，煎至减半，去渣，备用。

【功能主治】清热解毒，利湿消肿。用于痔疮肿痛。

【用法用量】口服：每次服 100ml，日服 3 次。

【处方来源】《中国药酒配方大全》

🌿 茄子酒方

【处方】

茄子种（大者）3 枚　无灰酒 1.5L

【制法】上药，先将 1 枚湿纸裹于煻火内，煨熟取出，入瓷罐子，乘热以无灰酒沃之，便以蜡纸封闭，经 3 宿。去茄子种。

【功能主治】久患肠风泻血。

【用法用量】口服：分次空腹温服，如果再发，再制酒服用 3 次便愈。

【处方来源】宋·《圣济总录》

🌿 槐枝酒 I

【处方】

槐枝叶 3000g　槐子仁 200g　苍耳茎叶 1500g　酒曲 2500g　糯米 33000g

【制法】将前 3 味切碎，加水 10kg 煎至减半，去渣澄清，看冷暖，糯米蒸令熟，待温，入药汁，酒曲（压碎）拌和，入瓮，如法覆盖，如常法酿酒，酒熟即成。

【功能主治】清热凉血，祛风止痛。用于痔疮、数年不瘥。

【用法用量】口服：随性温服，常令似醉为妙。

【处方来源】宋·《太平圣惠方》

🌿 槐酒

【处方】

槐东南枝 1000g　槐白皮 1000g　槐子仁 1000g　槐东南根 2000g　糯米 2000g
上酒曲 200g

【制法】将前 4 味细切，加水 16kg 煎至 5kg，过滤去渣，取汁浓缩至 1600ml，糯米浸泡，令干，蒸饭，待温，入药汁、酒曲（压碎）、拌和，如常法酿酒，候酒熟即得。

【功能主治】凉血清热，消肿止血。用于五痔五十年不瘥。

【用法用量】口服：每次随性温服之，日服 3～4 次，常令似醉为妙。

【处方来源】唐·《外台秘要》

🌿 愈痔酒

【处方】

血三七（即红三七）30g　白酒 1L

【制法】将上药切碎，置容器中，加

入白酒，密封，浸泡 7 天后，过滤去渣，即成。

【功能主治】活血通络，祛瘀止痛。用于痔疮。

【用法用量】口服：每晚临睡前口服 15～20ml。

【处方来源】《中草药通讯》1978，(6)：44

二十一、杨梅疮用药酒

杨梅疮

【处方】

大蛤蟆（去内脏）1 只　土茯苓150g　白酒2.5L

【制法】将前 2 味置容器中，加入白酒，密封，重汤煮 40 分钟，香气出时取出，待冷，去渣，备用。

【功能主治】清热，解毒，利湿。用于杨梅疮等。

【用法用量】口服：次日酒凉饮之，以醉为度。无论冬夏，盖被出汗为度。余存之酒，次日随量饮之，酒尽疮愈。

【注意事项】忌房事。

【处方来源】《中国医学大辞典》

金蟾脱甲酒

【处方】

大蛤蟆（去内脏）1 只　白酒2.5L

【制法】将上药置容器中，加入白酒，密封，隔水煮 40 分钟，即止。

【功能主治】清热解毒。用于杨梅疮，不论新久轻重皆效。又治杨梅结毒，筋骨疼痛，诸药不效者更妙。

【用法用量】口服：随量饮之，以不醉为度。冬夏盖暖令出汗。存酒次日只服量之一半，服够 7 天后，切勿见风为要。

【注意事项】忌口及房事。

【处方来源】明·《外科正宗》

解毒消疮酒

【处方】

牛蒡根30g　川芎30g　羌活30g　五加皮30g　杜仲30g　甘草30g　地骨皮30g　薏苡仁30g　海桐皮60g　生地200g　白酒2L

【制法】将前 10 味切碎，入布袋，置容器中，加入白酒，密封，浸泡 10 天后，过滤去渣，即成。

【功能主治】祛风解毒，凉血活血。用于杨梅疮、风毒腰痛等。

【用法用量】口服：每次服 10～15ml，日服 3 次。

【处方来源】《药酒汇编》

二十二、外科其他疾病用药酒

牛膝木瓜酒

【处方】

牛膝50g　木瓜50g　白酒500ml

【制法】将前 2 味切碎，置容器中，加入白酒，密封，浸泡 7 天后过滤，即可取用。药渣如此连续 2 次，共浸泡白酒1.5L。

【功能主治】活血利湿，解粘连。用于手术后肠粘连。

【用法用量】口服：每晚临睡前服 1次，视个人酒量而定，以能够耐受为度。

【处方来源】《新中医》

外敷白芷酒

【处方】

生白芷100g　黄酒200ml

【制法】将白芷研成细末或切成薄片，入黄酒调和匀，即成。

【功能主治】祛风，燥湿，消肿，止痛。用于膝关节滑囊炎。

【用法用量】外用：取此药酒外敷患处，每日换药 1 次。

【处方来源】《浙江中医杂志》

紫金藤酒

【处方】

紫金藤 50g　白酒 500ml

【制法】将上药切碎，置容器中，加入白酒一半，密封，浸泡 7 日后，过滤去渣；药渣再加白酒另一半，密封，浸泡 7 日过滤。2 次滤液混合即得。

【功能主治】清热解毒。用于纤维组织炎。

【用法用量】口服：每次服 5～15ml（可根据体质强弱和病情轻重而定），日服 3 次。

【处方来源】《新医药学杂志》

蝮蛇地丁酒

【处方】

蝮蛇 1～2 条　紫花地丁 50g　白酒 1L

【制法】取活蝮蛇置于瓶中，加入 70% 乙醇或 60°白酒 1L，加紫花地丁，封口。放置于阴凉处，约 3 个月后即可使用。放置时间越长越好，药液用完后可随时添加，但添加量不宜超过 1L，以免影响药效。

【功能主治】清热消炎。用于软组织化脓性感染。

【用法用量】用脱脂棉蘸取药液敷患处，再以塑料布盖于药棉之上，指（趾）用废橡皮手套，在手指部分套上。每日可换数次，保持药棉湿润。

【处方来源】　《新医学》1974，（5）：249

皮肤科用药酒

一、白癜风用药酒

乌蛇天麻酒

【处方】

乌蛇（酒浸，去皮、骨、炙微黄）60g　防风 20g　桂心 20g　白蒺藜（炒，去刺）20g　天麻 30g　五加皮 10g　羌活 30g　牛膝 20g　枳壳（麸炒微黄，去瓤）30g　熟干地黄 40g　白酒 2L

【制法】上药细剉，生绢袋盛，以无灰酒于瓷瓮中浸，密封 7 日。

【功能主治】祛风，养血。用于治白癜风及紫癜。

【用法用量】口服：每次温饮 50ml，每日 3 次。

【注意事项】忌毒滑物、猪、鸡肉。

【处方来源】宋·《太平圣惠方》

乌蛇浸酒方

【处方】

乌蛇（酒浸去皮、骨、炙微酥）180g　防风 60g　白蒺藜 60g　桂心 60g　五加皮 60g　天麻 90g　羌活 90g　牛膝 90g　枳壳（炒）90g　熟地黄 120g　白酒 8L

【制法】将前 10 味捣为粗末或切成薄片，入布袋，置容器中，加入白酒，密封，浸泡 7～14 天后，过滤去渣，即成。

【功能主治】滋阴，祛风，止痒。用于白癜风。

【用法用量】口服：每次饮 10ml，日服 3 次。

【处方来源】明·《奇效良方》

【附记】白癜风表现为皮肤色素脱失而发生局部性白色斑片，其中的毛发亦变白，皮损的表面平滑，无鳞屑。可单发，亦可多发，有的可呈对称性，并有增大的趋势。损害边缘的颜色反可加深，变白的皮肤对日光敏感，一旦日晒即会发红。①《太平圣惠方》方中五加皮用 30g，牛膝用 60g。余同上。②忌口：忌食毒性、粘滑食物及猪肉、鸡肉。③乌蛇制法：乌蛇是游蛇科动物乌梢蛇除去内脏的干燥全体，同时乌蛇需去头，去鳞片，用黄酒焖透后，趁热去骨刺，切段，再用文火炒至微黄即可。

白屑风酊

【处方】

蛇床子 40g　苦参片 40g　土槿皮 20g　薄荷脑 10g　75% 乙醇 1L

【制法】将前 3 味共研细末或切成薄片,置容器中,加入 75% 乙醇,将药物渗透,放置 6 小时,然后加入 75% 乙醇至 1000ml,浸泡数日。最后加入薄荷脑,溶化,拌匀,即成,贮瓶备用。

【功能主治】清热,祛风,止痒。用于湿热蕴郁,肌肤失养之白癜风。

【用法用量】外用:每取此药酒涂擦患处,每日 3 ~ 5 次。

【处方来源】《中医外科临床手册》

补骨脂酊Ⅰ

【处方】

补骨脂 300g 75% 乙醇 600ml

【制法】将上药切碎,置容器中,加入 75% 乙醇,密封,浸泡 7 天后,过滤去渣,即成。

【功能主治】调和气血,活血通络。用于白癜风(白驳风)、扁平疣(疣证)。

【用法用量】外用:用棉球蘸药酒涂擦患处,并摩擦 5 ~ 15 分钟,每日涂擦 2 次。

【处方来源】《赵炳南临床经验集》

补骨脂酊Ⅱ

【处方】

补骨脂 1000g 菟丝子 300g 75% 乙醇 4L

【制法】将前 2 味共研细末,置容器中,加入 75% 乙醇,密封浸泡 7 天后,即可取用。

【功能主治】活血通络,祛风止痒。用于白癜风。

【用法用量】外用:取此药酒涂擦患处,每日涂擦数次。

【处方来源】《中医药信息》

复方补骨脂酒

【处方】

补骨脂 30g 密陀僧 30g 前胡 20g 防风 10g 白附子 15g 雄黄 6g 白酒(或 75% 乙醇)200ml

【制法】将前 6 味共研细末,置容器中,加入白酒,密封,浸泡 7 天后即可取用。

【功能主治】活血祛风,解毒消斑。用于白癜风。

【用法用量】外用:取此药酒涂擦患处,每日涂 2 ~ 3 次。

【处方来源】《中国药酒配方大全》

【附记】每次以擦至皮肤嫩红为度,再涂。

菖蒲酝酒

【处方】

菖蒲(九节者,去须节,米泔浸,切)1200g 天门冬(去心)120g 天雄(炮裂,去皮、脐)36g 麻子仁(生用)60g 茵芋(去粗茎)12g 干漆(炒烟出)36g 生干地黄(切,焙)36g 远志(去心)36g 露蜂房(微炒)12g 苦参 120g 黄芪(炙、剉)100g 独活(去芦头)60g 石斛(去根)60g 柏子仁(生用)100g 蛇蜕皮(微炙)长三尺 天蓼木(剉)24g

【制法】上 16 味,粗捣筛,用水 125kg,煮菖蒲等取汁,50kg 以酿 60kg 秫米,蒸酝如常法,用六月六日细曲于七月七日酿酒,酒成去糟取清,收于净器中,密封。

【功能主治】补益气血,活血化痰。用于治白驳举体斑白,经年不瘥者。

【用法用量】口服:每次温服 40 ~ 50ml,每日 3 次。另煮菖蒲并药滓,取汤

第十章 皮肤科用药酒

淋洗患处尤佳。

【处方来源】宋·《圣济总录》

菟丝子酒 Ⅱ

【处方】

菟丝子全草（新鲜）180g　白酒（或75%乙醇）500ml

【制法】将上药洗净，切碎，置容器中，加入白酒，密封，浸泡 5～7 天后，过滤去渣，即成。

【功能主治】祛风止痒。用于白癜风。

【用法用量】外用：每取此药酒涂擦患处，日涂擦数次。

【处方来源】《中药制剂汇编》

紫荆皮酊

【处方】

紫荆皮15g　川花椒15g　补骨脂15g　大曲酒100ml

【制法】将前 3 味共研细末，置容器中，加入大曲酒，密封，浸泡 1 周后即可取用。

【功能主治】活血，止痒，消斑。用于白癜风。

【用法用量】外用：先以脱脂棉球蘸药酒少许擦患处，以擦至皮肤嫩红为度，再用羊毫笔蘸药酒涂擦患处，每日早、晚各涂擦 1 次。

【处方来源】《百病中医熏洗熨擦疗法》

二、斑秃用药酒

闹羊花毛姜浸酒

【处方】

闹羊花20朵　鲜毛姜18片　高粱酒

一中碗

【制法】上药酒浸，外用纸将碗口封固，放锅中隔水蒸 1 小时左右。

【功能主治】活血化瘀，温经。用于治疗斑秃。

【用法用量】外用：每日涂擦患处4～5 次。

【处方来源】《浙江中医杂志》1965，8（12）：393.

银花酒

【处方】

金银花100g　白酒500ml

【制法】将上 2 味装大口瓶浸泡 1 星期后，待酒色呈棕黄色备用。

【功能主治】清热解毒，活血化瘀。用于治疗斑秃。

【用法用量】外用：先用鲜生姜片擦斑秃处数遍，然后用纱布块蘸药酒擦病灶部位，约 2～3 分钟，待斑秃处皮肤发红为度，每日擦洗二次。

【处方来源】《新疆中医药》1996，（4）：60.

斑蝥侧柏酒

【处方】

斑蝥5g　侧柏叶10g　辣椒10g　干姜5g　白僵蚕10g　75%乙醇100ml

【制法】上 5 药比例研为粗末，以75%乙醇浸泡 1 星期备用。

【功能主治】清热解毒，活血化瘀，祛风止痒。用于斑秃。

【用法用量】外用：使用时以脱脂消毒棉蘸少许药液反复涂擦脱发处，直至出现微热或轻微刺激痛为度。

【处方来源】《内蒙古中医药》1993，（1）：21.

【附记】本药液有毒，切勿入眼、口

黏膜处，用时蘸少许药液，以不流淌至正常皮肤为宜。3个月为一疗程，半年内不见效可改用它法治疗。

三、扁平疣用药酒

鸦胆子散酒

【处方】

鸦胆子50g　蛇床子10g　大黄10g　薏苡仁10g　75%乙醇250ml

【制法】将上4药研末或切成薄片，用酒精浸泡1星期后备用。

【功能主治】清热解毒，腐蚀赘疣。用于扁平疣。

【用法用量】外用：用药液外洗扁平疣，每日3~5次，连续外洗7~14日。

【处方来源】《中医外治杂志》1995，4（1）：26.

四、赤游风用药酒

石斛枸杞酒

【处方】

石斛250g　黄芪（炙）20g　丹参（微炒）12g　牛膝（去苗）36g　生姜36g　人参20g　杜仲（去粗皮，剉，炒）24g　五味子24g　白茯苓（去黑皮）24g　山茱萸24g　山芋24g　萆薢（微炒）24g　枸杞（微炒）20g　防风（去叉）15g　细辛（去黄叶、炒）12g　薏苡仁（炒）50g　天门冬（去心，焙）36g　白酒5L

【制法】上药细剉如麻豆，用生绢囊盛，以酒于净瓷器中浸1周。

【功能主治】补虚劳，益气力，利关节，坚筋骨。治肾中风，下注腰脚痹弱及头面游风。

【用法用量】口服：初次温服30ml，

白天3次夜1次，逐渐加至60~70ml、100ml，常有酒气，不至大醉。

【处方来源】宋·《太平圣惠方》、明·《普济方》

枳壳酒

【处方】

枳壳（炒）250g　黄柏皮250g　五叶草500g　白酒8L

【制法】将前3味切碎，入布袋，置容器中，加入白酒，密封，浸泡7天后，过滤去渣，即成。

【功能主治】清热燥湿，祛风理气，活血通络。用于剌风游风（赤游风）。

【用法用量】口服：每次温服10ml，日服数次，常令有酒气相续为佳。

【处方来源】宋·《圣济总录》

恶实根酒

【处方】

恶实根500g　生蒴藋根500g　白酒8L

【制法】将前2味切碎（先洗净、晾干），置容器中，加入白酒，密封，浸泡7天后，过滤去渣，即成。

【功能主治】祛风解毒。用于剌风游风（赤游风）。

【用法用量】口服：每次温服10ml，日服3~4次。

【处方来源】宋·《圣济总录》

五、传染性软疣用药酒

参芪活血酒

【处方】

黄芪60g　党参30g　当归15g　延胡

索 15g　丹参 50g　川芎 12g　桃仁 12g 红花 9g　香附 9g　全蝎 6g　甘草 5g　白酒 8L

【制法】上药切片，加 38° 白酒浸泡 7 日后过滤备用。

【功能主治】益气固卫，活血化瘀，散结解凝，疏风祛湿。用于治传染性软疣。

【用法用量】口服：成人每次服 5ml，每日服 3 次；儿童酌减或每次 0.1ml/kg，每日 3 次；饭后服用，15 日为一疗程。

【处方来源】　《新中医》1997，(12)：61.

六、带状疱疹用药酒

三花止痒酊

【处方】
金银花 10g　野菊花 10g　凤仙花 10g 蛇床子 10g　白鲜皮 12g　水杨酸 5g　石炭酸 2g　75% 乙醇 1L

【制法】将前 5 味置容器中，加入 75% 乙醇，密封，浸泡 5～7 日，滤取上清液，加入水杨酸、苯酚，搅匀，贮瓶备用。

【功能主治】清热解毒，消炎止痒。用于带状疱疹。

【用法用量】外用：以医用棉签蘸药酒涂搽患处，每日 3～4 次，至愈为止。

【处方来源】《中国当代中医名人志》

【附记】带状疱疹即缠腰火丹，俗名"蜘蛛疮"。

三黄二白醇

【处方】
雄黄 100g　白矾 100g　黄连 50g　黄柏 50g　冰片 12g　75% 乙醇 1L

【制法】将黄连、黄柏碎成粗粉，雄黄、白矾、冰片研成细粉，混合，加乙醇浸泡于密闭容器内，7 日后过滤去渣，备用。

【功能主治】清热化湿。用于带状疱疹。

【用法用量】外用：用药棉蘸取药液涂抹患处，每日 6 次，一般 2～3 日痊愈。

【处方来源】《甘肃中医》1996，(5)：18.

南山草酒

【处方】
生南星 10g　草河车 10g　山慈菇 11g 白酒 200ml

【制法】先将白酒放入粗碗内，再用上药分别磨酒。磨完后过滤去渣，备用。

【功能主治】清热解毒，燥湿消肿。用于带状疱疹。

【用法用量】外用：每取药酒涂擦患处，日涂擦 3 次。

【处方来源】《张走龙经验方》

【附记】一般用药 3～7 天即愈。愈后无瘢痕。

南山蚤酒

【处方】
生南星 10g　山慈菇 12g　蚤休 10g 白酒 200ml

【制法】上等好酒放入粗碗内，再用上药磨酒，磨完后备用。

【功能主治】清热解毒，消炎止痛。主治带状疱疹。

【用法用量】外用：用药汁搽患处，每日 3 次。

【处方来源】《江西中医药》1990，(4)：38.

疱疹液

【处方】

紫草 10g　大黄 50g　75% 乙醇 3L

【制法】以酒精将上药浸泡，72 小时后取出备用。

【功能主治】清热凉血解毒。用于带状疱疹。

【用法用量】外用：以医用棉签将本品涂于疱疹表面，每日 5～6 次，5 日为 1 疗程。

【处方来源】《国医论坛》1996,（1）：31.

雄黄酊

【处方】

雄黄粉 50g　75% 乙醇 100ml

【制法】将雄黄与乙醇混合，置碗中研磨备用。

【功能主治】解毒，祛湿，杀虫。用于带状疱疹。

【用法用量】外用：取药配涂擦患处，每日涂擦 2 次。

【处方来源】《新医药学杂志》

【附记】如疼痛剧烈，疱疹很多者，在上方中加入 20% 普鲁卡因 20ml。

新会蛇药紫草酒

【处方】

新会蛇药酒 100ml　紫草（研末）20g　冰片（研末）2g

【制法】上 3 药混匀即可使用。

【功能主治】凉血，解毒，止痒。用于带状疱疹。

【用法用量】外用：取本品适量，涂

擦患处，每日 4 次，连用 1 周。

【处方来源】《新中医》1997,（2）：31.

鲜背蛇草酒

【处方】

鲜背蛇草 100g（干品用 30g）　米酒 300ml

【制法】将上 2 味置锅中隔水炖。

【功能主治】清热凉血，利湿解毒。用于带状疱疹。

【用法用量】口服：每日 1 剂，分 3 次服完，同时将药渣外敷患处，儿童酌减。

【注意事项】忌食热燥酸辣之品。

【处方来源】《新中医》1979,（3）：61.

七、丹毒用药酒

满天星酊

【处方】

鲜满天星（全草）250g　雄黄 6g　75% 乙醇 1L

【制法】将满天星洗净、去杂质、晾干、切碎置容器中，加入 75% 乙醇，密封，浸泡 7 天后，再将药捣烂，以纱布包，取汁，加入雄黄（研末）、溶化，混匀，即成。

【功能主治】祛风，解毒，杀虫。用于丹毒。

【用法用量】外用：用时先视丹毒的蔓延走向，在末端离病灶寸许处开始涂圆形药圈，然后由内到外，反复涂药 5～10 分钟为 1 次，日涂 2～3 次。

【处方来源】《中草药通讯》

【附记】本品对过敏性皮疹无效。

八、稻田性皮炎用药酒

九里香药酒

【处方】

九里香25g　一枝黄花25g　羊蹄草25g　半边莲25g　毛麝香25g　漆大姑25g　了哥王25g　三桠苦25g　入地金牛25g　蛇总管25g　60°白酒1L

【制法】将前10味研为粗末，混匀，置容器中，加入白酒，密封，浸泡7天后，过滤去渣，即成。

【功能主治】止痒，消炎。用于稻田性皮炎。

【用法用量】外用：以瘙痒，糜烂和渗液为主的患者可用药酒外擦患处，每日3~4次；以肿痛为主的患者可用药渣外敷患处，每日换药1次。

【处方来源】《药酒汇编》

五蛇液

【处方】

五倍子15g　蛇床子30g　韭菜子9g　白明矾9g　白酒120ml

【制法】将前4味共研粗末，置玻璃瓶中，注入白酒，塞紧瓶盖，浸泡3日后（浸泡时，每日早、晚各摇动1次，通常振动可使药性加速渗透）即可取用。

【功能主治】消炎活血，祛风止痒。用于水田皮炎。

【用法用量】外用：用棉签蘸药液涂擦患处，每日早、中、晚各涂擦1次。以愈为度。

【处方来源】《百病中医熏洗熨擦方法》

倍矾酒

【处方】

五倍子250g　白明矾100g　白酒1L

【制法】将前2味捣碎，置容器中，加入白酒密封，浸泡7天后，过滤去渣，即成。

【功能主治】收敛，止痒，防护。用于预防水田皮炎。

【用法用量】外用：下水田劳动前，取此酒涂擦手足及小腿部皮肤。

【处方来源】《民间百病良方》

【附记】一法方中白矾用100~200g。

樟冰酒

【处方】

樟脑3g　冰片10g　95%乙醇100ml

【制法】将前2味置容器中，加入95%乙醇，密封，浸泡2天后即可取用。

【功能主治】消炎，止痛，止痒。用于皮炎。

【用法用量】外用：外涂患处，每日2~3次。

【处方来源】《民间百病良方》

九、冻疮用药酒

当归红花酒 I

【处方】

桂枝30g　当归30g　红花15g　细辛10g　白酒500ml

【制法】诸药粉碎，纱布袋装，扎口，置容器中，白酒浸泡，7日后取出药袋，压榨取液。将榨取液与药酒混合，静置，过滤，即得。

【功能主治】活血，温经，通脉。用

于防治冻疮、褥疮。

【用法用量】外用：先用棉签蘸药酒涂搽局部，再用手按摩。

【处方来源】《药酒汇编》

🌿 当归酊

【处方】

当归50g　红花50g　王不留行50g　干姜30g　桂枝30g　细辛10g　樟脑10g　冰片10g　95%医用乙醇750ml

【制法】将前6味捣碎，与樟脑、冰片同置容器中，加入95%乙醇，密封，浸泡3周后，以纱布过滤，收集药液，贮瓶备用。

【功能主治】温经散寒，活血通络。用于冻疮（未溃型）。

【用法用量】外用：用时先将患部用温开水洗净，拭干，以棉球蘸药液涂搽患处，每日涂搽3～5次。

【处方来源】《百病中医熏洗熨擦疗法》

【附记】一般用药3～5天即可见效，7～10天肿消痒止而愈。

🌿 防治冻伤酒

【处方】

红花18g　干姜18g　附子（制）12g　徐长卿15g　肉桂9g　60°白酒1L

【制法】将前5味捣碎或切薄片，置容器中；加入白酒，密封，浸泡7天后即可取用。

【功能主治】温经散寒，活血通络。用于预防冻疮。

【用法用量】口服：每次服8～15ml，日服2～4次。于严寒季节服，1剂即可。

【处方来源】《陕甘宁青中草药选》

🌿 红灵药酒

【处方】

当归20g　肉桂20g　红花20g　花椒20g　干姜10g　樟脑10g　川芎20g　荆芥10g　医用乙醇1L

【制法】将以上诸药切片后纳入酒精内密闭浸1星期后使用。

【功能主治】温经活血，通络止痛。用于治冻伤。

【用法用量】外用：先以生姜频擦患处，再用棉花球蘸红灵药酒擦患处，1日数次。

【注意事项】冻疮溃后不宜使用。

【处方来源】　《国医论坛》1989，(6)：30

🌿 红灵酒Ⅱ

【处方】

当归60g　肉桂60g　红花30g　川椒30g　干姜30g　樟脑15g　细辛15g　95%医用乙醇1L

【制法】上药切片入酒精，密闭浸泡7日，去渣装瓶备用。

【功能主治】温阳祛寒。用于治疗冻疮。

【用法用量】外用：三伏天中午用药棉蘸红灵药酒涂擦患处，每次10～20分钟，连用30日。晴天比阴天效果好，一般1年即效，重者涂2个伏天。

【处方来源】《中医外治杂志》1996，(4)：47

🌿 红椒酒

【处方】

当归60g　肉桂60g　红花30g　花椒30g　干姜30g　樟脑15g　细辛15g

75% 乙醇 1000ml

【制法】上药切片浸泡于酒精中，一星期后备用。

【功能主治】活血温经，祛寒通络。主治冻伤。

【用法用量】外用：用棉签蘸药酒擦患处。

【处方来源】《湖北中医杂志》1994，（6）：24

冻疮一涂灵

【处方】

肉桂 12g　当归 12g　桂枝 12g　小茴香 10g　大茴香 10g　白芷 10g　防风 10g　川芎 8g　丁香 8g　独活 8g　羌活 8g　荆芥 8g　红花 5g　樟脑 5g　二锅头白酒 400ml

【制法】上药共研末或切薄片，放白酒中浸泡 3 日，塞紧瓶盖，以防泄气和乙醇（酒精）挥发。3 日后即可使用，用时摇匀药液。

【功能主治】温经散寒，活血通络，除湿止痛痒。用于治疗冻疮。

【用法用量】外用：用棉签蘸药液搽于冻疮处，本方适用于Ⅰ~Ⅱ度冻疮。Ⅲ度冻疮溃破者和孕妇慎用。

【处方来源】《新中医》1997，29（10）：54

冻疮川乌酒

【处方】

制川乌 30g　制草乌 30g　樟脑 30g　红花 20g　桂枝 15g　白酒 500ml

【制法】上药共为粗末或切薄片，装入广口瓶中，加入白酒，以淹没药物 1 指为度，1 星期后即可应用。

【功能主治】温经活血。用于治疗冻疮红肿，瘙痒未溃。

【用法用量】外用：先将患处用手摩擦至发热，再蘸药酒反复揉搓，每次 5~10 分钟，每日 2~3 次。

【处方来源】《四川中医》1988，6（11）：41

冻疮酒Ⅰ

【处方】

花椒 15g　生姜汁 3ml　甘油 6ml　白酒 30ml

【制法】先将花椒浸酒内，1 星期后取出花椒，加入姜汁、甘油，摇匀。

【功能主治】温经，活血。用于冻疮。

【用法用量】外用：搽患处。

【处方来源】《中国食疗学》

冻疮酒Ⅱ

【处方】

大黄 10g　黄柏 10g　天冬 10g　麦冬 10g　麻黄 10g　辣椒 10g　干姜 12g　甘草 6g　白酒 600ml

【制法】上药粉碎成粗末，用少量白酒浸泡 15 分钟，装入渗漉筒内加足量白酒，静置 7 日，收集药液 500ml。或上药切片，用白酒浸泡 7 天后使用。

【功能主治】温中散寒，滋阴解毒。用于治疗冻疮。（未出现水疱、糜烂、溃疡、破裂时用）。

【用法用量】外用：用温水洗净患处，然后用冻疮酒外搽，并用手反复按摩，使局部病变部位皮肤发热为止。病轻者每日 2~3 次，重者每日 4~5 次。

【注意事项】若患处发生水疱，糜烂、溃疡及破裂时，不宜用本酒外搽，而应用冻疮膏施治。

【处方来源】《陕西中医》1998，（6）：275

姜椒酒

【处方】

鲜生姜 100g　花椒 100g　95% 医用乙醇 300ml

【制法】将生姜切片，与花椒同置容器中，加入 95% 乙醇密封，浸泡 3～5 天后即可取用。

【功能主治】温经散寒。用于冻疮。

【用法用量】外用：涂擦患处，每日涂擦 2～3 次。

【处方来源】《民间百病良方》

复方当归红花酊

【处方】

当归 100g　肉桂 100g　红花 50g　干姜 50g　细辛 25g　樟脑 25g　70% 医用乙醇 2.5L

【制法】将前 5 味，除红花外，研为粗末，一并置容器中，加入 70% 乙醇，密封，浸渍 1～2 周后过滤，滤液中加入樟脑，溶化拌匀，共制成 2L 即得。

【功能主治】活血散寒。用于冻疮初起结块，或略有红肿未溃者，以及脱痂未溃者均可用之。

【用法用量】外用：先用热水轻轻洗擦患部，再涂搽本品适量，日搽数次。

【处方来源】《中药制剂汇编》

复方樟脑酒

【处方】

樟脑 10g　川椒 50g　干辣椒 3g　甘油 20ml　95% 医用乙醇 100ml

【制法】先将川椒、干辣椒用凉开水洗净，晾干，下辣椒切碎（籽勿取出），置容器中，加入 95% 乙醇，密封。浸泡 7 天（经常摇动），过滤去渣，取药液，加入樟脑、甘油，溶化拌匀即成。

【功能主治】温经通脉。用于冻疮、局部干燥、皲裂。

【用法用量】外用：先用温开水浸泡患处，拭干，再涂擦此酒，面积应超过患部范围，每日涂擦 5～7 次。

【处方来源】《药酒汇编》

又方：辣椒油 5ml，樟脑 3g，甘油 15ml，添加 95% 乙醇至 100ml。治冻疮未溃者。余同上，效佳。

桂枝二乌酊

【处方】

桂枝 50g　制川乌 50g　制草乌 50g　芒硝 40g　细辛 20g　红花 20g　樟脑 15g　60% 医用乙醇 1L

【制法】将前 7 味研为粗末（芒硝、樟脑单研后入），置容器中加入 60% 乙醇，密封，浸泡 7 天后，过滤去渣，再加入芒硝、樟脑，溶解后，滤过即可。

【功能主治】温经散寒，通络止痛。用于冻疮。

【用法用量】外用：用棉球蘸药液涂擦患处，（溃后涂在患部周围，溃疡面按外科溃疡处理），趁温频频揉擦。每日早、晚各 1 次，每次揉擦 5 分钟。

【处方来源】临床经验方

桂苏酒

【处方】

桂枝 100g　苏木 100g　细辛 60g　艾叶 60g　生姜 60g　当归 60g　花椒 60g　辣椒 6g　樟脑粉 20g　白酒 3L

【制法】将前 8 味捣碎或切薄片，置容器中，加入白酒，密封，浸泡 7 天后，过滤去渣，加入樟脑即可。

【功能主治】温经通络，活血化瘀，消肿止痛。用于冻疮，无论已溃未溃者均可。

【用法用量】外用：先用温开水将患处洗净，拭干，用药棉球蘸药液反复涂擦患处，每日擦3次。

【处方来源】《陕西中医》

【附记】此方去樟脑粉、乙醇（有皮损者去辣椒），水煎洗患处效果也很显著（在未冻伤前用药亦有很好的预防作用）。

桂椒樟冰酒

【处方】

肉桂30g 红辣椒15g 樟脑9g 冰片3g 白酒250ml

【制法】先将肉桂捣碎，辣椒去籽切丝，共入白酒中浸泡5日，过滤，将樟脑、冰片各研细。放滤液中混匀，装瓶备用。

【功能主治】温肾，活血。用于冻疮。

【用法用量】外用：用棉球蘸药酒涂患处，每日3~5次。

【处方来源】《新医学杂志》1975，（11）：26

樱桃酒

【处方】

樱桃500g 30%~50%乙醇2.5L

【制法】在樱桃成熟季节，选购质好未烂的鲜樱桃（民间称为八分熟），用冷开水洗净，放入瓶中，加入30%~50%的乙醇至浸没樱桃为度，加盖用蜡密封，埋于不见阳光的背阴处49~66cm深，候冬季冷冻时取出，将樱桃和药酒分别装瓶（药酒宜过滤至澄明），并加三合红等染料着成樱桃红色备用。

【功能主治】活血化瘀。用于冻伤、风湿关节疼痛及风湿性瘫痪。

【用法用量】外用：Ⅰ~Ⅱ级冻伤，用樱桃酒涂患处轻轻擦之，1日数次，Ⅲ级冻伤（有溃疡面或坏死组织）可将樱桃去蒂去核，剖开果肉，或将果肉在消毒乳钵中研成果肉泥，敷于患处，次数根据实际情况而定。

【处方来源】《药学通报》1965，11（9）：396；《治疗与保健药酒》

十、鹅掌风（手癣）用药酒

一号癣药水Ⅰ

【处方】

土槿皮300g 大枫子肉300g 地肤子300g 蛇床子300g 硫黄150g 枯矾1250g 白鲜皮300g 苦参300g 樟脑150g（后下） 50%乙醇20L

【制法】将前8味研成末或捣碎，置容器中，加入50%乙醇（分3次加入浸泡），第1次加入8L，密封，温浸7天后，倾取上清液，第2、3次加入6L，第5次加入6L，如上法浸泡。3次浸液合并，混匀，再以樟脑用95%乙醇溶解后，加入浸液中，候药液澄清，倾取上层清液，贮瓶备用。

【功能主治】杀虫止痒。用于鹅掌风、脚湿气、圆癣等。

【用法用量】外用：每取此药酒涂擦患部，每日3~4次。

【注意事项】有糜烂者禁用。

【处方来源】《中医外科临床手册》

生姜浸酒

【处方】

生姜250~500g 50°~60°白酒500ml

【制法】将生姜捣烂，连汁置容器中，加入白酒，密封，浸泡2天后即可取用。

【功能主治】解毒杀菌。用于鹅掌风、甲癣等。

【用法用量】外用：每日早、晚取此药酒涂擦患处数遍，或将患部浸泡入药酒中5~10分钟。

【处方来源】《民间百病良方》

【附记】本药酒中加入红糖500g，每服10~15ml，用治寒性腹痛效佳。

✿ 当归百部酒

【处方】

当归15g　生百部15g　木槿皮15g　川黄柏15g　白鲜皮15g　川椒10g　白酒（或黑醋）1L

【制法】将前6味研为粗末或切薄片，置容器中，加入白酒（或黑醋），密封，浸泡2小时后，隔水煮沸即可。待冷，备用。

【功能主治】清热解毒，杀虫止痒。用于鹅掌风、甲癣等。

【用法用量】外用：每取此药酒涂擦患处，日涂擦数次。甲癣可浸泡入药酒中4~5分钟，日2~3次。

【处方来源】《药酒汇编》

【附记】亦可用熏洗法。忌下冷水。

✿ 羊蹄根酒

【处方】

羊蹄根300g　75%医用乙醇600ml

【制法】将上药切碎，置容器中，加入75%乙醇，密封，浸泡7天后，过滤去渣，备用。

【功能主治】杀虫止痒。用于手癣（鹅掌风）、甲癣（鹅爪风）、落屑性脚癣（脚蚓症）、体癣（钱癣）、神经性皮炎（干癣）。

【用法用量】外用：用棉棒或毛刷蘸药液涂擦患处，每日2~3次。

【注意事项】慎勿入口。

【处方来源】《赵炳南临床经验集》

✿ 复方土槿皮酊

【处方】

土槿皮酊40ml　苯甲酸12g　水杨酸6g　75%医用乙醇100ml

【制法】将前3味置容器中，加入75%乙醇至100ml（先将苯甲酸、水杨酸加乙醇适量溶解，再加入土槿皮酊混匀，最后将乙醇加至足数）。

【功能主治】杀虫止痒。用于鹅掌风、脚湿气等病。

【用法用量】外用：每取此药配涂擦患处，每日3~4次。

【注意事项】手足部糜烂者禁用。

【处方来源】《中医外科临床手册》

【附记】上槿皮酊：即用土槿皮粗末10g，80%乙醇100ml，按渗漉法渗漉即得。

十一、痱子用药酒

✿ 二黄冰片酒

【处方】

生大黄6g　黄连5g　冰片4g　60°白酒150ml

【制法】将前2味捣碎或切薄片，与冰片一并置容器中，加入白酒，密封，浸泡5~7天后即可取用。

【功能主治】解毒止痒。用于痱子、疮疖等。

【用法用量】外用：涂搽患处，日搽3~5次。

【处方来源】《药酒汇编》

地龙酊

【处方】

鲜地龙 30g　生茶叶 10g　75% 乙醇 200ml

【制法】将前 2 味置容器中，加入 75% 乙醇，密封，浸泡 3～5 日后，去渣即得。

【功能主治】清热解毒，祛风通络。用于痱子。

【用法用量】外用：每取此酊少许倒入手心，揉擦患处，每日 3～4 次。

【处方来源】《辽宁中医杂志》

冰黄酒

【处方】

生大黄 6g　黄连 5g　冰片 4g　白酒（或 75% 乙醇）150ml

【制法】3 药装入瓶内，加白酒（或 75% 乙醇）150ml 浸泡，加盖徐徐摇动使其充分溶解，即可使用。

【功能主治】解毒止痒。用于痱子。

【用法用量】外用：用棉签蘸药酒涂于患部，每日 3～5 次。

【处方来源】《四川中医》1985，3（7）：37

苦黄酊

【处方】

苦参 20g　大黄 20g　黄连 10g　黄芩 10g　冰片 10g　白芷 15g　丝瓜叶 20g　75% 乙醇 300ml

【制法】将前 7 味（冰片后入）捣碎或切薄片，置容器中，加入 60% 乙醇，密封，浸泡 2～3 天后，加入冰片，溶化后，即可取用。

【功能主治】清热解毒，燥湿止痒。用于痱子、暑疖。

【用法用量】外用：涂搽患处，日涂 3 次。

【处方来源】《中国药酒配方大全》

参冰三黄酊

【处方】

苦参 20g　冰片 10g　雄黄 10g　黄连 10g　生大黄 20g　75% 乙醇 300ml

【制法】将前 5 味（冰片除外）捣碎或切薄片，置容器中，加入 75% 乙醇，密封，浸泡 2～3 天后，加入冰片，溶化后即可取用。

【功能主治】解毒止痒。用于痱子。

【用法用量】外用：涂搽患处，日搽 3～4 次。

【注意事项】防止药入眼内。

【处方来源】《四川中医》

十二、狐臭（腋臭）用药酒

狐臭酊

【处方】

枯矾 20g　密陀僧 15g　滑石 15g　樟脑 10g　轻粉 5g　冰片 5g　95% 乙醇 250ml

【制法】将前 6 味共研细末，置容器中，加入 95% 乙醇，密封，浸泡 1 周后，过滤取汁，贮瓶备用。

【功能主治】解毒敛汗，杀虫止痒。用于狐臭。

【用法用量】外用：先用温开水洗净患处，再用棉球蘸药液涂搽患部，每日涂搽 3～5 次，以愈为度。

【处方来源】《百病中医熏洗熨擦疗法》

藁本苦酒方

【处方】

藁本 3g　川芎 3g　细辛 3g　杜衡 3g
辛夷 3g　白酒 200ml

【制法】将前 5 味共研细末或切薄片，置容器中，加入白酒，密封，浸渍 1 日，再煎 10 分钟，贮存待用。

【功能主治】芳香避臭。用于狐臭。

【用法用量】外用：涂搽患处，日搽数次。

【处方来源】唐·《外台秘要》

十三、鸡眼用药酒

补骨脂酊Ⅲ

【处方】

补骨脂 300g　75% ~ 95% 医用乙醇 1L

【制法】将上药捣碎，置容器中，加入乙醇，密封，浸泡（经常摇动）7 天后，滤过，分装小瓶备用。

【功能主治】补肾通阳，温通血脉，祛风止痒。用于鸡眼、白癜风。

【用法用量】外用：鸡眼，先用温水浸洗后，用小刀将鸡眼上的厚皮刮掉（以不出血为度），然后用火柴棒蘸药水涂患，待其自干。以后每日如上法用药 1 次。5 ~ 7 天后患处发黑变软，继续涂数日即自行软化或脱落。白癜风：外涂患处，日 1 次。

【注意事项】用前将瓶摇动数下，使之药性均匀；用后瓶要密封保存，以防挥发。

【处方来源】《药酒汇编》

鸡眼膏酒

【处方】

水杨酸 85g　苯甲酸 10g　磺胺 2 ~ 3g
普鲁卡因 2 ~ 3g　樟丹 0.2g　白糖适量
高粱酒 200ml

【制法】将前 6 味研细过筛，混合，置入净瓶中，倒入高粱酒（以浸过药面为度），密封备用。

【功能主治】蚀恶肉，化角质，解毒止痛。用于鸡眼、恶疮。

【用法用量】外用：先用温水浸泡患处，揩干，取胶布一块（中间剪一略大于病损的小洞）贴于患处（以保护周围正常皮肤），再取鸡眼膏（用时搅匀）少许填于胶布孔皮肤处。病损若在足底，先用棉花搓一小绳，围在膏药周围，以防行走时药膏外溢。上面再贴一层胶布固定。1 周后，取胶布，可见病损组织呈灰白色，用钝器（如木棒、竹片）等行钝性剥离，坏死组织很容易剥脱，不痛，不出血。若小鸡眼即可连根取出，一般 1 次可愈，若病损较大，1 次未除根，可重复用药。

【处方来源】《中药制剂汇编》

【附记】一般 1 次，最多 2 ~ 3 次即愈。

十四、脚气用药酒

十味侧子酒

【处方】

侧子（去皮脐炮裂）500g　五加皮（炙剉）500g　丹参 500g　续断 500g　牛膝（切焙）500g　白术 500g　生姜（切焙）500g　桑根白皮（炙，剉）500g　细辛（去苗叶）400g　桂枝（去粗皮）400g　白酒 30L

【制法】上 10 味，细切如麻豆大，或切成薄片，用生绢袋盛，放入净瓷瓮中，用无灰酒浸，密封，春夏 5 日，秋冬 7 日。

【功能主治】祛风除湿，养血。用于脚气。

【用法用量】口服：空腹 50～100ml，每日 3 次。

【注意事项】忌猪肉、冷水、桃李、雀肉、生葱生菜。

【处方来源】唐·《外台秘要》

🌿 大金牙酒

【处方】

金牙 120g　侧子 30g　制附子 30g　天雄 30g　人参 30g　苁蓉 30g　茯苓 50g　当归 50g　防风 50g　黄芪 50g　薯蓣 50g　细辛 30g　桂心 30g　草薢 50g　葳蕤 50g　白芷 50g　桔梗 50g　黄芩 40g　远志 30g　牡荆子 50g　川芎 50g　地骨皮 30g　五加皮 50g　杜仲 50g　厚朴 30g　枳实 30g　白术 50g　独活 50g　茵陈 50g　石楠 50g　狗脊 50g　牛膝 50g　丹参 50g　磁石 80g　薏苡仁 100g　麦门冬 100g　生石斛 80g　萹蓄 50g　生地黄（切）100g　白酒 20L

【制法】上药切细，用酒浸 7 日。

【功能主治】扶正祛毒。用于治瘴疠毒气中人，风冷湿痹，口面歪斜，半身不遂，手足拘挛，历节肿痛，甚者小腹不仁，名曰脚气。

【用法用量】口服：每次温服 50ml，每日 4～5 次，晚 1 次。

【处方来源】唐·《千金要方》

🌿 乌药酒 I

【处方】

土乌药 50g（即矮樟树根）　白酒 500ml

【制法】取土乌药如萝卜者，干漉布揩净，用瓷片刮屑，收于瓷器内，以白酒浸一宿，麝香入少许尤妙。

【功能主治】治脚气发动，乡村无处问药，特此效。

【用法用量】口服：温服，一服即安。

【注意事项】如无麝香，则多服数服后，得溏泄，病去。

【处方来源】明·《普济方》

🌿 术膏酒

【处方】

生白术 150 斤（洗净捣取汁 30 斤，煎取半）　青竹三十束（束别三尺围各长二尺五寸经一寸，烧取沥 30 斤，煎取半）　蔓荆二十五束（束别三尺围各长二尺五寸经头二寸烧，取沥 30 斤，煎取半）　生五加皮根 36 斤（净洗剉于大釜内以水 400 斤煎之，去渣，澄清，取汁 70 斤，以铜器中盛，大釜内水上煎之，取汁 35 斤，其煎堵药法一准五加例）　生地黄根 60 斤（粗大者，捣取汁 30 斤，煎取半）　桂心　甘草　白芷　细辛　防风　当归　麻黄　川芎各 300g　附子 250g　牛膝 450g　干姜　五加皮各 500g

【制法】白术等 5 种药，总计得汁 95 斤，加糯米 150 斤，上小麦曲 8 斤，曝干为末，以药汁 60 斤，浸面五日，待曲起第一投净淘 70 斤，令得三十遍，下米置净席上，以生布拭之，勿令不净，然后炊之下馈，以余药汁浸馈，调匀，再蒸之，待馈上痧生，然后下于席上，调匀，冷热，如常酿酒法，酝之瓮中，密盖，头三日然后第二投再淘米 40 斤，一如前法投之三日后，即加药桂心等 12 味，第三投以米 40 斤，净淘如前法，还以余汁烧馈重蒸，待上生痧，下置席上，调冷热，如常酿法，和上件药投之，三日外，然后尝甘苦适中，密封口 14 日后，乃压取清酒。

【功能主治】治脚气弱风虚，五劳七伤，万病皆主。

【用法用量】一次 4 合，日服 2 次，渐渐增加，以知为度，温酒不能过热。

【注意事项】慎生冷，醋滑猪肉，鱼蒜牛肉等。

【处方来源】唐·《千金翼方》

生地黄酒 I

【处方】

生干地黄 1000g　杉木节 500g　牛蒡根 1000g　丹参 300g　牛膝（去苗）500g　大麻仁 250g　防风（去芦头）300g　独活 300g　地骨皮 300g　酒 30L

【制法】上药，剉，用生绢袋盛，以酒浸 7 日。

【功能主治】活血，祛风，消肿。用于脚气，肿满，烦疼少力。

【用法用量】口服：每次食前随性温服 30～50ml。

【处方来源】宋·《太平圣惠方》

白杨皮酒 I

【处方】

白杨皮（白者佳，不要近塚墓者，用东南西北离地三尺者）1500g　清酒 10L

【制法】上药去皮细剉，熬令黄赤，以清酒放入不津器中渍之，密封头，勿令泄气，冬月二七日，春夏一七日。开取。

【功能主治】治风毒脚气，手足拘挛。

【用法用量】饮量以人酒性量多少服之，每日服五六次，常令酒力相续、以微醺为度。

【处方来源】宋·《圣济总录》

苍术豉酒

【处方】

豉（三蒸三曝）500g　苍术 50g　清酒 1L

【制法】以清酒浸豉于瓷瓶中，经三宿后，再将苍术捣碎加入，经 4 日后开取。

【功能主治】除湿消肿。用于风毒脚弱，麻木无力，腿脚肿胀，呕吐不食，腹痛下痢，头痛，发热。

【用法用量】口服：不拘时候，随意徐徐饮之，如急用可以酒煮豉饮之。

【处方来源】《药酒验方选》

侧子酒 I

【处方】

侧子（半生火炮）300g　独活 300g　丹参 300g　五加皮（炙）300g　薏苡仁 300g　人参 100g　蜀椒 100g　茵陈叶 100g　金牙（碎绵裹）800g　磁石（碎绵裹）800g　牛膝 400g　石斛（去根节）400g　当归（切焙）150g　白术 200g　萆薢 400g　防风 400g　熟干地黄 400g　山茱萸（生用）400g　白茯苓（去黑皮）400g　细辛（去苗叶）400g　川芎 300g　干姜（炮）300g　天雄（炮裂去皮脐）300g　石膏（碎）300g　桂枝 300g（去粗皮）清酒 70L

【制法】上 25 味药，切细如麻豆林或切成薄片，用生绢袋盛，清酒浸，秋冬浸 7 日，春夏浸 5 日。

【功能主治】用于治脚气春夏盛发，入秋脚消气定，但苦脚弱无力，不能屈伸，皮肤不仁。

【用法用量】量酒力饮，每日服五六次，常使酒气相续，以唇麻为度。

【注意事项】服此酒须再灸三里穴，风市穴，伏兔穴，以泄毒气。

【处方来源】宋·《圣济总录》

香豉酒

【处方】

豆豉 500g　白酒 3L

【制法】 上药以酒浸 3 日。

【功能主治】 利腰脚，除湿痹，去心神烦闷。用于治脚气冲心，兼治瘴毒脚气。

【用法用量】 口服：随性多少饮之，觉利多，即少服。

【处方来源】 唐·《外台秘要》；明·《普济方》

【附记】 脚气冲心：也称脚气入心，血气攻心，即脚气病出现气喘水肿和其他心力衰竭症状等。岭南民间常服，极效。

中医脚气是以两脚软弱乏力，脚胫肿满直，或虽不肿满，而缓弱麻木，甚至心胸惝惝惊动，进而危及生命力为特征的一种疾病，因病从脚起，故名脚气病。有湿脚气，干脚气，寒湿脚气，脚气冲心等不同类型，因其两足软弱无力而有"脚弱、软脚病"之称，又因其发病多由湿邪积聚，气血壅滞而成，故又称壅疾，包括西医所称的维生素 B_1 缺乏所致的脚气病，此外，还包括营养不良、多发性神经炎等。

香豉牛角酒

【处方】

香豉 1000g　水牛角（末之）200g
白酒 12L

【制法】 上二味，先取香豉 1000g，三蒸三曝干，内 2L 酒中，另用一生绢袋盛，用白酒 10L，渍之五日许，夏日勿作，多恐坏。

【功能主治】 利腰脚。用于防治脚气。

【用法用量】 口服：日三服，量性增减，其水牛角末散著袋外，每服常搅，令水牛角味入酒中。

【处方来源】 唐·《外台秘要》

香豉橘皮酒

【处方】

豆豉 3g　橘皮 15g　生姜 20g　葱 20g
白酒 500ml

【制法】 将上药细切，任意调和，先熬油令香，次下诸物熬熟，以绵裹内铛中，著酒浸。

【功能主治】 利腰脚。用于防治脚气。

【用法用量】 口服：任性饮之。

【处方来源】 唐·《外台秘要》

【附记】 本方原意，宜在夏日服，以代替香豉犀角酒，因其制备方法简易，不需浸渍很长时间，可随制随饮，以防药酒变质。

二味独活酒

【处方】

独活 150g　制附子 150g　白酒 2L

【制法】 将前 2 味研细，入布袋，置容器中，加入白酒，密封，浸泡 5～7 天后，过滤去渣，即成。

【功能主治】 温经散寒，通络舒筋。用于脚气。

【用法用量】 口服：随时随量服用，由小剂量开始，逐渐加重，常令酒气相伴，以未醉为度。

【处方来源】 宋·《圣济总录》

十味附子酒 II

【处方】

制附子 30g　丹参 30g　川续断 30g
牛膝 30g　五加皮（炙）20g　白术 50g
独活 20g　生姜 50g　桑白皮 50g　细辛
25g　肉桂 25g　白酒 3L

【制法】 将前 10 味捣碎或切薄片，入布袋，置容器中，加入白酒，密封，浸泡 10 天后，过滤去渣，即成。

【功能主治】 散寒逐湿。用于脚气。

【用法用量】口服：每次空腹温服10ml，日服 3 次。

【处方来源】《药酒汇编》

五加皮酒 Ⅷ

【处方】

五加皮 90g　羚羊角屑 90g　防风 90g　独活 90g　干地黄 250g　黑豆（炒香）250g　薏苡仁 150g　牛膝 150g　海桐皮 60g　大麻仁 15g　牛蒡根 250g　桂心 30g　白酒 15L

【制法】将前 12 味细切，入布袋，置容器中，加入白酒，密封，浸泡 6 ~ 7 天后，过滤去渣，即成。

【功能主治】祛风湿，清烦热，温经散寒，舒筋通络。用于脚气发作，烦热疼痛、筋脉拘急、行履不得。

【用法用量】口服：每次空腹温服15 ~ 30ml，日服 3 次，或于食前，随性温服之。

【处方来源】宋·《太平圣惠方》

【附记】明·《普济方》方中海桐皮为 30g。

牛膝丹参酒

【处方】

牛膝 250g　丹参 250g　薏苡仁 250g　干地黄（生）250g　五加皮 150g　白术 150g　侧子（炮）120g　萆薢 120g　赤茯苓 120g　防风 120g　独活 180g　石斛 180g　茵陈叶 90g　桂心 90g　天雄（炮）90g　人参 90g　川芎 90g　石楠叶（炙）90g　细辛 60g　升麻 60g　磁石（煅、酒淬七遍）500g　生姜 150g　白酒 30L

【制法】将前 22 味细切，入布袋。置容器中，加入白酒，密封（勿令通气），浸泡 7 天后即可取用。

【功能主治】益气血，祛风湿，温经散寒，舒筋通络。用于脚气，入冬即苦脚痹弱；或筋骨不能屈伸，皮肤麻木、手脚

指（趾）节肿满闷，或四肢肿、腰胫直。

【用法用量】口服：每次空腹服 10 ~ 20ml，日服 5 次，常令酒气相续。不饮酒者，频频少服，以知为度。

【处方来源】宋·《圣济总录》

【附记】明·《普济方》方中前 4 味剂量各为 15g，细辛、升麻均改为 90g。余同上。

牛膝酒方

【处方】

牛膝 60g　侧子（炮）60g　丹参 60g　山茱萸 60g　萆薢 60g　杜仲 60g　生石斛 60g　防风 45g　蜀椒 45g　细辛 45g　独活 45g　秦艽 45g　桂心 45g　薏苡仁 45g　川芎 45g　当归 45g　白术 45g　茵陈（炙）45g　五加皮（炙）75g　炮姜 30g　白酒 10L

【制法】将前 20 味捣为粗末或切薄片，入布袋，置容器中，加入白酒，密封，浸泡 3 ~ 7 天后，即可取用。

【功能主治】祛风温经，活血通络。用于脚气湿痹不仁、脚弱不能行走。

【用法用量】口服：初服 10ml，稍加以知为度，日服 2 ~ 3 次。患者目昏头旋者，服之最佳。

【处方来源】宋·《太平圣惠方》

丹参石斛酒 Ⅱ

【处方】

石斛 60g　丹参 30g　当归 30g　川芎 30g　杜仲 30g　防风 30g　白术 30g　党参 30g　桂心 30g　五味子 30g　白茯苓 30g　陈皮 30g　黄芪 30g　怀山药 30g　干姜 45g　牛膝 45g　炙甘草 15g　白酒 5L

【制法】将前 17 味共为粗末，入布袋，置容器中，加入白酒，密封，浸泡 7 天后，过滤去渣，即成。

【功能主治】益气活血，祛风散寒，舒筋通络。用于脚气痹弱、筋骨疼痛。

【用法用量】口服：每次空腹温服 10～20ml，渐加至 30ml，日服 2 次。

【处方来源】宋·《圣济总录》

乌药酒 II

【处方】

乌药 30g　白酒 100ml　加入生麝香少许尤妙

【制法】用瓷片刮上药为末，置瓷瓶中，加入白酒，密封，浸泡 7 日后即可取用。

【功能主治】理气散寒。用于脚气。

【用法用量】口服：每次空腹温服 30ml，日服 2 次。

【处方来源】元·《世医得效方》

【附记】无麝香，可多服；有麝香，孕妇忌服。服后溏泄病去，一服即安。

石斛浸酒方

【处方】

石斛 75g　丹参 75g　五加皮 75g　茵陈 75g　侧子（炮）60g　秦艽 60g　川牛膝 60g　山茱萸 60g　桂心 45g　川芎 45g　独活 45g　白前 45g　当归 45g　川椒 45g　黄芪 45g　杜仲 30g　炮姜 30g　陈皮 30g　薏苡仁 50g　钟乳粉 120g　白酒 8L

【制法】将前 20 味细切，入布袋，置容器中，加入白酒，密封，浸泡 3～7 天后，即可取用。

【功能主治】祛风除湿，温经散寒，益气活血，化痰通络。用于脚气痹挛、风虚肿满、不能行履。

【用法用量】口服：每次空腹温服 10～15ml，日服 3 次。

【处方来源】宋·《太平圣惠方》

生地黄酒 II

【处方】

生地黄（干品）500g　牛蒡子 500g

杉木节 150g　牛膝 150g　丹参 60g　大麻仁 250g　防风 90g　独活 90g　地骨皮 90g　白酒 6L

【制法】将前 9 味捣碎或切薄片，入布袋，置容器中，加入白酒，密封，浸泡 6～7 天后，过滤去渣，即成。

【功能主治】凉血活血，祛风除湿。用于脚气肿满、烦疼少力。

【用法用量】口服：每次食前温服 15～30ml，日服 3 次。

【处方来源】明·《普济方》

白杨皮酒 II

【处方】

白杨皮 50g　白酒 500ml

【制法】将上药切片，置容器中，加入白酒，密封，浸泡 3～7 天后即可服用。

【功能主治】清热解毒，利水杀虫。用于风毒脚气、腹中痰癖如石者。

【用法用量】口服：每次服 20～30ml，晨起服之，日服 3 次。

【处方来源】明·《本草纲目》

连花酒

【处方】

黄连（冲细）30g　花椒 15g　白酒 100ml

【制法】将黄连、花椒放入酒内，浸泡 1 星期。

【功能主治】燥湿，杀虫。用于烂脚丫。

【用法用量】外用：用时先将患部用苯扎溴铵（新洁尔灭）液消毒揩净，再用纱布浸润"连花酒"敷盖；或用棉球蘸连花酒放入趾缝烂处固定愈后，最好再用醋 250ml（热至 20～30℃）泡洗患足。

【处方来源】《四川中医》1984,(5)：58

苦参黄柏酒

【处方】

苦参 50g　川黄柏 50g　白酒 500ml

【制法】将前 2 味切碎，置容器中，加入白酒，密封，浸泡 10 天后，过滤去渣，即成。

【功能主治】清热，解毒，燥湿。用于热毒流注腿脚、肿痛欲脱等。

【用法用量】外用：趁温浸洗脚肿处，日洗 3~4 次。

【处方来源】《药酒汇编》

松节酒

【处方】

松节 500g　干地黄 150g　秦艽 150g　牛膝 150g　桂心 60g　防风 60g　牛蒡根 500g　丹参 90g　萆薢 90g　苍耳子 90g　独活 90g　大麻仁 100g　白酒 10L

【制法】将前 12 味，捣碎或切薄片，入布袋，置容器中，加入白酒。密封浸泡 6~7 天后，过滤去渣，即成。

【功能主治】祛风除湿，温经散寒，活血通络。用于脚气、筋挛拘急、四肢挛瘫，或至脚软。

【用法用量】口服：每次空腹温服 20~30ml，日服 3 次，或随性暖服。

【处方来源】宋·《太平圣惠方》

侧子酒 Ⅱ

【处方】

侧子（炮裂、去皮脐）60g　独活 60g　石斛 30g　秦艽 30g　紫苏（茎叶）30g　当归 30g　白术 30g　威灵仙 30g　黑豆（炒香）30g　淫羊藿 10g　防风 10g　赤茯苓 10g　黄芩 10g　汉防己 10g　桂心 10g　丹参 10g　川芎 10g　川椒 15g　细辛 15g　薏苡仁 50g　白酒 2L

【制法】将前 20 味细剉或切薄片，入布袋，置容器中，加入白酒，密封，浸泡 6~7 天后，过滤去渣，即成。

【功能主治】温经散寒，祛风除湿，活血通络。用于脚气、缓弱无力疼痛。

【用法用量】口服：每于食前，随性温服。

【处方来源】宋·《圣济总录》

侧子酒 Ⅲ

【处方】

侧子（制）150g　牛膝 150g　川续断 150g　桑白皮 200g　白术 200g　生姜 200g　五加皮 180g　丹参 180g　细辛 120g　桂心 120g　白酒 10L

【制法】将前 10 味细切，入布袋，置容器中，加入白酒，密封浸泡 5~6 天后，过滤去渣，即成。

【功能主治】温经散寒，舒筋活络。用于脚气。

【用法用量】口服：每次服 15~30ml，以知为度，日服 2 次。

【处方来源】清·《医部全录》

侧子酒 Ⅳ

【处方】

侧子（生用）150g　生姜 150g　丹参 180g　牛膝 180g　石楠（炙）180g　独活（炙）180g　金牙（碎）500g　生石膏（干品 240g）500g　草薢 300g　吴茱萸 300g　生地黄（干品 240g）300g　防风 120g　茯苓 120g　五加皮 30g　薏苡仁 30g　茵陈（炙）15g　川椒（汁）15g　桂心 60g　天雄（生用）60g　人参 60g　川芎 60g　当归 60g　白术 60g　细辛 60g　白酒 60L

【制法】将前 24 味切碎或切薄片，入布袋，置容器中，加入白酒，密封，浸泡 7 天后，过滤去渣，即成。

【功能主治】益气血，祛风湿，温经散寒。用于脚气，春夏发，入秋肿消气定，但苦脚弱，不能屈伸，足上不仁，手指胀痛，不得屈伸，四肢，腰背皆废。

【用法用量】口服：每次服 10ml，量性多少稍加，以微醺为度，日服 2～3 次。

【注意事项】忌食猪肉、冷水、醋物、生葱、桃、李、雀肉、生菜、芜荑等。

【处方来源】唐·《外台秘要》

【附记】妇女服，去石楠；服此药酒，须更灸三里、风市、伏兔穴，以泄毒气。

金牙酒 Ⅰ

【处方】

金牙 60g　细辛 60g　茵陈 60g　防风 60g　制附子 60g　炮姜 60g　地肤子 60g　萹蓄 60g　干地黄 60g　升麻 60g　人参 60g　牛膝 90g　石斛 90g　独活 180g　白酒 10L

【制法】将前 14 味细挫或切薄片，入布袋，置容器中，加入白酒，密封，浸泡 5～7 天后，即可取用。

【功能主治】祛风解毒，温经散寒。用于风毒脚气、上攻心脾、口不能语。

【用法用量】口服：不拘时，随量饮之，常令酒气相续为妙。

【处方来源】宋·《圣济总录》

金牙酒 Ⅱ

【处方】

金牙 90g　牛膝 90g　石斛 90g　细辛 30g　茵陈 30g　炮姜 30g　防风 30g　蛇床子 30g　干地黄 60g　制附子 60g　莽草 60g　白酒 6L

【制法】将前 11 味细切，入布袋，置容器中，加入白酒，密封，浸泡 6～7 天后，过滤去渣，即成。

【功能主治】温经散寒，祛风除湿。

用于脚气痹弱、言语謇涩。

【用法用量】口服：每次空腹温服 15～30ml，日服 3 次，或食前随性温服之。

【处方来源】宋·《圣济总录》

【附记】明·《普济方》金牙酒，有独活 150g，茵陈用量为 60g，余同上。

茵陈酒

【处方】

茵陈 500g　白术 350g　法半夏 350g　冰糖 1000g　白酒 10L

【制法】将上 5 味共置铜罐内，待糖溶化，取出，倾入缸内密封，静置 6 个月，过滤，即成。

【功用】清热燥湿，舒筋活络。用于湿热内蕴引起的关节酸痛、脚气渗湿、皮肤刺痒、脘腹痞闷、小便不利。

【用法用量】口服：每次服 15ml，日服 2 次。

【处方来源】《药酒汇编》

【附记】茵陈母子酒制法：取鲜茵陈 6kg（去老茎杂质），用白酒 5000ml，浸泡（密封）6 个月以上。过滤去渣即可。

独活酒 Ⅱ

【处方】

独活 90g　山茱萸 90g　天门冬 90g　黄芪 90g　甘菊花 90g　防风 90g　天雄（炮）90g　侧子（炮）90g　防己 90g　白术 90g　赤茯苓 90g　牛膝 90g　枸杞子 90g　磁石（生捣碎）270g　生姜 150g　贯众 60g　生地黄 210g　白酒 18L

【制法】将前 17 味细切，入布袋，置容器中，加入白酒，密封，浸泡 7 天后，即可取用。

【功能主治】温经散寒，益气养阴，健脾利湿，化痰通络。用于脚气、头痛喘闷、胸膈心背痛。

【用法用量】口服：初服 30ml，渐加，日服 3 次。常令酒气相续为妙。

【处方来源】宋·《圣济总录》

独活浸酒方

【处方】

独活 90g　干地黄 90g　生黑豆皮 100g　大麻子仁（炒）100g　海桐皮 60g　生恶实根 500g　桂心 30g　白酒 10L

【制法】将前 7 味切细，入布袋，置容器中，加入白酒，密封，浸泡 3 ~ 7 天后，过滤去渣，即成。

【功能主治】祛风湿，清虚热，温经通络。用于岭南脚气发动、地气郁蒸、热毒内盛、脾肺常有虚热之候。

【用法用量】口服：不拘时，随意服之，常令有酒气。酒渣添酒；味薄即止，更作。

【处方来源】宋·《圣济总录》

崔氏侧子酒

【处方】

侧子（炮裂、去皮脐）120g　前胡 120g　五味子 120g　山茱萸 120g　白术 120g　生石斛 240g　磁石 240g　茯苓 240g　独活 90g　秦艽 90g　炙甘草 90g　防风 90g　黄芩 90g　防己 90g　丹参 90g　当归 90g　干姜 90g　紫苏茎 60g　桂心 60g　蜀椒 60g　川芎 60g　细辛 60g　薏苡仁 130g　白酒 22L

【制法】将前 23 味薄切或捣碎，入布袋，置容器中，加入白酒，密封，浸泡 5 ~ 10 天后，过滤去渣，即成。

【功能主治】温经散寒，祛风除湿，活血通络。用于脚气不瘥。

【用法用量】口服：初服 40ml，渐渐加至 80 ~ 90ml，日服 2 次，空腹温服。

【注意事项】慎生冷、猪肉、蒜，其中间觉热渴、得饮鼓酒，鼓乃蒸暴之，忌海藻、菘菜、桃、李、雀肉、生葱、生菜及酪物等。

【处方来源】唐·《外台秘要》

黑豆酒 II

【处方】

黑豆（炒香）250g　白芷 30g　薏苡仁 60g　黄酒 1.5L

【制法】将前 3 味捣碎或切薄片，置容器中，加入黄酒，密封，浸泡 3 ~ 7 日滤过，或隔水加热，浸渍 1 日即可。

【功能主治】活血，利水，祛风，调经。用于脚气痹弱、头目眩晕、筋急、小便不利。

【用法用量】口服：随时随量饮之，常令酒气相续为妙。

【处方来源】宋·《圣济总录》

酸枣仁酒

【处方】

酸枣仁 90g　黄芪 90g　赤茯苓 90g　羚羊角 90g　五加皮 90g　干葡萄 150g　牛膝 150g　天门冬 60g　防风 60g　独活 60g　桂心 60g　大麻仁 250g　白酒 12L

【制法】将前 12 味捣碎或切薄，入布袋，置容器中，加入白酒，密封，浸泡 6 ~ 7 天后即可取用。

【功能主治】益气清肝，祛风除湿，养心安神。用于脚气疼痛。

【用法用量】口服：每次空腹温服 15 ~ 30ml，日服 3 次，或随性温服之。

【处方来源】明·《普济方》

【附记】本方还有光泽肌肤、润养脏腑之功，故可用于润肤、保健之用。

薏苡仁酒 Ⅱ

【处方】

薏苡仁 150g　干地黄 150g　牛膝 150g　羚羊角屑 90g　五加皮 90g　秦艽 90g　防风 90g　川升麻 60g　黄芩 60g　羌活 60g　独活 60g　牛蒡子 60g　桂心 60g　地骨皮 30g　枳壳 30g　大麻仁 50g　白酒 12L

【制法】将前 16 味捣碎或切薄片，入布袋，置容器中。加入白酒，密封，浸泡 6～7 天后，即可取用。

【功能主治】祛风除湿，解毒通窍。用于脚气风毒、间歇疼痛、四肢拘急、背项强直、言语謇涩。

【用法用量】口服：每次食前温服 15～30ml，日服 3 次，或随性温取之。

【处方来源】明·《普济方》

十五、疥疮用药酒

十味百部酊

【处方】

百部 30g　苦参 10g　白鲜皮 10g　川楝子 10g　萹蓄 10g　蛇床子 10g　石榴皮 10g　藜芦 10g　皂角刺 20g　羊蹄根 20g　白酒 2L

【制法】将前 10 味共研粗末或切薄片，置容器中，加入烧酒，密封，时时摇动，浸泡 1 周，去渣，备用。

【功能主治】清热利湿，杀虫止痒。用于疥疮。

【用法用量】外用：每晚临睡前用纱布块蘸药酒涂擦患处，连用 7～10 天。

【处方来源】《百病中医熏洗熨擦疗法》

灭疥灵 Ⅰ

【处方】

硫黄 50g　雄黄 50g　百部 100g　苦参 30g　川椒 30g　樟脑 30g　密陀僧 36g　蛇床子 60g　冰片 5g　95% 医用乙醇 800ml

【制法】先将硫黄、雄黄、密陀僧共研极细末，连同其他药物一并置于容器中，加入 95% 乙醇，密封，浸泡 3～7 天后，用纱布过滤去渣，取药液贮瓶备用。

【功能主治】解毒杀虫，祛风止痒。用于疥疮。

【用法用量】外用：用药前，先用热水、硫黄肥皂洗澡，除去痂皮，拭干取药液加温后，涂擦患处，有皮损处多擦，每日早、晚各 1 次，5 次为 1 疗程。

【处方来源】程功文经验方

【附记】本方用于临床，涂药后有清凉舒适感，患者乐于接受，而且止痒快，疗效高。

灭疥灵 Ⅱ

【处方】

敌百虫（精制）80g　樟脑（研细）50g　冰片 30g　95% 乙醇 4L

【制法】将前 3 味共研细末，置入 95% 乙醇中，并以蒸馏水 5L 稀释，轻轻振动，待药品全部溶解后，即可取用。

【功能主治】解毒，杀虫，止痒。用于疥疮。

【用法用量】外用：使用前，先以温水洗浴全身，然后用棉球或毛笔蘸药液涂擦患处，重处多涂。每日涂擦 1～2 次。

【注意事项】用药期间，应勤换勤洗，勤晒衣被。忌用肥皂及碱性药物。

【处方来源】《湖北中医杂志》

灭疥酒

【处方】

硫黄 50g　雄黄 6g　轻粉 3g　樟脑 1g　白酒 500ml

【制法】 将上药共研成极细末，与白酒置入容器中摇匀后即可使用。

【功能主治】 灭疥止痒。用于疥疮。

【用法用量】 外用：每晚临睡前用消毒棉花蘸酒涂搽患处，连续用 20 日。

【注意事项】 本酒有毒仅供外用，切勿入口。孕妇忌用。

【处方来源】《广西中医药》

百鲜酒

【处方】

百部 50g　白鲜皮 50g　75% 乙醇 250ml

【制法】 上药切片，加酒精浸泡 1 星期。

【功能主治】 清热化湿。治疗疥疮。

【用法用量】 外用：用周林频谱治疗仪，调至离皮肤 25～35cm 距离处，以皮肤能耐受热度为宜，照射 40 分钟，同时将药酒均匀涂抹在患处，反复多次，1 星期为 1 疗程。

【处方来源】《中国民间疗法》1998，（1）：30

苦白酒

【处方】

苦参 10g　白鲜皮 10g　百部 30g　川楝子 10g　萹蓄 10g　蛇床子 10g　石榴皮 10g　藜芦 10g　皂角刺 20g　羊蹄根（土大黄）20g　白酒 2L

【制法】 将上药切片，浸于白酒内，7 天后启用。

【功能主治】 燥湿，杀虫。用于疥疮。

【用法用量】 外用：每晚临睡前用纱布块蘸此药酒搽全身皮肤，每日 1 次，连用 7～10 日。

【处方来源】 《四川中医》1986，（7）：56

【附记】 用本方治 2 例患者，均在 7～10 日痊愈。

苦参酒 Ⅲ

【处方】

苦参 100g　露蜂房 15g　刺猬皮（酥炙）1 具　酒曲 150g　糯米 1500g

【制法】 将前 3 味共研粗末，用水 2.5L，煎至 500ml，去渣，取汁浸曲，糯米蒸饭，待温，入曲汁拌和，置容器中，保温，如常法酿酒。待酒熟后压去糟，收贮备用。

【功能主治】 清热解毒，祛湿止痒。用于疥疮、周身瘙痒、阴痒带下、身发癞疮。

【用法用量】 口服：每次食前温服 10ml，日服 2 次。

【处方来源】 明·《证治准绳》

黄白酒

【处方】

黄柏 50g　猪月臣 200g　白酒 1L

【制法】 上药生用，酒浸。

【功能主治】 清热燥湿。用于治疥疮及肌肤不泽。

【用法用量】 口服：每次 10～20ml，每日 2 次。

【处方来源】 清·《寿世青编》

【附记】 月臣：与胰同。《类篇》月臣，亦作胰。一味猪月臣浸酒，令妇人多乳，催乳更妙。

剪刀草酒

【处方】

剪刀草（又名梨头草）100g　白酒 1L

【制法】 将上药洗净、晾干、切碎，置容器中，加入白酒，密封，浸泡 5～7 天后，过滤去渣，即成。

【功能主治】 解毒止痒。用于虿疮疥癣。

【用法用量】 口服：每次服 10～15ml，日服 2 次。

【处方来源】《民间百病良方》

十六、结节性痒疹用药酒

去结药水

【处方】

补骨脂 15g　鸦胆子 9g　黄连 9g　冰片 6g　雄黄 6g　轻粉 3g　75% 医用乙醇 100ml

【制法】 将前 6 味（鸦胆子去壳用核仁）捣碎，置容器中；加入 75% 医用乙醇，密封浸泡 7 天后即可取用。

【功能主治】 解毒，腐蚀，止痒。用于结节性痒疹。

【用法用量】 外用：用棉签蘸药液涂于结节表面，日涂数次。勿涂至正常皮肤。

【处方来源】《重庆医药》

十七、麻风用药酒

牛膝乌头酒

【处方】

牛膝 100g　石楠 100g　乌头（去皮）100g　天雄（去皮）100g　茵陈 100g　细辛 25g　白酒 5L

【制法】 上 6 味切细，用白酒渍之，春秋浸 5 日，夏浸 3 日，冬浸 7 日。

【功能主治】 祛风，温经，通络。用于主治多种风著人头，面肿痒，眉发陨落，手脚拘急不得行步，梦与鬼神交通，或心烦恐怖，百脉自惊，转加羸瘦等，及治风癫宿澼。

【用法用量】 口服：每次服 30～40ml，服之即吐下，强人每日 3 次，老、小每日 1 次，不知稍加。

【注意事项】 禁房事及猪肉等。

【处方来源】 唐·《千金要方》

白癞酒用药酒

【处方】

苦参 250g　露蜂房（炙）250g　刺猬皮（炙，剉之）一具　酒曲 100g

【制法】 上 4 味药细切，以水三斗五升，同药渍四宿，去渣，煮米二斗，如常法酿酒。

【功能主治】 解毒，燥湿。用于白癞。

【用法用量】 口服：饭后服，每次 30～50ml，逐渐增加剂量，以知为度。

【处方来源】 唐·《外台秘要》

苦参消石酒

【处方】

苦参 250g　消石 200g　清酒 5L

【制法】 先用清酒放入消石浸二七日或三七日，然后与苦参一同放入酒瓮中盛，浸三七日。

【功能主治】 燥湿，祛毒。用于疬风、赤白二风。

【用法用量】 口服：空腹缓缓饮服，1 日 3 次，初七日中 1 次服如半鸡蛋大小，

7 日后可饮 1L，任情饮服，多则为喜，患去则速，但勿使醉吐。

【注意事项】忌房事，暴怒，大热食，禁黏食五辛生冷，大醋酪、白酒，猪鱼鸡犬驴马牛羊等肉。

【处方来源】明·《证治准绳》

【附记】疠风：即麻风病。赤白二风：为病名，见《保婴撮要》卷十二，风热之邪滞于血分则发赤色，名赤游风，滞于气分则发白色，名白游风。症状常突然发作，游走不定，皮肤光亮。浮肿，形如云片，触之坚定，自觉灼热麻木及微痒，多发于口唇，眼睑，耳垂或胸腹后背等处。

苦参蜂房酒

【处方】

苦参 500g　露蜂房（炙）250g　酒曲适量

【制法】上 2 味切细，以水三斗，法曲二斤，和药同浸，经二宿，绞去滓，煮黍米二斗，按常法酿酒，候熟压取酒。

【功能主治】解毒，燥湿。用于白癞。

【用法用量】口服：饭后服，每次 30ml，每日 3 次，逐渐加至 100ml，以瘥为度。

【处方来源】唐·《外台秘要》

【附记】白癞：病名。初起皮色逐渐变白，四肢顽麻，肢节发热，手足无力，患部肌肉针刺样疼痛，声音嘶哑，两眼视物不清。为麻风病的一种类型，相当于结核型麻风。

松脂酝酒

【处方】

松脂（太山川谷者六月采）二斗五升　黍米二斗五升　细曲十五斤半　糯米五斗

【制法】上 4 味，以水一石，煎松脂浮上，掠取入冷水中，即减入汤，如此四五度，每五度煮，即须换汤，曝干捣研作粉，汤一斗一升二合半，用炼松脂初酝法，用水四斗浸曲，曲发黍米一斗五升，以松脂粉拌饭，一如常酝法，相次成料，每曲随常酝法，入更炊。一斗黍米，拌松粉下第一料，又相次更炊糯米三斗，入松粉和，答酘又相次更炊糯米二斗，同松粉拌和匀，取其松脂粉，并须和饭用尽，每一斗米入松脂粉一升五合相拌，入酘后压去渣取清酒。

【功能主治】治大风癞，皮肤瘙痒，搔之落如麸皮，宜安脏腑，去胃中伏热，解咽干舌涩，除风痹虚羸，治眉须脱落，久服轻身延年不老。

【用法用量】口服：每服五合，细饮，日夜可四五服，渐渐加至 1 斤，温温任性饮之，常令醺醺，酒势相接。

【处方来源】宋·《圣济总录》、明·《普济方》

【附记】又有一方加杏仁五升，去皮及双仁者，随料均分，汤退去皮，捣破研如膏入之佳。

商陆酒 Ⅱ

【处方】

商陆根（削去皮，剉）13kg　酒曲 8kg　黍米 100kg

【制法】上药用水 150kg，煮取 80kg，去渣浸细曲 8kg，炊黍米 100kg，酝如常法，酒熟即可。

【功能主治】用于治癞大风，眉须脱落，筋脉拘急，肢节缓弱，手足痹及风水水肿，瘾癣，酒癣。

【用法用量】口服：每次温服 30ml 至

50ml 合，白日 2 次，夜 1 次。

【注意事项】忌大肉。宜食鹿肉羹。

【处方来源】宋·《圣济总录》

露蜂房酒 I

【处方】

露蜂房 250g　苦参 2000g　酒曲 2250g

【制法】上 2 味剉细，用水 15kg，煮取 8kg，去渣浸曲 2kg，炊黍米 10kg，如常酿酒。

【功能主治】解毒，燥湿。用于乌癞。

【用法用量】口服：饭后服，每次 30ml，每日 3 次，逐渐加至 100ml，以瘥为度。

【处方来源】宋·《圣济总录》

【附记】乌癞：病名，表现为皮肤黑，类似瘾疹，有蚁走感，重时手足顽麻，刺之不痛，为麻风病的一种类型，相当于瘤型麻风。

十八、毛虫皮炎用药酒

丁薄搽剂

【处方】

公丁香 30g　薄荷脑 5g　95% 医用乙醇 750ml

【制法】将公丁香研细置容器中，加入 95% 乙醇密封，经常摇动，浸泡 3 天以上（使药汁浸出为宜），然后用纱布过滤去渣。取汁加入薄荷脑，待溶解后，装瓶密封，备用。

【功能主治】消炎止痛。用于毛虫皮炎、痛不可忍。

【用法用量】外用：先将患处用橡皮胶布粘去刺入皮肤内的毒毛，再用棉签蘸药液，涂擦患处，每日涂擦 2 ~ 3 次。

【处方来源】《百病中医熏洗熨擦疗法》

【附记】临床证明：本品不但治毛虫皮炎，疗效显著，无副作用，而且用于治疗牙痛、花斑癣、癣疹、荨麻疹、药物性皮炎等疾病，亦有良效。

十九、梅毒用药酒

止痛妙绝酒

【处方】

人参 6g　大黄 6g　乳香末 3g　没药末 3g　白酒 100ml

【制法】人参、大黄合酒、水各一半，煎至 100ml，入乳香末，没药末即得。

【功能主治】扶正，活血，止痛。用于治梅毒肿硬。不消不溃，疼痛不已，一服立即止痛。

【用法用量】口服：每次空腹 20ml，每日 2 次。

【处方来源】明·《赤水玄珠》

【附记】梅毒：又称横痃，见《外科正宗》。指性病引起的腹股沟淋巴结肿大，多在下疳痊愈后出现。初起较小，渐次长大，坚而稍痛，皮色不变，日久可以破溃，不易收口，是第一期梅毒的表现。

杨梅疮酒

【处方】

白酒 1L　小磨麻油 100ml

【制法】用白酒 1L，加入上好小磨麻油 100ml，隔汤炖热。

【功能主治】解毒。用于治杨梅疮。

【用法用量】每日清晨隔汤炖热饮服。

【处方来源】《精选集验良方》

金蝉脱壳酒

【处方】

白酒 2.5L　大蛤蟆（去内脏）一个
土茯苓 150g

【制法】上药同贮于瓶中，瓶口封严，重汤煮 40 分钟左右，香气出时取出，去渣备用。

【功能主治】解毒，利湿。用于杨梅疮，结毒筋骨疼痛。

【用法用量】口服：饮酒，以醉为度，无论冬夏，盖暖出汗为效。余存之酒，次日随量饮之，酒尽疮愈。

【注意事项】忌房事。

【处方来源】《药酒验方选》

二十、牛皮癣（银屑病）用药酒

马钱二黄酊

【处方】

细辛 3g　马钱子（生用不去毛）3g
制草乌 3g　硫黄 3g　雄黄 6g　白矾 6g
冰片 3g　75% 医用乙醇 100ml

【制法】将前 7 味共研细末，置容器中，加入 75% 乙醇，密封，时时摇动，浸泡 1 周后，去渣，备用。

【功能主治】解毒杀虫，祛湿止痒。用于各种牛皮癣、顽癣、久治不愈之症。

【用法用量】外用：取此药酒涂擦患处，每日涂擦 1~2 次，以愈为度。

【处方来源】《龚志贤临床经验集》

五毒酒

【处方】

斑蝥 6g　红娘 6g　樟脑 6g　全蝎 6
条　蜈蚣 6 条　白酒 500ml

【制法】5 药混合用 60% 乙醇或白酒浸泡，以浸淹为量，两星期后取浸液，密存备用。

【功能主治】祛风止痒，解毒通络。用于神经性皮炎、干癣。

【用法用量】保护好周围健康皮肤，每日 2~3 次，用小棉签或毛刷浸蘸药液涂擦于受损之皮肤，用药 24 小时后局部可出现水疱，未发水疱者可继续用药。

【注意事项】①涂药时要保护好周围健康皮肤，不慎流上随即擦去。②避免搔抓，防止感染，炎性渗出较多时可涂紫药水。③皮损范围大或多处者，可分数次治疗，一般一次不超过三处。④有溃疡、糜烂、感染、渗出者不宜用本法。⑤本药有毒，不可内服。⑥药液应密闭存放，存放过久或浓度过低时影响疗效。

【处方来源】《陕西中医》1985，6（8）：366

五蛇酒

【处方】

蕲蛇 25g　金环蛇 25g　银环蛇 25g
乌梢蛇 100g　眼镜蛇 50g　木防己 50g
七叶莲 50g　鸡血藤 50g　豨莶草 50g　钻地风 50g　闹羊花 125g　石楠藤 25g　白酒 6L

【制法】将前 12 味洗净，晾干，切碎，置容器中，加入白酒，密封，浸泡 1 年后，过滤去渣，即成。

【功能主治】祛风止痒，解毒通络。用于银屑病。

【用法用量】口服：每次服 15ml，日服 2~3 次。同时亦可外用；用药用棉签蘸药酒少许敷于最严重处，用纸覆盖，绷带固定。每日换药 2~3 次。用药 3~5 个晚上见局部明显转色，不起白屑。

【处方来源】《中草药制剂汇编》

牛皮癣酒

【处方】 白及 50g 土槿皮 50g 槟榔 50g 百部 50g 川椒 50g 大枫子仁 25g 斑蝥（去翅和足）10g 水杨酸 10g 苯甲酸 10g 白酒 3L

【制法】将前 5 味捣碎，置渗漉器中，另将斑蝥研细与大枫子仁混合，捣成泥状，置渗漉器最上层，上加特制的木孔板，然后加入白酒（高出药面），加盖，浸泡 7 天，按渗漉法进行渗漉，收集渗漉液和压榨液，最后按比例加入 5% 水杨酸和 10% 苯甲酸，搅拌溶解，过滤即成。

【功能主治】软坚散结，杀虫止痒。用于牛皮癣、神经性皮炎、手足癣等。

【用法用量】外用：取此药酒涂搽患处，每日 1~2 次。

【注意事项】急性期忌用。

【处方来源】《药酒汇编》

牛皮癣药水

【处方】 川槿皮 180g 大枫子 150g 蛇床子 120g 海桐皮 120g 白鲜皮 120g 苦参 90 樟脑 30g 水杨酸 15g 白灵药 10g 75% 乙醇 4L

【制法】将前 9 味捣碎，置容器中，加入 75% 乙醇，密封，浸 15 天后，过滤去渣，即成。

【功能主治】杀虫止痒，祛风除湿。用于银屑病。

【用法用量】外用：取此药酒涂搽患处，每日数次。

【处方来源】河南中医学院方

皮癣水

【处方】 土槿皮 620g 紫荆皮 310g 苦参 310g 苦楝根皮 150g 地榆 150g 千金子 150 粒 斑蝥 100 只（布包） 蜈蚣 3 条 樟脑 310g 75% 乙醇 5L

【制法】将前 5 味打碎成粗粒，置大瓶内，加入 75% 乙醇，再将斑蝥、千金子、蜈蚣等加入，密封，浸泡 1~2 周，滤去药渣，加入樟脑，溶化，贮瓶备用。

【功能主治】凉血祛风湿，杀虫止痒。用于银屑病、体癣、神经性皮炎、股癣等。

【用法用量】外用：取此药酒涂搽患处，每日涂搽 1 次。

【处方来源】《朱仁康临床经验集》

四虎二黄酒

【处方】 丁香 3g 花椒 3g 制半夏 3g 制南星 3g 制马钱子 3g 制白附子 3g 黄连 2g 雄黄 2g 五倍子 5g 斑蝥 5g 白酒 250ml

【制法】将前 10 味共研为粗末，置容器中，加入白酒，密封，浸泡 1 周后，即可取用。

【功能主治】解毒杀虫，祛风止痒。用于银屑病、神经性皮炎。

【用法用量】外用：用时以棉签蘸药酒反复涂擦患处，直至患处皮肤有发热和痛痒时为止，每日 1 次。

【注意事项】本品有毒，切忌内服。

【处方来源】《辽宁中医杂志》。

何首乌酒 I

【处方】 何首乌 30g 松针 30g 五加皮 30g

下篇

各类药酒

当归身 20g　穿山甲 20g　生地 20g　熟地 20g　蛤蟆 20g　侧柏叶 15g　制川乌 5g　制草乌 5g　黄酒 2L

【制法】将前 11 味共研细粉，入布袋，置玻璃瓶中，加入黄酒，密封，浸泡 7 天后，过滤去渣，即成。

【功能主治】活血滋阴，祛风解毒。用于牛皮癣。

【用法用量】口服：每次空腹温服 30～50ml，日服 3 次，或随时随量温饮之。

【处方来源】《中医临症备要》

复方洋金花外用搽剂

【处方】

洋金花 250g　紫草 250g　石膏 250g　土槿皮 250g　苦参 250g　黄芩 250g　木槿皮 250g　防己 250g　白鲜皮 250g　丹参 250g　青黛 250g　半枝莲 250g　狼毒 150g　黄连 150g　僵蚕 100g　天麻 100g　野菊花 100g　蜈蚣 10 条　全蝎 50g　蟾酥 10g　冰片 50g　60%～75% 乙醇 20L

【制法】将前 20 味分别研为粗末，混合，置容器中，加入 60%～70% 乙醇（高出药面 2～3cm），浸泡 3～7 天，然后将药渣取出，用纱布过滤。加入蒸馏水，将酒精的浓度调整为 20%，最后再加入冰片 500g，溶解后，静置澄清，滤过，分装备用。

【功能主治】杀虫止痒，凉血疏风，通经活络，软化皮肤，扩张血管，改进皮肤血液循环。用于银屑病、神经性皮炎、湿疹、瘙痒症、外阴白斑、手足癣、疥疮等。

【用法用量】外用：取此药酒涂擦患处，每日涂擦 2～3 次。

【处方来源】《中国当代中医名人志》

【附记】本品为外用药，切忌口服；外用也不能全身一起涂抹，要分成不同部位外用。避免过量皮肤吸收后而引起兴奋。用于小儿，酒精的浓度为 10%，因小儿皮肤细嫩，酒精的浓度不宜过大，每日皮肤外用 2 次，不可过频。

斑蝥青皮酒

【处方】

斑蝥 30 个　青皮 6g　白酒 250ml

【制法】上药共入瓶内浸 2～7 日。

【功能主治】杀虫，行气，止痒。用于牛皮癣。

【用法用量】外用：以棉签蘸取此酒，反复搽擦上，直至患者感到发热及痛痒并起白疱时，然后刺破白疱，用清洁水洗去脱皮，如不易脱去，可再搽药酒二三次，皮脱乃愈。

【处方来源】《四川中医》1984，（4）：封三

斑蝥酊 I

【处方】

槟榔 250g　紫荆皮 1000g　樟脑 210g　百部 1200g　斑蝥 125g　60% 乙醇 10L

【制法】将前 5 味，除樟脑外，共研为粗粉，置容器中，加入 60% 乙醇，密封，浸泡 1 周，过滤去渣，加樟脑，溶解后，再添加 60% 乙醇至 8L。摇匀即得。

【功能主治】杀虫止痒。用于牛皮癣。

【用法用量】外用：取此药酒涂搽患部，每日 1～2 次。

【处方来源】《中药制剂汇编》

喜树酊

【处方】

喜树根皮（或喜树果）粗粉 100g

二甲亚砜200g　95%乙醇800ml

【制法】将前2味置容器中，加入95%乙醇。密封，浸泡3天后，即可取用。

【功能主治】清热杀虫。用于银屑病。

【用法用量】外用：取此药酒涂搽患处，每日涂搽2~3次。

【处方来源】《中药制剂汇编》

🌿 癣药酒

【处方】

百部9g　槟榔尖9g　白及9g　土槿皮9g　白芷9g　斑蝥（去头足、与大米同炒）4.5g　樟脑4.5g　土大黄15g　高粱酒250ml

【制法】将前8味共为粗末，置容器中，加入高粱酒，密封，浸泡1周，过滤去渣，贮瓶备用。

【功能主治】杀虫止痒。用于牛皮癣、头癣等。

【用法用量】外用：取此药酒涂搽患处，每日涂1次。

【注意事项】正常皮肤和破损区皮肤不可涂搽此药酒。

【处方来源】《张赞臣临床经验选编》

二十一、皮肤瘙痒症用药酒

🌿 地龙藤酒

【处方】

地龙藤50g　白酒250ml

【制法】上药酒浸7天后服用。

【功能主治】凉血，止痒。用于治风邪袭击，血虚生风，腹内及腰脚寒冷，食欲不振，肌肤瘙痒。

【用法用量】口服：每次20ml，每日

1~2次。

【处方来源】明·《普济方》

🌿 百部酊Ⅰ

【处方】

百部180g　75%医用乙醇360ml

【制法】将上药置容器中，加入75%乙醇，密封，浸泡1周，过滤取汁即得。每瓶装100ml。

【功能主治】杀虫止痒。用于皮肤瘙痒症、虱病、阴痒等。

【用法用量】外用；涂搽患部，每日3次。

【处方来源】《北京中医学院东直门医院协定处方》

🌿 枳壳秦艽酒Ⅰ

【处方】

枳壳（麸炒微黄，去瓤）60g　秦艽（去苗）50g　独活50g　肉苁蓉50g　丹参60g　萆薢60g　松叶（切）100g　清酒8L

【制法】上药细锉，用生绢袋盛，以清酒浸五七宿。

【功能主治】祛风，养血，止痒。用于风证瘙痒，皮中如虫行之状。

【用法用量】口服：不计时候，每次温饮一小盏。

【处方来源】宋·《圣济总录》、宋·《太平圣惠方》

🌿 枳实独活酒

【处方】

枳实150g　独活200g　苁蓉200g　黄芪200g　秦艽200g　丹参250g　萆薢250g　松叶50g　白酒15L

【制法】上 8 味切细，以酒浸 6 天后即可。

【功能主治】益气，养血，祛风，止痒。用于治瘙痒皮中风虚。

【用法用量】口服：每次服 50ml，每日 2 次，逐渐增加剂量。

【处方来源】唐·《千金要方》

枳实酒

【处方】

枳实 200g　白酒 1L

【制法】将上药研成细末，备用。

【功能主治】理气，散寒，止痒。用于遍身白疹、瘙痒不止。

【用法用量】口服：每取药末 6 ~ 10g，用白酒 15 ~ 20ml 泡少时，去渣，饮酒，或连渣服之。同时用枳实 15g，煎水洗患处。日用 2 次。

【处方来源】元·《世医得效方》

活血止痒酒

【处方】

何首乌 30g　丹参 30g　蝉蜕 15g　防风 10g　黄酒 300ml

【制法】上药切片用黄酒煎至减半，去渣，备用。

【功能主治】养血，祛风，止痒。用于皮肤瘙痒症（血虚型）。

【用法用量】口服：每日 1 剂，分 2 次服之。

【处方来源】《中国药酒配方大全》

破石珠酒剂

【处方】

鲜破石珠 1000g　三花酒 2.5L

【制法】上药与酒共浸 15 日后即可使用。

【功能主治】清热祛湿，解毒消肿。用于治疗皮肤瘙痒。

【用法用量】外用：用时取消毒棉签或棉球蘸药液在皮肤瘙痒处涂搽，至皮肤微热为度，数分钟后再重复 1 次。若瘙痒顽固者连用 3 ~ 5 日。

【处方来源】《广西中医药》1995，（5）：6

雄黄百片酒

【处方】

雄黄 6g　故百虫 25 片　冰片 4g　白酒 500ml

【制法】将上 3 味药共为细末，混合后备用。用时把散剂溶于白酒中浸泡 4 小时后即成。

【功能主治】止痒。用于治疗皮肤瘙痒症。

【用法用量】外用：每日涂搽 2 次，早晚各 1 次。

【处方来源】《中医外治杂志》1997，（4）：55

蝉蜕鲜皮酒

【处方】

蝉蜕 30g　白鲜皮 30g　蛇床子 30g　百部 30g　白酒（或 75% 乙醇）500ml

【制法】将前 4 味捣碎，置容器中，加入白酒，密封，时时摇动，浸泡 7 天后，即可取用。

【功能主治】祛风，杀虫，止痒。用于皮肤、阴部、肛门、腋窝瘙痒症。

【用法用量】外用：涂搽患处，每日数次。

【处方来源】《中国药酒配方大全》

二十二、其他癣病用药酒

一号癣药水Ⅱ

【处方】

羊蹄根（土大黄）180g　土槿皮 180g　制川乌30g　槟榔30g　百部30g　海桐皮30g　白鲜皮30g　苦参30g　蛇床子15g　千金子15g　地肤子15g　番木鳖 15g　蛇衣15g　大枫子15g　蜈蚣末9g　信石6g　斑蝥6g　高粱酒2.5L

【制法】将前17味捣碎，入布袋，置容器中，加入高粱酒，密封，浸泡15～30 天后，过滤去渣，即成。

【功能主治】清热祛湿，杀虫止痒。用于体癣、股癣、神经性皮炎。

【用法用量】外用：取此药水涂搽患处，每日涂搽1～3次。

【处方来源】《朱仁康临床经验集》

二号癣药水

【处方】

土槿皮1250g　千金子6g　斑蝥40 只（布包）　高粱酒5L

【制法】将前3味置容器中，加入高粱酒，密封，浸泡15～30天后，过滤去渣，取汁备用。

【功能主治】灭菌止痒。用于体癣、汗斑、单纯糠疹（桃花癣）。

【用法用量】外用：取此药水涂搽患处，每日涂搽1～2次。

【处方来源】《朱仁康临床经验集》

三皮酊

【处方】

土槿皮620g　紫荆皮310g　苦参 310g　大枫子310g　樟脑310g　苦樟根皮

150g　生地榆150g　千金子50g　斑蝥 18g　蜈蚣28g　75%乙醇8L

【制法】将前10味捣碎，置容器中，加入75%乙醇，密封，浸泡15天后，每取滤出液85ml，加入碘酒15ml、苯甲酸 6g、水杨酸6g。待用。

【功能主治】清热燥湿，杀虫止痒。用于体癣、股癣等。

【用法用量】外用：用毛笔蘸药酊涂搽患处，每日涂搽2～3次，以愈为度。

【处方来源】《中国当代中医名人志》

甘草升麻酒

【处方】

炙甘草20g　升麻20g　沉香（刮） 20g　麝香（另研）0.6g　淡豆豉36g　黄酒500ml

【制法】上5味，除麝香外，共捣碎过筛，入麝香和匀，贮瓶密封浸泡7天，备用。

【功能主治】消肿止痛。用于头癣，或头上肿痛、刺痛作痒。

【用法用量】口服：每次取药末15g，用黄酒80ml，煎至八成，去渣，服之，每日早、晚各服1次。并取药渣热敷肿处。

【处方来源】宋·《圣济总录》

止痒酒

【处方】

白鲜皮150g　土荆芥150g　苦参 150g　白酒1L

【制法】将前3味捣为粗末或切片，置容器中，加入白酒、密封，浸泡14天后，过滤去渣，即成。

【功能主治】祛风利湿，杀虫止痒。用于癣疮、神经性皮炎、牛皮癣等。

【用法用量】外用：取此药酒涂搽患

处，每日 2～3 次。

【处方来源】《药酒汇编》

🌿 中药癣药酒

【处方】

川乌 90g　槟榔 90g　百部 90g　苦参 90g　白鲜皮 90g　海桐皮 90g　蛇床子 50g　千金子 50g　地肤子 50g　番木鳖 50g　蝉蜕 50g　斑蝥 50g　蜈蚣 50g　大枫子 50g　信石 27g　樟脑 30g　轻粉 30g　硫黄 60g　白及 180g　土槿皮 150g　白酒 5L

【制法】将槟榔、百部、蛇床子、苦参、白鲜皮、海桐皮、土槿皮、地肤子，干燥后碎成粗粉；川乌、番木鳖、斑蝥、蜈蚣、大枫子单独碎为粗粉；信石、樟脑、轻粉、硫黄宜碎成细粉，过 80～100 目筛将诸药装大缸内，加入白酒，密封浸渍，每天搅拌 1 次，7 天后改为每周 1 次，1 个月后可滤酒，贮瓶备用。

【功能主治】杀虫止痒。用于顽癣、神经性皮炎、体癣等。

【用法用量】外用：用棉签蘸药酒涂擦患处，每日涂擦 1～2 次，以愈为度。

【处方来源】李仕桂经验方

🌿 去癣酊

【处方】

海金砂 15g　土槿皮 10g　番木鳖（去皮）5 粒　大蜈蚣 5 条　斑蝥 5 只　全蝎 5 只　75% 医用乙醇 300ml

【制法】将前 6 味共研粗末，置容器中，加入 75% 乙醇，密封，浸泡 7 天，过滤去渣，即成。

【功能主治】解毒祛湿，祛风止痒。用于各种癣症。

【用法用量】外用：取药配涂擦患处，每日涂擦 1～3 次。

【处方来源】《百病中医熏洗熨擦疗法》

🌿 白铁酒

【处方】

白鲜皮 50g（碾碎）　铁锈 5g　樟脑 5g　白酒 250ml

【制法】上药同入玻璃容器内，加入白酒静置 3 日，压榨过滤为药酒。

【功能主治】祛风燥湿，清热解毒。主治顽癣。

【用法用量】以药酒搽擦患处，每日 2 次。

【处方来源】《陕西中医》1995，16（5）：223

🌿 百部酒 IV

【处方】

白及 15g　百部 15g　木槿皮 15g　槟榔 15g　川椒 15g　大枫子 15g　斑蝥 6g（或不用）　白酒 400ml

【制法】将前 7 味捣碎，置容器中，加入白酒，密封，浸泡 7～15 天后，过滤去渣，取汁备用。

【功能主治】祛风解毒，杀虫止痒。用于干、湿癣，牛皮癣、脚癣等。

【用法用量】外用：取此酒涂擦患处，每日早、晚各 1 次。

【处方来源】《陕西中医验方选编》（外、五官科分册）

🌿 克癣液

【处方】

苦参 50g　硫黄 50g　白矾 50g　大枫子 25g　五倍子 25g　皂角 25g　土茯苓 25g　百部 25g　白鲜皮 25g　地肤子 25g

蛇床子 25g　木鳖子 25g　蝉蜕 25g　相思子 25g　雄黄 25g　冰片 10g　樟脑 10g　苯佐卡因粉 10g　蜈蚣 10 条　醋酸 150ml　白酒 2L

【制法】将前 19 味捣碎，入布袋，置容器中，加入白酒和醋酸，密封，浸泡 24 小时后即可取用。

【功能主治】祛风清热，燥湿止痒。用于体癣、手足癣、头癣。

【用法用量】外用：用棉签蘸药酒涂搽患处，手足癣则浸泡患处 30 分钟，每晚用药 1 次。14 次为 1 疗程。

【处方来源】《中国当代中医名人志》

杜鹃花酒

【处方】

新鲜黄杜鹃花 100g　白酒 300ml

【制法】取新鲜黄杜鹃花捣烂，加水约 150ml，煎 15～20 分钟；然后加入白酒。

【功能主治】除湿止痒。用于治足癣。

【用法用量】外用：将患足浸泡其中，每日 2 次，每次 20 分钟，持续用药 7 日，未愈者再行第 2 个疗程。

【注意事项】治疗期间忌辛辣、忌饮酒，停用任何药物和化学品，孕妇幼儿慎用。

【处方来源】《安徽中医临床杂志》1999，（6）：437

【附记】有医院以本法治疗足癣 25 例，治愈 20 例，占 80%。显效 4 例，占 16%。

苦参鲜皮酒

【处方】

苦参 500g　白鲜皮 200g　露蜂房 75g

天麻 80g　糯米 5000g　酒曲 750g

【制法】将前 4 味，用水 7500ml，煎至减半，去渣取汁，浸曲（压碎），经 3 日，炊糯米，如常法酿酒，保温。酒熟，压去糟渣，贮瓶备用。

【功能主治】清热祛风，解毒疗疮。用于遍身白屑，搔之则痛。

【用法用量】口服：每次饭后服 10ml，渐加至 30ml，日、夜 1 服。以愈为度。

【处方来源】《民间百病良方》

参白癣药水

【处方】

苦参 150g　白鲜皮 150g　蛇床子 150g　地肤子 150g　茵陈 100g　百部 100g　黄柏 100g　硫黄 100g　75% 乙醇适量。

【制法】将前 7 味捣碎；以 75% 乙醇为溶剂，按渗漉法制成配剂。最后加硫黄，溶化，混匀，添加 75% 乙醇，制成 3000ml 即可。贮瓶备用。

【功能主治】祛风止痒。用于癣症。

【用法用量】外用：用时振摇均匀；以棉签蘸药配涂擦患处，每日涂 1～2 次，以愈为度。

【处方来源】《中药制剂汇编》

复方白雪花酊

【处方】

鲜白雪花 180g　干苦楝皮 30g　鲜土荆芥 30g　千里光 30g　鲜土大黄 15g　鲜辣椒 15g　冰醋酸 100ml　95% 乙醇 500ml

【制法】将前 6 味切碎，置广口瓶内，加入 95% 乙醇和冰醋酸，密封，时时摇动，浸泡 1 周后，过滤去渣，加蒸馏水至 1000ml。贮瓶备用。

【功能主治】祛湿止痒。用于体癣、

牛皮癣、湿疹、叠瓦癣、神经性皮炎等皮肤病均可用之。

【用法用量】外用：先用马鞭草、龙葵各适量，煎成溶液，擦洗患处，再取此药液涂搽患处，每日涂搽2～3次，以愈为度。

【处方来源】《福建赤脚医生》

复方蟾酥酊

【处方】

蟾酥10g　生半夏10g　50%医用乙醇100ml

【制法】将前2味置容器中，加入50%医用乙醇，密封，浸泡3～5天后即可取用。

【功能主治】解毒止痒。用于体癣、顽癣、局限性神经性皮炎。

【用法用量】外用：用毛笔蘸药酊涂搽患处，每日涂搽2～3次，以愈为度。

【注意事项】继发感染时禁用。

【处方来源】《中国当代中医名人志》

菖蒲疗癣酒

【处方】

菖蒲25kg　米20kg

【制法】以菖蒲切细，加水75kg，煮取30kg，去渣，入酘米20kg，如酒酿熟。

【功能主治】燥湿。用于治一切癣。

【用法用量】口服：取酒饮令极醉。

【处方来源】宋·《圣济总录》

斑黄酊

【处方】

川槿皮9g　苦参9g　生大白9g　斑蝥7个　生大黄6g　红花6g　轻粉3g　樟脑块3g　75%乙醇200～250ml

【制法】将前6味共研细末，与轻粉、

樟脑一同置容器中，加入75%乙醇（以浸出药面2～3cm为度），密封，浸泡7～10天后，滤出药渣。药渣再用75%乙醇依法浸泡1周。滤出药液，与前浸液合并，贮瓶备用。

【功能主治】清热燥湿，解毒活血，杀虫止痒。用于体癣、顽癣。

【用法用量】外用：取此药酒涂搽患处，每日涂1～2次。

【处方来源】《河南中医》

黑芝麻泡黄酒Ⅰ

【处方】

黑芝麻300g　黄酒500ml

【制法】将芝麻微炒研碎，加入黄酒中，置容器中加盖，浸泡2小时。

【功能主治】补精益血。治疗顽固性荨麻疹。

【用法用量】口服：每次服用一汤匙，黑芝麻约10g，黄酒须没过黑芝麻，服前在汤匙中加白糖，置锅中蒸10分钟，每日早晚空腹服下，轻者每日服1次，重者每日服2次，15日为一疗程。

【处方来源】《黑龙江中医药》2000，(1)：45

愈癣药酒

【处方】

苦参30g　土槿皮30g　花椒30g　樟皮（樟树皮）30g　白及30g　生姜30g　百部30g　槟榔30g　木通30g　白酒750ml

【制法】将前9味捣碎、入布袋，置容器中，加入白酒，密封浸泡1周后，过滤去渣，即成。

【功能主治】祛湿，杀虫，止痒。用于癣疮、皮肤颇厚、浸淫作痒。

【用法用量】外用：用毛笔蘸药酒涂

搽患处，每日涂搽 2 次，至愈为度。

【处方来源】《中国医学大辞典》

槿皮克癣液

【处方】

土槿皮 250g　蛇床子 125g　花椒 125g　大枫子 125g　百部 125g　凤仙草 125g　透骨草 125g　防风 50g　吴茱萸 50g　当归 110g　侧柏叶 110g　蝉蜕 30g　斑蝥 3g　75% 乙醇 3L

【制法】将前 13 味研极细末，用 75% 乙醇与冰醋酸，依 3:1 比例的混合液作溶剂，浸渍 48 小时，按渗漉法，缓慢渗漉，收集渗漉液 200ml，静置，取上清液加入香精适量，搅匀即成。

【功能主治】活血祛风，解毒祛湿，杀虫止痒。用于体癣、股癣。

【用法用量】外用：先将患处洗净，拭干，再取此液，涂搽患处，每日涂搽 3 ~ 4 次。

【处方来源】《百病中医熏洗熨擦疗法》

癣药水

【处方】

乌桕叶 110g　臭花 110g　小飞扬 110g　老虎俐 110g　白花丹 220g　大飞扬 330g　75% 医用乙醇 2L

【制法】取生药洗净，切碎一定大小，用 75% 医用乙醇作溶剂浸泡 7 日即可。

【功能主治】清热解毒，杀虫止痒。用于脚癣。

【用法用量】外用：用棉签蘸药水涂搽患处，每日 1 ~ 2 次。

【处方来源】《中药制剂汇编》

癣药酒方

【处方】

土槿皮 15g　小白附子 9g　密陀僧 9g　斑蝥 30 个　蟾酥 24g　60° 白酒 500ml

【制法】将前 5 味共研细末，置容器中，加入白酒，密封，浸泡 1 周后，滤过装瓶备用。

【功能主治】祛风杀虫，止痒疗癣。用于各种顽癣。

【用法用量】外用：随时取酒涂搽患处。若起水泡，出水后仍可再涂搽，连用 7 天，渐显疗效。

【处方来源】周楠林验方

癣酒 I

【处方】

土槿皮 15g　生南星 15g　槟榔 15g　樟脑 7g　生木鳖 7g　斑蝥 15 个　蟾酥 4g　白酒 250ml

【制法】将上药与白酒共置入容器中，密封浸泡 7 日，过滤后即得，装瓶备用。

【功能主治】杀虫止痒。用于一切癣症。

【用法】外用：取此酒涂搽患处，日搽数次。

【注意事项】本药酒有毒，严禁内服。勿接触眼睛及嘴。

【处方来源】清·《外科全生集》

癣酒 II

【处方】

川槿皮 60g　大枫子 30g　白鲜皮 30g　海桐皮 30g　百部 30g　苦楝皮 30g　地肤子 30g　蛇床子 30g　猪牙皂 30g　斑蝥

0.6g 蟾酥12g 75%乙醇500ml

【制法】前9味药共为粗末，与斑蝥共浸入酒精，隔日振摇1次，10日后过滤，加入蟾酥即可使用。

【功能主治】杀虫止痒。用于治头癣。

【用法用量】外用：将配好的癣酒用消毒纱布或棉签直接涂于患者病灶处，涂抹时应按从周边向中心顺序进行，每日4~6次，连续用药1月为1疗程。

【注意事项】治疗期间禁食辛辣温燥及鱼虾等物，忌触碱类，机油等对皮肤有刺激之品。

【处方来源】《河南中医药学刊》1997，（6）：57

二十三、烧烫伤用药酒

大黄槐角酊

【处方】

大黄20g 槐角20g 80%医用乙醇100ml

【制法】将前2味共研细末，以80%乙醇（应高出药层2~3cm）浸泡48小时后，过滤即可。

【功能主治】收敛消炎，活血生肌。用于烧伤。

【用法用量】外用：创面先以0.01%新洁尔灭液消毒，清除创面（如已涂油质物质，应先以汽油拭除），剪破水泡，排出渗液，浅度创面泡皮可不除，如深Ⅱ度或浅Ⅱ度泡皮已移动污染者，则应剪除泡皮，并拭创面，依具体情况分别选用下列方法：①暴露疗法：适用于不易包扎的部位（如面、颈、会阴等处）烧伤。将配剂以无菌棉签抹于（或将配剂以80%乙醇稍加稀释后以喷雾器喷于）创面上。最初1~2日，每日3~4次，1~2日后，改

为每日1~2次，如有渗出分泌物，以无菌干棉签拭干再抹（或喷药）。不包扎。②半暴露疗法：适用于深Ⅱ度或已感染的浅Ⅱ度、创面。即将单层浸有药剂的纱布，剪成与创面等大，贴于创面上，并压迫半分钟，让其半暴露。③包扎疗法：适用于无暴露条件的和门诊患者。

【处方来源】《中药制剂汇编》

鸡蛋清外涂酒

【处方】

鸡蛋清3枚 白酒10ml

【制法】将鸡蛋清放置瓷杯中，加入白酒，搅匀，置温水中炖至半熟，搅如糊状，候冷，即成。

【功能主治】消肿止痛。用于烧伤、烫伤轻症。

【用法用量】外用：涂搽创面上，日涂数次。

【处方来源】《民间百病良方》

复方儿茶酊

【处方】

儿茶100g 黄芩100g 黄柏100g 冰片50g 80%乙醇1L

【制法】将前3味研细，与冰片一起置容器中，加入80%乙醇，密封，浸泡3日后，过滤去渣，取汁，贮瓶备用。

【功能主治】清热解毒，收敛止痛。用于烧伤。

【用法用量】外用：先用0.1%新洁尔灭液清洗创面，并去除水泡，污皮及污物，继用消毒生理盐水冲洗干净，然后以消毒纱布拭干创面水分，铺垫消毒液被单。此时创面外涂以1%达克罗宁液（总量不超过1g）以减疼痛，2~3分钟后，喷洒或外涂此药酒（液），以制痂。早期，每隔2~4小时喷涂药液1次，并用

灯泡或电吹风将创面烤之，以促进药痂的形成。待成痂牢固后，每日喷涂药液1~2次。

【处方来源】《百病中医熏洗熨擦疗法》

【附记】为避免创面长期受压，在治疗期间应经常翻身，一般2~3小时1次。对痂下有感染或积液者，需随时清创引流，反复涂药以定痂。

复方五加皮酊

【处方】

五加皮150g　紫草90g　薄荷脑90g　冰片30g　80%乙醇8L

【制法】将前2味研碎，置容器中，加入80%乙醇，密封，浸泡24~48小时后，过滤去渣。滤液中加入冰片，薄荷脑，溶解后滤过，搅匀，即可。

【功能主治】活血抗感染。用于Ⅰ、Ⅱ度烫伤或烧伤。

【用法用量】外用：先清洁创面，再取药液喷于创面上每次可喷数1~10余下。日4~5次。

【处方来源】《中药制剂汇编》

烧伤酊

【处方】

①酸枣树皮粗末300g　80%乙醇1L　②榆树皮粉500g　黄柏粉200g　80%乙醇1.5L　③酸枣树粉400g　地榆粉300g　防风粉300g　甘草粉100g

【制法】方1制法：将上药置容器中，加入80%乙醇1L，搅拌后密封，浸泡48小时后，过滤，滤液密封保存；药渣再加入80%乙醇500ml，密封，浸泡24小时，过滤，尽量压榨药渣之中药液，合并两次滤液，使成1L，分装即可。方2制法：将药粉置容器中，加入80%乙醇适量，搅拌

后密封，浸泡48小时，过滤，滤液密闭保存；药渣再加入80%乙醇，密封，浸泡24小时过滤，尽量压出药渣之中药液，合并两次滤液，使成1L，分装即可。方制法：共研极细末，过110目筛，混匀，分装成小瓶，高压灭菌即可。

【功能主治】收敛消炎，止痛。用于：①烧烫伤；②烧伤感染疮面；③烧伤。

【用法用量】外用：创面先以1%呋喃西林湿敷，待疮面晾干后再上药。凡烧伤，先撒布药粉，然后无感染的疮面喷①药液，有感染的疮面喷②药液。每日喷2~3次。

【处方来源】《北京市中草药制剂选编》

喜榆酊

【处方】

一见喜400g　榆树皮300g　地榆300g　冰片50g　80%乙醇3L

【制法】将前3味晒干，分别研成细末，称准，混匀，置容器中，加入80%乙醇（使其浸透药粉后高出药层3~5cm即可），密封，浸泡48小时至1周后，过滤去渣，并加入冰片少许，溶化即可。

【功能主治】消炎，收敛，止痛。用于烧烫伤。

【用法用量】外用：将药液喷于纱布上，贴于创面上，每4~6小时喷药液1次。

【处方来源】《中药制剂汇编》

二十四、神经性皮炎用药酒

土苯酊

【处方】

土槿皮200g　升汞2g　苯甲酸120g　甘油200ml　水杨酸60g　95%乙醇1L

【制法】将土槿皮碎为粗粉，置容器中，加入95%乙醇800ml，浸渍3天，滤取浸出液，残渣用力压榨，使残液尽可能压出，合并滤液，静置过夜，滤液备用；再将苯甲酸，水杨酸，升汞分别加入上述土槿皮浸出液中溶解之，加入甘油与上述混合，最后添至1L即得。

【功能主治】抑菌消炎，解毒利湿。用于神经性皮炎。

【用法用量】外用：取药配涂擦患处，每日1~2次。

【注意事项】本品有毒，切勿口服。

【处方来源】《中药制剂汇编》

外搽药酒方 I

【处方】

斑蝥10个　雄黄15g　硫黄15g　白及15g　轻粉6g　75%医用乙醇200ml

【制法】将前5味共研细末或切薄片，置容器中，加入75%乙醇，密封，浸泡7天后即可取用。

【功能主治】解毒祛风，杀虫止痒。用于神经性皮炎。

【用法用量】外用：每取此药酒涂搽患处，每日3~4次。

【处方来源】《王渭川临床经验选》

皮炎灵

【处方】

五虎丹3g　柳酸12g　樟脑6g　甘油40ml　25%医用乙醇60ml

【制法】将前4味分别投入25%乙醇中，拌匀至完全溶解后，分装入20ml玻璃瓶内，备用。

【功能主治】消炎，解毒，止痒。用于神经性皮炎。

【用法用量】外用：取此酊涂搽患处，每日1次。

【处方来源】《湖南中医学院学报》（增刊）

红花酊 I

【处方】

川红花10g　冰片10g　樟脑10g　白酒（或50%乙醇）500ml

【制法】将前3味药物置容器中，加入白酒，密封，浸泡7日后备用。

【功能主治】活血，除湿，止痒。用于神经性皮炎、皮肤瘙痒症、慢性皮炎、湿疹、结节性痒疹、酒渣鼻等。

【用法用量】外用：每取此药酒涂搽患处，每日3~4次。

【注意事项】治疗期间：禁止饮酒、嗜烟，生活起居要有规律。皮损流水者忌用。

【处方来源】《浙江中医杂志》

苦参酊 I

【处方】

苦参30g　徐长卿30g　白降丹0.5g　麝香0.2g　95%乙醇130ml

【制法】先将前2味切片，加适量清水，煎2次，取二汁混合，再浓缩至20~25ml左右，待凉后加入95%乙醇中，静置48小时后，滤出药液，贮入瓶中，再加白降丹、麝香拌匀溶化即得。

【功能主治】祛风清热，解毒止痒，活血散瘀，抗菌消炎。用于神经性皮炎。

【用法用量】外用：用毛笔或棉签蘸药液涂搽患处，每日涂搽2~3次。

【处方来源】《河南中医》

神经性皮炎药水

【处方】

羊蹄根100g　制草乌100g　生天南

星 100g　生半夏 100g　制川乌 100g　蟾
酥 80g　闹羊花 80g　萆薢 80g　细辛 50g
土槿皮酊 320ml　50% 乙醇适量

【制法】 将前 10 味各研为粗末或切薄
片，过 20 目筛，各取净粉和匀。先将土
槿皮配加水调整至含醇量为 50%，与上
述混合药粉搅匀，湿润，加入 50% 乙醇
浸渍 48 小时后，按渗漉法，以每分钟 3ml
速度进行渗漉，收集渗漉液 3200ml，过滤
即得。

【功能主治】 祛风，止痒，杀菌。用
于神经性皮炎、顽癣、厚皮癣、牛皮癣及
各种癣疮。

【用法用量】 外用：取此药水涂搽患
处，每日 2~3 次。

【处方来源】 《中药制剂汇编》

【附记】 ①本方专供外用，切勿入
口，尽量避免涂在皮肤破损处。②阴部及
肛门周围不宜涂用。③土槿皮酊制法：将
土槿皮研成细粉，用 85% 乙醇进行渗漉
（每分钟 3ml，每 100g），土槿皮制成
320ml，即得。

神经性皮炎药酊

【处方】

羊蹄根 120g　白鲜皮 30g　土槿皮
30g　枯矾 30g　斑蝥（去头足）12g
75% 医用乙醇 600ml

【制法】 将前 5 味捣为粗末，置容器
中，加入 75% 乙醇，密封，浸泡 7 天后，
过滤去渣。每瓶 60ml 分装。

【功能主治】 燥湿，杀虫，止痒。用
于神经性皮炎、癣疮、慢性湿疹等。

【用法用量】 外用：每取药酊涂搽患
处，每日 2~3 次。

【注意事项】 有炎症者禁用。

【处方来源】 《北京中医学院东直门
医院协定处方》

复方蛇床子酒

【处方】

蛇床子 250g　苦参 250g　明矾 125g
防风 125g　白鲜皮 125g　白酒 4L

【制法】 将前 5 味捣为粗末或切薄片，
置容器中，加入白酒，密封，每日搅拌 1
次，7 天后改为每周 1 次，浸泡 30 天后，
取上清液，再将残渣压榨，压出液过滤与
上清液合并，静置澄清，过滤。即得（本
品为棕红色液体）。

【功能主治】 祛湿止痒。用于神经性皮炎、
皮肤瘙痒、慢性湿疹、扁平疣、汗疱疹等。

【用法用量】 外用：取此酒涂搽患
处，每日 2~3 次。

【处方来源】 《中药制剂汇编》

复方斑蝥酊

【处方】

斑蝥 6g　冰片 6g　花椒 12g　徐长卿
15g　大蒜头（去皮）2 个　45% 医用乙
醇 500ml

【制法】 将前 5 味捣碎，置容器中，
加入 45% 乙醇，密封，浸泡 7 天后，过滤
去渣，即成。

【功能主治】 凉血解毒，麻醉止痒。
用于神经性皮炎。

【用法用量】 外用：每取此药配涂搽
患处，每日 2~3 次。

【处方来源】 《湖北卫生》

【附记】 如出现小水泡则暂停使用，
并涂以甲紫溶液或炉甘石洗剂，消失后再
继续使用。

顽癣药酒方

【处方】

川槿皮 6g　海桐皮 6g　槟榔 6g　冰

片6g　苦参6g　川黄柏6g　白及6g　雷丸6g　大枫子5g　杏仁5g　木鳖子10g　白酒200ml

【制法】将前11味捣碎或切薄片，置容器中，加入白酒，密封，浸泡7天后即可取用。

【功能主治】清热燥湿，杀虫止痒。用于各种顽癣。

【用法用量】外用：先用穿山甲将癣刮破，再以药酒涂搽患处。每日1~2次。

【处方来源】《绵阳地区老中医经验选编》（二）

🌿 斑蝥酊Ⅱ

【处方】

斑蝥8g　肉桂8g　细辛8g　白芷8g　二甲基亚砜50ml　白酒500ml

【制法】将前4味共研粉末，置容器中，加入白酒和二甲基亚砜，密封，浸泡2天后即可取用。

【功能主治】破血散结，攻毒止痒。用于顽癣、神经性皮炎等。

【用法用量】外用：取此酒涂搽患处，每日2~3次。

【处方来源】《药酒汇编》

🌿 斑蝥酊Ⅲ

【处方】

斑蝥20g　生半夏12g　生南星12g　土槿皮12g　白酒300ml

【制法】先用200ml白酒浸泡诸药10日，然后再加入余下的100ml白酒即成。

【功能主治】祛风止痒。用于神经性皮炎。

【用法用量】外用：取浸液涂搽患处，日搽4~6次。

【注意事项】本品有毒，勿入口。勿搽糜烂皮肤；有水泡时，可刺破，搽紫

药水。

【处方来源】《虫类药的应用》

🌿 斑蝥酒

【处方】

斑蝥2g　65°白酒100ml

【制法】浸泡7日，取上清液备用。

【功能主治】祛风，活血，止痒。用于神经性皮炎。

【用法用量】外用：轻涂患处，每日1~2次。

【处方来源】《浙江中医杂志》1982，（11，12）：559

【附记】斑蝥酒有良好的止痒作用，可阻断瘙痒引起的恶性循环，使已紊乱的大脑皮质功能得到调整，并消除因瘙痒对皮肤的刺激；同时斑蝥酒的活血作用，可加速局部血循环，促进新陈代谢，从而改善局部营养，使苔藓化的病理组织吸收消退。

二十五、湿疹用药酒

🌿 白鲜皮酒

【处方】

白鲜皮150g　白酒1L

【制法】将上药洗净，切碎，置容器中，加入白酒，密封，浸泡3~5日后，过滤去渣，即成。

【功能主治】清热解毒，祛风化湿。用于湿疹，疥癣，老年慢性支气管炎等。

【用法用量】口服：每次服10ml，日服3次。皮肤病还可用此药酒，涂搽患处，日涂搽2~3次。

【处方来源】《民间百病良方》

苦参白酒

【处方】

苦参 60g　白酒或 45% 乙醇 500ml

【制法】苦参捣成粗末，加白酒或（45%乙醇）500ml 密封浸泡 1 星期成糊状备用。

【功能主治】清热燥湿，祛风止痒。主治湿疹。

【用法用量】湿疹患处若有糜烂，结痂者，先用过氧化氢棉球反复擦洗干净，然后涂敷药糊，再用浸过药液的纱布敷上做开放治疗，亦可用纱布裹之，早晚各 1 次。局部痒甚者，可先用醋椒水（花椒皮 20g，入香油 20g 于锅中炸焦后兑醋 200ml，煮沸，待凉，装瓶备用）棉球反复擦洗，然后按上法治疗。

【处方来源】《国医论坛》1994，（1）：46

苦参百部酒

【处方】

苦参 50g　百部 30g　白鲜皮 30g　雄黄 10g　白酒 500ml

【制法】将前 4 味研为粗末，置容器中，加入白酒，密封，浸泡 7～10 日后即可取用。

【功能主治】清热燥湿，祛风杀虫止痒。用于各类湿疹。

【用法用量】外用：每取此药酒涂搽患处，日涂搽 3 次。

【处方来源】《药酒汇编》

茅莓菜酒

【处方】

茅莓菜粉 100g　白酒 500ml

【制法】将上药置容器中，加入白酒，密封，浸泡 7 日后，即可取用。

【功能主治】祛风通络，活血止痛。用于湿疹，神经性皮炎等。

【用法用量】外用：每取药酒涂搽患处，日涂搽 1～2 次。

【处方来源】《民间百病良方》

黄柏地肤酒

【处方】

川黄柏 30g　地肤子 50g　蛇床子 20g　白酒 500ml

【制法】将前 3 味研为粗末或切薄片，置容器中，加入白酒，密封，浸泡 7～10 日后即可取用。

【功能主治】清热燥湿，祛风止痒。用于湿疹，兼治阴囊湿疹。

【用法用量】外用：每取药酒涂搽患处，日涂搽 3 次。

【处方来源】《中国药酒配方大全》

蛇床苦参酒

【处方】

蛇床子 62g　苦参 62g　明矾 31g　防风 31g　白鲜皮 31g　白酒 1L

【制法】将前 5 味研为粗末或切薄片，置容器中，加入白酒，密封，每日搅拌 1 次，7 日后每周搅拌 1 次，浸泡 30 日以上，取上清液，再压榨残渣，静置澄清，混合过滤，贮瓶备用。

【功能主治】祛风，除湿，止痒。用于慢性湿疹，神经性皮炎，皮肤瘙痒，扁平疣，汗疱疹等。

【用法用量】外用：取药酒涂搽患部，日涂搽 2～3 次。

【处方来源】《药酒汇编》

下篇

各类药酒

二十六、阴囊湿疹用药酒

🌿 土槿皮酒

【处方】

土槿皮 30g　白酒 100ml

【制法】将上药研细末，置容器中，加入白酒，密封，浸泡 3～5 日后即可取用。

【功能主治】祛风，杀虫，止痒。用于阴囊湿疹。

【用法用量】外用：每取药酒涂搽患处，日涂搽 2～3 次。

【处方来源】《民间百病良方》

🌿 五子黄柏酒

【处方】

川黄柏 150g　地肤子 30g　蛇床子 30g　苍耳子 30g　五倍子 30g　黄药子 30g　白酒 1.5L

【制法】将前 6 味共研细末，置容器中，加入白酒，密封，每日振摇 1 次，浸泡 7～10 日后即可取用。

【功能主治】清热燥湿，疏通血脉，消肿止痛，祛风止痒。用于阴囊湿疹及各类湿疹。

【用法用量】外用：取药酒涂搽患部，日涂搽 2～3 次。

【处方来源】《中国药酒配方大全》

🌿 丝瓜子酒

【处方】

丝瓜子 50g　白酒 200ml

【制法】将上药捣碎，置容器中，加入白酒，密封，浸泡 10 日后即可。或用白酒煎至 100ml，待冷，备用。

【功能主治】清泻肝经湿热。用于阴囊湿疹，瘙痒难忍，破溃浸淫脂水。

【用法用量】口服：煎剂 1 次顿服，浸剂饮之微醉为度，盖被取汗。

【处方来源】《民间百病良方》

🌿 苦参酒Ⅳ

【处方】

苦参 30g　豨莶草 30g　地肤子 15g　白鲜皮 15g　明矾 9g　白酒 400～500ml

【制法】将前 5 味研为粗末或切薄片，入布袋，置容器中，密封，浸泡 10 日后，或隔水煎至减半，待冷，即成。

【功能主治】清热燥湿，祛风止痒。用于阴囊，肛门湿疹，瘙痒难忍，女阴瘙痒等症。

【用法用量】外用：每取此药酒涂搽患处，日涂搽 3 次。

【处方来源】《中国药酒配方大全》

二十七、瘾疹（荨麻疹）用药酒

🌿 石楠叶酒

【处方】

石楠叶 5g　白酒 30ml

【制法】将上药研细末，入白酒煎一沸，待用。

【功能主治】祛风止痒。用于风瘾疹，经旬不解。

【用法用量】口服：1 次连灌，空腹温服。

【处方来源】宋·《圣济总录》

🌿 石楠肤子酒

【处方】

石楠叶 50g　地肤子 50g　当归 50g　独活 50g　白酒 600ml

【制法】将前4味研为粗末，备用。

【功能主治】活血祛风，解毒透疹。用于风毒瘾疹。

【用法用量】口服：每取药末5~6g，入白酒15ml，煎数沸，空腹，温服，日服3次。

【处方来源】《百病中医药酒疗法》

白茄根酒

【处方】

白茄根50g（鲜品100g）　60°白酒500ml

【制法】将上药洗净，切碎，置容器中，加入白酒，密封，浸泡7天后，过滤去渣，即成。

【功能主治】抗过敏。用于过敏性荨麻疹等。

【用法用量】口服：每次服10~20ml，日服2次。

【处方来源】《民间百病良方》

茄根酒

【处方】

白茄根（干者）50g（或用鲜者100g）　60°白酒100ml

【制法】白茄根先用清水洗净泥沙，然后用刀切成碎片放入白酒内浸泡一星期备用。

【功能主治】祛风，解毒，透疹。用于过敏性荨麻疹。

【用法用量】外用：搽患处。

【注意事项】对酒类过敏引起的荨麻疹患者无效。

【处方来源】《赤脚医生杂志》1979，（1）：8

枳壳秦艽酒Ⅱ

【处方】

枳壳90g　秦艽120g　独活120g　肉

苁蓉120g　丹参150g　陆英（即蒴藋）150g　松叶250g　白酒10L

【制法】将前7味捣碎或切薄片，入布袋，置容器中，加入白酒，密封，浸泡7天后，过滤去渣。即成。

【功能主治】活血，祛风，止痒。用于风证瘾疹、皮肤生病痛，或皮痒如虫行等。

【用法用量】口服：每次服10~15ml，日服3次。

【处方来源】明·《普济方》

【附记】宋·《太平圣惠方》枳壳丹参酒，即本方，仅剂量稍有差异（枳壳18g，秦艽、独活、肉苁蓉各15g，丹参、陆英各18g，松叶50g，白酒1L）

浮萍酒

【处方】

鲜浮萍60g　白酒250ml

【制法】将上药洗净，捣烂置容器中，加入白酒，密封，浸泡7天后，过滤去渣，即成。

【功能主治】祛风止痒。用于风热性痛疹、皮肤瘙痒、过敏性皮疹等。

【用法用量】外用：每取此药酒涂搽患处，日涂搽2~4次。

【处方来源】《民间百病良方》

黑芝麻泡黄酒Ⅱ

【处方】

黑芝麻300g　黄酒3L

【制法】将芝麻微炒研碎，加入黄酒中，置容器中加盖，浸泡2小时。

【功能主治】补精益血。用于顽固性荨麻疹。

【用法用量】口服：每次服用一汤匙，黑芝麻约10g，黄酒须没过黑芝麻，服前在汤匙中加白糖，置锅中蒸10分钟，每日早晚空腹服下，轻者每日服 1 次，重者每日服 2 次，15 日为一疗程。

【处方来源】《黑龙江中医药》2000，（1）：45

🌿 硫黄酒 II

【处方】
硫黄 6g　白酒 100ml

【制法】硫黄乳钵内研细，放入醇酒再研。

【功能主治】温阳，透疹。用于治恶风，头面肢体瘾疹魁瘰。

【用法用量】口服：空腹饮用 10～20ml，渣研细，入酒同饮，连续数日。

【处方来源】明·《普济方》

🌿 碧桃酒

【处方】
鲜嫩桃叶 500g　胆矾 0.6g　薄荷水 3g　冰片 3g　鲜鱼腥草 60g　白酒 1.2L

【制法】将鱼腥草、桃叶洗净，切碎，加入胆矾粉，按渗漉法进行渗漉，收集渗漉液 1L，溶入薄荷水、冰片，过滤去渣，即成。

【功能主治】解毒，透疹，止痒。用于荨麻疹等。

【用法用量】外用：经常取此药酒涂搽患处。

【注意事项】忌内服。

【处方来源】《历代名医良方注释》

【附记】《历代名医良方注释》：碧桃系指桃之带绿色者，一般桃叶均可入药，应选其鲜嫩者，最好新鲜桃叶立即制备。不然干燥发黄，既影响剂量外观，也影响疗效。

桃叶含有大量叶绿素，溶于乙醇后呈美丽的碧绿色，但放存后容易发黄，加入少量胆矾（即硫酸铜）后，可保持溶剂

长期呈鲜绿色，用其他可溶性铜盐亦可。

本方主要为外治药，有较好的止痒和促进风疹块的透发，鱼腥草露对荨麻疹的止痒作用也很好，对蚊叮虫咬后的止痒亦有特效。

🌿 蝉蜕糯米酒

【处方】
蝉蜕 3g　糯米酒 50ml

【制法】将上药研成细末，待用；糯米酒加入清水 250ml，煮沸，入上药搅匀即可。

【功能主治】疏风散热，透疹解痉。用于荨麻疹等。

【用法用量】口服：成人 1 次顿（温）服，小儿分 2 次服。

【处方来源】《民间百病良方》

【附记】蝉蜕甘寒，疏风散热，透疹解痉；糯米酒甘热，能祛风醒神，促进血液循环，行于肌肤，加速药效，曾治二例，均一日内消疹。

二十八、疣用药酒

🌿 洗瘊酒

【处方】
苍耳子 30g　75% 医用乙醇 40～100ml

【制法】将上药捣碎，置容器中，加入 75% 乙醇，密封，浸泡 7 天后，过滤去渣，即成。

【功能主治】软化瘊子。用于瘊子，以手足背多者尤宜。

【用法用量】外用：外涂搽患处，日涂 2～3 次。

【处方来源】《浙江中医杂志》

🌿 骨碎补酒 I

【处方】
骨碎补 20g　70% 医用乙醇 100ml

【制法】将上药捣碎或切薄片，置容器中，加入70%乙醇，密封，浸泡48小时后，过滤去渣，即成。

【功能主治】腐蚀软疣。用于扁平疣。

【用法用量】外用：取此酒涂搽疣体表面，每日早、晚各涂1次。以愈为度。

【处方来源】《民间百病良方》

消疣液

【处方】

鲜土大黄500g　土槿皮360g　地肤子120g　海桐皮120g　蛇床子120g　龙衣120g　高粱酒5L

【制法】将前6味捣碎或切薄片，置容器中，加入高粱酒，密封，浸泡1个月后即可开封启用。

【功能主治】消炎，散结，去疣。用于寻常疣。

【用法用量】外用：取此药液涂搽疣表面5分钟，须稍用力擦之，每日涂搽3次，连续用药3~6周。

【处方来源】《浙江中医杂志》

蝉肤白花酊

【处方】

蝉蜕3g　地肤子6g　白鲜皮6g　明矾6g　红花1g　75%医用乙醇50ml

【制法】将前5味捣碎或切薄片，置容器中，加入75%乙醇，密封，浸泡3天后，过滤去渣，即成。

【功能主治】活血祛风，抑菌去疣。用于扁平疣。

【用法用量】外用：取此酒涂搽患处，每日涂搽5~6次，以愈为度。

【处方来源】《新中医》

【附记】治疗期间应注意：①不宜吃刺激性食物。②禁用化妆品；③药后如出现皮疹，肿胀、瘙痒等，提示治疗有效，应坚持治疗痊愈。

二十九、脂溢性皮炎用药酒

皮炎液

【处方】

硫黄1.5g　轻粉0.5g　枯矾0.5g　冰片0.125g　75%乙醇100ml

【制法】将前4味共研细末，置容器中，加入75%乙醇，密封，浸泡24小时后即可取用。

【功能主治】解毒杀虫，除湿止痒。用于脂溢性皮炎、股癣及夏季皮炎等。

【用法用量】外用：用时摇匀，用毛笔蘸液涂搽患处，每日涂搽2~3次，至愈为度。

【处方来源】陈鸿宾经验方

【附记】①本品外用，不可入口；②股癣，方中硫黄、轻粉倍量。阴囊部不宜用；③头部脂溢性皮炎继发感染者，可再加入明雄黄1.5g同浸，外涂。

苦参酊Ⅱ

【处方】

苦参310g　百部90g　野菊花90g　凤眼草90g　樟脑125g　75%乙醇（或白酒）1L

【制法】将前4味捣碎或切薄片，置容器中，加入75%乙醇，密封浸泡7天后，过滤去渣，留液，再加入樟脑（研粉），待溶化后，即可取用。

【功能主治】灭菌止痒。用于脂溢性皮炎、皮肤瘙痒、单纯糠疹、玫瑰糠疹等。

【用法用量】外用：取药配涂搽皮损区处，每日涂搽1~2次，以愈为度。

【处方来源】《朱仁康临床经验集》

三十、痤疮用药酒

苦百酊

【处方】

苦参 30g　百部 30g　75% 医用乙醇 300ml

【制法】将前 2 味捣碎或切薄片，置容器中，加入 75% 乙醇，密封，浸泡 7 天后即可取用。

【功能主治】清热，燥湿，杀虫。用于痤疮。

【用法用量】外用：涂搽患处，日涂 3 次，以愈为度。

【处方来源】《中国当代中医名人志》

第十一章
五官科用药酒

一、鼻疾用药酒

🌿 地黄酒 VI

【处方】

生地黄 60g　黄酒（或白酒）500ml

【制法】将上药切成薄片，置容器中，加入黄酒（或白酒），密封，浸泡 7 天后，过滤去渣，即成。

【功能主治】滋阴凉血，舒筋通络。用于肢体麻木、惊悸、劳损、吐血、鼻衄、妇女崩中、跌打损伤等。

【用法用量】口服：每于临睡前服 10～30ml。血证即时服、日服 3 次。

【处方来源】《民间百病良方》

【附记】血证用黄酒浸为宜。

🌿 芫花酊

【处方】

芫花根（干品）30g　75% 乙醇 100ml

【制法】将上药研为粗末，置容器中，加入 75% 乙醇，密封，浸泡 15 天后，去渣即成。

【功能主治】消肿解毒，活血止痛。用于鼻炎。

【用法用量】外用：用黄豆大小之干棉球，蘸芫花酒，拧干，外裹薄层消毒干棉花，塞入鼻腔内。棉卷之位置，以深塞为宜，过浅达不到治疗目的。对慢性鼻炎患者，可塞中隔与下甲之间，对鼻旁窦患者，则塞中鼻道较好。若觉有刺激黏膜有灼热感后，5～10 分钟取出，用温热生理盐水冲洗鼻腔。每日塞 1 次，每次持续 1～2 小时后取出或自行脱出。一般 5 次为 1 疗程。

【处方来源】《中药制剂汇编》

🌿 壶芦酒

【处方】

苦壶芦子（又名苦葫芦子）50g　白酒 100ml

【制法】将上药研细，置容器中，加入白酒，密封，浸泡 3～7 天后，过滤去渣，即成。

【功能主治】祛邪通窍。用于鼻塞、眼花疼痛、脑门痛。

【用法用量】外用。滴少许于患鼻中，日滴 2 次。

【处方来源】清·《医部全录》

🌿 莱菔酒

【处方】

莱菔（干品研末）10g　（或莱菔汁

100ml) 白酒适量

【制法】莱菔末，每 10g 用白酒 15ml；莱菔汁 100ml，入白酒 50ml。各先煎白酒百沸，再入莱菔末或汁，再煎一二沸，即可。备用。

【功能主治】止衄。用于口、鼻、耳皆出血不止，或单纯鼻衄。

【用法用量】口服：1 次（或去渣）顿服。求效再服。

【处方来源】明·《普济方》

黑山栀酒

【处方】

黑山栀 50g　三七末 3g　百草霜 15g 黄酒 300ml

【制法】上药用黄酒煎至减半，去渣，备用。

【功能主治】消炎，活血，止血。用于鼻衄。

【用法用量】口服：每日 1 剂（重症 2 剂），分 2～3 次服。

【注意事项】忌食辛辣油炸食物。

【处方来源】临床经验方

滴鼻液

【处方】

黄芩 8g　紫花地丁 8g　生甘草 8g 麻黄素 15g　尼泊金 1.5g　95% 乙醇 2L

【制法】将前 3 味切片，加蒸馏水（每次 3L）煮沸 1 小时后过滤，再加水煮沸半小时，两次滤液合并混合约 4L，放置 24 小时将沉淀物除掉，然后调 pH 6～7，用碳酸氢钠煮沸浓缩至 1000ml 左右，放冷后加 95% 乙醇再放置 24 小时后取出澄清液，减压回收乙醇至无醇味为止，然后加蒸馏水至 3L，过滤，取得澄清液。加尼泊金及麻黄素，若似有浑浊现象，可用滤纸再滤，即得红棕色的澄明液，分

装，每瓶 10ml。

【功能主治】通气消肿。用于鼻塞、头闷、涕多不利。

【用法用量】外用：滴鼻。每次滴 1～2 滴，日滴 3 次。

【处方来源】《中药制剂汇编》

二、耳疾用药酒

山萸苁蓉酒 II

【处方】

怀山药 25g　肉苁蓉 60g　五味子 35g 炒杜仲 40g　川牛膝 30g　菟丝子 30g　白茯苓 30g　泽泻 30g　熟地黄 30g　山萸肉 30g　巴戟天 30g　远志 30g　白酒 2L

【制法】将前 12 味捣碎或切成薄片，入布袋，置容器中，加入白酒，密封，浸泡 5～7 天后，过滤去渣，即成。

【功能主治】滋补肝肾。用于肝肾亏损、头昏耳鸣、怔忡健忘、腰脚软弱、肢体不温等症。

【用法用量】口服：每次空腹服 10～20ml，每日早。晚各服 1 次。

【处方来源】《百病中医药酒疗法》

木瓜菖蒲酒

【处方】

小茴香 10g　鲜石菖蒲 20g　九月菊 20g　鲜木瓜 20g　桑寄生 20g　白酒 1.5L

【制法】将前 5 味捣碎或切成薄片，入布袋，置容器中，加入白酒，密封，浸泡 7 天后，过滤去渣，即成。

【功能主治】清心，柔肝补肾，化湿开窍。用于肝肾虚损引起的眩晕、耳鸣、消化不良、行走无力等症。

【用法用量】口服：每次温服 10～15ml，日服 2 次。

【处方来源】《药酒汇编》

半夏消炎酒

【处方】

生半夏50g 白酒150ml

【制法】将上药晒干、研成细粉，置容器中，加入白酒，密封浸泡24小时，取上清液，即成。

【功能主治】燥湿，消肿。用于急、慢性中耳炎等。

【用法用量】外用：先将患耳用生理盐水洗净，拭干，再滴入药酒数滴，每日滴1～2次。

【处方来源】《民间百病良方》

四味秦艽酒Ⅱ

【处方】

秦艽60g 白芷60g 旋覆花60g 肉桂25g 白酒1L

【制法】先将秦艽（去目，并闭口者）微炒出汗，再将前4味捣碎，置容器中，加入白酒，密封，浸泡5～7天后，过滤去渣，即成。

【功能主治】补肾温阳，祛风和血。用于肾虚耳鸣、咳逆喘急、头目昏痛。

【用法用量】口服：每次空腹温服10～20ml，日服2次。

【处方来源】《百病中医药酒疗法》

地黄香杞酒

【处方】

熟地黄120g 沉香（研末）10g 枸杞子60g 高粱酒2L

【制法】将前3味切片置容器中，加入高粱酒，密封，浸泡10～15天后，即可取用。

【功能主治】补肝肾，益精血。用于肝肾阴亏或精血不足所引起的头昏目眩、目眵、多泪、面色无华、腰膝酸软、耳鸣耳聋、失眠多梦等症。

【用法用量】口服：每晚临睡前服15～30ml。

【处方来源】《药酒汇编》

百岁长寿酒

【处方】

麦门冬50g 枸杞子50g 白术50g 党参50g 茯苓50g 陈皮30g 当归30g 川芎30g 生地30g 熟地30g 枣皮30g 羌活20g 五味子20g 肉桂10g 大枣100g 白酒5L 冰糖1000g

【制法】将前15味捣碎或切成薄片，入布袋，置容器中，加入白酒，密封，隔水加热1.5小时，待温，开封后，再加入冰糖，再次密封，将容器埋入土中7日。取出，过滤去渣，即成。

【功能主治】补五脏，调气血，聪耳明目。用于耳聋目昏、容颜憔悴、消瘦、老化等症。

【用法用量】口服：每次服10ml，日服3次。

【处方来源】《中国当代中医名人志》

苍耳愈聋酒

【处方】

苍耳子30g 防风30g 黄芪30g 白茯苓30g 独活30g 牛蒡子（炒）30g 大生地30g 薏苡仁20g 木通20g 人参15g 肉桂12g 白酒2L

【制法】将前11味捣碎或切成薄片，入布袋，置容器中，加入白酒，密封浸泡7天后，过滤去渣，即成。

【功能主治】散风热，益气补肾。用于肾间风热、骨疼、耳聋及肾中实邪。

【用法用量】口服：每次服10～30ml，日服2次。

牡荆酒

【处方】

牡荆子（微炒）250g　白酒 500ml

【制法】将上药捣碎，置容器中，加入白酒，密封，浸泡 7 天后，过滤去渣，即成。

【功能主治】利气，化痰，开窍。用于耳聋（气滞型）。

【用法用量】口服：不拘时，随量饮之。虽久聋也效。

【处方来源】宋·《圣济总录》

龟地酒

【处方】

龟胶 60g　枸杞子 60g　生地黄 60g
石决明 30g　甘菊花 30g　白酒 2L

【制法】将前 5 味共研为粗末或切成薄片，入布袋，置容器中。加入白酒，密封，浸泡 14 日后，过滤去渣，即成。

【功能主治】滋肾阴，平肝阳，清热明。用于头晕目眩、耳鸣、失眠、多梦、视物模糊、腰膝酸软、咽干、面热等症。

【用法用量】口服：每次服 10 ~ 20ml，日服 2 次。

【处方来源】《药酒汇编》

怡神酒 I

【处方】

木香（研末）3g　糯米糠 500g　绿豆（捣碎）500g　白酒 5L

【制法】将前 3 味置容器中，加入白酒，密封，浸泡 21 天后，过滤去渣，即成。

【功能主治】补精益神。用于头晕耳鸣、视物昏花、精神不振、饮食减少、全身乏力等。

【用法用量】口服：每次服 15 ~ 30ml，日服 2 次。

【处方来源】《民间百病良方》

首乌酒 III

【处方】

制首乌 30g　熟地黄 30g　当归 15g
白酒 1L

【制法】将前 3 味切碎或切成薄片，入布袋，置容器中，加入白酒，密封浸泡半个月后即可取用。

【功能主治】补肝肾，益精血。用于肝肾不足、精血亏少引起的头晕、耳鸣、腰酸、须发早白等症。

【用法用量】口服：每次服 10 ~ 15ml，日服 2 次。

【处方来源】《山东中医杂志》

神仙固体酒

【处方】

牛膝 240g　制何首乌 180g　枸杞子 120g　天门冬 60g　麦门冬 60g　生地黄 60g　熟地黄 60g　当归 60g　人参 60g　肉桂 30g　糯米 20kg　酒曲适量

【制法】将前 10 味制为粗末，糯米蒸熟，待冷入药末、酒曲（研细），拌和均匀，置坛内封固，如常法酿酒。酒熟榨取酒液，即可饮用。

【功能主治】补肝肾，益精血，温经通络。用于肾虚、腰膝酸软、耳鸣、目昏、须发早白、腰部有冷感等症。

【用法用量】口服：每次服 15 ~ 30ml，日服 2 次，或适量饮用。

【处方来源】《东医宝鉴》

枸杞红参酒

【处方】

枸杞80g 熟地黄60g 红参15g 制首乌50g 茯苓20g 白酒1L

【制法】将前5味共研为粗末或切成薄片，入布袋，置容器中，加入白酒，密封，隔日振摇1次，浸泡14天后，即可取用。酒尽添酒，味薄即止。

【功能主治】补肝肾，益精血，补五脏，益寿延年。用于身体虚弱、阳痿、耳鸣、目花等症。

【用法用量】口服：每次服20ml，日服2次。

【处方来源】《临床验方集》

益肾明目酒

【处方】

覆盆子50g 巴戟天35g 肉苁蓉35g 远志35g 川牛膝35g 五味子35 川续断35g 山茱肉30g 白酒1L

【制法】将前8味捣为粗末，入布袋，置容器中，加入白酒，密封，浸泡7天后开封，加入冷开水1000ml，混匀，即可。

【功能主治】补益肝肾，聪耳明目，养心，悦容颜。用于肝肾虚亏、耳聋目暗、腰酸腿困、神疲力衰、面容憔悴等症。

【用法用量】口服：每次空腹温服10～15ml，每日早、晚各服1次。

【处方来源】《百病中医药酒疗法》

益智酒

【处方】

人参9g 猪板油90g 白酒1L

【制法】将猪板油（切碎）置锅内熬油，去渣，与人参（研末）同置容器中，加入白酒，密封，浸泡21天后，去渣，即成。

【功能主治】开心益智，聪耳明目，润肌肤。用于记忆力减退、面色不华、耳聋眼花及内热疾病。

【用法用量】口服：每次服15ml，日服2次。

【注意事项】忌食萝卜、葱、蒜等物。

【处方来源】《民间百病良方》

核桃滋肾酒

【处方】

核桃仁25g 胡桃仁25g 磁石20g 菖蒲20g 黄酒1.5L

【制法】将前4味捣碎，置容器中、加入黄酒，密封，浸泡15天后，或隔水加热至沸，浸7天。去渣，备用。

【功能主治】益肾补脑。用于耳鸣、耳聋等症。

【用法用量】口服：每次服20ml，日服2次。

【处方来源】《药酒汇编》

铁酒

【处方】

铁1块 白酒30ml 另备磁石1块

【制法】将铁烧红，急投酒中，去铁取汁备用。

【功能主治】开窍。用于耳聋。

【用法用量】口服：将磁石塞耳中，随意饮铁酒。

【处方来源】宋·《圣济总录》

桑葚柠檬酒Ⅱ

【处方】

桑葚1000g 柠檬5个 白糖100g

米酒 2L

【制法】将前 2 味置容器中，加入米酒，密封，浸泡 10 天后加入白糖即成，浸泡时间越久，效尤佳，用时去渣。

【功能主治】滋阴液，养心脉。用于头晕、眼花、耳鸣、腰膝酸软等症。

【用法用量】口服：每次服 50 ~ 100ml，口服 2 次。

【处方来源】《民间百病良方》

鹿龄集酒

【处方】

肉苁蓉 20g　人参 10g　鹿茸 10g　熟地黄 15g　海马 10g　白酒 1L

【制法】将前 5 味切成薄片，一并置容器中，加入白酒，密封，浸泡 1 个月后即可取用。服后添酒，味薄即止。

【功能主治】益气补血，补肾壮阳。用于肾阳虚所致的耳鸣、阳痿、不育症等。

【用法用量】口服：每次服 10 ~ 15ml，日服 2 次。

【注意事项】感冒发热者忌服。

【处方来源】《药酒汇编》

黄柏酊

【处方】

川黄柏 30g　40% 医用乙醇 150ml

【制法】将上药切薄片，置容器中，加入 40% 乙醇（或以浸泡药面为宜），密封，浸泡 24 小时，用滤纸过滤备用。

【功能主治】消炎，止疼。用于化脓性中耳炎。

【用法用量】外用：先将患耳用过氧化氢擦洗干净，拭干，取黄柏酒少许滴入耳内，每日清 1~2 次。

【处方来源】《中药制剂汇编》

菖蒲酒 Ⅱ

【处方】

菖蒲 250g　白术 250g　白酒 5L

【制法】将前 2 味研为粗末或切成薄片，入布袋，置容器中，加入白酒，密封，浸泡 14 日后，过滤去渣，即成。

【功能主治】化湿开窍，健脾养胃。用于早衰健忘、视力减退、耳鸣耳聋、便溏腹胀、食欲不振、心悸等症。

【用法用量】口服：每次服 20 ~ 40ml，日服 3 次。

【注意事项】阴虚火旺者忌服。

【处方来源】《民间百病良方》

菖蒲桂心酒

【处方】

石菖蒲（米泔浸 1 日、捣焙）5g　木通 5g　桂心 15g　磁石 15g　防风 30g　羌活 30g　白酒 500ml

【制法】将前 6 味捣碎或切成薄片，入布袋，置容器中，加入白酒，密封，浸泡 7 天后，去渣，备用。

【功能主治】开窍祛风，纳气潜阳，安神。用于耳聋、耳鸣。

【用法用量】口服：每次空腹温服 10ml，日服 2 次。

【处方来源】宋·《圣济总录》

菖蒲浸酒方

【处方】

菖蒲（米泔浸一宿）10g　木通 60g　磁石（捣碎，水淘赤汁）150g　防风 90g　桂心 90g　牛膝 90g　白酒 3L

【制法】将前 6 味捣碎或切成薄片，入布袋，置容器中，加入白酒，密封浸泡 7 天后，过滤去渣，备用。

【功能主治】开窍祛风，纳气潜阳，利湿安神。用于耳聋。

【用法用量】口服：每次空腹服 10 ~ 15ml，日服 2 次。

【处方来源】宋·《圣济总录》

期颐酒

【处方】

当归 120g　陈皮 120g　金铁石斛 120g　牛膝 120g　枸杞子 120g　黑豆（炒香）250g　仙茅 250g　红枣 500g　肉苁蓉 180g　菟丝子 180g　淫羊藿 180g　黄酒 15L　白酒 20L

【制法】将前 11 味捣为粗末或切成薄片，入布袋，置容器中，加入黄酒和白酒，密封，隔水加热 1.5 小时后，取出，埋入土中 7 日，取出即可取用。

【功能主治】补肾阳，益精血，补脾养胃。用于年老肾阳不足、精血亏虚、腰膝无力、小便频数、耳鸣、视物昏花等症。

【用法用量】口服：每次服 15 ~ 30ml，日服 3 次，或适量饮用。

【处方来源】清·《同寿录》

【附记】偏于阴虚体质者也可饮用。

蔓荆酒

【处方】

蔓荆子（微炒）100g　白酒 200ml

【制法】将上药捣碎，置容器中，加入白酒，密封，浸泡 7 天后，过滤去渣，即成。

【功能主治】疏散风热，开窍通闭。用于耳聋，虽久聋亦瘥。

【用法用量】口服：每次服 10 ~ 20ml。日服 2 次，或任性饮之。

【处方来源】《红酒汇编》

磁石木通酒

【处方】

磁石（捣碎，绵裹）25g　木通 250g　菖蒲（米泔浸一两日，切焙）250g　白酒 1L

【制法】上药切细，绢囊盛，用酒密闭浸泡，寒 7 日，暑 3 日。

【功能主治】治肾虚耳聋耳鸣，耳内如有风水声。

【用法用量】口服：每饮三合，一日 2 次。

【处方来源】宋·《圣济总录》；明·《本草纲目》

磁石酒方

【处方】

磁石（捣碎，绵裹）15g　木通 250g　菖蒲 250g　白酒 1.5L

【制法】将前 3 味细挫或切成薄片，入布袋，置容器中，加入白酒，密封，浸泡 3 ~ 7 天后，即可取用。

【功能主治】平肝潜阳，化湿开窍。用于耳鸣、常如风水声。

【用法用量】口服：每次服 15 ~ 30ml，日服 2 次。

【处方来源】宋·《圣济总录》

【附记】《本草纲目》方中 3 味药各等份，袋酒浸，口饮，治肾虚耳聋。

磁石浸酒 II

【处方】

磁石 30g　熟地黄 9g　山萸肉 6g　熟附片 6g　苍耳子 6g　肉桂 3g　羌活 3g　木通 3g　防风 3g　山药 3g　菖蒲 3g　远志 3g　蔓荆子 3g　川芎 3g　细辛 3g　白茯苓 3g　干姜 3g　甘菊花 3g　米酒 1L

【制法】将前18味（磁石捣碎，用清水淘去赤汁），研为粗末或切成薄片，置容器中，加入米酒，密封，浸泡15天后，过滤去渣，即成。

【功能主治】滋补肝肾，祛风通窍。用于肝肾不足，风热壅闭之耳鸣、耳聋。

【用法用量】口服：每次服 15 ~ 30ml，日服2次。

【处方来源】《药酒汇编》

磁石浸酒方Ⅰ

【处方】

磁石（捣碎、水淘去赤汁）150g 山茱萸60g 木通30g 防风30g 山药30g 菖蒲30g 远志30g 天雄（炮）30g 蔓荆子30g 甘菊花30g 川芎30g 细辛30g 肉桂30g 干姜30g 白茯苓30g 熟地黄90g 白酒4.5L

【制法】将前16味细挫或切成薄片，入布袋，置容器中加入白酒，密封，浸泡7天后即可服用。酒尽添酒，味薄即止。

【功能主治】益肝肾，平肝阳，散风热，化湿开窍。用于风邪入于脑，或入于耳、久而不散、经络壅塞、不能宣利、使人耳中空空然，或作旋运。

【用法用量】口服：每次服 15 ~ 30ml，日服3次，或随量服用，以瘥为度。

【处方来源】明·《普济方》

聪耳酒

【处方】

核桃仁60g 五味子40g 蜂蜜30g 白酒1L

【制法】将前2味捣碎，入布袋，置容器中，加入白酒，密封，每日振摇数下，浸泡10天后，过滤去渣，加入蜂蜜，拌匀，即成。

【功能主治】补肾聪耳。用于耳鸣、遗精等。

【用法用量】口服：每次空腹服20ml，日服2次。

【处方来源】《药酒汇编》

三、口腔疾病用药酒

半夏酒

【处方】

半夏20枚 白酒1L

【制法】将上药捣碎或切成薄片，加水200ml煎煮，再在水中浸泡片刻，趁热加入白酒，密封，浸泡30天后，过滤去渣，即成。

【功能主治】燥湿，消肿，止痛。用于舌下黏膜炎症（口腔炎）、舌下腺囊肿（舌肿）及重音等症。

【用法用量】外用：取药液趁热含漱，冷时再吐，再含热酒，以瘥为度。本品亦可内服。每次服 10 ~ 15ml，日服1次。

【处方来源】《药酒汇编》

艾蒿酒

【处方】

艾蒿1把（切） 白酒15ml

【制法】上药，用白酒和水15ml，同煎至八分，去渣，备用。

【功能主治】通利咽喉。用于鱼骨鲠在咽中。

【用法用量】口服：上剂，分2次温服。

【处方来源】《民间百病良方》

竹叶酒Ⅲ

【处方】

淡竹叶 250g 米、酒曲适量

【制法】将竹叶煎汁，用酒曲、米如常法酿酒，酒熟压去糟渣，备用。

【功能主治】清心利尿。用于小便赤涩热病、心烦口渴、口舌生疮、舌质红、苔薄黄、脉浮数。

【用法用量】口服：不拘时徐徐饮之，以愈为度。

【处方来源】《百病中医药酒疗法》

苦酒汤方

【处方】

半夏（汤洗 7 遍、切）14 枚 鸡蛋（去黄留白）1 枚 苦酒 100ml

【制法】上 3 味，将半夏，鸡蛋清于苦酒内浸泡 10 分钟，以鸡子壳置剪刀环中，安火上，煮 2 沸，去渣，备用。

【功能主治】祛瘀散结，消肿利尿。用于伤寒少阴病，咽中生疮，语声不出。

【用法用量】口服：少少含咽，以瘥为度。

【处方来源】宋·《圣济总录》

金花酒

【处方】

黄柏 90g 黄连 15g 栀子 30g 江米酒 500ml

【制法】上药用江米酒煎数百沸，去渣，备用。

【功能主治】泻火燥湿，解毒杀虫。用于口舌生疮、牙龈出血。

【用法用量】口服：不拘时，每次空腹服 20ml。

【处方来源】明·《景岳全书》

四、目疾用药酒

平补酒Ⅱ

【处方】

肉苁蓉 125g 枸杞 65g 巴戟天 65g 滁菊花 65g 糯米 1250g 酒曲适量

【制法】将前 4 味切片加水煎至 3000ml，待冷。再取药汁将糯米煮成干饭，倒入缸内，待温，加入酒曲（先研细）拌匀，密封，保温，如常法酿酒。酒熟去糟，即成。

【功能主治】补肝养肾，益精明目，养身益寿。用于肝肾亏损之视物模糊、腰背酸痛、足膝无力、头晕目眩等症。

【用法用量】口服：每次服 15 ~ 30ml、日服 2 次。

【处方来源】《药酒汇编》

地骨皮酒Ⅰ

【处方】

地骨皮 50g 生地黄 50g 甘菊花 50g 糯米 1500g 酒曲适量

【制法】将前 3 味加水煎取浓汁，糯米浸湿，蒸饭，待温，与酒曲（研细）、药汁拌和，置容器中，保温，如常法酿酒。酒熟，去糟，即成。

【功能主治】滋阴益血，补益延年。用于中老年人身体虚弱、目睛多泪、视物不明，或伴有高血压眩晕、夏季身热不适、消泻等。

【用法用量】口服：每次服 10ml，日服 3 次。

【处方来源】《临床验方集》

杞菊归地酒

【处方】

枸杞20g　甘菊花20g　当归9g　熟地黄9g　白酒1L

【制法】将前4味洗净，晾干，切碎，入布袋，置容器中，加入白酒，密封，浸泡7天后，过滤去渣，即成。

【功能主治】滋阴活血，清肝明目。用于阴血不足，肝脉失养所致的头晕目眩、视力减退、身倦力疲、多梦等症。

【用法用量】口服：每次服10~15ml，日服2次。

【处方来源】《药酒汇编》

杞菊地冬酒

【处方】

枸杞20g　甘菊花20g　生地黄15g　天门冬15g　冰糖30g　白酒1L

【制法】将前4味捣碎或切成薄片，入布袋，置容器中，加入白酒和冰糖，密封，浸泡14天后，每日振摇数下，开封后加入凉开水400ml，滤过取汁，即成。

【功能主治】滋补肝肾，明目止泪。用于肝肾阴虚、腰膝酸软、视物不清、头晕、耳鸣、迎风流泪等症。

【用法用量】口服：每次服10~20ml，每日早、晚各服1次。

【处方来源】《药酒汇编》

杞菊明目酒

【处方】

枸杞60g　菊花12g　白酒1.2L

【制法】将前2味去杂质后置容器中，加入白酒，密封，浸泡3~5天后，过滤去渣，即成。

【功能主治】滋补肝肾，清热明目。

用于目眩、目昏多泪等。

【用法用量】口服：每次服15~20毫升，日服2次。

【处方来源】《民间百病良方》

还睛神明酒Ⅰ

【处方】

黄连18g　石决明10g　草决明10g　生姜10g　生石膏10g　黄硝石10g　薏苡仁10g　秦皮10g　山茱肉10g　当归10g　黄芩10g　沙参10g　朴硝10g　炙甘草10g　车前子10g　淡竹叶10g　柏子仁10g　防风10g　制乌头10g　辛夷10g　人参10g　川芎10g　白芷10g　瞿麦穗10g　桃仁10g　细辛10g　地肤子10g　白芍10g　泽泻10g　肉桂10g　白芥子10g　冰片15g　丁香6g　珍珠（无孔者）3颗　白酒（醇酒）2.5L

【制法】将前34味捣碎或切成薄片，入布袋，置容器中，加入白酒，密封，经常摇动，浸泡7~14天后，过滤去渣，即成。

【功能主治】补肝肾，泻火毒，活血通络，祛风明目。用于眼睛视物昏暗、经年不愈、内外障失明。

【用法用量】口服：每次饭后温服10~20ml，可渐渐增加，勿使醉吐，日服1~2次。

【处方来源】宋·《圣济总录》

鸡肝酒

【处方】

生雄鸡肝60g　白酒500ml

【制法】将鸡肝洗净，切碎，置容器中，加入白酒，密封，浸泡7天后，去渣，即成。

【功能主治】补肝明目。用于目暗不明、产后血晕、贫血、体倦无力等。

【用法用量】口服：每次随量服用，日服 3 次。

【处方来源】《民间百病良方》

枸杞生地酒

【处方】

枸杞 250g　生地黄 300g　白酒 5L

【制法】将前 2 味捣碎或切成薄片，置容器中，加入白酒，密封，浸泡 15 天后，过滤去渣，即成。

【功能主治】补精益肾，养肝明目。用于视物模糊、阳痿、遗精、腰膝酸软、烦热头痛等症。

【用法用量】口服：每次空腹温服 20ml，日服 2 次。

【处方来源】《药酒汇编》

枸杞骨皮酒

【处方】

枸杞 150g　地骨皮 30g　蜂蜜 150g　白酒 1.5L

【制法】将前 2 味捣碎或切成薄片，置容器中，加入白酒和蜂蜜，密封，浸泡 30 天后，过滤去渣，即成。

【功能主治】滋补肝肾，清热明目。用于视物模糊、腰膝酸软等症。

【用法用量】口服：每次空腹温服 15ml，日服 2 次。

【处方来源】《药酒汇编》

健阳酒Ⅲ

【处方】

枸杞 9g　当归 9g　破故纸 9g　黄酒 1L

【制法】将前 3 味捣碎或切成薄片，入布袋，置容器中，加入黄酒，密封，隔水煮 30 分钟，取出静置 1 天后即成。

【功能主治】补肝肾，益精血。用于精血不足、视力衰退、腰膝酸痛、遗精等症。

【用法用量】口服：每次服 20 ~ 40ml，日服 2 次。若用白酒浸渍，每次只可服 10ml。

【处方来源】宋·《圣济总录》

五、眼病用药酒

生枸杞酒

【处方】

生枸杞 600g　白酒 20L

【制法】上药以白酒 20L，密闭浸泡 7 日，滤去渣。

【功能主治】补虚，长肌肉，益颜色，肥健，去劳热，抗早衰。用于肝肾虚损型目暗，目涩，迎风流泪等目疾，以及早衰。

【用法用量】口服：初以 30ml 为始，后即任性饮之。

【处方来源】宋·《太平圣惠方》；明·《普济方》

地黄年青酒Ⅰ

【处方】

熟地黄 100g　万年青 150g　黑桑葚 120g　黑芝麻 60g　怀山药 200g　南烛子 30g　花椒 30g　白果 15g　巨胜子 45g　白酒 7L

【制法】上 9 味药，共捣细或切成薄片，用夏白布包贮，置于净器中，用白酒浸 7 日后开取，去渣。

【功能主治】补益肝肾。用于肝肾亏损，须发早白，视力听力下降，未老先衰。

【用法用量】口服：每早晚各服 1 次，每次空腹温饮 1、2 杯。

【注意事项】服药酒期间勿食萝卜。

【处方来源】《药酒验方选》

还睛神明酒Ⅱ

【处方】

黄连（去须）200g　石决明120g　草决明120g　生姜120g　石膏120g　黄硝石120g　葳蕤仁120g　秦皮120g　山茱萸120g　当归120g　黄芩（去黑心）120g　沙参120g　朴硝120g　甘草（炙）120g　芍药120g　泽泻120g　肉桂（去粗皮）120g　荠子120g　车前子120g　淡竹叶120g　柏子仁120g　防风（去叉）120g　制乌头（去皮脐）120g　辛夷120g　人参120g　川芎120g　白芷120g　瞿麦穗120g　桃仁（去皮尖双仁，炒）120g　细辛（去苗叶）120g　地肤子（炙）120g　龙脑12g　丁香9g　珍珠（无孔者）30g　白酒40L

【制法】上34味，切细，绢袋盛，用好酒瓮中浸之。春夏17日，秋冬14日。

【功能主治】养血，祛风，清利湿热。用于治眼昏暗，及内外障失明。

【用法用量】口服：饭后服50ml，勿使醉吐，稍稍增加。

【处方来源】宋·《圣济总录》

松膏酒

【处方】

松脂2500g　酿米50kg　曲末10kg

【制法】上药细锉，以水淹浸1星期后，煮之，细细接取上膏，水竭更添之，脂尽，更水煮，如同烟尽去火，等冷脂当沉下，取一斤，酿米50kg，水七斗，好曲末10kg，如家常酿酒法，仍冷下，饭封一百日，脂米曲并消；酒香满生，细细饮之，此酒须一倍加曲。

【功能主治】补肝。用于治肝虚寒，

或迎风流泪等。

【用法用量】口服：每次10ml，每日2次。

【处方来源】唐·《千金要方》

蓼酒

【处方】

蓼1000g　酒曲50g

【制法】取蓼曝干，用水8000ml煮取3000ml，去滓，酿酒如常法。

【功能主治】温中，健脾，聪耳明目。用于治胃脘冷不能饮食，耳目不聪明，四肢有水气，冬卧脚冷，服此酒十月后，目既精神，体又充壮。

【用法用量】口服：初时20ml，以后根据酒量可逐渐增加。

【处方来源】唐·《千金要方》

【注意事项】《千金要方·食治》"蓼食过多有毒，发心痛。和生鱼食之，令人脱气，阴核疼痛。妇人月事来，不用食蓼及蒜"。

【附记】唐代《千金要方·食治》对蓼草有不宜多食之论，然在"风毒脚气"中对蓼酒评价却甚高。明代《本草纲目》及《普济方》亦认为"久服能聪明耳目，脾胃健壮"，此是否与制酒后蓼的药性有所改变有关，尚待进一步研究。

六、牙病用药酒

山蜂酒

【处方】

山蜂窝（大者）1枚　麝香少许　白酒适量

【制法】将山蜂窝烧存性，与麝香同研末，用白酒调至稀糊状，密封7日后即可。

【功能主治】解毒，活血，止痛。用

于牙痛。

【用法用量】外用：取酒含漱片刻，即吐，不可咽。

【处方来源】明·《普济方》

牙痛酊

【处方】

公丁香150g　荜茇150g　细辛100g　制川乌100g　制草乌100g　冰片20g　薄荷脑20g　桂皮酊200ml　90%医用乙醇3L

【制法】先将前5味共研粗粉，用60℃温水700ml浸润后，挫至团，放置24小时，使之充分湿润，分次装入渗滤器，并均匀压平，向渗滤器内加入90%乙醇适量，放置30日，收集渗滤液1.8L，再将冰片、薄荷脑溶于渗滤液中，最多加入200ml桂皮酊，至全量为2L，贮瓶备用，勿泄气。

【功能主治】表浅性麻痹止痛。用于各种牙痛及手术拔牙止痛之用。

【用法用量】外用：用棉签蘸药液，置于牙痛处，或用牙齿轻轻咬紧药签，待约10分钟，取出药签，牙痛即止，或用药液涂搽痛处亦可。

【处方来源】《新中医》

牙痛酒

【处方】

制草乌15g　一枝蒿10g　冰片10g　小木通50g　白酒500ml

【制法】将前4味共研粗粉或切成薄片，置容器中，加入白酒，密封，浸泡7天后，过滤去渣，即成。

【功能主治】祛风散寒，除湿止痛。用于牙痛。

【用法用量】外用：用药棉球蘸药酒塞入患牙处（咬住），或外搽红肿疼痛

处。痛止即停。

【处方来源】临床经验方

止痛药酒

【处方】

制川乌10g　制草乌10g　荜茇10g　白芷10g　细辛5g　冰片3g　白酒250ml

【制法】将前5味捣碎或切成薄片，置容器中，加入白酒，密封，浸泡10～14天后，去渣取汁，加冰片，溶化，即成。

【功能主治】消肿止痛。用于牙痛。

【用法用量】外用：涂牙根部。未止再涂。

【注意事项】切忌口服。

【处方来源】王家忠经验方

止痛酒

【处方】

制川乌3g　制草乌3g　高良姜3g　细辛3g　白芷3g　白酒1L

【制法】将前5味共研成末或切成薄片，置容器中，加入白酒，稍浸片刻煨热即成。

【功能主治】镇静止痛。用于龋齿牙痛等。

【用法用量】外用：取药酒含漱，再吐再含，一般连用2～3次即可止痛。

【处方来源】《药酒汇编》

【附记】川草乌均含乌头碱，对各种神经末梢有麻醉止痛作用；细辛含多种挥发油，有镇静麻醉作用，但应慎重运用，以免中毒。

中药黏膜表面麻醉酊

【处方】

制川乌8g　制草乌8g　当归8g　荜茇8g　生半夏8g　洋金花8g　生南星8g

川花椒15g　细辛15g　蟾酥6g　鲜生蘑菇皮（用纱布包）150g　75%乙醇（按药量1:1）

【制法】将前10味共研细粉，与蘑菇皮同置容器中，加入75%乙醇，密封，浸泡96小时后，过滤去渣，即得滤液，贮瓶备用。

【功能主治】麻醉止痛。用于拔牙。

【用法用量】外用：将浸透此药液之棉球，敷贴于拔牙手术之牙龈表面3～5分钟，取出棉球，即可施术拔牙而不痛。

【处方来源】《武汉新医药》

乌头独活酒

【处方】

制乌头25g　独活25g　郁李根白皮25g　白酒1L

【制法】上3味，切碎，绵裹，以好酒渍一宿，暖火蒸，取100ml，去渣。

【功能主治】祛风，活血，止痛。用于治疗牙痛。

【用法用量】口服：含口内，冷热适中，以治愈为度。

【注意事项】只可口含，不可下咽，有毒恐伤人也。

【处方来源】唐·《外台秘要》

必效牙痛酒

【处方】

防风100g　附子100g　蜀椒100g　芥草（炙）50g　清酒1.2L

【制法】上4味烘干，粉碎成细粉。

【功能主治】祛风，活血，止痛。用于齿痛。

【用法用量】口服：上药3g混合温清酒10ml，含漱口，勿咽汁。

【处方来源】唐·《外台秘要》

四辛茶味酊

【处方】

生石膏45g　细辛3g　川芎3g　川椒5g　茶叶5g　75%乙醇300ml

【制法】将前5味共研粗末，置容器中，加入75%乙醇，密封，浸泡1周后，再置锅中隔水煮沸30分钟，过滤去渣，取汁待冷，贮瓶备用。

【功能主治】消炎止痛。用于各类型牙痛。

【用法用量】外用：取医用棉球多个，放入药酊中浸过。用时用钳子夹起一个棉球迅速放入牙痛处，令上下牙咬紧，再取1个棉球塞入患牙对侧之鼻孔内，双侧牙痛，任塞1个鼻孔。痛止后5～10分钟去掉药球即可。

【处方来源】《新中医》

杉叶酒

【处方】

杉叶100g　川芎100g　细辛100g　白酒4L

【制法】上药3味切细，以酒煮取2.5L。

【功能主治】消炎止痛。用于齿肿。

【用法用量】外用：含酒漱口。

【处方来源】唐·《外台秘要》

连柏栀子酒

【处方】

黄连12g　黄柏50g　栀子30g　酒500ml

【制法】上药切片，用酒渍一宿，去渣，煮三沸；也可浸泡7日后使用。

【功能主治】清热，凉血，止痛。用于治舌上出血如簪孔，齿龈出血，便血。

【用法用量】口服：一次服完。

【处方来源】唐·《外台秘要》

🌿 鸡蛋酒

【处方】

鸡蛋 1 枚　白酒 100ml

【制法】将白酒倒入瓷碗内，用火点燃，立即把鸡蛋打入酒中，不搅动，不放任何调料，待火熄蛋熟，晾冷后即可服用。

【功能主治】滋阴，止痛。用于牙周炎，属实热证更宜（症见牙龈红肿、口腔热臭、便秘尿黄、舌红苔黄等）。

【用法用量】口服：1 次服用，每日可服 2 次。

【处方来源】《广西中医药》

【附记】用于治疗牙周炎，病轻者 1 次可效，病重者服 3 次也可治愈。治疗 167 例，治愈 159 例，无效 8 例，尤对实热证的牙周炎疗效好，屡用屡效。

🌿 松香酒

【处方】

松香 50g　白酒 250ml

【制法】将松香研成粉，入白酒调匀，稍候即成。

【功能主治】芳香止痛。用于牙痛不止。

【用法用量】外用：用棉球蘸药酒咬在痛牙处。

【处方来源】《民间百病良方》

🌿 郁李酒

【处方】

郁李根 15g　细辛 15g　川椒 15g　槐白皮 30g　柳白皮 30g　白酒 900L

【制法】将前 5 味共研细末或切成薄

片，备用。每取药末 30g，白酒 250ml，煎至一半，去渣，即成。

【功能主治】消肿止痛。用于牙宣（齿龈肿痛、呼吸风冷、其痛愈甚）。

【用法用量】外用：热漱（取酒含漱）冷吐。

【处方来源】明·《普济方》

🌿 齿痛酒

【处方】

生地黄 80g　独活 80g　细辛 30g　白酒 500ml

【制法】将前 3 味切碎或切成薄片，置容器中，加入白酒，密封，浸泡 7 天后，过滤去渣，即成。

【功能主治】通络止痛。用于齿根松动疼痛。

【用法用量】口服：适量含饮，痛处即止。

【处方来源】《药酒汇编》

【附记】一方去细辛。

🌿 复方白茄根酊

【处方】

制川乌 15g　制草乌 15g　生天南星 15g　半夏 15g　白胡椒 15g　白茄根 30g　95% 乙醇 250ml

【制法】将前 6 味洗净，晾干，切碎，置容器中，加入 95% 乙醇，密封，每日振摇 1 次，浸泡 2 周后，过滤去渣，取汁，贮瓶备用。

【功能主治】局麻止痛。用于拔牙。

【用法用量】外用：用棉签蘸药液涂搽患牙之齿龈处，继即分离牙周，再涂此药液，即刻拔牙。

【处方来源】《中药制剂汇编》

复方细辛酊

【处方】

细辛 10g　入地金牛 10g　花椒 10g
九里香 10g　75%乙醇 400ml

【制法】将前 4 味捣碎,置容器中,
隔水加热至沸,密封,浸泡 5～7 日后,
过滤去渣,再加入蟾酥酊 35%,拌匀,
即成,贮瓶备用。

【功能主治】散风止痛。用于牙本质
过敏症。

【用法用量】外用:用棉球蘸药液少
许,放置病痛处。2～3 日上药 1 次,直
到症状消除炎止。

【处方来源】《新医学》

【附记】蟾酥酊:蟾酥 10g 浸入 75%
乙醇 100ml,7～10 日后即可用。

独活酒Ⅲ

【处方】

独活 50g　莽草 50g　细辛 50g　制附
子 25g　防风 25g　白酒 2L

【制法】将前 5 味共研细末或切成薄
片,置容器中,加入白酒,煎至一半,去
渣,备用。

【功能主治】祛风散寒,通窍止痛。
用于风寒牙痛,遇热则痛减。

【用法用量】外用:趁温含漱冷吐,
反复含漱,痛止即停。

【处方来源】明·《普济方》

独活酒Ⅳ

【处方】

独活 100g　白酒 1L

【制法】上药浸于净器中。用煻火煨
暖,稍稍沸,煎至半量,去渣。

【功能主治】祛风,止痛。用于治齿
根空,肿痛困毙及中风口噤不开。

【用法用量】口服:热含之,或温服
三合,未差再服,口噤灌之,1 日 3 次。

【处方来源】宋·《圣济总录》;明·
《普济方》

【附记】《圣济总录》另增大豆五合,
治中风口噤不开。药理研究表明独活有镇
痛、抗炎作用。

麻醉酊

【处方】

细辛 3g　荜茇 9g　白芷 6g　75%乙
醇 100ml

【制法】将前 3 味共研成粗末或切成
薄片,置容器中,加入 75%乙醇,充分
振摇后,密封,浸泡 24 小时,吸取上清
液,备用。

【功能主治】麻醉止痛。用于拔除松
动牙齿的表面麻醉。

【用法用量】外用:用棉签蘸药液少
许,涂抹于要拔除牙齿的周围,稍等片
刻,即拔牙。

【处方来源】《北京市中草药制剂选
编》

蜂房酒

【处方】

露蜂房 1 只　白酒 500ml

【制法】将上药煅烧存性,研末
备用。

【功能主治】祛风攻毒。用于风热牙
龈红肿痛连及头面;喉痹肿痛、舌质红、
苔黄、脉浮数。

【用法用量】口服:每取药末 0.5～
1g 以白酒少许调和含漱。痛未止再含漱。

【处方来源】《民间百病良方》

七、咽喉疾病用药酒

牛蒡蝉蜕酒 I

【处方】

牛蒡根 500g 蝉蜕 90g 黄酒 2L

【制法】将牛蒡根切碎与蝉蜕同置容器中，加入黄酒，密封浸泡 5～7 天后，过滤去渣，即成。

【功能主治】宣肺散风，清热解毒，利咽散结，透疹。用于咽喉肿痛、咳嗽、喉痒、吐痰不利、麻疹、风疹、疮痈肿痛。

【用法用量】口服：每次服 10～20ml，日服 2 次。

【注意事项】凡脾胃虚寒腹泻者忌用。

【处方来源】《药酒汇编》

丹砂酒方

【处方】

丹砂（研细）3g 桂心 3g 绛矾 3g 白酒约 50ml

【制法】将前 3 味共研细末，以棉裹，用白酒浸 7 天，即成。

【功能主治】消肿止痛，解郁利咽。用于急喉痹。喉中常觉有异物梗塞、伴胸憋闷、喜出长气。

【用法用量】口服：含饮即瘥。

【处方来源】宋·《圣济总录》

西洋参酒 II

【处方】

西洋参 60g 白酒 1L

【制法】将上药切碎，置容器中、加入白酒，密封，每天振摇 1 次，浸泡 14

天后即可取用。酒尽添酒，味薄即止。

【功能主治】益气养阴，生津止渴。用于少气口干、疲乏无力、声音嘶哑、肺虚久咳、咯血等症。

【用法用量】口服：每次服 15ml，日服 2 次。

【注意事项】体质虚寒者忌服。

【处方来源】《药酒汇编》

柏子仁酒

【处方】

柏子仁（生研）50g 鸡屎白（炒）50g 生姜 25g 白酒 1L

【制法】将前 3 味捣细筛，共炒至令焦色，趁热投入白酒中候凉去渣，备用。

【功能主治】祛风解毒，养血安神。用于中风失声不语。

【用法用量】口服：每次空腹服 5～10ml，每日早、晚各服 1 次。

【处方来源】宋·《圣济总录》

桂枝酒 II

【处方】

桂枝 90g 川芎 90g 独活 90g 牛膝 90g 山药 90g 甘草 90g 制附子 60g 防风 120g 茯苓 120g 天雄 120g 茵陈 120g 杜仲 120g 白术 120g 萆薢根 120g 干姜 150g 大枣 100g 蹢躅 100g 猪椒叶根皮 100g 白酒 10L

【制法】将前 18 味细切，置容器中，加入白酒，密封，浸泡 7 天后，过滤去渣，即成。

【功能主治】温肝散寒，舒筋通络，祛风开窍。用于肝虚寒、卒然喑哑无声、踞坐不得、面目青黑、四肢缓弱、遗溺便利、历风所损。

【用法用量】口服：初服 40ml，渐加

至 50~60ml，日服 2 次，以瘥为度。

【处方来源】唐·《备急千金要方》

槐白皮酒

【处方】

槐白皮 30g　白酒 500ml

【制法】将上药切碎，置容器中，加入白酒和清水 500ml，以文火煎至减半，去渣，备用。

【功能主治】祛风利湿，消肿止痛。用于风邪外中、身体强直、肌肤不仁、热病口疮、牙疳、喉痹，肠风下血、阴痒等症。

【用法用量】口服：每次温服 20ml，日服 3 次。

【处方来源】《民间百病良方》

蜜膏酒 II

【处方】

蜂蜜 250g　饴糖 250g　生姜汁 125ml
生百部汁 125ml　枣肉泥 75g　杏仁泥 75g
橘皮末 60g　白酒 2L

【制法】先将杏仁泥、生百部汁加水 1000ml，煎成 90ml，去渣，再加入余药（5 味），以文火熬成 1000g 即可。

【功能主治】疏风散寒，止咳，平喘。用于肺气虚寒、风寒所伤、声音嘶哑、咳唾上气。喘嗽及寒邪郁热等症。

【用法用量】口服：每次取蜜膏 2 汤匙，用温酒（10~15ml）调服，日服 3 次。

【处方来源】唐·《备急千金要方》

第十二章

妇科用药酒

一、痛经用药酒

🌿 山楂酒Ⅲ

【处方】

山楂200g　白酒1L

【制法】干山楂洗净，去核，放入细口瓶内，再添加60°白酒，密封瓶口，每日振摇1次，1星期后可饮用。边用边添加白酒（最大加量约200ml）。

【功能主治】活血止痛。用于劳动过度、身痛、疲倦、妇女痛经等。并可帮助消化，降血脂。

【用法用量】口服：每次10～20ml，每日2次。最后所剩的山楂可拌白糖食用。

【资料来源】《药膳食谱集锦》《民间百病良方》

【附记】现代药理表明，山楂有增加胃液消化酶，帮助消化及轻度降血脂作用，乙醇提取物给兔静脉注射，可使血压缓慢、持久地下降。

🌿 毛鸡药酒Ⅰ

【处方】

干毛鸡160g　千年健160g　当归160g　川芎160g　白芷160g　红花160g　赤芍15g　桃仁15g　茯苓20g　白酒17L

【制法】将前9味切片，干毛鸡用蒸气蒸15分钟，待冷，用白酒适量浸泡25日后，余8味捣碎，再置入容器中，加入白酒，密封，浸泡45～55日后，过滤去渣，即成。

【功能主治】温经祛风，活血化瘀。用于产后眩晕，痛经，闭经，四肢酸痛无力等。

【用法用量】口服：每次服15～30ml，日服3次。

【注意事项】凡感冒发热、喉痛、眼赤等患者忌服。

【处方来源】《药酒汇编》

【附记】或用鲜毛鸡320g代替干毛鸡，但均需除去毛和内脏。

🌿 丹参红花酒

【处方】

丹参50g　红花50g　白酒500ml

【制法】将丹参切片，与红花一同置容器中，加入白酒，密封，浸泡7日后，过滤去渣，即成。

【功能主治】活血通经。用于痛经（经前或经期型）。

【用法用量】口服：于月经来潮前2

日开始服。每次服 15ml，日服 2 次。

【处方来源】《中国药酒配方大全》

【附记】一方去红花，余同上。

凤仙酒

【处方】

白凤仙花 120g　黑豆 60g　白酒 500ml

【制法】将黑豆炒香，与凤仙花一同置容器中，加入白酒，密封，浸泡 7 日后，过滤去渣，即成。

【功能主治】活血行瘀，调经止痛。用于痛经（经前型）。

【用法用量】口服：于月经来潮前 7 日开始服。每次服 20ml，每日早、晚各服 1 次。

【附记】《药酒汇编》

玄胡酒

【处方】

玄胡 50g（炒香为末）　清酒 1L

【制法】炒香玄胡淬入清酒中，浸泡 7 天后即可，备用。

【功能主治】行气活血止痛。用于妇人气血攻窜疼痛，连于胁膈者，亦可用于痛经。

【用法用量】口服：每次 30~50ml，日服 3 次。

【处方来源】明·《医方考》

【附记】《本草纲目》曰："延胡索能行血中气滞，气中血滞，故专治一身上下诸痛，用之中的，妙不可言。"

归芪酒Ⅰ

【处方】

当归 150g　黄芪 150g　白酒 500ml

【制法】将前 2 味切成薄片，置容器

中，加入白酒，密封，浸泡 7 日后即可取用。

【功能主治】补中益气，补血活血，调经止痛。用于痛经，月经不调，崩漏。

【用法用量】口服：于行经前 5 日开始服用，每次服 10ml，日服 2 次。7 日为 1 个疗程。

【注意事项】阴虚阳盛者忌服。

【处方来源】《药酒汇编》

归芪酒Ⅱ

【处方】

当归 150g　黄芪 150g　红枣 100g　白酒 2L

【制法】当归、黄芪洗净，切片，加红枣置绢袋内，投入盛器容器，加盖密封。

【功能主治】益气活血，止痛通经。用于痛经。

【用法用量】口服：于经前 5 日始服用。每次 10ml，日服 3 次，7 日为一疗程。

【处方来源】《中国食疗学》

【附记】①每料可用 3 个疗程。②宜供能饮酒妇女服用。本方即李东垣"当归补血汤"加红枣。"当归补血汤"是黄芪 5 倍于当归，意在补益阳气，达到阳生阴长而补血的目的，本方当归剂量与黄芪持平，意在加强活血，以益气活血，达到通则不痛的目的，可用于气虚经闭者。

刘寄奴酒Ⅱ

【处方】

刘寄奴 500g　甘草 500g　白酒 2.5L

【制法】上 2 味药，共碎细，每次用 10ml，先以水 2 小杯，入药煎至 1 小杯，再入酒 1 小杯，再煎至 1 小杯，去渣。

【功能主治】破血通经，散瘀止痛，

用于痛经。

【用法用量】口服：每次食前服 15 ~ 30ml，日服 3 次。

【处方来源】《药酒验方选》

🌿 当归元胡酒

【处方】

当归 15g　元胡 15g　制没药 15g　红花 15g　白酒 1L

【制法】将前 4 味捣碎或切成薄片，入布袋，置容器中，加入白酒，密封，浸泡 7 日后，过滤去渣，即成。

【功能主治】活血行瘀，调经止痛。用于痛经（经前型）。

【用法用量】口服：每次空腹服 10 ~ 15ml，日服 2 次。

【处方来源】金·《儒门事亲》

【附记】一方加制乳香 15g，当归改用 25g，白酒减半量。余同上。用治月经不调，痛经（瘀阻）以及跌打损伤，肢体疼痛，效佳。痛症可加外用（搽患处），但皮破者不宜外用。痛经应从经前 1 周开始服用。

🌿 当归红花酒 II

【处方】

当归 15g　红花 10g　白酒 300ml

【制法】将当归、红花二药粉碎成粗粉，用白酒（55%）少许湿润 48 小时，然后装渗漉桶，用 250ml 白酒进行渗漉，漉液用砂滤棒抽滤，分装即得。也可用白酒密闭浸泡药材 7 日后服用。

【功能主治】活血止痛，补血调经，用于治疗痛经。

【用法用量】月经来潮前 4 日开始服用，每日服 3 次，每次服 10ml。重症患者可服 15 ~ 20ml。月经来潮后再继续服用 7 日，7 日为 1 疗程，连服 3 个月经周期。

【处方来源】《黑龙江中医药》2000，（5）：49

【附记】有医院以本酒治疗痛经 200 例，治愈 133 人，好转 39 人。

🌿 红归酒

【处方】

红花 10g　益母草 60g　当归 10g　川芎 5g　黑胡椒 7 粒　白酒 500ml

【制法】以上诸药切片，用白酒 500ml 浸泡 48 小时即可服用。

【功能主治】活血祛瘀，通经止痛，主治痛经。

【用法用量】口服：每次服 20ml，每日早晚各服 1 次，连服一个月经周期为一疗程。

【处方来源】《成都中医学院学报》1990，13（4）：37

【附记】作者用此方治疗痛经患者 284 例，其中服药一疗程经来疼痛消失者 221 例，占 74.3%；服药二疗程疼痛基本消失者 66 例，占 23.24%；服药三疗程症状无改善者 7 例，占 2.46%。

🌿 红花酒 I

【处方】

川红花 120g　60° 白酒 400ml

【制法】将上药洗净，置容器中，加入白酒，密封，每日振摇 1 次，浸泡 7 日后，过滤去渣，即成。

【功能主治】活血化瘀。用于妇女冲任经虚寒，血瘀性痛经，兼治跌打损伤，风湿性关节炎。

【用法用量】口服：每次服 10ml，亦可兑凉开水等量兑服或加红糖适量服之，日服 2 次。

【注意事项】服药酒期间，婴儿应暂停哺乳。

【处方来源】《大众药膳》

【附记】本方即《金匮要略》红蓝花酒，方用红蓝花30g、白酒100ml，煎至减半。每次顿服一半，半止再服。用于治疗一切风邪，如妇人经后或产后，风邪易于侵入腹中，扰乱腹内气血，使气滞血瘀，发生腹中刺痛，效佳。

🌿 草红花酒

【处方】

草红花1000g　黄酒10L

【制法】

制法一：将草红花切碎，加酒密闭浸泡7日后，即可服用。

制法二：取草红花加黄酒，回流提取3小时，滤出提取液；药渣再加黄酒5L，回流提取2小时，滤出提取液，将两次提取液合并，浓缩至8L，低温放置48小时，过滤，用黄酒调至10L，加1%的苯甲酸钠及少量甜菊苷，分装于250ml的瓶中即得。

【功能主治】活血化瘀，通经止痛。用于痛经。

【用法用量】口服：于经前一星期开始服药，每次25ml，每日早晚各1次，连服7日为一个疗程，每一月经周期只服1个疗程，连用3个疗程后停药。

【处方来源】《北京中医药大学》1995，18（4）：37

【附记】共治疗痛经110例，结果痊愈56例，显效43例，有效8例，无效3例，总有效率为97.0%。

🌿 胡桃酒Ⅰ

【处方】

胡桃壳500g　红糖250g　黄酒1L

【制法】胡桃壳敲碎，置容器内，倒入黄酒，加盖密封20～30天后，滤取酒

浆，复加红糖，煮沸（一沸即可）溶化，装瓶备用。

【功能主治】温经止痛。用于痛经、小肠气、腰腿疼痛。

【用法用量】口服：每次10ml，日服2次。

【注意事项】痛经者，行经前五日开始服。

【处方来源】明·《普济方》；《中国食疗学》

🌿 胡椒酒

【处方】

白胡椒100g　白酒500ml

【制法】白胡椒研末备用。

【功能主治】温中止痛。适用于痛经、脾胃虚寒腹痛吐清水等症。

【用法用量】口服：烫热白酒冲服。

【注意事项】阴虚火旺者忌用。

【处方来源】《中国食疗学》

🌿 香附根酒

【处方】

香附根60g　白酒250ml

【制法】将香附根洗净切碎，用水、白酒各250ml，浸泡3～5日，去渣即成。

【功能主治】理气解郁，调经止痛。用于痛经。

【用法用量】不拘时候，频频饮之。

【处方来源】《药酒验方选》

🌿 益母草酒

【处方】

益母草100g　丹参30g　元胡50g　小茴香50g　白酒700ml

【制法】将前4味研为粗末或切成薄片，置容器中，加入白酒，密封，浸泡

7～14 日后，过滤去渣，即成。

【功能主治】活血化瘀，行气止痛。用于各型痛经。

【用法用量】口服：于月经来潮前 5 日开始服。每次服 15～30ml，或兑白开水等量服，或加红糖适量矫味服之，日服 2 次。

【处方来源】《中国药酒配方大全》

【附记】寒凝痛经倍小茴香；气血虚损倍丹参，加黄芪 30～50g。

菖麻酒

【处方】

石菖蒲根 30g　活麻根 60g　金鸡尾（凤毛草）60g　八爪龙 30g　黄酒 2L

【制法】将上药共研细末，备用。

【功能主治】活血，调经，止痛。用于痛经。

【用法用量】口服：每次兑黄酒吞服 3g，或用 6g 用黄酒 30ml 煎服。日服 3 次。

【处方来源】《重庆市老中医经验交流会资料选编》（第 4 集·内部资料）

二、月经不调用药酒

八珍酒 II

【处方】

当归 10g　五加皮 24g　白芍 10g　甘草 10g　川芎 10g　核桃仁 12g　红枣 12g　糯米酒 1L

【制法】将前 7 味药切片，入布袋，置容器中，加入糯米酒，密封，隔水蒸煮 1 小时，取出待冷，埋入地下 5 日后，取出静置 21 日后，过滤去渣，即成。也可将各药加入酒中浸泡 7 日后服用。

【功能主治】补益气血，活血化瘀。用于月经不调，食少乏力，面黄肌瘦，劳累倦息，头晕气短，腰膝酸软等症。

【用法用量】口服：每次温服 15ml，日服 3 次。

【处方来源】《药酒汇编》

大驳骨酒

【处方】

大驳骨 30g　白酒 500ml

【制法】将上药洗净、切碎，入布袋，置容器中，加入白酒，密封，浸泡 15 日后，过滤去渣，即成。

【功能主治】活血通经，祛瘀生新。用于月经不调，风湿痹痛，跌打损伤，血瘀肿痛等。

【用法用量】口服：每次服 10ml，日服 2 次。

【处方来源】《民间百病良方》

大佛酒

【处方】

大砂仁 30g　大佛手 30g　大山楂 30g　黄酒（或米酒）500ml

【制法】将前 3 味捣碎或切成薄片，置容器中，加入黄酒，密封，浸泡 7 日后，过滤去渣，即成。

【功能主治】理气，活血，调经。用于经期延后，量少色暗有块，小腹及胸胁，乳房胀闷不舒，时有叹息，精神忧虑，舌苔正常，脉弦涩。

【用法用量】口服：每次服 15～30ml，日服 2 次。

【处方来源】《百病饮食自疗》

【附记】不善饮酒者，可以醋代酒浸泡，服时加冰糖适量减酸。

大巢菜酒

【处方】

大巢菜种子 15g　小血藤 15g　白

酒 500ml

【制法】将前 2 味切碎或切成薄片，置容器中，加入白酒，密封，浸泡 20 日后，过滤去渣，即成。

【功能主治】清热利湿，活血祛瘀。用于月经不调。

【用法用量】口服：每次服 10ml，日服 2 次。

【处方来源】《药酒汇编》

水杨梅酒

【处方】

水杨梅 9g　龙芽草 9g　对月莲 9g　泽兰 9g　当归 12g　月季花 7 朵　白酒 500ml

【制法】将前 6 味切碎或切薄片，置容器中，加入白酒，密封，浸泡 7 日后，过滤去渣，即成。

【功能主治】活血调经。用于月经不调。

【用法用量】口服：每次服 10ml，日服 2 次。

【处方来源】《药酒汇编》

丹参酒 II

【处方】

丹参 30g　延胡索 30g　牛膝 15g　红花 15g　郁金 15g　白酒 300ml

【制法】将前 5 味捣为粗末或切成薄片，置容器中，加入白酒，密封，浸泡 15 日后，过滤去渣，即成。

【功能主治】活血散瘀，行气止痛，益肾去痹，解郁止痛。用于血瘀气阻，经水不畅，5 日以上月经仍不干净者尤宜。

【用法用量】口服：行经前 2 日即开始服用。每次服 15ml，日服 3 次。至月经干净时停饮。连用 4 个月经周期为 1 个疗程。

【处方来源】《药酒汇编》

月季花酒

【处方】

月季花 12 朵　黄酒 50ml

【制法】将月季花烧灰存性、备用。

【功能主治】活血调经，消肿解毒。用于经来量少，紫黑有块，小腹胀痛，拒按，血瘀排出后疼痛减轻，舌边可见紫暗瘀点，脉沉涩。

【用法用量】口服：上剂 1 次用黄酒送服。

【处方来源】中医研究院《常见病验方研究参考资料》

宁杞杜仲酒

【处方】

宁夏枸杞 60g　杜仲 60g　白酒 500ml

【制法】将前 2 味捣碎或切薄片，置容器中，加入白酒，密封，浸泡 5 日后，过滤去渣，即成。

【功能主治】补肾调经。用于月经前后不定期，量少色淡，清稀，面色晦暗，头晕目眩，耳鸣，腰膝酸软，小腹空痛，夜尿多，大便不实，舌淡，脉沉而迟。

【用法用量】口服：每次服 15 ～ 300ml，日服 2 次。

【处方来源】《百病饮食自疗》

当归肉桂酒

【处方】

当归 30g　肉桂 6g　甜酒 500ml

【制法】将前 2 味捣碎或切成薄片，置容器中，加入甜酒，浸泡 7 日后，过滤去渣，即成。

【功能主治】温经活血。用于月经后期。

【用法用量】口服：每次服 15 ~ 30ml，日服 1~3 次。

【处方来源】《陕甘宁青中草药选》

🌿 芍药黄芪酒

【处方】

白芍药 100g　黄芪 100g　生地黄 100g　炒艾叶 30g　白酒 1L

【制法】将前 4 味捣为粗末或切薄片，入布袋，置容器中，加入白酒，密封，浸泡 3 ~ 7 日后，过滤去渣，即成。

【功能主治】益气温经，滋阴凉血。用于妇女月经过多，兼赤白带下。

【用法用量】口服：每于食前温饮 20ml，日服 3 次。

【处方来源】《百病中医药酒疗法》

🌿 地榆酒 II

【处方】

生地榆 60g　甜酒 180ml

【制法】将上药研成细末，备用。

【功能主治】清热，凉血，止血。用于月经过多，或过期不止，经色深红，质稠有块，腰腹胀痛，心烦口渴，面红唇干，小便短赤，舌红苔黄，脉滑数。

【用法用量】口服：每次取药末 5 ~ 10g，用甜酒 10 ~ 30ml 送服，日服 2 次。

【处方来源】《祖国医学采风录》（第 1 集）

🌿 红花山楂酒

【处方】

红花 15g　山楂 30g　白酒 250ml

【制法】将前 2 味切碎，置容器中，加入白酒，密封，浸泡 7 日后，过滤去渣，即成。

【功能主治】活血散瘀，消胀止痛。用于经来量少，紫黑有块，小腹胀痛，拒按，血块排出后疼痛减轻，舌边可见紫暗瘀点，脉沉涩。

【用法用量】口服：每次服 15 ~ 30ml，日服 2 次。或视酒量大小，适量服用，以不醉为度。

【处方来源】《百病饮食自疗》

🌿 花蝴蝶酒

【处方】

花蝴蝶根 30g　白酒 500ml

【制法】将上药洗净切碎，置容器中，加入白酒，密封，浸泡 7 日后，过滤去渣，即成。

【功能主治】活血调经。用于月经不调，腰痛等症。

【用法用量】口服：每次服 10ml，日服 2 次。

【处方来源】《民间百病良方》

🌿 鸡血藤酒 III

【处方】

鸡血藤 60g　当归 30g　丹参 30g　冰糖 60g　白酒 500ml

【制法】将前 3 味切成薄片，置容器中，加入白酒，密封，置文火上煮沸，待冷后，置阴凉处浸泡 5 日后，过滤去渣，加入冰糖，溶化即成。药渣再添酒浸，味薄即止。

【功能主治】补血行血，通经活络。用于月经不调，闭经及肢体麻木，跌打损伤。

【用法用量】口服：每次服 15 ~ 30ml，日服 3 次。

【处方来源】《中国药酒配方大全》

玫瑰酒

【处方】

玫瑰花根 6～10g　红糖 15g　黄酒 50ml

【制法】 上药水煮后，冲入黄酒和红糖。

【功能主治】 调经止痛。用于月经不调。

【用法用量】 早晚各服一次。

【处方来源】 《中国食疗学》

茅莓酒

【处方】

茅莓根 500g　红泽兰 120g　刘寄奴根 120g　白酒 2L

【制法】 将前 3 味切碎，入布袋，置容器中，加入白酒，密封，浸泡 15 日后，过滤去渣，即成。

【功能主治】 清热解毒，活血调经。用于月经不调。

【用法用量】 口服：每次服 10ml，日服 2 次。

【处方来源】 《药酒汇编》

屈花酒

【处方】

黄屈花 3～6g　白酒 500ml

【制法】 将上药置容器中，加入白酒，密封，浸泡 10 日后，过滤去渣，即成。

【功能主治】 活血调经。用于月经不调。

【用法用量】 口服：每次服 10～15ml，日服 2 次。

【处方来源】 《民间百病良方》

茴香酒 III

【处方】

小茴香 15g　青皮 15g　黄酒 250ml

【制法】 将前 2 味洗净，切碎，置容器中，加入黄酒，密封，浸泡 3～5 日后，过滤去渣，即成。

【功能主治】 疏肝理气。用于经期或前或后，无块，色质正常，行而不畅，乳房及小腹胀痛，连及两胁，精神闷苦不乐，常以长叹一声为快，舌脉正常。或经色深红有块，过期不止。

【用法用量】 口服：每次服 15～30ml，日服 2 次。

【处方来源】 《百病饮食自疗》

【附记】 如不耐酒者，可以食醋代酒浸泡。

茴桂酒

【处方】

小茴香 30g　桂枝 15g　白酒 250ml

【制法】 将前 2 味捣碎，置容器中，加入白酒，密封，浸泡 5～7 日后，过滤去渣，即成。

【功能主治】 温经散寒。用于经期延后，色暗红，量少，小腹冷痛，得热稍减，恶寒，面色青白，苔薄白，脉沉迟而紧。

【用法用量】 口服：每次服 15～20ml，日服 2 次。

【处方来源】 《百病饮食自疗》

调经酒

【处方】

当归 24g　吴茱萸 24g　川芎 24g　炒白芍 18g　白茯苓 18g　陈皮 18g　延胡索 18g　丹皮 18g　香附（醋炒）36g　熟地

黄36g　小茴香12g　砂仁12g　白酒2.5L

【制法】将前12味捣碎或切薄片，入布袋，置容器中，加入白酒，密封，隔水蒸煮2小时，静置24小时后，过滤去渣，即成。或将12味切薄片，置容器中，加入白酒，密封浸泡7日后，即可服用。

【功能主治】活血调经，开郁行气。用于月经不调，腹内疼痛或小腹内有结块，伴有胀、满、痛等症。

【用法用量】口服：每次服20ml，日服2次。

【处方来源】清·《奇方类编》

桑葚红花酒

【处方】

桑葚50g　红花10g　鸡血藤24g　白酒250ml　黄酒400ml

【制法】将鸡血藤研成粗末后，与其他药材一同置纱布袋内，扎口，先以白酒浸泡，7日后加黄酒，再密闭浸泡7日。取出药袋后，压榨取液与药酒合并，过滤后装瓶备用。

【功能主治】养血活血，调经通络，祛风除痹。用于妇女月经不调，痛经，闭经；老人血不养筋，风湿痹痛，手足痿弱。

【用法用量】口服：每次服20～25ml，日服2次。

【处方来源】《药酒汇编》

三、乳房疾病用药酒

川楝子酒

【处方】

川楝子（连皮、仁）100g　红糖600g　黄酒1L

【制法】将上药捣碎，晒干，炒微黄，研为细末，备用。

【功能主治】清肝火，除湿热。用于急性乳腺炎。

【用法用量】口服：每次取药末10g，红糖60g，再冲入黄酒100ml，调匀取之，日服1～2次。

【处方来源】《民间百病良方》

白果仁酒

【处方】

白果仁400g　白酒500ml

【制法】将白果仁研细末，备用。

【功能主治】消炎，收敛。用于乳痈溃烂等。

【用法用量】口服：每次取药末10g，用白酒15ml冲服。日服1次。同时又取药末20g，以白酒（低度）调敷患处。每日换药1次。

【处方来源】《民间百病良方》

瓜蒌酒

【处方】

全瓜蒌30g　黄酒100ml

【制法】将上药捣烂，放入瓷杯中，冲入黄酒，再将瓷杯放在有水蒸锅中以小火蒸炖20分钟去渣，即成。

【功能主治】清热化痰，消肿止痛。用于乳腺炎初起，红肿热痛者宜用之。

【用法用量】口服：每次温服20ml，日服2次。

【处方来源】《民间百病良方》

【附记】瓜蒌宽胸散结，有一定程度抑菌作用，可治疗乳痈初起，肿痛而未成脓者。

🌿 丝瓜络酒 II

【处方】

干丝瓜络 20g　白酒 20ml

【制法】将干丝瓜络放在碗中，点火燃烧成炭，研成粉末，入白酒调匀，备用。

【功能主治】通经活络，清热解毒。用于急性乳腺炎（乳痈）。

【用法用量】口服：三次顿服。不愈再服 1 剂。

【处方来源】《民间百病良方》。

🌿 米酒蜂蜜

【处方】

蜂蜜 50g　米酒 50ml

【制法】取米酒蜂蜜 1:1 比例（10 ~ 15ml）混合调匀。

【功能主治】疏肝理气，活血通络，消肿散结。用于乳痈。

【用法用量】口服：每日 2 次，同时用木梳从乳根至乳头自上而下连梳十次，早晚各 1 次。

【处方来源】《新中医》1996，（8）：39

🌿 红糖酒 I

【处方】

红糖 50g　白酒 30ml

【制法】将红糖与白酒同入瓷碗内，隔水煮成糊状（边煮边拌），贮存备用。

【功能主治】润肤，和血，止痛。用于妇女产后乳头皲裂生疮、疼痛难忍。

【用法】外用：取糖酒糊敷于乳头上，日敷 3 次。

【处方来源】《民间百病良方》

🌿 远志药酒

【处方】

远志 25g　米酒 100ml

【制法】将上药用米酒浸泡 15 分钟，加清水一碗，文火煮沸 3 分钟。

【功能主治】消炎，散结。用于治疗急性乳腺炎。

【用法用量】口服：每日 1 剂，温热服，3 剂为 1 疗程。

【处方来源】《中国中西医结合杂志》1996，（10）：633

🌿 牡荆子酒

【处方】

牡荆子 12g　白酒 30 ~ 50ml

【制法】将上药研成细末，备用。

【功能主治】祛风，清热，止痛。用于妇女停乳乳胀等。

【用法用量】口服：每取药末 12g，置小碗内，冲入白酒和少量温水调匀服之。日服 2 次，病愈即止。

【处方来源】《民间百病良方》

🌿 虎刺根酒

【处方】

虎刺根 30g　黄酒 50 ~ 100ml

【制法】将上药洗净，捣烂，置容器中，加入黄酒，隔水加热煮沸后，调匀备用。

【功能主治】祛风除湿、凉血散瘀。用于奶结硬块、乳结疼痛等。

【用法用量】口服：上剂 1 次顿服，日服 2 次。

【处方来源】《民间百病良方》

🌿 乳癖酒

【处方】

七星剑 300g　三花酒 2L

【制法】将上药切成寸段，置缸内，加入三花酒，密封，每日搅拌 1 次，7 天后改为每周 1 次，浸泡 15～30 天后，即可取用。

【功能主治】理气化瘀，消肿散结。用于乳腺增生症，乳核，乳癖。

【用法用量】外用。取此酒涂搽患部，日涂搽数次。

【处方来源】《药酒汇编》

🌿 神效瓜蒌酒

【处方】

黄瓜蒌（子多者去皮焙为细末，如急用只研烂）10g　川当归（洗去芦，焙，切细）30g　生甘草 10g　滴乳香（另研）8g　通明没药（另研）12g　白酒 2L

【制法】上药用白酒，一同放在银石器中，慢火熬取 100ml 清汁。

【功能主治】治妇女乳痈奶痨，能杜绝病根，如果毒气已成，也能化脓为黄水，毒未成可以消散。

【用法用量】口服：1ml 清汁分为三服，饭后服。

【处方来源】清·《种福堂公选良方》

🌿 菊英酒

【处方】

菊花 30g　鲜蒲公英 30g　橘核 15g　白酒 100ml

【制法】将上药捣烂，用白酒少量调成糊状，备用。

【功能主治】清热解毒、消痈散结。用于急、慢性乳腺炎。

【用法用量】外用：取此药酒涂在纱布上，敷于患部，每日早晨换药 1 次。

【处方来源】《中国药酒配方大全》

🌿 蛇鹿酒

【处方】

蛇蜕 9g　鹿角 9g　露蜂房 9g　黄酒 60～90ml

【制法】将前 3 味烘干或焙干，研成细末，备用。

【功能主治】清热解毒，消肿散结。用于乳房肿胀、疼痛。

【用法用量】口服：每次取药末 3g，放入小碗内，冲入黄酒（20～30ml），调匀服下，日服 2 次。

【处方来源】《药酒汇编》

【附记】有临床报道：加用本方外敷患处，效果尤佳。

🌿 葱英酒

【处方】

新鲜蒲公英（去根、蒂、叶）10g　葱 10g　绍酒 250ml

【制法】取新鲜蒲公英（去根、蒂、叶）、葱，洗净捣烂，用绍酒 250g 同煎煮沸，存渣。

【功能主治】清热解毒，消痈散结。用于乳痈（急性乳腺炎）。

【用法用量】口服：趁酒热服下，服后盖被睡一时许，再用连须葱白汤一茶盅催之，得微汗而散。渣敷乳房肿块处。

【处方来源】《中国食疗学》

🌿 蒲公英酒

【处方】

蒲公英 50g　白酒 500ml

【制法】将蒲公英洗净、切碎，置容器中，加入白酒，密封，浸泡 7 天，过滤去渣即成，备用。

【功能主治】清热解毒，消痈散结。用于急性乳腺炎、乳房肿痛。

【用法用量】口服：每次 20～30ml，日服 3 次，并用药渣外敷患处。

【处方来源】明·《景岳全书》

【附记】对于乳汁郁结性乳腺炎效佳。蒲公英是传统的清热解毒药，近年药理证明有很强的杀菌作用，并利水消肿，故制成各种剂型广泛应用于各科临床，口服酒剂疗效确实。

蒲金酒

【处方】

蒲公英 15g　金银花 15g　黄酒 200ml

【制法】上药用黄酒煎至减半，去渣，候温，备用。

【功能主治】清热解毒，消肿散结。用于乳痈结痛（乳腺炎）。

【用法用量】口服：20～30ml，每日 2 次。并以药渣敷患处。如不愈，再依法配制再服。

【处方来源】《验方新编》

蒲蒌酒

【处方】

全瓜蒌 30g　蒲公英 30g　夏枯草 30g　黄酒 250ml

【制法】将前 3 味切碎，置砂锅内，冲入黄酒和水 250ml，置火上煎至减半，去渣备用。

【功能主治】清热解毒，消肿散结。用于急性乳腺炎。

【用法用量】口服：每次服 80～100ml，日服 3 次。并以药渣外敷患处，每天换药 1 次。

【处方来源】《中国药酒配方大全》

漏通酒

【处方】

漏芦 10g　木通 10g　川贝母 10g　甘草 6g　黄酒 250ml

【制法】上药饮片加黄酒，煎至减半，过滤去渣，备用。

【功能主治】通络散结。用于乳疬初起。

【用法用量】口服：2 日 1 剂，每日晚饭后温服一半。

【处方来源】《验方新编》

橙调酒

【处方】

甜橙 1 个　黄酒 10ml

【制法】甜橙 1 个，去皮、核、以洗净纱布绞汁，另加黄酒 10ml，温开水适量。

【功能主治】消炎，散结。用于乳腺炎，红肿硬结，疼痛等病证。

【用法用量】口服：1 次服完，每日 2 次。

【处方来源】明·《滇南本草》

鳝鱼皮酒

【处方】

鳝鱼皮 100g　白酒 100ml

【制法】将鳝鱼皮烧灰，捣细为末，备用。

【功能主治】清热解毒，消肿散结。用于妇女乳结硬块疼痛。

【用法用量】口服：每次取药末 5g，放入茶杯中，冲入热白酒（约 10～15ml），调匀，空腹服下，日服 2 次。

【处方来源】《民间百病良方》

露蜂房酒Ⅱ

【处方】

露蜂房 25g　黄酒 150ml

【制法】 将上药撕碎，以文火焙至焦黄，研细末、备用。

【功能主治】 祛风，解毒，散结。用于急性乳腺炎等。

【用法用量】 口服：每次取药末 5g，用黄酒（约 30ml）加热冲服。日服 5～6 次，1 日 1 剂。

【处方来源】《民间百病良方》

四、崩漏用药酒

川芎酒Ⅱ

【处方】

川芎 24g　红花 6g　白酒 150ml

【制法】 将前 2 味切碎，置容器中，加入白酒，密封，浸泡 7 日，或煎至 100ml，过滤去渣，即成。

【功能主治】 活血化瘀，止崩。用于妇女血崩（血瘀型）。

【用法用量】 口服：每次服 30～50ml，日服 3 次。

【处方来源】《民间百病良方》

丹参酒Ⅲ

【处方】

丹参 100g　生地黄 100g　忍冬藤 100g　生地榆 100g　艾叶 100g　糯米 7500g　酒曲 200g

【制法】 将前 5 味捣碎，以水渍 3 日，煎 2 次，共取汁 3L，一半浸糯米，沥干，蒸饭，待冷，入药汁、酒曲（压细）拌匀，如常法酿酒。酒熟即成。

【功能主治】 活血，凉血，清热，止血。用于妇女崩中下血及产后余沥。

【用法用量】 口服：每次服 40～60ml，日服 2～3 次。

【处方来源】 唐·《千金翼方》

乌鸡参归酒Ⅱ

【处方】

嫩乌鸡（去毛及内脏）1 只　党参 60g　当归 60g　黄酒 1L

【制法】 将参、归切碎，纳入鸡腔内，加入黄酒，煮至减半，取出鸡，去渣，备用。

【功能主治】 补虚养身。用于虚劳体弱羸瘦、脾肺俱虚、面色无华、精神倦怠、气短乏力、崩漏、带下等。

【用法用量】 口服：每次服 50ml，食鸡肉，日服 2 次。

【处方来源】《药酒汇编》

石豇豆酒

【处方】

石豇豆 60g　白酒 500ml

【制法】 将上药捣碎，入布袋，置容器中，加入白酒，密封，浸泡 10 日后，过滤去渣，即成。

【功能主治】 调经，镇痛，健脾，祛风湿。用于崩漏、白带、头痛、劳伤腰痛、风湿性疼痛等。

【用法用量】 口服：每次服 10～15ml，日服 2 次。

【处方来源】《民间百病良方》

白鹤藤酒

【处方】

白鹤藤根 60g　白酒 500ml

【制法】将上药洗净，切碎，入布袋，置容器中，加入白酒，密封，浸泡10日后，过滤去渣，即成。

【功能主治】调经止血。用于妇女血崩，白带等症。

【用法用量】口服：每次服10～15ml，日服2次。

【处方来源】《民间百病良方》

川芎生地酒

【处方】

川芎50g　生地黄汁300ml　酒5L

【制法】上药先用酒，煮川芎至500ml，去渣，放入地黄汁，再煮二三沸。

【功能主治】滋阴，养血活血。用于治崩漏昼夜不止。

【用法用量】口服：分为1～2次服完。不耐酒者，逐步增加剂量。

【处方来源】明·《普济方》

【附记】本方出自明代《普济方》，较《小品方》川芎酒增加了地黄汁，说明了明代对崩漏多血热病机制有了进一步认识。

川芎酒

【处方】

川芎400g　酒5L

【制法】上药切细，用酒煮成3L。

【功能主治】活血，止崩。用于妇人崩漏，昼夜十数次。

【用法用量】口服：分3次服完。

【处方来源】唐·《外台秘要》

【附记】妇女经行之后，淋漓不止，名曰经漏。经血忽然大下不止，名为经崩。究其原因，以阴虚血热、脾肾气虚、气滞血瘀三者较常见。川芎辛温，行气活血，通常认为适用于由气滞血瘀引起的崩漏。

葵花酒

【处方】

向日葵蒂盘1个　黄酒500ml

【制法】将上药焙成炭，研细末，备用。

【功能主治】止血。用于妇女血崩，产后血晕等。

【用法用量】口服：每次取药末5～6g，用黄酒50ml送服，日服3次。

【处方来源】《民间百病良方》

蓟根酒

【处方】

大蓟根200g　小蓟根200g　白酒600ml

【制法】将前2味切碎或切成薄片，置容器中，加入白酒，密封，浸泡7日后，过滤去渣，即成。

【功能主治】凉血止血。用于妇人崩中下血不止（血热型）。

【用法用量】口服：每次服15～30ml，日服2～3次，或随意多少饮之，勿醉。

【处方来源】唐·《千金翼方》

槐花酒

【处方】

槐花15g　生地榆15g　黄酒250ml

【制法】将前2味捣碎或切成薄片，置容器中，加入黄酒，煮至150ml，待温，备用。

【功能主治】清热凉血，止血调经。用于崩漏下血不止（血热型）。

【用法用量】口服：每次服50ml，日服3次。

【处方来源】《药酒汇编》

【附记】一方去地榆，焙焦研末，每取15g，用黄酒送服，余同上。

五、闭经用药酒

二子桃仁酒

【处方】

大麻子300g 奄间子200g 桃仁100g 桂心120g 土瓜根180 射干180g 牛膝240g 白酒4.5L

【制法】将前7味捣碎或切薄片，入布袋，置容器中，加入白酒，密封，浸泡5~7日后，过滤去渣，即成。

【功能主治】温经散寒，活血化瘀。用于月经不调，百疗不瘥，脏腑日冷，恶血凝结。

【用法用量】口服：每次服10~15ml，日服2次，或下干漆丸良。

【处方来源】明·《普济方》

二藤酒

【处方】

大血藤12g 小血藤9g 水伤药15g 月季花根6g 白酒600ml

【制法】将前4味洗净，切碎，入布袋，置容器中，加入白酒，密封，浸泡7~10日后，过滤去渣，即成。

【功能主治】行气破血，消肿解毒。用于闭经。

【用法用量】口服：每次服10~15ml，日服2次。

【注意事项】血枯经闭忌服。

【处方来源】《药酒汇编》

【附记】如缺水伤药，可加青皮、川红花各9g，效果甚佳。

牛膝红花酒

【处方】

川牛膝50g 红花20g 米酒1L

【制法】将前2味切碎，置容器中，加入米酒，密封，浸泡7日后，过滤去渣，即成。

【功能主治】活血化瘀。用于血瘀之闭经，痛经，胞衣不下，兼治腰膝关节疼痛等症。

【用法用量】口服：每次服15~30ml，日服2次。

【处方来源】《药酒汇编》

【附记】一方去红花，余同上。

牛膝参归酒

【处方】

牛膝60g 党参60g 当归30g 香附30g 红花18g 肉桂18g 白酒1L

【制法】将前6味切碎，置容器中，加入白酒，密封，浸泡7日后，过滤去渣，即成。

【功能主治】疏肝理气，温经活血。用于闭经，小腹胀痛或冷痛，面色晦暗，腰膝酸痛等。

【用法用量】口服：每日早、晚各服1次，每次早上服5~10ml，晚上服10~20ml，服至月经来潮为止。如果体壮善饮，每次增服20~30ml，有利于缩短疗程。

【注意事项】凡孕妇及心脏病、支气管哮喘、白带过多患者不宜服用。

【处方来源】《四川中草药通讯》1977，（1）：46

【附记】本方党参、肉桂，益阳健脾；香附、红花、当归理气活血，牛膝引药下行。所以本方适用于阳虚气弱造成的血凝经闭。一方党参量减半。先天性生殖器官器质性疾病，如无子宫、无卵巢、阴道闭锁等用此酒难以奏效。

白鸽煮酒

【处方】

白鸽（去毛，洗净，去肠）一只

血竭 30g　白酒 1L

【制法】将血竭纳入白鸽肚中，用针线缝住，用好酒 1L，煮沸令熟，取下待温备用。

【功能主治】养血活血。用于干血痨。

【用法用量】将鸽肉分 2 次食用。酒徐徐饮完。

【处方来源】清·《串雅内编》

【附记】干血痨：因血少不足（血枯）而造成的痨病，多见于妇女，表现为面目暗黑，肌肤粗糙，骨蒸潮热，盗汗颧红以及月经涩少，甚则经闭。本方白鸽调精益气，治妇女干血痨，经闭。血竭其味甘咸，甘主补，咸主消，为散瘀血，生新血之要药，加酒之温通助阳，是一首食疗良方，有出奇制胜之功。

当归桃仁酒

【处方】

当归 100g　桃仁 100g　黄酒 1L

【制法】将前 2 味捣碎或切薄片，置容器中，加入黄酒，密封，浸泡 7 日后，过滤去渣，即成。

【功能主治】破血行瘀，润燥滑肠。用于经闭、癥瘕，瘀血作痛，血燥便秘，跌打损伤等症。

【用法用量】口服：每次服 30ml，日服 2 次。

【处方来源】《药酒汇编》

妇女调经酒

【处方】

月季花 30g　当归 20g　丹参 20g　米酒 1.5L

【制法】将前 3 味切碎，置容器中，加入米酒，密封，浸泡 10 日后，过滤去渣，即成。

【功能主治】理气活血，调经止痛。用于月经稀少或经闭，经来小腹痛，心烦易怒，大便干燥等症。

【用法用量】口服：每次服 30ml，日服 2 次。

【处方来源】《药酒汇编》

参茸补血露Ⅰ

【处方】

丹参 30g　川芎 12g　制何首乌 12g　甘草 12g　茯神 12g　枸杞 9g　白豆蔻 9g　五味子 9g　鹿茸 6g　白术（焦）15g　莲肉 15g　远志 15g　当归 15g　生地黄 15g　石菖蒲 15g　白糖 250g　白酒 2.5L

【制法】将前 15 味捣碎或切薄片，入布袋，置容器中，加入白酒和白糖，密封，隔水蒸煮 3 小时。离火待冷，埋土中 3 日出火毒，浸泡 5 日后，过滤去渣，即成。

【功能主治】补血益精，活血通络。用于肾阳虚，精血不足，瘀血停滞所致的经闭，崩漏，月经不调，赤白带下，腰膝酸痛，干血痨症等；阳虚精血不足的不孕、不育症。

【用法用量】口服：每次服 15 ~ 30ml，日服 3 次。

【处方来源】《全国中成药处方集》

益母当归酒

【处方】

益母草 200g　当归 100g　白酒 1L

【制法】将前 2 味切碎，置容器中，加入白酒，密封，浸泡 7 日后，过滤去渣，即成。

【功能主治】养血调经。用于血虚闭经。

【用法用量】口服：每次服 20ml，日服 1 ~ 2 次。

【处方来源】《药酒汇编》

🌿 通经酒

【处方】

牛膝 500g　麻子仁（蒸）1500g　土瓜 150g　桃仁（熬、去皮尖双仁）100g　白酒 10L

【制法】上药切片，以酒密闭浸渍 5 日即成。

【功能主治】通经。用于治疗闭经。

【用法用量】口服：每日一次，每次服 100ml，渐增至 200ml，多饮更佳。

【处方来源】唐·《千金翼方》

🌿 常春酒Ⅰ

【处方】

常春果 200g　枸杞 200g　白酒 1.5L

【制法】上 2 味，捣碎，盛于瓶中，用好酒浸泡 7 日开取。

【功能主治】通经，补虚。用于赢瘦虚弱，腹中冷痛，妇女经闭。

【用法用量】口服：每次空腹饮 50 ~ 100ml，每日 3 次。

【处方来源】《药酒验方选》

六、产后崩漏用药酒

🌿 地黄煮酒Ⅰ

【处方】

生地黄 6g　益母草 10g　黄酒 200ml

【制法】黄酒倒入瓷杯中，再加后 2 药，把瓷杯放在有水的蒸锅中加热蒸炖 20 分钟。

【功能主治】养血，化瘀，止血。用于产后崩漏，出血不止，心神烦乱。

【用法用量】口服：每次温饮 50ml，每日 2 次。

【处方来源】宋·《太平圣惠方》；《药膳食谱集锦》

七、产后便秘用药酒

🌿 双仁酒

【处方】

火麻仁 250g　郁李仁 250g　米酒 1L

【制法】将前 2 味捣碎，置容器中，加入米酒，密封，浸泡 7 日后，过滤去渣，即成。

【功能主治】润肠通便。用于产后津伤，血虚大便干结及老年性便秘。

【用法用量】口服：每次温服 30ml，日服 2 次。

【处方来源】《药酒汇编》

🌿 加味四物酒Ⅰ

【处方】

当归 9g　白芍 9g　肉苁蓉 9g　松仁 9g　熟地黄 15g　黑芝麻 15g　川芎 3g　黄酒 150ml

【制法】将前 7 味捣碎或切薄片，置砂锅内，加入黄酒和水 300ml，煎至 150ml，去渣，备用。

【功能主治】滋阴补血，润肠通便。用于产后便秘。

【用法用量】口服：每次服 50ml，日服 3 次。

【处方来源】临床经验方

🌿 胡桃酒Ⅱ

【处方】

鲜胡桃（带青壳）5 枚　黄酒 1L

红糖 500g

【制法】将上药捣碎，置容器中，加入黄酒，密封，浸泡 30 日后，去渣，再加入红糖煮沸，过滤去渣，候温凉，即成。

【功能主治】补益肝肾，润肠通便。用于产后虚喘，便干及妇人崩中，带下。

【用法用量】口服：每次服 10ml，日服 2 次。

【处方来源】《食物疗法》

🌿 桃仁酒 I

【处方】

核桃仁 600g　米酒 1L

【制法】将上药捣烂，置容器中，加入米酒，密封、浸泡 10 日后，过滤去渣，即成。

【功能主治】活血，润肠，通便。用于产后血虚，肠燥便秘。

【用法用量】口服：每次服 30ml，日服 2 ~ 3 次。

【处方来源】《民间百病良方》

八、产后恶露不绝用药酒

🌿 山楂酒 IV

【处方】

山楂 250g　桂圆肉 250g　红糖 30g
红枣 30g　米酒 1L

【制法】将前 2 味捣碎，与红糖、红枣一同置容器中，加入米酒，密封，浸泡 10 ~ 15 日后，过滤去渣，即成。

【功能主治】健脾消食，活血散瘀。用于肉食积滞，脘腹痞胀产后恶露不尽，小腹疼痛等症。

【用法用量】口服：每次温服 10 ~

15ml，日服 2 次。

【处方来源】《药酒汇编》

🌿 丹参元胡酒

【处方】

丹参 30g　益母草 30g　元胡 60g　白酒 400ml

【制法】将前 3 味捣碎或切薄片，置容器中，加入白酒，密封，浸泡 7 日后，过滤去渣，即成。

【功能主治】活血散瘀，理气止痛。用于产后恶露不尽，腹痛。

【用法用量】口服：每次温服 10 ~ 15ml，日服 2 ~ 3 次。

【处方来源】临床经验方

🌿 地黄元胡酒

【处方】

生地黄 50g　赤芍 10g　元胡 10g　黄酒 300ml

【制法】将前 3 味捣碎或切薄片，用黄酒煎至减半，去渣，备用。

【功能主治】清热凉血，理气散瘀，止痛。用于产后恶露不绝（血热型）。

【用法用量】口服：每日 1 剂，分 2 次服。

【处方来源】《药酒汇编》

🌿 地黄酒 VII

【处方】

生地黄汁 1000ml　生姜汁 10ml　清酒 2L

【制法】上药先煎地黄汁三五沸，次入生姜汁，并酒再煎一二沸。

【功能主治】逐瘀调中。用于产后恶露不净。

【用法用量】口服：每次温服 30 ~ 50ml，每日 3 次。

【处方来源】明·《普济方》

延胡索酒

【处方】

延胡索 60g　黄酒 360ml

【制法】将延胡索研细末，备用。

【功能主治】活血散瘀，理气止痛。用于产后恶露不尽，腹内疼痛等。

【用法用量】口服：每次随量取黄酒若干烫热，然后热酒冲调药末 5g 服之，日服 2 ~ 3 次。

【处方来源】《民间百病良方》

【附记】本方还可用于因气血阻滞引起的胃脘痛、心绞痛、宿伤痛等症，效果亦佳。

红蓝花酒

【处方】

红花 15g　益母草 30g　白酒 60ml

【制法】将前 2 味药与白酒加水至 500ml 同煎 20min。

【功能主治】通瘀。用于产后恶露不净。

【用法用量】口服：每日 1 剂，分 2 次服。

【处方来源】《四川中医》1986，（11）：35

吴茱萸酒 II

【处方】

吴茱萸（汤浸 7 遍，焙干微炒）5g　白酒 20ml

【制法】上药入酒煎至 6 分，去渣，备用。

【功能主治】温中散寒，祛瘀止痛。

用于产后恶血，疼痛极甚。兼治产后虚羸，盗汗，腹痛。

【用法用量】口服：每日 1 剂，分 2 次温服。

【处方来源】明·《普济方》

黑豆酒 III

【处方】

黑豆 500g　羌活 50g　无灰酒 5L

【制法】净黑豆炒令甚熟，以无灰酒淋之，加羌活同浸即得。

【功能主治】祛风邪，养阴血，去恶露，通乳脉。用于治疗产后恶露不净，乳少。

【用法用量】口服：每次温服 10 ~ 15ml，日服 2 次。

【处方来源】明·《普济方》

九、产后腹痛用药酒

当归芍药酒

【处方】

当归 90g　白芍药 120g　白茯苓 30g　泽兰 30g　川芎 60g　炙甘草 60g　白酒 1L

【制法】将前 6 味捣碎或切成薄片，入布袋，置容器中，加入白酒，隔水煮 45 分钟，去渣，备用。

【功能主治】活血止痛。用于产后腹痛及孕妇腹中绞痛，心下急痛等。

【用法用量】口服：每次空腹服 30ml，日服 2 次。

【处方来源】《药酒汇编》

当归茱地酒

【处方】

当归 40g　肉桂 40g　川续断 40g　干姜 40g　川芎 40g　黄芪 40g　麦冬 40g

吴茱萸 100g　干地黄 100g　芍药 60g　白芷 30g　甘草 30g　红枣 20g　白酒 2L

【制法】将前 13 味捣碎或切成薄片，入布袋，置容器中，密封，浸泡 24 小时后加水 1L，煎取 1.5L，过滤去渣，即成。

【功能主治】补虚损，止腹痛。用于产后虚损，小腹疼痛。

【用法用量】口服：每次食前温服 15～20ml，日服 3 次。

【处方来源】《药酒汇编》

羌活酒 I

【处方】
羌活 200g　白酒 2L

【制法】上药以酒煮取 1L。

【功能主治】解痉止痛。用于产后腹痛不止。

【用法用量】分数次服。

【处方来源】明·《普济方》

坤草酒

【处方】
坤草 60g　黄酒 200ml

【制法】将上药切碎，置容器中，加入黄酒，煮成 100ml，去渣，备用。

【功能主治】调经，活血，止痛。用于产后腹痛，兼治痛经。

【用法用量】口服：每日 1 剂，分 2 次服之。

【处方来源】《民间百病良方》

翅卫茅酒

【处方】
翅卫茅 30g　白酒 500ml

【制法】将上药切碎，置容器中，加入白酒，密封，浸泡 7 日后，过滤去渣，即成。

【功能主治】活血散瘀，调经镇痛。用于产后腹痛，崩中下血，风湿疼痛等。

【用法用量】口服：每次服 10ml，日服 2 次。

【处方来源】《民间百病良方》

桂心酒 III

【处方】
桂心 300g　白酒 3L

【制法】上药用酒煮取 2L，去渣。

【功能主治】温经止痛。用于治产后腹痛及卒心痛。

【用法用量】口服：每次服 30ml，每日 3 次。

【处方来源】唐·《千金要方》

【附记】《历代名医良方注释》："桂心即桂枝木，有芳香、开窍、辛温解表和活血化瘀的作用"。本品含挥发油，不溶于水，入煎疗效较差。《千金要方》用酒提取，十分科学，本方所指的卒心痛包括现代的冠心病、心绞痛和胃痉挛性疼痛，用桂心均能缓解。

蟹壳酒 I

【处方】
生蟹壳 数十枚　白酒 500ml

【制法】先将上药煅烧存性，研成细末，备用。

【功能主治】散血瘀，消积聚。用于妇女产后败血不散，结聚成块，产后子宫复旧不全，血崩腹痛，乳中生硬块等症。

【用法用量】口服：每次取药末 6g，加白酒 60ml，微煎候温服之，日服 2 次。

【处方来源】《民间百病良方》

十、产后腹泻用药酒

🌿 红糖酒Ⅱ

【处方】

黄酒 250ml　红糖 120g

【制法】先将黄酒置煮锅中，加热至沸后再加入红糖，继续煮沸至 2～3 分钟，以杀灭红糖内细菌，然后倾入碗中。

【功能主治】温中止泻。用于产后单纯性腹泻，或受冷至腹痛腹泻。

【用法用量】口服：趁热一次服下，最好在早晨空腹时服之。

【处方来源】《中华妇产科杂志》1957，（4）：312.

十一、产后缺乳用药酒

🌿 川椒白酒

【处方】

川椒 50g　白酒 2.5L

【制法】川椒研细末，和白酒一起装入酒壶内，用时先将酒壶以文火煮沸，然后壶中热气熏蒸患部。

【功能主治】温经散寒，活血通乳。用于治疗产后初起乳汁不通。

【用法用量】外用：将酒壶煮沸后，壶中热气熏蒸患部。

【处方来源】《湖北中医杂志》1991，13（2）：48

【附记】共治疗 8 例，全部获愈，治疗最短时间 30～50 分钟，最长为 4 小时。

🌿 瓜蒌催乳酒

【处方】

全瓜蒌（黄大者）1 枚　白酒 500ml

【制法】将上药捣烂，入白酒，煎至

减半，去渣，候温，备用。

【功能主治】催乳。用于产后乳汁不下，或过少。

【用法用量】口服：不拘时，随量温服。

【处方来源】宋·《圣济总录》

🌿 奶浆参酒

【处方】

奶浆参 100g　白酒 1L

【制法】将上药洗净，切片，置容器中，加入白酒，密封，每日振摇 3 次，浸泡 15 日后，过滤去渣，即成。

【功能主治】益脾增乳，补肝益肾。用于产后缺乳及跌打损伤等。

【用法用量】口服：每次服 10～15ml，日服 2 次。

【处方来源】《民间百病良方》

🌿 鱼灰酒

【处方】

鲤鱼头（瓦上烧灰）5 枚　黄酒 500ml

【制法】上药研细末，用黄酒煎数沸，去渣，即成。

【功能主治】通乳。用于乳汁不下。

【用法用量】口服：每次温服 15～20ml，每日早、中、晚各服 1 次。

【处方来源】《百病中医药酒疗法》

🌿 海虾酒

【处方】

海虾米 6g　菟丝子 6g　核桃仁 3g　棉子仁 3g　杜仲 3g　巴戟天 3g　朱砂 3g　骨碎补 3g　枸杞子 3g　川续断 3g　牛膝 3g　白酒 500ml

【制法】将前 11 味，朱砂研细末，余为粗末，入布袋，置容器中，加入白酒，密封，浸泡 15 日后，过滤去渣，即成。

【功能主治】补肾壮阳。用于产后缺乳及阳痿，腰酸等。

【用法用量】口服：每次服 10 ~ 15ml，日服 2 次。

【处方来源】《药酒汇编》

涌泉酒

【处方】

甘草 10g　王不留行 10g　天花粉 9g　当归 7g　穿山甲（炙黄）5g　黄酒 180ml

【制法】上药共研细末，备用。或将上药切片，与黄酒一起煎煮 50min 备用。

【功能主治】活血通经。用于产后乳汁不通。

【用法用量】口服：每次取药末 7g，以黄酒 30ml，煎至 15ml，候温服之。日服 2 次。

【处方来源】《药酒汇编》

【附记】本方王不留行能走血分，属阳明，冲任之药，穿山甲软坚散结，俗有"穿山甲、王不留、妇人服了乳长流。"所以本方宜用于气血郁滞造成的乳汁不下。

通乳酒

【处方】

王瓜 100g　黄酒 500ml

【制法】用黄酒煮至王瓜烂熟，备用。

【功能主治】通乳。用于乳汁不下。

【用法用量】口服：饮酒细嚼王瓜，乳脉自通。

【处方来源】明·《普济方》

通草酒 Ⅱ

【处方】

通草 30g　石钟乳 60g　米酒 400ml

【制法】将前 2 味捣碎或切段，入布袋，置容器中，加入米酒，密封，置近火处煨 3 日后，过滤去渣，即成。

【功能主治】通乳。用于产后乳汁不下等。

【用法用量】口服：每次服 30ml，夏冷服，冬温服，日服 2 次。

【处方来源】明·《普济方》

猪七星酒

【处方】

猪七星 7 个　黑芝麻 30g　黄酒 500ml

【制法】将猪七星洗净，用黄酒煎至 300ml，去渣，加入黑芝麻（先炒香、捣细），搅匀，即成。

【功能主治】滋养生乳。用于产后乳汁不下。

【用法用量】口服：每次 30 ~ 50ml，日服 2 次。

【处方来源】《药酒汇编》

催乳酒

【处方】

猪蹄（熟炙切细）2 个　通草 30g　米酒 3L

【制法】上药用米酒浸渍 2 天即可。或用米酒 3L 与猪蹄、通草等同煮至熟即可。

【功能主治】催乳。用于乳汁全无。

【用法用量】口服：每日 1 剂，慢慢饮用。不愈再饮。

【处方来源】《药酒汇编》

【附记】本方猪蹄甘咸，补血通乳；通草甘淡，下乳，所以本方是一张治疗以虚证为主的下乳方。

十二、产后食欲不振用药酒

🌿 白术生姜酒

【处方】

白术 250g　生姜 300g　白酒 500ml

【制法】上药切片，以水酒各半，缓火煎取 500ml。

【功能主治】温中健脾。用于产后食欲不振。

【用法用量】口服：每次 50～100ml，每日 2 次。

【处方来源】唐·《外台秘要》

十三、产后胁痛用药酒

🌿 芎归泻肝酒

【处方】

当归尾 6g　川芎 6g　青皮 6g　枳壳 6g　制香附 6g　红花 6g　桃仁 6g　酒 80ml

【制法】将前 7 味共研细末或切成薄片，置砂锅中，加入黄酒 80ml，煎至 40ml，去渣，备用。

【功能主治】理气舒肝，祛瘀止痛。用于产后胁痛，胀满，拒按者。

【用法用量】口服：1 次趁温顿服。未愈再服。

【处方来源】明·《万氏妇人科》

🌿 柴术酒

【处方】

柴胡 3g　制香附 12g　木香 6g　青皮 6g　党参 6g　丹皮 10g　白术 15g　茯苓 9g　黄酒 150ml

【制法】将前 8 味捣碎或切成薄片，置砂锅中，加入黄酒和水 200ml，煎至

150ml，去渣，备用。

【功能主治】疏肝解郁，健脾利湿。用于产后胁痛（肝郁脾虚型）。

【用法用量】口服：每日 1 剂，分 3 次温服。

【处方来源】临床经验方

十四、产后虚损用药酒

🌿 大补中当归汤

【处方】

当归 150g　续断 150g　桂心 150g　川芎 150g　干姜 150g　麦门冬 150g　芍药 200g　吴茱萸 200g　干地黄 300g　甘草 100g　白芷 100g　大枣 100g　白酒 10L

【制法】以上 12 味切碎，用酒渍药一宿，明旦以水 10L，合煮，取 5L 去渣。

【功能主治】养血活血，温中止痛。用于治产后虚损，腹中拘急，或溺血少腹苦痛。或从高空坠下体内受损，及金疮血多内伤。

【用法用量】口服：每次 50ml，每日 5 次。日 3 夜 2。

【处方来源】唐·《千金要方》

🌿 山莲藕酒

【处方】

山莲藕 100g　白酒 1L

【制法】将上药切碎，入布袋，置容器中，加入白酒，密封，浸泡 10 日后，过滤去渣，即成。

【功能主治】润肺滋肾，舒筋活络。用于妇女产后血虚及跌打损伤，腰腿痛。

【用法用量】口服：每次服 10ml，日服 2 次。

【处方来源】《民间百病良方》

五加皮酒方 Ⅱ

【处方】

五加皮 200g　枸杞 200g　干地黄 60g　丹参 60g　杜仲 500g　干姜 90g　天门冬 120g　蛇床子 100g　乳香（去油）250g　白酒 10L

【制法】将前 9 味捣碎或切成薄片，入布袋，置容器中，加入白酒，密封，浸泡 5～7 日，过滤去渣，即成。

【功能主治】益肾壮腰，祛风除湿，舒筋活络，温经散寒。用于产后癖瘦，玉门冷。

【用法用量】口服：每次服 50ml，渐加至 100ml，日服 2 次。不善饮酒者可兑冷开水冲服。

【处方来源】唐·《备急千金要方》

五加皮浸酒方

【处方】

五加皮 90g　干姜 90g　丹参 90g　蛇床子 90g　熟地黄 90g　制杜仲 90g　钟乳粉 120g　天门冬 30g　地骨皮 60g　白酒 7L

【制法】将前 9 味捣碎或切成薄片，入布袋，置容器中，加入白酒，密封，浸泡 5～7 日后，过滤去渣，即成。

【功能主治】滋阴凉血，祛风胜湿，温经散寒。用于妇人癖瘦，阴冷。

【用法用量】口服：每次空腹温服 30ml，日服 2 次。

【处方来源】宋·《妇人大全良方》

毛鸡酒

【处方】

干毛鸡（除去毛及内脏）300g　当归

150g　制益母草 100g　钩藤 50g　川芎 90g　防风 25g　炮姜 25g　羌活 25g　红花 25g　白酒 10L

【制法】将干毛鸡用蒸气蒸 15 分钟，放冷，合其他药共置容器内，加入白酒，密封浸泡 45 日以上，滤过即得。

【功能主治】祛风活血，去瘀生新。用于妇女产后虚弱，手足麻痹。

【用法用量】口服：每日早、晚各服 1 次，每次服 10～15ml。

【注意事项】凡外感发热、喉痛、目赤者忌服。

【处方来源】《临床验方集》

杜仲酒 Ⅲ

【处方】

杜仲（炙微黄）60g　桂心 30g　丹参 30g　当归 30g　奄闾子 30g　川芎 30g　牛膝 30g　桑寄生 30g　制附子 30g　熟地黄 30g　川椒 15g　白酒 3L

【制法】将前 11 味捣碎或切成薄片，入布袋，置容器中，加入白酒，密封，浸泡 7 日后，过滤去渣，即成。

【功能主治】益肾壮腰，活血通络。用于产后脏虚，腰部疼痛，肢节不利。

【用法用量】口服：每次空腹温服 10ml，日服 2～3 次。

【处方来源】明·《普济方》

灵芝桂圆酒

【处方】

灵芝 100g　制首乌 100g　制黄精 100g　桂圆肉 50g　党参 50g　枸杞子 50g　炙黄芪 50g　当归 50g　熟地黄 50g　山药 25g　茯苓 25g　陈皮 25g　红枣 25g　白酒 7L　冰糖 700g

【制法】将前 13 味研为细粉，用白酒

作溶剂，按渗漉法进行渗漉，收集渗漉液，加入冰糖，使之溶解，再加白酒至总量为7L，静置，滤过，即成。

【功能主治】滋补强壮，温补气血，健脾益肺，保肝护肾。用于身体虚弱，产后血虚，须发早白等症。

【用法用量】口服：每次服15～30ml，日服2次。

【注意事项】凡感冒发热、喉痛、眼赤及阴虚火旺者忌服。邪实体壮者慎用。

【处方来源】《药酒汇编》

忍冬酒 II

【处方】

忍冬藤30g　木槌子60g　甘草30g　白酒250ml

【制法】先将忍冬藤（生取一把）以叶入砂盆中研烂，入酒少许，调和得所，涂布肚脐四周，中心留一口。又取木槌子捣碎（不犯铁器），生甘草切碎，共入砂锅内，加水500ml，以文武火煎至减半，再入白酒，煎十数沸，过滤去渣，即成。

【功能主治】清热解热，益气通络。用于病后及产后体虚，气短乏力，老年人用之皆宜。

【用法用量】口服：每日1剂（病势重2剂），连夜分3～6次进尽。

【处方来源】清·《医部全录》

独活肉桂酒

【处方】

独活120g　肉桂18g　秦艽28g　白酒800ml

【制法】将前3味捣碎或切成薄片，入布袋，置容器中，加入白酒，密封，浸泡10日后，过滤去渣，即成。

【功能主治】祛风胜湿，通络止痛。

用于产后体虚，复感风湿之邪所致的自汗，关节疼痛，下肢酸重等症。

【用法用量】口服：每次服15～30ml，日服3次。

【处方来源】《药酒汇编》

糯米酒 I

【处方】

糯米4000g　冰糖500g　米酒2L　甜酒粉（酒曲）160g

【制法】先将糯米淘洗后，置盆中加水适量，在锅中蒸熟。刚熟时取出摊开降温。当降至手触糯米饭感到温手时即可均匀地撒上甜酒粉，然后装入容器中，密封，保温24～48小时，开封加入米酒和冰糖，再次密封，次日便成。

【功能主治】温中益气，补气养颜。用于产后虚弱，面色不华，自汗；或平素体质虚弱，头晕目眩，面色萎黄，少气乏力，中虚胃痛，便溏等症。

【用法用量】口服：每次服50～100ml，日服1～2次。

【注意事项】阴虚火旺者忌服。

【处方来源】《药酒汇编》

十五、产后血崩用药酒

二骨酒

【处方】

煅狗头骨（用炭火煅成炭，存性）1个　煅龙骨18g　棉花子（炒）18g　百草霜18g　黄酒500ml

【制法】将前4味共研细末，备用。

【功能主治】活血，散瘀，止血。用于产后出血及老年血崩。

【用法用量】口服：每取药末24g，用黄酒20～30ml送服。微见汗佳。日服1～2次，中病即止。

🌿 当归地黄酒

【处方】

生地黄 50g　当归尾 50g　黄酒 500ml

【制法】将前 2 味捣碎或切成薄片，置容器中，加入黄酒同煎数百沸，去渣，备用。

【功能主治】凉血，活血，止血。用于产后血崩，腹痛。

【用法用量】口服：每次温服 20ml，日服 3 次。

【处方来源】《百病中医药酒疗法》

🌿 地黄煮酒 Ⅱ

【处方】

生地黄 6g　益母草 10g　黄酒 200ml

【制法】将前 2 味捣碎或切成薄片，置容器中，加入黄酒，密封，隔水蒸煮 20 分钟后，即可取用。

【功能主治】滋阴养血，调经化瘀。用于瘀血，产后出血。

【用法用量】口服：每次服 50ml，日服 2 次。

【处方来源】宋·《太平圣惠方》

🌿 地榆菖蒲酒

【处方】

地榆 50g　菖蒲 20g　当归 40g　黄酒 500ml

【制法】将前 3 味切片，置容器中，加入黄酒同煎数百沸，去渣，备用。

【功能主治】凉血，活血，止血。用于产后血崩。

【用法用量】口服：每次食前温服 50ml，日服 3 次。

【处方来源】《百病中医药酒疗法》

十六、产后血晕用药酒

🌿 毛鸡药酒 Ⅱ

【处方】

干毛鸡（或鲜毛鸡 320g，均除去毛、内脏）160g　当归 160g　红花 160g　赤芍 15g　桃仁 15g　白芷 160g　茯苓 20g　川芎 160g　千年健 160g　白酒 17L

【制法】以上 9 味药，干毛鸡（鲜毛鸡不蒸）用蒸汽蒸 15 分钟，放凉，用白酒适量浸泡 25 日后，与当归等 8 味置容器内，加白酒（前后两次共 17L）密闭泡 45 至 55 日，滤过即得。

【功能主治】活血通经，祛风除湿。用于妇女产后血晕，或肢体疼痛，及痛经、闭经等症。

【用法用量】口服：每次 15～30ml，每日 3 次。

【注意事项】感冒发热，喉痛、目赤者禁用。

【处方来源】《治疗与保健药酒》

【附记】产后血晕是产科的危重症之一，应高度重视，积极救治，毛鸡酒适用于瘀血上攻的轻证。

🌿 红花酒 Ⅱ

【处方】

红花 9g　蒲黄 9g　当归 9g　丹皮 9g　干荷叶 9g　川芎 6g　大黄 3g　黄酒 500ml

【制法】将前 7 味捣碎或切成薄片，用黄酒煎至减半，去渣，备用。

【功能主治】破血逐瘀。用于产后血晕。

【用法用量】口服：每次温服 50ml，日服 2 次。

【处方来源】临床经验方

没药酒

【处方】

制没药 15g 白酒 30ml

【制法】 将上药与白酒同置瓷缸中，研磨至尽，备用。

【功能主治】 活血化瘀。用于产后血晕及腹痛。

【用法用量】 口服：每日 1 剂，分 2 次温服。

【处方来源】 宋·《圣济总录》

参附酒Ⅱ

【处方】

人参 12g 龙骨 12g 牡蛎 12g 制附子 6g 生姜 1.5g 红枣 10g 黄酒 300ml

【制法】 将前 6 味捣碎或切成薄片，用黄酒煎至减半，去渣，备用。

【功能主治】 回阳固脱，滋阴潜阳。用于产后血晕（血脱气散型）。

【用法用量】 口服：每次温服 50ml，日服 3 次。

【处方来源】 临床经验方

逐血调中酒

【处方】

生地黄 100g 生姜汁 10ml 白酒 200ml

【制法】 先将生地取汁煎三五沸，次入生姜汁并白酒煎一二沸，备用。

【功能主治】 清热凉血，逐瘀调中。用于产后血晕，及辟风除血，服紫汤后，便宜服。

【用法用量】 口服：每次先服紫汤（黑豆 30g，炒令烟绝，以清水 300ml 煎沸，取汁热服之），再服药酒 10ml，日服 3 次。

【处方来源】 明·《普济方》

十七、产后血滞用药酒

归羽酒

【处方】

当归 40g 鬼箭羽 30g 白酒 600ml

【制法】 将前 2 味捣碎或切成薄片，置容器中，加入白酒，以文火煮数百沸，候冷，密封，浸泡 3 日后，过滤去渣，即成。

【功能主治】 补血和血，祛瘀止痛。用于产后血运欲绝，败血不散，脐腹疼痛等症。

【用法用量】 口服：每次空腹温服 15～20ml，每日早、晚各服 1 次。

【处方来源】 宋·《圣济总录》

刘寄奴酒Ⅲ

【处方】

刘寄奴 10g 甘草 10g 黄酒 50ml

【制法】 将前 2 味捣碎或切成薄片，置砂锅内，加水 60ml，煎至减半，再加入黄酒，煎至 30ml，去渣，备用。

【功用】 破血通经，散瘀止痛。用于妇女产后瘀阻血滞。

【用法用量】 口服：1 次顿服。未愈如法再制再服之。

【处方来源】 《百病中医药酒疗法》

驱风药酒

【处方】

当归 40g 川芎 40g 川续断 40g 防风 40g 陈皮 38g 独活 30g 羌活 30g 虎杖 100g 葡萄干 20g 木香 30g 甘草 30g 50°白酒 5L

【制法】 将前 11 味捣碎或切成薄片，

置容器中，分 2 次加入白酒，密封加热，浸泡，保持 70～75℃。合并 2 次提取液，加蔗糖适量，搅拌，澄清后滤过，滤液静置半个月以上，取清液，即成。

【功能主治】舒筋活络，祛瘀生新。用于筋骨疼痛，寒结腹痛，产后瘀血不净。

【用法用量】口服：每次服 30～50ml，日服 1～2 次。

【处方来源】《药酒汇编》

黑桂酒

【处方】

当归 30g　肉桂 30g　芍药 30g　炮姜 30g　生地 30g　蒲黄 30g　黑豆（炒熟去皮）30g　炙甘草 20g　白酒 2L

【制法】将前 8 味捣碎或切成薄片，入布袋，置容器中，加入白酒，密封，浸泡 7 日后，即可开封饮用。

【功能主治】调血活络，温中利水，清热除烦。用于产后气血瘀滞，身体肿胀，或泻痢寒热等症。

【用法用量】口服：每次服 15～20ml，日服 3 次。

【处方来源】宋·《圣济总录》

十八、产后中风、风痉用药酒

川乌酒

【处方】

制川乌（剉）250g　黑豆（炒半黑）250g　白酒 3L

【制法】上药用酒浸泡，泻于铛内急搅，用绢滤取汁。

【功能主治】解痉止泻。用于治产后中风，身如角弓反张，口噤不语。

【用法用量】口服：温服 50～100ml，若口不开者，撬开口灌之，未效，加乌粪

400g 炒，加入酒中服之，以瘥为度。

【处方来源】明·《普济方》

石斛酒 V

【处方】

石斛 60g　制附子 30g　牛膝 30g　茵陈 30g　桂心 30g　川芎 30g　羌活 30g　当归 30g　熟地黄 30g　白酒 1L

【制法】将前 9 味捣碎或切成薄片，入布袋，置容器中，加入白酒，密封，浸泡 5～7 日后，过滤去渣，即成。

【功能主治】滋阴益肾，活血祛风。用于产后中风，四肢缓弱，举体不仁者。

【用法用量】口服：不拘时候，多次温服 10ml。

【处方来源】宋·《太平圣惠方》

白术酒 Ⅱ

【处方】

白术 150g　葛根 15g　桂枝 10g　钩藤 30g　白酒 500ml

【制法】上药共研细末，备用。或为粗末，入白酒，煎至减半，去渣，备用。

【功能主治】健脾，祛风，止痉。用于产后风痉，偏身冷直，口噤，不识人，兼治产后中风。

【用法用量】口服：散剂，每次用温酒调服 6g；酒剂，每次温服 10～15ml。日服 3 次，未效再服。

【处方来源】《药酒汇编》

归芪酒 Ⅲ

【处方】

当归 30g　黄芪 30g　僵蚕 50g　葛根 50g　防风 50g　黄酒 500ml

【制法】将前 5 味捣碎或切成薄片，入黄酒煎至减半，去渣，备用。

【功能主治】益气血，祛风止痉。用于产后风痉。

【用法用量】口服：每日1剂，分3次温服。

【处方来源】临床经验方

【附记】产后风痉，多因产后体虚，外风引动内风所致，其证较产后中风为重。一般用本药酒疗之，多收良效，抽搐甚者，加钩藤。

加味四物酒 II

【处方】

当归50g 熟地50g 白芍50g 川芎20g 黄芪30g 防风100g 葛根100g 白酒1L

【制法】将前7味捣碎或切成薄片，置容器中，加入白酒，密封，浸泡7日后，过滤去渣，即成。

【功能主治】益气血，祛风通络。用于产后中风之轻证。

【用法用量】口服：每次温服10~15ml，日服3次。

【处方来源】临床经验方

防风酒 II

【处方】

防风500g 独活500g 瓜蒌60g 桂心60g 茵陈30g 石斛150g 白酒10L

【制法】将前6味捣为粗末或切成薄片，入布袋，置容器中，加入白酒，密封，浸泡3~7日后，过滤去渣，即成。

【功能主治】祛风养阴，温经通络。用于产后中风。

【用法用量】口服：初服10ml，渐加至30~40ml，日服3次。

【处方来源】唐·《备急千金要方》

鸡粪酒

【处方】

鸡粪（炒令黄）100g 乌豆（炒令声绝勿焦）100g 白酒350ml

【制法】上2味，先以白酒淋鸡粪，次淋豆取汁，备用。

【功能主治】祛风止痉。用于中风，尤其是产后中风。

【用法用量】口服：每服100ml，温服取汗，病重者日4~5次服之。

【处方来源】唐·《备急千金要方》

独活人参酒

【处方】

独活45g 白鲜皮15g 羌活30g 人参20g 白酒1L

【制法】将前4味共研粗末，和匀备用。或将以上各药切成薄片，加白酒密闭浸泡7天后服用。

【功能主治】祛风湿，益气血。用于产后中风，困乏多汗，体热头痛。

【用法用量】口服：用时每取药末10g，加水7份，白酒3份，煎至7份，去渣，待温，不拘时候，每次温服15~30ml。

【处方来源】宋·《太平圣惠方》

独活当归酒 II

【处方】

独活30g 当归15g 大乌豆250g 白酒1L

【制法】将前2味捣碎，置容器中，加入白酒；再将大乌豆炒香，令青烟出，速投入酒中，密封，浸泡5日后，过滤去渣，即成。

【功能主治】益气血，祛风湿。用于

产后中风，口噤。

【用法用量】 口服：每次温服 10ml，口噤灌之，日服 3 次。

【处方来源】 《药酒汇编》

独活酒 V

【处方】

独活 500g　桂心 90g　秦艽 150g　白酒 2L

【制法】 将前 3 味捣碎或切成薄片，置容器中，加入白酒，密封，浸泡 3～7 日后，过滤去渣，即成。

【功能主治】 祛风，温经，通络。用于产后中风。

【用法用量】 口服：初服 30～50ml，渐加至 100ml，不能多服，日服 2～3 次，或随时饮之。

【处方来源】 唐·《备急千金要方》

独活紫汤

【处方】

黑豆 250g　独活（切碎）25g　白酒 1L

【制法】 于铁铫中炒黑豆令焦黑，候烟起，以无灰酒沃之，放瓷器中，每用酒 100ml，去豆入独活同煎，约至 50ml，去药渣温服。

【功能主治】 治产后中风，形如角弓反张，口噤涎流，烦热身重，呕吐直视。

【用法用量】 温服不拘时，以瘥为度。

【处方来源】 明·《普济方》

寄生黑豆酒

【处方】

黑豆 250g　桑寄生 200g　白酒 1.5L

【制法】 将桑寄生捣碎，置容器中，

加入白酒；再将黑豆炒香，投入酒中，密封，浸泡 5 日后，过滤去渣，即成。

【功能主治】 养阴柔肝，祛风通络。用于产后中风，口噤，腰背疼痛。

【用法用量】 口服：不拘时服，每次温服 10ml。

【处方来源】 《百病中医药酒疗法》

黄土酒

【处方】

灶中黄土 60g　干姜（炮）60g　白酒 3.6L

【制法】 上药等份，捣碎为散。

【功能主治】 温中止痉。用于产后风痉。

【用法用量】 口服：每日以温酒调 3g 服。

【处方来源】 宋·《圣济总录》

黄芪防风酒

【处方】

黄芪 60g　防风 60g　川椒 60g　白术 60g　牛膝 60g　葛根 60g　炙甘草 60g　山茱萸 30g　秦艽 30g　地黄 30g　当归 30g　制乌头 30g　人参 30g　独活 10g　肉桂 3g　制附子 30g　白酒 2L

【制法】 将前 16 味共为粗末或切成薄片，入布袋，置容器中，加入白酒，密封，浸泡 5～7 日后，过滤去渣，即成。

【功能主治】 祛风止痛，活血通络。用于产后中风，半身不遂，言语不利，腰腿疼痛等症。

【用法用量】 口服：不拘时，每次温服 10ml。

【处方来源】 明·《普济方》

黄芪酒 V

【处方】

黄芪90g 蜀椒90g 白术90g 牛膝90g 葛根90g 防风120g 川芎60g 炙甘草60g 细辛60g 山茱萸60g 秦艽60g 制附子60g 干姜60g 制乌头60g 当归60g 人参60g 独活10g 桂心10g 醇酒4L

【制法】将前18味细切加麻豆,入布袋,置容器中,加入白酒(醇酒),密封,浸泡5～7日后,过滤去渣,即成。

【功能主治】健脾益气养血,祛风通络。用于产后中风偏枯,半身不遂,言语不利,疼痛无力。

【用法用量】口服:不拘时,每次温服10～15ml。

【处方来源】宋·《圣济总录》

【附记】凡产后中风,多因产后体虚,外风乘虚侵袭所致。此为产后中风重证,须久治缓图,其效始著。

僵蚕豆淋酒

【处方】

黑豆250g 僵蚕250g 白酒1L

【制法】将黑豆炒焦,用白酒淋之,绞汁去渣,贮净瓶内,加入僵蚕,密封,浸泡5日后,过滤去渣,即成。

【功能主治】补虚祛风。用于产后中风诸病。

【用法用量】口服:每次温服50ml,每日3次。

【处方来源】《百病中医药酒疗法》

十九、带下用药酒

二仙酒

【处方】

金樱子120g 芡实肉120g 米酒1L 食盐0.1g

【制法】将前2味捣碎,置容器中,加入米酒,密封,经常振摇,浸泡7日后,开封,加入食盐,隔水蒸煮,过滤去渣,即成。

【功能主治】益气补元,收敛止带。用于白浊,带下等。

【用法用量】口服:每次服30～50ml,日服2次。

【处方来源】《药酒汇编》

马鬃散酒

【处方】

白马鬃60g 龟甲120g 鳖甲22g 牡蛎52g 黄酒600ml

【制法】将前4味共研细末,备用。

【功能主治】调经,补肾,止带。用于带下。

【用法用量】口服:每服药末1～1.5g,放入酒杯中,冲入黄酒(约20～30ml),调匀,空腹服之,日服3次。

【处方来源】《药酒汇编》

木槿皮酒

【处方】

木槿皮60g 白酒750ml

【制法】将上药洗净,切碎,置容器中,加入白酒,盖好,用文火煮服250ml。或用白酒浸泡7日后,过滤去渣,即成。

【功能主治】清热,利湿,止带。用

于赤白带下等。

【用法用量】口服：每次服 15 ~
30ml，日服 2 次。

【处方来源】《民间百病良方》

🌿 四味细辛酒

【处方】

细辛 60g　白酒 500ml

【制法】将上药洗净，切碎，置容器
中。加入白酒，密封，浸泡 7 日后，过滤
去渣，即成。

【功能主治】理气活血，祛湿散寒，
祛瘀解毒。用于白带，劳伤，腰腿痛，跌
打损伤，疖肿等。

【用法用量】口服：每次服 10 ~
15ml，日服 2 次。

【处方来源】《民间百病良方》

🌿 冬瓜子酒

【处方】

冬瓜子 200g　黄酒 500ml

【制法】将冬瓜子炒黄，压碎，置容
器中，加入黄酒，密封，浸泡 10 日后，
过滤去渣，即成。

【功能主治】祛湿利尿，解毒消炎，
滋阴补肾。用于白带，肾虚尿浊等。

【用法用量】口服：每次服 15 ~
30ml，日服 2 次。

【处方来源】《民间百病良方》

🌿 芍药酒

【处方】

芍药 150g　黄芪 150g　生地黄 150g
艾叶 50g　白酒 5L

【制法】上药切细，如麻豆大，用绢
袋盛酒，浸一宿。

【功能主治】益气生精，温中止带。

用于治妇人血伤兼赤白带下。

【用法用量】口服：每次服 20ml，日
服 3 次，饭前随量温饮之。

【处方来源】宋·《圣济总录》

【附记】中医认为带下有虚实之分，虚
者责之脾肾，实者不离于湿，方中地黄、芍
药、黄芪，滋阴柔肝健脾，艾叶温中除湿，
所以本方治疗以脾肾两虚为主的带下方。

🌿 地骨皮酒Ⅱ

【处方】

地骨皮 90g　炙草薢 50g　炙杜仲 50g
白酒 1L

【制法】将前 3 味捣碎或切成薄片，
置容器中，加入白酒，密封，隔水煮 1 小
时，取出候冷，去渣即成。

【功能主治】利湿祛风，补肝益肾。用
于带下，风湿腰痛，小便频数，浑浊等。

【用法用量】口服：不拘时饮，常令
微醉。

【处方来源】《药酒汇编》

🌿 芹菜子酒

【处方】

芹菜子 50g　黄酒 500ml

【制法】将上药捣碎，置容器中，加
入黄酒，密封，浸泡 5 ~ 7 日后，过滤去
渣，即成。

【功能主治】健脾暖胃，固肾止带。
用于带下，产后脘腹冷痛等。

【用法用量】口服：每次服 20ml，日
服 2 次。

【处方来源】《民间百病良方》

🌿 龟胶酒

【处方】

龟板胶 10g　黄酒 50ml

【制法】将上药同黄酒煮化即成。

【功能主治】滋阴补血，止血止带。用于妇女赤白带下，淋漓不止者。

【用法用量】口服：早晨1次顿服。连服5~7日为1个疗程。

【注意事项】凡脾胃虚寒、腹胀便溏者忌服。

【处方来源】《民间百病良方》

松萝酒

【处方】

松萝120g　甜酒50~100ml

【制法】将松萝烧灰，研末，置茶杯中；另取甜酒煮沸，冲入茶杯中，调匀，即成。

【功能主治】清热，调经，止带。用于妇女白带。

【用法用量】口服：趁热1次顿服。日服1次。

【处方来源】《民间百病良方》

刺梨根酒

【处方】

刺梨根250g　金毛狗脊120g　白酒500ml

【制法】将前2味洗净，切碎，置容器中，加入白酒，密封，浸泡7日后，过滤去渣，即成。

【功能主治】止带。用于赤白带下。

【用法用量】口服：每次服15~30ml，日服2次。

【处方来源】《药酒汇编》

参术酒 Ⅱ

【处方】

党参30g　生苡仁30g　白术35g　茯苓25g　白酒500ml

【制法】将前4味捣碎，置容器中，

加入白酒，密封，浸泡7日后，过滤去渣，即成。

【功能主治】益气健脾，利湿止带。用于白带（脾虚型）。

【用法用量】口服：每次服15~30ml，日服3次。

【处方来源】临床经验方

南木香酒

【处方】

南木香30g　白酒500ml

【制法】将上药切碎，置容器中。加入白酒，密封，浸泡7日后，过滤去渣，即成。

【功用】解毒杀虫。用于带下（阴道炎、阴道滴虫等）。

【用法用量】口服：每次服15~30ml，日服2~3次。

【处方来源】《民间百病良方》

【附记】临床应用，常加入百部、苦参各15g同浸。用之临床，效果尤佳。

厚朴酒

【处方】

厚朴5g　肉桂3g　白酒50ml

【制法】厚朴以酒煮两沸，去药渣。并将肉桂研粉调入酒中一夜。

【功用】温补下焦，行气止带。用于治妇人下焦虚冷，膀胱肾气损伤虚弱，白带过多。

【用法用量】口服：空腹一次服完，每日一剂。

【处方来源】唐·《千金要方》

星宿菜酒

【处方】

星宿菜根30g　甜酒100ml

【制法】将上药洗净，切碎，加水煎取浓汁，兑入甜酒，调匀，即成。

【功能主治】活血化瘀，通经活络。用于白带，月经不调，小便不利等。

【用法用量】口服：每日1剂，分3次温服。

【处方来源】《民间百病良方》

麻子酿酒

【处方】

麻子50kg　酒曲10kg

【制法】上药先捣麻子为末，用水200kg放入釜中，蒸麻子极熟，炊一石米倒出去滓，随汁多少如常酿法，候熟取清。或麻子浸酒一宿，去滓饮酒。

【功能主治】活血化瘀，止带。服之令人肥健。用于治伤寒风湿，手足疼痛，妇人带下，经来不调，产后恶露不净。

【用法用量】适量温服。

【处方来源】唐·《千金要方》

【附记】《历代名医良方注释》认为，麻子酒用治"产后血不去"，即是应用其活血化瘀作用，凡产后血瘀兼有大便干结者，适用本方治疗。

槐枝酒 II

【处方】

槐树嫩枝60g　白酒500ml

【制法】将上药洗净，切碎，置容器中，加入白酒，密封，浸泡10~15日后，过滤去渣，即成。

【功能主治】清热凉血止血。用于崩漏，赤白带下。

【用法用量】口服：每次服10~15ml，日服2次。

【处方来源】《民间百病良方》

蜈蚣七酒

【处方】

蜈蚣15g　白酒500ml

【制法】将上药洗净，切碎，置容器中，加入白酒，密封，浸泡7日后，过滤去渣，即成。

【功能主治】祛风除湿，活血祛瘀，利尿消肿。用于妇女白带，淋症，风湿疼痛，跌打损伤等。

【用法用量】口服：每次服10~15ml，日服2次。

【处方来源】《民间百病良方》

鳖甲酒 II

【处方】

鳖甲9g　白酒20ml

【制法】将上药焙黄，研末，备用。

【功能主治】滋阴补肾。用于肾虚带下：多因分娩次数过多，或早婚而损伤肾气，带下量多，淋漓不尽，腰胀。

【用法用量】口服：每取药末9g，用白酒20ml送服，日服1次。

【处方来源】《民间百病良方》

二十、妇人嫁痛用药酒

芍草姜桂酒

【处方】

甘草50g　芍药25g　生姜30g　桂心20g　白酒200ml

【制法】以上4味切碎，用酒，煮沸15分钟，去渣。

【功能主治】解痉，止痛。用于治小户（小户：女子生殖器小者）嫁痛连日。

【用法用量】口服：一次服完。

【处方来源】唐·《千金要方》

将军酒

【处方】

大黄 15g　白酒 100ml

【制法】 将大黄切片，用酒煮沸 15min 后，服用。

【功能主治】 活血止痛。用于嫁痛。

【用法用量】 口服：一次服完。

【处方来源】 唐·《千金要方》

二十一、妇人杂病用药酒

天麻酒 IV

【处方】

天麻（切）100g　牛膝 100g　制附子 100g　制杜仲 100g　白酒 2.5L

【制法】 上药细锉，以生绢袋盛，用好酒密闭浸泡 7 日。

【功能主治】 养血，益精，祛风。用于治妇人风痹，手足不遂。

【用法用量】 口服：每次 30ml，每日 1 次。

【处方来源】 明·《普济方》

石楠细辛酒

【处方】

石楠 100g（一方用石韦）　细辛 100g　天雄 100g　茵陈 100g　山茱萸 100g　干姜 100g　薯蓣 100g　防风 100g　贯众 100g　独活 100g　麋芜 100g　白酒 5L

【制法】 以上 11 味切碎，用酒渍 5 日。

【功能主治】 祛风止痛。用于治妇人自少患风，头眩眼疼。

【用法用量】 口服：初饮 30ml，每日 3 次，稍稍加之。

【处方来源】 唐·《千金要方》

淫羊藿浸酒

【处方】

淫羊藿 100g　牛膝（去苗）100g　制附子（炮裂，去皮脐）100g　石楠叶 50g　杜仲（去粗皮，微炙）100g　白酒 2.5L

【制法】 上药细锉，用生绢袋盛，用好酒密闭浸泡 7 日。

【功能主治】 补火，祛风。用于妇人风痹，手足不遂。

【用法用量】 口服：每次温饮 50ml。

【处方来源】 宋·《太平圣惠方》

附子酒 III

【处方】

制附子（不去皮）50g　皂角刺 50g　白酒 1L

【制法】 上药细锉，分为二处，用好酒入上药，慢火煨，候干至半瓶，再合作一处，用泥密封口二宿即可。

【功能主治】 祛风，养血。用于治痛风，妇人血风，身上瘙痒。

【用法用量】 口服：每次温服 50 ~ 100ml，不拘时候，无效再服。

【注意事项】 阴虚火旺者忌。

【处方来源】 明·《普济方》

【附记】 血风瘙痒：《普济方》卷 317，由体寒受风邪，风入腠理，与血气相搏，而俱往来于皮肤之间，邪气微不能为痛，但瘙痒也。

枣子酒 II

【处方】

斑蝥 1 枚　肥枣 1 枚　白酒 20ml

【制法】 用斑蝥 1 枚，去足头翅，好肥枣 1 枚，劈开去核，安斑蝥在内，用湿纸包，温火中煨熟。

【功能主治】用于治奔豚气。

【用法用量】去斑蝥不用，将枣子细嚼，热酒送下，空腹服之。

【处方来源】明·《普济方》

【附记】奔豚：五积之一，为肾积，脏躁证的一种，类似于癔症，如神经病。妇女多患之，精神受刺激而诱发，症状为自觉有气从小腹部发出，经胸部，向咽喉游走性的冲撞和腹部绞痛等。可反复发作，有时可出现幻听、幻视、语言荒诞错谬等。

狗脊浸酒方

【处方】

狗脊（去毛）100g　牛膝（去苗）250g　丹参 300g　当归（剉，微炒）50g　川芎 50g　桂心 100g　防风 100g　萆薢 100g　淫羊藿 100g　天蓼木 250g　川椒（去目及闭口者微炒去汗）50g　白酒 15L

【制法】上药，细剉，以生绢袋盛，用好酒浸 7 日。

【功能主治】温经，祛风，补血。用于妇人风痹，手足不遂，肢节急强。

【用法用量】每次温饮一小盏，常令有酒气，每饮取 1L，即添酒 1L，总量至五斛即住。

【处方来源】宋·《太平圣惠方》

椒附酒

【处方】

蜀椒 50g　制附子 50g　生干地黄（焙）50g　当归 50g　牛膝 50g　细辛 50g　薏苡仁 50g　酸枣仁 50g　麻黄 50g　杜仲 50g　萆薢 50g　五加皮 50g　蚕沙 50g　羌活 50g　白酒 5L

【制法】上 14 味生用，切细。用好酒密闭浸泡 5 日。

【功能主治】养血，益精，祛风，通络。用于治妇人半身不遂，肌肉偏枯，或言语微涩，或口眼㖞斜，举动艰辛。

【用法用量】口服：每日不拘时温饮一盏，常觉醺醺为妙，或病势急，即将酒煎沸，乘热投入药，候冷即随饮之。

【处方来源】宋·《圣济总录》

二十二、更年期综合征用药酒

更年乐药酒

【处方】

淫羊藿 15g　制首乌 10g　熟地黄 10g　首乌藤 10g　核桃仁 10g　川续断 10g　桑葚 10g　补骨脂 10g　当归 10g　白芍 10g　人参 10g　菟丝子 10g　牛膝 10g　车前子 10g　黄柏 10g　知母 10g　生牡蛎 20g　鹿茸 5g　白酒 1.5L

【制法】将以上诸药共研为粗末，纱布袋装，扎口，置入干净容器内，加白酒浸泡，密封容器。14 日后开封，取出药袋，压榨取液，合并榨取液与药酒后即可过滤，装瓶备用。

【功能主治】补益肝肾，宁心安神。用于更年期肝肾亏虚，阴阳失调所致耳鸣健忘，腰膝酸软，自汗盗汗，失眠多梦，五心烦热，情绪不稳定等。可用于更年期综合征。

【用法用量】口服：每日早、晚各服 1 次，每次服 10～15ml。

【注意事项】痰热内盛者忌服。

【处方来源】《临床验方集》

【附记】本药酒对妇女更年期的此类病证具有一定的保健和辅助治疗作用。

调理冲任酒

【处方】

仙茅 15g　淫羊藿 15g　当归 15g　巴

戟天 15g　知母 10g　黄柏 10g　白酒 800ml

【制法】诸药研成粗末，纱布袋装，扎口，白酒浸泡。密封 14 日后，取出药袋，压缩取液。将榨得的药液和药酒混合，静置，过滤，装瓶备用。

【功能主治】温肾阳，补肾精，泻肾火，调冲任。用于妇女更年期综合征，月经不调，头晕耳鸣，腰膝酸软，肢体乏力。也可用于更年期综合征，更年期精神病属阴阳俱虚，虚火上炎者。

【用法用量】口服：每次服 15 ~ 20ml，日服 2 次。

【处方来源】《妇产科学》

【附记】此为现代经验方，从"二仙汤"化裁而成。临床屡用，效果良好。

二十三、经前乳胀用药酒

九味消胀酒

【处方】

制香附 50g　郁金 20g　合欢皮 20g　婆罗子 30g　路路通 30g　青桔叶 15g　川楝子 15g　乌药 15g　白酒 600ml

【制法】将前 8 味捣碎，置容器中，加入白酒，密封，浸泡 7 日后，即可取用。

【功能主治】舒肝开郁，疏通经络，调经止痛。用于经前乳胀。

【用法用量】口服：每次服 15 ~ 30ml，日服 2 ~ 3 次。

【处方来源】临床经验方

【附记】临床应用效佳。可随证加味，脾虚加白术、陈皮、枳壳；血虚加当归、黄芪；冲任虚寒加肉桂、淫羊藿。

红藤酒 I

【处方】

红藤 12g　白头翁 12g　黄酒 200ml

【制法】将前 2 味切碎，置容器中，加入黄酒，煎至减半，去渣，待温，备用。

【功能主治】清利湿热，活血通络。用于经前乳胀，小腹两侧吊痛，兼止带下。

【用法用量】口服：每日 1 剂，分 2 ~ 3 次服。

【处方来源】《药酒汇编》

调经消胀酒

【处方】

制香附 12g　红花 12g　小茴香 12g　当归 18g　炒茜草 18g　鸡血藤 18g　月月红 36g　益母草 36g　米酒 1.5L

【制法】将前 8 味捣为粗末，置容器中，加入米酒，密封，浸泡 10 日后，过滤去渣，即成。

【功能主治】活血调经，理气消胀。用于气滞血瘀所致的经前乳胀，月经不调，痛经等症。

【用法用量】口服：每次服 30ml，日服 3 次。

【处方来源】《药酒汇编》

二十四、流产用药酒

乌鸡安胎酒

【处方】

乌雌鸡（治如食法）1 只　茯苓 24g　吴茱萸 15g　芍药 36g　白术 36g　麦门冬 20g　人参 36g　阿胶 24g　甘草 24g　生姜 12g　白酒 150ml

【制法】上药细切，用水 5L，煮鸡取汁 4L，去鸡下药煎取 3L，加入酒，并胶，烊尽，放温。

【功能主治】安胎。用于妊娠 1 月，举重腰痛，腹满胞急，卒有所下。

【用法用量】口服：每服 250ml，每日 3 次。

【处方来源】唐·《千金要方》

当归酒 V

【处方】

炙当归 60g　芍药 60g　生地黄 70g
白酒 140ml

【制法】将前 2 味共研细末，备用。

【功能主治】清热凉血，活血止血。用于妊娠堕胎后出血不止。

【用法用量】口服：每取药末 9g，以白酒 20ml，生地黄 10g，于银器内，慢火煎至七分，去渣。温服，以恶血下为度。

【处方来源】明·《普济方》

【附记】芍药用赤芍为宜。

安中酒

【处方】

甘草（炙）10g　芍药 15g　当归 15g
人参 15g　生地黄 15g　川芎 15g　五味子
5g　麦门冬 15g　大枣（擘）12g　生姜
6g　大麻仁 8g　黄芩 6g　清酒 500ml

【制法】上药以水 7L、清酒煮取 250ml。

【功能主治】养血滋阴。曾伤五月胎者预服此方。

【用法用量】口服：分 4 次服，日 3 次夜 1 次，7 日后再服一剂。

【注意事项】忌海藻、菘菜。

【处方来源】宋·《妇人良方》

安胎当归酒 I

【处方】

当归 50g　阿胶（炙）50g　川芎 50g
人参 50g　大枣 20g　艾叶 15g　白酒 3L

【制法】上药除阿腹外以酒水各 3L，煮至 3L，去药渣，放入阿胶。

【功能主治】安胎。用于妊娠五月，因活动不慎或受惊吓，胎动不安，小腹痛引腰络，小便疼。下血。

【用法用量】口服：每次服 30ml，日服 3 次。

【处方来源】唐·《外台秘要》

地黄酒方

【处方】

生地黄（炒）15g　蒲黄（炒）3g
生姜 3g　白酒 50ml

【制法】将前 3 味切碎，置银器内，加入白酒，以文火煎至 30ml，去渣，备用。

【功能主治】清热凉血，活血祛瘀。用于妊娠堕胎，胞衣不下。

【用法用量】口服：每日 1 剂，分数次温服。未下更服。

【处方来源】宋·《圣济总录》

竹茹酒

【处方】

青竹茹（碎断）60g　阿胶 20g　黄酒 400ml

【制法】将上药用黄酒煮至数十沸，待阿胶烊化，过滤去渣，候冷，备用。

【功能主治】解痛，舒经，止血，安胎。用于妊娠失坠，胎损腹痛，下血等。

【用法用量】口服：每日 1 剂，分早、中、晚各服 1 次。

【处方来源】宋·《太平圣惠方》

黄酒煮鸡蛋

【处方】

黄酒 500ml　鸡蛋黄 14 枚

【制法】上药放在铝锅中，以小火炖煮，至稠黏时即可，待冷，存瓶罐中备用。

【功能主治】滋阴润燥，养血安胎。用于治妊娠胎动，胎漏出血。

【用法用量】口服：频频适量服用。

【处方来源】《药膳食谱集锦》

菊花安胎酒

【处方】

菊花（如鸡子大）10g 麦门冬（去心）12g 麻黄（去节）10g 阿胶（炙）15g 生姜8g 甘草（炙）6g 当归12g 半夏（洗）10g 人参6g 大枣（擘）12g 清酒150ml

【制法】上药用水2000ml，煮减一半，加入清酒，并阿胶，煎取150ml。

【功能主治】安胎。用于妊娠四月，有寒，泛泛欲吐，胸满不食，小便如淋，脐下苦急，卒中风寒，颈项强痛，或腰背腹痛，或时胎上，胸烦不安，卒有所下症。

【用法用量】口服：分3次服，温卧，当汗，以粉扑之，避风寒4、5日。

【注意事项】忌海藻、菘菜、酢物、桃李、雀肉等。

【处方来源】宋·《妇人良方》

银芋酒

【处方】

芋根60g 银花150g 白酒10ml

【制法】上药加水煎500ml煎至300ml，兑入白酒，和匀，即成。

【功能主治】清热凉血，活血祛瘀。用于妊娠胎动欲堕，腹痛不可忍。

【用法用量】口服：每日1剂，分3次温服。

【处方来源】宋·《圣济总录》

葱白当归酒

【处方】

葱白6g 当归10g 白酒250ml

【制法】上2味切，以水酒煮取100ml。

【功能主治】养血活血。用于妊娠腹痛，胎动不安，先兆流产。

【用法用量】口服：分2次服完。

【处方来源】孕妇不宜。

【处方来源】唐·《外台秘要》

按：当归煎剂或醇浸膏对人体子宫有兴奋作用，使子宫呈缓慢向有节律的收缩，按此而论，本方不宜用于孕妇，其效果尚待进一步研究。

先兆流产包括胎漏与胎动不安，酒能助阳，总有化热之嫌，孕妇宜忌，尤其阴虚阳盛者，更为不妥。何况药酒中有的是古人的个案验方，现在看来并非适宜，但为了使中医学宝库中的宝藏不轻易丢失，在没有做深入研究之前不轻易删去，以供参考，各方多以水酒合用，亦有多为煮酒，故乙醇含量较轻，也是值得注意的特点。

蒲黄酒

【处方】

炒蒲黄10g 槐子10g 黄酒80ml

【制法】将前2味捣碎，用黄酒煎至60ml。去渣，候温，备用。

【功能主治】活血祛瘀。用于妊娠堕胎。

【用法用量】口服：每日1剂。分2次温服。未下更服。

【处方来源】宋·《圣济总录》

【附记】用治胞衣不下，效果亦佳。

下篇 各类药酒

翻白草根酒

【处方】

翻白草根 30g　白酒 500ml

【制法】将上药洗净，切碎，置容器中，加入白酒，密封，浸泡 10 日后，过滤去渣，即成。

【功能主治】清热解毒，止血消肿。用于流产，下血，崩漏，产后脚软等。

【用法用量】口服：每次服 10ml，日服 2 次。

【处方来源】《民间百病良方》

二十五、人流综合征用药酒

扩宫药酒

【处方】

细辛 10g　荜茇 30g　乌药 15g　乳香 30g　没药 30g　三七 30g　蜈蚣 5 条　75% 乙醇（酒精）500ml

【制法】将上药研成粗末，加入乙醇中浸泡 20 日，过滤后备用。

【功能主治】止血止痛，镇静消炎。用于人工流产术中扩张子宫颈，预防人工流产综合征。

【用法用量】在人工流产手术中，用棉球蘸药酒放入患者脐中，并在消毒后，用无菌棉签蘸药酒塞入子宫颈内口处，2 分钟后取出棉签，再进行手术。

【处方来源】《中医外治杂志》2000，9（4）：43

【附记】人工流产综合征系指在人工流产手术中，受术者出现心动过缓、心律失常、血压下降、颜面苍白、大汗淋漓、头晕胸闷等症状。有医院以本酒预防人流综合征 650 例，其中成功 114 例，占 76%；有效 27 例，占 18%。

二十六、妊娠出血用药酒

安胎当归酒Ⅱ

【处方】

当归 30g　炙阿胶 30g　川芎 30g　人参 30g　大枣 12 枚　艾叶 20g　黄酒 2L

【制法】上药切片用黄酒和水 2000ml，煮至减半，去渣，兑入阿胶，溶化即成。

【功能主治】益气血，安胎元。用于妊娠 5 个月，因活动不慎或受惊吓，胎动不安，小腹痛引腰脊，小便痛，下血。

【用法用量】口服：每次服 50ml，日服 2 次。

【处方来源】唐·《外台秘要》

红旱莲酒

【处方】

红旱莲 30~60g　白酒 500ml

【制法】将上药洗净，切碎，置容器中，加入白酒，密封，浸泡 7 日后，过滤去渣，即成。

【功能主治】凉血止血，清热解毒。用于子宫出血，外伤出血，疮疖肿痛，吐血咯血等症。

【用法用量】口服：每次服 10ml，日服 2 次。

【处方来源】《民间百病良方》

鸡子阿胶酒Ⅱ

【处方】

鸡子黄 4 枚　阿胶 40g　青盐 3g　米酒 500ml

【制法】将米酒倒入坛中，置文火上煮沸，入阿胶，化尽后再入鸡子黄、青盐。待冷后备用。

【功能主治】补虚养血，滋阴润燥，止血，熄风。用于体虚乏力，妊娠胎动不安，胎漏下血，崩漏，子宫出血等。

【用法用量】口服：每次随量服之，每日早、晚各服 1 次。

【处方来源】明·《永乐大典》

胶艾酒

【处方】

阿胶 30g　当归 30g　艾叶 10g　川芎 10g　甘草 10g　生地 10g　白芍 20g　黄酒 250ml

【制法】上药除阿胶外，余各药捣碎，置砂锅内，冲入黄酒，置文火上煮沸，取下待温，过滤去渣，倒入砂锅内，放入阿胶，置文火上煮，待阿胶化尽后，即成。

【功能主治】补血活血，止血安胎。用于妊娠顿仆失踞，胎动不安，下血。

【用法用量】口服：每日 1 剂，空腹分 3 次服尽。

【处方来源】《药酒汇编》

二十七、妊娠风寒用药酒

芍药参归酒

【处方】

芍药 200g　人参 100g　当归 100g　甘草（炙）100g　白术 50g　厚朴（制）100g　薤白（切）200g　生姜（切）200g　白酒 4L

【制法】上药以水 5L，酒 4L，煮取 3L。

【功能主治】用于妊娠 8 个月，若中风寒，有所犯触，全身疼痛，乍寒乍热，胎动不安，眩晕头痛，绕脐下寒，时时小便，面色如米汁，或青或黄，或寒慄，腰背冷痛，目光呆滞。

【用法用量】口服：分 4 次服，日 3 夜 1。

【注意事项】忌海藻、菘菜、桃、李、雀肉等。

【处方来源】宋·《妇人良方》

二十九、妊娠腰痛用药酒

丹参酒 IV

【处方】

丹参 50g　益母草 50g　杜仲 30g　黄酒 300ml

【制法】将前 3 味切碎，置容器中，加入黄酒和水 300ml，煎至减半，去渣，待温，备用。

【功能主治】活血通络。用于妊娠腰痛（瘀血阻络型）。

【用法用量】口服：每日 1 剂，分 3 次温服。

【处方来源】临床经验方

枣盐酒

【处方】

红枣（烧令黑）14 枚　食盐（煅）3g　黄酒 80ml

【制法】将前 2 味共研细末，入酒共煮 1 分钟，候温，待用。

【功能主治】温中和胃。用于妊娠 4～5 个月时心腹绞痛不止。

【用法用量】口服：每日 1 剂，分 2 次温服。

【处方来源】《药酒汇编》

益肾安胎酒

【处方】

人参 9g　白术 9g　杜仲 9g　川续断

下篇
各类药酒

9g 桑寄生 9g 益智仁 9g 阿胶 9g 菟丝子 9g 补骨脂 9g 艾叶 6g 黄酒 250ml

【制法】上药（10味）加水煎 2 次，取浓汁 250ml，兑入黄酒，和匀，备用。

【功能主治】扶阳，益肾，安胎。用于妊娠腰酸腿软，小腹冷痛，白带下注，四肢不温，头眩健忘，面色晦暗等。

【用法用量】口服：每日 1 剂，分 3 次温服。

【处方来源】《药酒汇编》

破故纸酒

【处方】

破故纸 60g（炒香） 胡桃 5 个（去油） 黄酒 5L

【制法】将前 2 味共研细末，备用。

【功能主治】温肾通气。用于妊娠腰痛不可忍。

【用法用量】口服：每次取药末 6g，加入黄酒 500ml，煎煮沸后 1 分钟后，候温，空腹服之，日服 2 次。

【处方来源】《药酒汇编》

紫酒

【处方】

大黑豆 30g 川续断 20g 黄酒 100ml

【制法】将黑豆炒至香熟，川断切碎，入砂锅中，加入黄酒煎至 70ml，去渣，待温，备用。

【功能主治】补肾壮腰，通络止痛。用于妊娠腰痛。

【用法用量】口服：空腹 1 次顿服，不愈如法再制再服。

【处方来源】明·《本草纲目》

二十九、子宫脱垂用药酒

八月札酒

【处方】

八月札 50g 白酒 500ml

【制法】将上药洗净，切碎，稍浸，闷润至透，入布袋，置容器中，加入白酒，密封，浸泡 20 日后，即成。

【功能主治】疏肝理气，健脾和胃，活血止痛，除烦利尿。用于妇女子宫下坠，脱垂，痛经，肝胃气痛，腰痛，胁痛等症。

【用法用量】口服：每次服 10ml，日服 2 次。

【处方来源】《民间百病良方》

小金樱酒

【处方】

小金樱 100g 白酒 500ml

【制法】将上药捣碎，入布袋，置容器中，加入白酒，浸泡 5~7 日后，过滤去渣，即成。

【功能主治】散瘀活血。用于子宫脱垂，月经不调，妇女血虚干病等。

【用法用量】口服：每次服 10ml，日服 2 次。

【处方来源】《民间百病良方》

归芪酒 IV

【处方】

当归 10g 黄芪 50g 升麻 6g 白酒 300ml

【制法】将前 3 味切碎，置容器中，加入白酒，密封，浸泡 7~10 日后，过滤去渣，即成。

【功能主治】益气活血，升提固脱。用于子宫脱垂。

【用法用量】口服：每次服 15~30ml，日服 2 次。

【处方来源】临床经验方

三十、子痫用药酒

白术酒Ⅲ

【处方】

白术 45g　黑豆（炒香）10g　独活 30g　黄酒 300ml

【制法】将前 3 味捣碎或切薄片，置砂锅内，加入黄酒，煎至减半，去渣，备用。

【功能主治】补虚，祛风，止痉。用于妊娠中风，遍身强直，口噤不开，语言不利等。

【用法用量】口服：分 4 次温服，得汗即愈。口噤者，拗口灌之。每日 1 剂。

【处方来源】宋·《妇人大全良方》

【附记】一方无黑豆，一方有防风、余同上。

羌活酒Ⅱ

【处方】

羌活 45g　防风 30g　黑豆（炒香）10g　白酒 500ml

【制法】将前 2 味捣碎或切薄片，与黑豆一并置容器中，加入白酒，密封，候沸，浸泡 1 日后，过滤去渣，即成。

【功能主治】祛风止痉。用于妊娠中风痉，口噤，四肢强直，反张。

【用法用量】口服：取 30ml，撬开口，分两次灌服。

【处方来源】宋·《太平圣惠方》

育阴酒

【处方】

钩藤 9g　生地 9g　沙参 9g　麦冬 9g　当归 9g　白芍 9g　茯神 9g　生龙骨 9g　阿胶 9g　桑寄生 9g　生龟甲 12g　生牡蛎 12g　生鳖甲 12g　龙齿 12g　羚羊角粉 3g（研末冲入）　黄酒 300ml

【制法】将前 14 味切薄片，先将生龟甲、生牡蛎、生鳖甲、龙齿加水煎 1 小时，然后将余药和黄酒加入同煎，取汁 400ml，备用。

【功能主治】育阴潜阳，镇肝熄风。用于子痫（肝风内动型）。

【用法用量】口服：每日 1 剂，分 3 次服，各冲入羚羊角粉 1g。

【处方来源】《临床验方集》

藜芦酒

【处方】

藜芦 6g　60°白酒 300ml

【制法】将上药切碎，置容器中，加入白酒，密封，浸泡 6 日后，过滤去渣，即成。

【功能主治】祛风痰，止痫。用于先兆子痫。

【用法用量】口服：每次取酒 0.6ml，兑温开水 10ml 服之，日服 2~3 次。

【注意事项】本品有毒，不得过量。

【处方来源】《陕甘宁青中草药选》

第十三章
儿科用药酒

一、百日咳（顿咳）用药酒

牛膝兰草酒

【处方】

土牛膝 50g　鹅不食草 50g　马兰 50g　酒酿汁 200ml

【制法】将上药与酒同煮，加糖适量，取汁备用。

【功能主治】清热解毒，利尿。用于百日咳。

【用法用量】口服：每日 1 剂，分 3 次服完。

【处方来源】《药酒汇编》

葱肠酒

【处方】

葱头 50g　猪小肠 1 节　黄酒 300ml

【制法】将猪小肠洗净、切细，与葱头炒香后，加入黄酒和淘米水（米泔）300ml，煮熟取汁备用。

【功能主治】补虚润燥，化痰祛痰。用于百日咳，日久不愈，痰稀面白，遗尿气喘等。

【用法用量】口服：每日 1 剂，分数次服。

【处方来源】《民间百病良方》

二、寄生虫用药酒

土瓜根酒

【处方】

土瓜根 12g　低度白酒 100ml

【制法】上药细剉成片，用酒浸 1 宿。次日去滓。

【功能主治】涌吐驱虫。用于蛊毒。

【用法用量】一次服完。

【处方来源】宋·《圣济总录》

【附记】蛊毒：此指人腹中的寄生虫。原文有："吐下蛊即瘥"。

红藤酒 II

【处方】

红藤 30g　黄酒 120ml

【制法】红藤片加入黄酒中，煎至 60ml 为 1 剂。

【功能主治】清利湿热。用于胆道蛔虫病。

489

【用法用量】成人每日服 2 次，每次 1 剂，小儿用量酌减。

【处方来源】《中华外科杂志》1960，（4）：407

🌿 青梅煮酒 II

【处方】

青梅 30g　黄酒 100ml

【制法】青梅、黄酒同放瓷杯中，再将瓷杯放在有水的蒸锅中加热煎炖 20 分钟。

【功能主治】健脾温脏安蛔。用于食欲不振，蛔虫性腹痛，以及慢性消化不良性泄泻等症。

【用法用量】每次温服 10 ~ 30ml。

【处方来源】《药膳食谱集锦》

🌿 百部酊 II

【处方】

百部 30g　55% 乙醇 150ml

【制法】将百部切片置容器中，加入乙醇（酒精），密封，浸泡 3 日后，即可取用。

【功能主治】解毒，杀虫，止痒。用于蛲虫。

【用法用量】外用：先用温开水将患儿肛门洗净，在临睡前用药棉蘸药酒涂搽肛门及其周围。

【处方来源】《百病中医熏洗熨擦疗法》

🌿 青梅煮酒 I

【处方】

青梅 30g　黄酒 100ml

【制法】将青梅和黄酒放入瓷杯中，置有水的蒸锅中加热蒸炖 20 分钟、去渣、即成。

【功能主治】醒胃，杀虫，止痛。用于食欲缺乏，蛔虫性腹痛以及慢性消化不良性泄泻者，均可用之。

【用法用量】口服：每次温服 10 ~ 30ml，1 日 3 次。

【处方来源】《百病中医药酒疗法》

三、低热用药酒

🌿 三味葱白酒

【处方】

吴茱萸 15g　桂枝 10g　葱白（连须）14 个　白酒适量

【制法】将前 2 味共研细末，葱白捣烂，混合，入白酒调和成泥状，制成药酒饼 2 个，备用。

【功能主治】温经，通阳，退热。用于小儿低热（气虚或阳虚型）。

【用法用量】外用：取药酒饼敷患儿两足心，外用纱布包扎、固定。6 小时取下，不应，隔 4 小时再敷。

【处方来源】《药酒汇编》

🌿 红枣酒

【处方】

红枣 250g　羊脂 25g　黄酒 250ml

【制法】先将红枣用水煮软后倒去水，再加入羊脂和黄酒，煮 1 ~ 3 沸后，倒入罐内密闭贮存 7 日后，即成。

【功能主治】补中益气，养血安神，清热解毒。用于小儿低热（气血两虚型）。

【用法用量】口服：每次食枣 3 ~ 5 枚，日服 2 次，连用 7 ~ 8 日。

四、感冒用药酒

🌿 吴茱萸酒Ⅲ

【处方】

吴茱萸15g 明矾15g 白酒30ml

【制法】将前2味共研细末，入白酒调和成泥膏状，制成药酒饼2个，备用。

【功能主治】散寒，消炎，退热。用于小儿各型感冒。

【用法用量】外用：取药酒饼敷患儿两足心或手心，外用纱布包扎固定。

【处方来源】《药酒汇编》

🌿 明矾酒Ⅱ

【处方】

明矾12g 面粉少许 烧酒20ml

【制法】将明矾用烧酒浸化，然后与面粉拌匀，制一药酒饼，备用。

【功能主治】燥湿祛痰，杀虫解毒。用于小儿感冒，风痰壅塞。

【用法用量】外用：取药酒饼敷于患者脚心处，每日换药1~2次，连用2~3日。

【处方来源】《民间百病良方》

🌿 星黄酒

【处方】

生南星15g 雄黄15g 米醋30ml

【制法】将前2味共研细末，入米醋调和均匀，制成2个药酒饼，备用。

【功能主治】退热解毒。用于小儿风热感冒及流行性感冒。

【用法用量】外用：取药酒饼敷患儿两足心（涌泉穴），外用纱布包扎固定。

一般24小时内有退热作用。

【处方来源】《百病中医民间疗法》

🌿 荸荠酒

【处方】

鲜荸荠10个 米酒（酒酿）100ml

【制法】先将荸荠洗净、去皮、切片，与酒酿一同入锅，加水适量，煮熟即可食用。

【功能主治】清热解毒。用于小儿风热感冒，水痘，麻疹等。

【用法用量】口服：顿服，日服1~2剂。亦可连渣食用。

【处方来源】《民间百病良方》

🌿 葱姜酒

【处方】

生姜30g 葱白30g 食盐6g 白酒15ml

【制法】将前3味捣烂如糊状，入白酒调和均匀，用纱布包好，备用。

【功能主治】疏散风寒。用于小儿风寒感冒。

【用法用量】外用：取上药酒包涂搽小儿前胸、后背、手心、脚心、腋下、肘窝等处各涂搽1遍后让小儿静卧。

【处方来源】《民间百病良方》

五、惊风用药酒

🌿 二仁酒

【处方】

杏仁7粒 桃仁7粒 栀子7枚 面粉15g 白酒适量

【制法】将前3味共捣烂如泥，入面粉和白酒和成糊状，备用。

【功能主治】清心泻火，下气行瘀，安神熄风。用于急、慢惊风。

【用法用量】外用：每取药酒膏适量，涂搽患儿两足心、手心。每日涂搽数次。或外用纱布包扎。

【处方来源】《百病中医熏洗熨擦疗法》

清肝熄风酒

【处方】

天竺黄15g　栀子10g　蝉蜕6g　羚羊角粉1支（约0.9g）　米酒150ml

【制法】将前3味加水300ml煎至100ml，入米酒，羚羊角粉拌匀，即成。

【功能主治】清热化瘀，熄风止痉。用于急惊风。

【用法用量】口服：每次服5～10ml，日服3次。

【处方来源】临床经验方

六、惊痫用药酒

木防己酒

【处方】

木防己4g　铅丹16g　防风16g　桂心16g　龙齿16g　丹砂12g　甘草（炙）12g　独活6g　细辛6g　当归10g　干姜10g　莽草3g　白酒1L

【制法】上药切碎，入绢袋中，酒1L浸15天。

【功能主治】温阳利水，镇静安神。用于治小儿风痫发作，手足不仁。

【用法用量】口服：每次5～10ml，日服3次。

【处方来源】明·《普济方》

【附记】莽草：又名兰草、春草，为木兰科植物狭叶茴香的叶，辛温有毒，功能祛风消肿。风痫：小儿癫病的一种，其性多变的称风痫。

牛黄酒

【处方】

牛黄20g　钟乳（研）20g　麻黄（去节）20g　秦艽20g　人参10g　桂心16g　龙角10g　白术10g　甘草10g　当归10g　细辛10g　杏仁10g　蜀椒8g　蛴虫良（炙）8g　酒1L

【制法】上药切碎，用绢袋盛，酒浸之。

【功能主治】潜阳，镇静。用于治少儿惊痫，经年小劳辄发。

【用法用量】口服：每次5～10ml，日服3次。

【处方来源】明·《普济方》

【附记】惊痫：①泛指小儿因惊吓而发生的神志异常；可伴有肢体拘急、痉挛、抽搐等症状，即所谓急惊风。②指惊恐诱发的癫痫。③泛指引起的小儿抽搐和神志异常的多类疾病。

独活酒Ⅵ

【处方】

独活1.2g　甘草1.2g　木防己1.2g　干姜1.5g　细辛1.5g　鸱头1枚　桂心60g　铁精30g　人参9g　白酒400ml

【制法】将前9味捣碎，入布袋，置容器中，加入白酒，密封，浸泡5日后，过滤去渣，即成。

【功能主治】补肝肾，止风痫。用于小儿风痫，屡经发动。

【用法用量】口服：每次服5ml，日服2次。

【处方来源】明·《普济方》

紫石酒

【处方】

紫石英2.4g　制附子1g　铁精1.5g

茯神 1.5g　独活 1.5g　远志 1.8g　桂心 1.8g　炙蜂房 0.6g　牛黄 0.6g　干姜 1g 炙甘草 1g　人参 1g　白酒 500ml

【制法】将前 12 味捣碎，入布袋，置容器中，加入白酒，密封，浸泡 5～7 日后，过滤去渣，即成。

【功能主治】益气壮阳，清心安神。用于小儿风痫发作，言语谬错。

【用法用量】口服：每次服 5～10ml，日服 2 次。

【处方来源】明·《普济方》

七、麻疹用药酒

牛蒡蝉蜕酒Ⅱ

【处方】

牛蒡根 500g　蝉蜕 30g　黄酒 1.5L

【制法】将牛蒡根切片，与蝉蜕同置容器中，加入黄酒，密封，浸泡 5 日后，过滤去渣，备用。

【功能主治】散风宣肺，清热解毒，利咽散结，透疹。用于咽喉肿痛，咳嗽，喉痒，吐痰不利，麻疹，风疹，疮疖肿痛。

【用法用量】口服：每次服 10～20ml，日服 2 次。

【注意事项】凡脾胃寒湿腹泻者忌服。

【处方来源】《药酒汇编》

地龙酒Ⅱ

【处方】

地龙（去泥洗净）5 条　乌芋（即荸荠）20g　米酒适量

【制法】将前 2 味拌和，绞取汁，入米酒适量混合煎数沸，去渣候温，备用。

【功能主治】凉血解毒，透疹。用于出疹后血热毒盛，黑陷不起。

【用法用量】口服：1 次顿服。

【处方来源】《百病中医药酒疗法》

芫荽酒

【处方】

芫荽 120g　白酒 250ml

【制法】将芫荽入酒内煎 5 沸，倒入盆内，备用。

【功能主治】透发麻疹。用于麻疹见形后，收没太快。

【用法用量】外用：药盆上盖上竹席或薄板，并固定药盆，趁热熏洗患处（先熏后洗）。熏时室内必须保持适宜温度。患儿头面露出外，周身用被子包严（连用脸盆），不使外溢。熏至 10 分钟后，另换热汤熏洗，熏后速用热毛巾将汗水和水汽擦干，并注意保暖，免受风寒。

【处方来源】《百病中医熏洗熨擦疗法》

【附记】用时将患儿不时转动坐势，勿固定一处。同时药酒温度要适度，不宜太烫，免伤皮肤。若配用《医宗金鉴》荆防解毒汤加减内服，内外并治，效果尤佳。

柑树叶酒

【处方】

柑树叶 30g　米酒适量

【制法】将上药炒焦，研末，用米酒调和泥状，备用。

【功能主治】平喘。用于麻疹后气喘。

【用法用量】外用：取药酒泥敷患儿肚脐上，外用纱布胶布固定。每日换药 1 次。

【处方来源】《民间百病良方》

糯米酒 II

【处方】

糯米酒 100ml

【制法】将糯米酒隔水炖温，备用。

【功能主治】透疹。用于小儿麻疹初起者。

【用法用量】口服：趁热温服，服后盖被，汗出疹透。

【处方来源】《民间百病良方》

八、其他儿科用药酒

高热神昏外搽药酒方 II

【处方】

四季葱白 30g　大曲酒 250ml

【制法】先将葱白放在粗瓷大碗中捣烂，次将大曲酒倒入大碗内，点火将酒燃烧，待火苗烧到碗连时，即将火苗吹熄备用。

【功能主治】温经，通阳，退热。用于高热神昏。

【用法用量】外用：医者用手蘸着带有热气葱液，在患者头额、胸背及四肢摩擦，以擦至周身皮肤嫩红为止。

【处方来源】《百病中医熏洗熨疗法》

【附记】本方用于成人患者，效果亦佳。本方通过温经通阳作用使阳气郁遏得解，汗腺得松，使之热毒外泄，从而能收到较好的退热效果。

弄舌当归猪肉酒

【处方】

当归 3g　猪肉（薄切小片）25g　清酒 200ml

【制法】上药用清酒煮至 50ml，去药渣。

【功能主治】健脾，祛湿。用于治小儿 50 日以来，胎寒腹痛，微发热，聚唾沫，弄舌，躽啼上视。

【用法用量】口服：每次服 3～5ml，令患儿咽下，日三夜一，根据患儿年龄加减。

【处方来源】宋·《圣济总录》

【附记】弄舌：又名吐舌、舒舌，①因热而不断伸舌于外的现象。②即吐弄舌。

常山桂心疟疾酒

【处方】

常山 100g　桂心 50g　甘草 25g　白酒 1L

【制法】前 3 味切片，用酒煎取 700ml，去渣。

【功能主治】小儿疟疾。

【用法用量】口服：分数次服，致吐，病愈即止。不能自饮者，母含药与之饮。

【处方来源】唐·《外台秘要》

二姜呕吐酒

【处方】

干姜 15g　生姜 15g　白酒（或黄酒）50ml

【制法】将前 2 味捣碎，置容器中，加入白酒，密封，浸泡 7 日后，去渣，即成。或加红糖矫味。

【功能主治】温中止呕。用于呕吐，无论年龄大小均可用之。

【用法用量】口服：每次服 5～10ml，日服 2 次。不能饮酒者（如幼儿等）可取此药酒外擦肚脐、中脘穴，日搽数次。

【处方来源】临床经验方

第十四章
美容类药酒

一、祛斑灭痕药酒

祛斑灭痕药酒主要是为黧黑斑和瘢痕二症而设。黧黑斑，又名"面黑黯""黧黑黯"，简称"斑"。多因肾亏火旺，血虚不荣，火燥结滞或肝郁气滞所致。好发于面部，女性多见。主要临床表现是皮损呈黄褐或淡黑色斑块，形状大小不一，枯暗无光泽，不高出皮肤。与今之黄褐斑、皮肤黑变病相似。痕即瘢痕，一般多因疮疡、跌扑损伤皮肤、烫火伤、蛇虫所伤，手术后等瘥后所致。一般轻者可留有色斑，重则可形成瘢痕。本病多发生在关节部位和面、颈部。前者可不同程度的影响其功能活动；后者还影响外观美。常用药酒方有：

杏仁酒

【处方】

杏仁 50g　白酒 100ml

【制法】杏仁酒浸、皮脱捣烂、组袋盛，加酒密闭浸泡 7 日后使用。

【功能主治】润肤祛斑。用于面墨黯黑、肝色粗陋、皮厚状丑。

【用法用量】外用：夜取药袋拭面。

【处方来源】宋·《太平圣惠方》

驻颜酒

【处方】

柚子 5 个　生地黄 40g　芍药 40g　当归 40g　蜂蜜 50g　白酒 4L

【制法】将前 4 味共捣为粗末或切薄片，置容器中，加入白酒和蜂蜜密封，浸泡 3 个月后，去渣，即成。

【功能主治】养血驻颜。用于皮肤色素沉着、面部痤疮，发枯不荣等。

【用法用量】口服：每次 20～40ml，日服 1～2 次。

【处方来源】《药酒汇编》

枸杞酒Ⅳ

【处方】

枸杞根 500g　干地黄 100g　干姜 100g　商陆根 100g　泽泻 100g　蜀椒 100g　桂心 100g　酒曲适量

【制法】将枸杞根切碎，以东流水 40L 煮 1 日 1 夜，取汁 10L，渍曲酿之，如家酿法，酒熟取溶液。后 6 味，共研末，入布袋，内酒中，密封，埋入地下 3 尺，坚覆之，经 20 日后，取出，开封，其酒当赤如金色。

【功能主治】滋肾助阳，温阳利水。

用于灭瘢痕、除百病。

【用法用量】 口服：平旦空腹服 30～50ml。

【处方来源】 唐·《千金方》

【附记】 《备急千金要方》方中枸杞根为 60g、干地黄末 1250g，商陆末 200g。余同上。

桃花白芷酒

【处方】

桃花 250g　白芝麻 30g　白酒 500～1000ml

【制法】 将前 2 味置容器中，加入白酒，密封，浸泡 30 天后，过滤去渣，即成。

【功能主治】 活血通络，润肤祛斑。用于面色晦暗、黄褐斑，或妊娠产后面黯等症。

【用法用量】 口服：每次服 10～20ml，日服 2 次。同时外用，即取此酒少许置于手掌中，双手合擦至热时，即来回擦面部患处。

【注意事项】 孕妇、乳母患者只可外用，忌内服。

【处方来源】 《浙江中医杂志》

【附记】 采集桃花时间：系农历三月 3 日或清明前后，采集东南方向枝条上花苞初放及开放不久的桃花。

商陆酒Ⅲ

【处方】

商陆末（白色者）2500g　天门冬末 2500g　细曲（捣碎）5kg　糯米（净淘）10kg

【制法】 上先炊米熟，候如人体温；另煎热水适量，放冷，入诸药拌匀，再与米饭，细曲拌和，入瓮中，密封，酿 60 日成，去糟取用。

【功能主治】 滋养健壮，补肺益气，润泽皮肤，通利之便。用于灭瘢痕。

【用法用量】 口服：不拘时，随性饮之。

【处方来源】 宋·《太平圣惠方》

槟榔露酒

【处方】

槟榔 20g　桂皮 20g　青皮 10g　玫瑰花 10g　砂仁 5g　黄酒 1.5L　冰糖 100g

【制法】 将前 5 味共制为粉末，入布袋，置容器中加入黄酒密封，再隔水煮 30 分钟，待冷，埋入土中 3 日以去火毒。取出过滤去渣，加入冰糖，即用。（也可不入土去毒）

【功能主治】 疏肝解郁。用于黄褐斑（气郁型）。

【用法用量】 口服：每次 20ml，日服 2 次。

【注意事项】 孕妇忌服。

【处方来源】 《药酒汇编》

【附记】 也可除桂皮，加橘皮。

二、生发药酒

生发药酒是为脱发而设。盖发为血之余，故脱发属血虚者固多。"油风"（斑秃）"鬼剃头"也可致头发干枯，成片脱落，多属血虚风燥，不能荣养肌肤所致。眉毛脱落，多见于"麻风病"。

十四首乌酒

【处方】

制首乌 30g　熟地黄 24g　枸杞 15g　麦门冬 15g　当归 15g　桂圆肉 15g　西党参 15g　龙胆草 12g　白术 12g　茯苓 12g　广皮 9g　五味子 9g　黄柏 9g　黑枣 30g　白酒 1L

【制法】 将前 14 味捣碎或切薄片，置容器中，加入白酒，密封，浸泡 14 天后，过滤去渣，即成。

【功能主治】补肝肾，益气血，清湿毒，养血生发。用于青壮年血气衰弱、头发脱落不复生，且继续脱落者。

【用法用量】口服：每次 15ml，每日早、晚各服 1 次。

【注意事项】忌鱼腥。

【处方来源】宋佩衍遗方。

三叶柏叶酒

【处方】

鲜侧柏叶 30g　鲜骨碎补 30g　闹羊花 9g　85% 酒精 100ml

【制法】将前 3 味捣烂，连汁置容器中，加入 85% 酒精，密封浸泡 2 周后，过滤压榨取汁，备用。

【功能主治】补肾通络，凉血和血。用于脱发。

【用法用量】外用：涂搽患处，日涂数次。

【处方来源】《百病中医熏洗熨擦疗法》

双花二乌酊

【处方】

芫花 3g　红花 3g　制川乌 3g　制草乌 3g　细辛 3g　川椒 3g　75% 酒精（或白酒）100ml

【制法】将前 6 味捣碎或切薄片，置容器中，加入 75% 酒精，密封，浸泡 1 周后，即可取用。

【功能主治】辛散通络，活血化瘀。用于斑秃。

【用法用量】外用：涂搽患处，搽至头皮发热，发红为度，每日 1 次，30 次为 1 疗程。

【处方来源】《四川中医》

生发酊 I

【处方】

闹羊花 60g　补骨脂 30g　生姜 50g　75% 乙醇适量

【制法】先将闹羊花、补骨脂捣碎，置容器中，加入 75% 乙醇 500ml，搅拌后盖严。将容器放蒸汽锅内，保持微温，浸泡 9 小时后，过滤去渣。滤液再加入切碎的生姜、盖严，放置浸泡 2 昼夜，过滤，制成 400ml，分装，备用。

【功能主治】润肤生肌。用于斑秃、脂溢性皮炎。

【用法用量】外用：外涂患处，日涂 3 次。

【注意事项】忌口服。

【处方来源】《北京市中草药制剂选编》

生发酊 II

【处方】

诃子 20g　桂枝 20g　山柰 20g　青皮 20g　樟脑 20g　75% 乙醇 500ml。

【制法】将前 5 味共研细末，置容器中，加入 75% 乙醇，密封，浸泡 7 天后，过滤去渣，即成。

【功能主治】祛风止痒，解毒生发。用于脱发。

【用法用量】外用：先用艾叶汤（艾叶、菊花、薄荷、防风、起本、富香、甘草、蔓荆子、荆芥穗各 9g，煎水）熏洗患处（每日 1 剂，日 2 次），洗后抗干，再取此药涂擦患部。若配合汤剂内服，效果更佳。

【注意事项】治疗期间，忌食猪油、肥肉；忌用洗衣粉、肥皂水洗头。

【处方来源】《中医杂志》

【附记】可用做生发用。

生发药酒

【处方】

鲜骨碎补 30g　斑蝥 5 只　高度白酒 150ml

【制法】将骨碎补打碎，与斑蝥一起用白酒浸泡 12 日后，过滤即得。

【功能主治】促毛发生长。用于斑秃。

【用法用量】外用：用药棉球蘸药酒搽患处，日搽 2～3 次。

【注意事项】此药酒仅供外用，忌内服。药酒不能滴入眼中。

【处方来源】《民间百病良方》

【附记】又《疮疡外用本草》介绍治斑秃两方，可供选用。①川椒 30g，白酒 100ml。密封浸泡 6 日后即成。用此酒涂搽患处，以皮肤变红为宜。②零陵香、香白芷各 20g，野菊花 15g，甘松、防风各 10g，白酒 400ml。密封浸泡 6 日后即成。用治脂溢性脱发，头发糠疹。用法同上。效果亦佳。

外敷斑秃酒

【处方】

鲜骨碎补 30g　何首乌 30g　丹参 20g　洋金花 9g　侧柏叶 9g　白酒 250ml

【制法】将前 5 味捣碎或切薄片，置容器中，加入白酒，密封，浸泡 7 天后，即可取用。

【功能主治】补肾通络，和血生发。用于斑秃、脱发等。

【用法用量】外用：涂搽患处，日涂搽 3～4 次。

【处方来源】《药酒汇编》

冬虫夏草酒 Ⅱ

【处方】

冬虫夏草 100g　白酒 400ml

【制法】将上药置容器，加入白酒，密封，浸泡 7 日即可。

【功能主治】补气血，助生发，乌须发。用于圆形脱发、脂溢性脱发、神经性脱发、小儿头发生长迟缓。

【用法用量】外用：用牙刷蘸此酒外戳 1～3 分钟，每日早、晚各 1 次。

【处方来源】《赵炳南临床经验集》

【附记】临床证明：本药酒亦可内服。每日服 10～15ml，有滋肺益肾，止咳化痰之功。用于治疗劳嗽咳血、盗汗、肺结核、年老衰弱之慢性咳喘（老年慢性喘息性支气管炎）以及阳痿、病后体弱等症，用之颇验。酒尽再添酒浸泡，味薄即止。

侧柏三黄生发酒

【处方】

侧柏叶 30g　大黄 10g　黄芩 10g　黄柏 10g　苦参 10g　川芎 10g　白芷 10g　蔓荆子 10g　冰片 2g　高度白酒 500ml

【制法】上药除冰片外，共研为粉末或切薄片，纱布袋装，扎口，置容器中，加入白酒浸泡。7 日后取出药袋，压榨取液，两液混合，静置，加入冰片，搅匀，过滤即得。

【功能主治】促使毛发生长。用于秃发、斑秃或脂溢性脱发。

【用法用量】外用：用棉签蘸药酒涂搽患处（脱落部位），日搽 3～4 次。

【处方来源】《药酒汇编》

侧柏叶酒

【处方】

鲜侧柏叶30g　白酒200ml

【制法】将上药切碎，置容器中，加入白酒，密封，浸泡7天后，过滤去渣，即成。

【功能主治】清热凉血，祛风生发。用于脱发、脂溢性皮炎等。

【用法用量】外用：外涂擦患部，日涂3次。

【处方来源】《浙江中医杂志》

养血生发酒

【处方】

制何首乌50g　当归30g　熟地黄30g　天麻30g　川芎20g　木瓜20g　白酒1L

【制法】上药共研为粗末或切薄片，纱布袋装，扎口，白酒浸泡。密封浸泡14日后取出药袋，压榨取液，两液合并，静置，过滤后装瓶，备用。

【功能主治】养血补肾，祛风生发。用于斑秃、全秃、脂溢性脱发以及病后、产后脱发，属血虚证者。

【用法用量】口服：每次20ml，日服2次。

凡属血热型者非本方所宜。

【附记】引自《临床验方集》。

骨碎补酒Ⅱ

【处方】

鲜骨碎补30g　洋金花9g　侧柏叶9g　丹参20g　白酒500ml

【制法】将前4味捣碎或切薄片，置容器中，加入白酒，密封，浸泡7天后，过滤去渣，即成。

【功能主治】补肾通络，和血生发。用于斑秃、脱发等。

【用法用量】外用：不拘时；取此酒涂搽患处。

【处方来源】《药酒汇编》

复方藜芦酊

【处方】

藜芦5g　蛇床子5g　黄柏5g　百部5g　五倍子5g　斑蝥3g　95%医用乙醇100ml

【制法】将前6味捣碎或切薄片，置容器中，加入95%乙醇，密封，浸泡1周后，即可取用。

【功能主治】杀菌生发。治斑秃。

【用法用量】外用：用棉签蘸此酊涂搽皮损处，可先拭擦1片，如反应不严重，可擦较大范围，如皮损较广泛，则宜先剃发，每日涂擦1~2次。一般在涂后出现红斑、水泡。如见水泡，先停用，如见新皮后，再行应用。泡干后结痂，痂脱后，毳毛逐渐长出。

【处方来源】《浙江中医杂志》

【附记】用药后出现水泡不要为虑，待水泡消失后，大多会结痂，痂落后新发长，故而以出现水泡为佳兆。

斑秃酊

【处方】

羊踯躅花（即闹羊花）15g　骨碎补15g　川花椒30g　高粱酒150ml

【制法】将前3味共研粗末，入有盖的玻璃瓶内，再注入高粱酒，将瓶盖盖紧，浸泡7天后，即可开始取用。

【功能主治】鲜毒，杀虫，生发。用于斑秃。呈圆形脱落，肤色红光亮，痒如虫行。

【用法用量】外用：先用老牛姜切

片，用截面擦患处，待擦至皮肤有刺痛感时，再用羊毫笔蘸药酒涂擦患处，则收效尤速。每日早晚各三次。用药前，先摇动药瓶，使之酒液均匀。

【处方来源】《百病中医熏洗熨擦疗法》

【附记】又本方去花椒、骨碎补加地鳖虫（研末）备等份，浸酒，余同上。依上法用之，用骨碎补代生姜擦患处，再涂擦药配，效果亦佳。

🌿 斑蝥酒

【处方】

斑蝥（去头足翅）15 只　白酒 200ml

【制法】将上药研成粗末，置净瓶中，加入白酒，盖严，浸泡 5~7 日后即可取用。

【功能主治】攻毒，消疮。用于斑秃。

【用法用量】外用：涂搽患处，日轻涂 1 次。

【注意事项】忌内服。

【处方来源】《民间百病良方》

🌿 蔓荆附子酒

【处方】

蔓荆子 6g　附子 20g　白酒 500ml

【制法】将前 2 味捣碎或切薄片，置容器中，加入白酒，密封，浸泡 14 天后，过滤去渣，即成。

【功能主治】温阳祛风，通经和血。用于头发脱落及偏、正头痛等。

【用法用量】外用：每日取此酒洗头 1~2 次。不效，可再制再用。

【处方来源】《药酒汇编》

🌿 熟地枸杞沉香酒

【处方】

熟地黄 60g　枸杞 60g　沉香 6g　白酒 1L

【制法】将前 3 味捣碎或切薄片，置容器中，加入白酒，密封，浸泡 10 天后，过滤去渣，即成。

【功能主治】补肝肾，益精血。用于肝肾精血不足所致的脱发，白发，健忘，甚至斑秃。

【用法用量】口服：每次 10ml，口服 3 次。

【处方来源】《补品补药与补益良方》

三、乌须黑发药酒

乌须黑发药酒是为须发早白症而设。须发早白，除老年自然衰老变白者外，多因疾病引起的肝血肾阴不足，血气不荣，须发失养所致。青年少白头（俗称少年白），亦可因血热风燥所引起。

🌿 一醉散酒

【处方】

槐子 12g　旱莲草 1.5g　生地黄 15g　白酒 500ml

【制法】将前 3 味共研细末，置容器中，加入白酒，密封，浸泡 20 日后，过滤去渣，即成。

【功能主治】凉血，祛风，黑发。用于须发早白。

【用法用量】口服：随时随量饮之，使之微醉。

【处方来源】明·《普济方》

【附记】《普济方》云：取酒饮一醉后，觉来须发尽黑。恐不人信，将白毛鸡、犬喂试之，皆变为黑鸡犬也。

下篇　各类药酒

七宝美髯酒

【处方】

制首乌100g 茯苓50g 牛膝25g
当归25g 枸杞20g 菟丝子20g 补骨脂
15g 烧酒1.5L

【制法】上药共为粗末，入纱布袋
中，扎口，白酒浸泡。1个月后取出药
袋，压榨取液，两液混合，静置，过滤
即得。

【功能主治】补益肝肾，乌须黑发。
用于肝肾不足，须发早白，齿牙动摇，梦
遗滑精，腰膝酸软，妇女带下，男性
不育。

【用法用量】口服：每次15～20ml，
日服2次，早、晚各1次。

【处方来源】清·《医方集解》

【附记】本方是一首抗衰老、延年益
寿的良方。久服效佳。

女贞子酒

【处方】

女贞子250g 低度白酒750ml

【制法】将上药拍碎，置容器中，加
入白酒，密封，浸泡5～7天后，过滤去
渣，即成。

【功能主治】滋阴补肾，养肝明目。
用于阴虚内热、腰膝酸软、头晕目眩、肢
体乏力、肾虚腰痛、须发早白、心烦失
眠、口燥咽干、面色潮红、手足心热、舌
红、脉弦细数。

【用法用量】口服：每次温服15ml，
日服1～2次。

【处方来源】明·《本草纲目》

天门冬酒Ⅱ

【处方】

天门冬1500g 糯米500g 细曲350g

【制法】天门冬去心，捣碎，以水
20L，煮汁10L；糯米炊熟，细曲350g，
三味相拌，入瓮，密封3～7日，候熟压
取汁。

【功能主治】补五脏，调六腑，和血
脉。令人无病，延年轻身，齿落更生，发
白更黑。

【用法用量】口服：每日饮三杯（约
150ml），常令酒气相接，勿令大醉。

【注意事项】慎生冷，酢（同"醋"）
滑，鸡、猪、鱼、蒜，特忌鲤鱼，亦忌
油腻。

【处方来源】宋·《太平圣惠方》

【附记】《神农本草经》把天门冬归
入上品，认为久服可以"轻身，益气，延
年"，《千金要方》更称其能"齿落更生，
发白更黑。"

不老酒

【处方】

熟地黄60g 生地黄60g 五加皮60g
莲子心60g 槐角子60g 没食子6枚
白酒4L

【制法】将前6味共制为粗末，入布
袋，置容器中，加入白酒密封，经常摇动
数下，浸泡14天后，过滤去渣，即成。
药渣晒干，加工成细末，与大麦适量炒
和，炼蜜为丸，每丸重6g。

【功能主治】补肾固精，养血乌发，
壮筋骨。用于须发早白、腰膝无力、遗精
滑泄、精神萎靡等症。

【用法用量】口服：每次空腹服10～
15ml，日服2次，饭后服药1～2粒。

【处方来源】《药酒汇编》

五精酒

【处方】

枸杞子500g 天门冬500g 松叶

600g 黄精400g 白术400g 细曲1200g 糯米12500g

【制法】将前5味置砂锅中，加水煎汁1000ml（一般水煎2次，浓缩而成）；细曲研末，备用；糯米蒸熟沥半干后，倒入缸中待冷，加入药汁和细末，拌匀，密封，置保温处，21天后，候酒熟，去渣，备用。

【功能主治】补肝肾，益精血，健脾胃，祛风湿。用于体倦乏力、食欲不振、头晕目眩、须发早白、肌肤干燥、易痒等症。

【用法用量】口服：每次10～25ml，日服1次。

【注意事项】忌食鲤鱼、桃李、雀肉等。

【处方来源】明·《普济方》

【附记】常年补养，发白反黑，齿去更生。

中山还童酒

【处方】

马蔺子100g 马蔺根100g 黄米500g 陈曲2块 酒酵子2碗

【制法】将马蔺子埋入土中3日，马蔺根切碎；将黄米水煮成糜；陈曲研末，与酒酵子，并前马蔺子共和一处作酒，待熟；另用马蔺根，加水煎10沸，取汁入酒肉3日即成。

【功能主治】清热利湿，解毒，乌须发。用于须发变白。

【用法用量】口服：随时随量饮之，使之微醉。

【处方来源】清·《万病回春》

【附记】并歌云："中山还童酒，人间处女有。善缘待遇者，便是蓬莱叟。"

乌发益寿酒

【处方】

女贞子80g 旱莲草60g 黑桑葚60g

黄酒1.5L

【制法】将前3味捣碎，入布袋，置容器中，加入黄酒，密封浸泡14天后，过滤去渣，即成。

【功能主治】滋肝肾，清虚热，乌发益寿。用于肝肾不足所致的须发早白、头晕目眩、腰膝酸痛、面容枯槁、耳鸣等症。

【用法用量】口服：每次空腹温服20～30ml，日服2次。

【注意事项】阳虚畏寒者慎服。

【处方来源】《滋补药酒精粹》

乌须酒 I

【处方】

生地黄120g 何首乌120g 熟地黄60g 天门冬60g 枸杞子60g 当归60g 麦门冬240g 人参30g 牛膝30g 黄米2000g 建曲50g

【制法】将前9味共制为末，加入曲（压细），拌黄米饭，按常法酿酒。酒熟，压去渣，即可服用。

【功能主治】泽肌肤，乌毛发，滋补肝肾。用于精血不足，阴亏气弱所致的须发早白，面色少华，周身疲倦，腰膝酸软，头眩耳鸣等症。

【用法用量】口服：每日清晨服10～20ml。

【注意事项】服用期间忌食萝卜、葱、蒜。

【处方来源】清·《万病回春》

【附记】平素体质偏于气阴不足而无明显症状者，亦可饮之。

乌须酒 II

【处方】

赤何首乌250g 白何首乌250g 生

地黄60g　生姜汁60g　红枣45g　胡桃肉45g　莲子肉45g　当归30g　枸杞子30g　麦门冬15g　蜂蜜45g　米酒3.5L

【制法】将前11味，除生姜汁、蜂蜜外，其余各药加工捣碎或切薄片，混匀，入布袋，与生姜汁一起置容器中，加入米酒，密封，每日振摇数下，浸泡14天后，过滤去渣，加入蜂蜜，拌匀，即成。

【功能主治】补益精血，乌须黑发，延年益寿。用于须发早白、腰膝酸软、头眩耳鸣、疲倦等症。

【用法用量】口服：每次20ml，日服2次。

【注意事项】阳虚畏寒者忌服。

【处方来源】《药酒汇编》

乌须黑发药酒

【处方】

当归120g　枸杞120g　生地黄120g　人参120g　莲心120g　桑葚120g　何首乌120g　五加皮60g　黑豆（炒香）250g　槐角子30g　没食子30g　旱莲90g　五加皮酒6L

【制法】将前12味切片或捣碎，入布袋，置容器中，加入五加皮酒，密封，浸泡21天后，压榨以滤取澄清液，贮瓶备用。药渣晒干，共研细末，为丸，如梧桐子大，备用。

【功能主治】补肝肾，益气血，祛风湿，乌须发，固肾气。用于肾气不固、肝肾不足、气血虚弱所致的腰酸、头晕、遗精、须发早、乏力等症。

【用法用量】口服：每日适量饮用，并送服丸药。

【处方来源】《百病中医药酒疗法》

【附记】五加皮酒应是用单味南五加皮酿制，或白酒浸制而成的药酒。

巨胜酒

【处方】

黑芝麻300g　薏苡仁300g　生地黄480g　白酒5L

【制法】将黑芝麻炒香，薏苡仁炒至略黄，此2味并捣烂，与切碎的生地黄共入布袋，置容器中，加入白酒，密封，浸泡10日后，过滤去渣，即成。

【功能主治】补肝肾，润五脏，填精髓，祛湿气。用于气虚脾弱，腰膝疼痛，神经衰弱，健忘，须发早白等症。

【用法用量】口服：每次20ml，日服2次。

【处方来源】《药酒汇编》

叶酸桑葚酒

【处方】

三叶酸250g　黑桑葚250g　白酒1.5L

【制法】将前2味捣碎，置容器中，加入白酒，密封，浸泡7天后，即可取用。

【功能主治】润五脏，调气血，乌须发。用于须发早白、腰酸、头晕目眩、燥热咳嗽、口渴、小便不利、耳鸣等症。

【用法用量】口服：每次15～30ml，日服3次。

【处方来源】《药酒验方选》

羊不吃草酒

【处方】

女贞子500g　糯米3000g

【制法】上药拌匀蒸熟，以酒曲造成酒，或改为冷浸法，即以适量女贞子加酒浸泡7日使用。

【功能主治】滋补肝肾，明目乌须，延年益寿。适用于肝肾阴虚，腰酸，头晕耳鸣，须发早白，视物不明等症。

【用法用量】口服：每次20ml，日服2次。

【处方来源】明·《医便》

【附记】在中药里，有两种冬青子，名同而实异，一种是木樨科植物女贞的果实，该药常称作女贞子；另一种是冬青科植物冬青的果实。前者甘苦性凉，为清补之品，可滋补补肾，养阴明目；后者也是甘苦性凉之药，但以祛风补虚为其功效，两药都可用来制备药酒。本方所载冬青子酒，使用的是木樨科女贞的果实，即女贞子。据现代药理研究，女贞子所含的柳得洛苷，具有除疲劳的作用，女贞子的醇制剂能明显对抗化疗时的白细胞下降，具有升高白细胞的作用，女贞子还可增加心脏冠脉血流量，并具有一定的抗癌作用。《医便》冬青子酒的补益延年作用，与女贞子上述药理作用有一定关系。

地术酒

【处方】

生地黄40g 白术30g 枸杞24g 五加皮20g 甘草12g 糯米600g 细曲50g

【制法】将前5味切薄片，细曲研末，备用。将药置砂锅中，加水煮至1.6L，去渣，倒入容器中，待冷；糯米洗净，蒸饭，待冷，入细曲，拌匀，置容器中，拌匀，密封，置保温处，如常法酿酒。21日后药酒即熟，去渣，即成。

【功能主治】补肝肾，和脾胃，乌发明目。用于腰膝酸软，视物模糊，须发早白，小便淋沥，脾虚泄泻，食欲缺乏，胸腹胀满等症。

【用法用量】口服：每次服15～30ml，日服3次，或不拘时候，随量

饮之。

【处方来源】《药酒汇编》

地黄年青酒Ⅱ

【处方】

熟地黄100g 万年青150g 桑葚120g 黑芝麻60g 怀山药200g 南烛子30 花椒30g 白果15g 白酒7L

【制法】将前8味捣碎或切薄片，入布袋，置容器中，加入白酒，密封浸泡7天后，过滤去渣，即成。

【功能主治】补肝肾，益精血，乌须发，聪耳明目。用于肝肾亏损、须发早白、视听下降、未老先衰等。

【用法用量】口服：每次空腹温服20ml，日服2次。

【注意事项】忌食萝卜。

【处方来源】《百病中医药酒疗法》

地膝酒

【处方】

熟地黄200g 南五加皮200g 怀牛膝200g 细曲200g 糯米2000g

【制法】将前3味置砂锅中，加水5L，煎至3000ml，待冷，倒入坛中；糯米蒸饭，待冷，细曲（先研细末）入坛中，拌匀，密封，置保温处，如常法酿酒。至14日后，去渣，即成。

【功能主治】滋肝肾，壮筋骨，乌须发，健身益寿。用于容颜无华，须发早白，筋骨软弱，两足无力。

【用法用量】口服：每次15～20ml，日服3次。

【处方来源】《药酒汇编》

【附记】一方熟地黄用400g，糯米2500g，余同上。

🌿 百岁酒

【处方】

黄芪（蜜炙）60g　茯神60g　当归
36g　党参30g　麦门冬30g　茯苓30g
白术30g　枣皮30g　川芎30g　龟胶30g
防风30g　枸杞30g　广陈皮30g　熟地黄
36g　肉桂18g　五味子24g　羌活24g
红枣100g　冰糖100g　高粱酒10L

【制法】将前18味捣碎或切薄片，置
容器中加入高粱酒和冰糖，密封，隔水煮
一炷香时，取出，埋入土中7日以出火
毒。过滤去渣，即成。

【功能主治】益气血，补肝肾，健脾
胃，宁神志。用于须发早白。

【用法用量】口服：每次15～30ml，
日服3次。或适量饮用，勿醉。

【处方来源】《药方杂录》

【附记】《药方杂录》云：余在甘肃、
昭齐礼堂军门填授一药酒方，谓可治聋、
明目、黑发、驻颜。余服之一月，目力顿
觉胜前。军门云：此方名周公百岁酒，其
方得之塞上，周翁自言服此方四十年，寿
已逾百岁，翁家三代皆取此酒，拍承无七
十岁以下人。余在粤西，刻布此方，僚采
军民服者皆有效，遂名梁公酒，有名医熟
玩此方，久而憬然，曰：水火既济，真是
良方，其制胜全在羌活一味，此新谓小无
不入，大无不通，非神识手，莫能用此
也，自是而日3服，至今已八年，未几余
引疾归田，侨居南浦，有患3年疟者，乞
此酒一瓶，饮之前后凡两人，皆应手霍
然。而浦人不以为然，至有誉其方者曰：
此十八味平平无奇。余闻之而齿冷而已。
余同怀弟灌文、广文素嗜饮，中年以后已
戒酒疠。每日啜粥不过一勺，颜色憔悴，
骨立如柴，医家皆望而欲走，适其长子元
振在余桂林署中将此方寄之，灌文以绍兴
酒代之，日饮数杯，以次递加，半月后，

眠食渐进，一月后遂复原。客秋余口福州
相见，则清健较胜十年前，而豪饮如故。
据言并未服他药，只常服此酒日约3斤，
已5年矣。夫绍兴酒之力，固不及烧酒之
厚，然服烧酒者日以两计，服绍酒者日以
斤计，则其力以足相致，故其效并同也。
余五十岁时鬓及早白，须亦苍然，自取此
酒之后，白发竟为稍变，初亦不觉，惟剃
头时，自见所落发不计似以前之白；始知
黑发已有可据，惟白须如旧。常服此酒，
还有强身健体，益寿延年之效。

🌿 补血顺气药酒

【处方】

天门冬120g　麦门冬120g　怀生地
250g　熟地黄250g　人参60g　白茯苓
60g　枸杞60g　砂仁20g　木香15g　沉
香9g　白酒8L

【制法】将前10味共制为粉末或切薄
片，入布袋，置容器中，加入白酒加盖，
浸泡3天后，用文火再隔水煮半小时，以
酒色转黑为宜。密封，再继续浸泡1～2
天后，过滤去渣，即成。

【功能主治】滋阴益气，理气和中。
用于气血不足、乏力短气、面色无华、须
发早白，精神不振、脾胃不和、脘满食少
等症。

【用法用量】口服：不拘时候，适量
饮用，勿醉。

【注意事项】忌食萝卜、葱、蒜。

【处方来源】明·《医便》

【附记】如有热象，可去木香，人参
减半。

🌿 何首乌酒 II

【处方】

制何首乌100g　白酒500ml

【制法】将上药为末，置容器中，加

入白酒，密封，每日振摇 2 次，浸泡 10 天后，过滤去渣，即成。

【功能主治】养血，补肝肾。用于须发早白、血虚头晕、眼花、腰酸带下等。

【用法用量】口服：每次 20ml，日服 2 次。

【处方来源】《民间百病良方》

龟台四童酒

【处方】

胡麻仁 300g　黄精 350g　天门冬 250g　白术 250g　朱砂 10g　桃仁 150g　茯苓 200g　糯米 5000g　酒曲 320g

【制法】将前 7 味，除朱砂外，均置砂锅中，加水煎至 500ml；糯米，浸湿，沥干，蒸饭，待冷，置坛中，加入药汁和酒曲（先研细末），拌和均匀，密封，21 日后，酒熟，用纱布去渣，贮入瓶中。将朱砂研末，倒入酒瓶中，拌匀，待澄清后，即可饮用。

【功能主治】悦容颜，乌须发，壮精神，安五脏，健身益寿。用于容颜憔悴、须发早白、头晕眼花、体倦食少、多梦惊悸等症。

【用法用量】口服：每次空腹温服 10～25ml，每日早、中、晚各服 1 次。

【处方来源】明·《遵生八笺》

【附记】精血亏虚体弱者，经常服用，有"强身健体、延年益寿"之功。

固本地黄酒

【处方】

生地黄 30g　熟地黄 30g　天门冬 30g　麦门冬 30g　白茯苓 30g　人参 30g　白酒 1L

【制法】将前 6 味捣碎，置容器中，加入白酒，密封，浸泡 3 天后，再用文火煮沸，以酒色变黑为度，埋入土中 7 日以

去火毒，取出，过滤去渣，即成。

【功能主治】补益精血，乌须发，壮精神。用于须发早白、头晕眼花、多梦惊悸等症。

【用法用量】口服：每次空腹服 15～30ml，日服 3 次，或不拘时，随量饮之。

【处方来源】明·《普济方》

经验乌须酒

【处方】

枸杞 200g　生地黄汁 300ml　白酒 1.5L

【制法】大枸杞要每年冬壬癸日，面东采摘红肥者，捣破，同酒盛于瓷器内，浸泡 21 天足，开封，添生地黄汁搅匀，各以纸三层封其口，候至立春前 30 日开瓶饮用。

【功能主治】滋肝肾，乌须发，身轻体健。用于须发早白。

【用法用量】口服：每次空腹暖饮 20～30ml，日服 2 次。

【注意事项】勿食三白。

【处方来源】清·《万病回春》

养血乌发酒

【处方】

制首乌 30g　熟地黄 30g　当归 15g　白酒 1L

【制法】上药研为粗末或切薄片，纱布袋装，扎口，白酒浸泡 15 日后取出药袋，压榨液，两液混合，静置，过滤后装瓶即得。

【功能主治】养精血，乌须发。用于精血不足，未老先衰，须发早白。

【用法用量】口服：每次 15～30ml，日服 1～2 次。

【处方来源】《山东中医杂志》

【附记】有用此药酒治疗 36 例，病程

5～10 年，其中局限性白发 20 例，弥散性白发 16 例，结果痊愈 24 例，好转 8 例，总有效率达 88.89%。

首乌当归酒

【处方】

制何首乌 30g　熟地黄 30g　当归 15g　白酒 1L

【制法】将前 3 味洗净，切碎，入布袋，置容器中，加入白酒，密封，每日振摇数下，浸泡 14 天后，过滤去渣，即成。

【功能主治】补肝肾，益精血。用于须发早白、腰酸、头晕、耳鸣等症。

【用法用量】口服：每次 10～15ml，日服 2 次。

【处方来源】《民间百病良方》

首乌黑豆酒

【处方】

制首乌 90g　熟地黄 45g　生地黄 45g　天门冬 45g　麦门冬 45g　枸杞 30g　牛膝 30g　当归 30g　女贞子 30g　黑豆（炒香）60g　白酒 4L

【制法】将前 10 味捣碎或切薄片，入布袋，置容器中，加入白酒，密封浸泡 15 天后，过滤去渣，即成。

【功能主治】补肝益肾，生发乌发。用于青年脱发和白发等症。

【用法用量】口服：每次 20ml，日服 2 次。

【处方来源】《药酒汇编》

枸杞地黄酒

【处方】

枸杞 60g　黑芝麻 30g（炒）　生地黄汁 80ml　白酒 1L

【制法】将枸杞子捣碎，与黑芝麻同置容器中，加入白酒，密封，浸泡 20 天，再加入地黄汁，搅匀，密封，浸泡 30 天后，过滤去渣即成。

【功能主治】滋阴养肝，乌须健身，凉血清热。用于阴虚血热、头晕目眩、须发早白、口舌干燥等症。

【用法用量】口服：每次空腹服 20～30ml，日服 2 次。

【处方来源】《民间百病良方》

枸杞麻仁酒 Ⅰ

【处方】

枸杞 500g　生地黄 300g　胡麻仁 300g　火麻仁 150g　糯米 1500g　酒曲 120g

【制法】将枸杞拍碎，置砂锅中，加水 3000ml，煎至 200ml，倒入坛中待冷；糯米蒸熟；生地、酒曲捣为末，胡麻仁、火麻仁蒸熟捣烂，共入坛中，拌匀。密封，14 日后，去渣即成。

【功能主治】滋肝肾，补精髓，润五脏，养血益气。用于须发早白、虚羸黄瘦、食欲不振、中年腰膝酸软。

【用法用量】口服：每次适量饮之，以不醉为度。日服 3 次。

【处方来源】《药酒汇编》

耐老酒

【处方】

生地黄 250g　枸杞 250g　滁菊花 250g　糯米 2500g　细曲 200g

【制法】将前 3 味加工捣碎或切薄片，置炒锅中，加水，5000ml，煎取 2500ml，倒入净瓶中，待冷备用；细曲碎为粗末，备用；再将糯米洗净，蒸煮，沥半干，待冷后，拌入细曲末，然后倒入药坛内，与药汁拌匀，密封，置保温处，经 21 天后，酒熟，去渣，贮瓶备用。

【功能主治】滋肝肾，补精髓，延年益寿。用于肝肾不足所致的头晕目眩、须发早白、腰膝酸软等症。

【用法用量】口服：每次空腹温服20~25ml，每日早、中、晚各服1次，以瘥为度。

【处方来源】《药酒汇编》

【附记】阴虚久生内热，老年肝肾不足者经常饮用此药酒，能达到"防病治病、延年益寿"之功。

🍂 康壮酒

【处方】

枸杞45g　菊花45g　熟地黄45g　炒陈曲45g　肉苁蓉36g　白酒1.5L

【制法】将前5味捣碎为粗末或切薄片，入布袋，置容器中，加入白酒密封，浸泡7天后，过滤去渣，加入凉白开水100ml，混匀，即成。

【功能主治】滋补肝肾，助阳。用于须发早白、神疲乏力、腰膝酸软等症。

【用法用量】口服：不拘时，随量，空腹温服。

【处方来源】《药酒汇编》

【附记】一方除炒陈曲，加炒陈皮、肉桂各45g。余同上。

🍂 常春酒 Ⅱ

【处方】

常春果200g　枸杞200g　白酒1.5L

【制法】将前2味拍裂，入布袋，置容器中，加入白酒，密封浸泡7天后，过滤去渣，即成。

【功能主治】益精血，乌须发，悦颜色，强腰膝。用于须发早白、身体虚弱、腰冷痛、妇女经闭等。

【用法用量】口服：每次20~40ml，日服3次。

【处方来源】《民间百病良方》

🍂 黄精门冬酒

【处方】

黄精200g　天门冬（去心）150g　白术200g　松叶300g　枸杞根150g

【制法】上药切碎，以水300kg，煮取汁100kg，浸曲5kg，炊米100kg，如常法酿酒，候熟压取酒汁。

【功能主治】强壮筋骨，补益精髓，延年补养。用于使发白再黑，齿落更生。主万病。

【用法用量】口服：每次20ml，日服2次。

【注意事项】忌桃、李、雀肉。

【处方来源】宋·《太平圣惠方》

🍂 鹤龄酒

【处方】

枸杞120g　制首乌120g　当归60g　天门冬60g　生地黄60g　党参20g　菟丝子20g　补骨脂20g　山茱萸20g　怀牛膝90g　蜂蜜120g　白酒3L

【制法】将前10味共制为粗末或切薄片，入布袋，置容器中，加入白酒盖好，置文火上煮沸，取下候冷，密封，埋入土中7日以去火毒，取出过滤去渣，加入蜂蜜，拌匀，即成。

【功能主治】补肝肾，益精血。用于未老先衰、腰膝酸软、筋骨无力、眼目昏花、齿落、食欲不振、须发早白、精神萎靡等。

【用法用量】口服：每次20ml，日服3次。

【处方来源】临床经验方

四、养颜嫩肤药酒

美好的容颜，悦泽的肤色，白皙嫩鲜

下篇　各类药酒

的皮肤，是身体强壮的重要标志，也是人体外在美的重要体现。凡此皆取决于人体气血的强弱。若气血旺盛、精力充沛、心情舒畅、注重摄取，方能使人面色光华、色若桃花、容如少女、青春常驻。反之若体质虚弱，尤其病后、产后，往往可使人之气血亏损、皮肤颜色萎黄无华、粗糙失嫩。养颜嫩肤药酒是为皮肤粗糙失嫩、萎黄无华症而设。常用药酒方有：

🌿 三圣酒 Ⅱ

【处方】

白人参 20g　怀山药 20g　白术 20g　白酒 500ml

【制法】将前 3 味粗碎，入布袋，置容器中，加入白酒，盖好，以文火煮百沸，取下待冷，密封，浸泡 3～5 天后，过滤去渣，即成。

【功能主治】补元气，健脾胃。用于久病体虚、脾胃虚弱、面色不华、倦怠乏力、食欲缺乏等症。

【用法用量】口服：每次空腹温服 10～15ml，日服 3 次。

【处方来源】《药酒汇编》

🌿 玉液酒

【处方】

生猪板油 50g　蜂蜜 10～20g　白酒 500ml

【制法】将猪板油切碎，置容器中，加入白酒和蜂蜜，盖好，置文火上煮数百沸，取下待温，过滤去渣，备用。

【功能主治】润肺生肤，泽肤美发。用于老年人肺虚久咳、肌肤粗糙、毛发枯黄等。

【用法用量】口服：每次空腹温服 20ml，日服 3 次。

【注意事项】痰湿内停者慎用。

【处方来源】《民间百病良方》

🌿 归元酒 Ⅱ

【处方】

当归 15g　桂圆肉 15g　白酒 500ml

【制法】将前 2 味置容器中，加入白酒，密封，浸泡 7 天后，过滤去渣，即成。

【功能主治】养血益颜。用于黑色素沉着、皮肤老化等。

【用法用量】口服：每晚睡前服 20ml。

【处方来源】《民间百病良方》

🌿 归芪白芍酒

【处方】

当归 24g　黄芪 12g　白芍 12g　白术 8g　冰糖 20g　白酒 600ml

【制法】将前 4 味捣碎或切薄片，入布袋，置容器中，加入白酒，密封，每日振摇 1 次，浸泡 21 天后，去药袋，加入冰糖，溶化后，滤过，即成。

【功能主治】补血养气。用于内伤劳倦、脾虚泄泻、食欲不振、面色不华、精神萎靡、血虚羸弱、眩晕头痛等。

【用法用量】口服：每次空腹温服 20ml，日服 2 次。

【处方来源】《药酒汇编》

🌿 四补酒

【处方】

柏子仁 15g　制首乌 15g　肉苁蓉 15g　牛膝 15g　白酒 500ml

【制法】将前 4 味捣碎或切薄片，置容器中，加入白酒，密封，每日振摇 1 次，浸泡 20 天后，过滤去渣，即成。

【功能主治】益气血，补五脏，悦颜

色。用于气血不足、面色不华、心慌气短等。

【用法用量】口服：每次 10～20ml，日服 2 次。

【处方来源】《药酒汇编》

🌿 白鸽滋养酒

【处方】

白鸽 1 只　血竭 30g　黄酒 1L

【制法】将白鸽去毛及肠杂，洗净，纳血竭（研末）于鸽腹内针线缝合，入砂锅中，倒入黄酒，煮数沸令熟，候温，备用。

【功能主治】活血行瘀，补血养颜。用于干血痨（面目黑暗、骨蒸潮热、盗汗、颧红、肤糙肌瘦、月经涩少）。

【用法用量】口服：每次 15ml，日服 2 次，鸽肉分 2 次食之。

【处方来源】《民间百病良方》

🌿 地杞血藤酒

【处方】

熟地黄 60g　枸杞 60g　何首乌 60g　鸡血藤 60g　全当归 60g　白酒 2.5L

【制法】将前 5 味共制为粗末或切薄片，置容器中，加入白酒。密封，经常摇动数下，浸泡 14 天后，过滤去渣，即成。

【功能主治】补肝肾，填精血。用于腰膝酸软、面容萎黄、体倦乏力、精神不振等症。

【用法用量】口服：每次空腹服 10～20ml，日服 3 次。

【处方来源】《药酒汇编》

🌿 地黄糯米酒

【处方】

干地黄 1500g　糯米 2500g　酒曲 180g

【制法】将地黄略蒸后捣碎，酒曲研末，备用。糯米淘洗，沥干，蒸饭，待温，置容器中，加入地黄、酒曲拌匀，密封，保温，约经 21 日后酒熟，去渣，即成。

【功能主治】补肝肾，滋阴血，乌须发，延年益寿。用于肝肾阴血不足所致的腰酸腿软、耳鸣目眩、月经不调、须发早白、面色无华、脾胃虚弱、食后不消、身感乏力等症。

【用法用量】口服：每次随量饮之，勿醉，日服 3 次。

【处方来源】宋·《太平圣惠方》

【附记】本方还有补益增白作用。

🌿 补仙酒

【处方】

生地黄 30g　菊花 30g　当归 30g　牛膝 15g　红砂糖 200g　白酒 500ml　糯米甜酒 500ml　食醋 20ml

【制法】以食醋将红砂糖调匀，一同加入酒内，将其余药物一同装入纱布袋中，扎口，浸泡酒中，密封 7 日后取用。

【功能主治】补肝肾，益阴血。用于老年人精血亏损，容颜憔悴。

【用法用量】口服：每次 20ml，日服 2 次。老年人若血压不高，可长期服用。

【处方来源】《经验良方全集》

🌿 鸡子美容酒

【处方】

鸡子 3 枚　白酒 500ml

【制法】将鸡蛋敲破，混入白酒中，密封，浸泡 28 天后，备用。

【功能主治】美容。用于面色无华、唯恐憔悴。

【用法用量】外用：取此酒涂面，每

口早、晚各 1 次。

【处方来源】唐·《外台秘要》

矾石酒

【处方】

矾石（烧炼各半）60g　石膏 30g
代赭石 30g　淮山药 30g　蜀椒 30g　远志
30g　狼毒 30g　半夏（洗）30g　芒硝
30g　玄参 30g　麻黄 30g　防风 30g　桔
梗 30g　干地黄 30g　秦艽 30g　石楠叶
30g　石韦 30g　黄连 30g　荠草 30g　寒
水石 30g　菟丝子 30g　炙甘草 30g　白石
英 45g　杏仁（去皮尖）50g　酒曲 1500g
糯米 3000g

【制法】将前 24 味共制为粗末或切
薄片，入布袋，待用；再将糯米淘洗
净，沥干，蒸饭，待温，入酒曲拌匀入
瓮中，密封，保温，待酒熟后，取药袋
入酒中，密封，浸泡 7～10 天后，过滤
去渣，即成。或将药袋置容器中，加入
白酒 5L，密封，浸泡 7～10 天后，过滤
去渣，即得。

【功能主治】祛邪润肤，悦色驻颜。
用于体质虚弱、感受风湿、腰酸肢困、面
色无华等症。

【用法用量】口服：每次 10～15ml，
日服 2 次。

【处方来源】唐·《千金翼方》

固本酒 II

【处方】

人参 30g　熟地黄 30g　生地黄 30g
麦门冬 30g　天门冬 20g　云茯苓 20g　白
酒 1.5L

【制法】将前 6 味共制为粗末，置容
器中，加入白酒，密封，浸泡 3 日后，再
置炉火上，先文火后武火。煮至酒色变黑
为度，待冷埋入土中 3 日，取出，过滤去

渣，即成。

【功能主治】悦容颜，增精神，壮气
力，滋阴补虚。用于毛枯发白、面容憔
悴、精神不振、腰酸膝困。

【用法用量】口服：每次空腹服 10～
20ml，日服 2 次。或随量饮服，以不醉
为度。

【处方来源】明·《普济方》

参术酒 III

【处方】

党参 30g　炙甘草 30g　红枣 30g　炒
白术 40g　生姜 20g　白茯苓 40g　黄酒 2L

【制法】将前 6 味共研为粗末或切薄
片，置容器中，加入黄酒，密封，浸泡
5～7 天后，过滤去渣，即成。

【功能主治】益气健脾。用于脾胃气
虚、食少便溏、面色萎黄、四肢乏力等。

【用法用量】口服：每次 5～30ml，
日服 2 次。

【处方来源】《药酒汇编》

参归补虚酒

【处方】

全当归 25g　白术 25g　川芎 10g　人
参 15g　生地黄 15g　炒白芍 18g　炙甘草
20g　云茯苓 20g　五加皮 25g　红枣 35g
核桃肉 35g　白酒 2L

【制法】将前 11 味共研细粒，入布
袋，置容器中，加入白酒浸泡，盖严，隔
水加热煮 1 小时后，取下待冷，密封，埋
入土中 5 天以出火毒，取出静置 7 天，过
滤去渣，即成。

【功能主治】补气和血，调脾胃，悦
颜色。用于气血两虚、面黄肌瘦、食欲不
振、精神萎靡等。

【用法用量】口服：每次温服 10～

15ml，日服 2 次。

【处方来源】《药酒汇编》

参芪酒 II

【处方】

党参 30g　黄芪 30g　怀山药 20g　白茯苓 20g　扁豆 20g　白术 20g　甘草 20g　红枣 15g　白酒 1.5L

【制法】将前 8 味共制为粉末，入布袋，置容器中，加入白酒，密封，每日振摇 1 次，浸泡 14 天后，过滤去渣，即成。

【功能主治】益气健脾，养血悦色。用于气虚无力、面色无华、不思饮食等症。

【用法用量】口服：每次温服 10 ~ 15ml，日服 2 次。

【注意事项】外感发热者忌服。

【处方来源】《药酒汇编》

参杞酒 III

【处方】

枸杞子汁 100ml　生地黄汁 100ml　麦门冬汁 60ml　杏仁汤（去皮尖）30ml　人参 20g　白茯苓 30g　白酒 100ml

【制法】将白酒倒入容器中，再将人参、白茯苓捣碎，与上各药汁（汤）一同倒入白酒内，混匀密封，浸泡 15 天后，过滤去渣，即成。

【功能主治】益精固髓，滋阴明目，润五脏，延年益寿。用于肾虚精亏、腰困体倦、阳痿不起、食欲不振。耳聋目昏、面色无华、憔悴、肌肤粗糙、大便秘结等症。

【用法用量】口服：每次 10 ~ 15ml，日服 2 次。

【处方来源】《药酒汇编》

参杞酒 IV

【处方】

党参 25g　枸杞 25g　米酒 500ml

【制法】将党参拍裂切片，枸杞洗净，晾干，共置容器中，加入米酒，密封，浸泡 7 天后，过滤去渣。即成。

【功能主治】补气健脾，养肝益胃。用于脾胃气虚、血虚萎黄、食欲不振、肢体倦怠、腰酸头晕等症。

【用法用量】口服：每次服 10 ~ 15ml，日服 3 次。

【注意事项】感冒发热者慎服。

【处方来源】《民间百病良方》

参桂酒 II

【处方】

人参 15g　肉桂 15g　白酒 1L

【制法】将前 2 味洗净，切碎，置容器中，加入白酒，密封，浸泡 7 天后，即可取用。

【功能主治】补气益虚，温通经脉。用于中气不足、手足麻木、面黄肌瘦、精神萎靡、食欲不振等症。

【用法用量】口服：每次 20 ~ 30ml，日服 2 次。

【注意事项】阴虚火旺者忌服。

【处方来源】《药酒汇编》

养荣酒 II

【处方】

白茯苓 25g　白菊花 25g　石菖蒲 25g　天门冬 25g　白术 25g　生地黄 25g　黄精 25g　人参 15g　肉桂 15g　牛膝 15g　白酒 500ml

【制法】将前 10 味共制为粗末或切薄

下篇

各类药酒

片，入布袋，置容器中，加入白酒密封，浸泡 7 天后即可饮用。

【功能主治】补虚损，壮力气，泽肌肤。用于体虚乏力、面容憔悴。

【用法用量】口服：每次空腹温服 10～15ml，日服 2 次。

【处方来源】《药酒汇编》

美容酒

【处方】

人参 30g　当归 30g　玉竹 30g　黄精 30g　制何首乌 30g　枸杞 30g　黄酒 1.5L

【制法】将前 6 味切片或捣碎，置容器中，加入黄酒，密封，经常摇动，浸泡 7 天后，过滤去渣，即成。

【功能主治】润肤乌发，健身益寿。用于容颜憔悴、面色不华、身体羸弱、皮肤毛发干燥、甚则须发枯槁等症。

【用法用量】口服：每次 20ml，日服 2 次。

【处方来源】《药酒汇编》

枸杞麻仁酒 II

【处方】

枸杞 750g　火麻仁 750g　生地黄 450g　白酒 10L

【制法】将前 3 味捣碎或切薄片，蒸熟，摊开凉去热气后置容器中，加入白酒，密封，浸泡 7 日后，过滤去渣，即成。

【功能主治】滋阴养血，润肠通便。用于身体羸弱，肠燥便秘，面色萎黄，倦怠乏力，头晕目眩，口干食少等症。

【用法用量】口服：每次 15～30ml，日服 2 次，或不拘时，随量饮之。

【处方来源】《药酒汇编》

核桃杜仲酒

【处方】

核桃仁 120g　制杜仲 60g　小茴香 30g　白酒 2L

【制法】将前 3 味粗碎，入布袋，置容器中，加入白酒，密封每日振摇数下，浸泡 15 天后，过滤去渣，即成。

【功能主治】补肾壮腰。用于腰膝酸痛，四肢无力、面色无华、体倦等症。

【用法用量】口服：每次 20ml，日服 2 次。

【处方来源】《药酒汇编》

桂圆和气酒

【处方】

桂圆肉 250g　枸杞子 120g　当归 30g　菊花 30g　白酒 3.5L

【制法】将前 4 味，入布袋，置容器中，加入白酒，密封，浸泡 30 天后，过滤去渣，即成。

【功能主治】养血润肤，滋补肝肾。用于身体虚弱、皮肤粗糙、老化等。

【用法用量】口服：每次 10～15ml，日服 2 次。

【注意事项】身体强壮、内热甚者忌服。

【处方来源】《药酒汇编》

桃仁朱砂酒

【处方】

桃仁 100g　朱砂 10g　白酒 500ml

【制法】先将桃仁烫浸去皮尖，炒黄研末，置容器中，加入白酒，密封，煮沸，冷后加入朱砂（先研细），搅匀，静置经宿，过滤去渣，即成。

【功能主治】活血安神。用于心悸怔忡、面色不华、筋脉挛急疼痛等。

【用法用量】口服：每次温服 10 ~ 15ml，日服 2 次。

【注意事项】忌过量服或持续服。

【处方来源】《民间百病良方》

桃仁酒Ⅱ

【处方】

桃仁 100g　白酒 55ml

【制法】将上药捣碎，纳研钵中细研，入少许白酒，绞取汁，再研再绞，使桃仁尽即止；一并纳入小瓷瓮中，置于锅内，以重汤煮，着色黄如稀汤即可。

【功能主治】活血润肤，悦颜色。用于皮肤粗糙、老化等。

【用法用量】口服：每次 20 ~ 30ml，日服 2 次。其味极美，女人服之更佳。

【处方来源】宋·《太平圣惠方》

【附记】本药酒还有润肠通便之功，用于产后血虚便秘，如上法用之，效果亦佳。

桃花酒

【处方】

桃花 20g　白酒 250ml

【制法】将上药浸入白酒内浸泡 3 ~ 5 日即可取用。

【功能主治】活血润肤，益颜色。用于除百病、皮肤老化、肤色无华等。

【用法用量】口服：每次 15ml，日服 2 次。或临睡前服 20ml。

【处方来源】明·《普济方》

【附记】桃花需在 3 月 3 日采。

逡巡酒

【处方】

桃花 100g　马兰花 180g　芝麻花 210g　黄菊花 310g　腊水 10L　桃仁 49 枚　白面 5kg　酒曲适量

【制法】将前 4 花、桃仁（捣碎）、白面和腊水并置容器中，入曲（压末）拌匀，密封，发酵，49 日酒熟，去渣，即成。

【功能主治】补虚益气，益寿耐老，悦色美容。用于一切风痹湿气及面容憔悴无华。

【用法用量】口服：每次 30 ~ 50ml，日服 2 ~ 3 次。

【处方来源】唐·《本草纲目》

【附记】桃花 3 月 3 日采，马兰花 5 月 6 日采，芝麻花 6 月 6 日采，黄菊花 9 月 9 日采。

猪膏酒

【处方】

猪膏 100g　生姜汁 10 ~ 20ml　白酒 500ml

【制法】将猪膏与生姜汁混合，用慢火煎至减半，入白酒混匀，滤过即成。

【功能主治】开胃健脾，温中通便。用于头晕目眩、两肋胀满、疼痛、大便不利、毛发枯黄、面色无华、口淡无味。

【用法用量】口服：每次空腹温服 10 ~ 30ml，每日早晨、中午和晚上临睡前各服 1 次。

【处方来源】唐·《备急千金要方》

雄鸡酒Ⅱ

【处方】

黑雄鸡 1 只（理如食法，和五味炒香熟）　白酒 2L

【制法】将鸡投入酒中封口，经日取饮。

【功能主治】补益增白。用于新产妇、令人肤白。

【用法用量】口服：不拘时，随量饮酒食鸡肉。

【处方来源】《民间百病良方》

第十五章
不孕不育及性功能障碍用药酒

第一节　不孕不育用药酒

一、男子不育用药酒

🌿 二子内金酒

【处方】

菟丝子 100g　韭菜子 100g　鸡内金 50g　益智仁 50g　白酒 1L

【制法】将前 4 味捣碎，置容器中，加入白酒、密封，浸泡 7 天后，过滤去渣，即成。

【功能主治】补肾壮阳，固精。用于早泄不育症。

【用法用量】口服：每次服 15 ~ 30ml，日服 3 次。

【处方来源】《中国药酒配方大全》

🌿 九子生精酒

【处方】

枸杞 50g　菟丝子 50g　覆盆子 50g　车前子 50g　五味子 50g　韭菜子 50g　女贞子 50g　桑葚子 50g　巨胜子 50g　九香虫 30g　白酒 4L

【制法】将前 10 味捣碎或切成薄片，置容器中，加入白酒，密封，浸泡 5 ~ 7 天后，过滤去渣，贮瓶备用。

【功能主治】阴阳并补，生化肾精。用于特发性少精症。证属先天不足或后天失调、精神疲乏、头晕耳鸣、健忘腰酸，或胸腹闷胀，或无自觉症状。

【用法用量】口服：每次服 15 ~ 30ml，日服 2 ~ 3 次。

【处方来源】《名老中医秘方验方精选》

🌿 三子酒

【处方】

菟丝子 200g　枸杞 150g　女贞子 150g　路路通 100g　38° ~ 50° 米酒 5L

【制法】上药加米酒，置于密封的容器中 50 日。

【功能主治】补肾益髓。用于治疗男性不育。

【用法用量】口服：每日早、中午饭前各服 20ml，晚睡前服 60ml，耐酒力强者每次可加服 5 ~ 10ml。60 日为一疗程。

在第一疗程期间忌行房事，60 日后继续服药酒并鼓励行房。

【处方来源】《河南中医》2000，20 (5)：59

【附记】有医院以本酒治疗男子不育患者 28 例，经过 120 日至 240 日的服用，其中性功能恢复正常，精子数目、活动率恢复正常，使妻子怀孕为痊愈，有 21 例。性功能恢复正常，精子情况改善者为有效，有 6 例。

五花酒

【处方】

玫瑰花 15g　蔷薇花 15g　梅花 15g　韭菜花 15g　沉香 15g　核桃仁 250g　米酒 1.25L　白酒 1.25L

【制法】将前 6 味共入布袋，置容器中，加入白酒，密封，浸泡 1 个月后，过滤去渣，兑入米酒，混匀。贮瓶备用。

【功能主治】益肾固精，强阳起痿。用于肾阳不足、阳痿不举、小便淋沥、男子阳弱不育、女子阴虚不孕等症。

【用法用量】口服：每次服 50ml，日服 3 次。或随意饮之，不醉为度。

【处方来源】《民间百病良方》

公鸡殖酒

【处方】

鲜公鸡睾丸 200g　淫羊藿 100g　夜交藤 100g　仙茅 100g　路路通 100g　桂圆肉 100g　50° 米酒 5L

【制法】上药共置于瓶内加酒浸泡，密封，30 日后可用，鲜公鸡睾丸不宜用水洗或放置时间过长，忌日晒，令劁鸡者劁出鸡殖后即投入酒内。

【功能主治】补肾壮阳，益精。用于治阳痿、早泄、精子数不足的男性不育症等。

【用法用量】口服：每日早午空腹各服药酒 20ml，晚临卧服 40ml。60 日为一疗程。

【注意事项】在第一疗程用药期间，忌行房事，忌食萝卜、白菜等寒性食物；夫妻应分居，忌行房事。第 1 个疗程结束后，可适度行房事。

【处方来源】《新中医》1984，(9)：39

生精酒 I

【处方】

鹿茸 10g　鹿鞭 15g　海狗肾 1 对　熟地 60g　韭菜子 30g　巴戟天 30g　淫羊藿 30g　五味子 30g　白酒 2.5L

【制法】将前 8 味切成薄片，置容器中，加入白酒，密封。浸泡 10 日后，过滤去渣，即成。

【功能主治】补肾壮阳，益精血。用于精虚型男性不育症。

【用法用量】口服：每次服 10ml，日服 3 次。

【处方来源】《中国当代中医名人志》

生精酒 II

【处方】

锁阳 60g　淫羊藿 60g　巴戟天 30g　菟丝子 30g　肉苁蓉 30g　王不留行 15g　甘草 15g　黄芪 50g　制附子 20g　车前子 20g　女贞子 20g　蛇床子 20g　海狗肾 5 具　山萸肉 40g　熟地黄 40g　枸杞 40g　白酒 5L

【制法】将上药共研为粗末或切成薄片，纱布袋装，扎口，白酒浸泡。10 日后取出药袋，压榨取液。将药液与药酒混合，静置，过滤后即得。

【功用】补肾壮阳，益气生精。用于男子精子异常不育症，阳痿。

【用法】口服：每次服 15～30ml，日服 2 次。

【处方来源】《临床验方集》

【附记】本药酒服用 1 个月为 1 个疗程，可以用 1～3 个疗程。用本药酒治疗因过食棉籽油致精子异常不育症 40 例，结果 38 例痊愈。

🌿 仙传种子药酒

【处方】

茯苓 100g 红枣 50g 核桃仁 40g 黄芪 50g（蜜炙） 人参 50g 当归 50g 川芎 50g 炒白芍 50g 生地黄 50g 熟地黄 50g 小茴香 50g 枸杞 50g 覆盆子 50g 陈皮 50g 沉香 50g 官桂 50g 砂仁 50g 甘草 50g 五味子 30g 乳香 30g 没药 30g 蜂蜜 600g 糯米酒 1L 白酒 10L

【制法】先将蜂蜜入锅内熬滚，入乳香、没药搅匀，微火熬滚后倒入容器中，再将前 19 味共研为粗末，与糯米酒、白酒一同加入，浸泡 14 日后，过滤去渣，即成。

【功用】补元调经，填髓补精，壮筋骨，明耳目，悦颜色。用于气血不足、头晕耳鸣、视物昏花、腰膝酸软、面色无华、精少不育、妇女月经不调、不孕等症。

【用法用量】口服：每次服 30ml，日服 3 次。

【处方来源】《临床验方集》

🌿 多子酒

【处方】

枸杞 500g 桂圆肉 500g 核桃肉 500g 白米糖 500g 白酒 5L 糯米酒 5L

【制法】上药放入绢袋内扎口，放坛内，加入白酒、糯米酒，封口，经 21 日取出。

【功能主治】补肾固精。用于治疗无子。

【用法用量】口服：每次服 30～50ml，日服 3 次。

【处方来源】清·《奇方类编》

🌿 还春口服液

【处方】

红参 15g 淫羊藿 15g 汉三七 15g 枸杞 15g 鹿茸 5g 白酒 500ml

【制法】将前 5 味捣（切）碎，置玻璃器皿内，用白酒浸泡 2 周过滤去渣。取上清液，备用。

【功能主治】益气生津，壮阳，活血。用于肾虚型男性不育症、性功能减退。

【用法用量】口服：每次服 10ml，日服 2 次。

【处方来源】《中国当代中医名人志》

🌿 助育衍宗酒

【处方】

鲜狗鞭 2 具 紫河车 50g 淫羊藿 100g 枸杞 100g 丹参 100g 50° 以上白酒 4L

【制法】将上药共置于容器中，密封，20 日后即可饮用。

【功能主治】补肾益精，滋阴养肝，活血通络。用于治疗精液异常不育症。

【用法用量】口服：每次 20～25ml，每日 3 次，30 日为一疗程。

【处方来源】《河南中医》1991，(4)：41

【附记】本方加减：肾阴虚型加女贞子、黄柏；肾阳虚型加肉、巴戟天；气虚血弱型加黄芪、何首乌；脾肾两经郁热型加杜仲、黄精；湿热下注型加苦参、龙胆草；肝经郁热型加栀子、柴胡。作者治疗无精子症 5 例，结果：妊娠 1 例，临床治愈 2 例，好转 1 例，无效 1 例。精液稀少症 19 例，最后结果妊娠 9 例，临床治愈 7 例，好转 2 例，无效 1 例，精液不液化 8 例，结果妊娠 3 例，临床治愈 3 例，好转 1 例，无效 1 例。精子畸形，死精过多症 18 例，最后结果妊娠 9 例，临床治愈 7 例，好转 2 例，无效 0 例。

延寿获嗣酒 I

【处方】

生地 360g（用益智仁 60g 同蒸 30 分钟，去益智仁）　覆盆子 120g　怀山药 120g　芡实 120g　茯神 120g　柏子仁 120g　沙苑子 120g　山萸肉 120g　肉苁蓉 120g　麦冬 120g　牛膝 120g　鹿茸 1 对　龙眼肉 250g　核桃肉 250g　白酒 20L

【制法】将前 14 味切碎或捣碎，置缸内，加入白酒，封固，隔水加热 3.5 小时后，取缸埋入土中 7 日后取出，过滤去渣，分装备用。

【功能主治】补肾壮阳，收涩固精，安神养目。用于肾阳虚弱、肾精不固、阳痿遗精、婚后无嗣，或妇女受孕易流产，以及须发早白、耳目失聪等症。

【用法用量】口服：每晚服 40～50ml，勿饮至醉。

【注意事项】凡孕妇及阴虚火旺者忌服。

【处方来源】清·《惠直堂经验方》

【附记】验之临床，坚持服用，每收良效。

龟龄集酒 II

【处方】

鹿茸 250g　人参 200g　熟地黄 60g　炮山甲 80g　大青盐 80g　生地黄 80g　海

马 100g　石燕 100g　肉苁蓉 90g　家雀脑 30 个　大蜻蜓 20g　淫羊藿 20g　杜仲炭 20g　甘草 10g　地骨皮 40g　锁阳 30g　菟丝子 30g　补骨脂 30g　枸杞 30g　蚕蛾 9g　硫黄 3g　公丁香 25g　急性子 25g　细辛 15g　黑附子 170g　白酒 20L

【制法】将上药切成薄片，与白酒一起置入容器中，密封，隔水小火煮 2 小时（也可不煮，直接密闭静置），静置 7 日即成，静置期间，每日振摇 1 次。

【功能主治】兴阳助肾，大补真元。用于肾阳虚弱或劳倦内伤，症见阳痿，滑精，筋骨无力，步履艰难，头昏目眩，神经衰弱，男子不育，女子不孕症，赤白带下等。

【用法】口服：每次服 15～30ml，每日早、晚各服 1 次。

【注意事项】凡阴虚火旺者（证见性欲亢进，烦躁易怒，两颧潮红，口干，咯血等）忌服。

【处方来源】《天津药品标准》

【附记】本药酒既能防病治病，又能延年益寿。通过现代药理实验证实，本药酒如下作用显著：①对肾上腺皮质功能衰竭的小鼠具有保护作用；②能提高小鼠的识别和记忆能力；③增强小鼠抗疲劳和耐缺氧能力；④具有强心作用；⑤促进动物巨噬细胞、单核－吞噬细胞系统的吞噬功能及溶血抗体的产生，对大脑皮质具有促进兴奋和抑制的双重功能；⑥有护肝作用。

补肾生精酒

【处方】

淫羊藿 120g　锁阳 60g　巴戟天 60g　熟地黄 60g　枣皮 20g　制附子 20g　肉桂 20g　当归 20g　肉苁蓉 50g　枸杞 40g　桑葚 40g　菟丝子 40g　韭菜子 16g　前胡

16g 甘草 25g 白酒 2.5L

【制法】将前 15 味研为粗末，入布袋，置容器中，加入白酒，密封，浸泡 15 日后，过滤去渣，即成。

【功能主治】补肾益精，滋阴壮阳。用于肾虚阳痿、不育症、腰膝酸软、四肢乏力、耳鸣眼花等症。

【用法用量】口服：每次服 25ml，日服 3 次。

【处方来源】《药酒汇编》

鸡睾酒

【处方】

鲜鸡睾丸 40g 淫羊藿 20g 夜交藤 20g 仙茅 20g 路路通 20g 桂圆肉 20g 白酒 500ml

【制法】将前 6 味切碎，置容器中，加入白酒。密封，浸泡 30 日后，过滤去渣，即成。

【功能主治】补肾强精。用于不育症等。

【用法用量】口服：每次空腹服 40ml，日服 3 次。

【处方来源】《药酒汇编》

固精酒 II

【处方】

枸杞 120g 当归 60g（酒洗切片）熟地 90g 白酒 2.5L

【制法】上药绢袋盛入坛内，白酒 2.5L，重汤煮三炷香，埋土中 7 日。

【功能主治】养血，填精补髓。用于治疗阳痿不育。

【用法用量】口服：每日早晚各饮 50ml，不可太多。

【处方来源】清·《惠直堂经验方》

瓮头春酒

【处方】

红花 500g 淫羊藿（去毛边）500g 白芍（酒炒）100g 羯羊油（炒羊藿极黑）500g 杜仲（童便浸一宿，炒）50g 苍术（炒）200g 天冬 50g 肉苁蓉（去鳞甲）50g 牛膝 200g 五加皮 200g 白茯苓 200g 砂仁 25g（炒）破故纸 50g 人参 50g 大附子（制）25g 白蔻仁（炒）25g 归身 125g 川椒（焙，去汗去目）25g 丁香 25g 木香 25g 沉香 25g 枸杞 150g 白术（炒）200g 甘草 25g 地骨皮（蜜水炒）50g 熟地 150g 干菊花 50g 生地 100g 葱白 500g 白酒 50L

【制法】将糯米四斗，淘净，浸 24 小时，上锅蒸为糜，取出候冷。用原淘米浆二十斤，入锅温之，加葱白，滚数沸，去葱白候冷，和入糜内，然后拌上细曲末四升、粗曲末二升。将上药剉为末和入糜内拌匀，又将淫羊藿、红花二味各入绢袋，先置瓮底，方将此糜入瓮，压住绢袋，拍实。加白酒 10L 封固酒缸，春秋三日，夏一日，冬五日。后又加白酒 80 斤，仍将瓮口封固。至二七日开缸调匀，再加龙眼肉、红枣，又煮糯米饭二升，候冷，投入瓮内调匀。再过二七日，榨出清酒，入坛封口，煮三炷香，埋三日，秋冬不必煮，第二次又用糯米二斗煮饭，拌曲末二斤，白酒 50 斤，入在糟内封固，过五日打扑调匀，又封，过五日打扑调匀，再过五日上榨。

【功能主治】专能壮阳种子，填精补髓。用于男子 40 岁后服用；女子宫冷、白带等症。

【用法用量】口服：每晚服 40 ~ 50ml。

【处方来源】清·《奇方类编》

【附记】本方与补益调养类药酒中的延寿瓮头春酒相比，仅多沉香、枸杞、白术三味，其余药味相同，制备方法也基本相似，但增添了补肾健脾的功能。

草苁蓉酒

【处方】

草苁蓉1000g　好酒10L

【制法】将药物切成薄片浸于白酒中，3日后即可使用。

【功能主治】补肾强筋。用于治肾虚腰痛、阳痿、遗精、不孕等症。

【用法用量】口服：每日早晚各1次，适量饮用。

【处方来源】清·《良朋汇集》；《治疗与保健药酒》

【附记】草苁蓉为列当别名，为列当科植物紫花列当或黄花列当的全草及根，味甘性温，具有补肾助阳，润肠，止血等功效。

枸杞肉酒

【处方】

枸杞250g　桂圆250g　核桃肉250g　白米糖250g　烧酒7L　糯米酒500ml

【制法】将前3味捣碎，入布袋，置容器中，加入烧酒、糯米酒和米糖（击碎），密封，浸泡21天后，过滤去渣，即成。

【功能主治】补肾健脾，养血脉，抗衰老。用于脾肾两虚所致面色萎黄、精神萎靡、腰膝酸软、阳痿早泄、精少不育等症。

【用法用量】口服：每次服30～50ml，日服2次。

【处方来源】《药酒汇编》

种子药酒 I

【处方】

淫羊藿125g　核桃仁60g　怀生地60g　枸杞30g　五加皮30g　白酒1L

【制法】将前5味切碎，置容器中，加入白酒，密封，隔水加热蒸透，取下待冷，浸泡7天后，过滤去渣，即成。

【功能主治】补肾阳，益精血。用于不育症。

【用法用量】口服：每次服10～15ml，日服2次。

【处方来源】《临床验方集》

皇室秘酒

【处方】

人参200g　鹿鞭200g　熟地300g　枸杞300g　淫羊藿200g　肉桂100g　制附子30g　白酒10L

【制法】将上述诸药加工使碎或切成薄片，置容器中，加入白酒，密封，浸泡7天后，过滤去渣，即成。

【功能主治】补肾壮阳。用于治疗男子不育症。

【用法用量】口服：每晚临睡服50ml，连服1～5月。

【处方来源】《湖北中医杂志》1998，（3）：35～36

【附记】有医院以本酒治疗男性不育症52例，治疗后其主要症状全部消失，治愈27例，治愈率51.93%，好转23例，好转率44.22%，总有效率96.15%，孕育率40.4%。

海狗肾酒

【处方】

海狗肾1具　生晒参15g　怀山药

30g　白酒 1L

【制法】将前 3 味加工使碎或切成薄片，置容器中，加入白酒，密封，浸泡 7 天后，过滤去渣，即成。

【功能主治】补肾助阳，益气强身。用于不育症、精冷、阳痿滑精、畏寒肢冷、腰膝冷痛等。

【用法用量】口服：每次服 20ml，日服 2 次。

【处方来源】《民间百病良方》

鹿茸虫草酒 II

【处方】

鹿茸 20g　冬虫夏草 90g　高粱酒 1.5L

【制法】将上述药物饮片以高粱酒浸泡 10 日，过滤饮用。

【功能主治】温肾壮阳，益精养血。用于肾阳虚衰，精血亏损所致腰膝酸软无力，畏寒肢冷，男子阳痿不育等症。

【用法用量】口服：每晚睡前饮 20～30ml。

【注意事项】该酒性温热，阴虚者禁用。

【处方来源】《河南省秘验单方集锦》

毓麟酒

【处方】

桑葚 150g　枸杞 150g　山萸肉 150g　破故纸（炒）200g　牛膝 150g　菟丝子 150g　韭子 150g　楮实子 150g　肉苁蓉 200g　覆盆子 200g　蛇床子 50g　莲须 100g　巴戟天 50g　山药（炒）50g　木香 50g　白酒 16L

【制法】以上共为粗末，麻布袋盛之，用白酒煮三炷香。

【功能主治】补肾固精。治肾虚不育。

【用法用量】口服：每晚服 40～

50ml，勿饮至醉。

【处方来源】清·《奇方类编》

【附记】方中桑葚、枸杞、菟丝子、韭子、覆盆子、楮实子、蛇床子均为植物种子，种多液汁，既能滋培阴液，又含蕴生生之气。冉雪峰说："近贤谓植物细胞微粒子，与人体细胞微粒子是同一的。以人之刺激素，施于植物，以及植物之刺激，施于人体均有特殊感应。毓者同'育'，麟者，子也，服了本酒后能生育后代，故名毓麟酒。"

魏国公红颜酒

【处方】

莲子肉 10g　松子仁 10g　白果仁 10g　桂圆肉 10g　白酒 500ml

【制法】将前 4 味切碎或切成薄片，置容器中，加入白酒，密封，浸泡 15 日后，过滤去渣，即成。

【功能主治】滋阴壮阳。用于身体羸弱，心悸怔忡，神疲乏力，男子不育等症。

【用法用量】口服：每次服 30～50ml，日服 2 次，或随意饮之。

【处方来源】《药酒汇编》

二、女性不孕症用药酒

二根茴香酒

【处方】

茶树根 15g　凌霄花根 15g　小茴香 15g　老母鸡（去毛及内脏）1 只　黄酒 25ml　米酒 25ml　红糖 20g　食盐 20g

【制法】于月经来时，将茶树根和凌霄花根切碎，置容器中，加入黄酒适量，密封，隔水同炖 2～3 小时，待冷，去渣，加入红糖和服；月经尽后第 2 日，将小茴香与老母鸡同炖烂，加少许米酒和食盐服用。

【功能主治】健脾补肾，温经散寒，调经助孕。用于痛经，不孕症等。

【用法用量】口服：每个月 1 剂，连服 3 个月。

【处方来源】《民间百病良方》

巴戟天酒 Ⅱ

【处方】

巴戟天 100g　当归 30g　黄芪 30g　熟地黄 30g　鹿角 30g　益母草 30g　白酒 1L

【制法】将前 6 味捣碎或切薄片，入布袋，置容器中，加入白酒，密封，经常振摇，浸泡 7 日后，过滤去渣，即成。

【功能主治】温肾调经。用于肾元虚寒所致的不孕症。

【用法用量】口服：每次服 20ml，日服 2 次。

【处方来源】《药酒汇编》

仙苁酒

【处方】

淫羊藿 100g　肉苁蓉 100g　白酒 1.5L

【制法】将前 2 味切碎，置容器中，加入白酒，密封，浸泡 10 ~ 14 日后，过滤去渣，即成。

【功能主治】补肾壮阳，滋阴润燥。用于肾阳亏虚所致的阳痿精冷，宫寒不孕，腰膝酸痛，畏寒肢冷等症。

【用法用量】口服：每次空腹服 10ml，日服 3 次。

【处方来源】《药酒汇编》

延寿扶嗣酒 Ⅱ

【处方】

生地黄 45g　覆盆子 15g　炒山药 15g　炒芡实 15g　茯神 15g　柏子仁 15g　沙苑子 15g　山萸肉 15g　肉苁蓉 15g　麦门冬 15g　牛膝 15g　鹿茸 25g　桂圆肉 10g　白酒 3L

【制法】将前 13 味切成小片，置容器中，加入白酒，密封，隔水煮 7 小时，取出埋入土中 3 日后，过滤去渣，即成。

【功能主治】补精填髓，健身益寿。用于身体虚弱，不耐风寒，劳役，或思虑过度，致气血两亏；或半身不遂，手足痿痹；或精元虚冷，久而不孕；或频数流产等症。

【用法用量】口服：每晚睡前服 15 ~ 30ml。

【处方来源】《药酒汇编》

宜男酒

【处方】

全当归 60g　茯神 60g　枸杞 60g　川牛膝 60g　制杜仲 60g　桂圆肉 60g　核桃肉 60g　葡萄干 60g　白酒 5L

【制法】上药制成粗末，装入绢袋，悬于瓷坛内，以无灰酒 5L 浸泡，封固，隔水加热半小时后，取出瓷坛埋土中，7 日后取起使用。

【功能主治】益精血，补肝肾，强筋骨，安心神。用于肝肾亏虚，精血不足所致的月经不调、婚后不孕之症。

【用法用量】口服：每次 20ml，每日 1 ~ 2 次。

【注意事项】饮酒期间忌房事或避孕。

【处方来源】清·《同寿录》；《治疗与保健药酒》

【附记】配方中枸杞子平补肝肾，益精养血；全当归、川牛膝养血活血；杜仲、核桃肉补肾强腰膝；桂圆肉、茯神益气血而安神；葡萄干有补气血、强筋骨的作用。全方用药平和，适于作保健酒服用，可使精血充盛、精神饱满、筋骨强健；并有改善生殖功能，调经种子的作用，名谓宜男酒，乃因此酒有能协调生殖器官功能而得贵子之功。

参茸补血露Ⅱ

【处方】

当归15g 川芎12g 丹参30g 鹿茸6g 枸杞子9g 五味子9g 白豆蔻9g 焦白术15g 莲子肉15g 茯神12g 远志15g 石菖蒲15g 甘草12g 制首乌12g 生地15g 白酒2.5L 白糖250g

【制法】上药切片盛入绢袋，用白酒、白糖同置罐中，密封，放锅中隔水煮3小时，取出晾冷，埋土中3日出火毒，5日后即可过滤取酒液服用。

【功能主治】温阳，祛痰，补血填精，安神健脾。适用于因肾阳虚，精血不足，瘀血停滞所致的经闭，月经过多，带下诸症。阳虚精血不足的不孕、不育症。

【用法用量】每次一盅，一日3次，口服。

【注意事项】该酒性偏温热，凡虚而有热者不宜使用该酒。

【处方来源】《全国中药成药处方集》、《治疗与保健药酒》

【附记】该酒以丹参、鹿茸为主药温肾阳、益精血，故名冠参茸。配以养血活血，滋肝肾，补精血，敛精气，理气健脾，交通心肾，安神定志的药物，故可治疗闭经及经带过多。

养精种玉酒

【处方】

白芍60g 核桃仁60g 熟地黄50g 全当归50g 山萸肉50g 远志肉50g 紫河车50g 枸杞子30g 菟丝子30g 五味子20g 香附20g 丹参15g 酸石榴子10g 炙甘草10g 炒枣仁10g 炒麦芽10g 炒谷芽10g 白酒5L 蜂蜜300g

【制法】将前17味共为细末，置容器中，加入白酒和蜂蜜，密封，浸泡15日后，过滤去渣，即成。

【功能主治】养血滋阴，调补肝肾。用于妇人身瘦，血虚不孕。

【用法用量】口服：每次服20ml，日服2次。

【处方来源】《药酒汇编》

种子药酒Ⅱ

【处方】

淫羊藿250g 生地120g 枸杞子60g 胡桃肉120g 五加皮60g 白酒5L

【制法】上药切片，以白酒浸泡，容器封固后，隔水加热至药片蒸透，取出放凉，再浸数日，即可使用。

【功能主治】振奋肾阳，补益精血。用于肾阳虚衰，肾精不足所致的不孕（不育）症。

【用法用量】适量饮服。

【注意事项】酒性温热，阴虚火旺者不宜使用，在服酒期间应慎房事，并采取避孕措施，避免乙醇伤及胎儿。

【处方来源】清·《冯氏锦囊秘录》

【附记】种子药酒适用于某些后天病理变化造成的不孕或不育，若属于因先天性生理缺陷而致的不孕或不育者，治疗无效。

种玉酒

【处方】

当归150g 远志150g 白酒3L

【制法】先将全当归切碎，同远志和匀，入布袋，置容器中，加入白酒，密封，浸泡7日后，过滤去渣，即成。

【功能主治】活血通经，调和气血。用于妇人经水不调，或气血不足，不能受孕。

【用法用量】口服：每晚随量温服之，不可间断。用完依法再制再服之。

【处方来源】《民间百病良方》

【附记】本方是治妇人不孕方。主药当归是中医调经要药，现代药理表明，当归有调节子宫功能，活血化瘀作用，并能促进小鼠子宫总核酸含量的改变，促使脱氧核糖核酸 DNA 的显著增加，远志为安神滋补兼有祛痰活血作用。合当归调节全身神经系统的正常功能。药性平和，安全有效。另月经干净之后，每日取青壳鸭蛋 1，以针刺孔 7 个，用蕲艾 5 分，水 1 碗，将蛋安于艾水碗内。饭锅上蒸熟食之，每月多则吃 5、6 个，少则 2、3 个亦可。

🌿 排卵酒

【处方】

柴胡 6g，赤芍 10g　白芍 10g　鸡血

藤 10g　坤草 10g　泽兰 10g　苏木 10g　刘寄奴 10g　怀牛膝 10g　生蒲黄 10g　女贞子 10g　覆盆子 10g　菟丝子 10g　枸杞 10g　黄酒 1L

【制法】将前 14 味捣碎或切薄片，入布袋，置容器中，加入黄酒，密封，经常摇动，浸泡 14 日后，过滤去渣，即成。

【功能主治】补益肝肾，活血调经，促排卵。用于肝肾失养，气滞血瘀引起的卵巢功能不足，不孕等症。

【用法用量】口服：每次服 30ml，日服 2 次。

【注意事项】凡胃肠道有溃疡出血者忌服。

【处方来源】《药酒汇编》

第二节　性功能障碍用药酒

一、阳痿用药酒

🌿 二仙加皮酒

【处方】

淫羊藿 120g　仙茅 90g　刺五加皮 90g　糯米酒（或低度白酒）3L

【制法】将上药粗碎后与糯米酒（或低度白酒）同加入容器内，共浸泡密封贮存瓶内 7 日，每日摇动 1~2 次，前 2 日瓶温控制在 50℃ 以上，7 日后放低温处备用。

【功能主治】补肝益肾、壮阳强身。用于主治男子性功能下降。

【用法用量】口服：每次 20~25ml，早晚各 1 次。20 天为 1 疗程，间隔 3~5 日后可进行第 2 疗程治疗。

【处方来源】《中医药研究》1993，（2）：40

【附记】患者在服药期间多食鸽、羊肉、甲鱼、海虾之类产品，并配合一定的心理治疗。

🌿 人参鹿茸酒

【处方】

人参（红参）20g　鹿茸 10g　红糖 150g　白酒 500ml

【制法】上药研为粗末，纱布袋装，扎口，白酒浸泡。7 日后取出药袋，压榨取液。并将药液与药酒混合，静置，过滤，即得。

【功能主治】补气助阳，益肾填精。用于肾精亏损，气血不足，阳痿以及更年期综合征。

【用法用量】口服：每次服 10~15ml，日服 2 次。

【注意事项】凡阴虚火旺及高血压病者忌服。

万灵至宝仙酒

【处方】

淫羊藿 300g　雄黄 60g　当归 240g
黄柏 60g　仙茅 120g　列当 120g　知母
120g　白酒 7.5L

【制法】将前 7 味切碎或切成薄片，置容器中，加入白酒，密封，桑柴武火隔水煮 6 小时，再埋地下 3 天去火毒，取出，浸泡 7 天后捞出药渣，过滤去渣即成。药渣再晒干研为细末，稻米面打为糊丸如梧桐子大，贮瓶备用。

【功能主治】生精血，益肾水，助阳补阴，健身强体。用于男子阳痿、遗精、滑精、白浊、小便淋漓不尽；诸虚亏损、五劳七伤；妇女赤白带下，月经不调、肚冷脐痛，不孕等症。

【用法用量】口服：每次服药酒 30ml，药丸 30 粒，每日早、晚各服 1 次。

【处方来源】《药酒汇编》

【附记】验之临床，本药酒用治上述各症，坚持服用，每收良效。

五子酒 I

【处方】

覆盆子 12g　菟丝子 12g　金樱子 12g
楮实子 12g　枸杞 12g　桑螵蛸 12g　白酒 5L

【制法】将前 6 味捣碎，入布袋，置容器中，加入白酒，密封，浸泡 14 日后，过滤去渣，即得。在浸泡期间，每日振摇 1 次，以加速药性释出。

【功能主治】补肝肾，益精髓，固精，缩尿，明目。用于腰膝冷痛，阳痿，滑精，小便频数，视物模糊白带过多等症。

【用法用量】口服：每次服 15 ～

30ml，日服 2 次。

【处方来源】《药酒汇编》

牛膝附子酒

【处方】

牛膝 6g　薏苡仁 6g　五加皮 6g　杜仲 6g　天门冬 6g　秦艽 6g　独活 4g　炙细辛 4g　制附子 4g　巴戟天 4g　肉桂 4g　石楠叶 4g　白酒 800ml

【制法】将前 12 味捣碎或切成薄片，置容器中，加入白酒，密封，浸泡 10 天后，过滤去渣，即成。

【功能主治】散寒祛风，温肾壮阳，舒筋活络，温中止痛。用于四肢麻木、腰膝酸痛、屈伸挛急、阳痿、便清等。

【用法用量】口服：每次服 15 ～
20ml，日服 3 次。

【处方来源】《药酒汇编》

牛膝人参酒

【处方】

牛膝 20g　山萸肉 20g　川芎 20g　制附子 20g　巴戟天 20g　五味子 20g　黄芪 20g　人参 20g　五加皮 25g　肉苁蓉 25g　生姜 25g　防风 25g　肉桂 15g　生地 15g　蜀椒 15g　海风藤 10g　磁石（醋煅碎）20g　白酒 1.5L

【制法】将前 17 味捣碎或切成薄片，置容器中，加入白酒，密封，浸泡 3 ～ 7 天后，过滤去渣，即成。

【功能主治】补肝肾，壮元气，祛风湿，通经络。用于腰脚疼痛，下元虚冷、阳痿滑泄、便清腹痛、气虚乏力。

【用法用量】口服：每日服 5 ～ 20ml，不拘时，频频温饮之，常令有酒气相续。

【处方来源】宋·《圣济总录》

牛膝肉桂酒

【处方】

牛膝30g 秦艽30g 川芎30g 防风30g 肉桂30g 独活30g 丹参30g 云茯苓30g 制杜仲25g 制附子25g 石斛25g 干姜25g 麦冬25g 地骨皮25g 五加皮40g 薏苡仁15g 大麻仁10g 白酒3L

【制法】将前17味捣碎或切成薄片，置容器中，加入白酒，密封，浸泡3~7天后，过滤去渣，贮存备用。

【功能主治】温肾壮阳，健脾和胃，祛风除湿，温经通络。用于腰膝酸痛、阳痿滑泄、大便清、腿脚虚肿、关节疼痛、四肢不温、腹部冷痛。

【用法用量】口服：每次空腹服15~20ml，日服3次。

【处方来源】宋·《圣济总录》

双鞭壮阳酒

【处方】

母鸡肉50g 牛鞭10g 狗鞭10g 羊肉10g 枸杞30g 菟丝子30g 肉苁蓉30g 老姜、花椒、料酒、味精、食盐等调料适量

【制法】将牛鞭泡水中发胀，去净表皮，顺尿道对剖成两半，用清水洗净，再用冷水漂30分钟，备用，将狗鞭用油炒酥，再用温水浸泡发胀，刷洗干净；将羊肉洗净，放进沸水中漂去血水，捞起入冷水中漂洗，待用。将牛、狗鞭和羊肉放进砂锅，加水烧开，打去浮沫；放入花椒、生姜、料酒和母鸡肉、烧沸后，改用文火煨炖至六成熟时，用干净消毒纱布，滤去场中的花椒和生姜，再置火上，此时将枸杞、菟丝子、肉苁蓉，以纱布袋装好，放入场内，继续煨炖，至牛、狗鞭炖烂为止。将二鞭捞出，切

成细条，盛碗中，加入味精、食盐、猪油等各自喜爱的调料，冲入新熬的汤中即成。

【功能主治】兴阳起痿，益精补髓。用于肾虚精亏、阳痿不举、滑精早泄、性欲减退。

【用法用量】口服：每日早、晚喝1~2小勺，对白酒冲服，切忌过量。

【注意事项】做好的汤放入明凉冷处冷藏，以免变质。

【处方来源】《成都同仁堂药膳方》

生精灵药酒

【处方】

红参15g 鹿茸15g 蛤蚧1对 韭菜子25g 淫羊藿25g 巴戟天25g 生黄芪50g 肉桂10g 60°白酒1L

【制法】将上药与白酒一起置入容器中，密封浸泡15日后即可服用。

【功能主治】补肾壮阳，益气健脾。用于阳痿、早泄，无精子。

【用法用量】口服：每次服10~20ml，日服2~3次。

【处方来源】于芝伟经验方

【附记】用本药酒治疗725例，痊愈680例，有效25例，无效20例。

冬地酒

【处方】

天门冬60g 生地60g 熟地60g 地骨皮45g 菟丝子120g 肉苁蓉120g 怀山药60g 牛膝60g 杜仲（姜汁炒）60g 巴戟天60g 枸杞60g 山萸肉60g 人参60g 白茯苓60g 五味子60g 木香60g 柏子仁60g 覆盆子45g 车前子45g 石菖蒲30g 川椒30g 远志30g 泽泻30g 白酒20L

【制法】将前23味捣碎或切成薄片，入布袋，置容器中，加入白酒，密封，浸

泡 7～12 天后，过滤去渣，即成。

【功能主治】补肾填精，安神定志。用于肾虚精亏、中年阳痿。

【用法用量】口服：每次空腹服 15～30ml，日服 2 次。

【处方来源】《药酒验方选》

【附记】验之临床，确有良效。《百病中医药酒疗法》二冬二地酒，即本方加麦门冬 60g，余同上。主治肾虚精亏、中年阳痿、老人视物昏花、神志恍惚、腰膝酸软等症。

西汉古酒

【处方】

鹿茸 20g 续断（酒炙）20g 狗鞭（酒炙）95g 黄精 200g 枸杞 100g 松子仁 50g 柏子仁（去油）65g 蜂蜜 250g 白酒 5L

【制法】将前 7 味药粉碎或切成薄片，以白酒适量浸泡 7 天，然后用渗漉法收集流液；另取蜂蜜，炼至嫩蜜，待温，兑入渗液中，搅匀，静置，添加白酒至 2500ml，贮存备用。

【功能主治】补益肾阳，强壮筋骨，养心安神，益气定喘。用于面色㿠白、腰酸肢冷、阳痿、遗精、心悸不宁、健忘不寐以及咳喘日久、气短无力、动则喘甚、汗出肢冷等症。

【用法用量】口服：每次服 25～50ml，日服 2 次。

【注意事项】凡邪热内伏及阴虚火旺者忌服。孕妇慎用，感冒时停服。

【处方来源】《卫生药品标准》

【附记】此药酒，用治早泄，效果亦佳。

回兴酒

【处方】

合欢花 50g 八月札 100g 蜈蚣 20

条 石菖蒲 60g 生枣仁 60g 人参 100g 红花 80g 丹参 120g 肉桂 50g 菟丝子 150g 韭菜 100g 蛇床子 100g 巴戟天 100g 肉苁蓉 100g 淫羊藿 120g 枸杞 100g 川椒 50g 罂粟壳 100g 鸡睾丸 300g 雄蚕蛾 60g 高粱白酒 20L

【制法】上述药物除鸡睾丸外均与酒混合装入搪瓷罐中，放入大锅里隔水炖煮至沸，取出放冷后投鸡睾丸，密封，埋地下一尺许，夏春季窨 7 日，秋冬季窨 14 日，过滤，压榨药渣取汁，分装瓶内，密封备用（亦可采用常规浸去）。

【功能主治】补肾壮阳，活血化瘀，益气养血。用于治疗阳痿。

【用法用量】口服：每次服 30～40ml，一日 3 次，空腹时服，也可佐餐服用，连服 2 个月为一疗程。

【注意事项】服此药酒期间停服其他一切药物，阴虚阳亢者忌服，遇感冒发烧或传染性、感染性疾病时勿服。

【处方来源】《中医研究》1994，7（4）：34

回春酒Ⅱ

【处方】

淫羊藿 500g 当归 120g 五加皮 120g 茯苓 120g 地骨皮 120g 苍术 120g 熟地 60g 杜仲 60g 生地 60g 天冬 60g 红花 60g 牛膝 60g 肉苁蓉 30g 制附片 30g 甘草 30g 花椒 30g 丁香 15g 木香 15g 糯米 180g 小麦粉 1000g 蔗糖 2400g 白酒 20L

【制法】先将丁香、木香共研为细末，过筛；余 16 味药粉碎为粗粉，再将糯米和小麦粉混匀，加水蒸熟。即将白酒与上述药末及发热的糯米，小麦粉共置缸内，拌匀，静置 6 个月以上，加热炖至酒沸，密封，静置 10 日，取上清液，加入蔗糖，溶解后，过滤，即成。

【功能主治】滋阴补阳，培元固本，调养气血。用于肾阳不足，气血虚损引起的精神倦怠、阳衰、精冷、腰膝酸软、食欲不振及病后体弱者。

【用法用量】口服：每次服 15 ~ 30ml，日服 2 次。

【处方来源】《药酒汇编》

男宝药酒

【处方】
狗肾 1 只　驴肾 1 只　海马 1 只　人参 20g　仙茅 20g　鹿茸 5g　白酒 3L

【制法】狗肾、驴肾用酒浸透后切片，其余药材粉碎成粗粉，均装入纱布袋里，扎口，白酒浸泡。14 日后取出药袋，压榨取液。并将药液与药酒混合，静置，过滤后即得。

【功能主治】壮阳补肾。用于肾阳不足，阳痿早泄。

【用法用量】口服：每次服 20ml，日服 1 ~ 2 次。

【注意事项】阴虚火旺者忌服。

【处方来源】《药酒汇编》

延寿酒 Ⅳ

【处方】
山术（土炒）30g　青皮 30g　生地 30g　厚朴（姜汁炒）30g　杜仲（姜汁炒）30g　破故纸（微炒）30g　广陈皮（去净白）30g　川椒 30g　食盐 15g　黑豆（微炒）60g　巴戟肉 30g　白茯苓 30g　小茴香 30g　肉苁蓉 30g　高粱酒 3L

【制法】将前 14 味粗碎或切成薄片，入布袋，置容器中，加入白酒，密封浸泡 7 ~ 10 天后，过滤去渣，即成。

【功能主治】益肾健脾，助阳逐寒，理气化痰。用于脾肾两虚、阳痿及女子经水不调，赤白带下。

【用法用量】口服：每次空腹温服 10 ~ 20ml，每日早、晚各 1 次。

【注意事项】忌食牛、马肉。孕妇忌服。

【处方来源】《中国医学大辞典》

羊肾酒 Ⅰ

【处方】
生羊肾 1 对　沙苑子（隔纸微炒）60g　桂圆肉 60g　淫羊藿 60g　仙茅 60g　薏苡仁 60g　白酒 5L

【制法】将羊肾洗净、切碎，余药捣碎，同置容器中，加入白酒，密封，浸泡 7 天后，过滤去渣，即成。

【功能主治】补肾壮阳。用于阳虚体弱、筋骨不健、步履乏力、阳事不兴（阳痿）、宫冷不孕、腰膝酸冷、婚后无嗣等症。

【用法用量】口服：每次服 10 ~ 15ml，日服 2 次，或随时随量饮之。勿醉。

【处方来源】《新编经验方》

【附记】《中国医学大辞典》方去苡仁，加玉米、余同上。验之临床，本药酒用治上述各症，坚持服用，效果甚佳。

壮阳酒

【处方】
蛤蚧尾 1 对　海狗肾 2 只　肉苁蓉 40g　菟丝子 20g　狗脊 20g　枸杞 20g　人参 20g　当归 15g　山茱萸 30g　白酒 2L

【制法】先将海狗肾用酒浸透后切片，再将余药粉碎成粗粉，并装入纱布袋里，扎口，白酒浸泡。14 日后取出药袋，压榨取液，再将药液与药酒混合，静置，过滤即得。

【功能主治】补肾填精，峻补命门。用于阳痿早泄，梦遗滑精，畏寒肢冷，四肢无力，腰膝酸软。

【用法用量】口服：每次服 10 ~ 20ml，日服 1 ~ 2 次。

【注意事项】阴虚阳亢者忌服。

【处方来源】《南郑医案选》

【附记】不宜多饮，贵在坚持。如缺海狗肾，可用黄狗肾代替。

兴阳谐性回春酒

【处方】

合欢皮 150g　菟丝子 150g　枸杞 100g　蛇床子 100g　韭菜子 100g　淫羊藿 100g　肉苁蓉 100g　罂粟壳 75g　蜈蚣 2 条　石菖蒲 50g　巴戟天 50g　川椒 30g　雄蚕蛾 30g（无蚕蛾可用红蜻蜓代之）鸡睾丸 500g　高粱白酒 5L

【制法】将上 14 味药与白酒一起装入搪瓷罐中，放入大锅里隔水炖煮至沸取出，放冷后投入鸡睾丸密封，埋地下，夏春季窖 3 ~ 7 日，秋季冬窖 10 ~ 14 日后取出，过滤压榨药渣取汁，混合，分装瓶内，密封备用。

【功能主治】疏肝达郁，补肾兴阳，消愁提神。用于男子阳痿，早泄，性欲淡漠，女子阴冷，性快感高潮障碍，男女不育不孕症等。

【用法用量】口服：每次空腹服 25ml，日服 3 次。

【处方来源】曹思亮经验方

【附记】用本药酒治疗 170 例，治愈 145 例，好转 25 例，总有效率为 100%。

红参海马酒

【处方】

红参 30g　淫羊藿 30g　菟丝子 30g　肉苁蓉 30g　海马 15g　鹿茸 9g　海狗肾（炙）1 对　韭菜子 60g　白酒 2L

【制法】将前 8 味捣碎或切成薄片，

置容器中，加入白酒，密封，浸泡 7 日，即成。

【功能主治】补肾壮阳。用于阳痿不举、腰膝酸软、精神倦怠等症。

【用法用量】口服：每晚临卧前服 30ml。

【处方来源】《药酒汇编》

阳威酒

【处方】

淫羊藿 50g　熟地 60g　肉苁蓉 30g　菟丝子 50g　补骨脂 50g　何首乌 60g　巴戟天 30g　蛤蚧 1 对　白酒 5L

【制法】将上药入布袋，置容器中，加入白酒，密封、浸泡 12 天后即成。

【功能主治】补肾益精，温阳起痿。治疗肾阳不足的阳痿。

【用法用量】口服：每次服 20ml，每日服 2 次。

【处方来源】《北京中医药大学学报》1995，（5）：62

助阳酒

【处方】

党参 15g　熟地 15g　枸杞 15g　沙苑蒺藜 10g　淫羊藿 10g　母丁香 10g　远志 4g　沉香 4g　荔枝肉 20g　白酒 1L

【制法】将前 9 味捣碎或切成薄片，入布袋，置容器中，加入白酒，密封，浸泡 3 日后放热水中煮 15 分钟，再放冷水中去火毒，过 3 周后，过滤去渣，即成。

【功能主治】益肾健脾，壮阳宁心。用于阳痿不举。

【用法用量】口服：每次服 15 ~ 30ml，每日早、晚各服 1 次。

【处方来源】《验方新编》

【附记】验之临床，连服效佳。

补精益志酒Ⅱ

【处方】 熟地黄120g 全当归150g 川芎45g 杜仲45g 白茯苓45g 甘草30g 金樱子30g 淫羊藿30g 金石斛90g 白酒5L

【制法】将前9味捣碎或切成薄片，入布袋，置容器中，加入白酒，密封，浸泡7～14天后，过滤去渣，即成。

【功能主治】滋阴壮阳，活血通络。用于肾虚阳痿、腰膝酸软、形体消瘦、面色苍老、饮食欠佳。

【用法用量】口服：每次空腹服15～30ml，每日早晚各服1次。

【处方来源】《药酒验方选》

补肾回春壮阳酒

【处方】 生地20g 熟地20g 龟板胶10g 黄狗肾1对 鹿角胶10g 海龙10g 海马10g 蛤蚧1对 山茱萸18g 山药30g 茯神15g 菟丝子20g 金樱子20g 益智仁18g 杜仲20g 牛膝15g 五味子10g 枸杞20g 鹿茸10g 覆盆子20g 锁阳15g 酸枣仁15g 何首乌20g 女贞子20g 旱莲草20g 当归18g 川芎15g 紫梢花15g 白酒5L

【制法】将上28味药切成薄片入布袋，置容器中，加入白酒，密封，浸泡14天后即成。

【功能主治】补肾壮阳。用于治疗阳痿。

【用法用量】口服：每日饮2次，每次饮量视患者酒量及体质状况酌定。1个月为1疗程。一般饮1～3个月。

【处方来源】《湖南中医杂志》2000，(5)：32

【附记】有医院以本酒治疗阳痿64

例，近期治愈24例，显效20例，有效16例，总显效率68.75%，总有效率94.75%。

补肾延寿酒Ⅰ

【处方】 制杜仲10g 川芎16g 石斛40g 当归40g 菟丝子48g 泽泻12g 熟地12g 淫羊藿12g 白酒1L

【制法】将前8味粗碎或切成薄片，入布袋，置容器中，加入白酒，密封每日振摇1次，浸泡14天后，去药袋，过滤去渣，备用。

【功能主治】益肝肾，补精血，助阳起痿。用于早衰、阳痿、腰膝酸痛。

【用法用量】口服：每次服20ml，日服2次。

【处方来源】《药酒汇编》

灵脾金樱酒

【处方】 淫羊藿120g 金樱子500g 当归60g 菟丝子60g 破故纸60g 巴戟天30g 小茴香30g 川芎30g 牛膝30g 肉桂30g 杜仲30g 沉香15g 白酒10L

【制法】将前12味切碎或切成薄片，入布袋，置容器中，加入白酒，加盖后隔水加热约1小时，取下密封，浸泡7天后，过滤去渣，即成。

【功能主治】补肾壮阳，固精，养血，强筋骨。用于腰膝无力、下无虚冷、行走无力、阳痿遗精等症。

【用法用量】口服：每次服15～30ml，日服2次。

【处方来源】《药酒汇编》

青松龄药酒

【处方】

红参须 60g　红花 125g　淫羊藿 22g　熟地黄 500g　鞭胶 50g　枸杞 22g　芦丁粗品 10g　鹿茸粉 17g　睾丸粗粉 22g（牛羊睾丸）　蔗糖 1000g　白酒 15L

【制法】将前 9 味切成薄片，置容器中，加入白酒和蔗糖，密封，浸泡 7 天后，过滤去渣，备用。

【功能主治】益气养血，生精壮阳。用于阳痿不育、阴虚盗汗。

【用法用量】口服：饭前服 20ml，每日早、晚各服 1 次。

【注意事项】妇女忌服。

【处方来源】《新编中成药》

【附记】验之临床，连取效佳。

建慧阳痿酒

【处方】

制附子 30g　生黄芪 60g　蜈蚣 50 条　三七 30g　绞股蓝 100g　低度酒 2L

【制法】上药浸入低度酒中 7 日。

【功能主治】益气助阳，活血通络。用于治疗阳痿。

【用法用量】口服：每次服 20～40ml，每日 2 次。（或视酒量而定）

【处方来源】《中医学报》1997，(4)：25

参杞酒 I

【处方】

枸杞汁 100ml　生地汁 100ml　麦冬汁 60ml　人参 20g　杏仁 30g　白茯苓 30g　低度白酒 1.5L

【制法】将后 3 味粗碎或切成薄片，

与前 3 味药汁同置容器中，加入白酒，密封，浸泡 7 日后，过滤去渣，即成。

【功能主治】滋肾阴，益精血。用于肾虚精亏，阳痿不起，耳聋目昏，面色无华。

【用法用量】口服：每次饭前温服 10～15ml，每日早、晚各服 1 次。

【处方来源】《百病中医药酒疗法》

【附记】此药酒主要用于肾阴虚为主之阳痿。坚持服用，效果甚佳。

参茸酒 II

【处方】

红参 25g　鹿茸 25g　当归 25g　龙骨 25g　五味子 25g　怀山药 25g　茯苓 25g　远志 25g　制附子 25g　怀牛膝 50g　肉苁蓉 50g　黄芪 50g　熟地 50g　菟丝子 75g　红曲 13g　蔗糖 100g　白酒 5L

【制法】将前 15 味粉碎或切成薄片，与红酒混匀，以白酒作溶剂，先用适量白酒浸渍 2 天以上，再按每分钟 1～3ml 的速度渗入，合并渗液与压榨液，加入蔗糖，搅拌溶解后，密封静置滤过，加白酒使成 1L，贮存备用。

【功能主治】温肾壮阳，益精养血。用于面色㿠白、眩晕健忘、形寒肢冷、精神不振、腰膝酸软、阳痿、遗精、妇女宫寒、舌质淡苔白、脉沉细无力。

【用法用量】口服：每次服 10～15ml，日服 2 次。

【注意事项】凡阴盛火旺者忌服。感冒时暂停饮用。

【处方来源】《浙江省药品标准》

钟乳酒 II

【处方】

钟乳粉（研细）90g　炮附子 60g

当归 60g　前胡 60g　人参 60g　煅牡蛎 60g　生姜 60g　生枳实 60g　炙甘草 60g　五味子 90g　怀山药 90g　石斛 30g　桂心 30g　菟丝子 120g　干地黄 150g　白酒 8L

【制法】将前 15 味粗碎或切成薄片，入布袋。置容器中，加入白酒，密封，浸泡 3 ~ 7 日后，过滤去渣，即成。

【功能主治】补脾肾，益精血，收敛固精。用于阳痿不起，遗沥清精。

【用法用量】口服：每次服 15 ~ 30ml，日服 2 次，或随时随量饮服，勿醉。

【处方来源】明·《奇效良方》

下篇

各类药酒

复方栀茶酒

【处方】

山栀根皮 50g　果仁 50g　蛇床子 30g　淫羊藿 30g　红花 3g　干地龙 10g　冰糖 90 ~ 120g　米酒 1.5L

【制法】将前 6 味捣成细末，置容器中，加入米酒和冰糖，密封，浸泡 7 日后，过滤去渣，即成。

【功能主治】清热祛风，补肾助阳。用于阳痿。

【用法用量】口服：每次服 20 ~ 25ml，每日早、晚各服 1 次。

【处方来源】《中医药信息》

【附记】肾阳虚明显者加制附片、肉桂、巴戟天、鹿茸少许；阴虚明显者加木瓜、山萸肉、桑葚子等。经治 1 ~ 3 个月总有效率为 91.2%。

振阳灵药酒

【处方】

黄芪 20g　枸杞 20g　淫羊藿 15g　蛇床子 15g　阳起石 15g　菟丝子 15g　益智仁 10g　蜈蚣 10 条　海狗肾 1 具　黄酒 500ml　白酒 500ml

【制法】将药物切成薄片与酒一并置入容器中，密封浸泡 10 日后即可服用。

【功能主治】补肾壮阳。用于阳痿。

【用法用量】口服：每日早、晚各服 1 次，每次服 25ml。20 日为 1 个疗程。

【处方来源】李保安经验方

【附记】用本药酒治疗 24 例（年龄在 25 ~ 47 岁之间，病程半年 ~ 2 年），服药酒 1 个疗程治愈者 6 例，2 个疗程治愈者 12 例，3 个疗程治愈者 5 例，无效 1 例。治愈者中爱人怀孕生育者 3 人。

海龙酒

【处方】

海龙 50g　丹参 50g　菟丝子 50g　羊肾（炒烫）50g　海马 20g　丁香 10g　豆蔻 20g　甘草 20g　玉竹 20g　大枣 200g　狗脊（去毛）200g　人参（去芦）30g　当归 10g　白芍 10g　牡丹皮 10g　泽泻 10g　石斛 10g　桑寄生 100g　小茴香（盐炒）10g　鹿茸（去毛）10g　黄芪 100g　熟地黄 40g　蔗糖 1500g　高粱白酒 10L

【制法】除大枣外，余下 21 味药共研末（人参单独粉碎）或切成薄片，与高粱白酒共置适宜容器中，搅拌溶解，密闭静置 5 ~ 7 日，即得。

【功能主治】补肾益精。用于腰膝酸软，倦怠无力，健忘失眠，阳痿，滑精，风湿痹痛。

【用法用量】口服：每日早、晚各服 1 次，每次服 30 ~ 50ml。

【注意事项】凡阴虚火旺者不宜服用；孕妇忌服。

【处方来源】《临床验方集》

【附记】本药酒助阳力强，凡阴虚火旺者不宜服用。海龙有催产作用，故孕妇应当忌服。

黄芪杜仲酒Ⅰ

【处方】

黄芪 30g　桂心 30g　制附子 30g　山茱萸 30g　石楠 30g　白茯苓 30g　草薢 45g　防风 45g　杜仲 45g　牛膝 60g　石斛 60g　肉苁蓉（炙）60g　白酒 5L

【制法】 将前 12 味研为粗末或切成薄片，入布袋，置容器中，加入白酒，密封，浸泡 3～5 天后，过滤去渣，即成。

【功能主治】 温阳补肾。用于肾阳虚损、气怯神疲、腰膝冷痛、阳痿、滑精。

【用法用量】 口服：每于食前温服 1～2 杯（15～30ml）。

【处方来源】 宋·《太平圣惠方》

【附记】 验之临床，常服效佳。

菟虾酒

【处方】

菟丝子 120g　明虾 120g　桃核仁 60g　柏子仁 60g　炒巴戟天 60g　骨碎补 60g　枸杞 60g　杜仲 60g　川续断 60g　牛膝 60g　朱砂 60g　白酒 10L

【制法】 将前 10 味加工使碎或切成薄片，朱砂研细末，共入布袋，置容器中，加入白酒，置文火上煮沸（先用武火后用文火），约 90 分钟后取下待冷，加盖密封，浸泡 5 日后，过滤去渣，贮瓶备用。

【功能主治】 补肝肾，壮阳，强筋骨，通血脉。用于阳痿、遗精、耳鸣、尿频、目眩及腰背酸痛，足膝萎软，关节不利，筋骨疼痛，行动困难，食欲缺乏，心神不宁，多梦易惊等症。

【用法用量】 口服：每次服 10～20ml，日服 2 次。

【处方来源】《药酒汇编》

麻雀药酒

【处方】

麻雀 12 只　蛇床子 60g　淫羊藿 60g　冰糖 100g　米酒 1.5L

【制法】 先将麻雀去毛及内脏，文火烤香，与后 3 味同入酒坛，加米酒，密封浸泡 30 日后即成。

【功能主治】 壮阳暖肾，补益精髓，强腰健身。用于肾虚阳痿早泄，精气清冷，性欲减退，小腹不温，小便清长，腰膝酸软，耳鸣等症。

【用法用量】 口服：每次服 20～30ml，日服 2～3 次。

【处方来源】《民间百病良方》

鹿茸枸杞酒

【处方】

鹿茸 2g　枸杞 60g　红参 10g　海马 3g　高粱酒 1.5L

【制法】 将前 4 味切成薄片，置容器中，加入白酒，密封，浸泡 28 天后，过滤去渣，即成。

【功能主治】 补肾阳，益精血，强筋壮骨。用于阳痿不举、精神疲乏、腰膝酸软。

【用法用量】 口服：每晚临睡前温服 20ml。

【处方来源】《民间百病良方》

【附记】 此药酒还可用于治疗早泄、宫冷不孕、小便频数、头晕耳聋等症，效果亦佳。

琼浆药酒

【处方】

鹿茸 30g　桂圆肉 30g　人参 60g　川附片 60g　黄精 60g（酒炙）　冬虫夏草

60g　当归 60g　佛手 60g　驴肾 60g　陈皮 90g　狗脊 120g（砂烫去毛）　枸杞 120g　补骨脂（盐水制）120g　金樱肉 120g　韭菜子 120g　淫羊藿 120g（羊油制）　怀牛膝 120g　灵芝 120g　麻雀头 30g　红糖 3000g　红曲 240g　白蜜 5000g　45°白酒 20L

【制法】将前 19 味药放置洁净容器内，装上回流罐，另取白酒，分别放入白酒 25、15、10L。加入红曲兑色，每次均加热至酒沸半小时后，放去药液、将残渣压榨，榨出液与 3 次浸出液合并，混匀，置罐内，混匀，储存 1 个月，静置，分装即得。

【功能主治】滋补气血，助阳益肾。用于肾阳虚损，精血耗伤，气血虚弱，体质虚弱，神情倦怠，腰酸腿软，四肢无力，手足不温，精神不振，阳痿不举，肾衰寒气，遗精早泄，阴囊湿冷，妇女白带清稀等症。

【用法用量】口服：每次服 9～15ml，日服 2～3 次。

【注意事项】阴虚阳亢者忌服。

【处方来源】《中药制剂汇编》

【附记】验之临床，用治上述各症，坚持服用，每收良效。

楮实助阳酒

【处方】

楮实子（微炒）100g　鹿茸（涂酥炙去毛）10g　制附子 50g　川牛膝 50g　巴戟天 50g　石斛 50g　炮姜 30g　肉桂 30g　大枣 60g　白酒（醇酒）2L

【制法】将前 9 味捣碎或切成薄片。入布袋，置容器中，加入白酒，密封，浸泡 8 天后，过滤去渣，即成。

【功能主治】温补脾肾，壮阳逐寒。用于肾阳虚损、阳痿滑泄、脾胃虚寒、面色无华。

【用法用量】口服：每次空腹温服

10ml，每日早、晚各服 1 次。

【处方来源】《百病中医药酒疗法》

【附记】阳痿之证，肾阳虚者十之八九。本药酒专为肾阳虚阳痿而设，故用之多效。

填精补肾酒

【处方】

当归 60g　白芍 60g　熟地 60g　党参 60g　白术 60g　川芎 60g　茯苓 60g　黄芪 60g　甘草 30g　肉桂 30g　白酒 5L

【制法】将前 10 味捣碎或切成薄片，置容器中，加入白酒，密封，浸泡 7 天后，过滤去渣，贮瓶备用。

【功能主治】补肾益精，益气养血。用于阳事不振、老年血虚耳鸣、头晕、倦怠乏力。

【用法】口服：每次服 10～20ml，每日早、晚各服 1 次。

【处方来源】《张八卦外科新编》

二、遗精用药酒

一醉不老丹

【处方】

莲心 90g　生地 90g　熟地 90g　槐角 90g　五加皮 90g　没食子 50g　白酒 5L

【制法】将前 6 味用石臼杵碎，入布袋，置容器中，加入白酒，密封，浸泡 10～30 天后，取出药袋，滤过，即成。药渣晒干研细末（忌铁器研）。用大麦 60g 炒和，炼蜜为丸，每丸重 9g，制成饼状，瓷坛贮存。每放一层药饼，即撒入一层薄荷细末，备用。

【功能主治】滋肾阴，益精血，祛风湿，涩肾精，乌须发。用于精血不足、肾精不固、滑泄遗精、须发早白、腰膝无力等。

【用法用量】口服：可视习惯，适量

饮服。药饼可每次饭后噙化数个，亦可用药酒送服。

【注意事项】凡外感未愈或痰湿内盛者忌服。

【处方来源】明·《扶寿精方》

内金酒

【处方】

生鸡内金350g　白酒1.5L

【制法】将鸡内金洗刷干净，置洁净的瓦片上，用文火焙约30分钟。候成焦黄色取出，研细。备用。

【功能主治】消食健脾，除烦涩精。用于结核病患者遗精。

【用法用量】口服：每次服本散3.5g，用热蒸白酒15ml调和均匀后，用温开水送服。每日清晨及睡前各服1次。服至痊愈为止。

【处方来源】《民间百病良方》

巴戟二子酒

【处方】

巴戟天15g　菟丝子15g　覆盆子15g　米酒500ml

【制法】将前3味捣碎或切成薄片，置容器中，加入水酒，密封，浸泡7天后，过滤去渣、即成。

【功能主治】补肾涩精。用于精液异常、滑精、小便频数、腰膝冷痛等。

【用法用量】口服：每次服10～15ml，日服2次。

【注意事项】凡阴虚火旺者忌服。

【处方来源】《药酒汇编》

地黄首乌酒Ⅲ

【处方】

生地400g　何首乌500g　黄米2500g

酒曲100g

【制法】将上药煮取浓汁，同酒、米如常法酿酒，密封，春夏6日，秋冬7日即成。中有绿汁，此真精英，宜先饮之。滤汁收贮备用。

【功能主治】滋阴，养血，凉血，填精，乌发。用于阴虚骨蒸、烦热口渴、阴津耗伤；须发早白；热性出血症；肝肾精血亏损的遗精、带下、腰膝酸痛、肌肤粗糙、体力虚弱、生殖力低下。

【用法用量】口服：每次服10～20ml，日服3次。

【注意事项】忌食生冷、炸食物及猪、马、牛、狗肉。

【处方来源】《百病中医药酒疗法》

百补酒

【处方】

鹿角（蹄）120g　知母40g　党参30g　怀山药24g（炒）　茯苓24g　炙黄芪24g　枳实24g　枸杞24g　菟丝子24g　金樱子24g　熟地黄24g　天门冬24g　楮实子24g　牛膝18g　麦门冬12g　黄柏12g　山萸肉6g　五味子6g　桂圆肉6g　蔗糖630g　白酒6L

【制法】将前19味切碎或切成薄片，置容器中，用白酒分2次密封浸泡，第1次30天，第2次15天，倾取上清液，滤过；另将蔗糖制成单糖浆，待温，缓缓兑入上述滤液中，搅匀，静置，滤过，贮存待用。

【功能主治】补气血，益肝肾，填精髓。用于身体虚弱、遗精、多汗、腰膝无力、头晕目眩等。

【用法用量】口服：每次服30～60ml，日服2次。

【处方来源】《药酒汇编》

壮元补身酒

【处方】

干地黄80g 枸杞80g 肉苁蓉80g
山茱萸40g 怀山药40g 菟丝40g 女贞
子40g 川续断(盐炒)40g 狗脊10g
白芍20g 蔗糖700g 30°白酒10L

【制法】将前10味粗碎,置容器中,
加入白酒和蔗糖,密封,浸泡7天后,过
滤去渣,即得。

【功能主治】养阴助阳,益肾填精。
用于肾精不足、遗精、阳痿、早泄、女子
白带、月经量少等。

【用法用量】口服:每次服30~
50ml,日服2次。

【处方来源】《药酒汇编》

参茸药酒

【处方】

生黄芪620g 熟地黄300g 木通60g
广木香90g 菟丝子120g 淫羊藿120g
紫梢花60g 灯心草120g 巴戟肉120g
蛇床子120g 肉苁蓉120g 煅龙骨60g
车前子60g 马蔺子30g 荜澄茄30g 韭
菜子60g 煅干漆90g 破故纸90g 桑螵
蛸60g 沙参60g 枸杞560g 大茴香
120g 煅牡蛎60g 全蝎60g 山茱肉
120g(酒制) 海马15g 当归240g 草
薢60g 海龙30g 核桃仁150g 茯苓
120g 青风藤120g 海风藤120g 川芎
120g 木瓜120g 威灵仙120g 白术
180g 白果180g 怀牛膝240g 红花
240g 菊花240g 五加皮500g 广皮
500g 片姜黄740g 人参1500g 独活
60g 制川乌60g 制草乌60g 肉豆蔻
60g 马蔺花30g 远志80g 玉竹2000g
党参240g 栀子1500g 白蜜10kg 阿胶
6kg 冰糖20kg 白酒200L 2次兑入药

物如下:鹿茸粉500g 沉香粉36g 蔻仁
粉90g 母丁香粉90g 檀香粉120g 公
丁香粉60g 砂仁粉60g 肉桂粉60g

【制法】先将白酒注入缸内,用栀子
浸酒,视色适合后去渣,再将党参以前的
药(53味)用水熬汁(水煎2~3次),
过滤去渣取药液(合并混合),进一步将
药液熬成稀膏状,另化白蜜、阿胶一起兑
入酒中,再用水将冰糖溶化,兑入酒中,
最后将2次兑入药物面浸入酒中,密封,
冷浸数日即成。

【功能主治】温补肾阳,调和脏腑,
祛风除湿,舒筋活络,益气活血,化瘀消
胀,固肾涩精,功难尽述。用于阳虚寒
盛、气血不足、脾胃气滞、内湿痹阻而出
现的身体衰弱、筋骨萎软、腰膝疼痛、胸
腹胀满、腹泻痞积、男子遗精、阳痿、妇
女月经不调等症。

【用法用量】口服:每次服15ml,日
服3次。

【注意事项】阴虚火旺者忌服。

【处方来源】《清太医院配方》

【附记】本药酒作用全面,阴阳互
补,气血双调,祛邪与扶正并施。用治上
述各症,确有较好的疗效。

参薯七味酒

【处方】

人参40g 怀山药40g 山茱肉30g
五味子30g 白术50g 生姜20g 山楂
30g 白酒2.5L

【制法】将前7味捣碎或切成薄片,
入布袋,置容器中,加入白酒,隔水以文
火煮沸,取出待冷,密封,浸泡3日后开
封,悬起药袋沥尽,再过滤去渣,贮瓶备
用。亦可用白酒浸泡21日后去渣即成。

【功能主治】补脾益肾,补益气血。
用于脾胃虚弱、食欲不振、肾虚遗精、肢
冷、劳嗽气喘等症。

【用法用量】口服：每次饭后服15~20ml，每日早、晚各服5次。

【处方来源】《回春药酒》

【附记】如肾虚遗精显著者，方中山萸肉，五味子的用量可加倍使用。

钟乳酒Ⅲ

【处方】

胡麻仁100g　熟地120g　怀牛膝60g　五加皮60g　淫羊藿45g　肉桂30g　防风30g　钟乳75g　白酒7.5L

【制法】先将胡麻仁置锅中，加水适量，煮至水将尽时取出捣烂，备用；再将钟乳用甘草汤浸3日，取出后浸入牛乳中2小时，再蒸约2小时，待牛乳完全倾出后，取出用温水淘洗干净研碎备用。其余6味加工使碎，与胡麻仁、钟乳同入布袋，置容器中，加入白酒，密封，浸泡14日后，过滤去渣，即成。

【功能主治】补肝肾，填骨髓，益气力，逐寒湿。用于头昏遗精，关节疼痛，畏寒肢冷等症。

【用法用量】口服：每次空腹温服10~15ml，日服2次。

【处方来源】《药酒汇编》

首乌归地酒

【处方】

制首乌24g　当归12g　生地黄16g　黑芝麻仁12g　白酒500ml

【制法】将前4味捣碎或切成薄片，入布袋，置容器中，加入白酒，隔水以文火煮数沸，取出待冷后，密封，浸泡7天后，过滤去渣，即成。

【功能主治】补肝肾、养精血、清热生津、乌发。用于阴虚血枯、腰膝酸痛、遗精、带下、须发早白等症。

【用法用量】口服：每次服200ml，

日服2次。

【注意事项】凡大便稀溏者忌服。

【处方来源】《药酒汇编》

健阳酒Ⅱ

【处方】

当归9g　枸杞9g　破故纸9g　白酒500ml

【制法】将前3味捣碎或切成薄片，入布袋，置容器中，加入白酒，密封隔水加热30分钟，取出，静置24小时，次日即可开封取用。

【功能主治】补血养肝，壮阳明目。用于肾阳虚、精血不足、腰痛、遗精、头晕、视力下降等症。

【用法用量】口服：不拘时，随量饮用，勿醉。

【处方来源】清·《同寿录》

聚宝酒

【处方】

熟地黄120g　五加皮120g　赤何首乌120g　白何首乌120g　生地黄240g　白茯苓60g　菊花60g　麦门冬60g　石菖蒲60g　甘枸杞60g　白术60g　当归60g　杜仲60g　莲心30g　槐角30g　天门冬30g　苍耳子30g　肉苁蓉30g　人参30g　天麻30g　牛膝30g　刺蒺藜30g　茅山苍术45g　沉香15g　防风15g　白酒12L

【制法】将前24味洗净，切片，入布袋，置瓷坛中，密封，浸泡7~14天后，取出药袋，过滤去渣，即成。同时将药残渣取出。曝干研细末，制成蜜丸如梧桐子大，备用。

【功能主治】补肝肾，健脾胃，祛风湿，壮筋骨，固精气，乌须发。用于肝肾精血不足、气虚脾弱、筋骨不健出现的腰酸疼痛、遗精、早泄、头晕耳鸣、须发早白、四肢无力、骨节疼痛、饮食乏味，面色无华等。

【用法用量】口服：每次服 15～30ml，每日 3 次。早上宜在五更时服后当再卧片刻。

【注意事项】忌食生冷、葱、蒜、萝卜和鱼。

【处方来源】《济世良方》

【附记】平素体质偏于气阴不足者亦可服之，用之得之。有利于延年益寿。

🌿 熙春酒 I

【处方】

枸杞 150g　龙眼肉 150g　女贞子 150g　淫羊藿 150g　生地 120g　绿豆 120g　猪油 400g　白酒 5L

【制法】将前 6 味捣碎或切成薄片，入布袋，置容器中，加入白酒，再将猪油在铁锅炼过，趁热倒入酒中，搅匀，密封，置于阴凉干燥处，浸泡 10 天后，过滤去渣，即成。

【功能主治】益气血，强筋骨，泽肌肤，美毛发，润肺止咳，滋补肝肾。用于肌肤粗糙、毛发枯萎、腰膝酸软、遗精、头晕目眩、老年咳嗽、小便不利、腰腿疼痛等。

【用法用量】口服：每次饭前服 10～20ml，每日早、中、晚各服 1 次。

【处方来源】《随息居饮食谱》

【附记】验之临床，用治上述各症，坚持服用，效果甚佳。常服此药酒，对面容憔悴，效果亦好。

三、早泄用药酒

🌿 巴戟熟地酒 II

【处方】

巴戟天（去心）60g　杭菊花 60g

熟地黄 45g　川椒 30g　枸杞 30g　制附子 20g　白酒 2L

【制法】将前 6 味捣碎或切成薄片，置容器中，加入白酒，密封，浸泡 5～7 天后，过滤去渣，即成。

【功能主治】补肾壮阳，悦色明目。用于腰膝酸软，肾阳久虚，阳痿等症。

【用法用量】口服：每次空腹温服 15～30ml，每日早、晚各服 1 次。

【处方来源】《药酒汇编》

🌿 沙苑莲须酒

【处方】

沙苑子 90g　莲子须 30g　龙骨 30g　芡实 20g　白酒 500ml

【制法】将前 4 味捣碎，入布袋，置容器中，加入白酒，密封，每日振摇数下，浸泡 14 天后，过滤去渣，即成。

【功能主治】补肾养肝，固精。用于早泄、遗精、腰膝酸痛。

【用法用量】口服：每次服 10～20ml，日服 1 次。

【处方来源】《药酒汇编》

🌿 韭子酒

【处方】

韭子 60g　益智仁 15g　白酒 500ml

【制法】将前 2 味捣碎，置容器中，加入白酒，密封，每日摇动数下，浸泡 7 天，过滤去渣，即成。

【功能主治】补肾助阳，收敛固涩。用于阳痿、早泄、腰膝冷痛等症。

【用法用量】口服：每次服 10～15ml，日服 2 次。

【处方来源】《民间百病良方》

🐾 蛤蚧菟丝酒

【处方】

蛤蚧1对　菟丝子30g　淫羊藿30g
龙骨20g　金樱子20g　沉香3g　白酒2L

【制法】先将蛤蚧去掉头足，粗碎；其余5味加工捣碎，与蛤蚧一同入布袋，置容器中，加入白酒，密封，每口振摇数下，浸泡20天后，过滤去渣，即成。

【功能主治】补肾，壮阳，固精。用于阳痿、遗精、早泄、腰膝酸困、精神萎靡等。

【用法用量】口服：每次服 15 ~ 30ml，日服2次。

【处方来源】《药酒汇编》

🐾 蛤鞭酒

【处方】

蛤蚧1对　狗鞭1具　沉香4g　巴戟天30g　肉苁蓉30g　枸杞30g　山茱萸120g　蜂蜜100g　白酒3L

【制法】先将蛤蚧去掉头足，粗碎；狗鞭酥炙，粗碎；余5味研为粗末或切成薄片，与蛤蚧、狗鞭同入布袋，置容器中，加入白酒，密封，每日振摇数下，浸泡21天后，过滤去渣，加入蜂蜜混匀，即成。

【功能主治】补肾壮阳。用于腰膝酸软、四肢不温、小腹发凉、行走无力、早泄、阳痿、精神萎靡、面色无华等症。

【用法用量】口服：每次服 10 ~ 15ml，日服2次。

【处方来源】《药酒汇编》

🐾 雄蚕蛾酒

【处方】

活雄蚕蛾300g　白酒2L

【制法】取雄蚕蛾，在热锅上焙干，研细末，备用。

【功能主治】益阳助性，益精液，活精虫。用于早泄、肾虚阳病、滑精、不育症、精液量少、精虫活者少。

【用法用量】口服：每服药末 3g，空腹时用白酒 20ml 冲服，日服2次。连服半月以上。

【处方来源】《民间百病良方》

🐾 锁阳苁蓉酒

【处方】

锁阳60g　肉苁蓉60g　龙骨30g　桑螵蛸40g　杜仲20g　白酒2.5L

【制法】将前5味粗碎，入布袋，置容器中，加入白酒，密封，隔日摇动数下，浸泡5~7天后，过滤去渣，即成。

【功能主治】温阳，补肾，固精。用于早泄、阳痿、腰酸、小便清长等症。

【用法用量】口服：每次服 10 ~ 20ml，日服2次。

【处方来源】《药酒汇编》

🐾 参茸多鞭酒

【处方】

鹿茸片1850g　红参1500g　砂仁150g　杜仲炭150g　淫羊藿（制）150g　海马（制）150g　巴戟天30g　补骨脂（盐炒）250g　韭菜子225g　麻雀225g　锁阳225g　菟丝子（炒）1210g　石燕（煅）750g　枸杞750g　熟地750g　大青盐600g　阳起石（煅）1350g　肉桂1350g　制附子1350g　硫黄（制）25g　驴鞭（烫制）13.3g　狗鞭（烫制）83.5g　貂鞭（烫制）6.3g　牛鞭（烫制）26.6g　刺猬皮（烫制）300g　川牛膝300g　天门冬300g　地骨皮300g　肉苁蓉（制）300g　甘草75g　丁香200g

60°高粱酒 5000L 白糖 500kg

【制法】先将麻雀去毛及内脏，用硫黄蒸熟，烘干，其余药材酌予碎断，与麻雀共投入加热罐中，加入高粱酒全淹浸药材为度，密封，80℃加热回流 12 小时，待自然降温后，取上清液；再加入适量白酒，按上述方法连续操作，至白酒无色，取白糖溶解后加入上述溶液中，再加高粱酒至总量为 5000L，充分搅拌均匀，静置，于零下 8～12℃冷却，滤过，即成。

【功能主治】补血生精，健脑培髓，滋阴壮阳。用于身体虚弱、贫血头晕、神经衰弱、腰酸背痛、阳虚气弱、阳痿早泄、女子不孕、肾亏等症。或精神疲惫、头晕耳鸣、失眠健忘、食欲不振等症。

【用法用量】口服：每次服 10～15ml，日服 3 次。

【注意事项】凡阴虚火旺者忌服。

【处方来源】《药酒汇编》

【附记】对贫血头晕、男子虚损阳痿遗精、女子不孕症兼见健忘者，颇为适宜。

四、性交后不适症用药酒

女儿茶酒

【处方】

云三七 9g 女儿茶 12g 小茴香根 12g 大救架 15g 木通 15g 白酒 300ml

【制法】将上药与白酒一起置入容器中，密封浸泡 7 日后即可服用。

【功能主治】活血祛瘀，利水散寒。用于饭色痨（饭后行房所致），症见面青，消瘦，手足潮热，肚痛，按之有块状。

【用法用量】口服：每日早、晚各服 15～30ml。

【处方来源】《民间秘方治百病》

第十六章
醒 酒 方

人参汤

【处方】

人参50g 芍药25g 枳实（去瓤，麸炒）25g 茯神（去木）25g 生地（洗）25g 甘草（炙）25g 葛根25g 酸枣仁25g

【制法】上药切如麻豆大，每次9g；以水一盏，煎至70ml。

【功能主治】解酒毒。专治饮酒过多，大热烦躁，言语错谬，及治房劳。

【用法用量】口服：不拘时候，去滓温服，每服15g。

【处方来源】宋·《三因极一病证方论》

人参饮

【处方】

人参50g 芍药50g 瓜蒌根50g 枳实50g 知母50g 甘草25g 生地黄200g 酸枣仁125g 茯神75g 白薇50g

【制法】上药切成片，以水1500ml，煮取500ml。

【功能主治】解酒毒。专治饮酒、房劳阴虚受热、积日不食。四月中热饮酒不已，酒入百脉，心气虚，令人错谬失常。

【用法用量】口服：分3次饮服。

【处方来源】唐·《千金要方》

千钟酒

【处方】

枳椇子（研为膏）50g 白附子末25g 砂仁25g 白姜炮（为细末）25g

【制法】枳椇子、白附子研和作饼，悬于风处，阴干作曲。与砂仁、白姜稀糊面糊为丸，如梧桐子大。

【功能主治】解酒毒。专治饮酒过多。

【用法用量】口服：每服三十丸，热盐汤下，少顷便苏醒。

【处方来源】宋·《魏氏家藏方》

六和汤

【处方】

人参10g 赤茯苓10g 厚朴10g 白扁豆10g 木瓜10g 半夏10g 白术10g 藿香10g 砂仁10g 杏仁10g 甘草10g 香薷10g

【制法】上药切片，每服9g，用生姜3片，枣子1枚水煎。

【功能主治】补气，醒脾，和胃。用于治饮酒烦渴。

【用法用量】口服：一次服用。

【处方来源】宋·《太平惠民和剂局方》

🌿 天南星丸

【处方】

南星（端正者）500g

【制法】于平地上，掘一窟，阔五寸，深一尺五寸，仍略拌窟中，次用刚灰于窟内簸起，烧过大半，除火去灰令净，以煮酒一斗浇之，将南星放其中，复以瓦盆，用元土泥封固盆缝，勿令吐气，一宿早取出，用酒水各二升和洗，切作片，焙干碾末，入飞过辰砂一两，姜汁糊为丸。桐子大，又以朱砂为衣。

【功能主治】去痰，去酒积，化酒毒。用于饮酒过多。

【用法用量】口服：每次服五十丸，至百丸，生姜汤下，不拘时。

【处方来源】明·《普济方》

🌿 木香分气丸

【处方】

制附子500g 三棱200g 广木香200g 丁香皮200g 甘松200g 檀香200g 甘草500g 豆粉（炒黄色）500g 姜黄（研）300g 砂仁200g

【制法】上为细末，砂仁200g，杵碎取仁作母，水为丸，如鸡头大。

【功能主治】行气，活血，解酒毒。用于治酒食后，胸满气痞，宜常服之。

【用法用量】口服：每服三五丸细嚼，酒水任下，无时加服。

【处方来源】德生堂

🌿 五豆汤

【处方】

黑豆500g 黄豆500g 绿豆500g 青豆500g 赤小豆500g 干葛500g 甘草500g 贯众500g

【制法】上用水25L，腊八日用大锅，熬至豆熟为度，滤去豆汁顿冷，以大瓷器盛之，用苦叶纸重封，春夏月开用。

【功能主治】专解酒毒，止烦渴。能发小儿痘疹不出，并解发渴之症后成疮痍者。

【用法用量】口服：酒后可随意饮；小儿痘疹不出，饮即发，见此药水浸服之。

【处方来源】德生堂

🌿 五灵脂丸

【处方】

五灵脂（为末）50g 麝香（研）10g

【制法】上研匀，泛丸如小豆大。

【功能主治】醒酒。用于饮酒过多。

【用法用量】口服：每服10丸，数饮下，不拘时。

【处方来源】明·《普济方》

🌿 石膏汤

【处方】

石膏12g 葛根（剉）40g 生姜（细切）40g

【制法】上剉如麻豆大，每服10g，以水二盏，煎至一盏。

【功能主治】清解胃热，养阴，解酒毒。用于治饮酒过多，大醉不醒。

【用法用量】口服：去滓温服，不拘时候。

下篇 各类药酒

🌿 四黄丸

【处方】

黄连 100g　大黄 100g　山栀 100g
黄芩 100g

【制法】上药为末，炼蜜为丸。

【功能主治】清肺热，解酒毒。用于
治酒毒肺热咯红。

【用法用量】口服：冷含。

【处方来源】明·《普济方》

🌿 加味败毒散

【处方】

人参败毒散 1 帖　斑蝥 1 个　枇杷叶
10 片

【制法】上后 2 味同炒黄色，去斑蝥，
将枇杷叶入败毒散，水 1 碗，煎至 7 分。

【功能主治】益气，健脾。用于专治
饮酒过度，面黑肚饱。

【用法用量】口服：临睡服用。

【处方来源】宋·《海上方》

🌿 百杯丸

【处方】

沉香（细切）25g　红豆 25g　干葛
25g　陈皮（去白）25g　甘草（炙）25g
丁香 30　砂仁 75g　白豆蔻 100g　干生姜
（捣碎）50g

【制法】上 9 味为末，炼蜜和成剂，
每 50g 制成 20 丸。

【功能主治】芳香化湿，醒脾。用于
专治酒气不散，胸膈滞闷，呕吐酸水，心
腹疼痛。

【用法用量】口服：每次服 1 丸，生
姜汤送下，不拘时候。

【处方来源】明·《御院药方》

🌿 百杯散

【处方】

甘遂 50g　橘皮 50g　葛根花
（净）50g

【制法】将以上各药，粉碎成细末。

【功能主治】醒脾化湿，利尿，解酒
毒。用于治停酒、胸膈痞闷，饮食不快，
凡一切酒病，并宜服之。

【用法用量】口服：每服 3g，用温酒
临卧调服，至夜利下，酒病方愈，未愈
再服。

【注意事项】忌食甘草药物一二日。

【处方来源】明·《普济方》

🌿 全真丸

【处方】

黑牵牛头末 40g　大黄 6g　南木香 6g
陈皮 6g　甘草 6g　皂角（净去皮弦，用
文武火炙黄色）12g

【制法】上为细末，用米醋打糊为
丸，如桐子大，每丸约 0.03g。

【功能主治】宽胸理气，健脾活血。
用于治男妇酒食过伤，胸膈痞闷。

【用法用量】口服：每服 30、50 丸，
食后温汤送下，日进三服。

【处方来源】明·《普济方》

🌿 沉檀快膈丸

【处方】

香附子 500g　陈皮 250g　甘草 500g
桂枝 200g　甘松 200g　莪术 200g　益智
仁 200g　檀香 200g　丁香 200g　藿香 20g
姜黄 20g　沉香 50g　山果了 200g

【制法】上为末，将砂仁杵碎，取仁
作母，炒豆粉 700g。黄色，和匀加前药末
为丸，如桐子大，约 1g。

【功能主治】温化湿邪。专治酒食所伤，胸膈痞闷，气逆吐痰，口吐酸水。

【用法用量】口服：每次 5g，细嚼以酒送下，不拘时候，加数丸亦可。

【处方来源】明·《普济方》卷二五三引《德生堂方》

沉檀聚香饼子

【处方】

制香附 250g 丁香 100g 檀香 200g 三棱 100g 白茯苓 150g 甘松 100g 沉香 50g 白蔻仁 100g 砂仁 100g 甘草 250g 木香 75g 莪花 150g 干莪 200g 麝香 10g 南硼砂 50g

【制法】将以上各药粉碎成末，熬甘草膏子，与药末和成剂，捏作小小饼儿。

【功能主治】健脾和胃，化湿。用于专治消化宿酒，辟口气，助脾胃，和饮食。

【用法用量】口服：小饼儿含化。

【处方来源】明·《普济方》卷二五三引《德生堂方》

诃黎勒散

【处方】

诃黎勒皮 12g 草豆蔻（去皮）6g 人参 6g 桔梗 6g 干木瓜 6g 桂心 6g 甘草（炙，微赤）6g 木香（研）3g

【制法】上药捣为散，每服 9g，以水一盏，入生姜半分，煎至八分。

【功能主治】益气健脾，行气化痰。用于专治饮酒后痰滞。心膈不利、腹胁胀满。

【用法用量】口服：去滓温服，细呷之。

【处方来源】宋·《太平圣惠方》

芦根汤

【处方】

芦根 15g 地榆 15g 五加皮 15g

【制法】上切成片，以水 500ml，煎取 100ml。

【功能主治】清利湿热，生津，解酒毒。用于饮酒过多。

【用法用量】口服：服之即解。

【处方来源】唐·《千金翼方》

【附记】若已服安和药，仍不退者，及小触动，服葱豉等汤不解者，可服之。

豆蔻丸

【处方】

草豆蔻（去皮）3g 丁香 25g 赤小豆 25g 人参 25g 木香 25g 高良姜 25g 槟榔 25g 陈皮（泡去白，焙）25g

【制法】将以上各药粉碎，每服 9g，以水一盏，入生姜 6g，煎 7 分。

【功能主治】健脾和胃，行气化湿。用于专治饮酒太过，心闷腹满，吐逆喘急。

【用法用量】口服：去滓温服不拘时。

【处方来源】宋·《太平圣惠方》

谷神丸

【处方】

木香 25g 砂仁 100g 檀香 50g 甘松 50g 白豆蔻 100g 姜黄（片子者）25g 甘草 50g

【制法】上为细末，用甘草汁为丸，每丸约 1g。

【功能主治】醒酒，健脾，行气。用于治酒食后，胸膈痞闷。

下篇

各类药酒

【用法用量】口服：每次6g，细嚼药丸、熟水送下，适量。

【处方来源】明·《普济方》

治饮酒中毒方

【处方】

干桑葚200g　酒1L

【制法】用干桑葚，以酒，浸一时后，即可。

【功能主治】治饮酒中毒。

【用法用量】口服：取酒渐饮之即解。

【处方来源】宋·《圣济总录》

治饮酒中毒不醒方

【处方】

大豆200ml

【制法】大豆以水500ml，煮取200ml，盛而备用。

【功能主治】驱吐，解毒。用于治饮酒中毒，不醒，服后立吐，即愈。

【用法用量】口服：去滓，每服50ml，不拘时候温服。

【处方来源】宋·《圣济总录》

治酒醉醒方

【处方】

菘菜子30g

【制法】用菘菜子不拘多少，每研30g。

【功能主治】解酒毒。用于治酒醉不醒。

【用法用量】口服：以井华水一盏调服。

【处方来源】宋·《圣济总录》

济生百杯丸

【处方】

橘皮（去白）40g　木香10g　广木香（炮）10g　干姜40g　白丁香20g　甘草6g　茴香10g　京三棱（炮）10g　砂仁20g　白豆蔻28g　生姜（去皮切作片子，盐二两淹—夜，焙干）12g

【制法】上药为细末，炼蜜为丸，朱砂为衣，每丸约0.5g。

【功能主治】温化寒湿，健脾。专治酒停腹中，膈气痞满，面色黑黄，将成癖病，饮食不进，日渐羸瘦，如饮酒先服此药，百杯不醉，亦无诸痰。

【用法用量】口服：随时细嚼药丸，生姜汤下。

【处方来源】元·《济生拔萃》

草豆蔻散

【处方】

草豆蔻（去芦）20g　高良姜（剉）9g　人参100g　白茯苓50g　青皮（去白，炒）9g

【制法】上捣为散。每服9g，以水一中盏，入生姜十分，煎六分。

【功能主治】醒脾化湿，行气健脾。用于专治饮酒过度，呕逆不止，心腹胀满。

【用法用量】口服：去滓，点少量盐，搅匀服之。

【处方来源】宋·《太平圣惠方》

柑皮煎散

【处方】

柑子皮100g

【制法】洗净焙干，捣罗为散，每服

9g，以水一盏，煎三五沸或入盐少许，沸汤点。

【功能主治】健脾，行气，燥湿。用于治酒毒、昏闷烦渴或醉不醒。

【用法用量】口服：一次饮尽，未效再服。

【处方来源】明·《普济方》

枳术黄连丸

【处方】

枳实100g 半夏100g 白术100g 白茯苓100g 黄皮100g 黄连100g 南星100g 陈皮100g 青皮100g 黄芩100g 大黄100g

【制法】上各等分为末，糊为丸、桐子大约0.3g。

【功能主治】治酒太过，眼热，口疮，去痰。

【用法用量】口服：每服六七十丸，临睡温水送下。

【处方来源】明·《普济方》

酒头痛方

【处方】

竹茹50g 鸡子清3枚

【制法】竹茹以水800ml，煮取500ml去滓令冷。内破鸡子清5枚，搅匀，更煮二沸。

【功能主治】解毒，止头痛。用于治饮酒后头痛。

【用法用量】口服：饮尽200ml，瘥。

【处方来源】明·《普济方》

酒仙胶囊

【处方】

雄黄10g 全蝎10g 白豆蔻10g 丁香10g 麦芽10g 薏苡仁10g 莱菔子10g

【制法】上药研为极细末，装胶囊，每粒胶囊内含药末0.3g。

【功能主治】温中解毒，燥湿化痰，通窍醒神。主治急、慢性酒精中毒。

【用法用量】口服：治疗急性中毒时，每服2、3粒，症状严重者每2小时服一粒。若治疗慢性酒精中毒性疾病，则每日2次，每次2粒，20日为1疗程。

【处方来源】《湖南中医学院学报》1991，11（2）：27

酒热方

【处方】

鸡子7枚

【制法】取鸡子7枚，苦酒渍之器中，密封，纳井底一宿，当饮。

【功能主治】清热，解毒，利湿。用于治饮酒积热，遂发黄。

【用法用量】口服：取吞2、3枚，渐至尽验。

【处方来源】晋·《肘后方》

酒醉中毒方

【处方】

生葛根30g 葛藤（干葛、干蒲亦佳）30g

【制法】捣生葛根及葛藤，和绞汁。

【功能主治】解酒。用于大量饮酒。

【用法用量】口服：适量饮之。

【处方来源】宋·《太平圣惠方》

高良姜散

【处方】

高良姜（剉）40g 人参（去芦）15g 草豆蔻（去皮）6g 白术20g 沉

香 6g　干紫苏 20g　陈皮（汤浸去白瓤，焙）20g

【制法】上捣为散。每服 10g，以水一中盏，煎至六分。

【功能主治】健脾，行气，燥湿。用于专治饮酒后脾虚，心胸腹胀满，不能消化，头疼心闷。

【用法用量】口服：去滓，不拘时温服。

【处方来源】宋·《太平圣惠方》

益智仁散

【处方】

益智仁（去皮）10g　砂仁（去沙）10g　白茅根 5g　草豆蔻（去皮）5g　丁香 10g　干木瓜 10g　陈皮（汤浸去白，焙）12g

【制法】上药捣为粗散，每服 6g，水一盏，入生姜半分，煎六分。

【功能主治】专治饮酒过多，肚腹胀满，不消。心下痞急烦闷。

【用法用量】口服：去滓，微温呷之。

【处方来源】宋·《太平圣惠方》

瓜蒌汤

【处方】

瓜蒌根 40g　麦门冬（去心，焙）12g　葛根 25g　桑根白皮（细切）40g

【制法】上药粗捣筛，每服 9g，以水一盏煎至七分。

【功能主治】养阴，生津，解酒毒。用于治饮酒发渴，又欲饮酒。

【用法用量】口服：去滓温服之，不拘时候。

【处方来源】明·《普济方》

麻仁丸

【处方】

火麻仁 250g　黄芩 100g

【制法】上为末，蜜如丸，一方用黄柏 100g。

【功能主治】清热解毒，消肿利咽。用于治连日饮酒，咽喉烂，舌生疮。

【用法用量】含之。

【处方来源】明·《普济方》

【附记】《肘后方》作黄柏代替黄芩。

葛花丸

【处方】

葛花 6g　砂仁 6g　木香 12g　沉香 3g　豆蔻 3g　荜澄茄 3g　陈皮（去皮）12g　乌梅 15g　半夏（汤泡 7 次，汁浸煮晒干，切作片，另用姜炒干用）10g　山果 6g　茯苓 3g　枳实（去瓤，麸炒）12g　葛粉末 6g　甘草（炙）3g

【制法】上药为末，炼蜜为丸，如龙眼大。

【功能主治】醒酒，解毒，消痰。用于治饮酒太过，心神烦乱，胸膈痞塞，饮食减少，小便不利。

【用法用量】口服：每次服 1 丸，含化。

【处方来源】明·《普济方》

葛花解酒汤

【处方】

白豆蔻仁 25g　缩砂仁 25g　葛花 25g　木香 8g　白术 20g　橘皮（去白）12g　青皮（去瓤）10g　干姜 6g　白茯苓 15g　泽泻 6g　猪苓（去皮）12g　神曲（炒）6g　人参 15g

【制法】上为极细末，和匀。

【功能主治】醒脾，化湿，利尿，解酒毒。用于治饮酒太过，呕吐痰逆，心神烦乱，胸膈痞塞，手足战摇，饮食减少，小便不利。

【用法用量】口服：每次服药末 6g，以白汤调下，但得微汗，酒病去矣，此盖不得已而用，盖药味辛辣，对酒服之，不损元气，敌酒故耳，不可顿服，恐损天年。

【处方来源】元·《济生拔萃》

🍶 橙香饼

【处方】

橙皮 50g　白豆蔻 50g　木香 25g　橘红 25g　白檀 25g　甘松 25g　荜澄茄 150g　沉香 150g　龙脑 3g　姜黄（研）200g

【制法】上药为细末，用甘草膏，和做饼子。

【功能主治】温脾益胃，降气宽中，生津液，止烦渴，消痰。用于治中酒不散。

【用法用量】口服：每次服二三饼细嚼，用白汤下。

【处方来源】明·《御药院方》

🍶 橘皮汤

【处方】

陈皮（去白，汤浸炒）12g　葛根（剉）12g　甘草（炙，剉）12g　石膏（打碎）12g

【制法】上粗捣筛，每服 9g，以水一盏，煎至七分。

【功能主治】温中解毒，燥湿化痰。用于治饮酒过度，酒毒积在肠胃，或呕吐、不食汤水。

【用法用量】口服：去滓温服，不拘时服之。

【处方来源】明·《普济方》

🍶 醒酒方

【处方】

茅根 30g　大黄 10g　葛根 30g　鲜竹沥 2、3 支。

【制法】加水 1000ml，煎煮 1 小时，滤过。

【功能主治】清利解毒，解肌生津。主治急性酒精中毒症。

【用法用量】口服：1 日 1 剂，分 2 次煎服。加减：毒闭心包加清开灵 40ml 静滴，气阴两亏型加参麦针。

【处方来源】《中国中医急症》1996，5（4）：169

🍶 藿香正气散

【处方】

半夏 12g　藿香 12g　苏叶 12g　白术 15g　茯苓 15g　大腹皮 15g　生甘草 6g　白芷 6g　生姜 3 片　大枣 10g　砂仁 10g　厚朴 10g　桔梗 10g　木香 10g　葛根 30g

【制法】上药为一剂的量，水煎成半小碗后温服。

【功能主治】醒酒，健脾，解酒毒。专治急性酒精中毒所致呕吐恶心，腹痛，酒臭味等症。

【用法用量】口服：1 日 1～2 剂。

【处方来源】《四川中医》1993，（3）：29

【附记】若见抽搐昏迷，饮酒量超过 400ml 时（以 55°白酒汁），则需先用清水 4000ml 洗胃，继服上方去白术、木香，加钩藤 20g、珍珠母 30g、石菖蒲 15g、天麻 10g（2 方）。

麝香丸

【处方】

麝香适量　当门子适量

【制法】 上药研细，以好酒濡之为丸，如绿豆大。

【功能主治】 解酒毒。用于治饮酒稍多，及伤瓜果，虚热在脾，饮水无度，状似消渴。大抵消中之疾，往往脾气既衰，元气耗散，土不制水，故水益不收冷，脾有热而元气不衰者，非消渴也，此药主之。

【用法用量】 口服：每服10丸，煎枳椇子汤送下，明日再服，以不渴为度，枳椇子，亦谓之懒汉，小儿喜食之，食前服。

【处方来源】 明·《普济方》